抗癌药物的化学与药理学

Chemistry and Pharmacology of Anticancer Drugs

·第 2 版·

原著　［英］大卫·E. 瑟斯顿（David E. Thurston）

　　　［英］伊洛娜·皮兹（Ilona Pysz）

主译　陆骊工　梁海海　占美晓　刘妍妍

辽宁科学技术出版社
LIAONING SCIENCE AND TECHNOLOGY PUBLISHING HOUSE

拂石医典
FU SHI MEDBOOK

图书在版编目（CIP）数据

抗癌药物的化学与药理学：第二版 /（英）大卫·E.瑟斯顿（David E. Thurston），（英）伊洛娜·皮兹 (Ilona Pysz) 著；陆骊工等主译 . — 沈阳：辽宁科学技术出版社，2023.12

ISBN 978-7-5591-3358-8

Ⅰ . ①抗…　Ⅱ . ①大…②伊…③陆…　Ⅲ . ①抗癌药—药物化学②抗癌药—药理学　Ⅳ . ① R979.1

中国国家版本馆 CIP 数据核字（2023）第 257581 号

Chemistry and Pharmacology of Anticancer Drugs, 2nd Edition / by David E. Thurston, Ilona Pysz / ISBN 9781138323582
© 2021 by Taylor & Francis Group, LLC
Authorized translation from the English language edition published by CRC Press, a member of the Taylor & Francis Group, LLC
All Rights Reserved.

著作权登记号 06-2023-112　　　　　　　　　　　　　　　　　　　　版权所有　侵权必究

出版发行：辽宁科学技术出版社
　　　　　北京拂石医典图书有限公司
　　　　　地址：北京海淀区车公庄西路华通大厦 B 座 15 层
联系电话：010-57262361/024-23284376
E - m a i l：fushimedbook@163.com
印 刷 者：天津淘质印艺科技发展有限公司
经 销 者：各地新华书店

幅面尺寸：210mm×285mm
字　　数：1135 千字　　　　　　　　　　　　　印　　张：41.5
出版时间：2023 年 12 月第 1 版　　　　　　　　印刷时间：2023 年 12 月第 1 次印刷

责任编辑：陈　颖　　　　　　　　　　　　　　责任校对：梁晓洁
封面设计：潇　潇　　　　　　　　　　　　　　封面制作：潇　潇
版式设计：天地鹏博　　　　　　　　　　　　　责任印制：丁　艾

如有质量问题，请速与印务部联系　　　　　　　联系电话：010-57262361

定　　价：278.00 元

翻译委员会名单

主　译　陆骊工　梁海海　占美晓　刘妍妍

副主译　赵晓光　杨明琦　杨　光　肖　静
　　　　孙　健

译　者　陆骊工　广州市第一人民医院
　　　　梁海海　哈尔滨医科大学
　　　　占美晓　广州市第一人民医院
　　　　刘妍妍　珠海市人民医院
　　　　赵晓光　珠海市人民医院
　　　　杨明琦　珠海市人民医院
　　　　杨　光　珠海市人民医院
　　　　肖　静　珠海横乐医疗科技有限公司
　　　　孙　健　重庆大学附属三峡医院
　　　　于雅涵　珠海市人民医院
　　　　贺铭钰　珠海市人民医院
　　　　张智博　中国药科大学
　　　　刘　尧　广州市第一人民医院
　　　　杨　泽　广州市第一人民医院
　　　　宋　文　暨南大学附属珠海医院
　　　　赵　炜　广州市第一人民医院
　　　　何　旭　广州市第一人民医院
　　　　孙涛平　珠海市人民医院
　　　　李忠亮　广州市第一人民医院
　　　　王　勇　珠海市人民医院

译者序言

在当今全球医疗卫生的宏大图景中，癌症依然是悬而未决的重大挑战之一。它以其复杂的生物学特性、高度的异质性以及对现有治疗手段的抵抗性，持续考验着医学人士的智慧与勇气。癌细胞的"狡猾"之处在于它们与正常细胞在结构和功能上的相似性，这使得在不伤害健康细胞的前提下精准打击癌细胞成为了一项极为艰巨的任务。这不仅是抗癌疗法设计上的巨大挑战，也是导致治疗过程中常伴随严重副作用的根本原因。然而，正是这些挑战，激发了科学界对癌症治疗不断探索与创新的热情。

《Chemistry and Pharmacology of Anticancer Drugs》这部权威著作，自其诞生之日起，便以其深厚的学术底蕴、广泛的知识覆盖以及前沿的科研成果，成为了抗癌药物研究领域不可或缺的参考书。本书起源于1981年美国肯塔基大学药学院的课堂笔记，经过多位国际知名学者在不同学术机构长达数十年的精心修订与整合，如今已发展成为一部集医学、药学、化学于一体的综合性巨著。它不仅见证了抗癌药物研究领域的辉煌历程，更引领着未来治疗策略的发展方向。

作为有幸参与本书第2版翻译工作的译者，我深感责任重大。我们深知，这部译著不仅是对原著精髓的忠实再现，更是连接国内外抗癌药物研究领域的桥梁。因此，在翻译过程中，我们研究团队秉持着严谨、科学、通俗的原则，力求打破专业壁垒，将原著中深奥的学术内容转化为易于理解的语言，以便国内外同行、非专业人士乃至普通大众都能从中受益。

本书的独特价值在于其全面而深入的分析与讨论。它不仅仅是一部关于抗癌药物化学结构与药理作用的汇编，更是一部涵盖药物发展历史、作用机制、构效关系（SAR）、药理学效应以及临床应用等多方面的综合性著作。书中详细介绍了各种常见抗癌药物的分子结构式，并从多个角度深入剖析了这些药物的作用原理与治疗效果。同时，它还系统地总结了癌症的基本病因、当前主流的治疗模式以及抗癌药物的研发策略，为读者提供了一个全面而清晰的知识框架。

在翻译过程中，我们深刻感受到了原著作者对于抗癌药物研究的深厚功底与独到见解。他们不仅详细记录了每一种抗癌药物的发展历程与研究成果，还深入探讨了药物作用机制背后的分子机制与生物学原理。这种深入浅出的阐述方式，不仅让我们对抗癌药物有了更加全面而深入的认识，也为我们今后的研究工作提供了宝贵的启示与参考。

此外，本书紧跟时代步伐，及时吸纳了近年来抗癌药物研究领域的最新进展与成果。例如，书中新增了关于抗体治疗、肿瘤化学预防药物以及抗癌疗法发展等章节的内容，这些新兴领域的研究成果不仅丰富了本书的内容体系，也为读者提供了更加前沿与全面的信息。

此次翻译工作历时近一年之久，我们的团队倾注了大量心血与汗水。在翻译过程中，我们遇到了许多挑战与困难，但正是这些挑战与困难激发了我们不断探索与创新的勇气与决心。我们有幸得到了我国著名药理学家、中国工程院院士杨宝峰教授的全力指导与帮助。他的宝贵意见与建议为我们指明了方向、提供了动力，在此向他表示衷心感谢。同时，我要向所有参与翻译工作的团队成员表示最诚挚的感谢与敬意！

最后，我们希望这部译著的出版能够为我国抗癌药物研究领域的发展贡献一份力量。我们相信通过这部译著的推广与普及将进一步提升我国医学界对于抗癌药物化学与药理学的认识水平促进国内外学术交流与合作推动抗癌药物研究的不断进步与发展。同时我们也期待更多有志于抗癌药物研究的学者能够加入到这个行列中来共同为攻克癌症这一人类健康难题贡献自己的智慧与力量！

陆骊工

2023 年 11 月 27 日

原著前言

本书起源于1981年肯塔基大学（美国列克星敦市）药学院的课堂笔记（继承自 Laurence Hurley 教授），在1982年至1986年在得克萨斯大学奥斯汀分校（美国）进行了修订和改进，自1987年至今在朴茨茅斯大学药学院、诺丁汉大学以及伦敦大学学院和伦敦国王学院（英国）进行了内容整合，至今仍在作为权威的工具书使用。

当我在2002年开始写这本书的时候，我几乎不知道完成第1版和第2版需要付出多大的努力。在2006年第1版《抗癌药物的化学与药理学》的前言中，我写道："癌症是西方世界最严重的健康问题之一。"15年后，希望我可以说这种情况已经不复存在了。尽管在许多类型的癌症治疗方面已经取得了重大进展，但我们距离实现"治愈"还有很长的路要走。

自本书第1版出版以来的近15年里，我已经数不清有多少本科生和研究生帮助更新了各种草稿，最终形成了在这里呈现的第2版。我知道他们喜欢以此作为他们研究论文的一部分，我在致谢部分提到了他们中的许多人。此外，Ilona Pysz 博士作为第2版的合著者加入我们是一个重要的进展。Ilona 为第2版修订贡献了丰富的知识和精力，如果没有她的巨大贡献，第2版是否会出版仍未可知。

自本书第1版出版以来，在许多治疗领域已取得了重大进展，因此第2版不可避免地比第1版扩大了篇幅。例如，基于抗体的治疗现在变得非常重要，因此出现了一个新的章节"抗体治疗"（第7章）。癌症化学预防领域的发展也需要新的章节（第12章肿瘤化学预防药物）。此外，为了反映自2006年以来药物发现方法的变化，我们增加了一个关于"抗癌疗法的发展"的新章节（第2章）。原书中的大多数其他章节已经大大扩展，以适应过去14年中的新发展。为了给这个扩展留出空间，我们删除了关于"辅助疗法"的章节，读者可以从其他一些书籍和网站上获得这些信息。我们还删除了关于"未来"的章节，因为第1版中本章讨论的许多疗法和方法已经发展到临床应用阶段，在第二版的相关章节中将详细描述。

第2版的另一个新变化是提供了一个配套网站，该网站将为学生和教师提供与书籍相关的资源。最重要的是，网站上将有一个版块专门介绍肿瘤学领域的新进展，比如关键临床试验的结果和新药批准。此外将提供肿瘤领域已发表的重要研究，肿瘤相关网站的列表，包括与癌症制剂及其作用机制有关的视频网站。为讲师提供包含每章所有图表和表格的 PowerPoint 文件以供教学使用。为学生提供小测验，以帮助他们学习不同的药物家族和治疗类型。

通过这些变化，本书试图将与抗癌药物和疗法的化学和药理学有关的广泛信息汇集在一起。与第1版一样，在可能的情况下，对于不同类别的抗癌治疗，从它们的发现、化学、作用机制和 SAR（结构活性关系）的一些元素到它们的药理、临床应用、基于机制的毒性以及配方和剂量等相关方面进行了描述。与第1版一样，本书的独特之处在于提供了所讨论的每一种药物的化学结构，包括临床使用的药物和一些处于研究阶段的药物，并提供了关于大多数药物副作用的信息。

本书适用于本科生、研究生和健康科学（包括医学、药学、牙科、护理、营养学、生物医学科学等）的从业者，也适合自然科学特定领域（例如化学课程的药物化学成分）的研究者阅读。由于本书包含了新的研究领域和工具部分，学术界和工业界的癌症研究人员也会对此感兴趣。正文没有提供各种治疗方法的详细临床信息，但包含了某些方面临床使用的充足信息（例如，临床试验的结果和副作用概况），对所有卫生保健从业人员都有帮助。

读完这本书后，可能会得出这样的结论：自从20世纪40年代发现了第一批抗癌药物（例如氮芥）以来，癌症治疗已经取得了惊人的进步。然而，在现实中，鉴于80年过去了，这些进展远远不够，仍然有二分之一的人口（至少在西方）在一生中的某个阶段患上癌症，超过四分之一的人口死于癌症。希望这本书能加深新一代癌症研究人员对抗癌药物的化学和药理学的了解，以利于他们能继续发现更有效的药物和疗法。

David E. Thurston

2021 年 1 月

原著作者

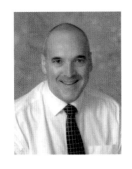

David Thurston 是伦敦国王学院药物科学研究所（Institute of Pharmaceutical Science，IPS）药物研发专业荣誉教授。他拥有药学学士学位、精准医学硕士学位和合成药物化学博士学位，曾在美国的两所药学院（得克萨斯大学奥斯汀分校和肯塔基药学院）和英国的四所药学院（朴茨茅斯大学、诺丁汉大学、伦敦大学和国王学院药学院）工作。David 的学术研究团队发现了第一个 C8 连接的序列选择性 DNA 相互作用的 PBD 二聚体，其类似物现在被全球许多公司（例如 Loncastuximab teserine）用作癌症治疗开发的抗体 – 药物偶联物（Antibody–Drug Conjugates，ADCs）的有效载荷成分。David 共同创立了许多肿瘤生物技术公司，包括 2000 年的 Spirogen Ltd（将 PBD 二聚体商业化，并于 2013 年被 AstraZeneca/Medimmune 收购）和 2015 年的 Femtogenix Ltd（致力于下一代序列选择性 DNA 交互 ADC 有效载荷，他仍然在此公司担任 CSO）。

在他的学术生涯中，David 指导了许多博士生和博士后研究员，并且是英国癌症研究中心等提供资助的几项重大计划的 PI。他在药物化学 / 化学期刊和书籍上发表了许多文章，目前是皇家化学会《药物发现丛书》的主编。

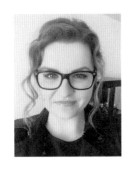

Ilona Pysz 拥有法医学学士学位、癌症药理学硕士学位和制药科学博士学位，在制药科学领域，她制备了许多新型抗体 – 药物偶联物（ADC），并开发了一种疏水性测定方法，可以评估和比较 ADC 有效载荷的物理化学性质。她曾在 Covance Inc. 的生物分析和安全评估（毒理学）部门工作（负责内部和外部研究项目的整体临床前研究协调），在 Femtogenix Ltd. 的药物研发部门工作（从事新型 ADC 偶联策略的开发和管理 ADC 开发项目），现在在 Medpace Inc. 担任临床研究职位。Ilona 在癌症药物发现领域发表了大量文章，在国际会议上发表了演讲，并且是英国皇家化学会药物发现书籍《抗体 – 药物偶联物的细胞毒性有效载荷》中多篇内容的作者。

致 谢

本书的修订耗时 14 年，因此，在致谢时遇到的一个难题是记住所有贡献者的名字。不用说，我们要感谢我们最亲密的家庭成员，特别是 Kim Thurston 和 Ilona 的未婚夫 Dean Hosey，感谢他们对完成这本书所需的大量工作的耐心和理解。

另外，还有其他一些人做出了重大贡献。首先，我们要感谢 Taylor and Francis 出版社的资深编辑 Hilary Lafoe，感谢她花了大量的时间来完成这本书。尽管多次延期，Hilary 仍然对这本书及作者抱有信心，我们为此衷心感谢她。我们要感谢 Sophie Spencer，她孜孜不倦地为书中的图表提供帮助，并为其中许多图表获得授权。也要感谢 Peiqin Jin 为本书绘制了许多图表。Peigin 爱好绘制各种各样的题材，他目前是伦敦国王学院的一名药物研发专业的博士生，但他的天赋使我们确信他同样可以在艺术界取得成功，他因他绘制的作品而闻名。

最后，感谢来自伦敦药学院（现为伦敦大学学院的一部分）和伦敦国王学院的一些药学硕士和理学硕士为更新第 1 版的各个部分做出了贡献，他们也为第 2 版的新章节提供了帮助。作出巨大贡献的例子包括 Peiqin Jin（在第 5 章中对几种 DNA 相互作用剂的工作），Sophie Carter 和 Jose Crisostomo（分别在第 7 章中对免疫肿瘤剂和双特异性抗体的更新），Kubra Cole 和 Kirndeep Kaur（分别在第 9 章中对癌症疫苗和基于细胞的疗法的贡献），Inshirah Latif（在第 10 章中对替代递送系统的贡献），Karim Awad、Luckshme Loganathan 和 Oreofe-oluwa Fabusoro（在第 11 章中分别对基因生物标志物、检测试剂盒和循环癌细胞提供了帮助）以及 Louise Moylett Davies（在第 12 章中为癌症化学预防领域的新发展做出了贡献）。对 Karim Awad 特别提出感谢，因为她通读了几章草案并提供了有益的评论。

我们很可能无意中遗漏了对第 2 版做出重大贡献的其他人的名字，但无论如何我们都要真诚地感谢他们。

David E. Thurston, Ilona Pysz

2021 年 1 月

作者和出版商声明

由于本书规模庞大、范围广阔，虽然我们努力做到尽可能广泛和前沿，但是在它出版之前，不可避免地在某些领域仍会过时。因此，建议读者查阅本书涵盖的所有药物和疗法的最新信息（最好是向每种产品的制造商咨询），以确定用于特定疾病类型的适宜性、建议使用的剂量或配伍、给药方法和持续时间，以及预期的禁忌证和不良反应。卫生保健从业者有责任根据自己的经验和对病人的了解，作出诊断，决定每个病人的最佳治疗方法，确定剂量，并采取一切适当的安全预防措施。在法律的最大限度内，作者和出版商都不对因使用本书中包含的任何信息而对患者或财产造成的任何伤害和（或）损害承担任何责任。请注意，本书引用的各种癌症统计数据和药物品牌名称反映了作者所在的英国和欧洲地区使用情况。书中给出的通用名称可以用于搜索药品数据库，以获得包括美国在内的世界其他地区的品牌名称。

目 录

第 1 章　癌症概述

癌症（cancer）是机体单个或多个细胞生长失去控制的疾病，一般泛指恶性肿瘤。原发性肿瘤（primary tumor）常因侵犯血管或器官而危及生命。若能尽早诊断发现，原发性肿瘤可通过手术切除配合放疗、化疗、靶向治疗、抗体衍生药物治疗而治愈。若未能尽早诊治，原发性肿瘤可扩散至机体一个或多个部位（癌细胞转移），无法再通过手术进行治疗，导致患者的死亡。

血液或造血系统肿瘤以胚细胞瘤（blastoma）常见，主要累及红细胞、淋巴细胞及骨髓细胞等。其中，原发性红细胞增多症（primary polycythemia）是一种红细胞样干细胞（erythroid stem cell）癌；淋巴肉瘤（lymphosarcoma）是淋巴样细胞（lymphoid cell）癌；霍奇金病（hodgkin disease）是淋巴腺瘤的一种，主要影响网状细胞，也可累及嗜酸性粒细胞、成纤维细胞、淋巴细胞。白血病（leukemia）是指起源于白细胞的癌症，可分为髓系白血病、淋巴细胞性白血病、单核细胞性白血病。网状内皮系统（reticulo-endothelial system，RES）也易被癌细胞侵犯。根据疾病进展程度，又可将癌症分为慢性和急性两大类。

癌细胞通常在早期与分化产生它的源细胞相似，到后期才失去其源细胞的形态和功能。在健康成年人的机体组织中，组织和器官的细胞数量保持不变，细胞增殖与细胞损耗处于平衡状态。例如肝脏细胞相对比较稳定，很少发生增殖；骨髓组织因细胞分化成熟速率与细胞代谢损耗速率相平衡，保持细胞数量稳定。而癌细胞仅需较低的增殖率便可破坏上述稳定的细胞数量形成肿块。图 1.1 为肺和颅内肿瘤细胞的电镜图。

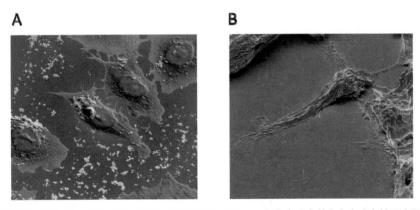

图 1.1　A. 肺上皮癌细胞（细胞质，绿色；核，棕色；细胞直径，15 μm）的碳纳米管（金色）电镜图（图片来源：Khuloud T. Al-Jamal 和 Izzat Suffian, Wellcome Images）。B. 脑肿瘤干细胞（细胞体，棕色；核，紫色；细胞直径，10 μm）电镜图。（图片来源：Izzat Suffian、Pedro Costa、Stephen Pollard、David McCarthy 和 Khuloud T. Al-Jamal, Wellcome Images 提供）。

虽然大部分公众认为癌症是一种疾病，但根据发生组织的不同，目前已确定 200 多种不同类型的癌症。癌症的病因、症状、治疗手段和不良反应皆十分复杂。癌症已是英国位列首位的大众恐惧事件，位于债务、持刀犯罪、阿尔茨海默病和失业之前。

癌症发病的危险因素较多（此部分内容详见 1.7）。除衰老外，日光暴露、电离辐射、化学物质（如烟草）、病毒、细菌及激素水平都会增加癌症的罹患风险。此外，癌症家族史（遗传易感性）和生活方式（如饮食质量、身体活动、体重指数和饮酒等）同样重要。通常认为，机体暴露于环境及饮食日益繁多的致癌物质（carcinogens）是罹患癌症的重要因素。在英国，职业因素占癌症病因的 6%，而生活方式和饮食共占 38%。

对危险因素的充分认知，促进了社会行为的重大改变，也获得了部分立法的支持。例如通过公共教育减少香烟消费；通过立法限制公共场所吸烟；提倡健康饮食、加强锻炼；严格制定工作环境健康和安全法规等措施。

1.1　癌症的流行病学

在 20 世纪 30 年代，英国癌症死亡率低于人口总死亡率的 10%，位于死亡原因首位的是感染性疾病。目前对感染性疾病的预防管理已经取得了巨大进步，但在癌症方面却未取得同样的进展。伴随饮食、生活条件和医疗保健（特别是心血管疾病）的逐步改善，人们的平均寿命显著延长，这同时导致癌症的发病率也随之增加。超过 53% 的新增癌症病例发生于 50 ～ 74 岁及以上人群，超过 36% 的新增癌症病例为 75 岁及以上的老年人群。

英国癌症研究中心的最新统计数据表明，英国癌症新发病例约 36.3 万 / 年（http://info.cancerresearchuk.org/cancerstats）。超过 1/2 的人在其一生中会罹患癌症，约 1/4 的人因癌症死亡。据 2015 年《British Journal of Cancer》报道，1950 年后出生的男性在其一生中被诊断为癌症的概率超过 1/2。英国癌症死亡人数为 16.5 万人 / 年，占英国总死亡人数的 28% 以上。

图 1.2 A 显示了英国最常见的 20 种癌症，图 1.2 B 显示了英国常见癌症的死亡率。乳腺癌、肺癌、肠癌和前列腺癌占英国每年新确诊癌症病例的 45%（图 1.2 A）。其中约 1% 发生于儿童、青少年和 24 岁以下年轻人。主要以白血病、脑和脊髓肿瘤、神经母细胞瘤、肾母细胞瘤、淋巴瘤（包括霍奇金淋巴瘤和非霍奇金淋巴瘤）、横纹肌肉瘤和视网膜母细胞瘤最为常见。图 1.2 A 和 B 显示，确诊率最高的癌症依次为乳腺癌、前列腺癌、肺癌和肠癌。但由于缺乏有效的临床治疗和管理，肺癌是死亡率最高的癌症。乳腺癌最常见于英国女性，每年确诊约 54500 例，男性乳腺癌病例为 360 例 / 年。

1990 年以来癌症总发病率增长约 12%，其中女性发病率高于男性。在过去十年中，发病率上升的癌症为：肾癌、恶性黑色素瘤、口腔癌、子宫癌和宫颈癌，而胃癌、卵巢癌和肺癌等的发病率有所下降。

根据 2015 年国际癌症研究机构（International Agency for Research on Cancer，IARC）《GLOBOCAN 2012》项目中的全球癌症统计数据，癌症的发病率存在国家差异。GLOBOCAN 数据库包含世界大多数国家或地区的全部癌症种类及 27 种特定癌症类型的统计数据（图 1.3）。据统计，2012 年全球约有 1410 万癌症新发病例和 820 万死亡病例，其中半数发生于发展中国家。全世界最常见癌症依次为肺癌（182 万例，占 13%）、乳腺癌（167 万例，占 11.9%）和结直肠癌（136 万，占 9.7%）；最常见的死亡原因是肺癌（159 万，占 19.4%）、肝癌（75 万，占 19.4%），其次是胃癌（72 万名，占 8.8%）。据现有数据预测，2030 年全球的新发癌症病例将达到 2160 万，超过 1300 万人死亡。

癌症是一种"遗传性"疾病，由基因组损伤引起，其导致调节细胞稳定性的关键蛋白突变和功能丧失。DNA 损伤的原因：①环境因素：紫外线辐射、核辐射、致癌物、不良饮食或病毒感染等；②生活方式：吸烟、饮酒、肥胖和缺乏锻炼等，癌症可通过改变生活方式来预防。DNA 损伤机制将在第 1.6 节和第 5 章讨论。图 1.4 为不同因素导致癌症死亡的相对重要性。

通常癌症病因较复杂或尚不明确，涉及遗传和环境因素。例如遗传、激素水平、吸烟、饮酒、肥胖、激素替代疗法（HRT）和缺乏运动都会增加乳腺癌的罹患风险，而妊娠会降低风险。因此，女性可通过减少饮酒、维持健康体重和定期锻炼来降低乳腺癌的患病风险。然而，有些癌症除遗传因素以外，还与特定致病因素有关，如吸烟引起肺癌、石棉引起间皮瘤。第 12 章介绍了化学预防的概念，即可采取化学制剂来降低癌症的患病风险。

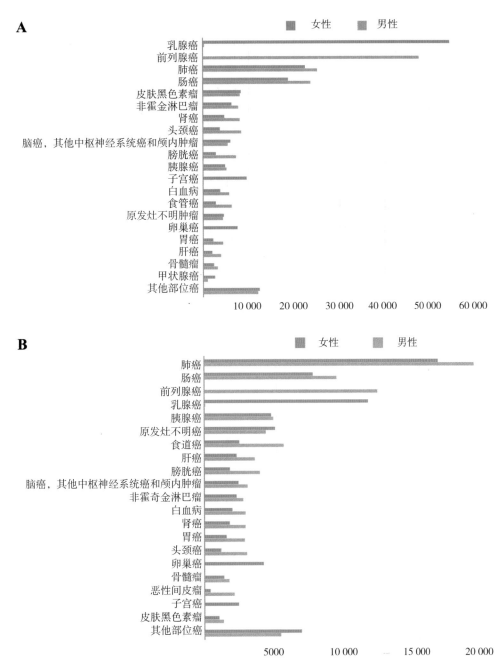

图 1.2 A. 2016 年英国最常见的 20 种癌症（数据来自 Cancer Research UK，www.cancerresearchuk.org，2019 年 11 月），B. 2017 年英国最常见的 20 种致死癌症（数据来自 Cancer Research UK，www.cancerresearchuk.org，2019 年 11 月）。

1.2 相关术语

实体瘤通常根据肿瘤的组织来源命名。例如，肉瘤（sarcoma）是指来源于中胚层组织（mesodermal tissue）的肿瘤，中胚层包括结缔组织、骨组织、软骨、脂肪、肌肉及血管。癌（carcinoma）是指来源于黏膜和腺体等上皮组织（epithelial tissue）的肿瘤，在胚胎学上来源于外胚层、内胚层或中胚层。可累及的上皮组织包括乳腺、卵巢和肺，以及体内各种管腔壁和器官表面的各种组织。腺癌（adenocarcinoma）是来源于涎腺上皮的恶性肿瘤。骨肉瘤（osteosarcoma）指骨癌。

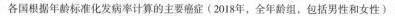

各国根据年龄标准化发病率计算的主要癌症（2018年，全年龄组，包括男性和女性）

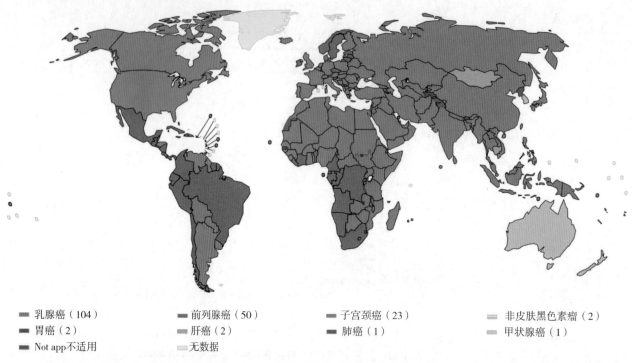

- 乳腺癌（104）
- 前列腺癌（50）
- 子宫颈癌（23）
- 非皮肤黑色素瘤（2）
- 胃癌（2）
- 肝癌（2）
- 肺癌（1）
- 甲状腺癌（1）
- Not app不适用
- 无数据

图 1.3　根据 2018 年 WHO 的统计数据显示全球不同地区的主要癌症［数据来自 WHO 国际癌症研究机构（英国），https://www .iarc .fr/，2019 年 11 月］。

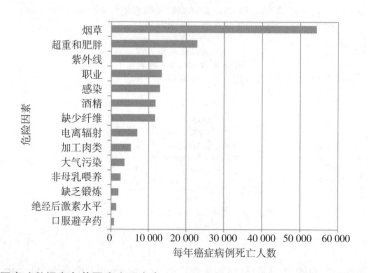

图 1.4　可预防癌症的危险因素（数据来自英国癌症研究中心，www .cancerresearchuk .org，2019 年 11 月）。

　　白血病（leukemia）是影响血细胞和造血系统的恶性肿瘤，包括 100 多种疾病类型。严格意义上的白血病仅指起源于白细胞的癌症，但实践中更常指与血液或骨髓相关的恶性肿瘤，包括起源于红细胞、淋巴细胞或髓系细胞的癌症。骨髓瘤（myeloma）是起源于骨髓中浆细胞的恶性肿瘤，多发性骨髓瘤（multiple myeloma，MM）是由具有合成和分泌免疫球蛋白功能的浆细胞发生恶变引起的恶性肿瘤。起源于网状内皮系统的红细胞白血病被称为红白血病，而起源于红细胞样干细胞的癌症被称为原发性红细胞增多症（primary polycythemia）。所有这些不同的癌症类型可被分为急性癌症和慢性癌症。淋巴肉瘤（lymphosarcoma）是淋巴样细胞（lymphoid cell）癌；霍奇金病（hodgkin disease）是一种淋巴腺瘤，主要影响网状细胞，也累及嗜酸性粒细胞、成纤维细胞和淋巴细胞。

母细胞瘤（blastoma）是源于胚胎组织的癌症，该术语常为肿瘤名称的一部分。例如位于大脑、肝脏、肾脏、神经系统、骨骼和视网膜的母细胞瘤，分别名为胶质母细胞瘤（glioblastomas）和髓母细胞瘤（medulloblastomas）、肝母细胞瘤（hepatoblastomas）、肾母细胞瘤（nephroblastomas）或 Wilms瘤、神经母细胞瘤（neuroblastomas，好发于儿童）、成骨细胞瘤（osteoblastomas）和视网膜母细胞瘤（retinoblastomas）。

1.3 转移

转移（metastasis）主要指实体瘤扩散到体内其他部位引起继发性肿瘤的过程。多数癌症患者的死因并非其原发性肿瘤，多数是由于癌细胞转移到身体其他重要器官导致的。肿瘤细胞通常穿透淋巴管壁，散布到淋巴结，然后向远处转移。由于毛细血管壁薄、阻力较小，肿瘤细胞也会直接侵袭血管。此外，原发性和继发性肿瘤都可以增生并浸润周围组织，当侵犯到神经末梢时会导致患者疼痛和不适。肿瘤还可通过体腔从一个器官转移到另一器官，例如从胃转移至卵巢。

通常对未出现转移的原发性肿瘤采取外科手术或放射治疗的效果较好。临床中，约 50% 患者的恶性肿瘤在诊断前已经发生转移，单一外科手术或放射治疗难以改变病程进展。因此早期诊断尤为关键，这引起了人们对肿瘤普筛制度的充分重视。对于体积小、未转移的肿瘤，通过放、化疗也可降低发生继发性肿瘤的风险。

众所周知，若能有效抑制转移，原发性肿瘤治疗效果更佳，治愈概率更高。尽管正在研究降低或阻断转移风险的新药，但进展缓慢，尚无可应用的有效药物。这是由于转移是一个非常复杂的过程，很难明确有效的药物靶点。1889 年外科医生 Stephen Paget 在《Lancet》发表了一篇论文，提出"种子和土壤"假说，即癌细胞在体内转移并非随机分布在碰巧停留的组织或器官中，而是在提供适当营养和生长因子等的特定组织中增殖。Paget 分析了 735 例乳腺癌死亡病例，发现虽然脾脏与肝脏拥有相似的血流使癌细胞的暴露情况相似，但肝脏转移的发生率远高于其他器官。因此 Paget 提出继发性肿瘤的好发部位绝非偶然性选择，而是某些器官为转移癌细胞的生长提供了更"肥沃的土壤"。

20 世纪 70 年代末，Ian Hart 和 Isaiah Fidler 通过实验再次证实了上述论点。在第一阶段实验中，将小鼠肾脏、卵巢和肺组织移植到皮肤或肌肉中，并确保移植组织形成血液供应后，给小鼠注射 B16 黑色素瘤细胞，结果显示在移植的肺和卵巢组织中发生了转移，但未在肾组织发生，证实肿瘤的转移位置存在明显差异。在第二阶段实验中，给上述小鼠注射放射性标记的 B16 细胞，结果在三种移植组织中均检测到放射性 B16 细胞，这证实癌细胞进入肾脏组织但未能生长。目前针对特定组织器官促进转移癌细胞生长的分子机制仍处于研究阶段，尽管这一领域进展缓慢，但可能产生新的治疗药物。

1.4 诊断与筛查

癌症常因其体积过大及位置关系导致梗阻、压迫或疼痛等直接症状而引起患者注意，如乳腺、食管、头颈肿瘤。也可通过尿液或粪便中带血、严重咳嗽等间接症状引起患者注意，如膀胱癌、肠癌、肺癌。若发展为继发性肿瘤，将无法进行有效治疗。目前，针对肿瘤体积的测量，通常安排在患者接受药物或放射治疗前的数周里，应用 CT 或 MRI 进行检测。这种时间滞后意味着在实施有效的治疗方案前，癌症可能会有显著进展。血液肿瘤如白血病一般是在患者自述出现不规则发热、出血倾向（齿龈、黏膜或皮下出血）、贫血、脾脏或淋巴结肿大等间接症状时才被发现。间接症状可随疾病种类、病程缓急而有所不同。2014 年英国癌症研究中心（Cancer Research UK）的报告显示，46% 的英国患者确诊于疾病转移阶段。国家癌症情报网（National Cancer Intelligence Network，NCIN）的一项研究发现，20% 的英国癌症患者在急诊住院时才被确诊，其中老年人和穷人的癌症确诊更加滞后。

癌症若能在转移之前尽早诊断并采取有效治疗，通常可以治愈。一些发达国家的宫颈癌和乳腺癌筛查已成为女性常规体检项目，许多国家对男性进行前列腺癌的常规筛查。目前英国只有针对宫颈癌、肠癌和乳腺癌的国家筛查计划，其余癌症由于筛查准确性较低而尚未开展。例如，用于检测男性前列腺癌进展的前列腺特异性抗原（PSA）因结果常有假阳性而未被列入大规模筛查项目。

自 2006 年起英国对 60 岁以上老人进行每两年一次的肠癌筛查。筛查内容主要是对采集的患者粪便样本进行粪便隐血试验。实施这一筛查制度每年预防了至少 5000 例新发病例，减少了 3000 例患者死亡。虽然获益明显，但其中大量假阳性，进一步导致肠镜等内镜检查的人数增加，增加了英国全民医疗服务体系（NHS）的经济压力。假阳性事件也徒增患者的精神压力。因此，无论从经济角度还是伦理角度，所有的筛查项目必须足够的灵敏和精准。

在下一个十年，更便宜和广谱检测方法的出现可使针对实体肿瘤和血液系统肿瘤的大规模筛查成为可能。随着像 MRI 这样高分辨率全身扫描检查方法变得更便宜，可以有效地筛查多种实体肿瘤。

更令人兴奋的研究进展在于使用高敏感性生化检测方法，对易于获得的标本如血液、尿液和唾液进行肿瘤生物标志物检测（如核酸、蛋白质、糖蛋白）。这些技术的优势在于有望在早期阶段发现癌症，而最好的成像技术只能在癌症发展到一定阶段才能发现肿块（如 Cancerseak ™检测，见第 11 章）。

未来开发的筛查方法应满足具有足够的灵敏度，同时能提示是否发生转移，且显示出血液中癌细胞水平是否因治疗而改善，为临床医生提供更清晰的疗效信息，以便确立下一步的最佳治疗方案。

在肿瘤切除术中引入分子水平检测，以防止二次手术。2013 年英国国家卫生与临床优化研究所（UK's National Institute for Health and Care Excellence，NICE）推荐应用日本 Sysmex 公司开发的 RD-100i OSNA（一步法 DNA 扩增）系统在术中诊断乳腺癌患者癌细胞是否扩散至腋窝淋巴结（见第 11 章）。在此之前，早期浸润性乳腺癌患者需在初次手术中进行淋巴结活检，检测周期长达 3 周，若发现存在转移，患者还需进行二次手术。而 RD-100i OSNA 系统在初次手术中便可确定癌细胞是否转移至淋巴结，手术时可一并切除，减少了手术引起的患者焦虑、痛苦及费用昂贵等问题。美国得克萨斯大学奥斯汀分校（University of Texas at Austin）的科研人员正研发一种与质谱仪相结合的手持生物兼容设备 MasSpec Pen，其应用离散水滴进行分子提取和快速组织诊断，具有快速、准确诊断卵巢癌的能力。

1.5　肿瘤发生：癌细胞的形成

正常情况下，组织和器官的完整性是通过严格调控细胞增殖和程序性细胞死亡过程来维持的。普遍认为，癌症是由一个或多个基因的 DNA 信息改变，或染色体易位等引起的遗传性疾病。

在基因水平，癌变是内部和外部（如环境）因素引起的细胞基因组重修饰过程。癌基因（oncogenes）和抑癌基因（tumor suppressor genes）的发现已证实这一观点。肿瘤发生（tumorigenesis）是多步骤过程，每一步都发生了基因变化，这些变化推进了正常细胞向肿瘤细胞转变的过程（图 1.5）。研究显示，肿瘤细胞的基因通常在不同位点发生修饰，包括从点突变（DNA 碱基对改变）到染色体易位（染色体片段位置改变）。实验结果证实，体外培养细胞的转化过程涉及多个步骤，来自小鼠或大鼠的细胞至少经历两次基因突变才能转变为肿瘤细胞，而人类细胞的培养转化过程更加复杂。基于上述结果，科学家们认为肿瘤的发生过程类似达尔文的进化论。这一过程中存在一系列的基因突变，每次突变可提供不同类型的生长优势，导致健康细胞向肿瘤细胞转化。

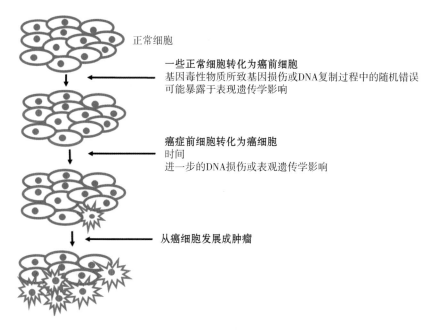

正常细胞

一些正常细胞转化为癌前细胞
基因毒性物质所致基因损伤或DNA复制过程中的随机错误
可能暴露于表现遗传学影响

癌症前细胞转化为癌细胞
时间
进一步的DNA损伤或表观遗传学影响

从癌细胞发展成肿瘤

图 1.5　正常细胞转化为肿瘤细胞的步骤示意图。

Weinberg 和 Hanahan 等提出，肿瘤细胞的基因型可能源于细胞生理学的十种基本修饰（图 1.6 A），细胞若要完成转化则需同时满足这些特征。这说明相对于人的一生来说，肿瘤细胞的形成是小概率事件。这十种基本修饰如下：

（1）自给自足的生长信号（self-sufficiency in growth signals）：癌细胞生长信号的自给自足减少了其对外源性刺激的依赖性。例如，癌细胞具有合成生长因子的能力以维持自我增殖过程。

（2）对生长抑制信号不敏感（insensitivity to anti-growth signals）：该特征通常由癌细胞获得。例如，癌细胞逃离细胞周期进入对生长抑制信号不敏感的静止状态（G0 期）。

（3）逃避细胞程序性死亡（凋亡）（evading apoptosis）：细胞增殖速率与细胞损耗速率（主要为细胞凋亡）决定癌细胞的增殖能力。逃避细胞凋亡是肿瘤体积增长的必要条件。

（4）无限复制潜能（limitless replicative potential）：尽管上述三个特征对细胞增殖的调控十分重要，但细胞实验表明，细胞需克服衰老，主要通过过表达端粒酶来增加端粒长度，维持细胞的无限复制，才能形成肿瘤。

（5）持续血管生成（sustained angiogenesis）：每个癌细胞需要约 100 μm 的毛细血管，以保证氧、营养物质运输及废物清除，因此肿瘤须通过血管生成机制来诱导和维持新血管的生长。

（6）组织侵袭和转移（tissue invasion & metastasis）：约 90% 的癌症死亡病例是由转移性疾病引起的。组织侵袭和转移使癌细胞定位于身体不同位置，导致肿瘤负担加重最终无法治疗。

（7）细胞能量异常（deregulating cellular energetics）：癌细胞增殖过程需要大量能量代谢。癌细胞从正常葡萄糖有氧代谢转变为糖酵解以适应缺氧环境，糖酵解产生的中间产物参与各种生化途径，促进肿瘤大分子和细胞器的生物合成。

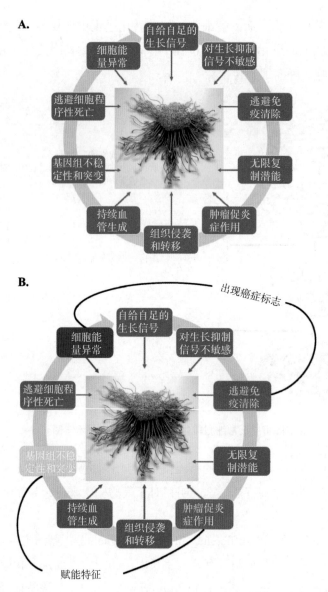

图 1.6   A. 癌症的标志性特征；B. 四个标志性特征分别为"出现癌症标志"或"赋能特征"。

（8）逃避免疫清除（avoiding immune destruction）：肿瘤细胞通过多种机制逃避机体免疫系统的识别和攻击以保证在体内生存和增殖的现象。例如：免疫细胞（T 细胞）表面的受体可与肿瘤细胞表面的配体如 PD–L1 和 CD80 结合，从而丧失攻击癌细胞的能力。

（9）基因组不稳定性和突变（genome instability and mutation）：癌细胞须经历一系列基因改变以获得癌症的多重特征。这些基因组的不稳定性和突变是通过提高突变率（如增加对诱变剂的敏感性）和降低基因组修复效率（如降低 DNA 修复酶活性）实现的。

（10）肿瘤促炎症作用（tumor promoting inflammation）：肿瘤细胞的各种炎症相关信号通路被激活促进肿瘤发生。

在上述十个特征中，"基因组不稳定性和突变"及"肿瘤促炎症作用"被称为"赋能特征"，因其参与肿瘤的进展而非转化过程（图 1.6 B）。"细胞能量异常"和"逃避免疫清除"被认为是"出现癌症标志"，目前还未完全证实与肿瘤的发生、发展相关。

越来越多的证据表明，上述癌症特征是由 2 ～ 3 个限速突变引起的。这可能涉及调控 DNA 修复、细胞周期检查点、细胞凋亡、染色体完整性相关的基因，引起具有突变表型的小肿瘤或癌前病变出现，使其迅速积累额外的基因组变化，促使进一步的侵袭和播散。部分研究表示，突变表型对肿瘤的发生并不是必需的。例如，如果 2 ~ 3 个限速事件在细胞生长中提供足够优势，使克隆细胞扩展到 10^6 ~ 10^7 个，那么即使细胞分裂保持正常突变率，也足以使小肿瘤或癌前病变以非速率限制的方式积累多种额外的基因组变化。

因此人类的年龄 – 发病率数据提示存在 2 ~ 3 个限速条件，与 Hanehan 和 Weinbeng 提出的十个标志特征及近期肿瘤测序研究发现存在大量突变相一致。癌症发生的两阶段模型和其他研究均提示将三个基因（编码 SV40 大 T 抗原，端粒酶催化亚单位和一种 H-RAS 癌蛋白）导入人乳腺上皮细胞，再移植到免疫缺陷小鼠可导致肿瘤发生。

在过去十年中，人类肿瘤研究技术在分子和基因水平发生巨大改变，如 DNA 阵列、基因测序、蛋白质组学等研究取得了丰硕成果，这必将加快肿瘤研究进程。目前，时新肿瘤诊断在基因缺陷方面的认识尚处于起步阶段。但相信在未来，对机体肿瘤细胞基因组 DNA 改变的评估将成为常规工作，并可配合精准靶向治疗药物（见第 6 章）。尽管靶向治疗的新时代令人鼓舞，但即使疗效最佳的靶向药物也会因基因突变和耐药性导致肿瘤再生，联合应用针对每种突变的蛋白酶磷酸酶抑制剂同时或序贯治疗可能解决这一问题。

1.6 癌症的致病因素

癌症是 DNA 序列中一个或多个基因信息改变或 DNA 结构改变（如易位）导致的遗传性疾病。细胞的内部因素、外部因素及遗传因素均可引起上述基因组改变。多数潜在突变不会导致癌症。致癌的 DNA 突变破坏编程和调节影响细胞过程。例如，肿瘤细胞多伴有 p53 基因缺陷，在治疗时抗凋亡能力增强，导致患者预后不良。端粒酶突变导致细胞出现恶性增殖表型。某些突变促进肿瘤血管生成，为肿瘤组织提供新陈代谢所必需的氧和营养，使肿瘤迅速生长并向远处转移。

小规模突变包括点突变、缺失和插入，可发生于基因的启动子影响其表达，也可发生在基因的编码序列中改变蛋白质的功能或稳定性。DNA 病毒或逆转录病毒也可改变单一基因并表达于作用细胞及其后代。例如，B-RAF 黑色素瘤可只发生 B-RAF 基因突变。而染色体易位导致不同染色体片段融合。例如，慢性粒细胞性白血病患者具有"费城染色体"（Ph 染色体），即第 9 号和 22 号染色体部分片段交叉互换，产生的 BCR-ABL 融合蛋白具有特殊的酪氨酸激酶活性。HER-2 基因过表达同样会导致肿瘤发生。

癌症的发生是基因突变逐渐积累的结果，在此期间，癌前细胞的生物学行为逐渐从正常细胞特性转变为癌样细胞特性。在显微镜下癌前组织具有独特的外观，其特征：细胞分裂次数增加、细胞核大小和形态改变、细胞表面特化结构丧失、正常组织结构丧失。异型增生（dysplcasia）是一种细胞异常增殖，其特征是癌前细胞失去正常的组织排列和细胞结构。不同于增生（hyperplasia），增生是由激素失衡或慢性刺激等外部因素引起的细胞分裂可逆性增加。异常增生逐步恶变形成原位癌，此时癌细胞仅在原始位置肆意生长，尚未侵入其他组织。原位癌可发展为侵袭性恶性肿瘤，通常需要进行手术切除。细胞 DNA 损伤机制如下：

1.6.1 内部因素

DNA 序列或结构异常（DNA 突变、插入或缺失及表观遗传学改变）可导致肿瘤形成。细胞内 DNA 的复制和维持过程极其复杂，受到多种酶的调控，通常这些过程都被严格调控，但有些错误不能被 DNA

修复酶修复。

1.6.1.1　突变

基因突变有几种表现形式。点突变（point mutation）是 DNA 分子中单个碱基发生改变，由此产生的新密码子可能导致在蛋白质相应位置插入或删除错误的氨基酸。易位突变（translocation mutation）是指一条染色体的断裂片段重接到另一条非同源染色体臂上，导致 DNA 原序列编码的蛋白质缺失，而新融合序列产生新的蛋白质导致肿瘤形成。参与这一过程的基因被称为原癌基因（proto-oncogenes），通常需要被适当激活（通过易位形成癌基因），否则不会致癌。原癌基因和癌基因的概念已在伯基特淋巴瘤（Burkitt's lymphoma）和慢性髓细胞性白血病（chronic myelogenous leukemia）等癌症中得到验证，其中涉及易位的序列已经确定。

一般来说，两类基因突变是癌症发生的必要条件。例如，Knudson 假说首次提出，仅限于一个基因的突变会被正常有丝分裂和肿瘤抑制基因抑制。且仅一个肿瘤抑制基因突变也不会引起癌症，因为还存在重复其功能的"备份"基因。只有当足够的原癌基因突变为癌基因，且大量抑癌基因失活或受损时，细胞生长信号强于调节信号，细胞生长才会迅速失控。通常这些基因具有修复功能，但由于反馈回路的存在年龄增长会导致基因突变率的增加。

1.6.1.2　表观遗传学改变

表观遗传学是研究通过 DNA 结构的化学、非突变性改变来调控基因表达水平的学科。癌症发病机制中的表观遗传学理论是 DNA 的非突变性改变导致基因表达异常。DNA 甲基化通常导癌基因沉默，甲基化丧失诱发癌基因的异常表达导致癌症发生。表观遗传学涉及的已知机制包括 DNA 甲基化，以及在特定位置与染色体 DNA 结合的组蛋白甲基化或乙酰化。组蛋白去乙酰化酶抑制剂（HDACS）和 DNA 甲基转移酶抑制剂等治疗药物可调节癌细胞的表观遗传信号通路。

表观遗传学是在不改变 DNA 序列的基础上调控基因表达水平的机制。这是癌症研究重要的新领域，伴随诸多基因组测序项目的完成，表观遗传因素如何调控基因表达已成为当前的研究热点。

基因组包含遗传信息和表观遗传信息。遗传信息（DNA 序列）是合成生命系统所需全部蛋白质的基石；表观遗传信息提供基因信息该何时、何地、如何发挥作用的附加指令，如 DNA 单个碱基进行甲基化、乙酰化的化学修饰。基因组表观遗传修饰可影响染色质调节（chromatin regulation）、转录抑制（transcriptional repression）、X 染色体失活（X-chromosome inactivation）、DNA 修复（DNA repair）、基因组稳定性（gnomic stability）及基因组印记（genomic imprinting）等过程。表观遗传学改变也可抑制重复性和寄生性 DNA 序列对基因组完整性的潜在危害。

在哺乳动物的细胞中，表观遗传信息传递机制是通过一些基因的甲基化完成的，主要是基因启动区域 CpG 二核苷酸胞嘧啶 C5 位发生甲基化（CpG 二核苷酸通常成簇出现，又称为 CpG 岛），当然 DNA 的其他区域也可发生甲基化。由于一次甲基转移只能在 DNA 的一条链上进行，所以双链 DNA 甲基化需要两个独立的单链完成。基因表达的抑制涉及控制蛋白与基因甲基化区域的相互作用，但目前只有甲基化 CpG 结合蛋白 2（methyl-CpG-binding protein 2）等相对较少的蛋白被发现。

肿瘤细胞常伴有异常的 DNA 甲基化，全基因组的低甲基化伴随部分区域高甲基化，是几种肿瘤中最普遍的分子调节模式。抑癌基因启动子的高甲基化可抑制其表达，细胞生长趋势与基因缺失、突变的表现一致。相反，癌基因启动子低甲基化导致其过表达，进而导致肿瘤发生。这一研究领域正在迅速发展，大量的基因类型，包括癌基因、抑癌基因和肿瘤相关病毒基因（tumor-associated viral genes）受表观遗传调控。研究证实，*APC*、*pl5*、*pl6*、*p73*、*MGMT*、*TIMP3*、*ER*、*BAR*、*DAPK1*、*VHL*、*E-cathedrin*、

GSTP1 及 *LKB1* 等基因的失活与启动子甲基化有关。

组蛋白的乙酰化和去乙酰化可调节染色质凝聚（chromatin condensation）和转录过程。这一动态过程由组蛋白乙酰转移酶（histone acetyltransterases）和组蛋白去乙酰化酶（histone deacetylases）调节，两者间的平衡由外源性因素如表观遗传物质调控。表观遗传物质通过调节甲基化或乙酰化水平，且不改变 DNA 序列就可改变细胞遗传表型。

1.6.1.3　基因表达的修饰

细胞分裂过程中转录或翻译机制的错误可导致基因表达或扩增失控。若这一错误涉及细胞生长因子相关基因或生长因子受体关键蛋白，会诱导肿瘤发生。

1.6.1.4　肿瘤干细胞

将发育生物学的思想融入肿瘤学是癌症发生机制研究的新视角。癌症干细胞假说认为，异质性肿瘤中，不同种类的肿瘤细胞来源于同一个细胞，即肿瘤干细胞（cancer stem cell）。其可能由成人干细胞或体内分化的细胞转化而来。这些细胞作为肿瘤的一个组成亚组持续存在，并保留了关键的干细胞特性。它们能产生各种细胞，并能进行自我更新和稳态控制。此外，一些研究人员将癌症复发和转移的出现归因于肿瘤干细胞。癌症干细胞假说与早期的癌变概念并不矛盾。

1.6.2　外部因素

1.6.2.1　病毒

1911 年 Peyton Rous 证明，鸟类梭形细胞癌（avian spindle cell cancer）可通过含有病毒的无细胞滤液在鸟类间传播，这一发现首次明确了病毒与癌症发生有关。约 12% 的人类癌症是由病毒感染引起的，例如 EB 病毒（Epstein–Barr virus，EBV）与伯基特淋巴瘤（Burkitt's lymphoma）的发生相关；人乳头瘤病毒（human papilloma virus，HPV）与宫颈癌（cervical cancer）的发生有关。

病毒通常为 RNA 逆转录病毒（如人 T 细胞白血病病毒，HTLV-1）或 DNA 病毒。RNA 病毒含有 DNA 聚合酶，促进病毒双链 DNA 的合成。病毒 DNA 整合进入宿主基因组，可通过多种机制引发肿瘤，包括原癌基因激活成癌基因、抑癌基因损伤或全新基因的插入。病毒诱导肿瘤形成的方式分为能迅速诱导肿瘤产生的急性转化和缓慢诱导肿瘤产生的非急性转化。在急性转化型病毒中，病毒颗粒携带一种过度活跃的病毒癌基因（viral-oncogene，v-onc），v-onc 的表达导致感染细胞发生转化。在非急性转化型病毒中，病毒基因组插入宿主基因组中的原癌基因附近，这是逆转录病毒必不可少的作用方式。随后，病毒启动子或其他转录调节因子引起原癌基因的过度表达，诱导细胞增殖失控。由于病毒基因组的插入与原癌基因是非特异性的，并且在原癌基因附近插入的概率较低，因此与已经携带病毒癌基因的急性转化型病毒相比，非急性转化型病毒的肿瘤潜伏时间更长。

诱发癌症的病毒 HTLV-1 可插入 *tax* 基因，导致白细胞介素 2 过表达，诱发成人 T 细胞淋巴瘤（adult T-cell lymphoma）和白血病，同时导致活化的淋巴细胞数量增加。对于某些易感个体，这一过程可能需要几年时间。HTLV-1 主要在东南亚和加勒比地区流行，在远东地区也与鼻咽癌有关。

众所周知，全球约有 90% 的人口感染 EB 病毒，该病毒被认为是癌症的诱发因素。90% 的伯基特淋巴瘤细胞 EBV 检测呈阳性，感染后使淋巴细胞寿命延长，进入潜在的癌变状态。伯基特淋巴瘤是非洲慢性疟疾流行地区的地方病，这表明后者可能是病毒传播的辅助因素。

肝细胞癌（hepatocellular carcinoma，HCC）与乙型肝炎病毒（hepatitis B virus，HBV）感染相关，HBV 主要在东南亚和非洲热带地区流行。幼时感染 HBV 的人群罹患肿瘤的风险增加，男性感染者发生肿瘤的危险性是女性感染者的 4 倍。有人认为，HBV 中的 X 基因编码了促进转录的蛋白质。

目前有 100 多种不同类型的 HPV 存在，已证实 HPV16 和 HPV18 与宫颈癌的发生有关。该病毒可产生几种蛋白质，部分可增强有丝分裂，部分可干扰肿瘤抑制基因 *p53*，或改变细胞蛋白质和转录因子间相互作用。现已成功开发了 HPV 疫苗用于年轻女性预防宫颈癌（详见第 9 章）。

卡波西肉瘤（Kaposi's Sarcoma）是好发于艾滋病患者的皮肤癌，与 HIV 感染有关。

1.6.2.2 细菌感染

某些细菌感染可导致肿瘤发生。如幽门螺杆菌主要生于人体胃部，引起消化性溃疡。该细菌感染可增加胃癌的罹患风险，也与一种罕见的胃癌类型——黏膜相关淋巴组织（mucosa-associated lymphoid tissue，MALT）淋巴瘤的发生相关。虽然目前尚不清楚肿瘤发生的确切机制，但临床通常采用抗生素根除幽门螺杆菌感染来降低癌症风险。

1.6.2.3 寄生虫感染

寄生虫是已知的致癌物，如华支睾吸虫（Clonorchis sinensis）和泰国肝吸虫（Opisthorchis viverrini）都与胆管癌有关。此外，已证实血吸虫（Schistosoma）与膀胱癌有关。

1.6.2.4 癌症的直接传播

近期发现，袋獾（一种原产于澳大利亚的小型哺乳动物，又称 Tasmanian Devil）通过撕咬对手面部可将癌细胞直接转移到其他动物，导致袋獾面部肿瘤疾病（devil facial tumor disease，DFTD）的传播。基因组分析表明，DFTD 首先来自于一只雌性袋獾，随后在传播的过程中，复制基因发生了变异。这是关于癌细胞在哺乳动物间直接传播的首次报道，提示在其他物种中也可以此方式发生传播，但在人类间以此方式传播的可能性不大。

1.6.2.5 化学物质

环境及饮食、职业和生活方式接触到的化学物质均可导致肿瘤发生。吸烟可导致肺癌已被充分证实。此外，红肉烹饪过度（尤其是油炸或烧烤）可产生致癌性多环芳烃（polycyclic aromatic hydrocarbon），引起结肠肿瘤。作为肉类和鱼类防腐剂的亚硝酸盐，在胃肠道中被细菌降解产生的胺类物质，同样具有致癌作用。

1.6.2.5.1 DNA 修饰化合物

关于红肉烹饪过度增加癌症患病风险的机制有两种：①产生的致癌性多环芳烃破坏消化系统内壁细胞的 DNA；②肉类中的防腐剂导致风险增加。

2011 年，英国政府营养科学咨询委员会发布：降低红肉和加工肉消费会降低肠癌（为英国癌症死亡的第二大常见原因）患病风险。该报告数据可追溯到 1998 年，证实了二者的关联性，但由于数据的复杂性未能量化这一指标。该报告建议，每周食用红肉或加工肉量不应超过 500g（1.1lb），或每天不超过 70g（2.5oz）。专家同时提出警告，若成年人每天摄入红肉或加工肉量超过 100g（3.5oz），会导致三分之一的人群患病风险增加。2015 年，国际癌症研究机构专题项目（International Agency for Research on Cancer Monographs Programme）召集了来自 10 个国家的 22 名专家组成工作组，全面回顾了科学文献，发现食用红肉与结直肠癌、胰腺癌和前列腺癌有关，并将红肉列为人类 2A 类致癌物。此外，食用加工肉类会导致结直肠癌，因此被列为人类 1 类致癌物。

具有强致癌性的黄曲霉毒素（aflatoxins）（图 1.7）在花生酱中微量存在，这一致癌物质是花生在生长过程中感染真菌生成的次代产物。由此，食品监管机构对此进行了严格把控。

职业相关性癌症不是最近才出现的。1775 年，Percival Pot 就注意到伦敦青年烟囱清扫工易患阴囊皮肤癌（scrotal skin cancer），此类人群卫生条件较差，煤火产生的焦油沉积物会长时间与阴囊的敏感皮肤接触。塑料工业工人使用的氯乙烯（图 1.7）与肝脏血管肉瘤有关，家具厂工人因吸入携带小颗粒的空气（由皮革和木材抛光过程产生）易患鼻咽癌。这些有机致癌物通常通过共价修饰 DNA（代谢前或代谢后）而发挥作用。

压力导致癌症这一观念为媒体广为宣传，但长期没有科学依据证明这一假说。近期研究表明，压力可通过激活 β- 肾上腺素能受体（β–adrenoceptors）加速乳腺癌的进展。β- 肾上腺素能受体的 β–2 亚型在高转移性乳腺癌细胞中过表达，参与乳腺癌的发生。澳大利亚莫纳什大学研究者证明，在小鼠原位癌模型中压力或 β 肾上腺素受体（βAR）激动剂均可促使癌症进展和远处器官的转移。且应用 β 受体阻滞剂的癌症患者与较低的转移、复发和死亡率间存在关联。目前已知，在人类和多种动物中，压力导致交感神经系统激活后释放儿茶酚胺肾上腺素和去甲肾上腺素，其为肾上腺素受体的内源性激动剂，但所涉及的信号通路尚未完全阐明。此外，目前公认肥胖与癌症间存在关联，但其机制尚未明确。

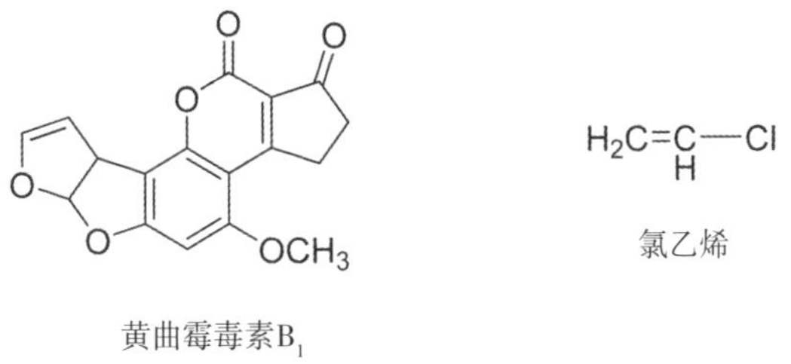

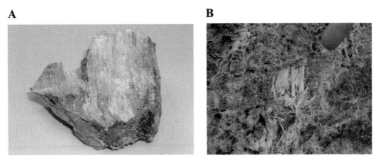

黄曲霉毒素B₁　　　　　　氯乙烯

图 1.7　黄曲霉毒素 B₁（一种与饮食有关的致癌物，在花生食品中存在，含量较低）和氯乙烯（塑料工业的一种致癌物）的结构式。

1.6.2.5.2　矿物质

长期暴露于粉尘和矿石也与癌症发生有关。绝缘材料石棉（图 1.8）的细微纤维可损伤染色体，导致胸膜肿瘤（pleural tumor）和腹膜肿瘤（peritoneal tumor），尤其是胸膜间皮瘤（pleurall mesothelioma）和腹膜间皮瘤（peritoneal mesothelioma）的形成。

1945 年后，石棉被广泛应用于建筑、船舶和汽车制造工业，最终发现间皮瘤的发生与这些工作环境密切相关。通常在暴露后的 10～40 年，间皮瘤的最初症状才逐渐显露，因此长期以来人们并未认识到这一关联。石棉有不同颜色类型，如蓝色、棕色、白色等。研究证实蓝色和棕色石棉与间皮瘤的关系最为密切，因此在 20 世纪 90 年代被多数国家禁止使用。石棉公认的致癌机制，是其含有的微小纤维在吸入后移动到肺外层胸膜处，此过程会穿透细胞膜和核膜，引起炎症反应和对细胞的物理性损害。更为复杂的是，石棉纤维非常细小，沾染到衣物上不易引起注意，导致家庭中的其他成员也暴露其中。

图 1.8　A. 石棉的原生状态，B. 致癌性蓝色纤维状石棉。

1.6.2.5.3　表观遗传修饰因子

DNA甲基化和组蛋白乙酰化/去乙酰化分别通过影响转录和染色质凝聚在表观遗传调控中发挥作用。这些动态过程受甲基转移酶、组蛋白乙酰转移酶、组蛋白去乙酰化酶调节，其平衡通过表观遗传因子改变甲基化或乙酰化，从而在不改变DNA序列的情况下，改变细胞的表观遗传学表型。表观遗传因子包括溴苯和丁酰环磷酸腺苷等化学物质，激素雌二醇，镉、镍等金属和砷等。此外，辐射和活性氧也可作为表观遗传修饰因子。泽布拉林和5-氮杂-2'-脱氧胞嘧啶核苷具有抑制DNA甲基化的作用，目前正被应用于治疗癌症（详见第5章），同时也作为癌症的化学预防剂被研究（详见第12章）。

1.6.2.6　放射

暴露于α、β粒子或γ、X射线与恶性肿瘤的发生有关，这些物质会导致自由基的形成破坏DNA。

第二次世界大战期间，在日本广岛和长崎爆炸的两颗原子弹证实了核辐射和癌症的关系。研究发现，生活在核电站附近的儿童患白血病和脑瘤的风险增加，但对这些数据的统计分析并未获得确切的因果证据，因此这一假设仍有争议。1986年，苏联乌克兰共和国境内的切尔诺贝利（Chernobyl）核电站事故引起了人们对核反应堆放射性物质泄露的重视。这次事故导致了大范围食物链污染，暴露于放射性污染的人群是各种癌症的高发人群。

某些类型的花岗岩产生氡气，气体积聚会危害使用这种材料建造房屋的居住者。氡是一种天然存在的放射性气体，一旦被吸入，就会进入血液并将放射性物质输送至全身。其中骨髓尤其敏感，使暴露人群易患白血病。在英国，一些地方议会已向受影响的住户提供补贴，以改造房屋结构加强通风效果。但放射性粒子破坏DNA并杀死细胞的作用也可为人类所用，若定向导入肿瘤中，可选择性地杀死肿瘤细胞，如中子被应用于硼中子俘获疗法（boron neutron capture therapy）（见第10章）。

1.6.2.7　电磁辐射

电磁光谱中高能量部分的电磁辐射能够破坏细胞DNA导致肿瘤发生（图1.9），如紫外线辐射（UV）、γ射线、X射线等。近期，无线电波和微波的潜在致癌性也引起了人们的日益关注。

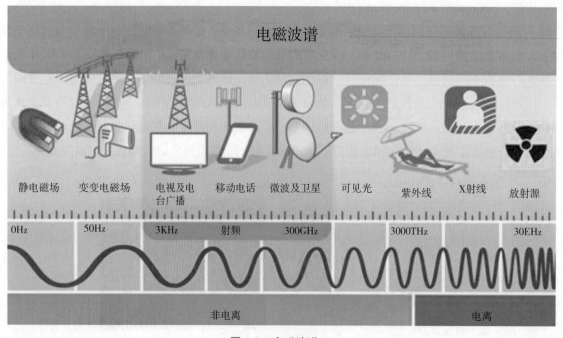

图1.9　**电磁波谱。**

　　紫外线肉眼不可见，是太阳光谱的组成部分，约占到达地面太阳光辐射总量的3%。已确定了三种类型的紫外线，其一是C波段紫外线（UVC），波长为200～290nm，最具致癌性；其二是B波段紫外线（UVB），波长为290～320nm，常导致晒伤；其三是A波段紫外线（UVA），波长为320～400nm，是UVB强度的1000倍，可透入皮下组织引起皮肤损伤，包括光老化损伤（photoaging）。多年来，人们认为UVA不会造成持久性损害，而最近的研究表明，其可能促进皮肤癌的发展。臭氧层可吸收大部分致癌性的UVC。空调等制冷工业及聚苯乙烯绝缘材料生产中使用的氯氟烃的释放会消耗臭氧层，增加地球表面UVC的强度。紫外线辐射与DNA最大吸光度区域的波长（260nm）相似，可损伤相邻嘧啶（通常为胸腺嘧啶）的链内共价连接，形成胸腺嘧啶二聚体，造成DNA螺旋变形并阻断复制、转录过程，诱导肿瘤发生。

　　γ射线、X射线能量更高，能够透入组织的更深处，对DNA的破坏性更大。这两种射线均可作为诊断工具，如闪烁成像、X线检查、计算机断层扫描（CT），但患者暴露时间通常被严格控制。γ射线、X射线还会对DNA螺旋造成不同程度的损伤。若导致DNA单链断裂，通常可被DNA连接酶迅速修复，不至于造成细胞死亡；若导致DNA双链断裂，此类损伤较为严重，DNA连接酶难以修复，DNA会被核酶降解，造成细胞死亡；也可发生不导致链断裂的DNA碱基修饰，如氧化碱基可阻止转录和复制过程，引起细胞死亡。X射线的DNA损伤作用也可用于放疗。将X射线聚焦于肿瘤组织，通过使其DNA断裂杀死肿瘤细胞。

　　2011年，世界卫生组织下属的国际癌症研究机构（International Agency for Research on Cancer，IARC）将移动电话发出的辐射列为"可能致癌物质"，目前二者之间的关联并不明确。同时将手机与金属铅、杀虫剂DDT和汽油废气列为同一风险类别。IARC建议改用免提设备或发短信，以减少此类辐射的暴露。

　　移动电话发出的射频电磁场会被身体吸收，尤其当手机靠近耳朵时会被头部吸收。然而对频繁使用手机影响健康的研究并未给出明确结论，因手机技术只在近20年才被广泛使用，而癌症可能需要几十年的发展时间。2010年，IARC"对讲机"项目的研究表明，10年内每天打电话超过半小时，大脑或脊椎发生胶质瘤的风险增加40%。2011年初，来自14个国家的31名科学家对现有数据进行回顾性研究，其中一项瑞典的研究提出移动电话用户患脑瘤的风险增加，但并未明确其间的因果关系。虽然没有充分证据证明移动电话导致癌症，但新的证据在不断出现。为进一步监测移动电话和癌症风险间的联系，应该加入一些风险因素。值得注意的是，IARC将致癌物的风险分为致癌（carcinogenic）、致癌可能性较高（probably carcinogenic）、可能致癌（possibly carcinogenic）、致癌程度不确定（not classifiable as to its carcinogenicity）和可能不致癌（probably not carcinogenic）五个级别，其中将移动电话归类为"可能致癌"，这一等级仅低于"致癌"（如香烟）和"致癌可能性较高"（如柴油废气和杂酚油）。

　　目前已开发出针对多形性胶质母细胞瘤（glioblastoma multiforme，GBM）的治疗方法，该疗法主要向患者头皮输送低强度（0.7 V/cm）和中频（200kHz）的电磁能量。通常称为"TTFields"疗法（Tumor Treating Fields），并以Optune™商品名上市，目前已被美国食品药品监督管理局（Food and Drug Administration，FDA）批准应用于复发和新诊断的GBM。TTFields诱导双向电泳作用于癌细胞中的α/β-微管蛋白和septin-2，6，7-heterotrimer，该疗法提高了患者的生存率，且副作用较小，也有一些证据表明其可与化疗协同应用。

1.6.2.8　癌症治疗效果

　　前文已经讨论了化学物质和辐射的致癌作用。这提示应用于癌症患者（尤其儿童）的某些与DNA相互作用的化疗和放疗药物，可能会增加日后罹患另一种癌症的风险。其中软组织肉瘤最为常见，这是一种主要影响结缔组织和肌肉的疾病。据 2004 年发表在《International Journal of Cancer》的一项研究报道，软组织肉瘤是最常见的新型恶性疾病，好发于青少年时期接受抗癌药物治疗的人群。法国 Gustave Roussy Institute 的研究人员随访了 4000 多例儿童期患第一种癌症的存活者，观察到第一种癌症确诊至少 3 年后又发生了 16 例软组织肉瘤病例。尽管发生率似乎很低，但超过了正常人群发病率的 50 倍以上。更重要的是，16 例肉瘤中有 14 例被发现发生在第一种癌症治疗区域的附近。此外，软组织肉瘤作为继发性癌症的发生率根据最初给予的辐射剂量成比例增加。研究者也发现应用 DNA 甲基化药物丙卡巴肼（Procarbazine）治疗后会增加后期肉瘤的罹患风险。

这带来了一个伦理困境，尽管最初的治疗方法提高了患者的生存率，但也会导致后期软组织肉瘤的发生，尤其是儿童癌症。权衡之下，大多数家庭为了治疗儿童癌症而愿意接受这个风险。就放射治疗而言，通过限制身体健康组织暴露于高剂量放射线的措施，最大限度地降低了晚年肉瘤的发病风险，采用不断改进的高精度聚焦放射线束等技术也可达到这一目的。

1.6.3　遗传因素

1989 年 Michael Bishop 和 Harold Varmus 因发现正常细胞中含有"癌症基因"被授予诺贝尔医学奖。现已发现多种基因一旦遗传，可使这些个体增加罹患某种癌症的风险。例如，BRCA1 和 BRCA2 是与乳腺癌和卵巢癌密切相关的遗传基因。与结直肠肿瘤相关的基因也具有遗传性（见第 11 章）。对这些基因的研究可用于诊断性筛查和为易感人群提供指导。携带 BRCA1 或 BRCA2 基因的女性，因患乳腺癌的风险增高会选择在年轻时切除乳房作为预防措施（双侧乳房切除术）。同理，携带 BRCA1/2 基因的女性，也可通过卵巢切除术（切除双侧输卵管）降低患癌风险。

随着人类基因组计划的完成和分子生物学、遗传学的同步进展，这一研究领域正在迅速发展。最终的发展方向将是对人类胚胎进行筛查，确保癌症基因未被遗传，但目前出于伦理原因这一项目尚未开展。

1.7　肿瘤治疗

肿瘤治疗通常采用综合疗法，治疗方案主要取决于癌症的性质和病理分期。主要治疗手段为手术治疗、放射治疗、化学治疗、靶向治疗和免疫治疗。其他治疗方法正在不断完善中，如光动力疗法（Photodynamic therapy，PDT）、疫苗疗法、细胞疗法等。

1.7.1　手术治疗

如果肿瘤的体积较小、边界清晰，可通过手术切除联合化疗或放疗的治疗方法，清除残留或转移的癌细胞。也可在手术前就通过放疗或化疗使肿瘤缩小，以便进一步手术切除。手术时肿瘤周围的健康组织也应尽可能切除以确保彻底消灭癌细胞，例如癌细胞转移常累及的附近淋巴腺。但对于脑瘤等癌症，切除周围健康组织会产生有害影响，在手术中难以实现，应用手术联合计算机引导激光设备的先进疗法可能改善患者结局。

1.7.2　化学治疗

化学治疗简称化疗，是利用小分子药物等靶向作用于肿瘤部位，阻止其进一步生长直至将其完全消灭的治疗方法。氮芥是 20 世纪 40 年代最早被引入临床的化疗药物之一。在第二次世界大战中，芥子气被偶然发现具有抗白血病特性（见第 5 章）。历经 10 年，甲氨蝶呤等抗叶酸药物的问世（见第 3 章），代表抗癌新药的开发取得了重要进展。在 20 世纪 70 年代，顺铂的问世为睾丸癌和卵巢癌的治疗带来重大进展。抗微管蛋白药物，如长春碱、紫杉醇等在第 4 章详细介绍。

20 世纪 90 年代末，伊马替尼（Gleevec ™）的开发为费城染色体阳性的慢性髓系白血病（CML）慢性期患者提供了良好的治疗方案，自此开创了靶向药物的时代。与先前的细胞毒性药物相比，靶向药物的选择性更高，副作用更小。更重要的是，药物基因组分析和生物标志物诊断试剂盒可筛选对特定药物更敏感的患者（见第 11 章）。激酶抑制剂维莫非尼（vemurafenib）于 2011 年获得美国 FDA 的批准，并以 Zelboraf ™名称上市，在肿瘤个体化靶向治疗方面取得重要进展。该药物靶向作用于恶性黑色素瘤癌细胞 B-RAF 蛋白中的"V600E"突变。在一项多中心 I 期剂量递增项目的研究中，32 例携带 *B-RAF* 突变的患者应用了该药物，其中 24 例患者的肿瘤缩小了至少 30%，2 例患者的肿瘤完全消失，缓解率达到 81%。而携带野生型 *B-RAF* 的患者未观察到病灶完全或部分缓解。进一步的 I 期和 II 期临床试验表明，相比于当时 FDA 批准用于治疗转移性黑色素瘤的唯一化疗药物——达卡巴嗪，该药物使携带 *B-RAF* V600E 突变患者的缓解率超过 50%。

化疗相比于手术或放疗的优势之一是小分子药物通过静脉注射或口服给药后可分布到身体的大多数组织中，充分杀死处于转移或在生理保护区域（例如大脑）的肿瘤细胞。然而，许多细胞毒性药物同时作用于肿瘤细胞和正常细胞，治疗期间常伴随大量不良反应发生，如骨髓抑制、胃肠道病变、脱发和恶心，反映了骨髓、胃肠道、毛囊等部位的细胞比正常健康组织的细胞分裂速度更快的事实。癌细胞缺乏修复 DNA 加合物（DNA adducts）的能力，在与 DNA 相互作用的药物中，一些肿瘤细胞可通过上调 DNA 修复产生耐药性。

1.7.3 放射治疗

放射疗法主要应用的是 X 射线或放射性药物（发射 γ 射线的放射性核素）。中子束也适用于肿瘤的治疗，但费用昂贵、设备复杂、难以普及。在 X 射线疗法中，辐射以高度聚焦的光束局部传递，以避免损伤健康组织。虽然这一技术较为成熟，但如何制定最佳暴露时间和频率的有效治疗方案仍在研究中。目前，最新的技术是在计算机导引下采用多束射线聚焦于肿瘤，提高放疗的精确度。单一射线的能量较低，但结合起来能够在肿瘤部位处产生最大强度，所以此技术能够有效保护患者的健康组织。对于 γ 射线治疗，采用的放射性核素主要有钴 -60、金 -198 和碘 -131。金 -198 在肝脏中累积；由于碘可在甲状腺中累积，因此碘 -131 用于甲状腺癌治疗。

大部分肿瘤细胞处于缺氧状态，尤其是体积较大肿瘤的中心部位，此处细胞的血液供应不良。辐射通过形成氧自由基损伤 DNA 达到杀死肿瘤细胞的目的，但低氧细胞对辐射的敏感性较低。因此放射治疗前或过程中，需要给予氧来增敏肿瘤细胞。放射增敏类药物如甲硝唑（通常作为抗原虫药 / 抗菌性药物）已被实验性地在放疗前应用，以有效提高治疗效果（图 1.10）。然而，此类药物也会增加健康组织对放射的敏感性，有时不会真正提高治疗效果。

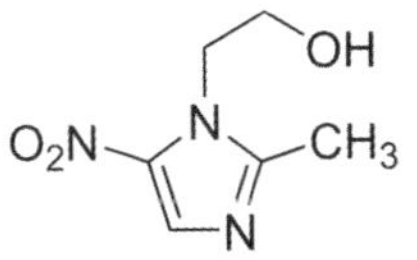

甲硝唑（Flagyl™）

图 1.10 **放射增敏类药物甲硝唑的结构式。**

中子（为粒子，而不是 γ、X 射线）也可应用于肿瘤治疗（见第 10 章）。例如"高线性能量转移"射线应用中子照射肿瘤杀死缺氧细胞，随后衰变为 α 粒子，后者以一种氧非依赖性方式引起细胞损伤。一种更为复杂的治疗方法为硼中子俘获疗法，将与癌细胞具有强亲和力的富含硼 -10（^{10}B）的递送剂引入体内，^{10}B 迅速聚集于癌细胞内，再以低能量的中子束照射肿瘤区域，中子与癌细胞内 ^{10}B 发生核反应，释放出 α 粒子（^{4}He）和锂 -7（^{7}Li），从而杀死肿瘤细胞。

1.7.4　放化疗

放化疗是将化疗药物和放射疗法联合应用的治疗策略。2010 年，对 1200 例前列腺癌患者进行的一项试验中，半数患者的治疗方案是激素联合局部放疗，另一半患者仅应用激素治疗。结果显示，未联合局部放疗的患者 7 年后的存活比例为 79%，而联合局部放疗的患者在 7 年后的存活比例为 90%，且死亡人数减少了 43%。在英国，越来越多的前列腺癌患者在门诊接受放化疗，一般常见的副作用有局部不适、尿频、腹泻。放化疗的另一应用是西妥昔单抗（Erbitux ™）联合放疗，主要用于符合临床标准的头颈部局部晚期鳞状细胞癌患者。

1.7.5　光动力疗法

光动力疗法（PDT）是首先给予患者静脉注射光敏剂，如卟啉衍生物 Photofrin ™，这类药对肿瘤组织具有一定选择性（见第 10 章）。药物定位后，应用适当波长的强光源（通常为激光）照射肿瘤激发 Photofrin ™。在药物衰变至基态过程中，可利用的氧被转化为自由基，具有较强细胞毒性，破坏肿瘤细胞。一些研究显示，光动力疗法也可损伤内皮细胞，减少肿瘤组织的血液供应。

激光光源日臻成熟，柔性光纤的应用可使激光轻易到达食管、胃肠道、膀胱等处的肿瘤病灶。外科微孔手术等技术可使激光到达更多组织器官。随着其他价格较低的非激光光源及新型光致敏药的研发和应用，光动力疗法将日渐普及。

1.7.6　生物应答调节剂

多种生物制剂（生物制剂或生物反应修饰剂）正在使用或开发中。与小分子化疗药物不同，生物制剂品种繁多，如抗体、抗体 – 药物偶联物、干扰素、白细胞介素、酶、疫苗和其他类型的免疫刺激剂。有些肿瘤类型如乳腺癌细胞表面会产生特定的肿瘤抗原，这促使了专门针对这些肿瘤的单克隆抗体的发展，如曲妥珠单抗。抗体 – 药物偶联物（Antibody–Drug Conjugates，ADC）是指肿瘤特异性抗体可选择性将细胞毒性药物（如维布妥昔单抗，Adcetris ™；恩美曲妥珠单抗，Kadcyla ™）或放射性核素（如替伊莫单抗，Zevalin ™）递送到肿瘤部位。目前，正在进行疫苗研发工作，这些疫苗可预防肿瘤形成或抑制已形成肿瘤的生长。例如，12 ～ 13 岁的年轻女性在性生活前接种抗人乳头瘤病毒（HPV）疫苗，几乎可以杜绝患宫颈癌的风险。生物制剂将在第 9 章中详细讨论。

1.8　药物对肿瘤细胞的可及性

不同抗肿瘤药物对体内肿瘤细胞的可及程度差异很大。白血病患者的癌细胞处于血流中，能够完全暴露于药物，而大多数实体肿瘤内血液供应不足，药物到达该处的剂量较小。体积小、早期阶段的肿瘤细胞血液供应良好，因此对药物作用也更加敏感。相反，体积较大的肿瘤缺少毛细血管，尤其是中心区域，处于缺氧状态，甚至处于坏死状态。化疗药物的可及程度高是体积小、原发性和转移早期肿瘤对化疗更敏感的原因之一，也凸显了早期诊断和治疗的重要性。值得注意的是，因少有药物能够穿过血脑屏障，脑肿瘤对化疗特别耐药。更应着重关注抗肿瘤药物的药代动力学特征，包括吸收、分布、代谢和排泄等参数，这些是决定药物进入肿瘤组织的关键。

1.9 化疗药物的毒性限制

细胞毒性药物最常见的副作用为骨髓抑制、胃肠道病变、恶心和呕吐，通常在 2～3 周内可逆。例如放线菌素 D、多柔比星、博来霉素、甲氨蝶呤、5- 氟尿嘧啶和柔红霉素等引起的黏膜炎症，一般在 5～10 天后恢复，反映了正常组织快速的修复能力。所有这些副作用都会给患者带来痛苦，副作用太严重时需终止治疗。

为提高治疗指数（如治疗剂量 / 毒性剂量），人们采取了多种手段来减轻化学治疗的毒性反应，包括根据细胞周期选择药物并调整给药时机、合用辅助药物、设计新的前体药物和新的剂型，也采用冰帽等物理设备。药物基因组学标志物的使用是一个快速发展的研究领域，可发现对某些药物产生严重副作用的患者（如伊立替康 /UGT1A1；参见第 11 章）。新近的研究也关注了生理节律的影响，有证据显示，某些抗肿瘤药物的效力和毒性随一日内给药时间的不同而有所差异。许多类型的抗癌药物都影响生育能力，可在治疗开始前储存卵细胞和精子样本。各种策略将在下面详述。

1.9.1 细胞周期与给药时机

细胞周期周转率高的细胞在肿瘤细胞内部竞争中更占优势。对于血液和实体肿瘤，肿瘤细胞增殖、分化速率一般快于周围的正常细胞，促进疾病进展。然而，细胞周期周转率快的正常细胞也会受到化学治疗的影响，产生诸如骨髓抑制、脱发、皮炎以及胃肠道、肝脏和肾脏毒性等不良反应。虽然肿瘤细胞的细胞周期持续时间等于或长于正常的细胞周期，但肿瘤细胞中处于细胞分裂期的细胞比例远高于正常组织（图 1.11）。所以尽管细胞凋亡或衰老死亡的细胞数量保持不变，仍能保持细胞数量净增长。利用肿瘤细胞和健康细胞的上述差异，为通过用药方案获得治疗优势并减少毒副作用提供了可能。

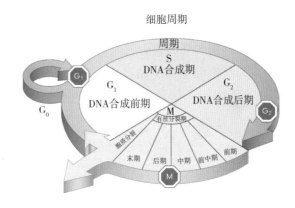

图 1.11　细胞周期示意图。一类药物作用于特定细胞周期（通常为 S 或 M 期）；二类药物作用于任一细胞周期（S 期为 DNA 合成期，M 期为中期，G₀ 期为静止期，G₁ 期为初始生长期；G₂ 期为第二生长期）

通过对肿瘤细胞动力学的研究，根据药物对小鼠正常骨髓细胞、淋巴瘤细胞的干细胞群的抑制作用，将细胞毒性药物分成两大类。第一类，即细胞周期特异性药物，只杀伤处于某一特定细胞周期的细胞。作用于 S 期（DNA 合成期）的药物有 6- 巯基嘌呤（6-mercaptopurine）、阿糖胞苷（cytosine arabinoside）及甲氨蝶呤（methotrexate）等。作用于 M 期（有丝分裂期）的药物主要有长春碱（vinblastine）、长春新碱（vincristine）和干扰微管蛋白加工的紫杉烷（taxanes）。增加细胞周期特异性药物剂量不会比初始剂量杀伤更多的骨髓干细胞。因此，可尽量减少患者的应用剂量来降低毒副作用。第二类，即非细胞周期特异性药物，可以在细胞周期的任何阶段发挥杀伤细胞的作用，尽管其中某些药物可能在特定阶段更具活性。这类药物主要有环磷酰胺（cyclophosphamide）、美法仑（melphalan）、苯丁酸氮芥（chlorambucil）、顺铂（cisplatin）、卡莫司汀（carmustine）、洛莫司汀（lomustine）、5-氟尿嘧啶（5-fluorouracil）、放线菌素 D（actinomycin D）和柔红霉素（daunorubicin）。增加细胞周期非特异性药物的剂量能增加对骨髓干细胞的杀伤数量。细胞周期特异性和非特异性药物的联合使用可以提高疗效，并在一定程度上减少药物毒性。

靶向细胞分裂期的肿瘤细胞是另一种治疗策略，期间基因组中的 DNA 相对暴露，因此容易受到药物或辐射损伤。这一过程被称为减瘤，首先通过最初的化学治疗去除大量肿瘤组织，随后增加营养物质、氧和生长因子等，使大量剩余的肿瘤细胞从 G_0 期进入 G_1 期，并在适当时间进行进一步的放疗或化疗，以杀死新进入细胞分裂期的细胞。

此外，细胞在 M 期后期和 G2 期对辐射最敏感，而在 S 期后期的抗性最强。对于细胞周期时间较长、G1 期明显延长的细胞，在 G1 后期有第二个抗性高峰。放射治疗时，抗性和敏感性与细胞内含硫醇化合物的水平相关。硫醇是天然的辐射保护剂，在 S 期的水平最高，在接近有丝分裂时水平最低。

另一种可能的方法是利用正常和肿瘤干细胞的细胞动力学差异限制骨髓毒性。干细胞是增殖体系中最小，但最重要的部分，能够进行无限次分裂并维持细胞群的完整性和延续性。骨髓干细胞在任何时刻只有 20% 处于活跃期，其余 80% 处于静止期（G_0）。化学治疗可显著减少处于分裂期的骨髓干细胞，出现骨髓抑制的不良反应。3～4 天内剩余干细胞可从静止期进入活跃期。因此，在 24～36 小时内给予高剂量药物后，在下次给药前给予骨髓一个再生恢复期，可减少药物毒性。

1.9.2 联合用药

联合应用其他辅助药物可减轻抗肿瘤药物尤其细胞毒性药物的毒性反应。例如，叶酸与甲氨蝶呤联用于"挽救治疗"（见第 3 章）。提前应用泼尼松龙（prednisolone）或地塞米松（dexamethasone）等治疗的患者，可减轻紫杉醇（Taxanes）等抗肿瘤药物引起的水肿等不良反应（见第 4 章）。易发生恶心、呕吐不良反应的药物（如顺铂）可与抗呕吐药物（如多潘立酮、甲氧氯普胺）共同使用，随着 5-羟色胺 3 型（5-hydroxytryptamine type 3，5HT3）拮抗剂昂丹司琼的开发，这一领域取得了重大进展。联合用药可增强药物疗效，如应用 DNA 修复抑制剂如多聚 ADP 核糖聚合酶（PARP）来增强 DNA 相互作用剂的活性（见第 5 章）。

1.9.3 新剂型与前体药物

采用新剂型药物可能避免某些不良反应。例如公认多柔比星可以引起心脏毒性以及注射部位的坏死。其脂质体制剂，上市产品有 Caelyx™和 Myocet™（见第 5 章）等，可降低上述不良反应的发生率。其原理是利用脂质体包裹药物，可将血液中游离药物剂量降至最低。且脂质体颗粒通过高渗透强滞留（EPR）效应被肿瘤选择性摄取，随后脂质体降解释放出药物。与游离药物相比，脂质体给药时肿瘤组织能够获得更高的药物浓度（见第 10 章）。

另一种降低毒性的策略是开发仅在肿瘤部位释放活性药物的新型前体药。药物也可与抗体偶联，选择性递送至肿瘤（见第 7 章）。在第 10 章中将详细讨论其他提高疗效和降低毒性的方法。

1.9.4 限制对头发和指甲的毒性

使用细胞毒性药物引起的脱发是患者较为关注的问题，既往，脱发严重的患者只能通过定制假发解决这一问题。目前已有更好的解决方案，例如瑞典 Dignitana 公司开发的 DigniCap™，是在患者进行化学治疗期间佩戴的冰帽，冷却供应头皮毛囊血液的血管，减慢血流速度，从而减少药物暴露（图 1.12）。这种冰帽可显著减轻治疗期间的脱发问题。

化疗药物如多西他赛（Taxotere™）会使手、足指／趾甲变色，带给患者痛苦。基于与 DigniCap™ 相似的原理，在给药期间使用冷手套和袜子减少手、足部位的血液流动，能够减少这一问题。

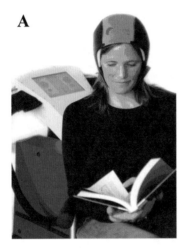 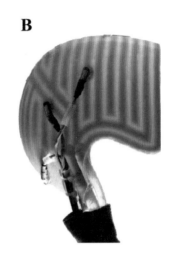

图 1.12　DigniCap™冰帽。A. 当 DigniCap™冰帽戴在头部时冷却头皮，减少毛囊血液供应，从而减轻化疗引起的脱发问题。B. DigniCap™冰帽的工作原理是通过嵌入式冷却通道循环冷却流体（信息来自 www.sysmex–lifescience.com）。

1.9.5 毒性反应的药物基因组学标记

目前许多研究致力于鉴定抗肿瘤治疗的有效性和毒性的药物基因组学标记。通过生物标志物筛查患者是否会对特定药物存在严重不良反应和评估特定药物的有效性。目前的研究成果已有望应用于 5– 氟尿嘧啶（5–FU）的治疗中（见第 3 章和第 11 章）。如人群中缺乏二氢嘧啶脱氢酶（dehydropyrimidine dehydrogenase，DPD）的比例为 3%～5%，而 DPD 对该药物的代谢至关重要。酶的缺乏导致药物在体内蓄积，对大多数人来说正常的剂量，在酶缺乏患者中会导致严重的呕吐、腹泻、口腔溃疡和骨髓抑制等危及生命的副作用。因此，进行 DPD 筛查可识别这类患者并可启动替代疗法。同样，患者可在接受伊立替康治疗前检测 UGT1A1 酶的活性以减少副作用（见第 5 章和第 11 章）。预计未来将发现更多同时反映疗效和毒性的药物基因组学标志物，其在临床实践中的应用会更加广泛（第 11 章详细讨论）。

1.9.6 癌症治疗导致不孕症状

化疗和放疗均可导致育龄期男性不育和女性不孕。与 DNA 相互作用的药物如顺铂会破坏睾丸和卵巢生殖细胞基因。针对男性患者，解决这一问题的方法之一是在治疗前储存精子。2004 年比利时研究人员在放、化疗前，从患者体内摘除并储存卵巢组织，7 年后将卵巢组织重新移植回患者体内，进行正常受孕。2007 年美国 Sherman Silber 开创了世界上第一个全卵巢移植术，然后又开发了一种新型技术，即通过手术获取含有数万枚卵子的卵巢组织薄片（约 1mm）并无限期冷冻保存。这一过程不影响女性的后续生育能力。现在，越来越多希望推迟生育的女性，在 20 岁左右时将卵巢组织切片储存起来，在 40～50 岁希望怀孕时取出使用，以便储存高质量的卵子，预防因癌症治疗等多种原因导致的不孕症。

预测在未来，该技术将取代体外受精技术。然而，目前储存精子和卵巢组织的费用较高，这些方法仅限于能够提供医疗保障的国家或可以自行承担费用的患者。

本书介绍的多种疗法，对卵子和精子均具有潜在毒性，或对发育中的胚胎存在致畸作用。在使用这些疗法期间建议避免妊娠，男性和女性在治疗期间和治疗后 12 个月内都需采取有效避孕措施，在治疗期间和给药后至少 4 周内避免母乳喂养。

1.10   化学治疗药物的作用机制

目前临床正使用或开发的抗肿瘤药物，主要通过多种不同机制抑制肿瘤细胞的生长、移动或生存，或干扰血管生成（详见图 1.13）。其中，干扰 DNA 结构和功能的药物种类最多（见第 5 章）。一些药物如 6- 巯基嘌呤（6-mercaptopurine）等可阻碍 DNA 合成；而另一些药物如 6- 硫鸟嘌呤（6-thioguanine）可加入 DNA 而影响其功能；也有一些药物可直接与 DNA 结合，如顺铂与 DNA 形成链间交叉连接；氮芥与 DNA 形成链内交叉连接；米托蒽醌（mitoxantrone）嵌入 DNA 碱基对之间；曲贝替是（Yondelis ™）在 DNA 小沟中烷基化；替莫唑胺在 DNA 大沟中甲基化。有一些药物（如博来霉素）通过上述机制与 DNA 结合，然后引起 DNA 链在结合位点断裂。还有一类药物如组蛋白去乙酰化酶抑制剂（伏立诺他，"SAHA"）可干扰 DNA 加工过程中至关重要的结构蛋白。目前，DNA 干扰药物在临床应用最多，这是因为第一类化疗药物氮芥（DNA 链间交联剂）在 20 世纪 40 年代初就被发现，又经历了 80 年的进

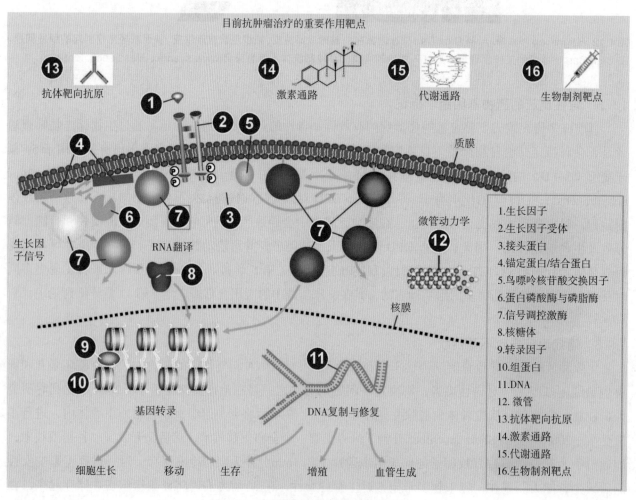

图 1.13   **各种抗肿瘤药物作用机制汇总。**

一步研究，其有效性和安全性得到了充分的改进和验证。鉴于结构生物学、生物标志物、药物基因组学等技术在肿瘤领域的广泛应用，在未来几十年，抗体药物、分子靶向药物等将取代抗微管类药物、抗代谢药物等化疗药物。

抗代谢药物通过干扰肿瘤细胞生物合成的关键途径发挥作用，如甲氨蝶呤（见第 3 章）。抗微管类药物通过与纺锤体的微管成分相互作用干扰细胞分裂，如长春碱、紫杉醇等（见第 4 章）。信号转导抑制剂是近年来迅速发展的一类药物，可选择性阻断细胞信号转导通路等发挥作用，如伊马替尼（imatinib）（见第 6 章）。另一类药物为内分泌（或激素）药物（见第 8 章），如他莫昔芬（tamoxifen）可阻断雌激素受体，或阿那曲唑（anastrozole）通过抑制芳香化酶促进甾体生物合成。还有一类品种繁多的药物家族——生物制剂（见第 9 章），包括白细胞介素、免疫应答调节剂（干扰素）和通过细胞培养和基因工程等生物过程生产的疫苗等。

抗体和抗体 – 药物偶联物也为生物制品（详见第 7 章）。前体药物已用于顽固肿瘤的细胞靶向治疗方案（详见第 10 章）。针对 RNA 或蛋白 – 蛋白相互作用（如 *P53/HDM2*）的新靶点作用药物，及其他处于研究阶段的治疗策略在第 9 章进行讨论。

1.11　耐药性

耐药性的产生是化学治疗过程中遇到的困难问题之一，约 50% 的肿瘤患者对抗肿瘤药物具有先天耐药性，或在给予初始治疗后逐渐产生诱导耐药。因此，治疗过程中应用对肿瘤具有良好选择性的细胞毒性药物，也会出现肿瘤生长速率反弹的情况，并在继续治疗后耐药程度不断增加，最后导致化疗药物的完全失效。

除了化疗药物诱导产生的耐药性外，自然选择也具有重要作用。肿瘤细胞群中存在基因组变异、蛋白质变异、蛋白表达水平变化等。一旦肿瘤在治疗药物中暴露，敏感的亚克隆细胞会被优先杀死，而具有耐药基因型或表型的亚克隆细胞存活下来，继续分裂重新形成肿瘤。由于药物引起肿瘤细胞群比例的倾斜，后续治疗效果明显减弱。因此，在大多数人类恶性肿瘤中，耐药性的发展是诱导和选择性共同作用的结果，克服耐药性这一问题十分困难。

多数肿瘤类型和治疗药物都存在耐药性问题，肿瘤耐药性可通过以下机制产生：

- 降低细胞内药物浓度：肿瘤细胞的细胞通透性降低或药物向细胞外排放增加。长春碱类药物、放线菌素、蒽环类药物、表鬼臼毒素类药物皆通过上述机制产生耐药性。
- 增加药物失活：抗代谢药物、博来霉素、烷化剂等通过该途径产生耐药性。例如，DNA 烷化剂产生的谷胱甘肽转移酶催化药物与谷胱甘肽共价结合，而不是与 DNA 结合，因此药物的抗肿瘤作用减弱。
- 降低药物活性药浓度：需要化学转化才能具有活性的药物受此途径影响。如胸苷酸合成酶抑制剂需要酶代谢成核苷酸才能发挥作用。
- 改变受体或酶的表达水平：甲氨蝶呤通过这一途径产生耐药性。耐药细胞产生更多二氢叶酸还原酶导致维持类似功效所需的药物浓度增加。肿瘤细胞还可减少靶受体数量降低药物疗效。例如，乳腺癌细胞通过降低其表面 HER2 受体的浓度，可降低曲妥珠单抗的疗效。
- 降低受体或酶对药物的亲和力：通过此类机制发挥作用的药物包括抗代谢药物、酪氨酸激酶抑制剂和羟基脲。尽管伊马替尼等激酶抑制剂具有良好的治疗效果，但肿瘤细胞可通过一个或多个氨基酸使相关激酶发生突变，而显著降低药物结合的亲和力，导致耐药。

- 增强药物诱导 DNA 损伤的修复：烷化剂类药物通过这一途径产生耐药性。肿瘤细胞具有监测 DNA 损伤的酶，烷化反应或交联损伤通常会引起损伤部位螺旋构象的改变，启动一系列 DNA 修复酶的产生，切除损伤的 DNA 碱基对，重新合成缺失片段，修复损伤的 DNA。
- 机制关键酶的表达减少：这种机制的典型代表是拓扑异构酶Ⅱ表达和（或）活性降低。表鬼臼毒素类、m-AMSA、多柔比星等药物与拓扑异构酶Ⅱ和 DNA 形成三元复合物，导致 DNA 链被切断。该酶活性降低是此类药物产生耐药性的重要原因。
- 多药耐药性（MDR）：多药耐药基因 *MDR1* 的发现使人们了解肿瘤如何对具有不同作用机制的不同类型药物产生耐药性。*MDR1* 基因是产生耐药性的重要成员之一，该基因编码一种 ATP 依赖外排泵的跨膜蛋白，即 p- 糖蛋白（p-glycoprotein），可在耐药肿瘤细胞中高水平表达。p- 糖蛋白表达逐步上调从而增强药物从细胞中的排出，因此这种耐药性是逐步产生的。在多种肿瘤中被发现，肿瘤耐药性程度与其中的 p- 糖蛋白水平相关。有些患者的多药耐药性可通过使用环孢素（cyclosporine）、钙通道拮抗剂如维拉帕米（verapamil）、他莫昔芬（tamoxifen）等药物成功逆转。

肿瘤细胞同时对两种或两种以上不同机制产生耐药性的可能性较小，因此避免耐药性的策略之一是联合使用不同作用机制的抗癌药物组合。为进一步提高肿瘤的治疗效果，采用减少耐药性的给药策略、开发与化疗药物联合使用的相关药物研究也一直受到重视。

21 世纪初开始了 DNA 甲基化剂替莫唑胺（temozolomide）与罗米鲁曲（lomeguatrib，Patrin –2™）的联合使用的研究。罗米鲁曲（图 1.14）可抑制 O6- 烷基鸟嘌呤 –DNA 烷基转移酶活性，该酶可去除替莫唑胺添加到 DNA 上的甲基，产生耐药性（见第 5 章）。治疗转移性结直肠癌和晚期黑色素瘤的Ⅱ期临床试验联合应用了罗米鲁曲与替莫唑胺，但结果显示临床获益不足。

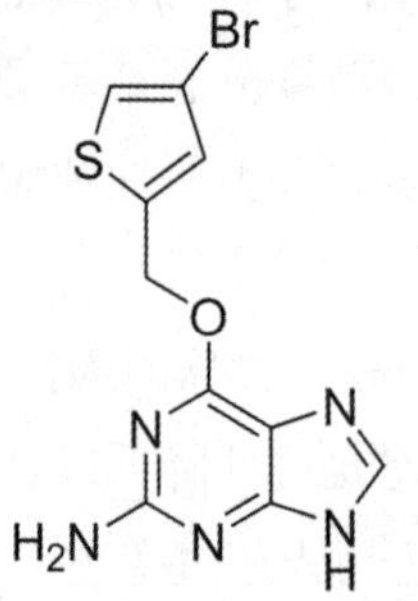

罗米鲁曲

图 1.14   O6- 烷基鸟嘌呤 –DNA- 烷基转移酶抑制剂罗米鲁曲的结构式。

当前热门领域的研究思路是开发抑制 MDR1 基因活性的药物以提高化疗药物的有效性。针对乳腺癌耐药蛋白 BCRP 或 ABCG2 的抑制剂的开发也在进行中。该蛋白属于 ABC 转运蛋白，也是干细胞和祖细胞的生物标记物，在缺氧条件下赋予乳腺癌细胞强大的生存优势。阻断 BCRP+ 祖细胞中 BCRP 蛋白的功能，可显著降低缺氧条件下癌细胞的存活率，因此开发抑制该途径的药物具有良好前景。

1.12 化学治疗的联合疗法

单一药物治疗肿瘤的效果通常令人失望。单一药物只能杀死肿瘤中最敏感的细胞群，留下耐药性细胞群照常分裂增殖。重复给予相同药物时，肿瘤耐药性进一步增强，治疗效果相应减弱。20 世纪 60 年代初期，联合药物用于睾丸肿瘤治疗取得了首次成功。这种"鸡尾酒"方法随之广泛应用于血液系统肿瘤等其他类型肿瘤的治疗中。联合药物治疗仍然是当前临床的常用方法。表 1.1 列出了治疗急性淋巴细胞白血病的早期成功的联合治疗的五种抗癌药，随着联合药物的增加缓解率逐渐提高。

表 1.1　联合治疗改善急性淋巴细胞白血病的缓解率

药　　物	完全缓解率（%）
甲氨蝶呤	22
巯嘌呤	27
泼尼松	63
长春新碱	57
柔红霉素	38
泼尼松 + 长春新碱	94
泼尼松 + 长春新碱 + 甲氨蝶呤 + 巯嘌呤	94
泼尼松 + 长春新碱 + 柔红霉素	100

联合疗法可实现同时攻击肿瘤不同致病靶点，提高治疗的有效性。图 1.15 表明不同种类治疗药物干

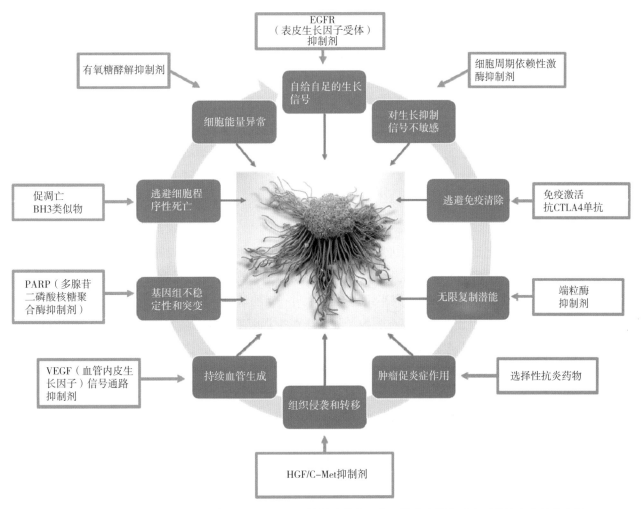

图 1.15　根据"癌症十大特征"，应用不同作用机制的抗癌药物组合，提高疗效和减少耐药性产生的基本原理。

扰癌症十大特征的作用途径（见 1.6 节）。在实际应用中，药剂组合数量受到增强（添加性或增效性）毒性、成本等因素的限制。合理的方法通常是选择较少数量药物组合，例如 DNA 修复抑制剂和 DNA 相互作用剂，或两种相互依存的信号通路的抑制剂。目前已经探索出多种不同药物、不同剂量的联合治疗方案，其治疗效果优于单独药物治疗这一事实已经获得公认。早期诊断仍是重中之重，原发肿瘤的微小转移灶通常血液供应丰富，有利于治疗药物进入肿瘤，对联合治疗药物也更敏感。且原发肿瘤相比陈旧肿瘤不易产生耐药性。

仅以靶向药物（见第 6 章和第 7 章）作为治疗方案的疗效较差，目前逐渐倾向于与细胞毒性药物（见第 3 ～ 5 章）联合应用。目前已经开展贝伐珠单抗（Avastin ™）与卡铂和（或）紫杉醇联合治疗卵巢癌的试验。且 2004 年首次批准贝伐珠单抗可与标准化疗方案联合用于治疗转移性结肠癌。2008 年临时批准该联合方案用于转移性乳腺癌，然而因缺乏对患者生存的有利证据，该批准于 2011 年被 FDA 撤销。贝伐珠单抗和铂类药物联合方案的原理是基于两种药物的潜在协同作用，贝伐珠单抗发挥抗血管生成作用，铂类药物通过 DNA 交联机制杀死肿瘤细胞。2011 年《New England Journal of Medicine》报道了在欧洲、加拿大、澳大利亚和新西兰进行的两项试验（GOG-0218 和 ICON7），结果显示在卡铂和紫杉醇的标准方案中加入贝伐珠单抗，可改善高风险卵巢癌女性的无进展生存期（PFS）。由此，欧洲药品管理局（EMA）将贝伐珠单抗与铂类药物的联合方案应用到卵巢癌治疗。

1.13　辅助用药

肿瘤的化学治疗过程中，有必要联合其他药物以增强抗肿瘤效果，同时减少药物引起的不良反应。例如罗米鲁曲与替莫唑胺联合应用，可降低甲基化 DNA 加合物的移除速度，增强疗效。在减轻不良反应联合用药方面，镇吐药常用于对抗多种化疗药物引起的恶心、呕吐症状。引起骨髓抑制的药物，以细胞毒性药物多见，可增加感染危险，需合并使用抗生素、抗真菌或抗病毒治疗。治疗过敏反应、心脏毒性、黏膜炎、水肿、贫血和骨质流失的辅助药物也常应用于减轻副作用。在使用紫杉醇之前使用固醇类如泼尼松和地塞米松进行预处理，可减少患者发生水肿的概率。镇痛药也常与治疗药物联合应用。

1.14　治疗费用

虽然癌症治疗方面已经取得了重大进展，但治疗药物通常价格昂贵，且仅能短暂延长生命。2011 年《Lancet Oncology》报道濒临死亡的癌症患者接受的治疗几乎毫无效果，在治疗癌症方面似乎存在一种"过度"文化。由 37 名科研人员组成的研究小组进行了为期一年的研究，发现人口老龄化导致癌症患病率急剧增加，西方社会治疗癌症的成本正在失控。如临床医生常因不想让患者及其家属失望而面临巨大压力，在推荐新疗法时较少考虑金钱成本。通常药物只能延长几周的寿命，让患者及家属抱有虚假的希望。对绝症患者来说，放弃这些治疗方法，获得更好的临终关怀是更好的选择。在早期诊断时投入更多金钱更易获得有效的治疗。

该报告还强调了全球癌症造成的经济损失。据统计，2011 年仅癌症早期死亡和残疾事件就造成 5750 亿英镑损失。2009 至 2010 年，英国国民医疗服务体系（NHS）在癌症治疗的花费共计 58.6 亿英镑，占总预算 5.6%，且新型抗癌药物的数量增加近两倍，即从 20 世纪 70 年代的 35 种增加到 2011 年的 100 余种，还有多种药物处于研发阶段。但多数新药与现有药物相比只进行了微小改进，医生和患者都需评估现有治疗方法的成本效益。此外，英国药品价格监管机构 NICE 试图计算新药价值的方法可能会扼杀创新。

虽然 2011 年《Lancet Oncology》的报道已过去了十余年，但该论点仍有现实意义。

　　精准医疗是目前发展的趋势（见第 11 章），允许少数患者使用特定的治疗药物或更有可能产生反应的药物组合（如伊马替尼用于慢性髓系白血病患者）花费更为昂贵，这需同时考虑开发药物的成本和伴随的药物基因组学分析的成本。此外，相比于上一代的"重磅"药物，精准医疗使制药公司销售利润降低。从而导致一些公司在研发新一代抗癌疗法的投资减少。鉴于精准医疗不可阻挡的发展趋势，从事健康服务者需寻找新方法以获得资金支持。

1.15　小结

　　目前癌症仍然是全球最具有挑战性的疾病。鉴于癌细胞与健康细胞在结构和功能上的相似性，在不影响健康细胞的情况下靶向杀死癌细胞十分困难，这也是抗癌疗法产生严重副作用的原因之一。目前，多种治疗方式已取得重大进展，包括手术、放疗、化疗（如抗代谢药物、抗微管类药物和核酸疗法）、小分子靶向药物（如激酶抑制剂）、内分泌治疗和包括抗体和免疫肿瘤药物的生物治疗。在开发靶向治疗策略（例如光动力疗法）方面也取得了进展。伴随技术的不断进步，癌细胞与健康细胞间的基因变化已经阐明。近几十年，精准医学这一全新领域飞速发展，在诊断和治疗方面都取得了鼓舞人心的进展，如为患者筛选更为有效的治疗方案。此外，大众对癌症的化学预防，及食品中可降低癌症风险的化合物或化合物组合有了更深入的认知。本书在不同章节对相应领域均有讨论。

第 2 章　抗癌疗法的发展

2.1　引言

癌症的起源和发展类似于传染病，即异常细胞在体内过度增殖，直到杀死宿主。与细菌和病毒一样，肿瘤细胞也可以演化为更具侵略性的形式并逃避治疗。

"癌症"包括 200 多种不同的疾病，涵盖了从主要器官的实体瘤到血液和骨髓肿瘤（血液系统癌症）。主要因为肿瘤细胞与其健康细胞的整体相似性，诊断和治疗这些不同疾病面临许多挑战，在疾病的早期阶段，新形成的癌细胞在形态学和遗传构成上几乎无法与其前体细胞区分。这解释了为什么免疫系统无法将其识别为体内"外来物"并定期清除。甚至在晚期癌症中，肿瘤细胞与健康细胞仍然相似到足以避免激活免疫系统，或已经发展出逃避免疫应答的机制。癌细胞与其健康的前体细胞在结构和功能上的相似性，使得设计具有特异性的药物和治疗手段变得极具挑战。

此外，肿瘤转移是治愈癌症的难关。如果实体瘤仅停留在体内某个位置（原发肿瘤），则可能通过手术、化疗或放疗（或组合）来控制或根除。然而，肿瘤细胞具备穿透淋巴和血管或器官的能力，在体内其他位置形成继发性肿瘤。在疾病进展到晚期时，新形成的继发性肿瘤数量增多，手术变得不切实际，患者最终不治而亡。

癌症治疗面临的另一个问题是大多数药物靶点，从核酸到蛋白质，通常在癌细胞和健康细胞中的比例相似，因此难以实现有效治疗所需的选择性。这与细菌、病毒和真菌感染治疗形成了鲜明的对比。这些微生物在入侵宿主后具有独特的药物靶点（如青霉素靶向细菌的细胞壁合成），从而可以开发出高效的抗感染药物，几乎不对健康宿主细胞产生毒性。健康细胞和肿瘤细胞之间缺乏明确可识别的生化差异，限制了高效低毒抗癌药物的研发进程。

在 20 世纪 40 年代开发和使用的第一批治疗癌症的药物，如氮芥制剂和抗代谢药物，分别在健康细胞和肿瘤细胞中交联 DNA 或抑制代谢途径，选择性较差。它们的抗肿瘤活性是由于大多数肿瘤细胞（特别是血液肿瘤细胞）比大多数健康细胞生长和分裂更快，因此对细胞毒性和抗代谢药物更敏感。此外，对于氮芥类等 DNA 交互作用类药物，癌细胞比健康细胞可能更容易受到其影响，很可能是由于越来越多的 DNA 突变导致 DNA 修复能力降低。然而，选择性的相对缺乏会对体内其他快速生长的细胞产生明显的毒性，从而导致严重的副作用，如骨髓抑制、胃肠道紊乱、恶心、呕吐和脱发。因此，自从这些早期药物被发现以来，抗癌药物研究方法的进展基于一个概念，即需要在肿瘤细胞中发现在健康细胞中不存在的独特药物靶点。虽然花费了 60 多年的时间，但随着激酶抑制剂伊马替尼（Gleevec ™）、维莫非尼（Zelboraf™）和克唑替尼（Xalkori ™）等药物的发现，这一目标已经开始实现。因为它们的分子靶点只存在于肿瘤细胞中，而在健康细胞中不表达（这些药物能够选择性地杀死慢性髓系白血病（CML）、黑色素瘤和肺肿瘤细胞，对健康细胞的毒性相对较低，即精准医学方法，详见第 11 章）。

通过对遗传学的更深入的了解、人类基因组计划（HGP）的完成以及先进分子生物学技术的发展，肿瘤细胞不仅可以通过显微镜下的形态来表征，还可以通过它们在不同发育阶段基因中的遗传改变以及产生的异常蛋白质来表征。基因组测序还有助于识别个体癌症易感基因（例如，突变的 *BRCA1* 和

BRCA2 基因作为乳腺癌和卵巢癌风险的预测因子），并能够预测患者对特定药物的反应情况（例如，对携带 *BCR–ABL* 突变的 CML 患者使用伊马替尼治疗）。许多专家认为，我们现在正进入癌症治疗的"黄金时代"。届时，设计针对肿瘤细胞中特定异常生化途径的治疗方法成为可能，然后通过临床试验确定对哪类患者效果较好。这不仅可以发现更有效和高选择性（毒性更小）的抗癌疗法，还可以根据患者的反应使用个性化的治疗方法（精准医学方法）及特定药物。精准疗法将为肿瘤患者带来更大的治疗成功机会和更多的生存获益，并且不会浪费时间试用那些老旧、非选择性的抗癌药物，这些药物可能在造成较大毒性的同时最终被证明无效。由于药物开发以及相关遗传学测试的成本，目前个性化疗法的成本极高，但随着制药公司竞争开发靶向药物以及患者选择分析，未来的价格将会下降。癌症治疗的精准医学方法将在第 11 章进行更详细地讨论。

在过去的 20 年里，除了新的小分子抗癌药物外，"生物制剂"的开发也取得了重大进展，包括抗体、抗体 – 药物偶联物（ADC）、基于核酸的疗法（如 RNAi、反义核酸和 DNA 适配体）、基因治疗和基于细胞的治疗（如 CAR–T）。用抗体来治疗癌症可能是最令人兴奋的进展之一。20 世纪 90 年代，基因泰克的研究员 Alex Ullrich 与加州大学洛杉矶分校的 Dennis Slamon 博士共同开发了抗体药物曲妥珠单抗（Hercepti ™），并于 1998 年被美国食品药物监督管理局（FDA）批准用于治疗 HER2 阳性乳腺癌。目前，各种技术已经大大改善，可以快速生产或改造针对人体的人源化或嵌合的抗体，以针对任何抗原靶点。这一进展使得 2018 年诺贝尔化学奖颁发给了弗朗西斯·阿诺德（Frances Arnold）、乔治·史密斯（George Smith）和格雷戈里·温特（Gregory Winter）以表彰他们在噬菌体展示法生产肽和抗体方面的贡献。抗体作为免疫检查点抑制剂是癌症抗体疗法的新进展，如帕博利珠单抗（Keytruda ™），阿替利珠单抗（Tecentriq ™）和伊匹木单抗（Yervoy ™），分别针对 PD–1、PD–L1 和 CTLA–4 受体，以触发免疫反应，这一方法在癌症治疗中催生了一个新的概念，称为免疫肿瘤学（IO）。为表彰这类重要发现，James Allison 和 Tasuku Honjo 因发现 CTLA–4 和 PD–1 受体而于 2018 年获得诺贝尔生理学或医学奖（第 7 章）。此外，抗体 – 药物偶联物是一类新兴的抗癌药物，可以将具有细胞毒性的有效载荷偶联到抗体上向癌细胞递送高细胞毒性分子，目前已有五种抗体获得批准（见第 7 章）。在最近的另一项研究中，科学家从肿瘤患者身上分离并收集免疫 T 细胞，通过基因工程改造后回输给患者以识别和攻击自体肿瘤细胞，这项疗法被称为 CAR–T 治疗，将在第 9 章中介绍。

本章首先讨论传统细胞毒性药物的发现及其副作用（不良药物反应），然后进一步介绍目前可用于发现新的抗癌治疗方法的各种工具和方法。

2.2 新的抗癌药物的发现

从 19 世纪开始，随着四种主要治疗模式的连续发展，以及对第五种方法的日益认识，癌症治疗经历了一个缓慢的发展过程。19 世纪晚期发现全身麻醉药后，手术治疗成为癌症治疗的第一个新突破。这是一个革命性的进展，因为这是第一次，只要肿瘤很小，肿瘤诊断明确，这种疾病就可以被完全根除。第二个发展是放射治疗，它建立于 19 世纪初，利用 X 射线或 γ 射线破坏肿瘤细胞内的 DNA，从而阻断基本的生化过程并导致细胞死亡。第三个发展是化疗，它是在 20 世纪 40 年代，第二次世界大战期间发现的，当时人们发现接触芥子气（一种战争毒气）的人会出现骨髓抑制。临床医生推测，患有白血病等增生性疾病的患者可能会受益于这种类型的药物治疗，这种药物可以杀死高度增殖的细胞。重要的是，第一批化疗药物（氮芥子气的类似物）的使用意味着更复杂或已经转移的癌症可以得到治疗。此外，已经开发出来在细胞周期的不同阶段发挥作用的化疗药物，并可以联合使用以防止耐药性的发展。第四种治疗模式是肿瘤靶向治疗（也称"精准医学"），随着 20 世纪 90 年代末伊马替尼（Glivec™）的发现而建立。伊马替尼是一种小分子激酶抑制剂，作用于在慢性髓系白血病患者肿瘤细胞中存在，而健康细胞中不存在的 *BCR-ABL* 突变蛋白。利用现代结构生物学和药物发现方法来生产小分子、蛋白质、抗体，甚至针对与肿瘤细胞相关而非健康细胞相关的独特生物标志物的细胞疗法的概念，现在被认为是发现新的癌症治疗方法的"金标准"。如今，手术、放疗、化疗和靶向药物这四种主要治疗模式经常联合使用，以确保所有癌细胞从体内被根除。

最后，值得一提的是，在过去的 10 年里，免疫肿瘤学疗法作为第五种癌症治疗方式开始崭露头角（见第 7 章和第 9 章）。

2.2.1　新型"先导"分子的来源

一种新型小分子抗癌药物的首个发现被称为"先导"分子。先导分子通常是临床前候选药物，需要进行化学改造后进入临床阶段。图 2.1 总结了在过去和现在发现"先导"分子的各种方法。

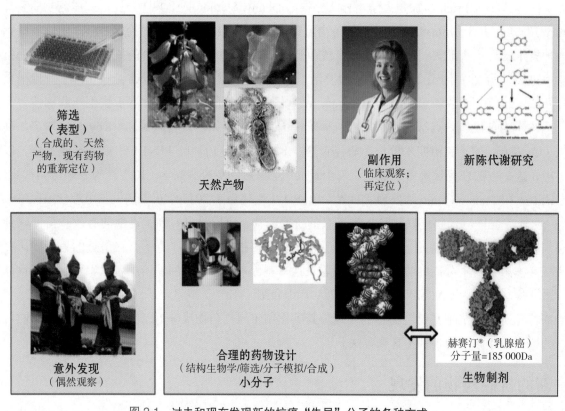

图 2.1　过去和现在发现新的抗癌"先导"分子的各种方式。

植物、细菌、真菌和海洋生物是先导分子的最重要的来源。重要的抗癌药物，如紫杉醇和长春碱类似物（见第 4 章），是上个世纪从树木和植物中提取出来的抗肿瘤药，至今仍在使用。细菌也是抗癌药物的来源之一，如 1974 年在美国获批的从普氏链霉菌中获得的 DNA 插入剂多柔比星（见第 5 章），目前仍在临床使用，并且仍在世界卫生组织的基本药物清单上。抗癌药物替西罗莫司由化合物雷帕霉素开发而来，这种霉素是 20 世纪 70 年代在复活节岛的土壤样本中发现的一种真菌物种中发现的（其命名源自复活岛土著名 PapaNui）。雷帕霉素是一种具有抗真菌、免疫抑制作用的药物，其衍生物替西罗莫司也具有抗肿瘤活性。在海鞘中发现的 DNA 结合剂曲贝替定（Yondelis™）于 2007 年被欧洲药物管理局

（EMEA）批准用于治疗软组织肉瘤（见第 5 章）。这些天然来源的分子在化学结构和立体化学的多样性方面是独特而丰富的，并且可能已经进化成化学防御或攻击"武器"，以对抗威胁生产它的生物体的外来增殖细胞。虽然大多数制药公司不再依靠对植物、细菌和真菌的研究来发现新的抗癌药物，但世界各地的一些学术研究小组仍然在这一领域工作，并且有一些学术团体和较小的制药公司专门研究海洋生物作为新的抗癌疗法的来源（例如，Pharmamar S.A.）。

顺铂是一个偶然被发现的抗癌先导分子（见第 5 章），于 1978 年获得 FDA 的批准，至今仍广泛使用。顺铂是由微生物学家巴奈特·罗森博格偶然发现的，他是一位生物物理化学家，主要研究电流通过细菌悬浮液的影响。罗森博格注意到，用于实验的细菌（大肠杆菌）并没有被电流杀死，而是由于细胞分裂的阻断而被拉长。罗森博格推断，这种效应可能有助于减缓癌细胞的生长，进一步的研究使其在 1978 年获得了 FDA 的批准。虽然后来开发出了一些顺铂类似物，但没有哪种显示出足够的改进优势能够取代顺铂。大约 40% 的所有化疗方案仍使用铂类药物。睾丸癌是顺铂最经典的适应证，在发现顺铂前，睾丸癌的治愈率仅为 10%，然而，如果结合早期检测，通过使用该药物的治愈率现在接近 100%。

抗癌疗法的新思路也可能来源于临床观察。氮芥制剂的发现是基于二战期间军队接触芥子气。临床医生意识到，那些暴露在气体中的人的白细胞计数的减少，可能对治疗白细胞计数升高的白血病有益。另一个例子是第一个被发现的芳香化酶抑制剂，氨鲁米特（Orimeten™），最初是作为抗惊厥药物开发的，但在发现肾上腺功能不全的不良反应后终止使用。临床医生意识到这类药物可能用于降低晚期乳腺癌患者的雌激素水平（"药物性肾上腺切除"）。20 世纪 80 年代，药物性肾上腺切除这一概念激发了人们对新型抑制剂的兴趣，并开发出新一代的药物，如阿纳曲唑（Arimidex™）和来曲唑（Femara™）。

20 世纪 60 年代到 80 年代末，常用方法是先合成新的小分子有机化合物，然后以不同方法在不同的治疗领域进行筛选，以期确定一个先导分子。在癌症研究中，筛选主要是通过基于来自患者的肿瘤细胞系进行的体外细胞毒性试验，这些细胞系由于端粒酶过表达而永生化并具有无限分裂能力。尽管许多制药公司和学术团体开发了自己的筛查手段，但美国国家癌症研究所（NCI）建立了一个基于 60 种不同细胞系的筛查，已经成为体外筛查的"金标准"。该体系被称为 NCI60 人类肿瘤细胞系筛选法，已经为全球癌症研究界服务了近 30 年。它于 1990 年实施，最初设计为每年筛选多达 3000 个小分子（合成或纯化的天然产物），用于抑制生长或杀死肿瘤细胞。该筛选基于 60 种不同的人源肿瘤细胞系，分为白血病、黑色素瘤、肺癌、结肠癌、脑癌、卵巢癌、乳腺癌、前列腺癌和肾癌。结果如图 2.2 所示，水平条向平均值的右侧偏离，表明对被测化合物的高度灵敏，而向左侧偏离表示低度灵敏。

在这 60 个细胞系中的反应可以利用模式识别算法（例如 COMPARE），该算法可以测试化合物的可能作用机制，或确定该反应模式在 NCI 数据库中的其他化合物的反应模式是不是唯一和不同的。COMPARE 工具可提供与 88000 多种纯化合物和 34000 多种粗提物（截至 2017 年 1 月）数据库的自动比较，进而提供一个根据给定测试物质的 Pearson 相关系数排序的物质列表。近年来，每个细胞系都经过了分子特征化（例如蛋白质水平、RNA 测量、突变状态和酶活性）研究以识别各种细胞分子靶标，因此现在可以选择最可能与特定分子靶标相互作用的化合物。

筛选服务对提交者免费，但需自付运费。不过，现在会对筛选请求进行审查，近年来，对于来自已充分研究的化学家族（如蒽环类、紫杉烷类、喜树碱类、康普瑞汀类和铂类制剂）的筛选试剂，已经设定了限制。同样，用于 SAR 研究的具有类似结构的类似物数据库也不被接受。此外，为了降低成本，NCI 现在在化合物进展到全部 60 个细胞系检测之前提供 3 个细胞系预筛选。用于预筛选的 3 个细胞系已经经过精选，以对各种化学结构的敏感性进行全面评估。

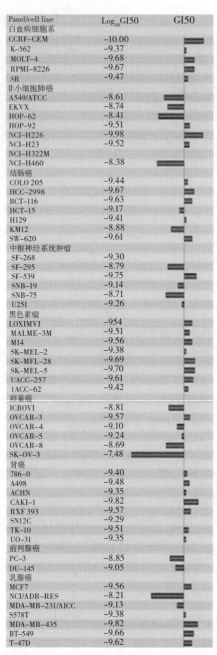

Panel/cell line	Log₁₀GI50	GI50
白血病细胞系		
CCRF-CEM	−10.00	
K-562	−9.37	
MOLT-4	−9.68	
RPMI-8226	−9.67	
SR	−9.47	
非小细胞肺癌		
A549/ATCC	−8.61	
EKVX	−8.74	
HOP-62	−8.41	
HOP-92	−9.51	
NCI-H226	−9.98	
NCI-H23	−9.52	
NCI-H322M		
NCI-H460	−8.38	
结肠癌		
COLO 205	−9.44	
HCC-2998	−9.67	
BCT-116	−9.63	
HCT-15	−9.17	
H129	−9.41	
KM12	−8.88	
SW-620	−9.61	
中枢神经系统肿瘤		
SF-268	−9.30	
SF-295	−8.79	
SF-539	−9.75	
SNB-19	−9.14	
SNB-75	−8.71	
U251	−9.26	
黑色素瘤		
LOXIMVI	−954	
MALME-3M	−9.51	
M14	−9.56	
SK-MEL-2	−9.38	
SK-MFL-28	−9.69	
SK-MEL-5	−9.70	
UACC-257	−9.61	
1ACC-62	−9.42	
卵巢癌		
ICROVI	−8.81	
OVCAR-3	−9.57	
OVCAR-4	−9.10	
OVCAR-5	−9.24	
OVCAR-8	−8.69	
SK-OV-3	−7.48	
肾癌		
786-0	−9.40	
A498	−9.48	
ACHN	−9.35	
CAKI-1	−9.82	
RXF 393	−9.57	
SN12C	−9.29	
TK-10	−9.51	
UO-31	−9.35	
前列腺癌		
PC-3	−8.85	
DU-145	−9.05	
乳腺癌		
MCF7	−9.56	
NCI/ADR-RES	−8.21	
MDA-MB-231/AICC	−9.13	
S578T	−9.38	
MDA-MB-435	−9.82	
BT-549	−9.66	
T-47D	−9.62	

图 2.2　NCI-60 细胞系筛选数据的平均图表示例。向右偏离均值的水平表示对所测试化合物具有高敏感性，而向左偏离的水平表示低敏感性（摘自 Shoemaker, R. The NCI60 human tumor cell line anticancer drug screen. Nat Rev Cancer 6,813–823 [2006]. https://doi.org/10.1038/nrc1951, 经 Springer Nature 公司许可。版权所有：©2006，Springer Nature）。

多年来，NCI-60 筛查在发现多种著名的抗癌药物方面发挥了重要作用，包括 halichondrin B（见第 4 章）、替莫唑胺（见第 5 章）和硼替佐米（见第 6 章）。尽管取得了这些成功，但非理性合成后的筛选现在被视为"老派"，给现代基于结构生物学的方法让路了。尽管 NCI-60 筛选仍然用于鉴定具有选择性细胞毒活性的新化合物，但随着所有细胞系的分子特征被表征，研究人员越来越倾向于使用基于结构的方法来探究单个药物的靶向选择性和作用机制。

多年来，上述所有方法都让位于基于结构生物学技术应用的现代药物发现方法，以鉴定和获得生物学相关靶蛋白或受体的结构，然后使用高通量筛选和（或）计算机等方法鉴定小分子以准确地与它们相互作用。这种顶级方法现在被认为是药物发现的"前沿"方法，已经成功开发出了第一批精准医学药物，如伊马替尼（Glivec™）和曲妥珠单抗（Herceptin™），并且现在大多数药物研发企业和学术团体都在遵循这种路径（图2.3）。

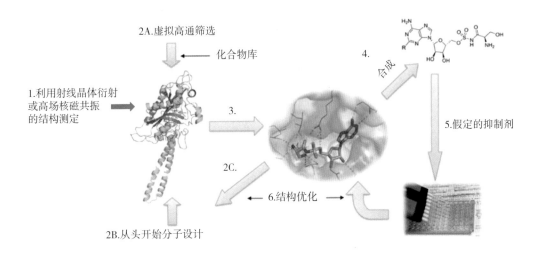

图2.3 基于结构的药物研发流程，首先通过X射线晶体衍射或高场核磁共振确定药物靶点（通常为蛋白质或受体）的结构，继而通过生理或虚拟方法筛查确定先导分子。

下面的章节将介绍在肿瘤学中开发和应用的新的研究工具和方法。

2.3 药物发现的研究工具和方法

自从20世纪40年代中期化疗出现以来，化学和生物技术取得了许多渐进式发展，应用于阐明癌症的分子基础并用于药物的发现和开发，以预防或治疗癌症。在21世纪初，这些进展促使了伊马替尼（Gleevec™）的发现及商业化，伊马替尼被公认为是第一个在癌细胞分子药理学基础上合理设计的抗癌药物。可以说，这代表了设计和发现新的抗癌药物的里程碑式的进步，与过去几十年相对依赖经验的方法形成鲜明对比。癌症研究人员现在有许多强大的科学工具和方法可供使用，下面将介绍一些重要的例子。

2.3.1 基因组学方法

早在20世纪50年代DNA结构被阐明之前，人们就知道遗传信息存在于染色体中，某些人类疾病可以以此世代相传。DNA结构确立之后，人们对于寻找可能与特定疾病相关的DNA序列的兴趣变得非常强烈。这导致了人类基因组计划的启动，这是一个旨在确定构成人类DNA的核苷酸碱基序列，并从功能和物理角度绘制和识别人类基因组中的所有基因的国际科学研究项目。人类基因组计划始于1990年，于2003年4月14日宣布完成，是世界上最大的合作生物学项目。最初，美国政府通过国家卫生研究院（NIH）提供了资金，同时来自世界各地的众多其他团体也提供了资金。然而，Celera Genomics还在1998年启动了商业领域的一项平行项目。大部分由政府资助的测序工作是在全球包括美国、英国、日本、德国、法国和中国等国家的20所大学进行的。人类基因组计划拥有一个官方标志，是利昂纳多·达·芬奇绘制的《维特鲁威人》素描（图2.4）。

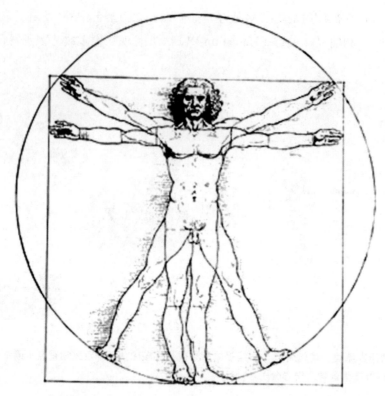

图 2.4　人类基因组计划（HGP）的官方标志——达芬奇创作的维特鲁威人。

人类基因组计划（HGP）最初的目标是绘制人类单倍体参考基因组中的核苷酸图谱（超过 30 亿个碱基对）。由于每个个体的基因组是独特的，HGP 对少数个体进行测序，然后将数据合并以获得每条染色体的完整序列。因此，得到的人类基因组是一个组合体，不代表任何特定个体。

在 HGP 启动之前，初步估计在一个人体中可能有 10 万个或更多的人类功能基因。然而，该项目的结果表明，在人类基因组中有 3 万到 4 万个功能基因。在此背景下，随后的测序项目确定，拟南芥植株有 26000 个基因，线虫有 18000 个，果蝇有 13000 个，酵母有 6000 个，结核微生物中有 4000 个。然而，研究还发现，从单细胞生物到寄生虫和苍蝇等小动物，到包括人类在内的哺乳动物，复杂性不断增加，但并不是增加新的基因来执行新的功能，而是增加调控其他基因的多样性和细微变化（增加调控基因）。

通过这些研究，人类的基因相似度总体上为 99.8%。个体间的小差异与每 500 到 1000 个 DNA 碱基之间的一个变异有关，已经发现了超过 140 万个变异，称为"单核苷酸多态性"（SNP）。这些变异中，一些可以与某些家族中更常见的疾病相关联。更重要的是，随着癌细胞的进化，更多的 SNP 被发现，这开启了精准医疗（或个性化医学）的新时代。此后，抗癌疗法可以与个体患者相匹配，以达到最佳治疗效果并尽量减少副作用（见第 11 章）。

同样值得注意的是，最初估计的人类基因组中 10 万或更多的功能基因与通过 HGP 确定的 3 万～ 4 万个功能基因之间的差异，最初归因于人体内存在的"垃圾"DNA，没有任何用处。然而，近期的研究表明垃圾基因组 DNA 可能在细胞分裂过程中可帮助重新定位基因组中的关键基因。鉴定与疾病相关的 SNP 作为药物靶点至关重要，特别是在肿瘤学领域。这一方法已经促使了一些高效的抗癌药物，如伊马替尼（Gleevec ™）和克唑替尼（Alkori ™）的出现。虽然还有多种基于肿瘤细胞中发现的 SNP 开发的抗癌药物，但这种方法在其他治疗领域，如哮喘、阿尔茨海默病、抑郁症和糖尿病的治疗中也取得了一些成果。下面简要介绍一些在这一新的药物发现时代使用的基因组学方法。

2.3.1.1 基因突变作为潜在的药物靶点

在过去的几十年里，尽管在探究健康细胞转化为肿瘤细胞方面取得了重大进展，但对其精确的生化机制的了解仍然有限，这是发现更有效、低毒的治疗药物的主要障碍。在少数病例，如慢性粒细胞白血病（如伊马替尼，Gleevec™）、黑色素瘤（如维罗非尼，Zelboraf™）和肺癌（如克唑替尼，Xalkori™）中，我们对肿瘤发生的理解足以支持有效治疗方法的发展。已经开展了重大的基因组测序项目，以鉴定各种肿瘤中突变的基因。然而，由于肿瘤通常在疾病晚期进行测序，因此往往不清楚所发现的众多突变中哪些是最佳的治疗靶点。此外，在肿瘤发展多代细胞复制之后，晚期突变可能仅存在于部分肿瘤细胞中。靶向这些突变基因的蛋白质产物可能只有短暂的抗肿瘤作用，随后，不包含这些特定靶标突变的肿瘤克隆过度生长。因此，理想的药物靶点应该存在于所有肿瘤细胞中，包括肿瘤干细胞最初的关键致癌突变。针对这些突变应该会产生更明显的治疗效果。

一些动物模型中的实验表明，即使在多重遗传异常的情况下，纠正单个致癌异常也能带来治疗效果。例如，敲除癌基因，如 RAS 或 MYC，或重新引入丢失的肿瘤抑制基因，如 P53、APC 或 PTEN。突变而非仅过度表达的癌基因也可能是治疗的潜在靶点，因为它们反映了癌细胞的"硬连线"。突变的癌基因更有可能出现在肿瘤的干细胞群中，而不仅仅存在于子代细胞中。肿瘤需要每一种分子异常来引发恶性变。去除这些异常现象中的任何一种都可能导致癌细胞像纸牌屋一样崩溃。即便如此，也必须尽早提供足够高剂量的治疗药物，以确保不会出现可能对该药物产生耐药性的亚克隆。数学计算显示，当存在 10^9 数量级的肿瘤干细胞时，干细胞区域的每次复制平均产生一个干细胞，其包含肿瘤基因组中任意碱基位置的突变。因此，即使使用伊马替尼治疗慢性期 CML，也未能证明其具有治愈作用。

产生一个肿瘤细胞需要多少个关键的早期致癌突变是人们一直探究的问题。有压倒性的证据表明，多种实体肿瘤起源于 2～3 个限速突变。这些限速事件可能涉及与 DNA 修复、细胞周期检查点控制、细胞凋亡或染色体完整性相关的基因，并且可能为小肿瘤或癌前病变提供突变表型，使它们能够快速积累额外的基因组变化从而促进侵袭和转移。然而，突变表型对于肿瘤的发生并不是必需的，如果 2～3 个限速事件在生长过程中提供了足够的选择优势，使克隆扩增到 10^6～10^7 个细胞，那么单位时间内扩增的克隆的有效突变率（即使在每次细胞分裂的正常突变率下）将足以使一个小的肿瘤或癌前病变以非速率限制的方式积累许多额外的基因组变化。因此，人类的发病率数据表明存在 2～3 个限速事件，这与 Hanahan 和 Weinberg 提出的 6～8 个癌症特征以及最近的测序研究中发现的具有大量突变的肿瘤是一致的。这种肿瘤发生的两阶段模型也与 Beerenwinkel 等数学模型以及实验模型（例如 Elenbaas）是一致的，该模型表明只需将三个基因（编码 SV40 大 T 抗原、端粒酶催化亚基和一个 H-RAS 致癌蛋白）导入初级人乳腺上皮细胞，再将其移植到免疫功能减弱的小鼠体内即可形成肿瘤。

2.3.1.2 基因狩猎和 DNA 测序

分子生物学的进展使得新的基因可以迅速被鉴定并测序。现代的 DNA 测序方法是基于 20 世纪 90 年代人类基因组计划开发的技术和测序设备。在过去的二三十年中，已经发现和鉴定了大量与癌症相关的基因，被称为"癌基因"。例如，研究人员已经鉴定了 100 多个与乳腺癌、卵巢癌和前列腺癌风险增加相关的新的基因变异。单独来看，这些新的基因变异仅会稍增加患癌症的风险，但是组合起来可能意味着更高的总体风险。

众所周知，BRCA1 和 BRCA2 基因遗传变异可以大大增加女性患乳腺癌和（或）卵巢癌的概率，也会增加男性患乳腺癌和前列腺癌的风险。野生型 BRCA1 和 BRCA2 基因参与健康细胞内损伤 DNA 的修复，但是在那些遗传了突变型 BRCA1 和 BRCA2 基因的人群中，DNA 损伤修复能力受损，甚至发展到诱导细胞癌变。

在全球范围内，众多商业和学术研究团体致力于寻找与癌症相关的新基因，已知的癌基因数量正在迅速扩大。这些基因通常是通过应用现代分子生物学技术来研究体外生长的癌细胞中与癌症相关的生化途径而发现的。一旦确定一个新的癌基因对细胞存活的重要性，以及它作为一个潜在的治疗靶点的价值，就可以通过 RNAi 等技术来敲除该基因，然后观察其治疗效果。这可以在在体模型（如基因敲除小鼠）中进行研究，在这些模型中可以研究下调或敲除该基因对肿瘤生长的影响。一旦确定新的癌基因是一个可行的治疗靶点，就可以对其进行测序，并通过标准的基因工程方法（例如，转染大肠杆菌）以生产相应的蛋白质，以供进一步研究。这样就有可能通过 X 射线晶体衍射和高场核磁共振（NMR）等技术来确定蛋白质的结构。对于表达减少可能降低癌症风险的癌基因，可以设计治疗药物与蛋白质相互作用，阻断其功能，或在 RNA（反义核酸）或基因（反基因）水平上进行干预。对于像突变 *BRCA1* 和 *BRCA2* 这样导致细胞功能受损的癌基因，可以用野生型基因替换变异癌基因。虽然暂时还不能实现这一点，但目前正在开发的技术（例如使用 CRISPR-Cas9 的基因组编辑）可能使其成为可能，尽管生殖细胞基因编辑仍然存在争议。

2.3.1.3　基因组学和蛋白质组学

从最广泛的意义上说，基因组学和蛋白质组学是指允许在包括肿瘤在内的活细胞和组织中分别研究基因表达和蛋白质产生的技术。基因组学研究通常基于 DNA 阵列（或 "DNA 芯片"），其表面有大量的 cDNA 片段，其序列对应于人类基因组中的不同基因。这项技术是由 Affymetrix 公司首创，该公司的最新一代芯片包含超过 50000 个基因对应的 cDNA（例如，Affymetrix 人类 U133+2.0 Array ™包含 54000 个基因的 cDNA）。通过从细胞中提取 mRNA，并使用逆转录酶产生荧光标记的 cDNA 探针来研究基因的表达。这些探针通过 DNA 阵列，使那些与被表达的基因相对应的 DNA 片段与芯片上的配对 DNA 片段杂交，从而在出现匹配的位置产生信号。此外，由于芯片上每个独特片段都有多个拷贝，因此每个点的荧光水平代表了该特定基因的表达水平。调整合适的对照后，可以使用软件将每个点的荧光程度转化为颜色编码，例如绿色、黄色或红色，分别代表过度表达、正常表达或低表达（图 2.5）。然而，为了进行更全面的分析，大多数软件包也会对每个点的荧光强度产生准确的数值。

尽管这是一种有用而强大的技术，但 DNA 芯片技术有两个主要缺点。首先，细胞表达特定基因并产生相应的 mRNA 并不意味着它会生成相应的蛋白质。例如，由于 RNA 剪接和其他转录后机制，一个基因可以产生一种以上的蛋白质，这意味着 DNA 芯片技术不能直接反映蛋白质表达。第二个主要问题是 "信息超载"。在单次实验中，往往会有大量基因上调或下调，难以确定哪些变化与该研究相关。这引出了 "基因网络" 这一概念，指单个基因甚至基因家族很少是独立上调或下调的，而通常会影响大量其他基因和途径。这使得 DNA 芯片实验的结果难以解释，并引出了所谓的 "系统生物学" 研究领域，即研究一个细胞中一个生化途径如何影响其他途径。

与基因组学相辅相成的是蛋白质组学研究，其旨在直接测量蛋白质而非 mRNA 的产生，从而克服了 DNA 芯片技术的一些已知缺陷（例如 RNA 剪接）。蛋白质组学研究通常包括从细胞中提取所有蛋白质，使用双向电泳等技术进行分离，然后使用质谱进行鉴定。

基因组学和蛋白质组学是互补的研究工具，可以通过实验来验证癌细胞中低表达或过表达的基因。此外，基因组学和蛋白质组学可以用于研究从癌症患者身上提取的肿瘤活检样本，尽管这可能存在由于多个细胞克隆类型而导致的肿瘤异质性问题。更重要的是，这些技术可以用于观察抗癌治疗对体外肿瘤细胞和临床试验的活检样本中基因表达的影响。

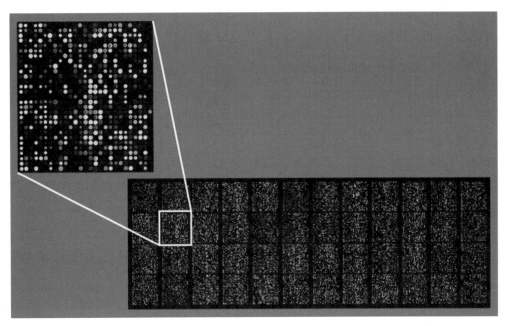

图2.5 软件生成的DNA芯片实验图像,显示了荧光标记的cDNA探针(由细胞mRNA生成)与附着在芯片上的cDNA结合。每个点代表单个基因,与对照组相比,软件分别用绿色、黄色和红色表示上调、正常调控和下调。

然而,基因组学和蛋白质组学技术价格昂贵,且实验通常需要重复进行3次以达到统计意义。另一个问题是,mRNA和蛋白质表达往往受细胞周期和细胞年龄等因素的影响。此外,在研究新型抗癌药物对某一特定细胞类型的影响时,mRNA和蛋白质表达也往往受药物剂量和暴露时间的影响。例如,对于一种细胞毒性药物,在较低浓度或较短暴露时间下观察到特定生化途径的上调或下调,而在较高浓度或较长暴露时间下,与凋亡相关的途径可能占主导地位。所有这些因素导致了DNA芯片和蛋白质组学研究的实验设计困难、费用高昂,并且结果往往难以解释。

2.3.1.4 蛋白结构研究

由于核磁共振和X射线晶体衍射仪器和技术的进步,从细胞中分离、纯化(用于核磁共振和X射线)和结晶(用于X射线)蛋白质后,可以对蛋白质的三维结构进行高分辨率分析(例如,小于1.5Å)。即使蛋白质无法结晶,现在已经开发出了一些技术,用于获取较低分辨率的结构信息(例如,5～10Å),有时甚至可以在只研究二维样本的情况下达到5Å以上的分辨率。特别是,膜蛋白因为常常被部分埋藏在细胞膜中,因此非常难以结晶。然而,已经开发出了冷冻电子显微镜技术,可以提供多种膜蛋白的有用二维结构图。

一旦建立癌症相关蛋白的结构,可以通过分子建模软件包(如AMBER ™和DOCK ™)生成基于计算机的蛋白质三维模型,然后应用于药物研发。例如,可以使用蛋白质三维模型进行体外筛选,通过搜索大量的虚拟分子库(包括化学公司目录),以寻找可能与蛋白的不同口袋和裂隙相互作用和匹配的分子。然后可以购买或合成这些分子,并用作开发新型抑制剂或激动剂的先导分子。另外,一旦获得了与癌症相关蛋白的结构,可以使用质粒转化的细胞技术来大量制备(例如数毫克),然后用于物理化合物库的筛选(参见第2.3.3节)。

2.3.2 化学技术

在过去的30年中,已经开发了多种新的化学方法,可以生产大量的化合物集合(库)用于高通量筛选。

化合物库可以从专门从事该领域的公司获得，通常以多孔板的形式提供，每个孔中化合物的量准确已知。制药公司和其他研究机构可能会自己合成库，并在多年时间内逐渐积累。

用于药物发现的库分为多样化和集中化两类。多样化库是一系列具有广泛不同结构的分子，对于随机筛选靶标以寻找初始"筛选物"非常有用。然后可以从多样化库筛选中鉴定出的特定结构基础上建立更集中化的库，这在本质上是一种早期的引导优化的手段。在这两个主要类别中，库还可以进一步分类为并行库或组合库。并行库倾向于探索固定化学骨架上一个或多个位置官能团的系统变化，因此可以在很少的合成步骤中完成，并且通常用作重点库。随着新技术和新仪器的发展，例如微波反应器和化学工作站，可以自动、快速、高产地合成多种化合物，使并行库的合成效率大大提高。由于这些库通常很小（例如，20～100个化合物），单个分子可以通过高效液相色谱（HPLC）等技术纯化到95%以上。

组合库在20世纪90年代开始在制药行业中应用，通常包括更多的分子或分子混合物，具有多样结构。该技术也可以根据所使用的模块类型制作更集中的库。通过组合技术，分子片段以顺序随机的方式连接在一起，以在短时间内提供大量分子（有时超过100万个）。使用各种结构以不同方式连接的大量化学片段，可以得到具有大量三维结构差异的分子库（高分子多样性）。组合技术的成功关键在于跟踪或标记系统，可以用于确保每个新化合物在二维阵列（或多孔板）中具有唯一的物理位置，或者包含可追溯的"标签"，这些标签可以是化学标签或射频标签等多种形式。然后，这些库可以通过高通量筛选，并通过标签或合成的位置以追溯任何单个化合物（或混合物中的单个化合物）的结构。在组合库中确定一个活性化合物结构的过程被称为"解卷积"。鉴定后，活性分子可以在更大的范围内重新合成以进一步评价。组合库的主要问题在于技术的性质导致的化合物纯度较低（例如低于90%），这可能导致假阳性和假阴性的出现。因此，需在库的大小和多样性与化合物或化合物混合物的较低纯度之间进行权衡。因此，制药行业已经放弃使用组合库，而更倾向于使用购买或自身拥有已知纯度的化合物集合。

植物、细菌和真菌提取物的库是市售的，并可以用于初步筛选。这些库的一个缺点是提取物通常由复杂的混合物组成，需要通过大量复杂工作来鉴定有效的单个分子或多个分子。一个潜在的问题是，混合物中的两个或两个以上的单独化合物在药理作用方面可能存在相互协同或抑制作用，对任何单个分离化合物的活性产生错误的提示。然而，最大的优势在于天然产物提取物通常含有通过数百万年的进化产生的具有结构多样性和立体化学特点的化合物，从而增加了寻找具有高结合亲和力的活性物质的可能性。

2.3.3　筛选方法

在过去的20年里，筛选技术取得了显著进展，主要是基于机器人处理多孔板，如有96孔、384孔和1536孔板。如果可以开发出一种强大的生化检测方法来检测抑制剂或激动剂与酶、受体或其他蛋白质的相互作用，那么就可以在最小的人为干预下快速自动筛选大量化合物库（图2.6）。

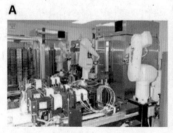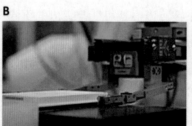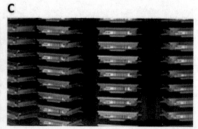

图2.6　A. 一个高通量的机器人筛选系统；B. 处理实验板的机器臂；C. 在旋转系统中的分析板（所有图片来自维基百科）。

这种类型的筛选通常基于光信号，如果"命中"则会导致某种特定波长的光信号的改变，可以通过自动检测系统轻松监测和定量。基于软件的生物信息学系统随后会记录、操作和报告所产生的数据。正如上文所述，用于筛选的化合物库通常为商业方式购买或自己拥有的多孔板。

进行基于细胞的筛选需要更复杂的设备来控制温度、气体环境和无菌条件以确保细胞能够生长存活。例如，肿瘤细胞可以在多孔板中生长，向每个孔添加单个化合物，然后可以使用比色检测方法，如 MTT 测定法（图 2.7）来测量死细胞与活细胞的数量。该实验是基于代谢活性细胞通过 NAD（P）h 依赖的氧化还原酶将黄色四唑盐［MTT，3-（4，5-二甲基噻唑 -2）-2，5-二苯基四氮唑溴盐］还原为紫色四唑盐晶体。

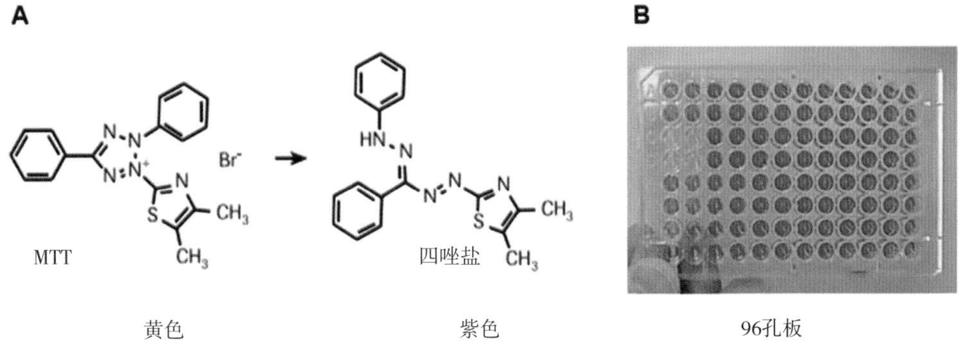

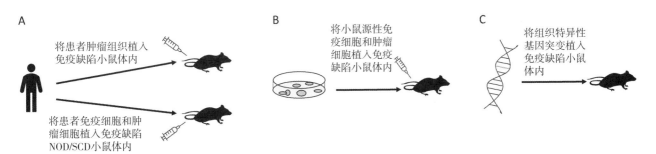

图 2.7　A. 细胞 MTT 测定法是基于黄色的 MTT 被 NAD（P）h 依赖的氧化还原酶转化为紫色的四唑盐。B. 96 孔板显示对 92 个孔中的细胞没有影响，而板左侧 4 个孔中的化合物杀死了细胞（即细胞不能代谢 MTT）。

2.3.4　在体模型

已经开发了多种小鼠模型来研究人类癌症，包括恶性转化、侵袭和转移以及对治疗的反应。最广泛使用的模型之一是人源肿瘤异种移植模型（图 2.8A），即将体外培养的人源肿瘤细胞移植到免疫缺陷的小鼠体内（例如无胸腺小鼠或严重免疫缺陷的 SCID 小鼠），这些小鼠不会排斥人源细胞。根据注入的细胞数量，肿瘤在 1 ～ 8 周或更长时间内生长形成。然后，可以通过静脉注射或腹腔注射研究小鼠对实验性治疗药物和剂量方案的反应。

A
将患者肿瘤组织植入免疫缺陷小鼠体内

将患者免疫细胞和肿瘤细胞植入免疫缺陷NOD/SCD小鼠体内

B
将小鼠源性免疫细胞和肿瘤细胞植入免疫缺陷小鼠体内

C
将组织特异性基因突变植入免疫缺陷小鼠体内

图 2.8　A. 人源肿瘤异种移植（CDX）和患者来源的异种移植（PDX）模型；B. 同源移植小鼠模型；C. 转基因小鼠模型。

最初，移植肿瘤的大小是用卡尺物理测量的；然而，在过去的几十年里，随着成像技术的发展（例如，MRI 和基于荧光标记肿瘤细胞的荧光成像）现在可以非常精确地测量肿瘤的大小和体积。例如，一个模型使用转染肿瘤细胞来表达绿色荧光蛋白（GFP），这是一种由维多利亚水母产生的蛋白质，暴露在蓝光下会发出绿色荧光。已经开发出高灵敏度的扫描仪，可以对整个小鼠进行成像，从而根据皮肤和组织中荧光的分布和强度来测量肿瘤的大小和位置。这为肿瘤生长或缩小提供了极其精确的测量方法，从而使新的药物和疗法的效果得到更准确的评估。与使用卡尺相比，这种方法的另一个优势是扫描操作对小鼠的压力较小，因此允许相比传统的人类肿瘤异种移植实验更频繁的测量。因为这些细胞表达绿色荧光蛋白（GFP），在某些模型中，该技术还可以用于观察肿瘤细胞在小鼠的任何部位形成和生长的情况。

美国国家癌症研究所开创的相关在体模型——中空纤维测定法，可以观察全身性给予的新型治疗药物对种植在小鼠或大鼠的皮下或腹膜内的多孔纤维中的肿瘤细胞的作用。该模型的优势在于多孔纤维可以很容易地随时提取，以观察药剂在不同时间点对其内细胞的影响。该模型的缺点是由于细胞被纤维包裹，它们无法发展成肿瘤，也没有新生血管，因此，细胞仅仅浸泡在血液和间质液中的治疗剂中。一些研究人员观察到，这种模型对人体功效的预测并不比细胞培养中的简单 IC_{50} 实验更可靠。

在过去 10 年中，患者来源的异种移植（PDX）模型得到了发展，即将来自个体患者的肿瘤组织或细胞移植到免疫缺陷或人源化小鼠体内（图 2.8A）。与使用已建立的癌细胞系（人源肿瘤异种移植模型）相比，这种模型具有优势，因为它使用直接从患者体内提取的肿瘤细胞，而不是从培养的来自未知患者的细胞。二者之间有很大区别，因为在细胞培养过程如酶处理和离心过程中，筛选出的都是更适宜存活的细胞。特别是，与肿瘤细胞相互作用并支持其生长的细胞和蛋白质在 PDX 模型中被消除，使得培养物表型上变得同质化。植入免疫缺陷小鼠体内时，细胞系不易形成肿瘤，而即使成功生长的肿瘤也与来自患者的异质性肿瘤中得到的肿瘤在基因上存在明显的差异。研究人员分析认为，只有 5% 的抗癌药物被 FDA 批准或许可以归因于肿瘤缺乏异质性和人类基质微环境的缺失。此外，细胞系异种移植模型经常无法对原发肿瘤产生药物反应，因为细胞系并不遵循常规的耐药性途径，也不会受到人类原发肿瘤微环境的影响。

PDX 模型的另一个重要特点是，肿瘤细胞可以在无需体外处理步骤的情况下进行传代。因此，PDX 模型中，患者肿瘤的繁殖和扩增不会在多代小鼠中发生显著遗传改变。在 PDX 模型中，患者的肿瘤样本在模拟患者原发肿瘤部位的缺氧、营养和激素水平的生理相关肿瘤微环境中生长。此外，植入的肿瘤组织保持了患者体内的遗传和表观遗传异常，并且异种移植组织可以是从患者身上切除的，包含周围的人类基质。因此，研究表明，PDX 模型对抗癌药物可以表现出与患者肿瘤组织相似的反应。因此，一些研究人员认为 PDX 模型优于标准的人源肿瘤异种移植模型，尽管由于活检肿瘤样本通常具有异质性等因素，由此产生的移植物往往难以建立和生长。

随着 PDX 技术的发展，研究人员还开发了称为"替身"的小鼠模型，可以根据个体化的精准医疗方法为患者选择最佳的治疗药物（或药物组合）。这种方法是指将患者的活检肿瘤材料移植到几只小鼠中，然后分别用已知的临床用药或药物组合进行治疗，再选择效果最好的药物来治疗患者。然而，这种方法耗费大、耗时长（可能会浪费患者接受其他治疗的时间），且小鼠和人类对抗癌疗法的疗效可能也有差距。在一个相关的"替身"疗法中，研究人员开发了另一个方法，即识别来自患者活检的肿瘤细胞基因组的关键突变，并将其插入果蝇中，产生"果蝇替身"，筛选治疗药物库以找到针对特定突变蛋白的最有效的药物。

人源肿瘤异种移植（CDX）和患者来源的异种移植模型（PDX）一个潜在的缺点是，某些类别的新型治疗方法（如免疫调节药物检查点抑制剂）通过刺激患者自身的免疫系统来识别并攻击肿瘤。由于小鼠缺乏完整的免疫系统，传统的 CDX 或 PDX 模型对这些治疗类型的发展作用微乎其微。然而，将小鼠源性肿瘤细胞系移植到具备免疫能力的小鼠品系中构建同源移植小鼠模型（图 2.8B），为研究新的癌症疗法在功能性免疫系统存在下的表现提供了更适合的在体模型。

已开发出来基因工程小鼠（GEM）（图 2.8C），即小鼠中一个或多个与转化或恶性有关的基因发生突变、缺失或过度表达。研究人员可以观察这些基因的变化效果，并在体监测对新疗法的治疗反应。例如，OncoMouse™（也叫"哈佛鼠"）是一种经过基因改造并已商业化的实验室小鼠。它携带一种激活的癌基因（即 *v-Ha-ras*，受控于小鼠乳腺肿瘤病毒启动子），可显著增加肿瘤易感性。这项发明的专利最初归杜邦公司所有，但专利在 2005 年到期，意味着 OncoMouse™ 模型现在可以免费使用（尽管"OncoMouse™"仍然是一个注册商标）。类似地，基因组中沉默关键基因的"敲除小鼠"也可以用于研究，如敲除肿瘤抑癌基因。

2.3.5　耐药性和个性化时间疗法

耐药性是成功治疗癌症的主要障碍之一。癌细胞产生的各种耐药性机制可以分为非类特异性、类别特异性或药物特异性。主要的非类特异性机制涉及多重耐药蛋白（MDRP）和乳腺癌耐药蛋白（BCRP）等蛋白的诱导，这些蛋白可以将不同种类的药物转运出细胞。这是一种非常高效的耐药机制，因为它的工作原理与药物的化学结构无关。同样，癌细胞还可以通过增强对药物的代谢来产生耐药性。

类别特异性耐药机制的典型案例是在共价结合 DNA 的抗癌药物家族中发现的。在暴露于烷基化或交联剂后，癌细胞可以增加其 DNA 修复活性以产生耐药性。由于所有的 DNA 共价结合剂都是亲电子的，癌细胞也可以增加其谷胱甘肽转移酶的表达，使药物与谷胱甘肽反应后失去亲电子性，不能与 DNA 结合。

癌细胞产生耐药性的另一个机制是关键靶蛋白的突变。例如，癌细胞通过突变 *BCR-ABL* 激酶的药物结合位点，阻断伊马替尼的结合，从而对激酶抑制剂伊马替尼（Gleevec™）产生耐药性。在这种情况下，可以开发结构略有不同的"第二代"抑制剂，这些抑制剂仍然会在突变的结合位点发生相互作用。例如，达沙替尼（Sprycel™）对伊马替尼耐药 CML 和费城染色体阳性急性淋巴细胞白血病（ALL）患者非常有效。

耐药性阻断剂不仅可以增强相关抗癌药物的作用，而且还可以延长其使用时间，减少耐药性的发展。最初制定这种治疗策略是因为发现联合使用维拉帕米，可以增强某些抗癌药物的活性。维拉帕米是一种黏性的淡黄色油状物（也被称为盐酸右维拉帕米），于 20 世纪 60 年代初由诺尔公司首次申请专利（图 2.9）。它是一种钙通道拮抗剂，用于治疗高血压、心绞痛和心律失常。

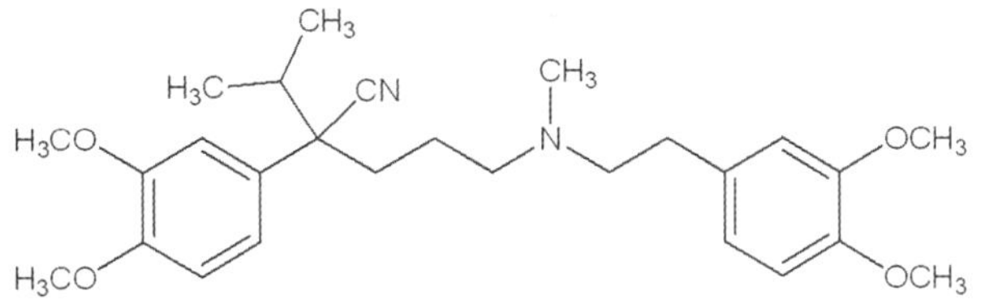

图 2.9　维拉帕米的结构式。

维拉帕米可抑制多药耐药肿瘤细胞中的糖蛋白外排泵。有趣的是，维拉帕米的两种立体异构体都能够抑制 P- 糖蛋白外排泵，而其血管舒张活性主要存在于（S）- 异构体中。这引发了 20 世纪 90 年代中后期的一系列临床研究，将维拉帕米与多种抗癌药物联合使用，包括米托蒽醌、多柔比星和长春碱。不幸的是，在可耐受的最大每日剂量（480mg 口服）下，维拉帕米血药浓度无法达到体外实验中的最佳细胞毒增效浓度。因此，进一步的临床研究都被终止。然而，这个研究领域仍然活跃，并且一些制药公司已经评估了新型 P- 糖蛋白抑制剂的功效。

研究发现，抗癌药物的功效和毒性，以及产生耐药性的倾向，可能受到一天中给药时间的影响。这催生了一个被称为个性化时间疗法的研究领域，在这个领域中，抗癌药物根据患者的昼夜节律以最佳时间施用。例如，法国国家健康与医学研究院、法国国家科学研究中心和巴黎第十一大学的研究人员在一项针对小鼠的研究中发现，广泛应用于抗癌药物伊立替康的最佳耐受剂量时间根据小鼠的性别和遗传背景而异，相差 8 个小时。这表明在人类中采用时间治疗方法可能会减少副作用。

2.3.6　天然产物作为新型先导分子

如前所述，现代抗癌药物发现的一种方法包括识别和纯化新的生物靶点（酶或受体），然后将其用于来自商业或内部来源的不同化合物库的高通量筛选。然而，合成化合物库的一个主要缺点是，即使是来自所谓的不同库的分子也只占可能的三维空间的较小部分。相反，植物、细菌和真菌产生大量的有机分子，这些分子通常占据更大比例的三维空间，因为它们可以是高度复杂的立体的化学分子。这可能有助于解释为什么今天临床使用中的如此高比例的抗癌药物来源于天然产物（表 2.1）。

表 2.1　天然来源的抗癌药物及其作用机制

制剂	作用机制
长春碱、紫杉醇	微管蛋白抑制剂
苔藓抑素	蛋白激酶 C
刺孢霉素，博来霉素	DNA 裂解
多柔比星	DNA 嵌入
曲贝替定，PBD	DNA 烷基化
丝裂霉素 C	DNA 交联
喜树碱 / 托泊替康	拓扑酶 I 抑制剂
鬼臼毒素 / 依托泊苷	拓扑酶 II 抑制剂
夫拉平度 /Roscovitine	细胞周期依赖性激酶抑制剂
考布他汀	血管靶向治疗
卟吩姆钠	光动力疗法（PDT）
赫赛汀	抗体
生物制品	白细胞介素、天冬酰胺酶
黄烷、黄酮等	化学预防

由此可见，在高通量筛选中，相对于合成化合物库，对天然产物提取物进行筛选应该更容易获得有效药物。然而，随着 20 世纪 90 年代对并行库和组合库兴趣的增长，植物、细菌和真菌的提取物变得不受欢迎，因为这些提取物通常是复杂的混合物，可获取性和稳定性较差。当用这种类型的混合物获得候选分子时，需要从复杂混合物中分离活性成分，确定其结构（包括立体化学），然后合成或从自然物质中提取大量活性成分，而这些方法可能无法获得足够量的活性成分。另一个问题是，由于在复杂的混合物中存在其他激动剂或拮抗剂，在这种类型的筛选中经常出现假阳性和假阴性结果。

然而，技术发展解决了其中一些问题，使得天然产物提取物的筛选更具吸引力。例如，现在有许多公司提供多孔板包装的天然产物提取物，并保证在筛选中获得阳性结果时可以提供更多的原料。更重要的是，生物测定引导的分馏技术彻底改变了天然产物提取物中活性物质的分离和鉴定。这种仪器设备涉及一个自动化的 HPLC 系统，直接与生物测定相连。在初步筛选中显示活性的提取物将被 HPLC 系统分离成分馏物（通常是最初的宽谱馏分），然后每个分馏物的样品会被自动发送到生物测定中进行测试。之后，活性馏分将被重新送回 HPLC 柱中进行二次分馏，每个馏分再次送至生物测定中进行测试。这个过程可以循环迭代地重复多个周期，通常是完全自动化的，直到获得含有生物活性的最窄的分馏物。在这个阶段，纯度可能足够通过 NMR 或 MS 等技术来鉴定活性化合物。如果纯度不够，将进一步纯化后鉴定结构。

近年来，民族药理学（也称为民族药学或民族植物学）再度复兴。民族药理学研究的是当地用作传统治疗某种疾病的植物材料或其他天然产物，这些材料中可能含有可识别、纯化和大量获得（通过提取或合成）以进行进一步研究的活性成分。基于此法，近期成功研发了一种新的药物用于治疗增生性皮肤疾病，包括非黑色素瘤皮肤癌。英国伯明翰大学和澳大利亚布里斯班的 Peplin 有限公司的研究人员发现了一种新的物质（最初被称为 PEP005 或 3-Angelate），它存在于杂草大戟（又称为小大戟或乳草）的汁液中，在民间传统中被用于治疗鸡眼、疣和其他皮肤病变，如皮肤癌。研究人员分离出了活性物质巨大戟醇，并证明其对某些肿瘤细胞的细胞毒性作用比对正常细胞高出 100 倍。此外，还有证据表明，它可能通过激活蛋白激酶 C 途径，诱导干扰素受体 IL1R2 和 IL13RA2 的异常表达，从而触发细胞凋亡。2004 年，巨大戟醇甲基丁烯酸酯（Picato™）治疗日光性角化病和基底细胞癌的两个新药研究申请（IND）文件被提交给 FDA。2009 年，Peplin 公司被专门从事皮肤科产品的制药公司 Leo Pharma 收购，Picato™ 于 2012 年获得 FDA 批准用于局部治疗日光性角化病。鉴于这个成功的药物开发案例，未来很有可能从天然产物中获得更多的新型抗癌药物。

2.3.7　肿瘤干细胞

关于肿瘤的发展和转移，存在着两种相互竞争的理论。一种理论认为，尽管存在不断进化的遗传变异克隆，组成肿瘤的所有细胞都能够分裂以维持肿瘤生长或形成新的肿瘤。另一种理论认为，每个肿瘤中只有一小部分细胞，称为癌症干细胞，能够开始新的肿瘤形成。干细胞对药物和辐射具有很高的耐受性和适应能力；因此，第二种理论可以解释为什么在切除原发肿瘤（原位癌）后，疾病会复发（即如果有一个或多个干细胞残留）。这个理论还可以解释为什么肿瘤通常对化疗和放疗有耐受性（存活的干细胞再次增殖形成肿瘤）。

肿瘤干细胞概念自 20 世纪 50 年代开始出现，但直到近几十年其存在的证据才开始积累。例如，在 20 世纪 90 年代，研究人员发现，从白血病患者身上收集到的癌细胞被植入啮齿动物体内时，只有一小部分细胞能够成功生长。同样地，后来的实验证明，对于实体肿瘤来说，当人类乳腺癌细胞被植入小鼠体内时，100 个细胞中大约只有 1 个能够成功形成肿瘤。因此，现在人们认为，癌症干细胞在大多数的癌症中发挥作用，包括实体肿瘤和血液系统肿瘤。大量研究试图确定癌症干细胞的起源。一种可能性是，癌症干细胞可能来源于维持身体所有组织的健康干细胞的突变体。

健康器官和组织中的正常干细胞具有两个重要特征。首先，干细胞具有不老不死的特性，可以通过"自我更新"的过程无限分裂。其次，干细胞是未分化的，但它们的后代可以发育成组成整个生物的各种器官和组织的各种细胞类型。有趣的是，一旦成熟过程开始，干细胞后代可以快速分裂，但只能进行有限次数的周期分裂。迄今为止，最明确定义的正常干细胞是血液系统干细胞。20 世纪 80 年代，研究人员在小鼠骨髓中鉴定并表征了小鼠干细胞。其能产生免疫系统的各种白细胞，又能产生红细胞。因此，理论上整个动物的血液系统可以由单个造血干细胞重建。这一发现引发了对人类白血病干细胞的寻找，当将这些干细胞移植到免疫缺陷小鼠体内时，可能会产生人类白血病细胞。通过这些研究人们发现将癌症患者的白血病血细胞植入小鼠体内，大约每100万个细胞中有1个具有再生白血病细胞的能力，因此这些细胞被认定为肿瘤干细胞。当鉴定这些细胞时，发现这些细胞表面携带不同的CD34蛋白，表明它们与正常造血干细胞（也表达CD34）相似，但与其他血细胞（不表达CD34）不同。此外，研究还发现，人类白血病干细胞缺乏被称为CD38的蛋白质，这种蛋白质通常在大多数其他白血病细胞的表面表达。

基于这些早期实验，所有类型的血液系统癌症中均发现了干细胞，包括多发性骨髓瘤。在这种疾病中，浆细胞（产生抗体的细胞）在骨髓中积聚，最终导致骨髓的破坏。一段时间以来，研究人员一直怀疑特化细胞（如干细胞）可能会产生大量恶性浆细胞。现在已经知道，多发性骨髓瘤中的干细胞是一类被称为B细胞的免疫细胞的亚群。B细胞具有自我更新的能力，也可以发育成这种疾病特有的成熟浆细胞。这一观察结果也支持了早期的研究，即在正常的血液系统发育过程中，B细胞产生浆细胞。

上世纪90年代的进一步研究表明，在多种类型的实体肿瘤中存在干细胞。例如，研究发现在睾丸癌细胞群中有一小部分细胞具有干细胞特性，因为它们表面携带一种蛋白质，这种蛋白质也由未成熟的胚胎细胞携带。这一发现促使研究人员可以基于细胞表面表达的蛋白质将人类乳腺癌细胞分离成不同的亚群。然后，这些不同的亚群被植入免疫缺陷的小鼠乳腺组织中，以确定是否会发生肿瘤。结果发现，表面携带CD44但缺乏其他蛋白质的一种细胞具有干细胞特性，植入100个细胞就能确定地生成肿瘤。相比之下，需要植入成千上万个未分类的乳腺癌细胞才能形成肿瘤。最重要的是，从新肿瘤中分离出表达CD44的干细胞，并将其重新植入其他小鼠体内，能够产生新的肿瘤。

肿瘤干细胞的发现也影响了人们对肿瘤转移的看法。过去，转移被比作一个进化过程，在该过程中，原发肿瘤中的一小部分细胞会逐渐积累基因变化，最终使它们具备传播到其他组织的能力。然而，基于目前对干细胞的了解，另一种假设是，来自原发肿瘤的细胞通常会扩散到全身，但转移性肿瘤只有在相对罕见的干细胞到达遥远的位置时才会形成。

总之，快速增长的关于癌症干细胞生物化学和行为的知识有可能影响研究人员将来寻找新药物的方式。目前，研究重点主要集中在抑制肿瘤细胞增殖上，研究人员通常筛选可抑制体外分裂肿瘤细胞生长的新药物。然而，目前已经认识到干细胞通常不会迅速分裂（它们处于休眠状态），而是偶尔才会分裂，然后后代会迅速增殖。因此，有必要设计一种新的筛选方法，能够选择性地识别对癌症干细胞有毒性的药物。OncoMed公司是第一家使用治疗性抗体方法开发针对干细胞的新型抗癌药物的制药公司。目前多家其他制药公司也在研究类似药物，未来可能是抗肿瘤药物研发的新领域。

2.3.8 药物再利用（或药物再定位）

药物再利用（或药物再定位）是由于传统方法的药物发现成本高昂且耗时，目前估计将一种处方药物从研发到批准阶段的成本为25～30亿美元，需要耗时10～15年。再利用的理念是通过鉴定已经获得监管机构如FDA、EMA（欧洲药品管理局）或MHRA（药品和医疗保健产品管理局）批准但用于不同治疗适应证的药物，从而显著缩短时间和减少成本。其中的关键优势在于该药物所有相关的临床、毒理学、配方和制造数据都可用于新适应证的批准。然而，如果分子仍然在专利保护期内，且在不同治疗领域受到其他公司的保护，知识产权（IP）可能成为一个问题。一些制药公司目前正在使用再利用的方法，将其自身已获批准或先前未获成功的候选分子作为新的治疗领域的新药进行再开发。最初设想的适应证中未能显示出足够疗效但有利毒性特征的研究性分子也是再利用的良好候选物。非癌症领域引用最多的例子之一是西地那非（Viagra™），这是一种磷酸二酯酶5型（PDE5）抑制剂，最初由辉瑞公司开发用于高血压，但后来在临床试验中被确定对勃起功能障碍有显著益处，后来被FDA批准用于该适应证。后来，它再次被用于治疗一种罕见的疾病——肺动脉高压。据估计，在过去10年中，FDA新批准的所有药物中，有多达30%的药物都采用了再利用方法。

已有多种方法来确定适合再利用的候选药物。例如，表型药物筛选方法经常意外地发现候选药物，根据来自离体或在体模型的意外信号或有时来自临床观察（例如西地那非）的结果确定新的药理活性。已开发了机器人筛选平台和高灵敏度检测系统，可以快速筛选大型化学库，包括现有已批准的治疗药物库（例如，包含2572种FDA批准药物的市售SelleckChem库（https://www.selleckchem.com/screening/fda-approved-drug-library.html）或为学术和非营利研究团体提供的包含12000种化合物的ReFRAME库，这些化合物包含已达到临床开发或完成了重要的临床前分析的小分子（doi：10.1073/pnas.1810137115）。

在肿瘤学领域，表型筛选已被用于确定FDA批准的钙通道阻滞剂作为癌细胞中丝状伪足形成的有效抑制剂。在这些研究中，通过使用化合物库包括Ⅰ型钙通道阻滞剂如氨氯地平、非洛地平、曼尼地平和西尼地平治疗表达MYO10-GEP的癌细胞，证实了Ⅰ型钙通道在调节钙进入和丝状伪足稳定中的重要性。研究发现，这些药物能够抑制丝状伪足的形成，阻断癌细胞的侵袭。

基于靶点的筛选是对与特定疾病相关的分离的生物靶点（蛋白质或受体）上已批准或临床建立的分子的研究。如果通过这些研究确定了一种已知分子的新的治疗适应证，它被称为靶标再利用，大约80%的药物再定位项目被认为是基于这种方法。如果一种被批准的药物与次要靶点相互作用从而产生新的适应证，那么这被称为脱靶再利用。也有多种药理学的方法，研究单个小分子如何作用于一个独特的疾病途径的多个靶点。然而，这种方法需要结合来自多种方法的数据，如计算建模、离体和在体分析，以及临床研究。计算机方法也被发展出来，通过对结构的分析识别新分子，如分子对接、基于受体的药效团搜索、结合位点结构相似性和其他相关过程。

以既往知识为基础的方法也被开发出来，以巩固关于特定药物的已知信息，以预测既往未探索的旧药的未知靶点、未知药物-药物相似性和新的生物标志物。通过整合大量的信息，可以提高预测的准确性。基于既往知识的方法可以分为四类：生物信息学（生物数据挖掘）、化学信息学、基于途径或网络的方法以及基于特征的方法。对于生物信息学，数据可以在内部（制药公司）或从公开来源的数据库中访问，如生物分子相互作用网络数据库（BIND）、人类蛋白质参考数据库（HPRD）和人类蛋白质组组织（HUPO）。基于生物信息学的方法已被用于发现生物医学中的新关系，如基因、生物途径和疾病。例如，该策略已被用于研究FDA批准的三环类抗抑郁药用于治疗小细胞肺癌（SCLC）和其他神经内分泌肿瘤患者的潜在新用途。另一个例子是，奥美昔芬，一种选择性雌激素受体调节剂，用作非甾体口服避孕药，实验用于治疗功能失调性子宫出血和晚期乳腺癌，最近通过一项基于既往知识的研究其被证明可以抑制前列腺癌。

在化学数据挖掘（化学信息学）中，相关生物标志物的识别可以验证一种特定的作用模式假说。基于途径或网络的方法利用组学数据来探索药物疗效和药物-靶点相互作用的途径。从一个不同路径的大网络中，有时可以识别出由几个定义的目标组成的特定网络。例如，开发了两种新的计算工作流程来识别对胶质母细胞瘤有效的药物。第一个工作流程是基于科学文献的数据研究不同的致病途径，第二个工作流程是使用亚网络富集分析（SNEA）分析基因表达数据。人们因此发现了氟维司群（Faslodex™）对几种胶质母细胞瘤通路的抑制作用，这是一种FDA批准的用于治疗激素受体阳性转移性乳腺癌的药物。

最后，基于特征的方法依赖于患者治疗前后疾病组学数据的基因特征，以发现未探索的脱靶或未识别的疾病机制。随着微阵列和下一代测序技术的进步，大量与药物再利用相关的基因组学数据正在积累，这些数据可用于探索未知的疾病改变途径。可用于获取基因组学数据的数据库包括 NCBI–GEO、SRA（序列读取档案）、CMAP（连接图）和 CCLE（癌症细胞系百科全书）。由于药物的疗效和毒性通常与个体独特的基因特征有关，基因特征数据库有助于通过计算方法进行药物再利用。

2.3.9   基于片段的药物发现

基于片段的药物发现（FBDD）是一种用于鉴定新型先导化合物的方法。在这种情况下，"片段"被归类为低分子量有机分子，它们可能仅与生物靶标弱结合。鉴定后，它们通过化学方式生长或连接在一起，产生对目标受体或蛋白质具有更高亲和力的大分子（图 2.10）。

这种方法可以与高通量筛选（HTS）进行比较。通过高通量筛选可筛选出多达数百万个分子量可达 500Da 的化合物，并识别出具有纳摩尔级结合亲和力的分子。相比之下，在 FBDD 的早期阶段，可筛选只有几千个分子量达 200Da 的化合物库，并确定毫摩尔级亲和力。它们被化学连接在一起，以提供具有更高靶标结合亲和力的最终先导分子。

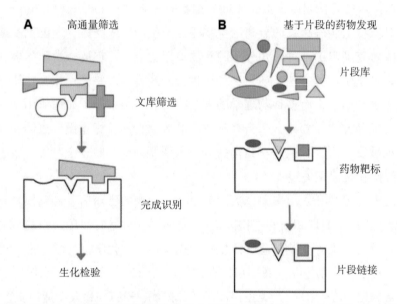

图 2.10   高通量筛选（HTS）与基于片段的药物发现（FBDD）的比较。 A. 在 HTS 中，筛选分子量可达 500 的分子库，以识别可能不需要优化就能成为"先导"的分子。B. 在 FBDD 中，筛选较小的片段库（例如，分子量达 200），以识别弱结合分子，然后连接在一起，最终得到一个更大的"先导"分子，以具有更高的目标结合亲和力（由 Creative Bio–Structure 提供，https://www.creative-biostructure.com/maghelix%E2%84%A2-fragment-based-drug-discovery-fbdd-34.htm）。

与利平斯基的"五个规则"类似，有人提出 FBDD 的理想片段应该遵循"三个规则"（分子量＜300，ClogP ＜ 3，氢键供体和受体的数量＜ 3）。虽然这些片段对其目标的亲和力相对较低，但它们具有较高的水溶性，因此可以在较高的浓度下进行筛选。然而，低结合亲和力对筛选带来了重大挑战，因此多种生物物理技术被用于解决这一问题，如核磁共振、表面等离子体共振（SPR）、等温滴定量热法（ITC）和微尺度热电泳（MST）。一旦一个片段（或一个片段的组合）被确定，通过蛋白质 X 射线晶体衍射就可以获得蛋白质片段复合物的结构模型。这些信息随后被用来指导高亲和力配体的合成。

与传统的高分子量化学库相比，筛选低分子量基于片段的文库具有的优势包括发现潜在的亲水性配体，其中氢键更有可能对亲和力做出贡献（热力学驱动的结合）。接下来，可以通过添加疏水基团进一步增强结合亲和力（促进熵驱动的结合）。此外，使用亲水性配体作为起点可以使最终优化配体的总体疏水性不会过高（log P < 5）的机会增加。此外，较高的配体效能意味着最终优化配体很可能具有相对较低的分子量（< 500）。从理论上讲，可以组合两到三个片段形成优化配体，这种方法的支持者声称，筛选"n"种化合物的片段库相当于在传统文库中筛选2n ~ 3n种化合物。此外，片段中干扰有利的配体–蛋白相互作用的立体阻塞基团更少。

通过片段的方法发现了两种获得批准的抗癌药物。第一种是2011年获得FDA批准用于晚期黑色素瘤治疗的维莫非尼（Zelboraf™），它成为第一个通过片段为基础的先导发现方法开发并获得批准的药物。这种药物识别并结合到携带V600E突变的B–RAF激酶蛋白上，该蛋白是B–RAF/MEK/ERK通路的成员，它对携带少见的V600K突变的BRAF也具有功效。第二个抗癌药物是维奈克拉（Venclexta™），该药物于2016年获得FDA批准，用于治疗携带17号染色体短臂上17p缺失的CLL患者，并且这些患者已经接受了至少一种前期治疗。维奈克拉是一种BH3模拟剂，可以阻断抗凋亡蛋白B细胞淋巴瘤–2（Bcl–2），导致CLL细胞的程序性细胞死亡。

2.3.10　AI在药物发现中的应用

人工智能（AI）正在进入日常生活的方方面面，从家庭中类似Alexa（一种智能音箱）的设备到打电话时使用的语音识别系统。过去20年中，计算机处理能力的持续迅猛增长、先进算法的发展以及大规模数据的可用性推动了机器学习的重大改进。这有助于引入"狭义"人工智能技术，这些技术专注于特定任务，例如通过自然语言处理技术提高分析、理解和生成语音和文本的能力。人工神经网络也被引入，旨在模拟我们的大脑理解世界和从既往经验中学习的方式。这些技术已经广泛应用于交通路线选择、语音分析、医疗诊断系统和计算机视觉等领域。

对于药物研发公司来说，一段时间以来人们已经意识到，基于人工智能的方法可能能够减少药物研发过程的时间和成本。特别是，开发一种新药的25亿至30亿美元的成本中，有很大一部分经常被浪费掉了，因为它包括了90%的用于候选疗法的资金，这些疗法通常在Ⅰ期临床试验和监管部门批准之间的某个阶段失败。人工智能方法有望通过帮助识别隐藏在大量数据中的模式来提高成功率。因此，领先的药物研发公司开始将人工智能系统引入他们的药物发现项目。例如，辉瑞正在使用机器学习系统IBM沃森来帮助其寻找新型免疫肿瘤药物；赛诺菲正在使用英国初创公司Exscufia开发的人工智能平台来寻找针对代谢性疾病的疗法；基因泰克正在使用GNS医疗保健的一个系统来帮助该公司寻找新的癌症治疗方法。大多数规模可观的生物制药公司都有类似的合作或内部人工智能项目。一些观察人士对此表示怀疑，但大多数专家预计，这些工具结合机器人自动化，在未来几十年的药物发现中将变得越来越重要。

大型制药公司采用人工智能方法的触发点可以追溯到2007年，当时阿伯里斯特和剑桥大学的研究人员设计了一个名为Adam的系统，用于识别酵母基因的功能。通过搜索公共数据库，Adam提出了关于哪些基因编码催化酵母中反应的关键酶的假设，并使用机器人在实验室进行了实际测试。随后，研究人员对Adam提出的有关19个基因功能的假设进行了独立测试。其中九个是创新且准确的，只有一个错误。这一结果为人工智能方法提供了支持，并表明相比现有方法，结合人工智能和自动化可以更准确、更可重复地测试更多化合物，并可保持详细、可搜索的记录。在随后的一项研究中，另一更先进的系统Eve发现牙膏中常见的成分三氯生可能可治疗具有耐药性的疟原虫。研究中使用了新的酵母菌株，其中生长所必需的基因由来自疟原虫或人类的基因代替，Eve筛选了大量化合物，以确定那些阻止或减缓依赖于疟疾基因的菌株的生长，但不是那些含有人类基因的菌株。这种方法在降低对人体毒副作用的同时，还能够鉴定出活性化合物，并且 AI 算法可以辅助筛选候选化合物。总的来说，该研究确定了三氯生能够通过抑制二氢叶酸还原酶（DHFR）（也是抗疟疾药物乙胺嘧啶的靶点）来抑制疟原虫的生长，同时对于对乙胺嘧啶耐药的疟原虫仍然具有活性，这是乙胺嘧啶治疗中常见的问题。

一些研究人员正在将这些方法应用于发现新的抗癌药物。例如，位于波士顿的生物技术公司 Berg 的研究人员开发了一种模型，通过对 1000 多个肿瘤和健康人体细胞样本的研究，来发现先前未知的癌症机制。他们通过改变细胞暴露的蔗糖和氧的水平来建模疾病人体细胞，并跟踪其蛋白质、酶、代谢物和脂质的特征。AI 平台还生成和分析了大量的患者生物数据，以确定疾病细胞和健康细胞之间的关键差异，目的是基于疾病的精确生物学原因来发现潜在的治疗方法。通过使用这种方法，研究团队确定了在癌症代谢过程中某些天然分子的重要性，这促使了 BPM31510 的发现，该药物已经进入了治疗晚期胰腺癌的 II 期临床试验。该公司还使用这种人工智能系统为其他疾病，包括糖尿病和帕金森病，寻找药物靶点和治疗方法。

伦敦的初创公司 BenevolentBio 拥有自己的人工智能平台，它将研究论文、专利、临床试验和患者记录等数据输入其中。这形成了一个基于云端的整合数据库，包括超过 10 亿个已知和推断的生物关系，例如基因、症状、疾病、蛋白质、组织和物种，以及候选药物之间的关系。此外，该系统可以像搜索引擎一样进行查询，生成特定医疗条件下与之相关的基因以及已经显示对其产生影响的化合物的"知识图谱"。当通过系统筛选治疗肌萎缩性侧索硬化症（ALS）的新方法时，它标记了大约 100 种具有潜力的已有化合物。BenevolentBio 从中选择了五种化合物使用患者细胞进行测试，其中四种显示出了治疗潜力，其中一种延缓了小鼠神经症状的发生。另一种方法是使用人工智能技术筛选能与分子靶点结合的小分子片段，即使结合力弱，也旨在通过基于片段的设计方法提高其结合强度以产生新的治疗方法（见 2.3.9）。

最后，有怀疑论者指出，一些关于人工智能在药物发现中使用的更热情的说法呼应了对计算机辅助药物设计的兴奋，该设计始于 20 世纪 80 年代初，但未能在临床中提供新药的经典案例。尽管计算机建模技术现在被认为是现代药物发现和开发的重要工具，但它们并没有阻止从 20 世纪 90 年代中期开始的制药工业生产力的下降。关于人工智能革新药物发现的能力所做出的一些更夸张的预测可能并不现实。批评人士指出，人工智能发现的药物尚未达到批准阶段，引入这些技术的商业和同行压力正在发挥作用，就像 20 世纪 90 年代药物发现的分子建模方法一样。然而，狂热支持者坚持认为，人工智能方法有可能查明既往未知的疾病原因，并加速在精准医学方法中为具有特定生物特征的患者设计治疗方案的趋势（见第 11 章）。

2.4 资助新型抗癌药物的研发

癌症研究的资金不仅来自大型制药公司和较小的生物技术公司，还有政府机构、慈善组织、信托基金和富人（慈善家）。有些人认为，虽然在大约 80 年前就首次发现了化疗药物，但是即氮芥类药物，当前相对缺乏治愈性（甚至高效性）药物和治疗策略是由于疾病的复杂性和对新型药物和治疗方法的创新思路的不足，而不是对研究资金的缺乏。考虑到自 1971 年尼克松总统宣布"对癌症的战争"以来全球范围内投入癌症研究的资源，当前缺乏高效药物和治疗方法的现状似乎支持这一观点。然而，在 20 世纪 90 年代发现的伊马替尼（Gleevec™）和曲妥珠单抗（Herceptin™）作为首个以患者选择为基础的靶向药物（个体化医学策略），为工业界和学术界的癌症研究带来了新的推动力和热情，以开发所谓的分子靶向药物（详见第 6 章）和免疫肿瘤学药物（详见第 7 章和第 9 章）。这种热情是由于分子生物学的新发展所激发的，诸如人类基因组计划、DNA阵列和蛋白质组学等已经使得许多新的生物学靶点被确定。

虽然这些新型药物的发展对于临床医生和患者来说是受欢迎的，但也引发了治疗成本的额外问题。例如，如今以抗体为基础的检查点抑制剂（见第7章）是前沿癌症治疗的最新和最令人兴奋的进展。然而，治疗非小细胞肺癌（NSCLC）选用检查点抑制剂的全球一年治疗成本估计超过800亿美元，并且多种免疫治疗药物使每位患者每年的估计成本超过10万英镑，这给诸如NHS等医疗系统带来了巨大压力，并且很多情况下限制了患者的使用。相关的成本问题是，这些新疗法越成功，患者的治疗持续时间越长，因为他们存活得更久，所以他们的疾病被越来越多地看作是慢性病而不是急性病。结果导致患者的治疗费用不断升高，特别是随着新疗法以快速增长的速度出现。在英国，国家卫生与护理卓越研究所（NICE）是负责确定新疗法是否为国家医疗服务体系（NHS）的经济有效选项的机构。新疗法的成本通过一个名为"质量调整寿命年（QALY）"的标准化测量来评估其临床疗效。每个获得QALY的费用不应超过20000至30000英镑才视为NHS经济有效的疗法，临终疗法的费用不应超过50000英镑。新型免疫治疗药物越来越多地超过了这些门槛，导致NICE拒绝接受，并减少了患者的获得途径。

据估计，截至2018年底，全球有3394种IO疗法正在开发中，其中1287种处于临床试验中。因此，许多制药行业分析师建议，应该更加强调新型IO药物的价值和可负担性，而不是为临床试验产生更多的有类似治疗活性的潜在候选药物。这个问题没有容易的解决方案，因为很难抑制生物技术部门的热情，尽管需要一个长期的、更可持续的研究和开发策略。

精准医学（PM）方法（见第11章）有可能降低与药物发现和开发相关的成本和风险，特别是对于临床试验，这通常是该过程中最昂贵的阶段。节省成本来自于将患者分为更小的亚群，并确定更有可能产生反应的群体，从而减少临床试验的数量和规模，大幅降低成本。识别那些更有可能对治疗有反应的人群对患者也更有益。然而，开发和提供精准医学方法所需的药物基因组生物标志物分析还需要额外的成本。

2.5 结论和药物发现的未来

自从20世纪40年代氮芥制剂的意外发现（"偶然发现"）以来，用于发现新的癌症疗法的方法已经取得了惊人的进展。现代药物发现方法非常复杂，并以坚实的科学原理为基础，但它们也非常昂贵，目前从开发一种新的治疗方法到批准阶段的估计成本为26亿美元。一些观察人士认为，这一数额的大部分被浪费了，因为这些资金通常花费在从Ⅰ期临床试验到监管部门批准之间的某个节点（见2.4）。很多研究人员都认识到我们需要改进药物研发过程的效率，从而减少在失败的疗法上浪费的资金。

一些研究人员认为，计算机技术，特别是人工智能正在改变药物发现的过程，机器学习和相关技术可能会使寻找新疗法更快、更便宜、更有效。例如，辉瑞正在使用IBM沃森（一种使用机器学习的系统）来搜索免疫肿瘤药物，而基因泰克正在使用GNS医疗保健的人工智能系统来帮助搜索新的癌症治疗方法（参见2.3.10）。如果这些新技术的倡导者是正确的，通过人工智能和机器学习将迎来一个更快、更便宜、更有效的药物发现时代。尽管对此存在一些怀疑，但大多数专家预计这些工具将变得越来越重要。这种方法的转变为研究人员带来了挑战和机遇，特别是当这些技术与自动化相结合时。

一些分析人士认为，生物制药而非小分子药物可能是药物研发的未来，最近引入的免疫肿瘤药物包括抗体（例如，靶向治疗，检查点抑制剂和抗体-药物偶联物）和基于细胞的疗法（例如，CAR-T），由于患者获得这些治疗的可及性和成本限制了这些疗法的应用。尽管人们对激酶抑制剂等小分子治疗药物仍有很大的兴趣，因为它们的制造成本相对较低，而且可以片剂或胶囊的形式提供给患者，便于管理，但在撰写本文时，制药业正在向生物制药投入大量资源，因为虽然它们的成本很高，但在临床观察到了令人印象深刻的结果。因此，新生物制剂的发现可能会继续升级，随着这类早期药物（例如曲妥珠单抗）的专利到期，这些疗法的成本将逐渐降低。尽管生产生物制剂的仿制药比生产小分子仿制药更具挑战性，但最近曲妥珠单抗的生物仿制药（Mylan 公司的 Ogivri™）获得许可证明这是可以实现的。

在图 2.1 所示的各种传统药物发现手段中，未来可能仍然会有一些新的抗癌药物来自其中一些途径。例如，一种新的抗癫痫药物 cannabidiol（Epidyolex™）在 2019 年获得了欧洲药品管理局的批准，因此有可能在未来发现更多基于天然产物的新型抗癌药物。因为植物和细菌是非常丰富的新型生物活性分子的来源，而且一些目前仍在使用的最有效的抗癌药物是来自细菌（例如柔红霉素）或植物（例如紫杉醇和长春新碱）。通过临床观察或意外发现，可能会发现新的抗癌药物，就像芳香化酶抑制剂（如阿那曲酮）和铂类药物（如顺铂）等仍然在使用中一样。然而，未来更有可能通过结构生物学来确定新的蛋白质靶点，然后通过筛选或合理的药物发现途径发现小分子或生物制剂作为激动剂或抑制剂，从而获得新的抗癌治疗方法。

第3章 抗代谢药物

3.1 引言

抗代谢抗癌药物发挥作用是基于与必需代谢物相似的化学结构。它们通过两种方式起作用：一是通过阻断细胞生长和分裂所必需的生化途径（作为酶抑制剂），二是通过被纳入核酸（DNA 或 RNA）中并作为相关聚合酶的"伪底物"，从而阻断下游过程，如复制和转录。尽管抗代谢药物已经使用了半个多世纪［第一个药物氨基蝶呤于 1947 年引入（见图 3.2）］，这些药物仍然是癌症治疗的重要组成部分。

抗代谢抗癌药物的选择性可能部分基于某些类型肿瘤细胞增长速度较正常细胞群体快，尤其是血液系统肿瘤。然而，骨髓、毛囊和胃肠道的一些细胞也相对生长快速，这导致了众所周知的副作用，如骨髓抑制、脱发和胃肠毒性。因此，抗代谢药物也被称为抗增殖剂。尽管在某些白血病中，恶性细胞和正常细胞之间的生长差异可能很大，但成熟的实体肿瘤通常只有很小一部分细胞处于活跃增殖阶段，因此对抗代谢药的临床反应可能有限。

大多数在临床使用的这类药物，如二氢叶酸还原酶（DHFR）、胸苷酸合成酶、腺苷脱氨酶和核糖核苷酸还原酶抑制剂，以及嘌呤和嘧啶抗代谢物，在分子水平上通过干扰 DNA 或 RNA 的合成和加工，通过模仿 DNA 或 RNA 的构建并将其合并到细胞分裂周期的 S 期的复制结构来阻止正常的细胞发育和分裂。在图 3.1 和本章中，我们将更详细地介绍这些药物，以及它们工作的机制。

3.2 二氢叶酸还原酶（DHFR）抑制剂

3.2.1 甲氨蝶呤（MTX）

四氢叶酸是由二氢叶酸还原酶（DHFR）作用于二氢叶酸产生的，它在嘧啶核苷酸合成过程中起到必不可少的作用，而嘧啶核苷酸则会被并入 DNA 中（图 3.1 和图 3.2）。在 20 世纪 40 年代晚期，对叶酸结构进行了小部分修改，得到了领先的拟代谢物氨基蝶呤（见图 3.2），但这种物质现在被认为对人体毒性过大，只用作杀鼠剂。氨基蝶呤是由 Lederle Laboratories（位于美国纽约州珍珠河）的研究员 Yellapragada Subbarow 合成的，并于 1947 年首次被著名的肿瘤科医师 Sidney Farber 用于儿童白血病的缓解治疗。该药物随后由 Lederle Laboratories 于 1953 年至 1964 年间用于儿童白血病的治疗。同期，一种结构相似的类似物甲氨蝶呤（图 3.2），于 1947 年合成，最初名为氨甲蝶呤，由该公司在同一时期推出市场，但因制造困难，Lederle 在随后停止生产氨基蝶呤，转而生产甲氨蝶呤。有趣的是，在氨基蝶呤上市期间，人们观察到接受其治疗的银屑病患者的皮肤病变有了显著改善，这一发现导致了今天银屑病患者广泛使用甲氨蝶呤。到 20 世纪 50 年代，甲氨蝶呤由于其优越的治疗表现而完全取代氨基蝶呤用于癌症治疗，1956 年首次证明了其在转移性实体癌的临床获益，以及绒毛膜癌和绒毛膜腺瘤的完全缓解。除了用于肿瘤和银屑病治疗外，甲氨蝶呤还被用于治疗其他增殖性疾病，如某些类型的类风湿性关节炎。由于甲氨蝶呤在多种增殖性疾病中的临床有效性和相对较好的安全性，它仍在世界卫生组织的基本药物清单上。它可以口服或通过静脉、肌肉或鞘膜注射给药。

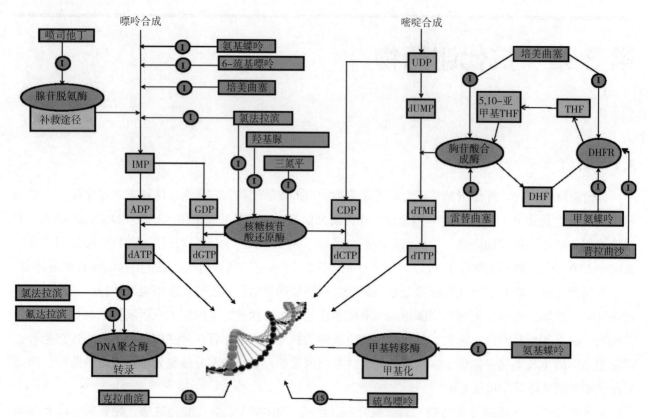

图 3.1　抗代谢抗癌药物生化干预的主要部位：腺苷脱氨酶、核糖核苷酸还原酶、胸苷酸合成酶（TS）、二氢叶酸还原酶（DHFR）、DNA 聚合酶、甲基转移酶（绿色显示）。通过这些机制发挥作用的抗癌药物用红色显示，关键代谢物用黄色显示（DHF= 二氢叶酸；THF= 四氢叶酸；dATP、dGTP、dCTP 和 dTTP= 核苷三磷酸），I= 抑制剂。

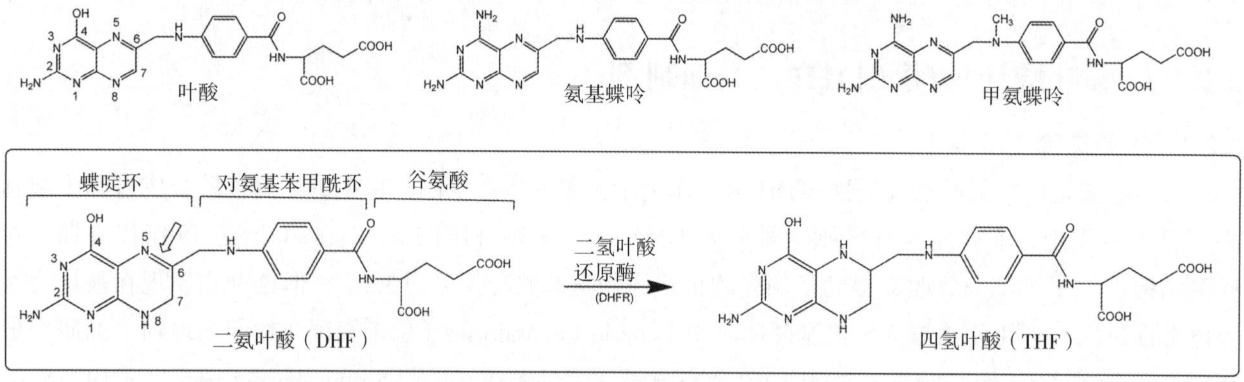

图 3.2　上部：叶酸，氨基蝶呤和甲氨蝶呤的结构。底部：二氢叶酸通过二氢叶酸还原酶（DHFR）还原为四氢叶酸（箭头指示要还原的键）。甲氨蝶呤抑制 DHFR，因此不会产生四氢叶酸。

　　从机理上讲，甲氨蝶呤对 DHFR 活性位点的亲和力比天然底物二氢叶酸高 100 倍以上，这是由于在 4 位上存在一个氨基而不是羟基官能团，这显著增加了嘧啶环的碱性度。

　　令人惊讶的是，与底物 DHF 相比，甲氨蝶呤的蝶啶环在酶的活性部位占据了相反的位置。虽然与对氨基苯甲酰基和谷氨酸部分的结合相同，DHF 的 N1 和 N5 原子未结合，C2–NH$_2$ 和 C4–OH 只结合水分子，N3 氢键结合到 Asp–26，和 N8 与 Leu–4 残基通过范德华力结合（图 3.2 和图 3.3）。

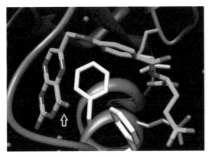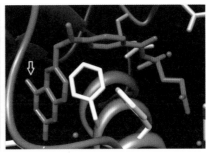

图 3.3 叶酸（浅蓝色，左图）和甲氨蝶呤（洋红色，右图）结合在 DHFR 酶活性位点的分子模型。叶酸的蝶啶环（羟基，左图）与甲氨蝶呤（氨基，右图）的 C4 位置方向的变化通过箭头表示。使用 Chimera© 软件创建的图像。

与甲氨蝶呤相比，这种排列使底物与酶的结合更松散，这是底物和抑制剂分子中最基本中心的位置和强度差异的结果。在甲氨蝶呤中，分子中最基本中心 N1 和相邻的 C2-NH$_2$ 可以通过在 C2 位点进行的 ^{13}C-NMR 检测得到确认。药物 – 酶复合物的 X 射线衍射研究表明，蝶啶环位于一个亲脂性的空腔中，N1/C2-NH$_2$ 中心的阳离子与酶的天冬酰胺 –26 阴离子结合。X 射线揭示的其他细节包括 C4-NH$_2$ 与 Leu-4 和 Ala-97 的羰基基团之间的氢键以及谷氨酸残基的 α- 羧基与精氨酸 -57 的碱性侧链之间的离子相互作用。对氨基苯甲酰残基位于一个口袋中，一侧由 Leu-27 和 Phe-30 的亲脂侧链形成，另一侧由 Phe-49、Pro-50 和 Leu-54 形成。临近的口袋由 Leu-4，Ala-6，Leu-27，Phe-30 和 Ala-97 构成。完全延伸的辅酶的烟酰胺（NADPH）部分足够靠近蝶啶环，以促进氢化物阴离子从吡啶核转移到 C6 位置。

甲氨蝶呤可用于儿童急性淋巴细胞白血病（ALL）的维持治疗，以及治疗绒毛膜癌、非霍奇金淋巴瘤，包括乳腺、头颈部和肺部肿瘤。鞘内甲氨蝶呤注射用于预防儿童 ALL 的中枢神经系统侵犯，并作为已确诊的脑膜癌或淋巴瘤的治疗。甲氨蝶呤的其他非癌症适应证包括克罗恩病、类风湿性关节炎和严重的银屑病。

其主要副作用包括骨髓抑制、口腔炎以及更少见的肺炎。肾功能显著受损是甲氨蝶呤禁忌证，因为它主要通过肾脏排泄，不过在某些肾功能受损的患者中可以降低剂量使用。然而，甲氨蝶呤应始终谨慎使用，因为它在高剂量时可导致肾毒性。如果发生这种情况，2012 年 FDA 批准的 BTG 国际开发的谷卡匹酶 Voraxaze™ 可静脉注射用于因药物性肾损害而导致甲氨蝶呤清除延迟的患者。谷卡匹酶是一种重组细菌酶，通过将甲氨蝶呤转化为无活性的 2，4- 二氨基 -N10- 甲基蝶酸（DAMPA）和谷氨酸，可快速降低其血液中的水平，由肝脏代谢，从而提供了清除甲氨蝶呤的另一种途径。谷卡匹酶最常见的副作用是低血压、头痛、恶心、呕吐、潮红和感觉异常。

甲氨蝶呤在重度肝功能损害患者中禁忌使用，在出现大量胸腔积液或腹水时应避免使用，因为它可以在这些体液中积累，然后重新进入循环系统，并可能导致骨髓抑制。鞘内给药后可能会发生全身毒性，因此应仔细监测血细胞计数。甲氨蝶呤也会引起胃肠道溃疡，可能需要密切监测。已知它有致畸作用，在怀孕期间避免使用。耐药性也可能成为一个问题，肿瘤细胞最终会上调 DHFR 的产生或增加 ATP 驱动的甲氨蝶呤外排。

在高剂量间歇方案中，甲氨蝶呤对骨髓和口腔（化疗导致的骨髓抑制和口腔黏膜炎）的不良影响可以通过定期给予 N5- 甲酰四氢叶酸钙盐（叶酸或亚叶酸钙）进行缓解，叶酸和亚叶酸钙可通过对抗甲氨蝶呤的叶酸拮抗作用来发挥作用（图 3.4）。左旋叶酸钙是左旋叶酸（C6 位 S 构型）的钙盐，于 1991 年以 Isovorin™ 获批，其作用相当于光学异构体叶酸的一半剂量。Isovorin™ 用于甲氨蝶呤过量的"抢救治疗"，并与氟尿嘧啶联合用于结直肠癌。亚叶酸二钠盐（Sodiofolin™）和左旋亚叶酸二钠盐都有注射剂型，用于"抢救治疗"，并与氟尿嘧啶联合使用（见 3.5.1）。帕利夫明（Kepivance™）是一种人角质细胞生长因子，也用于血液系统恶性肿瘤，以治疗由甲氨蝶呤等药物的骨髓消融疗法引起的黏膜炎。

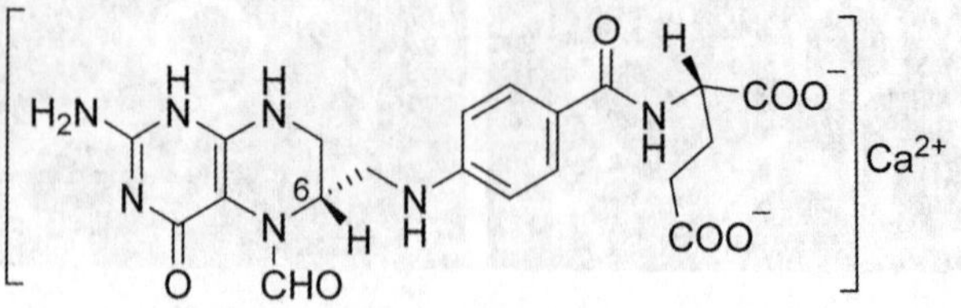

亚叶酸钙（Leucovorin）：C6为外消旋
左旋亚叶酸钙（Isovorin™）：C6为S构型（如图所示）

图 3.4   用于甲氨蝶呤治疗后的"抢救治疗"的亚叶酸钙和左旋亚叶酸钙的结构。

叶酸抢救治疗法可以绕过四氢叶酸产生的阻断，并加速恢复。叶酸（静脉注射或静脉滴注）也可用于治疗甲氨蝶呤过量，并采取其他措施以维持体液和电解质平衡，管理可能的肾功能衰竭。叶酸本身的副作用相对较少，但罕见的副作用包括皮疹、镇痛药后出现的高体温。使用较高剂量的叶酸可能会出现失眠、躁动和抑郁症状。从构效关系（SAR）的角度来看，一个有趣的方面是，叶酸不能抵消叶酸拮抗剂如甲氧苄啶的抗菌活性。叶酸也与氟尿嘧啶联用用于治疗晚期结直肠癌。

甲氨蝶呤仍然是目前临床使用中最重要的 DHFR 抑制剂，尽管多年来已经合成了多种衍生物，以寻找毒性降低的类似物或用于成像目的。例如，已经合成了含有氟原子的类似物，以便它们与 DHFR 酶的相互作用可以在体外（如通过核磁共振）和体内（如通过 PET）进行研究。只有一种新的类似物用于治疗（普拉曲沙），如下所述。

3.2.2   普拉曲沙（Folotyn™）

普拉曲沙（Folotyn™）（图 3.5）是继甲氨蝶呤之后在美国获批的唯一一种新的甲氨蝶呤类似物，也是 FDA（2009 年）批准的首个用于治疗复发或难治性外周 T 细胞淋巴瘤（PTCL，一种预后不良的侵袭性血癌）的药物。2009 年，FDA 根据加速审批程序（允许提前批准满足一定医疗需求的药物）批准了该药物，该批准是基于一项临床试验的结果，证明其可使患者的肿瘤缩小，但没有延长生存期。这一决定受到了一些肿瘤学家、患者团体和保险公司的批评，因为当时每位患者每月的治疗费用为 3 万美元甚至更多，整个疗程的总费用可能超过 12.6 万美元。基于此，EMA 在 2012 年拒绝了其上市许可，因此该药物未被批准在英国或欧洲使用。

在 20 世纪 70 年代末，美国纪念斯隆凯特琳癌症中心的研究人员发现，肿瘤细胞可通过一种被称为血浆膜转运蛋白（现在称为还原型叶酸载体 1，即 RFC–1）的蛋白质摄取叶酸。RFC–1 通过维持细胞内叶酸浓度来发挥作用，其编码基因为 *SLC19A1*。进一步的研究表明，当正常细胞演变为恶性细胞时，它们往往会过度产生 RFC-1 以确保获得足够的叶酸。因此，在纪念斯隆凯特琳癌症中心、SRI 国际和南方研究所的研究人员的成功合作下，普拉曲沙在 20 世纪 90 年代中期被合理设计出来，以增加通过 RFC-1 的选择性细胞运输。由于普拉曲沙对 RFC-1 具有更大的选择性，它的吸收速度是甲氨蝶呤的 14 倍，从而具有更高的效力。然而，尽管普拉曲沙可以减少实体肿瘤的大小，但没有证据表明它可以延长患者的生存期。其最常见的副作用类似于甲氨蝶呤，包括黏膜炎和血小板减少症。

从精准医学的角度来看（见第 11 章），*SLC19 A1* 基因的多态性可以影响叶酸类似物的摄取，从而影响化疗的疗效。研究表明，单核苷酸多态性（SNP），如 C.80AA 和 C.80GG，可分别降低和提高叶酸的转运。药物基因组学研究表明，对患者进行这些 SNP 研究有助于预测普拉曲沙化疗的潜在疗效，从而改善治疗结果和减少副作用。

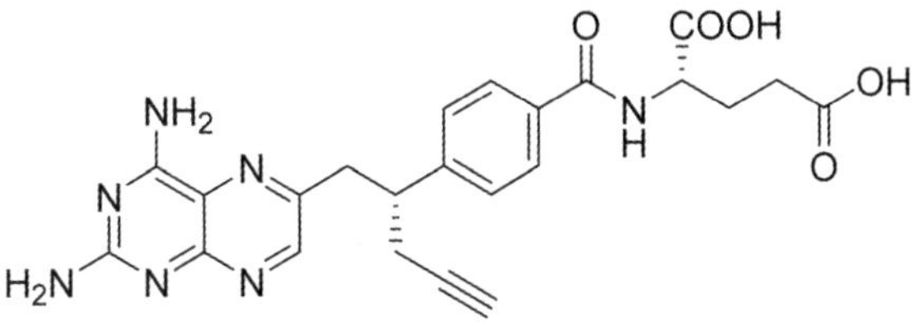

图 3.5　甲氨蝶呤类似物，普拉曲沙的结构式。

3.3　胸苷酸合成酶抑制剂

通过更好地理解叶酸依赖的途径，特别是 DHFR 和胸苷酸合成酶（TS）途径之间的关系，发现了一种新结构类型的基于叶酸的胸苷酸合成酶抑制剂，它是有效的，有选择性的，不容易导致耐药性（图 3.6）。雷替曲塞（Tomudex™）是该家族的第一个成员，于 1998 年上市，培美曲塞（Alimta™）于 2004 年获批（图 3.8）。两者都是高度水溶性叶酸类似物。最后一个引入的类似物是洛拉曲塞（Thymitaq™），它在 2000 年被 FDA 通过快速审定资格，用于治疗不可切除的肝细胞癌（HCC）。虽然它在 2003 年进入了Ⅲ期临床试验（即 ETHECC™ 试验），但它未能达到必要的终点，也没有进展到最终批准阶段。另一种类似物（BGC 9331/ZD-9331）由英国 BTG 公司（后来的阿斯利康）开发，并达到了胃癌的Ⅱ期临床试验，但其使用导致了剂量限制性血液毒性。2007 年有报道称普来曲塞（plevitrexed）已获得美国孤儿药品的认证，但之后未有进展。虽然在图 3.6 中提供了其结构，但下面不会详细介绍它。嘧啶类似物，如 5-FU（5-氟尿嘧啶）也通过类似的机制起作用（见 3.5）。

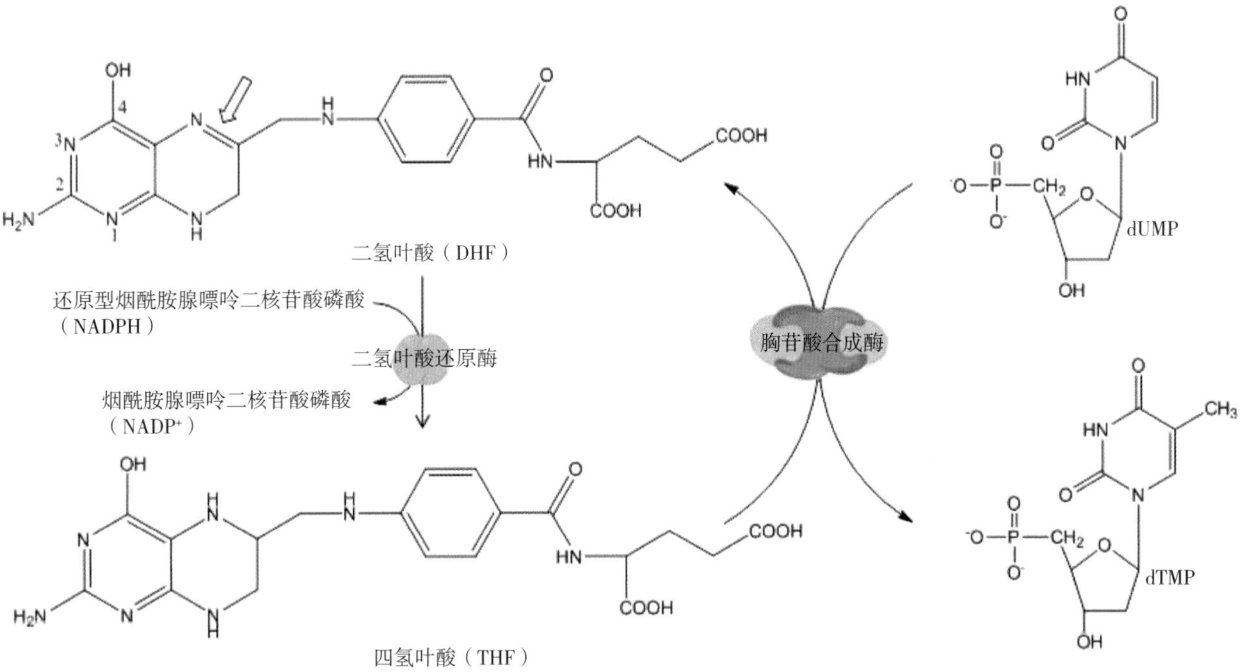

图 3.6　叶酸途径中的二氢叶酸还原酶（DHFR）和胸苷酸合成酶（TS）（dUMP= 脱氧尿嘧啶单磷酸，dTMP= 脱氧胸腺嘧啶单磷酸）之间的关系。

3.3.1　雷替曲塞（Tomudex™）

在不能使用 5-FU 和叶酸的情况下，静脉使用雷替曲塞（Tomudex™）可用于缓解晚期结直肠癌（图3.8）。它是临床应用中最有效的抗代谢物之一，在体外对 L1210 细胞的 IC_{50} 值为 9nmol/L。雷替曲塞于20 世纪 80 年代末首次合成，90 年代在临床上进行了评估，并于 1998 年获得批准。

雷替曲塞及其相关药物通过还原性叶酸载体（RFC）运输到细胞中，然后通过叶酸聚谷氨酸合成酶（FPGS）代谢为谷氨酸形式（图 3.7）。这个过程被称为多谷氨酸化，是细胞用来保存和浓缩叶酸的一种机制。虽然多谷氨酸形式对胸苷酸合成酶有较高的亲和力，但它们的有效性取决于水解谷氨酰胺残基的 γ- 谷氨酰水解酶（GGH）的相对表达。

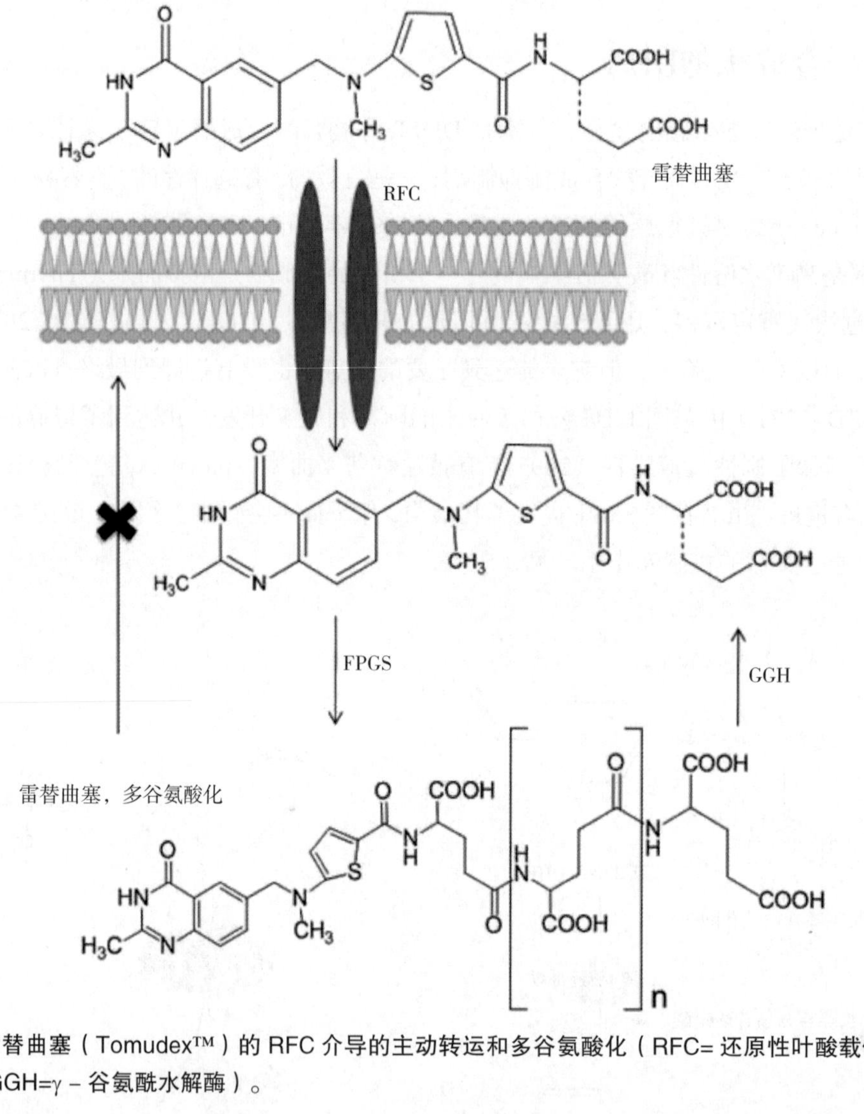

图 3.7　叶酸类似物雷替曲塞（Tomudex™）的 RFC 介导的主动转运和多谷氨酸化（RFC= 还原性叶酸载体，FPGS= 叶酸聚谷氨酸合成酶，GGH=γ – 谷氨酰水解酶）。

阿斯利康利用这一原理设计了普来曲塞（ZD-9331），通过 RFC 机制有效转运到细胞内，并进入了治疗胃癌的 II 期临床试验。普来曲塞不是 FPGS（多谷酸合成酶）的底物，因此不会因这种酶下调而产生耐药性。然而，普来曲塞会被叶酸受体的 α- 异构体（αFR）内吸收。叶酸受体是高亲和力的叶酸结合膜糖蛋白，某些细胞（如卵巢肿瘤细胞）过度表达这种受体。

雷替曲塞通常耐受良好，但可能会引起骨髓抑制和消化道毒性，可以通过联合使用亚叶酸缓解。对于有轻度至中度肝功能损害的患者（通过肌酐清除率诊断）应该谨慎使用，这些情况下可能需要减少剂量或延长给药间隔。如果肝功能损害严重，应该避免使用该药物。由于该药物可能具有致畸性，治疗期间和六个月后应该避孕。

基于这种作用机制，正在开发更多的选择性靶向 αFR 的化合物，例如由制药公司 ONYX 与伦敦癌症研究所（ICR）和皇家马斯登医院的研究人员合作开发的 ONX-0801（之前称为 BGC945）。在该团队领导的最近的一项Ⅰ期研究中，对 15 例卵巢癌患者进行了治疗，ONX-0801 显著减小了 7 例患者的肿瘤。然而，在这个队列中，携带药物靶分子（αFR）的 10 名女性患者中，7 例对药物有反应，这表明该药物有潜力用于精准医学治疗。这些结果在 2017 年芝加哥美国临床肿瘤学会年会上发表（图 3.8）。

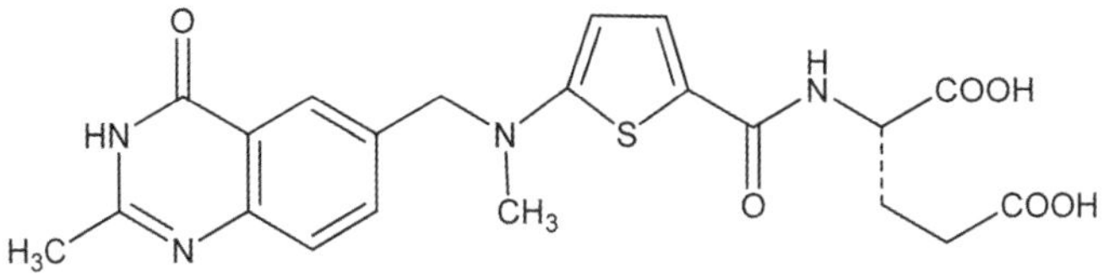

雷替曲塞（Tomudex™）

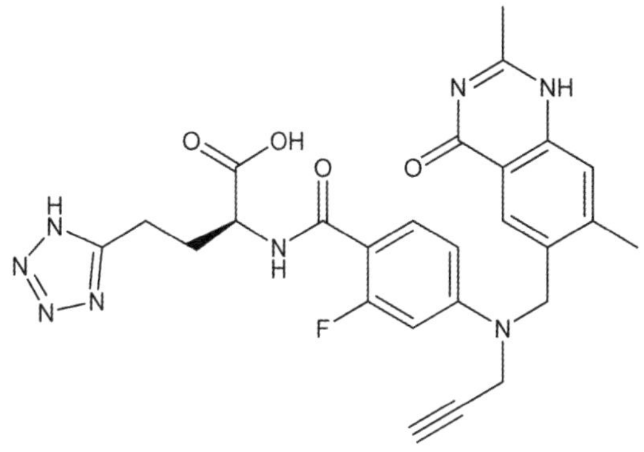

普来曲塞（ZD-9331）

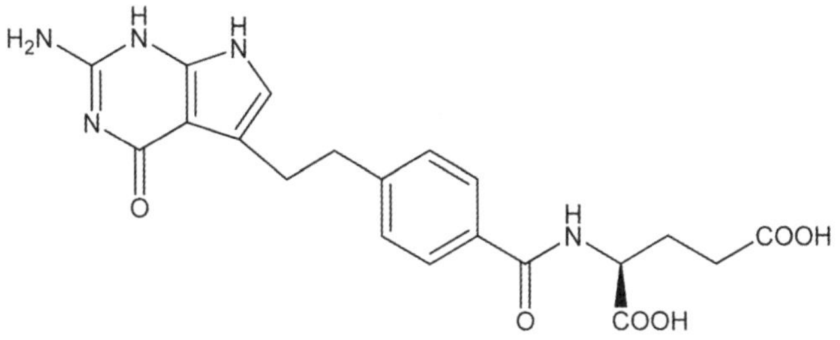

培美曲塞（Alimta™）

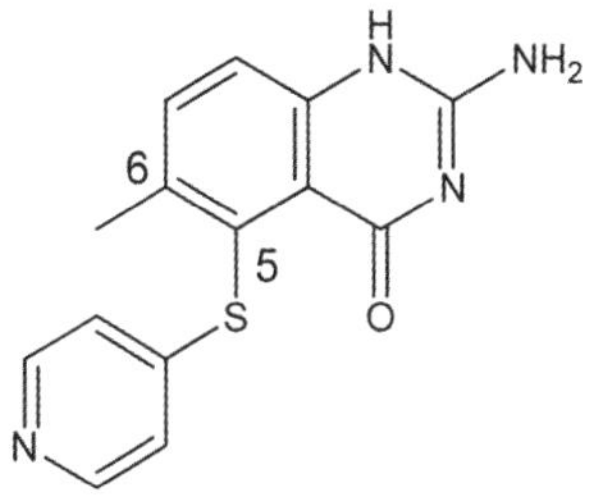

洛拉曲塞（Thymitaq™）

图 3.8　胸苷酸合成酶（TS）抑制剂雷替曲塞（Tomudex™）、普来曲塞、培美曲塞（Alimta™）和洛拉曲塞（Thymitaq™）的结构式。

3.3.2　培美曲塞（Alimta™）

培美曲塞（Alimta™）是一种多靶点抗代谢物，可抑制多种叶酸依赖性酶。它主要抑制胸苷酸合成酶，也抑制 DHFR 和甘氨酸酰胺核糖核苷酸甲酰基转移酶（GARFT）。培美曲塞的分子结构与雷替曲塞相似，不过 2- 甲基 -4- 氧喹啉环和噻吩环分别被 2- 氨基 -4- 氧吡咯嘧啶环和苯环取代，分子中心的甲胺部分被改为亚甲基。

培美曲塞于 20 世纪 90 年代初首次合成，并于 21 世纪初在临床中进行了评估。主要通过静脉输注给药。在英国，它与顺铂联合用于既往没有接受过化疗的不可切除的恶性胸膜间皮瘤的一线（联合顺铂）或二线治疗，以及维持治疗。主要的副作用包括胃肠道紊乱、水肿、神经病变、脱水、结膜炎、泪液增加和皮肤疾病。它也有潜在致畸性，因此建议在治疗期间和治疗后六个月内避孕。对于有肾功能损害、心血管疾病和糖尿病的患者，需要谨慎使用，有时还需要预防性补充叶酸和维生素 B_{12}。

3.3.3　洛拉曲塞（Thymitaq™）

在结构上，洛拉曲塞（Thymitaq™）为非经典的 TS 抑制剂，因为它保留了一个 2- 氨基 -4- 氧喹唑啉环（类似于雷替曲塞的 2- 甲基 -4- 氧喹唑啉），但缺乏末端的谷氨酸侧链，而是在苯环上携带 5-（4-吡啶巯基）和 6- 甲基取代物。它由 Agouron 制药公司使用 SAR 方法开发，与经典的抗叶酸代谢拮抗剂不同，其旨在产生一种不受细胞膜转运障碍和（或）多谷氨酸化降低等耐药机制影响的抑制剂，它在生理 pH 下不带电荷，因此不需要借助像 RFC 系统这样的特定转运机制进入细胞。此外，一旦进入细胞，它就不是叶酸聚谷氨酸合成酶的底物，因此不能通过这种机制产生耐药性。

洛拉曲塞于 20 世纪 90 年代末在临床上进行了评估，2000 年，FDA 通过快速通道将其指定用于治疗不可切除的肝细胞癌（HCC）。到 2003 年，它已经进入Ⅲ期临床试验（ETHECC™试验），但未能达到必要的终点，也没有进入批准阶段。

3.4　嘌呤抗代谢物

嘌呤抗代谢物抑制嘌呤生物合成途径的不同阶段的几种酶（见图 3.1 和图 3.9）。尽管嘌呤治疗在许多不同的癌症类型中都有效，但它们的主要缺点是缺乏选择性，因为嘌呤参与了多种细胞过程，包括 DNA 和 RNA 的合成，从而最终参与了蛋白质的合成。第一批已知的这类药物是 6- 巯基嘌呤和 6- 硫鸟嘌呤，尽管其在 20 世纪 50 年代首次合成，但在 20 世纪 80 年代才被引入临床使用，随后是含有糖基团的氟达拉滨和克拉屈滨，多年来，研究人员一直在努力寻找更具选择性的代表物质，并于 2004 年和 2005 年分别引入了奈拉滨和氯法拉滨进入临床应用（图 3.10）。

3.4.1　巯基嘌呤（Puri-Nethol™，6MP）

巯基嘌呤（Puri-Nethol™，6MP）可口服给药，只用于急性白血病和慢性粒细胞白血病的维持治疗，以及炎症性肠病（如溃疡性结肠炎和克罗恩病）的管理。敏感肿瘤细胞中的巯基嘌呤的游离碱基经过嘌呤核苷酸转移酶（HGPRT）转化为 6- 巯基肌苷一磷酸（T-IMP），也称为核糖核苷酸 6- 巯基嘌呤 -9-氨基酸（MPRP）。尽管 6MP 抑制了嘌呤核苷酸的几条酶促合成途径，包括核糖核苷酸还原酶介导的 5′-磷酸肌苷转化为腺苷 / 鸟苷 -5′- 磷酸的过程，但其主要的抑制作用似乎发生在新生嘌呤合成的早期阶段，即 T-IMP 抑制了磷酸核糖焦磷酸酰胺转移酶将 5′- 磷酸核糖焦磷酸酯转化为磷酸核糖胺的过程。6MP 也被核糖核苷酸还原酶代谢为 6- 巯基 2′- 脱氧鸟苷 -5′- 三磷酸，被嵌入 DNA 并被修复酶识别，从而导致细胞凋亡。对巯基嘌呤的耐药性通常是由于肿瘤细胞内 5- 磷酸核糖基转移酶（HGPRT）的部分或完全下调而引起的。

有趣的是，免疫抑制剂硫唑嘌呤（Imuran™）是 6- 巯基嘌呤的前药，并被代谢成活性形式。硫唑嘌呤已被实验性地用于治疗癌症，如儿童白血病和成人淋巴瘤，但现在主要用于自身免疫性疾病（如克罗恩病、溃疡性结肠炎、类风湿性关节炎、系统性红斑狼疮和其他结缔组织疾病、多发性肌炎、严重难治性湿疹和全身型重症肌无力），特别是当单独使用皮质类固醇治疗不能充分控制病情时。硫唑嘌呤也用于抑制器官移植的排斥反应。

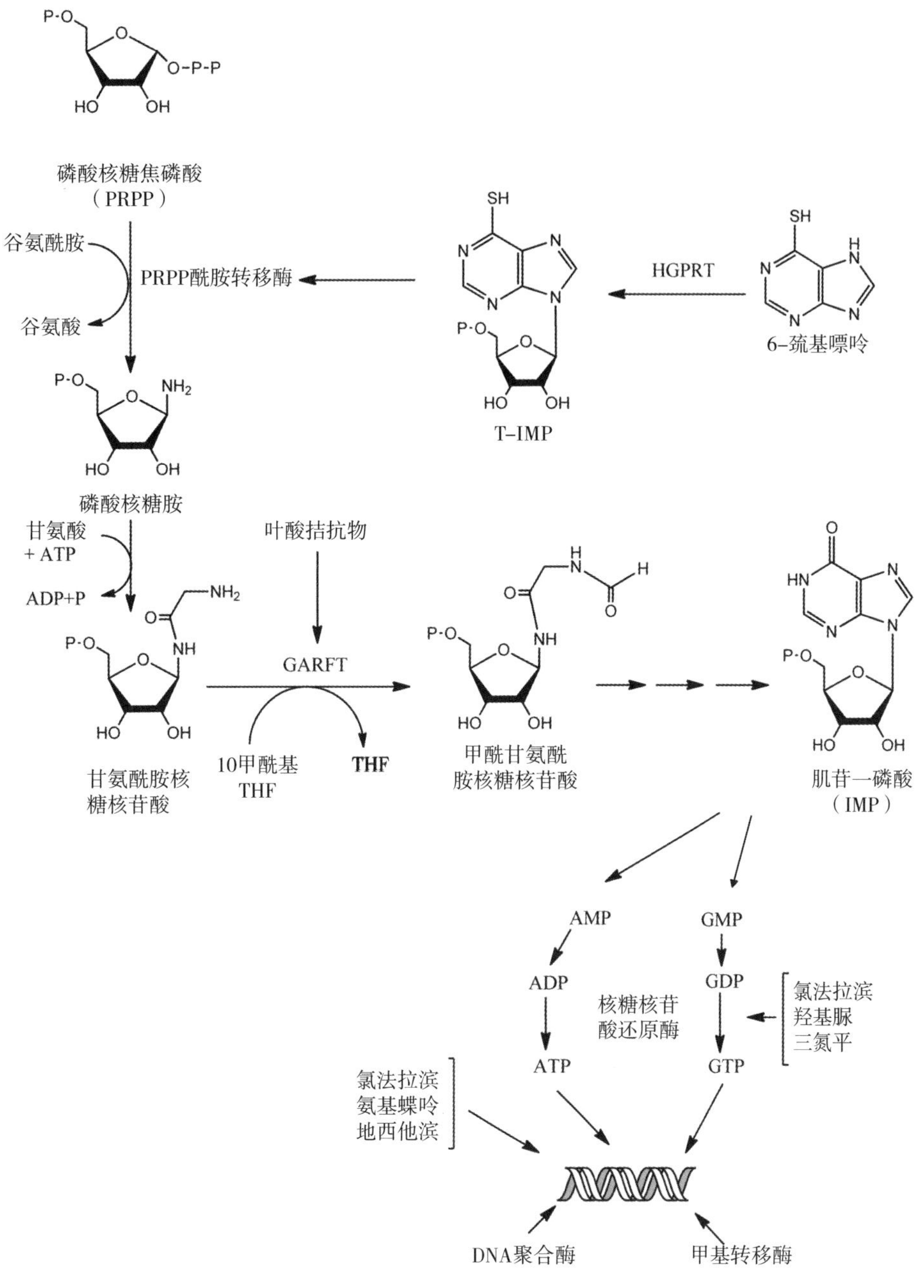

图 3.9 嘌呤生物合成途径，显示了抑制剂干预的不同部位。

疏基嘌呤可引起肝毒性和肾毒性，很少引起肠道溃疡和胰腺炎。因此，建议在肾功能和肝功能受损时谨慎使用，在这些情况下可能需要减少剂量。疏基嘌呤也有致畸作用，妊期妇女或备孕期间的男性患者不能使用。

最后，值得注意的是，别嘌呤醇(图3.10)可用于预防癌症化疗中的高尿酸血症，痛风和草酸钙肾结石，可干扰疏基嘌呤和硫唑嘌呤的代谢。它可以抑制黄嘌呤氧化酶介导的 6-MP 降解为 6- 硫酸，从而导致肾脏损害。因此，如果患者正在接受别嘌呤醇治疗，则应减少疏基嘌呤的剂量，因为可能会导致其危险的高血液水平。

与抗癌治疗相关的最早的药物基因组测试之一是硫嘌呤 S- 甲基转移酶（TPMT），它通过在 C6-SH 基因中添加一个甲基（硫嘌呤和硫唑嘌呤初始代谢后释放 C6-SH）代谢 6- 疏基嘌呤、硫嘌呤和硫唑嘌呤。在缺乏 TPMT 活性的患者中，硫嘌呤代谢必须通过其他途径进行，其中一种途径会产生活性硫嘌呤代谢物［例如，通过次黄嘌呤 – 鸟嘌呤磷酸核糖转移酶（HPRT）代谢为 6- 硫鸟嘌呤核苷酸］，其在高浓度时会引起骨髓抑制。TPMT 的缺乏会非常严重地影响一小部分患者。每 300 个人中就有两个携带变异的等位基因，而完全缺乏 TPMT 活性。这些患者只需要标准剂量的 6%～10%。如果接受全剂量治疗，他们有严重的骨髓抑制和死亡的风险。美国 FDA 已采纳在 6- 巯基嘌呤和硫唑嘌呤的处方信息中纳入检测 TPMT 缺乏症的建议。同样，在英国，NICE 建议在开始巯基嘌呤、硫鸟嘌呤或硫唑嘌呤治疗前检测 TPMT 活性，并规定 TPMT 活性缺失的患者不应接受硫嘌呤药物治疗，尽管 TPMT 活性降低的患者可以在专家监督下治疗。

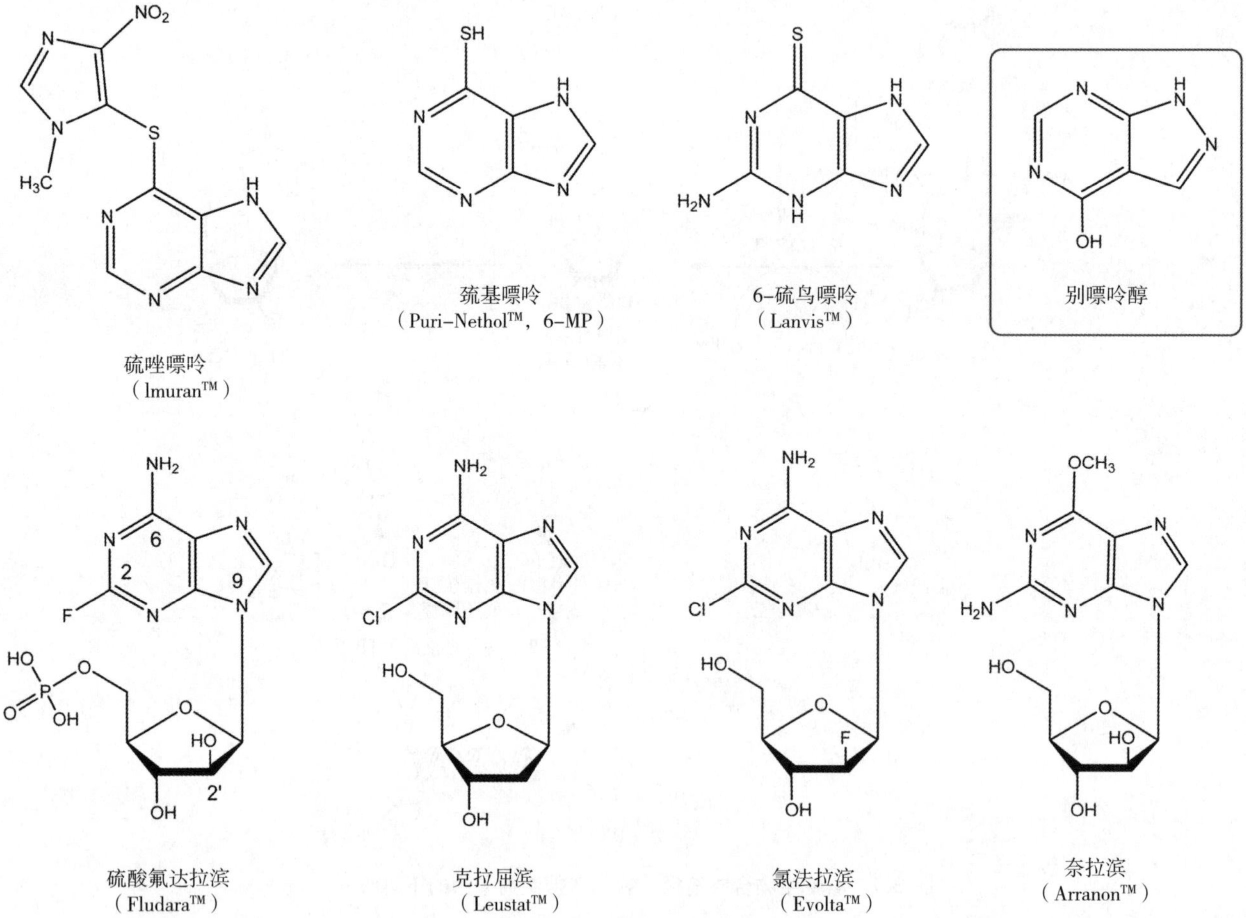

图 3.10　临床使用的嘌呤抗代谢物和别嘌呤醇的结构，别嘌呤醇用于预防癌症化疗中的高尿酸血症和预防痛风和草酸钙肾结石。

3.4.2　硫鸟嘌呤（Lanvis™）

硫鸟嘌呤（Lanvis™），以前称为 6- 硫鸟嘌呤，是另一种用于口服治疗慢性髓系白血病的嘌呤抗代谢物，在短周期治疗的不同阶段给予（图 3.10）。它在细胞中代谢为 9-（1′- 核糖体 –5′- 磷酸）。然而，与 MPRP 相反，该中间体不抑制酶活性，而是进一步磷酸化为三磷酸，然后作为"假"核酸底物嵌入 DNA。

与巯基嘌呤一样，硫鸟嘌呤主要用于治疗急性白血病和慢性髓系白血病。在开始使用硫鸟嘌呤治疗之前，建议检测患者的硫嘌呤甲基转移酶（TPMT）活性，以确定合适的剂量（见巯基嘌呤的 TPMT 信息；

3.4.1）。骨髓抑制的主要副作用是由于 6- 硫鸟嘌呤迅速整合到骨髓细胞的基因组中导致的。

　　有肝或肾损害的患者应谨慎使用巯基嘌呤，可能需要减少剂量，如果出现肝毒性应立即停用。同时，它能致畸，因此，备孕期男女都需谨慎使用。由于有肝毒性的风险，不推荐长期使用该药物。口腔炎也是可能发生的不良反应。长期使用的患者还可能发生更罕见的不良反应如肠坏死和穿孔。然而，与巯基嘌呤相比，硫鸟嘌呤的胃肠道副作用发生率更低。

3.4.3　磷酸氟达拉滨（Fludara™）

　　磷酸氟达拉滨（Fludara™）具有与 6- 巯基嘌呤和 6- 硫鸟嘌呤相似的嘌呤核，但在 N9 位置上有一个糖基（图 3.10）。克拉屈滨、氯法拉滨和奈拉滨在 N9 位上都有相似的部分。氟达拉滨通过抑制 DNA 聚合酶和核糖核苷酸还原酶来抑制 DNA 合成，并于 20 世纪 90 年代初被批准用于晚期 B 细胞慢性淋巴细胞白血病（CLL）的初始治疗，并用于骨髓储备充足患者的一线治疗后。该药物可口服或静脉注射或输注，一般耐受性良好。它是临床使用的唯一的嘌呤抗代谢类似物，在其结构中加入了一个磷酸基团，从而提高了水溶性。

　　氟达拉滨治疗最常见的副作用包括腹泻、厌食、水肿、肺炎、咳嗽、周围神经病变、视力障碍、寒战、发热、不适、虚弱和皮疹。较不常见的副作用包括免疫介导的溶血性贫血、血小板减少和中性粒细胞减少，而骨髓抑制可能是累积性的。如果发生免疫抑制，则可联合使用复方新诺明以预防肺囊虫感染。还必须监测患者的溶血、神经毒性和现有皮肤癌（或对皮肤癌易感性增加）恶化的迹象。溶血性贫血是氟达拉滨的禁忌证。对于有肾功能损害的患者，必须减少剂量。由于其致畸作用，建议男性和女性都避孕六个月。

3.4.4　克拉屈滨（Leustat™ 和 Litak™）

　　克拉屈滨（Leustat™ 和 Litak™）于 1992 年获得批准，在结构上与氟达拉滨非常相似，只是腺嘌呤核上的 C2- 氟取代基被氯取代，C9- 阿拉伯呋喃亚基上的 C2'- 羟基被去除（图 3.10）。这种类似物被脱氧胞苷激酶磷酸化为其核苷酸形式，积累后整合入 DNA，最终导致链断裂，细胞死亡。通过皮下注射（Litak™）或静脉输注（Leustatt™）治疗毛细胞白血病和 B 细胞慢性淋巴细胞白血病。在非癌症治疗领域，它也用于治疗高度活跃的复发缓解型多发性硬化症，目前已有片剂配方。

　　克拉屈滨的应用受到严重的骨髓抑制伴中性粒细胞减少、贫血和血小板减少的限制；引发溶血性贫血也有报道。高剂量的克拉屈滨与肾功能衰竭、肝毒性和严重的神经毒性有关。因此，建议定期监测肝肾情况。其他副作用包括胃肠道（如便秘、腹泻、腹痛和腹胀）和皮肤（如皮疹、瘙痒和紫癜）病变、水肿、心动过速、呼吸困难、虚弱、肌痛和关节痛。克拉屈滨具有致畸性，因此建议在治疗期间和在治疗后 6 个月内避孕。克拉屈滨和氟达拉滨具有延长免疫抑制作用的潜力，因此使用任何一种药物治疗的患者更容易发生严重的细菌、机会性真菌和病毒感染。因此，建议对那些有风险的患者进行预防性抗感染治疗。为了防止可能致命的输血相关移植物抗宿主反应，只能使用辐照过的血液制品。

3.4.5　氯法拉滨（Evoltra™）

　　氯法拉滨（Evoltra™）是最近引入的第二代合成核苷类似物，于 20 世纪 90 年代末开发，用于抵抗腺苷脱氨酶的脱氨作用（图 3.10）。分子结构类似于克拉屈滨，但在糖基的 C2' 位包含一个氟原子。这种类似物于 2004 年引入临床实践，可抑制 DNA 聚合酶和核糖核苷酸还原酶。它被批准用于接受至少两种治疗方案的复发或难治性急性淋巴细胞白血病患者。氯法拉滨通过静脉输注，副作用包括毛细血管渗漏综合征或全身炎症反应综合征（SIRS）和骨髓抑制。对有轻度至中度肾和肝脏损害的患者建议谨慎用药，对有严重肝肾损害的患者建议完全停用。动物研究表明氯法拉滨具有致畸作用，因此应避免在妊娠期使用。此外，氯法拉滨的不良反应包括黄疸、潮红、低血压、心包积液、血肿、躁动、感觉异常、周围神经病变、烦躁不安、血尿、手足（脱屑）综合征和胰腺炎。

3.4.6 奈拉滨（Atriance™）

奈拉滨（Atriance™）也是在 20 世纪 90 年代开发出来的，它是最新的一种被批准的嘌呤抗代谢物（在 2005 年被 FDA 加速批准）（图 3.10）。其嘌呤环 9 位上的 β-D- 阿拉伯呋喃基与氟达拉滨相同，但嘌呤核的 2- 氟取代基和 6- 氨基分别被氨基和甲氧基取代。奈拉滨是 6- 甲基鸟嘌呤阿拉伯糖苷的前药，由腺苷脱氨酶代谢为脱氧鸟苷类似物 ARA-G，然后通过核苷转运体进入细胞。一旦进入细胞内，ARA-G 被细胞激酶磷酸化为 ARA-GTP，然后整合入 DNA，在那里它作为一个假底物，导致细胞毒性效应。奈拉滨静脉输注被批准用于接受至少两种方案后复发或难治性的急性淋巴母细胞 T 细胞白血病和 T 淋巴母细胞淋巴瘤患者。

神经毒性是其常见的副作用，建议密切监测，必要时停药。对于已经接受或目前正在接受鞘内化疗或颅脊髓照射的患者，也应谨慎使用，因为这可能会增加神经毒性的风险。不同寻常的是，对于一种抗癌药物来说，奈拉滨也会影响患者驾驶等熟练任务的表现。其他副作用包括胃肠道和饮食紊乱、低血压、水肿、呼吸道病变、中枢神经系统病变、周围神经紊乱，包括感觉减退和感觉异常、肌肉骨骼效应、疲劳和视物模糊。治疗导致的良性和恶性肿瘤的形成也有报道，在治疗期间和治疗后三个月，建议男性和女性避孕。

3.5 嘧啶抗代谢物

与嘌呤抗代谢物类似，嘧啶抗代谢物也能抑制细胞 S 期 DNA 的合成，并阻断细胞通过细胞周期的 G_1/S 期（图 3.11）。5- 氟尿嘧啶（5-FU）和阿糖胞苷（Cytosar™，ARA-C）是两种原型嘧啶抗代谢物，通过干扰嘧啶合成发挥作用（见图 3.1）。5-FU 于 20 世纪 50 年代被发现，并在 70 年代被引入临床实践。它的前药替加氟（Uftoral™）与尿嘧啶联合使用，于 20 世纪 80 年代后期在日本被发现。阿糖胞苷（Cytosar™）在 20 世纪 60 年代初被发现，并在 60 年代后期获得批准。吉西他滨（Gemzar™）、卡培他滨（Xeloda™）和阿扎胞苷（Vidaza™）被认为是第二代药物，并在 21 世纪 00 年代中期被批准并引入临床实践。阿扎胞苷与其他类似物的不同之处在于，嘧啶环具有结构修饰，即引入了一个额外的环氮原子形成三嗪 -2（1H）- 酮体系。地西他滨（Dacogen™）是一种 2′- 脱氧胞苷类似物，被磷酸化后整合入 DNA 中，于 2006 年获得批准，其另一种作用机制涉及抑制 DNA 甲基转移酶（DNMT）。最后，曲氟尿苷 / 替匹嘧啶（Lonsurf™）是最新引入的嘧啶抗代谢物，于 2019 年获批。下面将详细介绍所有这些药物，它们的结构式如图 3.11 所示。

3.5.1 5- 氟尿嘧啶（5-FU）

5- 氟尿嘧啶（5-Fu）是在 1962 年获批上市的一种氟嘧啶类似物，通过静脉注射、输注或动脉给药用于治疗一些实体肿瘤，包括胃肠道肿瘤和乳腺癌，以及与叶酸联合用于晚期结直肠癌。也曾尝试过口服给药，但效果不佳。此外，5-FU 还可以局部用于表浅恶性皮肤病变和皮肤癌前病变的治疗，其中 5% 乳膏（如 Efudex™）非常有效。

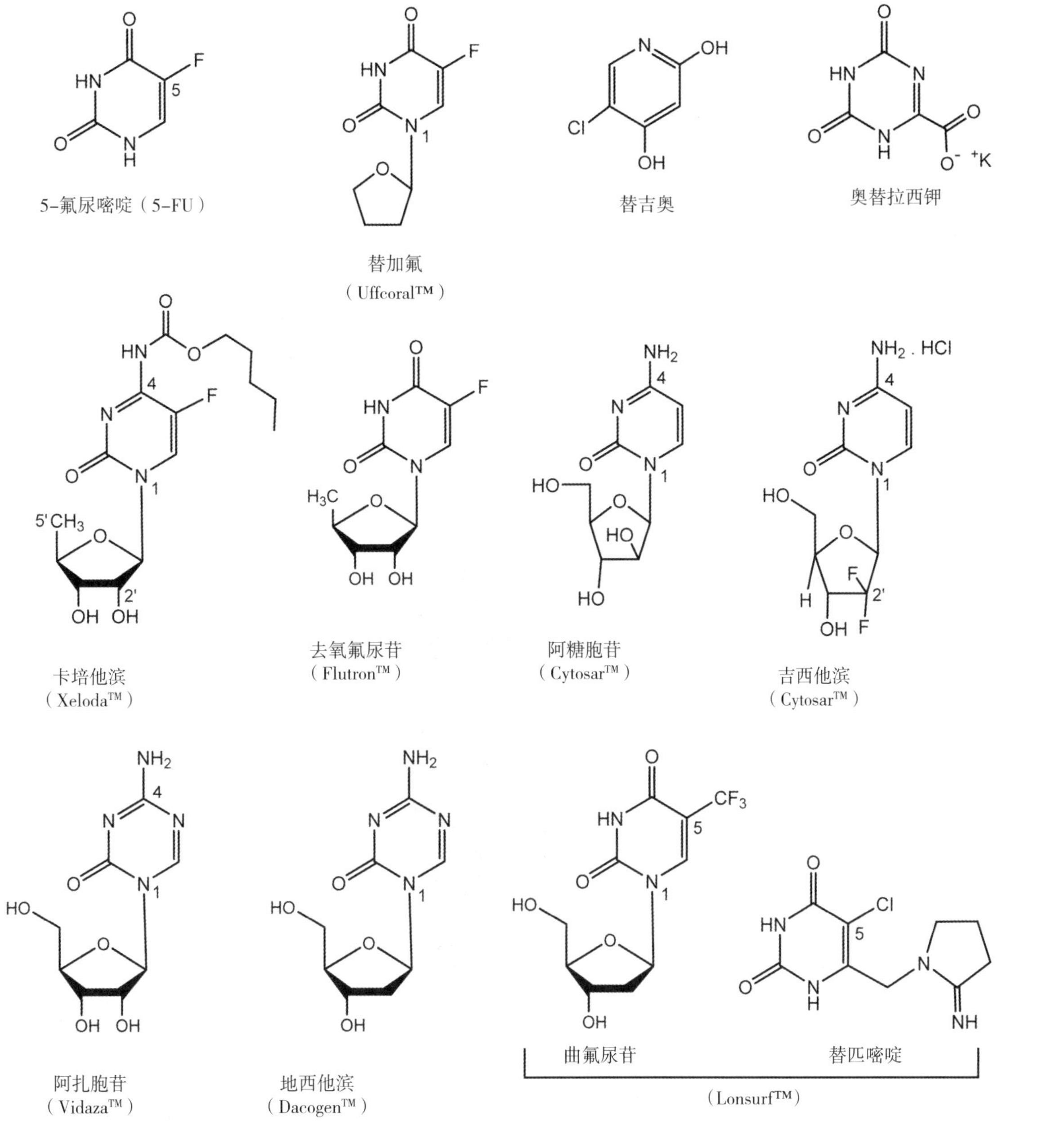

5-氟尿嘧啶（5-FU）

替加氟
（Uffcoral™）

替吉奥

奥替拉西钾

卡培他滨
（Xeloda™）

去氧氟尿苷
（Flutron™）

阿糖胞苷
（Cytosar™）

吉西他滨
（Cytosar™）

阿扎胞苷
（Vidaza™）

地西他滨
（Dacogen™）

曲氟尿苷

替匹嘧啶

（Lonsurf™）

图 3.11　临床使用的嘌呤抗代谢物和已停用的前药卡培他滨的母体去氧氟尿苷的结构。

　　5-FU 首先被代谢为 2′- 脱氧核糖核苷酸形式，5- 氟 -2′- 脱氧尿苷酸（FUdRP）是一种有效的胸苷酸合成酶抑制剂。这种酶能将辅酶亚甲基四氢叶酸中的甲基转移给脱氧尿苷酸，进而形成胸苷酸，随后被整合到 DNA 中。研究发现，5-FU 与胸苷酸合成酶结合的亲和力比天然底物高出数千倍。这种非常强的亲和力是由于 5-FU 分子中生物等位空间的氟原子有关，其范德华半径优于氢原子，即使氢键的结合力更强。此外，氟原子的高负电性也影响了电子分布，相比尿嘧啶而言，在分子上赋予了较低的 pKa 值。由于以上特性，5-FU 具有很高的生物活性，因而成为治疗肿瘤的重要药物之一。进一步的研究表明，活性位点上的亲核巯基与 FUdRP 形成共价键，产生酶、辅酶和 5-FU 的"终端"加合物。构效研究表明，其他类型卤素原子增大但负电性降低导致活性降低。总的来说，抑制 TS 会导致 dTTP 的消耗，dATP/dTTP 比例失衡，从而破坏 DNA 的合成和修复，导致因胸腺嘧啶缺乏而死亡。

　　有人推测，相比健康细胞，5-FU 对癌细胞的选择性更高，特别是在某些类型的恶性皮肤病变中，可能是由于某些癌细胞缺乏降解它所需的酶类。此外，5-FU 与亚叶酸的联合治疗具有协同作用。其机制为亚叶酸添加到所需的有限叶酸池中，以帮助形成与 TS 的共价三元复合物，可促进 FdUMP 结合并阻止进一步转化为 dTMP。因此，在治疗转移性结直肠癌时使用此组合会获得更好的治疗缓解率。

在临床应用中 5-FU 极少出现严重毒性，不良反应包括骨髓抑制、口腔炎和罕见的小脑综合征。在长时间输注过程中，可能会发生剥脱性手足综合征（也称为掌跖综合征）。此外，使用局部制剂 Efudix ™需要谨慎，因为它可能引起局部刺激、炎症反应和光敏感性，更罕见的是多形性红斑。

最近，5-氟尿嘧啶的另一个用途是治疗光线性角化症（也称为日光性角化症），该病非常普遍，影响全球一半的人口。这是一种常在老年人头部出现的较厚的、鳞片状结痂的皮肤病变（图 3.12），主要与经常暴露于阳光下的白色人种相关，是由于阳光对皮肤的损伤引起的。这些病变通常是癌前病变，可发展为鳞状细胞癌（SCC）。未经治疗的病变发展为 SCC 的风险高达 20%，因此，对这些病变进行治疗非常重要。

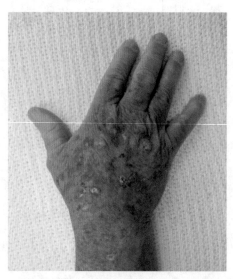

图 3.12　光线性角化症（也称日光性角化症）病例，可见由于日光照射形成的较厚的鳞片状结痂。此为癌前病变，可发展为鳞状细胞癌（SCC）［来自维基百科："Actinic keratosis" by James Heilman, under the Creative Commons Attribution 4.0 International license (https ://cr eativ ecomm ons .org/licenses/by/4.0/legalcode)］。

Actikerall ™于 2011 年年中在英国和德国上市，是一种含氟尿嘧啶（5mg/g）和水杨酸（100mg/g）的局部应用溶液，用于治疗明显的和（或）中度角化的光线性角化症（Ⅰ/Ⅱ级）的成人患者。临床疗效良好，治疗后病变的组织学清除率为 72%，治疗后 12 个月病变清除率为 85.8%。耐受性良好，应用局部的不良反应仅为轻度至中度。

3.5.2　替加氟（Uftoral ™）

替加氟（Uftoral ™）是一种 5-氟尿嘧啶的前药，其中四氢 -2- 呋喃基连接到 5-FU 的 N1 位置（图 3.11）。它于 1967 年获得专利，1972 年被批准用于癌症治疗。通常与改变其生物利用度和毒性的药物联合使用，如替吉奥、奥替拉西或尿嘧啶（图 3.11）。替吉奥和尿嘧啶通过抑制二氢嘧啶脱氢酶（DPD）发挥作用，DPD 负责代谢氟嘧啶，如替加氟、5-氟尿嘧啶和卡培他滨，从而减少它们在体内的降解，维持血浆和组织水平。奥替拉西抑制磷酸核糖转移酶，从而降低正常胃肠道黏膜中氟尿嘧啶的活性，并降低对该组织的潜在毒性。

复方替加氟 / 替吉奥 / 奥替拉西（Teysuno™；或日本的 TS-1）含有三种药剂，比例为 1 ： 1 ： 0.4。虽然尚未获得 FDA 的批准，但它在日本和许多欧洲和亚洲国家主要用于晚期胃癌的治疗，它在许多欧洲国家也与顺铂联合用于多种实体肿瘤，包括头颈部癌、结直肠癌、非小细胞肺癌、乳腺癌、胰腺癌和胆道癌症。有趣的是，其最大耐受剂量（MTD）在亚洲和白种人人群之间存在差异（分别为 $80mg/m^2$ 和 $25mg/m^2$），可能是由于 *CYP2A6* 基因型的差异。在英国，NICE 推荐替加氟 / 替吉奥 / 奥替拉西（Teysuno™）与顺铂联合使用治疗进展期胃癌。

替加氟的主要副作用类似于 5- 氟尿嘧啶，包括骨髓抑制、胃肠道毒性（特别是腹泻）和中枢神经毒性，胃肠道毒性受剂量限制。替加氟比氟尿嘧啶更常见的副作用是中枢神经毒性。对于有心脏和肝功能损害的患者，需要谨慎使用。

DPD 基因（*DPYD*）内的遗传变异可导致 DPD 活性降低或缺失，这些变异的纯合或杂合个体可能有完全或部分 DPD 缺陷（估计 0.2% 的个体有完全的 DPD 缺陷）。部分或完全 DPD 缺乏的患者在使用氟嘧啶治疗包括骨髓抑制、神经毒性和手足综合征时，发生严重甚至致命药物毒性的风险显著增加。

3.5.3 吉西他滨（GEMSAR™）

吉西他滨（Gemzar™）在结构上与阿糖胞苷相似，除了 N1- 糖基 2′ 位的羟基被两个氟原子取代（图 3.11）。在细胞内，它被代谢成具有生物活性的二磷酸核苷和三磷酸核苷，负责抑制 DNA 合成和诱导细胞凋亡。可在老年患者中单独静脉注射使用或用于姑息治疗，或联合顺铂作为局部晚期或转移性非小细胞肺癌的一线治疗。它也被用于局部晚期或转移性胰腺癌。在英国，NICE 推荐用于局部晚期或转移性非小细胞肺癌（单药或联合顺铂）、胰腺癌、膀胱癌（联合顺铂）、上皮性卵巢癌（联合卡铂）和乳腺癌（联合紫杉醇）的一线治疗。吉西他滨通常耐受性良好，但可引起轻度胃肠道紊乱、肌肉骨骼疼痛、肾功能损害、肺毒性、流感样症状和皮疹。溶血性尿毒症综合征的报道很少，如果出现微血管病性溶血性贫血的迹象，应停用该药物。吉西他滨也具有致畸作用，因此在治疗期间和治疗后，女性和男性都需要避孕。

3.5.4 卡培他滨（Xeloda™）

卡培他滨（Xeloda™）是去氧氟尿苷的前药，去氧氟尿苷是一种具有细胞抑制活性的氟化嘧啶核苷，临床上已不再使用（图 3.11）。嘧啶环在 6 位有一个氟原子（而不是 5-FU 的 5 位），4 位氨基与阿糖胞苷、吉西他滨相同，但作为戊氧基氨基甲酸酯受到保护。与阿糖胞苷相比，N1- 糖基被一个 5′- 甲基和一个 2′- 羟基的反向构型修饰。因此，它是一种 5-FU 的多重前药，设计为口服给药，并在癌细胞中通过三酶级联代谢。

在英国，推荐卡培他滨作为Ⅲ期结肠癌手术后的辅助治疗（单一治疗或联合治疗），转移性结直肠癌（单一治疗或联合治疗），晚期胃癌一线治疗（结合铂方案）和局部晚期或转移性乳腺癌（单一治疗或联合多西他赛）二线治疗。其一般的细胞毒性副作用中，手足（剥脱性）综合征和腹泻是最突出的。对于患有心脏、肝脏、肾脏疾病或糖尿病的患者，需要谨慎使用。

3.5.5 阿糖胞苷（Cytosar™，Alexan™，ARA-C）

阿糖胞苷是 1969 年批准的第一个嘧啶抗代谢物类似物（图 3.11）。它在嘧啶环的 N1 位有一个糖基（1-β- 阿拉伯呋喃糖基），在 C4 位有一个氨基，使其成为 N- 取代基的胞嘧啶类似物。它被细胞激酶转化为活性代谢物，并可在皮下、静脉或鞘内给药。

在英国，阿糖胞苷用于急性髓母细胞白血病的诱导缓解和淋巴瘤性脑膜炎的治疗，后者是淋巴瘤的并发症，肿瘤细胞从原发肿瘤扩散到脑膜。也有一种脂质体阿糖胞苷 – 柔红霉素联合制剂（Vyxeos ™），被 NICE 推荐作为未经治疗的急性髓系白血病或伴有脊髓发育不良的急性髓系白血病的选择。

与该药相关的主要副作用是骨髓抑制，这需要严格的血液学监测。阿糖胞苷治疗的另一个缺点是胞嘧啶脱氨酶对其在肝脏的快速脱氨作用使其变成无活性的尿嘧啶衍生物，从而导致半衰期缩短。这个问题可以通过使用持续输注的方法来解决，尽管对于肾功能损害的患者必须减少剂量。这种快速的脱氨作用导致了对脱氨酶耐药类似物和嘧啶核苷脱氨酶抑制剂有共同应用可能药物的探索。然而，在所研究的多种卤化类似物中，只有氟衍生物似乎具有对任何肿瘤的明显的抗肿瘤活性。

3.5.6　阿扎胞苷（Vidaza ™）

阿扎胞苷（Vidaza ™）在结构上与阿糖胞苷相似，但在嘧啶环的 5 位插入杂环氮（形成三嗪），与阿糖胞苷相比，糖基上的 C2′– 羟基被倒置（图 3.11）。它也是地西他滨的 C2′– 脱氧衍生物，这是一种 DNA 低甲基化剂。

在英国，NICE 推荐阿扎胞苷用于治疗不符合造血干细胞移植条件的成人慢性骨髓单核细胞白血病、急性髓系白血病和中高危骨髓干细胞移植异常综合征。它被整合入 DNA，并与甲基转移酶形成稳定的复合物，导致其被抑制。因此，它作为一种 DNA 甲基化抑制剂，通过阻止调节蛋白的结合来阻断一些必要的细胞过程，如转录。

对于有严重充血性心力衰竭、不稳定的心脏或肺部疾病、肝肾损害病史的患者，需要谨慎使用。患者血清肌酐或血尿素氮水平升高，提示应推迟下一个治疗周期，并应监测患者是否有出血情况。其他副作用包括胃肠道紊乱、厌食症、低血压、高血压、呼吸困难、肺炎、血尿、低钾血症、关节痛、肌痛、注射部位反应、皮疹、血肿和出血。由于其致畸性，男性和女性在治疗期间和治疗后都需要避孕。

3.5.7　地西他滨（Dacogen ™）

地西他滨（Dacogen ™）是一种 2′– 脱氧胞苷类似物，它被磷酸化后整合入 DNA 中，从而影响其正常加工（图 3.11）。然而，它的另一种作用机制涉及抑制 DNA 甲基转移酶（DNMT）。在这方面，它的功能与阿扎胞苷相似，尽管它只能被整合到 DNA 链中，而阿扎胞苷可以同时整合到 DNA 和 RNA 链中。地西他滨在复制时被整合入 DNA 链，当 DNMT 如 DNMT1 与 DNA 结合并将甲基化模式复制到子链时，地西他滨不可逆地与酶结合，从而阻止 DNA 链的脱离。因此，地西他滨是分裂依赖的，因此比健康细胞复制得更快的肿瘤细胞（特别是血液肿瘤细胞）受到的影响更大。特别是，抑癌基因上游的 CpG 岛的甲基化以使其沉默，似乎对血液肿瘤的活性至关重要。地西他滨至少部分是通过阻断这种甲基化来发挥其抗癌作用的。

在英国，地西他滨被批准用于治疗 65 岁以上的新诊断的不适合接受标准诱导化疗的急性髓系白血病患者。副作用包括骨髓抑制，血小板减少和贫血，腹泻，鼻衄和头痛。

3.5.8　曲氟尿苷 / 替匹嘧啶（Lonsurf ™）

曲氟尿苷 / 替匹嘧啶联合治疗（Lonsurf ™）最初由太浩制药有限公司开发，是最新引入的嘧啶抗代谢物治疗，于2019年2月获得FDA批准（图3.11）。它是核苷代谢抑制剂曲氟尿苷和替匹嘧啶，胸腺嘧啶磷酸化酶（TPase）抑制剂的固定组合，可提高曲氟尿苷的浓度。曲氟尿苷（也称为三氟胸苷，即TFT）最初是作为一种抗疱疹病毒药物开发的，主要用于眼部，1980年被葛兰素惠康公司（当时的）以商品名Viroptic™获得批准用于医疗用途。设计概念是基于这样的假设，即其作为一种脱氧尿苷的修饰形式，可以整合入病毒DNA复制，添加到尿嘧啶环上的 –CF3 基团以阻断病毒DNA碱基配对，从而干扰复制。

在英国，曲氟尿苷/替匹嘧啶口服片剂被批准用于先前接受（或不适合接受）其他治疗，包括伊立替康、氟嘧啶和奥沙利铂为基础的治疗，或抗VEGF或抗EGFR的药物治疗。转移性结直肠癌患者，常见的副作用包括血液系统紊乱（如贫血、白细胞减少或增加、中性粒细胞减少、血小板减少）、胃肠道紊乱（如恶心、呕吐、便秘、腹泻、味觉改变、黏膜炎、胃肠道不适）、食欲减退、体重减轻、脱发、虚弱、周围神经病变、高胆红素血症、低白蛋白血症。感染、水肿和皮肤反应的风险增加。

口服曲氟尿苷的药代动力学数据仅在与替匹嘧啶联合使用时进行了评估，前者由于其TPase活性而显著影响其生物转化。至少57%的曲氟尿苷被肠道吸收，癌症患者的血浆药物浓度在两小时后达峰。它没有在体内积累的倾向，并被胸苷磷酸化酶代谢为5–三氟甲基–2，4（1H，3H）–嘧啶二酮（FTY），也通过葡萄糖醛酸化代谢。

3.6 腺苷脱氨酶抑制剂

腺苷脱氨酶是一种参与嘌呤合成相关的补救途径的酶（见图3.1）。喷司他丁（Nipent™）是临床上唯一使用的腺苷脱氨酶抑制剂。

3.6.1 喷司他丁（Nipent™）

喷司他丁（Nipent™）（图3.13）最初于20世纪70年代中期从链霉菌中分离出来，1982年被完整地合成，1991年被批准用于临床。

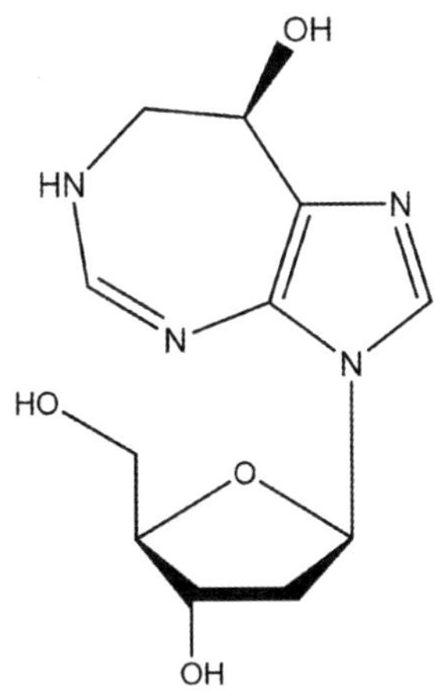

图 3.13 腺苷脱氨酶抑制剂喷司他丁的结构式

喷司他丁的使用为间隔几周静脉给药，在英国被批准用于治疗毛细胞白血病，并能够诱导长期缓解。它会导致骨髓抑制、免疫抑制和其他一些可能较为严重的副作用。

3.7   核糖核苷酸还原酶抑制剂

核糖核苷酸还原酶,也被称为核苷二磷酸还原酶(RNR),参与嘌呤和嘧啶合成途径的后期过程(见图 3.1)。目前只有一种核糖核酸还原酶抑制剂——羟基脲(Hydrea™)在临床使用,另外两种抑制剂,三氮平和替扎他滨,正在临床开发中。

RNR 通过用氢取代 2′-OH 官能团,催化核糖核苷二磷酸转化为脱氧核糖核苷二磷酸。其酶活性来自于酪氨酸和铁原子形成的酪氨酸自由基。作为抑制剂的其他异羟肟酸基衍生物已被研究(如 Didox 和 Trimidox),但尚未取得进展。有趣的是,吉西他滨除了具有其本身作用机制外,还具有一些 RNR 抑制特性。

3.7.1   羟基脲(Hydrea™)

羟基脲(Hydrea™),又称羟基尿素,是一种口服活性剂,于 19 世纪 60 年代首次合成(图 3.14)。它的抗肿瘤活性是在后来才被发现的,它被认为是通过淬灭酪氨酸自由基来抑制核糖核苷酸还原酶,并导致脱氧核苷三磷酸池的耗尽,从而阻断了 $G_1 \sim S$ 期的 DNA 合成和修复。

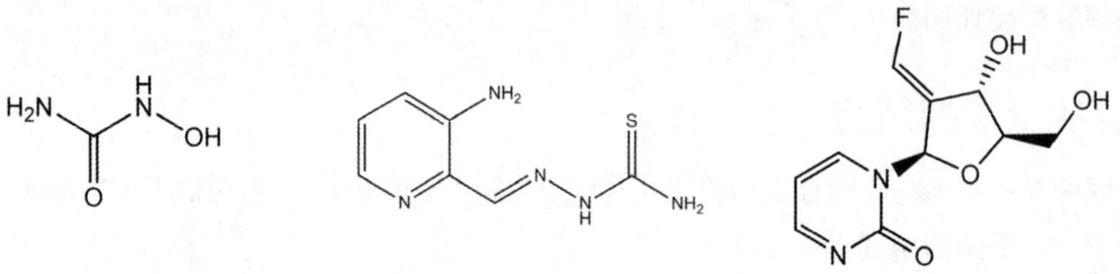

羟基脲
(Hydrea™)

三氮平

替扎他滨

图 3.14   临床使用的核糖核苷酸还原酶抑制剂,羟基脲(Hydrea™)、三氮平和替扎他滨(已不再研发)的结构式。

在英国,NICE 推荐羟基脲用于治疗真性红细胞增多症、原发性血小板增多症、慢性髓系白血病和宫颈癌。在非癌症领域,由于羟基脲(Siklos™)可诱导胎儿血红蛋白的产生,它也被用于治疗镰状细胞性贫血(镰状细胞病)。其最常见的毒性作用是骨髓抑制、恶心和皮肤反应。

3.7.2   三氮平

三氮平(图 3.14)是一种氨基吡啶硫代氨基脲,是一种合成的核糖核苷酸还原酶抑制剂,具有与羟基脲相似的性质。三氮平除了在酶的活性部位淬灭酪氨酸自由基外,三氮平还能螯合铁原子,从而增强其效力。它还可增加吉西他滨和顺铂的摄取和抗肿瘤活性,这一特性可能对联合治疗有益。三氮平于 2006 年开始由 Vion 制药公司开发,该药物已进入 Ⅱ 期临床试验。然而,由于不利的风险 - 效益结果,它没有进一步研发。

3.7.3   替扎他滨

替扎他滨(氟亚甲基脱氧胞苷,FMdC)是一种合成的嘌呤核苷,是核糖核苷酸还原酶底物的类似物(图 3.14)。它具有双重作用机制,首先以二磷酸形式抑制 RNR,然后在复制过程中以三磷酸形式整合到 DNA 中,从而导致 DNA 链终止和细胞死亡。Chiron 公司在 2002 年收购了替扎他滨,作为其收购

Matrix 制药公司的一部分。然而，根据对胃食管癌患者的 II 期临床试验数据的分析，在 2004 年停止了进一步的研发。该公司此前曾宣布，已停止使用替扎他滨治疗结直肠癌患者的 II 期试验。

3.8 结论

距离抗代谢物首次被发现具有临床抗肿瘤活性（Farber 发现氨基蝶呤可以缓解急性白血病）已经近80 年了。这为在接下来的 10 年里，甲氨蝶呤、6- 巯基嘌呤和 5- 氟尿嘧啶（5-FU）引入临床铺平了道路，这些药物至今仍在临床实践中使用。持续的研究使得吉西他滨（Gemzar™）等药物的发现在今天的临床实践中对治疗乳腺癌、卵巢癌、胰腺癌、非小细胞肺癌和膀胱癌非常重要。更有效的胸苷酸合成酶抑制剂也出现了，如雷替曲塞（Tomudex™）对晚期结直肠癌的治疗很重要。

因此，尽管抗代谢物是最古老的抗癌药物，相比现代分子靶向小分子药物，其通常被视为相对非选择性化疗药物（见第 6 章），创新以生产更强效和更具选择性的药物一直持续了几十年，未来可能会出现新的抗代谢物。

第4章 抗微管蛋白药物

4.1 引言

植物、树木、细菌和海洋生物在过去几个世纪中一直是药物的宝贵来源，其中包括多种抗癌药物，如长春花生物碱类化合物、紫杉类化合物、埃博霉素类化合物和艾日布林等。这些被称为抗微管或抗有丝分裂药物是通过干扰细胞的微管动力学（纺锤体形成或解体）来发挥作用。抗微管药物是治疗实体瘤和转移癌的最有效的药物之一。

微管是由 α- 和 β- 微管蛋白组成的聚合物，是有丝分裂纺锤体的组成部分，参与微管组装（通过聚合）和解体（通过解聚）这两个动态平衡的过程。长春花生物碱类化合物和艾日布林通过干扰微管组装发挥作用，而紫杉类化合物和埃博霉素通过稳定微管来产生作用（图 4.1）。最近发现的具有相关作用机制的实验制剂，详见 4.6。

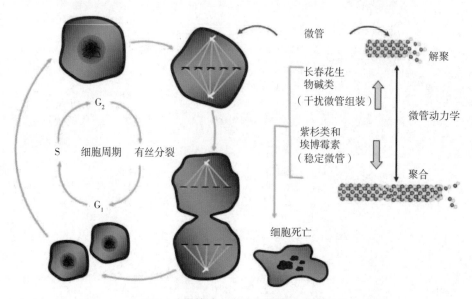

图 4.1　微管动力学作为癌症化疗的靶点。

4.1.1 微管的结构

微管是高度动态的细胞骨架聚合物，存在于所有真核细胞中。它们作为细胞内的一种重要结构组分，在维持细胞形态和极性方面起着重要作用（图 4.2）。微管参与多种细胞过程，包括细胞分裂、有丝分裂、细胞运动、细胞内运输、分泌和囊泡运输。

微管的外径为 25nm，长度在 250nm 到 25μm 之间。它们的动态特性是基于其固有的结构和极性，这依赖于它们衍生的 β- 微管蛋白亚型。目前，真核细胞中已知六种微管蛋白异构体：alpha-（α），beta-（β），gamma-（γ），delta-（δ），epsilon-（ε），zeta-（ζ）微管蛋白，每个异构体包含多种亚型。例如，β 亚型包括 TUBB、TUBB1、TUBB2A、TUBB2B、TUBB2C、TUBB3、TUBB4、

TUBB4Q、TUBB6 和 TUBB8。α 和 β 亚型形成了构成微管的微管蛋白聚合物的结构，而 γ- 微管蛋白是微管正确组装的模板。这些异构体的分子量约为 50kDa，存在多种翻译后修饰，包括酪氨酸化和去酪氨酸化、乙酰化、聚谷氨酰化、聚糖基化、磷酸化和棕榈酰化。除了微管蛋白酪氨酸连接酶（向未组装的 α- 微管蛋白添加酪氨酸的酶）外，大多数修饰酶优先作用于已经被整合到微管中的微管蛋白亚基。微管蛋白亚基的翻译后修饰似乎标记了微管的亚群，选择性地影响其功能。虽然它们没有直接参与决定微管的动态特性，但诸如序列酪氨酸化、去酪氨酸化、乙酰化等修饰与微管的半衰期和空间分布有很好的相关性。

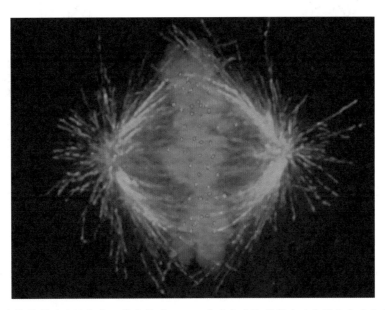

图 4.2　人类细胞的微管（为绿色）、染色体（DNA，为蓝色）和着丝点（为粉色）（来自维基百科）。

单个微管由 10 ～ 15 个原丝（在哺乳动物细胞中通常为 13 个）组成，它们从侧面结合形成一个 24 纳米宽的空心圆柱体。αβ 异二聚体的头尾结合意味着微管是在两端具有不同聚合速率的极性结构。在每个原丝中，αβ 异二聚体的 β- 微管蛋白单体指向生长较快的正端，而 α- 微管蛋白单体暴露在生长较慢的负端。相邻原丝亚基之间的横向相互作用称为带有"接缝"的 B 型晶格（即图 4.3A 中所示的长箭头）。第三种微管蛋白亚型，γ- 微管蛋白，位于负端，可作为微管正确组装的模板，并作为一个盖帽单元的一部分。

4.1.2　微管动力学

微管是由微管蛋白二聚体（由 α 和 β 亚基形成）以头尾相连的方式聚合形成（图 4.3A）。重要的是，存在一种动态平衡状态，在这种状态下，单个微管要么生长，要么收缩，并在两种状态之间切换。这种动态不稳定性是由于 GDP 结合到微管蛋白还是 GTP 结合到微管蛋白的动力学差异导致。因为 GDP- 微管蛋白更容易解聚。

微管蛋白二聚体的 α 和 β 亚基在聚合前都与 GTP 分子结合（图 4.3B）。然而，在并入生长中的微管后，与 α 亚基结合的 GTP 被稳定下来，因为它被埋在二聚体内界面，因此不能被水解。相反，与 β 亚基结合的 GTP 暴露在二聚体的表面，因此在所谓的核苷酸交换位点（E 位点）组装后不久就被水解成 GDP。微管的负端被 γ- 微管蛋白和一种盖帽蛋白所覆盖，它们共同阻止了这一端的生长。

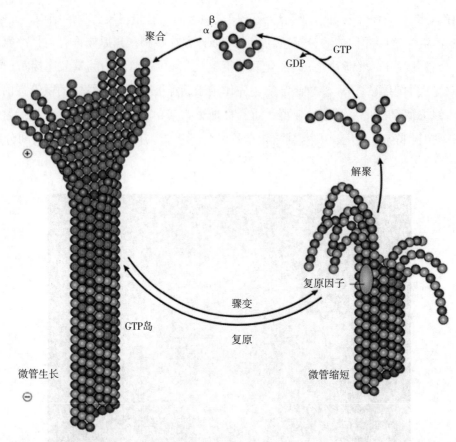

图 4.3　微管蛋白聚合和解聚的结构和动力学（图引自 Akhmanova and M. O. Steinmetz（2015）Nat. Rev. Mol. Cell Biol.，16，711.Copyright© 2015，Springer Nature）。

在正端添加一个新的二聚体后，α- 微管蛋白的催化域与之前 β 亚基的 E 位点接触，为水解做好准备。正端通常有一个单一的微管蛋白层的最小 GTP 帽，以稳定微管结构。当这个 GTP 帽丢失时，原丝分开，微管迅速解聚。微管晶格主要由 GDP- 微管蛋白组成，其解聚特征是微管正端 GDP- 微管蛋白亚基和低聚物的快速丢失。在负端，新的二聚体的 E 位点与最后一个亚基的催化区域发生接触，而无 GTP 帽。因此，微管尖端的 GDP 结合的微管蛋白亚基会脱落，而微管中间的 GDP 结合的微管蛋白不会自发离开。只有一个处于 GDP 结合状态的微管蛋白亚基会添加到微管中，因此通常在微管的尖端会有一个 GDP 结合的微管蛋白单元，保护微管不被分解。

当微管的正端发生水解时，它会引发快速的去极化和缩短（图 4.3B）。这种从增长到萎缩的转变被称为"骤变"。然而，GTP 亚基仍然可以添加到缩短微管的末端，如果添加足够的亚基来稳定末端，那么延伸就会恢复，从而阻止微管进一步缩短，这个过程被称为复原。微管动力学中的一个重要过程是生长和解聚之间的平衡，也被称为踏车现象。

4.1.3　微管蛋白抑制剂

干扰微管生长和缩小方向平衡的抑制剂可以阻断有丝分裂（细胞核分裂）并导致细胞死亡。此类的原型剂是秋水仙碱（图 4.4），这是一种从秋水仙中提取的生物碱，于 1928 年首次提纯和分离出来，现在可以合成。

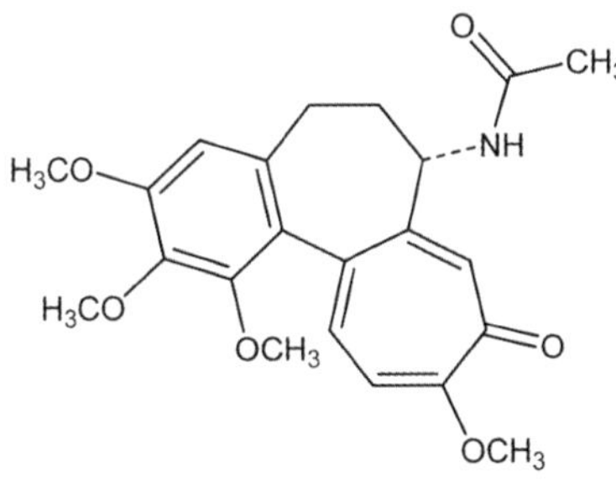

图 4.4　第一个已知的抗微管蛋白药物秋水仙碱的结构式。

　　秋水仙碱及其类似物通过破坏微管来阻断细胞分裂。它与游离微管蛋白二聚体（称为可溶性微管蛋白）的 β- 亚基结合，形成秋水仙碱 - 微管蛋白复合物，与正常的微管蛋白二聚体一起聚合形成微管。然而，秋水仙碱 - 微管蛋白复合物的存在会导致生长中的聚合物的构象变化，从而阻止微管蛋白二聚体的进一步添加和微管的延伸。因此，随着新的二聚体的加入速度减慢，微管由于结构不平衡而解体。最终的结果是在细胞核分裂时抑制了纺锤体的形成，导致了中期有丝分裂的抑制和细胞分裂的抑制。通常情况下，细胞在复制并分裂成两个新细胞之前，会使用纺锤体纤维排列染色体，每个子细胞继承一组染色体。然而，显微镜实验表明，在秋水仙碱纺锤体的存在下，纤维不会形成，因此细胞中染色体不能正确地重新定位。染色体部分或全部可能被复制，但细胞不能将它们包裹到子细胞中，因此不会发生分裂。

　　某些类型的癌细胞似乎对有丝分裂抑制剂，如秋水仙碱、长春花和紫杉醇生物碱更敏感，有人认为这可能是由于某些癌细胞比正常细胞分裂更快。然而，秋水仙碱作为一种人类抗癌药物的疗效范围很窄，因此还没有得到广泛开发，尽管它仍然偶尔被兽医用于治疗一些动物的肿瘤。今天秋水仙碱的主要临床用途是治疗痛风（例如，ColBenemid ™），在这种情况下，它被认为是通过与白细胞中的微管蛋白结合，抑制它们迁移到炎症区域，从而减少疼痛和炎症。在生物医学研究中，秋水仙碱也被用作抗有丝分裂剂来处理细胞培养物。

　　长春花生物碱（图 4.7）是在 20 世纪 60 年代在筛选抗糖尿病药物的先导物的植物提取物时偶然发现的。在医学民间传说中，长春花（马达加斯加长春花）有治疗糖尿病的用途，引起人们的特别兴趣。这种亚热带植物的叶片提取物在白血病小鼠模型中可引起骨髓抑制，并延长这些动物的寿命。由此致分离出两种复杂的吲哚生物碱，长春碱和长春新碱，这是由礼来制药公司开发和商业化的。这些生物碱至今仍用于治疗多种不同类型的癌症。它们的作用机制与秋水仙碱相似，可与微管蛋白结合，干扰微管组装，从而破坏有丝分裂纺锤体，阻止染色体向外移动形成子细胞核。

　　这些制剂可以特异性地结合到微管蛋白二聚体的 β- 亚基上，它分布在一个被称为长春花结合域的独特区域上。其相互作用迅速，与温度无关，但可逆。与秋水仙碱相比，它们直接与微管结合，而不与可溶性微管蛋白形成初始复合物后再共聚合。它们以高亲和力与微管末端的微管蛋白结合，但也与沿着微管圆柱体两侧的低亲和力位点相互作用。与高亲和力位点的结合会导致微管蛋白结构的构象变化，并产生强烈的微管蛋白交换的动力学抑制。

　　艾日布林（Halaven ™）（图 4.10）是一种完全合成的大环酮类似物，类似于 1986 年从海绵中分离出来的软海绵素 B。艾日布林于 20 世纪 90 年代末被合成，并于 2010 年被批准用于乳腺癌的临床治疗。它是一种有效的微管动力学有丝分裂抑制剂，主要与现有微管正端的少量高亲和力位点结合。这抑制了微管蛋白的聚合和微管的组装，从而抑制了有丝分裂纺锤体的组装，并诱导细胞周期阻滞在 G_2/M 期。它通过在长期和不可逆的有丝分裂阻断后触发癌细胞凋亡来发挥其抗癌活性。2010 年，FDA 批准它用于治疗转移性乳腺癌的患者，他们既往至少接受过两种化疗方案，包括蒽环类和紫杉类药物。艾日布林可静脉输注，不能口服。骨髓抑制、周围神经病变和 QT 间期延长是其最显著的副作用。

　　紫杉烷（见图4.7）是由 Mansukh Wani 和 Monroe Wall 在20世纪60年代通过美国国家癌症研究所（NCI）开展的一项植物筛选项目发现的。2002年，一个以黄铜牌匾形式出现的历史纪念牌揭幕，以纪念短叶红豆杉（太平洋红豆杉）的原始样本（图4.5）。这块牌匾位于华盛顿州帕克伍德附近的吉福德平肖国家森林的拉威斯康星州露营地，距离近60年前由 Arthur Barclay（美国农业部）领导的植物学家们收集第一个样本的地点大约 11km。

紫杉醇的发现

1962年8月21日，Arthur Barclag和美国农业部的植物学家们在这附近收集了太平洋红豆杉的树皮，北卡罗来纳州三角研究所的Monroe Wall和Mansukh Wani博士与美国研究所签订合同，从样本中分离出紫杉醇。自1990年以来紫杉醇一直是治疗卵巢癌的首选药物，并广泛用于治疗乳腺癌，2002年由美国农业部林业局，国家癌症研究所和美国药物学学会在收获40周年之际颁发。

图 4.5　位于吉福德平肖国家森林（美国华盛顿帕克伍德）的一个历史纪念牌，以纪念近 60 年前采集的太平洋红豆杉（短叶红豆杉）的原始样本，这之后发现了紫杉醇（Taxol™）。

　　与秋水仙碱、长春花碱和艾日布林不同，紫杉醇能增强微管聚合，降低细胞内可溶性微管蛋白的浓度。紫杉醇的微管蛋白结合机制类似于 GTP 核苷酸，并且在紫杉醇存在下聚合的微管是高度稳定的。然而，当 GTP 与未组装的微管蛋白二聚体结合时，紫杉醇只与位于组装的微管蛋白中的位点结合。此外，GTP 存在于微管蛋白二聚体的末端，沿着每个原丝与下一个二聚体保持接触，而紫杉醇与 β- 微管蛋白亚基的一侧结合，从而与相邻的原丝保持接触，稳定整体结构。因此，紫杉醇的存在导致微管永久稳定，微管动力学被抑制，抑制细胞分裂，导致细胞死亡。

　　埃博霉素（图4.20）是最近引入的抑制剂家族，伊沙匹隆（Ixempra™）于 2007 年首次获得 FDA 批准，用于晚期乳腺癌和其他侵袭性转移性癌症的治疗。伊沙匹隆的作用机制与紫杉烷相似，通过在相同的微管蛋白结合位点上的相互作用来稳定微管。

　　这四个主要的在临床应用中的微管蛋白抑制剂家族将在下面进行更详细的介绍。具有相关作用机制的实验制剂详见 4.6。

4.2　长春碱类

　　两种著名的长春碱类物质，长春碱和长春新碱（图4.7），是马达加斯加长春花（长春藤属）（图4.6）的次要成分。长春花是夹竹桃科植物的通用名，属于夹竹桃科的长春藤属。较小的长春花是欧洲许多地区的本地物种，生长在树木和灌木丛中，为小型长春花。较大的长春花，花朵更大，叶子呈卵形至心形，是南欧的本地物种，为大型长春花。长春花除了含有长春碱和长春新碱之外，还有其他多种生物碱。

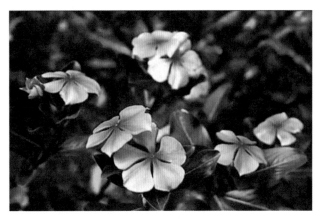

图 4.6　产生抗癌药物长春碱和长春新碱的马达加斯加长春花。

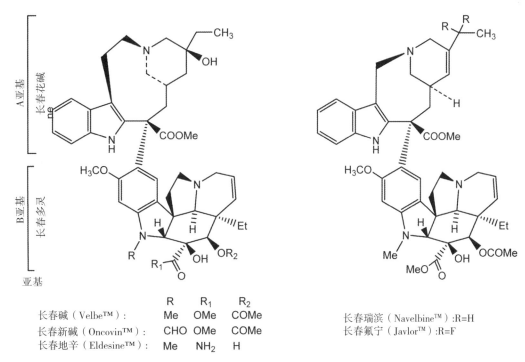

	R	R₁	R₂
长春碱（Velbe™）：	Me	OMe	COMe
长春新碱（Oncovin™）：	CHO	OMe	COMe
长春地辛（Eldesine™）：	Me	NH₂	H

长春瑞滨（Navelbine™）:R=H
长春氟宁（Javlor™）:R=F

图 4.7　长春花生物碱长春碱和长春新碱及其三种半合成类似物长春地辛、长春瑞滨和长春氟宁的结构。

　　这些生物碱是通过体内抗糖尿病活性筛选发现的，结果表明植物提取物降低了小鼠模型中的白细胞计数。这促进了对它们抗癌特性的研究，特别是作为潜在的抗白血病药物的研究。分离的生物碱长春碱和长春新碱以及半合成类似物长春地辛、长春瑞滨和长春氟宁（图 4.7）用于治疗各种癌症，包括急性白血病（如急性淋巴细胞白血病）、淋巴瘤（如霍奇金病、非霍奇金淋巴瘤和蕈样真菌病）和一些实体肿瘤（如乳腺癌、睾丸癌、肺癌、神经母细胞瘤、组织细胞增多症和卡波西肉瘤）。

　　所有这些药物都是通过静脉输注，其中长春瑞滨可以口服。主要的副作用包括神经毒性（主要是长春新碱）、骨髓抑制（中性粒细胞减少）、便秘、脱发、黏膜炎、恶心和呕吐。

　　自然产生的长春花生物碱具有复杂但相似的化学结构。长春新碱比长春碱使用更广泛，但植物产生的长春碱的量比前者大约多 100 倍。幸运的是，长春碱可以通过一个简单的化学步骤转化为长春新碱，即将甲基氧化为甲酰基。然而，从植物材料中提取成本昂贵，长春碱及其前体的产量较低。由于这些生物碱在癌症治疗中非常有用，人们已经做出了巨大的努力来建立更有效的生产过程，并发现了毒性降低的新类似物，特别是在神经毒性方面。因此，人们对细胞培养技术和利用固定化植物酶作为一种更有效地生产生物碱的方法进行了研究。代表二聚体长春花分子的化合物（A 和 B 亚基，图 4.7）在植物提取物中的浓度要高得多，在适当的位置连接，形成正确的立体化学结构也已变得可行。近年来，因为天然混合物中同分异构体不是具有生物活性的长春花生物碱所需的 C14′R，C16′S 立体化学结构的有效来源对映选择性合成引起了人们的兴趣。

通过对新的长春花类似物的研究，获得了第二代半合成类似物长春地辛（Eldesine ™）和长春瑞滨（Navelbine ™），最近研发了第三代双氟半合成类似物长春氟宁（Javlor ™）。长春瑞滨，可用于治疗晚期乳腺癌和非小细胞肺癌，在此类的五种药物中是独特的，因为它既可以口服，也可以静脉注射。长春氟宁被批准用于铂类方案失败后的晚期或转移性尿路移行细胞癌的单一疗法。

长春花生物碱为细胞周期特异的，因为它们通过在中期导致细胞周期阻滞来阻止有丝分裂。它们的细胞毒性作用是由于与微管结合并干扰微管组装，从而造成有丝分裂纺锤体的损伤，并阻止染色体向外移动形成子细胞核。这与秋水仙碱和甲磺酸艾日布林的作用机制相似，但不同于紫杉醇和埃博霉素，它们通过防止纺锤体被分解来干扰细胞分裂。有一些证据表明，长春花生物碱也可能以一定程度的选择性阻断 DNA 和 RNA 的合成。尽管人们认为，由于它们的作用机制，快速分裂的癌细胞比除肠道和毛囊等组织外的大多数健康组织中的非分裂细胞更易受到影响，然而，总的来说，这些药物对肿瘤细胞选择性的基础尚不完全清楚。

神经毒性，通常表现为周围或自主神经病变，发生于所有长春花生物碱，是长春新碱的剂量限制副作用。长春碱、长春地辛、长春瑞滨和长春氟宁较少发生。神经毒性通常表现为外周感觉异常、深肌腱反射丧失、腹痛和便秘，有时还会出现耳毒性。如果神经毒性症状严重，则可以减少药物的剂量。患者也可能发生运动障碍，如果发生这种情况，则应考虑减少剂量或停药。从长春花药物的神经毒性作用中恢复通常缓慢，但是完全的。骨髓抑制是长春碱、长春地辛、长春瑞滨和长春氟宁的剂量限制性副作用，尽管长春新碱几乎没有这种副作用，鉴于化学结构的相似性，从结构活性关系（SAR）的角度来看，这是很有趣的。可逆性脱发是所有抗癌生物碱和长春花科类似物的常见副作用，给药后也有严重的支气管痉挛报道，特别是与丝裂霉素 –C 联合使用时。

重要的是，要谨慎管理这类药物的给药技术，因为所有长春花生物碱类药物都可能在注射部位引起严重的局部刺激。因此在给药时需避免外渗。此外，意外的鞘内给药可引起严重的神经毒性，这通常是致命的。

4.2.1 长春碱（Velbe ™）

长春碱是由长春花（马达加斯加长春花）产生的，它产生两个生物碱亚基，长春多灵和长春花碱（如图 4.7 的亚基 A 和 B 所示），在酶的作用下连接的产量相对较低。几个世纪以来，它一直被用于民间疗法，20 世纪 50 年代的研究表明，长春花含有 70 多种生物碱，其中许多具有生物活性。

长春碱是由 Clark Noble（一名医生）、他的兄弟 Robert laing Noble（一名研究员）和 Charles Thomas Beer（一名有机化学家）发现的。Chark Noble 在他的整个职业生涯中一直对糖尿病很感兴趣。1952 年，他的一位病人去了牙买加，寄给他一个信封，里面有马达加斯加长春花植物（Vinca rosea）的 25 片叶子。在一封附带的信中，她描述了如何制作一种在牙买加广泛用于治疗糖尿病的茶，并把他介绍给了一位在麦吉尔大学培训过的牙买加医生。Noble 把信寄给了他在西安大略大学工作的兄弟。他发现，叶子提取物对大鼠的血糖水平几乎没有什么影响，但却对骨髓和白细胞计数产生了抑制作用。1954 年，

Beer 加入了研究小组，他们一起使用色谱和微化学技术从长春花叶中存在的大量生物碱和其他植物成分中分离出 100mg 的长春碱（最初命名为"vincaleukoblastine"，VLB）。1958 年和 1959 年分别报道了其分离过程和结构表征，1979 年报道了以长春花碱和长春多灵进行合成的方法。在多伦多的玛格丽特公主医院在淋巴样癌患者中进行了临床试验，当获得阳性反应后，礼来制药公司就参与了商品名 Velbe ™ 的药物的开发和商业化。长春碱迅速成为癌症化疗的支柱，也是 20 世纪加拿大对癌症研究最重要的贡献之一。为了表彰这一发现，加拿大国家癌症研究所将其最负盛名的杰出癌症研究奖命名为"Robert L. Noble Prize"，以纪念这一发现。

长春碱和秋水仙碱在它们所结合的 α- 微管蛋白表面上有一个共同的疏水沟槽，图 4.8 显示了所涉及的氢键。这种结合过程导致微管蛋白自缔合成螺旋聚集体，从而阻止正常的微管生长。

长春碱作为一种硫酸盐，现在被用于治疗多种类型癌症，包括白血病、淋巴瘤（如霍奇金淋巴组织细胞淋巴瘤）和一些实体肿瘤（如乳腺癌、肺癌、头颈部癌、睾丸癌、莱特氏病、卡波西肉瘤和绒毛膜癌）。长春碱仅可通过静脉注射，不能口服。

除了其抗微管蛋白的特性外，长春碱也被证明可以抑制谷氨酸的代谢，尽管目前尚不清楚这种活性是否与其抗癌特性有关。

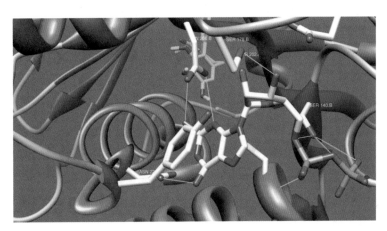

图 4.8 长春碱与微管蛋白通过多个氢键相互作用的分子模型（用绿色表示）。这导致微管蛋白自缔合，阻止微管生长。

4.2.2 长春新碱（Oncovin ™）

长春新碱，以前被称为醛基长春碱（leurocristine），有时简称"VCR"，也是从长春花（Catharanthus roseus）中提取的。它是由 J.G.Armstrong 和 G.H.Svoboda 于 1958 年通过礼来研究实验室的药理筛选计划发现的。1961 年和 1964 年分别报道了从长春花提取物中分离和结构解析的过程（见图 4.7）。在该草药粗提取物被确定为具有活性成分不到 5 年后，1963 年，长春新碱获得了 FDA 的批准，并由礼来在美国市场上推出，长春新碱可以通过将长春碱中的甲基氧化为甲酰基来合成（图 4.7）。幸运的是该植物产生的长春碱大约是长春新碱的 100 倍。在临床实践中更广泛使用的是长春新碱。

虽然长春新碱硫酸盐在化学结构上与长春碱相似，但其抗肿瘤活性和副作用有所不同。它被用于治疗各种癌症，包括白血病、淋巴瘤和一些实体肿瘤（如乳腺癌和肺癌），并用于一些常用的联合药物治疗方案中。值得注意的是，它比长春碱更具有神经毒性，但导致的骨髓抑制明显较少。特别是，相对较低的骨髓毒性使它适合与引起更显著的骨髓抑制的药物联合使用。它与地塞米松和 L- 天冬酰胺酶一起用于 ALL 的诱导缓解。长春新碱通过静脉输注给药，不能口服。

4.2.3　长春地辛（Eldisine ™）

硫酸长春地辛（Eldisine ™）是一种由长春碱衍生的半合成产物，涉及长春多灵 B 亚基的两个官能团的变化（即醋酸水解和酯转化为酰胺）（见图 4.7）。因此，它的 MTD 和副作用谱与母体化合物相似。1974 年，其在礼来公司的一项专利中首次被报道，用于治疗多种类型的癌症，包括白血病、淋巴瘤、黑色素瘤、乳腺癌和肺癌，并与其他药物联合使用治疗子宫癌症。它通过静脉输注给药，不能口服。

4.2.4　长春瑞滨（Navelbine ™）

长春瑞滨（Navelbine ™），是一种半合成长春花生物碱，于 19 世纪 80 年代由 Pierre Potier 和他的团队在法国偶然发现，他们观察到强酸性条件导致长春花碱 A 亚基哌啶环的三级醇基团脱水引入双键（见图 4.7）。专利权被授予皮埃尔·法布尔制药公司，随后于 1989 年在法国以 Navelbine ™被批准，用于治疗非小细胞肺癌。1991 年，长春瑞滨也在法国获得批准用于治疗转移性乳腺癌，并于 1994 年被美国 FDA 批准用于类似的适应证，由巴勒斯维康公司赞助。它于 2003 年在美国成为非专利药物，现在在大多数欧洲国家被批准用于治疗非小细胞肺癌和乳腺癌。

在英国，目前长春瑞滨被推荐为蒽环类药物治疗失败或不能应用蒽环类药物的晚期乳腺癌的二线或后续治疗选择之一，也用于治疗非小细胞肺癌。其副作用包括腹泻、恶心和脱发，尽管它的神经毒性明显低于长春地辛。它与其他获批的长春花生物碱产品的区别在于它是唯一一种可以口服的产品。因此，除了有静脉输注制剂外，还有胶囊制剂。

4.2.5　长春氟宁（Javlor ™）

长春氟宁（Javlor ™）也被称为 VFL，是一种来自长春瑞滨的新型第三代双氟化长春花生物碱，被批准作为单一治疗，用于治疗含铂方案失败后的晚期或转移性尿路上皮移行细胞癌。体外研究证实，长春氟宁的微管蛋白相互作用和有丝分裂抑制特性与其他长春花生物碱相同。然而，长春氟宁对微管动力学和微管蛋白结合亲和力的抑制作用与其他长春花生物碱不同。例如，长春氟宁诱导的小螺旋体的松弛时间更短，这些作用可能与神经毒性降低有关。

该药最初是由法国普瓦捷大学的 Jean-Claude Jacquesy 在 1988 年发现的，当时新型超酸性化学被应用于长春花碱（A 亚基）的一个较少被利用的区域。这允许在长春花碱亚基的 20′ 位置选择性地添加两个氟原子，从而产生 20′，20′- 二氟 -3′，4′- 氟宁氢长春瑞滨。在此之前，经典的合成方法无法作用于 20′ 位点。

在临床前研究中，长春氟宁在体内被证明对大量的实验性肿瘤模型具有显著的抗肿瘤活性，在人肾癌和小细胞肺癌异种移植模型中观察到肿瘤消退。许多实验模型中，其活性水平优于长春瑞滨。在此基础上，法国制药公司皮埃尔·法布尔推进其研发，并在 1995 年首次获得专利，随后授权给百时美施贵宝（BMS）进行开发。

有趣的是，一项使用血管化良好的结肠腺癌模型的临床前在体研究结果表明，长春氟宁可能通过抗血管机制在一定程度上介导其抗肿瘤活性。研究还证实，长春氟宁是 p- 糖蛋白相对较弱的底物，这表明它与长春瑞滨相比是一种更弱的抗性诱导剂。最后，与其他微管抑制剂相比，长春氟宁是完全水溶性的，因此在静脉给药过程中没有溶剂相关超敏反应的风险。与大多数其他长春花生物碱一样，这种药物不能口服。

4.3　软海绵素 B 类似物

软海绵素 B 是一种大的多醚大环内酯，分子量为 1110（图 4.9）。最初是 20 世纪 80 年代在日本东京国立癌症中心研究所工作的 Hirata 和 Uemura 从海绵体 Halichondria okadai（Lissodendoryx sp.）中分离出来的天然产物。它被证明是一种有效的有丝分裂抑制剂，具有独特的作用机制，在培养和在体研究中对小鼠肿瘤细胞具有显著的细胞毒性和抗肿瘤活性。软海绵素 B 作为一种新型抗癌药物被 NCI（NSC-707389）优先开发。1991 年，它成为第一个通过 NCI 新的"60 细胞系筛选"确定其作用机制为微管蛋白靶向有丝分裂抑制的细胞毒性药物。

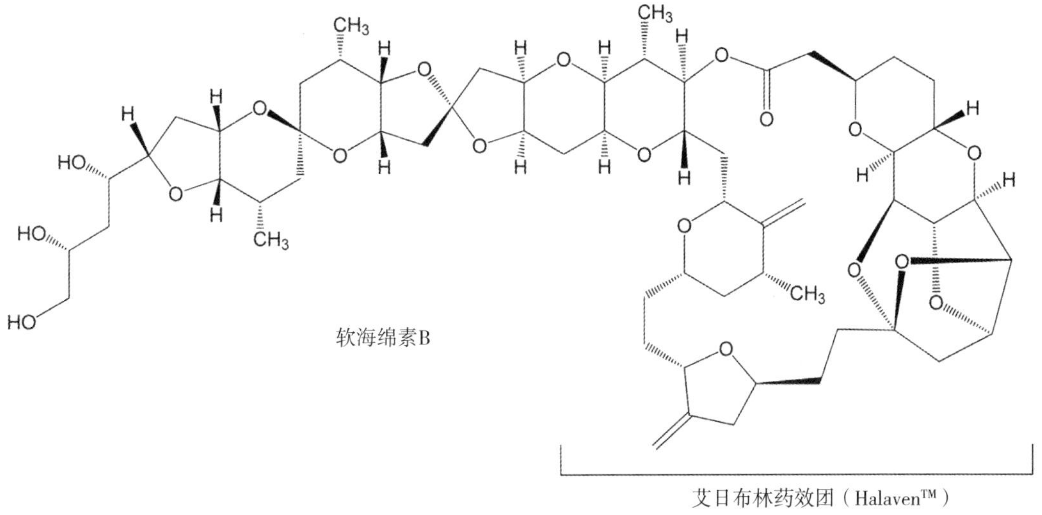

图 4.9　软海绵素 B 的结构式，显示了提供艾日布林（Havalen™）结构基础的药效团。

1992 年，哈佛大学的 Yoshito Kishi 和同事完成了完整的化学合成，这一成就促进了结构简化和药物优化的类似物艾日布林的发现和发展（图 4.10）。这个类似物是由日本制药公司卫材命名的 Halaven™，2010 年被 FDA 批准用于治疗接受了至少两种化疗方案的转移性乳腺癌患者，包括蒽环类和紫杉烷。

卫材也使用艾日布林作为抗体 – 药物偶联物（ADC）的细胞毒性有效载荷（见第 7 章）。虽然基于奥瑞他汀（auristatins）和美登素（maytansine）的有效载荷是用于制备 ADC 的最著名的微管蛋白抑制剂，但其他有效载荷，如长春花生物碱、紫杉烷及其类似物和秋水仙碱，也已被利用。最近，卫材开发了艾日布林作为其 MORAb-202 ADC 的有效载荷，并于 2019 年进入叶酸受体阳性实体肿瘤患者的 I 期临床试验。

4.3.1　甲磺酸艾日布林（Halaven™）

艾日布林（Halaven™），以前被称为 E7389 和 ER-086526，是一种海洋天然产物软海绵素 B 的完全合成的大环酮类似物（图 4.10）。它包括软海绵素 B 的大环药效团（如图 4.9 右侧所示），去掉了大部分附着的双螺旋加氧环体系（如图 4.9 左侧所示）。2009 年发表了艾日布林一种新的合成途径。

艾日布林通过延长和不可逆的有丝分裂阻断作用触发癌细胞凋亡来发挥其抗肿瘤活性。它是一种有效的微管动力学抑制剂，主要结合于现有微管正端的少量高亲和位点。这反过来又抑制了微管蛋白的聚合和微管的组装，从而抑制了有丝分裂纺锤体的组装，并诱导细胞周期阻滞在 G_2/M 期。

2010 年 3 月，卫材宣布，它同时向日本、美国和欧盟的机构提交了批准甲磺酸艾日布林用于局部晚期或转移性乳腺癌的申请。2010 年 5 月，美国的新药申请（NDA）被 FDA 授予优先审查地位。艾日布林现在用于治疗在至少一种化疗方案后癌症有所进展的局部晚期或转移性乳腺癌。

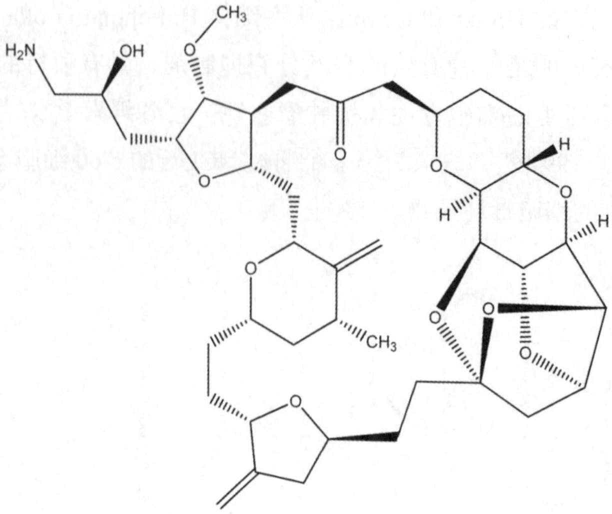

图 4.10　艾日布林（Havalen™）结构式。

艾日布林应静脉输注，不能口服。最常报道的不良反应包括骨髓抑制（中性粒细胞减少或低白细胞计数）、周围神经病变（身体不同部位的麻木和刺痛）、QT 间期延长、虚弱（疲劳）和脱发。它还会引起肝肾损害，这可能需要治疗时减少剂量。在动物研究中，艾日布林被证明具有致畸作用，应避免在妊娠期间使用。男性和女性患者在治疗后均应避孕三个月。

4.4　紫杉烷

紫杉醇（Taxol™）是一种高度复杂的四环二萜，存在于太平洋红豆杉（短叶红豆杉）的针叶和树皮中（见图 4.11、图 4.12 和图 4.13）。1964 年，通过美国国家癌症研究所（NCI）协调的一个筛选项目，首次证明了短叶红豆杉提取物的细胞毒性。紫杉醇于 1966 年被分离出来，1971 年其结构被发表。然而，直到 20 世纪 90 年代，在被发现 30 多年后，它才出现在临床实践中。半合成类似物多西他赛（Taxotele™）于 1996 年获得批准，第三代药物卡巴他赛（Jevtana™）于 2010 年获得批准（图 4.13）。其他类似物已经进行了研究，但尚未获批（例如，莱龙泰素）。

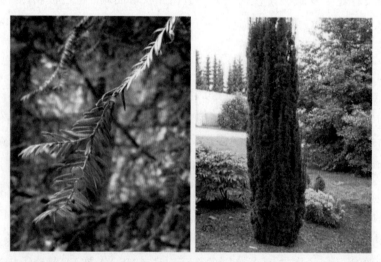

图 4.11　紫杉醇是一种高度复杂的四环二萜，存在于太平洋红豆杉（短叶红豆杉）（左）和英国 / 爱尔兰红豆杉（右）的树皮和针叶中。

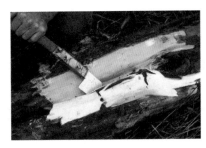
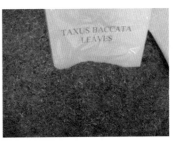

图 4.12　太平洋红豆杉（短叶红豆杉）的树皮（左）。用于提取浆果赤霉素的红豆杉的叶片（右）。

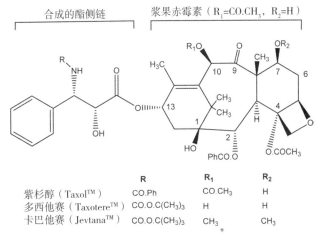

	R	R₁	R₂
紫杉醇（Taxol™）	CO.Ph	CO.CH₃	H
多西他赛（Taxotere™）	CO.O.C(CH₃)₃	H	H
卡巴他赛（Jevtana™）	CO.O.C(CH₃)₃	CH₃	CH₃

图 4.13　紫杉醇（Taxol ™）、多西他赛（Taxotele ™）和卡巴他赛（Jevtana ™）的结构。确定了用于半合成这些药物的合成酯和天然用于提取浆果赤霉素的片段。

　　紫杉烷的历史始于 1955 年，当时 NCI 成立了癌症治疗国家化疗服务中心（CCNSC），作为一个公共筛选中心，寻找由世界各地的大学、机构和公司提交给他们的新化合物中的抗癌活性。虽然筛选的大多数化合物是合成的，但也开始了植物筛选。起初这是非正式的，但在 1960 年，NCI 委托美国农业部的植物学家每年从大约 1000 种植物中收集样本进行测试。1962 年 8 月 21 日，其中一位植物学家 Arthur S. Barclay 从华盛顿州帕克伍德镇北部的一片森林中采集了一棵太平洋红豆杉树（短叶红豆杉）的树皮（图4.5）。红豆杉样品在细胞实验中被发现具有细胞毒性。这促使 Monroe E. Wall 在北卡罗来纳州三角研究公园（Research Triangle Park）经营的分馏和分离实验室于 1964 年底开始研究新鲜的红豆杉样本。他们于 1966 年分离出了这种活性成分，并于 1967 年 4 月在迈阿密海滩举行的美国化学会会议上宣布了他们的发现。他们将这种纯分离物命名为"紫杉醇（taxol）"，Monroe E. Wall 和他的同事 Wani 在 1971 年发表了他们的研究结果，包括其化学结构。

　　NCI 继续委托收集更多的红豆杉树皮来分离更多的紫杉醇，到 1969 年，从近 1200kg 树皮中分离出约 28kg 粗提物，不过最终只得到了 10g 纯化合物。直到 1975 年在另一次体外实验中被证明具有活性，才对这种材料进行了进一步的研究。两年后对这些数据进行了审查，最终建议推动紫杉醇的研究进入下一个阶段。这需要增加纯化的紫杉醇的量（高达 600g），因此在 1977 年，NCI 要求再增加 3175kg 的树皮。紫杉醇随后被证明在各种实体癌和血液系统肿瘤的人类肿瘤异种移植小鼠模型中具有抗肿瘤活性。与此同时，紫杉醇在细胞生物学和癌症研究界的知名度也越来越高。阿尔伯特·爱因斯坦医学院的分子药理学家 Susan B. Horwitz 指出，紫杉醇具有一种以前未知的稳定微管的作用机制。

　　尽管取得了这些令人鼓舞的进展，但 NCI 对该药物进一步发展的两个方面感到担忧。首先，紫杉醇相对不溶于水，因此在配方上存在问题；其次，研究人员对紫杉醇的兴趣越来越大，这意味着该项目将需要大约9072kg的树皮才能进入下一研究阶段。尽管存在这些担忧，动物毒理学研究仍于1982年完成，同年，NCI申请了IND，开始了人类临床试验。Ⅰ期临床试验开始于1984年，其结果令人鼓舞，因此Ⅱ期临床试验在一年后开始。后期的试验需要更多的树皮，因此又委托收集了5443kg，一些Ⅱ期试验在1986年底开始。然而，到这个阶段，人们认识到可能需要超过27216kg的树皮来满足需求，这首次引发了对红豆杉种群潜在影响的生态担忧，导致当地政客和林业员对临床研究项目的担忧。然而，1988年5月Ⅱ期临床试验的首次公开报告抗衡了这些担忧，该报告显示紫杉醇对黑色素瘤患者有效，对难治性卵巢癌患者的显著缓解率为30%。

在这一点上，NCI天然产品部门的Gordon Cragg计算出，仅在美国，生产足够的紫杉醇来治疗所有的卵巢癌和黑色素瘤病例，每年就需要毁灭36万棵树。由于这一供应问题的实际、财政和政治影响巨大，NCI决定与一家制药公司合作，并在1989年发布了一项被称为合作研究和开发协议（CRADA）的提案请求。通过CRADA，NCI向任何愿意提供足够资金解决紫杉醇供应问题的公司提供了目前的树皮和纯紫杉醇，以及相关数据。有四家公司对CRADA做出了回应，其中包括总部位于美国的百时美施贵宝（BMS），其在1989年底被列为首选合作伙伴。在后来的几年里，这个选择合伙人的方式引起了争议，并在1991年和1992年举行了国会听证会。尽管NCI别无选择，只能寻求一个商业合作伙伴，但关于商业合同的条款，以及NIH是否为美国纳税人确保了金钱价值的问题，仍存在争议。在随后的CRADA中，BMS获得了所有联邦政府供应的短叶红豆杉的独家优先购买权，这导致了对其"癌症垄断"的指控。在最初的CRADA出现18个月后，BMS提交了一份新药申请（NDA），并在1992年底获得了FDA的批准。以今天的标准来看，这是一种非常不寻常的情况，尽管该化合物没有专利，但颁布了立法《Hatch-Waxman法案》为BMS提供五年的独家营销权。

1990年，BMS申请将这种新型药物的商标注册为Taxol™，并于1992年获得批准。与此同时，紫杉醇（paclitaxel）取代taxol成为该药的通用名。批评者认为，taxol这个名字已经被使用了20多年，并且已经出现在600多篇科学文章中，建议应该撤销该商标。然而，BMS认为，改变这个名字会导致肿瘤学家的混淆，并可能危及患者的健康，并继续在法庭上捍卫自己对这个名字的权利。Taxol™的年销售额在2000年达到顶峰，达到16亿美元，不过现在有多种仿制药。

为了解决供应问题，开发了一种半合成的生产方法以利用可再生资源。该工艺仍被一些制造商使用，包括从相关物种红豆杉的叶片（可再生资源）中大量提取浆果赤霉素（无酯片段的紫杉醇；见图4.13、图4.11）。酯侧链可以合成，然后与浆果赤霉素连接，合成紫杉醇。同样，多西他赛可以从天然前体10-脱乙酰浆果赤霉素Ⅲ（R_1=H而非$COCH_3$）（见图4.13）［提取自短叶红豆杉（欧洲或太平洋红豆杉树）］，通过附着相关的合成酯片段［$R=CO.O.C(CH_3)_3$］合成。有趣的是，由于紫杉醇的复杂性，以及合成太复杂、时间太长，用于商业生产太昂贵，第一个全合成产品是在1994年才完成的。

由于提取和半合成制造方法的复杂性和成本，研究人员开始研究通过植物细胞培养生产紫杉醇和多西他赛的可能性。菲顿生物技术公司在这一研究领域处于领先地位，目前是世界上最大的紫杉醇和相关类似物的单一供应商，使用专有的植物细胞发酵（PCF™）技术生产API级产品。BMS目前的大部分紫杉醇和多西他赛来自植物细胞培养。

德国生物加工和分析测量技术研究所的科学家已经对其他生产方法进行了研究，最近研究结果表明，一种转基因大肠杆菌菌株可用于将10-脱乙酰浆果赤霉素Ⅲ（从短叶红豆杉的叶子中获得）转化为浆果赤霉素Ⅱ，这是紫杉醇的前体。该方法有可能以经济有效的方式生产紫杉醇。在进一步的发展中，浆果赤霉素已证明是由生长在红豆杉树上的一种新发现的真菌产生的。紫杉醇也在许多其他内生真菌中被发现，从而提出通过培养其中一种真菌来生产的可能性。最后，在榛子植物的壳和叶中也发现了 10- 脱乙酰浆果赤霉素Ⅲ、浆果赤霉素Ⅲ、他赛、紫杉醇 C 和 7- 表紫杉醇等紫杉烷类分子。这些是许多食品工业生产的废物，因此可以提供这类药物的另一种来源。

试图开发新的紫杉醇类似物的研究仍在继续，目的是解决与原始紫杉醇药物相关的一些问题，如相对较差的水溶性、对某些类型的癌症缺乏活性，以及易发生由 p - 糖蛋白表达和编码微管蛋白的基因突变介导的耐药。因此，多西他赛（Taxotere™）于 1996 年研发并获批，卡巴他赛（Jevtana™）于 2010 年获批。尽管多西他赛相对于紫杉醇的临床优势现在被认为是有限的，但卡巴他赛据称是 P450 酶的较差底物，导致耐药风险较低。莱龙泰素被认为是"第三代"紫杉醇，对 p - 糖蛋白的亲和力明显低于多西他赛，有可能克服肿瘤耐药问题，直到 21 世纪 00 年代中期，该药物仍在与 Sofanovi 一起开发，但没有进入批准阶段。

所有紫杉烷类药物的作用机制都涉及对微管的作用，但与长春花生物碱和艾日布林的作用方式完全相反。在细胞中，微管和微管蛋白二聚体之间存在一种平衡，二聚体的组装和解聚受细胞需求的支配。已知紫杉醇及其类似物通过稳定微管复合物和抑制解聚以减少释放微管蛋白来促进微管组装，从而改变平衡，有利于微管蛋白的聚合形式，并降低非聚合形式的临界浓度。这干扰了染色体在细胞分裂过程中的分离能力。也有报道称紫杉醇具有免疫调节剂的作用，可激活巨噬细胞产生白细胞介素 –1 和肿瘤坏死因子，但其机制尚不清楚。下面将更详细地介绍各个紫杉烷类药物。

4.4.1　紫杉醇（Taxol™，Abraxane™）

正如上面所述，紫杉醇是由美国三角研究所的 Monroe E. Wall 和 Mansukh C. Wani 于 1967 年通过美国国家癌症研究所的抗癌药物发现计划，在太平洋红豆杉的树皮中分离得到的，最初被命名为"taxol"。紫杉醇一直是一种有争议的抗癌药物，最初人们担心它对红豆杉树种群的环境影响，后来又担心制药公司百时美施贵宝（BMS）对其生产的垄断，这引发了公众辩论和国会听证会。当它最终被 BMS 上市时，通用名称改为紫杉醇（paclitaxel），该产品以商品名称 Taxol™上市。在该配方中，紫杉醇溶解在聚氧乙烯蓖麻油和乙醇中作为递送剂。

一种新型制剂，紫杉醇白蛋白（nab™ -paclitaxel）中紫杉醇与白蛋白结合，现在由 Celgene 公司在市场上以商标 Abraxane™销售。Abraxane™最初由美国阿博利斯生物科学公司开发，并于 2005 年获得美国食品药品监督管理局（FDA）批准，用于治疗乳腺癌，用于复发性癌症或在辅助化疗后六个月内复发的转移性癌症。其他公司也推出了多种等效制剂（如 Cadila Healthcare 公司的 Paclicad™）。在这些制剂中，紫杉醇以纳米颗粒的形式与白蛋白结合，不含聚氧乙烯蓖麻油和乙醇等溶剂，因此杜绝了过敏反应的可能性，并省去了预防此风险的预处理需求。Abraxane™是在血清白蛋白存在下高压均质制备的，得到白蛋白浓度为 3% ～ 4% 的纳米颗粒胶体悬浮液，与血液类似。纳米颗粒的平均尺寸约为 130nm，可静脉输注而没有毛细血管堵塞的风险。此外，Abraxane™可以以浓度为 2 ～ 10mg/ml 溶于生理盐水中，而基于聚氧乙烯蓖麻油的配方仅为 0.3 ～ 1.2mg/ml，从而显著减少了输注量和时间（白蛋白 - 紫杉醇需 30 分钟，而 CrEL- 紫杉醇为 3 小时）。另一个优点是，因为没有聚氧乙烯蓖麻油的存在，避免了从输注袋或输液管中浸出增塑剂的危险，所以传统的输注设备可以安全地使用。

除了紫杉醇在肿瘤领域的应用外，紫杉醇还被用作预防冠状动脉支架再狭窄（复发性狭窄）的抗增殖药物。紫杉醇涂层支架由美国波士顿科学公司以 Taxus™的商品名销售，通过将药物局部递送到冠状动脉壁，从而限制了支架内瘢痕组织的形成。

　　紫杉醇的作用机制涉及微管的稳定以及对其解聚的抑制，从而干扰细胞分裂期间的正常微管解聚过程（图 4.3）。与此相反，秋水仙碱、长春碱类药物和艾日布林通过促进微管的解聚起作用，因此染色体无法形成中期纺锤体，从而阻碍有丝分裂的进行。细胞有丝分裂检查点的持久激活会触发细胞凋亡或恢复到细胞周期的 G 期而没有细胞分裂。因此，形态学鉴定上，紫杉醇处理过的细胞在有丝分裂纺锤体组装、染色体分离和细胞分裂方面存在缺陷。有趣的是，微管动力学的抑制浓度低于阻断有丝分裂所需浓度。在治疗相关的较高浓度下，紫杉醇抑制了细胞中心体与微管的脱离，这是正常有丝分裂期间会激活的过程。这些观察结果使研究者得出结论，高度异常的多极纺锤体上的染色体错位可能是细胞死亡的原因，而不是有丝分裂停滞导致（图 4.14）。

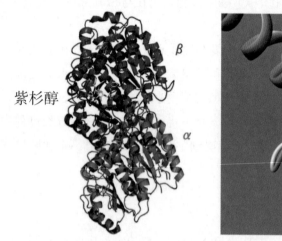
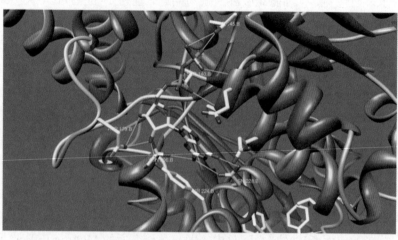

图 4.14　（左）紫杉醇（黄色）与微管蛋白的 β－亚基（蓝色）相互作用的分子模型。β 亚基与 α－亚基（红色）形成二聚体。（右）紫杉醇导致微管蛋白 β－亚基的高稳定性影响微管蛋白解聚的正常功能。紫杉烷环的 M 环对聚合非常重要，特别是脯氨酸 274、亮氨酸 275、苏氨酸 276、丝氨酸 277、精氨酸 278 残基。氢键以绿色显示。

　　通过静脉输注，标准的基于聚氧乙烯蓖麻油的紫杉醇配方可用于治疗晚期卵巢癌（单独或联合顺铂）、转移性乳腺癌（单独或与其他细胞毒性药物联合）、非小细胞肺癌（联合顺铂）、胰腺转移性腺癌（联合吉西他滨）和脂质体蒽环类治疗失败的与艾滋病相关的卡波西肉瘤，白蛋白结合紫杉醇制剂可用于治疗转移性乳腺癌（作为单一疗法），当一线治疗失败或标准含蒽环类药物治疗不适合时，用于转移性胰腺癌的一线治疗。

　　在紫杉醇给药之前，建议在常规的药物治疗前使用皮质类固醇（如地塞米松）、抗组胺药和 H_2 受体拮抗剂，以防止严重的超敏反应。这些通常与赋形剂 EL 有关，这是一种聚氧乙烯蓖麻油，用于在配方中解决该药的水溶性差的问题，但可能导致过敏反应。通常，该药使用后，只出现心动过缓或无症状低血压。然而，其他可能的副作用包括骨髓抑制、周围神经病变（手指或脚趾刺痛），心脏传导异常和心律失常，头发变薄、脆或脱发，指甲颜色改变，肌肉和关节疼痛，轻度到中度恶心和呕吐，味觉改变和食欲不振。一些不太常见但更严重的副作用有不寻常的瘀斑或出血，严重的疲劳，或排便习惯的改变也可能发生。在动物研究中已经观察到生殖毒性，因此建议男女在治疗期间和治疗后的 6 个月内采取有效的避孕措施。

　　大量的研究试图减轻紫杉醇的副作用，从而提高其治疗效果。由于标准配方中紫杉醇的临床毒性与溶剂聚氧乙烯蓖麻油 EL 有关，人们的努力主要集中在新的给药系统上。一种方法是将紫杉醇与白蛋白纳米颗粒结合作为另一种递送方法，故而 Abraxane ™出现，如上所述。

另一种新的紫杉醇递送方法是将其与二十二碳六烯酸（DHA）连接起来，这是一种已知的容易被肿瘤细胞吸收的脂肪酸。DHA- 紫杉醇偶联物（图 4.15），由 Protarga 公司开发，另为 Taxoprexin ™，在它进入细胞，连接被裂解和紫杉醇释放之前，被证明相对无细胞毒性。与紫杉醇相比，DHA- 紫杉醇的潜在优势在于，它可以向肿瘤细胞携带更高浓度的活性药，并在较长时间内保持细胞内的浓度。然而，2007 年报道的一项食管胃癌患者Ⅱ期临床试验结果并不理想，使该产品未进入批准阶段。

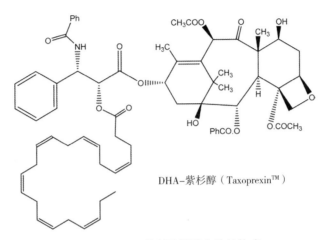

DHA–紫杉醇（Taxoprexin™）

图 4.15　DHA- 紫杉醇偶联物的结构式。

其他已被研究的方法包括将紫杉醇与谷氨酸聚合物连接（例如 PG – 紫杉醇、CT-2103、Xyotax ™和 Opaxio ™），其原理在于由于内皮细胞膜渗漏，供应肿瘤细胞的毛细血管比供应正常细胞的毛细血管对谷氨酸聚合物的渗透性更强。PG- 紫杉醇由细胞治疗公司引入临床应用，用于对紫杉醇没有反应的患者，只有轻微的副作用。在此基础上，2012 年，FDA 授予该公司产品 Opaxio ™（聚谷氨酸紫杉醇）治疗多形性胶质母细胞瘤（GBM）的孤儿药地位。然而，在 2009 年，该公司向 EMA 撤回了肺癌作为 Opaxio ™适应证的申请，在撰写本文时，Opaxio ™尚未达到批准阶段。

另一个药物递送创新是紫杉醇 – 脑靶向肽 -2 偶联物，紫杉醇 trevatide（NG1005，GRN1005），由加拿大生物技术公司 Angiochem 开发。它由三个紫杉醇分子和一个被称为"脑靶向肽 -2"的肽分子连接而成。在撰写本文时，它仍在临床试验中（例如，一项开放标签的Ⅲ期研究，用于新诊断的软脑膜疾病和既往治疗过的伴脑转移的 HER-2 阴性乳腺癌患者）。

4.4.2　多西他赛（Taxotere ™，Docecad ™）

多西他赛（图 4.13）是紫杉醇的半合成类似物，作为仿制药或以 Taxotele ™或 Docecad ™销售。多西他赛的研究是由于紫杉醇的缺乏。它是由罗纳 – 普朗克乐安公司（现在的赛诺菲 – 安万特）在 Pierre Potier 在 CNRS（Gif-surYvette）改进紫杉醇生产期间的合成发现之后开发的。

多西他赛与紫杉醇的化学结构有两个位置不同。它在 C10 上有一个羟基官能团，在丙酸苯酯侧链的氨基上有　个氨基甲酸叔丁酯基团，而在紫杉醇的等效位置上有醋酸酯和苯甲酰基。至关重要的是，与紫杉醇相比，C10 处的羟基具有优越的水溶性。多西他赛受赛诺菲 – 安万特拥有的专利保护，因此在 2010 年欧洲专利到期之前，只能以 Taxotrem ™品牌名称在国际上使用。许多公司现在生产其仿制药（例如，来自卡迪拉医疗保健的 Docecad ™）。

与紫杉醇类似，多西他赛以高亲和力可逆地与微管结合，并且在微管内达到每摩尔微管蛋白 1 摩尔多西他赛的化学计量。通过电子晶体衍射和核磁共振（NMR）研究，多西他赛已被证明结合在 β- 微管蛋白表面附近的深疏水裂中，利用三个关键的氢键和多个疏水作用力连接。这些相互作用稳定微管，阻止其正端解聚，从而抑制了有丝分裂中期和后期的细胞分裂。有趣的是，多西他赛存在下形成的微管比紫杉醇存在时形成的微管体积大，这可以解释细胞毒性疗效的提高。也有一些证据表明，多西他赛通过阻断抑制凋亡的癌蛋白 *bcl-2* 来促进细胞凋亡。

多西他赛（Taxotre™）被批准用于乳腺癌（联合阿霉素和环磷酰胺、卡培他滨或曲妥珠单抗）、局部晚期或转移性非小细胞肺癌（联合顺铂）、激素耐药性转移性前列腺癌（联合泼尼松或泼尼松龙）、转移性胃腺癌的初始治疗，包括胃食管连接腺癌（联合顺铂和氟尿嘧啶）、局部晚期头颈部鳞状细胞癌（联合顺铂和氟尿嘧啶）的诱导治疗。有趣的是，对紫杉醇、蒽环类药物或多柔比星耐药并不一定表明对多西他赛耐药。虽然一些临床试验显示，中位生存时间仅增加了大约 3 个月，但生存时间的范围较大，可以延长到 5 年。

与所有的化疗一样，其不良反应是常见的，已报道多种副作用。建议在每次多西他赛给药前预先使用皮质类固醇，以减少液体潴留和超敏反应。由于多西他赛是一种细胞周期特异性药物，它对体内所有分裂的细胞都有细胞毒性，包括毛囊、骨髓和生殖细胞。因此，它的副作用与紫杉醇相似，而且持续的液体潴留（通常表现为腿部水肿，并在治疗期间恶化）可能影响癌症治疗且使其难以治疗。肝损伤患者的用药剂量必须减少。动物研究中显示了生育能力下降的结果，女性和男性患者在治疗期间和治疗后必须使用有效的避孕措施至少三个月。65 岁或以上的患者更容易出现副作用，但在这些病例中，用药剂量通常不会减少。

4.4.3　卡巴他赛（Jevtana™）

卡巴他赛（Jevtana™），以前被称为 XRP-6258，是自然产生的紫杉烷 10- 脱乙酰浆果赤霉素 III 的半合成衍生物（图 4.16）。它是由赛诺菲 – 安万特公司开发的，并于 2010 年被 FDA 批准用于治疗转移性激素难治性且既往曾接受过含多西他赛治疗方案（与泼尼松或泼尼松龙联合治疗）的前列腺癌（mHRPC）。

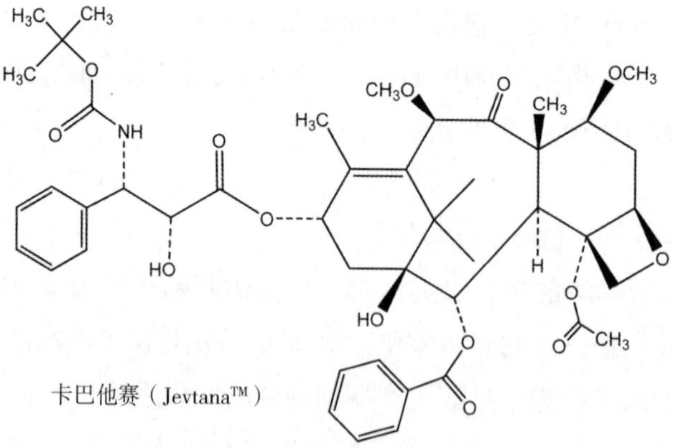

图 4.16　卡巴他赛结构式。

2011 年 1 月，EMA 批准了卡巴他赛。批准是基于"TROPIC"III 期临床试验的结果，其中包括 755 例激素难治性前列腺癌患者。尽管卡巴他赛与米托蒽醌相比与 3 ～ 4 级中性粒细胞减少（81.7% vs. 58%）更相关，但患者中位生存期有微小但有统计学显著性的改善（接受卡巴他赛治疗的患者为 15.1 个月，接受米托蒽醌治疗的患者为 12.7 个月）。卡巴他赛是第一个被批准用于激素难治性转移性前列腺癌患者的二线药物，不过其副作用仍然是临床医生的主要担忧。它通常与强的松联合使用，以减少过敏反应和水肿的风险。2012 年，NICE 在英格兰和威尔士反对将卡巴他赛用于前列腺癌，理由是临床获益太小，以及该药的高成本，血液毒性和腹泻两大副作用。然而，在 2016 年，NICE 推翻了其决定，批准在多西他赛治疗期间或之后疾病出现进展的患者中使用卡巴他赛联合泼尼松或泼尼松龙。

毫不奇怪，卡巴他赛在结合和稳定微管蛋白方面与其他紫杉烷的作用机制类似，其抑制微管解聚，细胞周期阻滞在 G_2/M 期，并抑制肿瘤细胞增殖。然而，与其他紫杉烷类化合物不同的是，卡巴他赛被认为是膜相关多药耐药（MDR）p- 糖蛋白（P-Gp）外排泵的不良底物，因此被认为在治疗多药耐药肿瘤方面具有优势。进一步的好处是，它似乎可以穿透血脑屏障（BBB），因此可能对治疗中枢神经系统肿瘤有用。为了支持这一观点，2019 年，挪威科技大学（NTNU）的研究人员报告称，卡巴他赛可以穿过血脑屏障，并在患者来源的胶质母细胞瘤原位模型中获得显著的治疗效果。

卡巴他赛是静脉输入，患者必须在每次使用前至少 30 分钟静脉使用泼尼松或泼尼松龙。此外，也可使用抗组胺剂（H_2 受体拮抗剂）和止吐剂，以减少过敏反应和恶心的风险。尽管采取了这些措施，但该药仍有许多副作用，超过 93% 的治疗患者出现血液系统问题，如中性粒细胞减少和白细胞减少。因此，卡巴他赛禁忌用于低中性粒细胞计数的患者。其他报道的副作用包括胃肠道紊乱（如腹泻、便秘、腹痛、消化不良、胃食管反流、味觉障碍、口干和直肠出血）、心血管疾病（如胸痛、房颤、心动过速、高血压、低血压、潮红和水肿）和体重变化。肝损害患者应避免使用卡巴他赛，肾损害患者应谨慎使用。不应在妊娠期间使用，在女性治疗期间和男性治疗后六个月内应使用有效的避孕措施。

4.4.4 莱龙泰素

莱龙泰素（RPR 109881A）是紫杉烷 10- 脱乙酰浆果赤霉素Ⅲ的半合成衍生物，具有广谱活性，与其他紫杉烷药物具有不同的毒性（图 4.17）。在开发过程中，它被认为是"第三代"紫杉烷，其对 p- 糖蛋白的亲和力明显低于多西他赛，这可能克服紫杉烷的肿瘤耐药性问题。

另一个潜在的优势是，它可以进入中枢神经系统，因此可能对脑肿瘤的治疗有用。直到 21 世纪 00 年代中期，它才被赛诺菲公司开发，用于治疗晚期、复发性或转移性胰腺癌，已开展Ⅱ / Ⅲ期临床试验，但没有进入批准阶段。

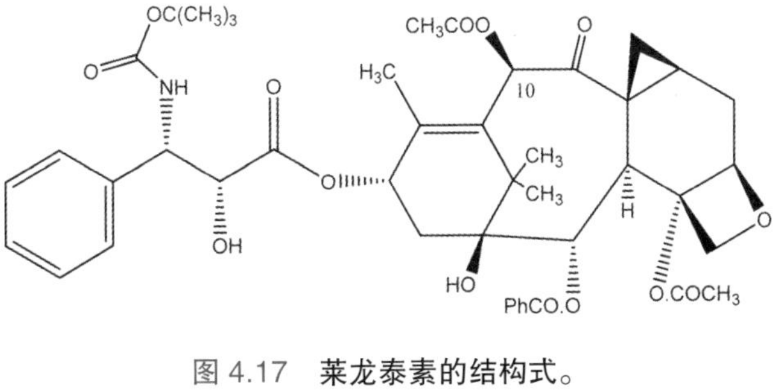

图 4.17 莱龙泰素的结构式。

4.4.5 TPI 287

TPI 287（图 4.18）是由科尔蒂斯生物科学公司开发的一种合成紫杉烷类似物。它是一种微管蛋白结合的微管稳定剂，可以很容易地通过血脑屏障，部分原因是其可作为 p- 糖蛋白的不良底物。

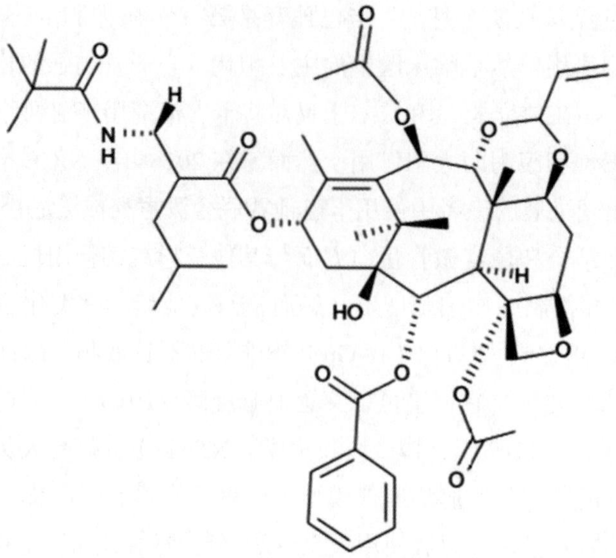

图 4.18   TPI 287 的结构式。

研究表明，TPI 287 可以减少动物模型中继发性乳腺癌的进展和转移，特别是那些在大脑中发现的肿瘤。在治疗早期注射高剂量，可观察到脑转移减少 55%，脑转移的增殖减少 16%。

尽管 TPI 287 已被认为是一种实验性抗癌药物，但它也因其在治疗阿尔茨海默病中的潜在用途而备受关注。2017年，一项安慰剂对照、双盲 I 期研究评估了 TPI 287 治疗阿尔茨海默病、进行性核上麻痹（PSP）和皮质基础综合征（CBS）的效果，结果支持了在该领域进行进一步研究的必要性。

4.4.6   MAC-321

MAC-321（图 4.19）是惠氏研究公司（美国）开发的紫杉醇类似物，口服使用而不需要辅助溶剂。

2003 年进行的一项研究表明，MAC-321 克服了 p- 糖蛋白对紫杉醇和多西他赛的耐药性。它的主要优点是在各种对紫杉醇耐药的肿瘤模型中具有较高有效性和活性。它在 21 世纪 00 年代中期开展了关键的临床试验，但还没有进入批准阶段。

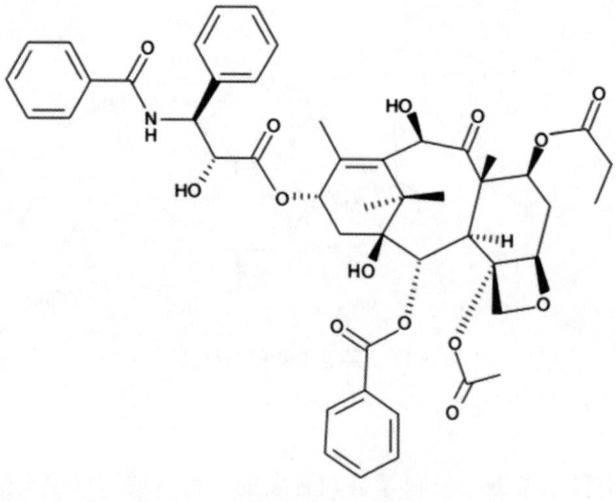

图 4.19   MAC-321 的结构式。

鉴于紫杉醇和多西他赛在临床上的成功，未来可能会出现更多的紫杉烷类似物。随着结构成像（如X射线和高场核磁共振）和分子建模技术的改进，与现有的紫杉烷类化合物相比，可以设计出对微管蛋白具有更高亲和力的类似物，从而增强疗效。

然而，这并不一定会提高肿瘤细胞与健康细胞相比对微管蛋白的选择性，或导致治疗指数的提高。提高紫杉烷化合物的水溶性似乎有更大的空间，从而以更简单的配方生产，避免使用导致超敏反应和其他副作用的辅料，如聚氧乙烯蓖麻油。

4.5 埃博霉素

埃博霉素（图4.20）是一组密切相关的细胞毒性大环内酯，是一类抗微管蛋白药物，其作用机制与紫杉烷相似，即可稳定微管蛋白。早期临床试验的结果表明，它们可能比紫杉烷更有效，副作用更易控制。另一个优点是与紫杉烷相比，它们具有优越的水溶性，这意味着配方中不需要包含聚氧乙烯蓖麻油（紫杉醇的增溶剂，其可影响心脏功能并导致严重超敏反应）。

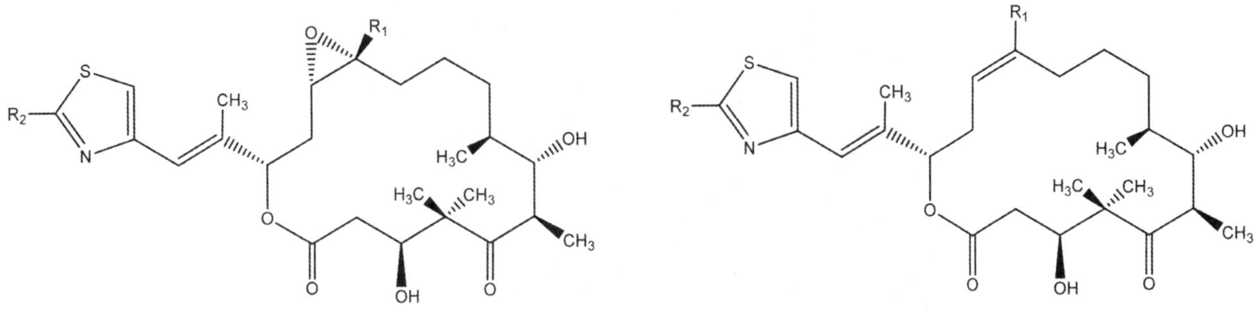

埃博霉素A： R_1=H, R_2=CH$_3$
埃博霉素B： R_1=CH$_3$, R_2=CH$_3$（Patupilone）
埃博霉素E： R_1=H, R_2=CH$_3$OH
埃博霉素F： R_1=CH$_3$, R_2=CH$_2$OH

埃博霉素C： R_1=H, R_2=CH$_3$
埃博霉素D： R_1=CH$_3$, R_2=CH$_3$

图4.20 埃搏霉素 A ～ F 的结构式。埃博霉素 B 也称为铂酮。

此外，在埃博霉素 B 中没有观察到紫杉醇显著的内毒素样特性，如激活巨噬细胞合成炎症细胞因子和一氧化氮，临床研究表明，埃博霉素在紫杉烷治疗后仍有疾病进展的乳腺癌患者中是有效的。这使得埃博霉素成为紫杉烷耐药癌症患者的一类有价值的抗癌药物。

埃博霉素最初被识别为生长在土壤中的黏液细菌 ce90 菌株（图4.21）产生的代谢产物，该菌株来自于南非赞比西河岸的土壤样本，是1985年德国生物技术研究协会（GBF）的研究人员进行的一项对黏液细菌代谢产物的筛选计划的一部分。埃博霉素 A 的结构于1996年用 X 射线晶体衍射确定，到2008年，对埃博霉素 B 到 F 进行了鉴定和表征（见图4.20）。早期对肿瘤细胞系的研究表明，与紫杉烷相比，它具有优越的效力，这为临床前研究和埃博霉素类似物作为抗癌药物的潜在开发铺平了道路。这项研究和开发是由英国百时美施贵宝（BMS）领导的，它之前有开发紫杉醇的经验。BMS 将埃博霉素的第一个代表伊沙匹隆（Ixempra™）商品化（图4.24），该药于2007年获得 FDA 的批准，用于转移性乳腺癌的治疗。

埃博霉素的主要作用机制是抑制微管功能。无论是在生物物理实验还是在培养细胞中，埃博霉素 B 可产生与紫杉醇相似的效果，因为它们具有相同的微管蛋白结合位点，并具有相似的结合亲和力。与紫杉醇一样，埃博霉素 B 与 αβ 微管蛋白异源二聚体亚基结合（图4.22），这两种分子争夺相同的结合袋。

实验证实了这一点，即竞争性抑制埃博霉素对 ^{3}H– 紫杉醇的结合，表明它们都结合或靠近紫杉醇结合位点。有趣的是，电子晶体学（EC）重叠研究埃博霉素 A 和紫杉醇结合 αβ 微管蛋白二聚体表明，埃博霉素 A 的噻唑位于无紫杉醇的微管蛋白口袋，在结合位点羟基和羧基形成氢键。一旦一个埃博霉素分子被结合，αβ 微管蛋白的解聚速率就会降低，从而稳定了微管。此外，埃博霉素 B 在没有 GTP 的情况下可以诱导微管蛋白聚合成微管，表现为在整个细胞质中形成微管束。这导致细胞周期阻滞在 $G_2 \sim$ M 过渡阶段，通过细胞凋亡发挥细胞毒性。研究表明，埃博霉素对微管动力学的抑制浓度低于阻断有丝分裂所需的浓度。在较高的抗有丝分裂浓度下，紫杉醇似乎通过抑制微管脱离中心体来发挥作用，这一过程通常在有丝分裂过程中被激活，人们认为埃博霉素也可能通过类似的机制发挥作用。微管的动态不稳定性是一个重要的现象，涉及随机生长和缩小的状态。这使得微管可以探测到细胞质并捕获染色体，随后它们在赤道板上排列，然后被拉开。微管稳定剂如埃博霉素可以阻止微管附着在染色体上，并在 G_2/M 期阻断细胞周期，最终导致细胞凋亡。

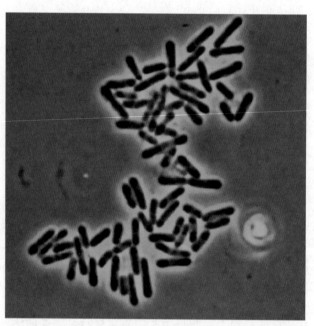

图 4.21　产生埃博霉素的纤维囊黏液杆菌（So ce90 菌株）的显微照片［图来自 Reichenbach H，Höfle G. Discovery and development of the epothilones：a novel class of antineoplastic drugs. Drugs R D. 2008；9（1）：1 – 10. doi：10.2165/00126839–200809010–00001. Copyright © 2012，Springer Nature］。

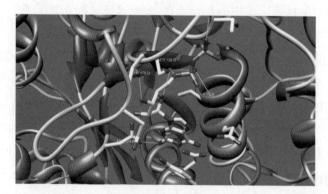

图 4.2　埃博雷素 A（粗线显示）与微管蛋白 β 亚基结合的分子模型。埃博霉素 A 与紫杉醇竞争相同的结合位点，因此作用机制相似。但电子晶体学重叠研究显示埃博雷素 A 的噻唑位于未被紫杉醇占据的微管蛋白口袋。

与其他抗微管蛋白药物一样，埃博霉素的主要副作用包括中性粒细胞减少、周围神经病变和疲劳。其他较不常见的不良反应包括腹痛、胃肠紊乱、步态受损和非典型性胸痛。利用肝微粒体对埃博霉素 D 进行的代谢研究表明，细胞色素 P450 酶 CYP3A 是与埃博霉素 D 最相关的代谢酶，而 seco- 埃博霉素 D（图 4.23）是主要的代谢产物，说明了肝脏酯酶在代谢中的重要性。该代谢物在埃博霉素 D 的临床试验中在血液样本中被检测到。对于埃博霉素 B 和 D，在肝微粒体研究中发现其他代谢物包括羟基化衍生物，但这些代谢物只有在 NADPH 存在时才会产生。

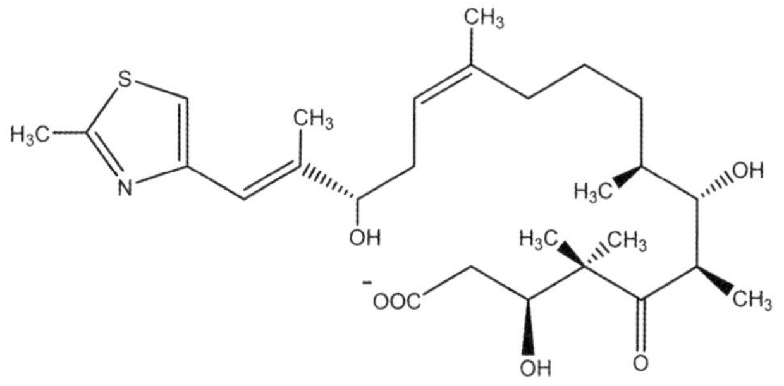

图 4.23　seco- 埃博霉素 D 的结构式。其主要代谢物通过大鼠、狗和人肝微粒体作用形成。

已经研究了生产埃博霉素 A 的替代方法，Danishefsky 和他的同事在 1996 年首次发表了埃博霉素 A 的全合成途径，此后还报道了多种其他合成路线。也进行了生物合成方法研究，研究表明，负责埃博霉素生物合成的基因簇可以从原始微生物转移到其他更快分裂的微生物，以提高生产水平。

总之，埃博霉素代表了一个重要的新抗癌药物家族，特别是对标准治疗产生耐药的患者。在这种背景下，新的埃博霉素，伊沙匹隆（Ixempra™）被视为乳腺癌治疗的一个重要进展，因为它与包括紫杉烷在内的常用治疗药物之间相对缺乏交叉耐药性。伊沙匹隆（Ixempra™）已在世界大部分地区批准上市。伊沙匹隆与一种相关药物沙戈匹隆（ZK219477；ZK-EPO）将在下面详述。沙戈匹隆已开展针对胶质母细胞瘤的 Ⅱ 期临床试验，但尚无进展。

4.5.1　伊沙匹隆（Ixempra™）

伊沙匹隆（Ixempra™），也被称为阿佐霉素 B 或 BMS-247550（图 4.24），是第一个 FDA 批准的埃博霉素类似物。它是一种半合成的内酰胺类似物，由纤维囊黏液杆菌生产，百时美施贵宝（BMS）开发。它在结构上与埃博霉素 B 的不同之处仅仅在于，主要大环中的氧原子被氮原子取代，形成内酰胺，而不是内酯。虽然在结构上与紫杉烷完全不同，但伊沙匹隆的作用方式相似，并且在非常低的浓度下对肿瘤细胞就具有较高的细胞毒性。它与微管蛋白结合，促进微管蛋白聚合和微管稳定，从而使细胞处于细胞周期的 $G_2 \sim M$ 期并诱导细胞凋亡。伊沙匹隆不能口服，只能通过静脉注射。

伊沙匹隆的临床益处在 Ⅱ 期和 Ⅲ 期试验中得到证实，试验结果表明其对紫杉烷耐药的转移性乳腺癌患者和其他类型的化疗耐药的肿瘤患者具有活性。2007 年，两项涉及 443 例三阴性乳腺癌患者的 Ⅲ 期试验的数据显示，伊沙匹隆联合卡培他滨在无进展生存期显示出统计学上显著的优效性（总缓解率为 31%，而单独卡培他滨的总缓解率为 15%）。在此基础上，伊沙匹隆于 2007 年被 FDA 批准用于对目前化疗药物无反应的侵袭性的转移性或局部晚期乳腺癌。随后，BMS 与大冢制药公司（日本）合作，于 2010 年至 2020 年生产和销售 Ixempra™。然而，在欧洲，EMA 于 2008 年拒绝批准伊沙匹隆，理由是其临床益处不足以证明其副作用的合理性，特别是损害神经细胞（神经病变）的不良反应令人担忧。

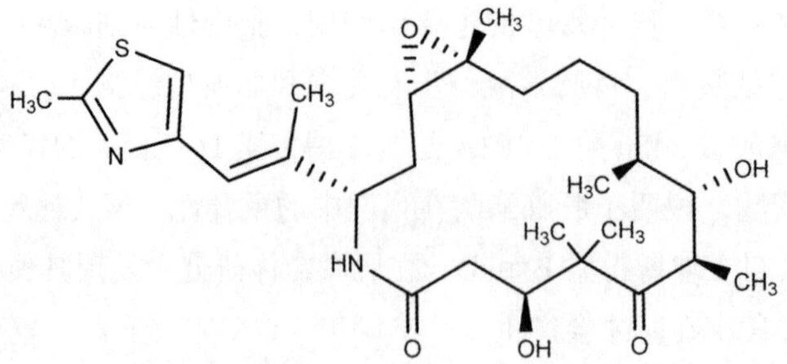

图 4.24　伊沙匹隆（Ixempra ™）的结构式。

2007 年，FDA 批准伊沙匹隆作为一种单药治疗方法，用于治疗对蒽环类、紫杉类和卡培他滨耐药的转移性或局部晚期乳腺癌患者。FDA 还批准与卡培他滨联合使用于治疗对蒽环类和紫杉类药物耐药的转移性或局部晚期乳腺癌患者，或对紫杉类耐药及为蒽环类药物治疗禁忌的患者。截至撰写本文时，EMA 尚未批准伊沙匹隆的上市许可（2008 年被拒绝），伊沙匹隆也尚未被 NICE 批准在英国使用。

伊沙匹隆的一个关键特征是，它可以保留对紫杉醇产生耐药性的肿瘤细胞的毒性。在临床试验中，伊沙匹隆在对紫杉烷有明显耐药性的乳腺癌患者中毒性较高，尽管有多药耐药蛋白过表达，但仍能保持疗效。它似乎也不太容易受到其他肿瘤耐药机制的影响，如 β- 微管蛋白基因的突变和高微管相关蛋白 tau 的表达。这意味着伊沙匹隆和埃博霉素对紫杉烷耐药癌症患者很重要。

其最常见的不良反应包括血液学异常（如中性粒细胞减少、白细胞减少、贫血和血小板减少）、胃肠道紊乱（如恶心、呕吐、腹泻、口炎和黏膜炎）、周围感觉神经病变、疲劳、肌痛（关节痛）、脱发和肌肉骨骼疼痛。联合治疗中较不常见的副作用包括掌 – 足底红细胞感觉异常（手足）综合征、厌食症、腹痛、指甲病变和便秘。在中度或重度肝损伤患者中，中性粒细胞减少相关死亡的发生率较高，因此在这些情况下不应使用伊沙匹隆。最后，由于在动物研究中观察到可能的生殖毒性，男性和女性患者在使用该药物时都应使用避孕措施。此外，该药物不应在妊娠或哺乳期间使用。

4.5.2　临床开发中的埃博霉素

多年来，人们已经研究了一些埃博霉素类似物，以获得这一领域的发展。目前，优替德隆（也称为 depoxythilone 或 UTD1）正在于中国北京华昊中天生物技术公司开发，详细介绍见后文。多年来，其他公司也在尝试开发埃博霉素类似物，著名的代表包括沙戈匹隆（ZK-EPO）和帕土匹隆（EPO906，埃博霉素 B）。

沙戈匹隆（ZK-EPO）（图 4.25）是拜耳希林制药公司最初开发的全合成埃博霉素 B 类似物。由于Ⅰ期试验的结果表明其具有良好治疗前景，该药物已进入Ⅱ期临床研究，研究的肿瘤类型包括胶质母细胞瘤、黑色素瘤、非小细胞肺癌、小细胞肺癌、前列腺癌、卵巢癌和乳腺癌。Ⅰ期临床试验显示沙戈匹隆的副作用与紫杉烷类似，主要观察到的不良事件包括中性粒细胞减少和神经病变。

在一些Ⅱ期研究中（如乳腺癌和黑色素瘤中），沙戈匹隆耐受性良好，以轻度血液系统改变（如白细胞减少）、感觉神经改变和疲劳为主要副作用。它在许多试验中表现出临床活性，但总体来说，获益风险比不足以继续开发。

帕土匹隆（EPO906），也被称为埃博霉素 B（见图 4.20），是由诺华制药公司开发的一种埃博霉素类似物。与其他相关化合物一样，包括埃博霉素 A，它最初是在 20 世纪 90 年代初从黏液菌中分离出来的。

尽管进入了Ⅲ期临床试验，但在 2010 年，诺华宣布，该药在晚期铂耐药的卵巢癌患者中没有显示显著的总体生存优势，因此不会继续研究该分子。

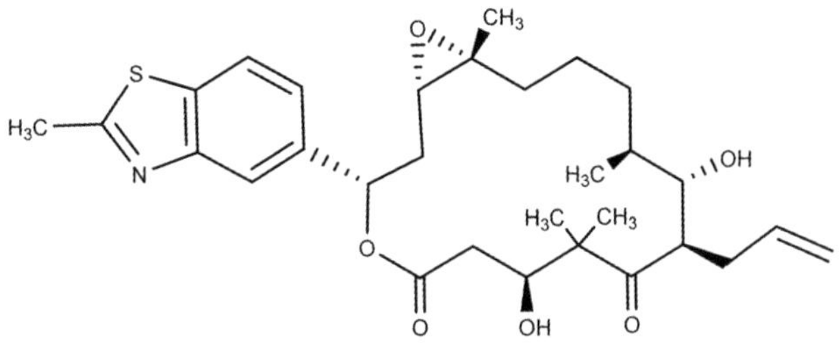

图 4.25 沙戈匹隆（ZK-EPO）结构式。

4.5.2.1 优替德隆（Depoxythilone 或 UTD1）

中国北京华昊中天生物技术公司正在开发一种新型的埃博霉素类似物，即优替德隆（也称 Depoxythilone 或 UTD1）。该公司意识到对于紫杉烷和蒽环类药物治疗失败的转移性乳腺癌患者，伊沙匹隆（Ixempra™）价格昂贵，并且经常由于毒性而中断治疗。为解决这个问题，他们采用基因工程生物合成方法生产了成本较低的类似物优替德隆。在毒性方面，优替德隆在临床上证明具有比伊沙匹隆更低的毒性反应。

在Ⅰ/Ⅱ期临床试验中，优替德隆显示出良好的安全性和效能特征，该研究将优替德隆联合培他滨与卡培他滨单独应用于蒽环类和紫杉烷难治性转移性乳腺癌患者，该研究于 2018 年完成。结果显示，与仅用卡培他滨治疗组相比，优替德隆联合卡培他滨治疗组的总体生存率（OS）显著提高，两组的两年生存率分别为 39.0% 和 26.6%。周围神经病变是唯一与使用优替德隆相关的 3 级不良事件，是可控的和可逆的。至关重要的是，使用优替德隆只引起非常轻微的骨髓抑制，没有肝毒性。

鉴于优替德隆与卡培他滨联合用药的良好的获益风险比，在撰写本文时优替德隆仍处于开发阶段。总的来说，这些临床试验结果表明，埃博霉素类似物仍然是药物开发的良好候选者。

4.6 靶向微管相关机制的新方法

尽管在过去的几十年里，长春花生物碱和紫杉烷已经成为非常成功的治疗药物，但对新的类似物和相关家族的研究仍在继续，以克服这些药物几乎总是产生的耐药性，以及令人担忧的副作用，其中一些可能危及生命。例如，虽然紫杉烷在治疗多种癌症方面非常有效，但由于其配方中使用的聚氧乙烯蓖麻油，其造血和神经毒性、耐药性的发展和过敏反应都可能减损其临床获益。这促使了新的药物，如艾日布林（Halaven™）和伊沙匹隆（Ixempra™）的开发，它们分别比长春花生物碱和紫杉烷具有适度的优势，同时它们也具有相似的作用机制。其他靶向微管和与微管蛋白相关的细胞过程已经被研究，其中一些策略介绍如下。

4.6.1 有丝分裂介质的新靶点

到目前为止，靶向有丝分裂的抗癌药物的开发仅限于干扰有丝分裂纺锤体形成和稳定（如长春花生物碱类和紫杉烷）。然而，也研究了与有丝分裂相关的其他微管介质的药物靶点。例如，无论是工业实验室还是学术实验室的药物发现计划都已经发现了有丝分裂动力蛋白、极光激酶和 Polo 样激酶的抑制剂，这些蛋白对染色体分离和细胞分裂的成功至关重要（图 4.26）。这些蛋白质作为药物靶点的一个吸引人的方面是，它们只能在分裂的细胞中表达，而不能在未分裂的分化细胞中表达。理论上，与现有的针对微管蛋白的抗有丝分裂治疗方法相比，应该可以提供更好的治疗指标。

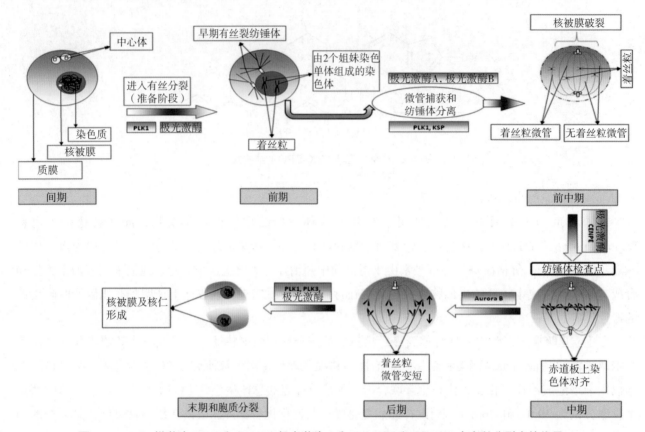

图 4.26　Polo 样激酶 PLK1 和 PLK3、极光激酶 A 和 B、KSP 和 CENPE 在有丝分裂中的作用。

　　这种涉及靶向运动蛋白和有丝分裂激酶的方法是一个明显的研究起点，肿瘤细胞在有丝分裂停止后发生凋亡的分子途径目前还不完全清楚。在未来，这一领域的更多研究应该可以提供与有丝分裂抑制有关的其他新的药物靶点。

　　图 4.26 显示了有丝分裂的过程，以及特定的药物化蛋白靶点。包括：

● Polo 样激酶（如 PLK1 和 PLK3）：这些酶参与着丝粒的成熟和有丝分裂纺锤体的形成。它们在有丝分裂退出和后期姐妹染色单体的分离中也很活跃。PLK1 是 G_2/M 过渡的早期触发器，也支持中心体在 G_2 晚期 / 早前期的功能成熟以及双极纺锤体的建立。PLK1 的另一个作用是磷酸化并激活 CDC25C，这是一种去磷酸化并激活 Cyclin B/CDC2 复合物的磷酸酶。

● 纺锤体驱动蛋白（KSP）：该蛋白通过驱动中心体分离建立有丝分裂纺锤体双极性。

● 着丝粒蛋白 E（CENPE）：该蛋白是中期染色体准确会聚所必需的。

● 极光激酶 A：该激酶在早前期对中心体的成熟和分离很重要。

● 极光激酶 B：该激酶是染色体移动复合体（CPC）的一个成员，参与组蛋白 H3 磷酸化、染色体凝结、赤道板上的染色体对齐、双极着丝粒 – 微管附着、纺锤体检查点和细胞分裂素的功能。

　　极光激酶 A 和 B，以及 PLK1，作为癌症治疗的靶点，既往已经被明确了，但 KSP 和 CENPE 现在也成为潜在的癌症靶点。下面将做更详细地介绍。

4.6.2 极光激酶抑制剂

极光激酶，由极光激酶 A、B 和 C 组成，是丝氨酸 / 苏氨酸激酶，控制着哺乳动物细胞中细胞分裂的众多方面。它们在 1990 年首次被发现，直到 1998 年极光激酶 A 的重要性才被发现。由这些酶的突变形式产生的细胞中分散的有丝分裂纺锤体类似于"北极光"，因此得名。本质上，这些酶通过控制染色单体的分离来帮助分裂的细胞将其遗传物质分配给子细胞。

在三种已知的极光激酶中，极光激酶 A 在有丝分裂前期活跃，是中心体（真核细胞中的微管组织中心）正确功能所必需的。极光 激酶 B 参与了有丝分裂纺锤体与着丝粒的连接，而极光激酶 C 在生殖系细胞中起作用，尽管我们对其功能知之甚少。家族成员具有高度保守的 C 端催化结构域；然而，它们的 N 端结构域在大小和序列上有很大的差异。极光激酶 A 被一个或多个磷酸化激活，其活性在细胞周期内从 G2 期到 M 期的过渡期间达到峰值。

极光激酶的结构和活性位点已经从极光激酶 –2– 腺苷复合物中确定（图 4.27）。铰链（黄色）、富含甘氨酸的环（蓝色）和激活环（红色）是参与结合腺苷的蛋白激酶折叠的关键特征。极光激酶 –2 铰链区残基 Glu–211 和 Ala–213 的蛋白骨架原子以及激活环中残基 Trp–277 的侧链通过特定的氢键与腺苷结合。残基 Lys–162 和 Asp–274 对于极光激酶 –2 的活性是必不可少的，但在其他几种蛋白激酶的晶体结构中并不相互形成氢键。

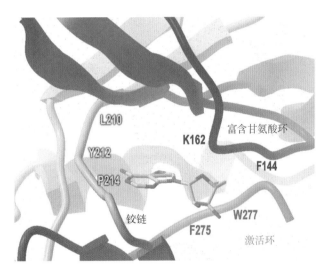

图 4.27 极光激酶 –2– 腺苷复合物的活性位点的结构。铰链（黄色）、富含甘氨酸的环（蓝色）和激活环（红色）是参与结合腺苷的蛋白激酶折叠的关键特征。

极光激酶最近作为潜在的抗癌药物靶点而闻名。大多数研究都集中在极光激酶 A 和 B 上，因为它们似乎在肿瘤发生中发挥了作用，其中极光激酶 A 被确定为小鼠和人类的低外显率肿瘤的易感基因。这三种激酶在有丝分裂的不同阶段都定位于中心体，并调节细胞周期（从 G$_2$ 到胞质分裂）。细胞中这些激酶的功能障碍与染色体分离缺陷有关，而染色体分离缺陷可导致遗传不稳定，这是一种与肿瘤发生高度相关的情况。因此，极光激酶 A 经常在多种肿瘤类型中被扩增，并显示出致癌活性。极光激酶 B 是有丝分裂的正调节因子，促进有丝分裂纺锤体附着在着丝粒上，姐妹染色单体与每个子细胞的分离，以及胞质分裂过程中子细胞的分离。它可能被多种类型的癌细胞所扩增和过表达。因此，越来越多的证据表明，由于这些激酶在细胞分裂过程中的重要作用，抑制它们可能在癌症中具有治疗潜力。

许多极光激酶抑制剂已经被报道，其中包括 VX–680（Tozasertib）、ZM447439（一种化学探针）、

Hesperadin、TAK-901 和 AZD-1152（图 4.28）。Tozasertib 在 Vertex 制药公司和默克公司的一个联合项目中进行临床开发。它是所有极光激酶（包括 A 型、B 型和 C 型）的有效抑制剂，并已被证明可以抑制细胞周期进程，诱导细胞凋亡和阻断肿瘤生长，包括白血病、结肠癌和胰腺。然而，由于观察到 QT 间期延长的心脏毒性，一项临床试验于 2007 年暂停。类似地，阿斯利康开发了 AZD-1152（barasertib），不过在 II 期试验阶段停止。这些药物都是静脉给药，最严重的剂量限制副作用都是 3 级中性粒细胞减少症。

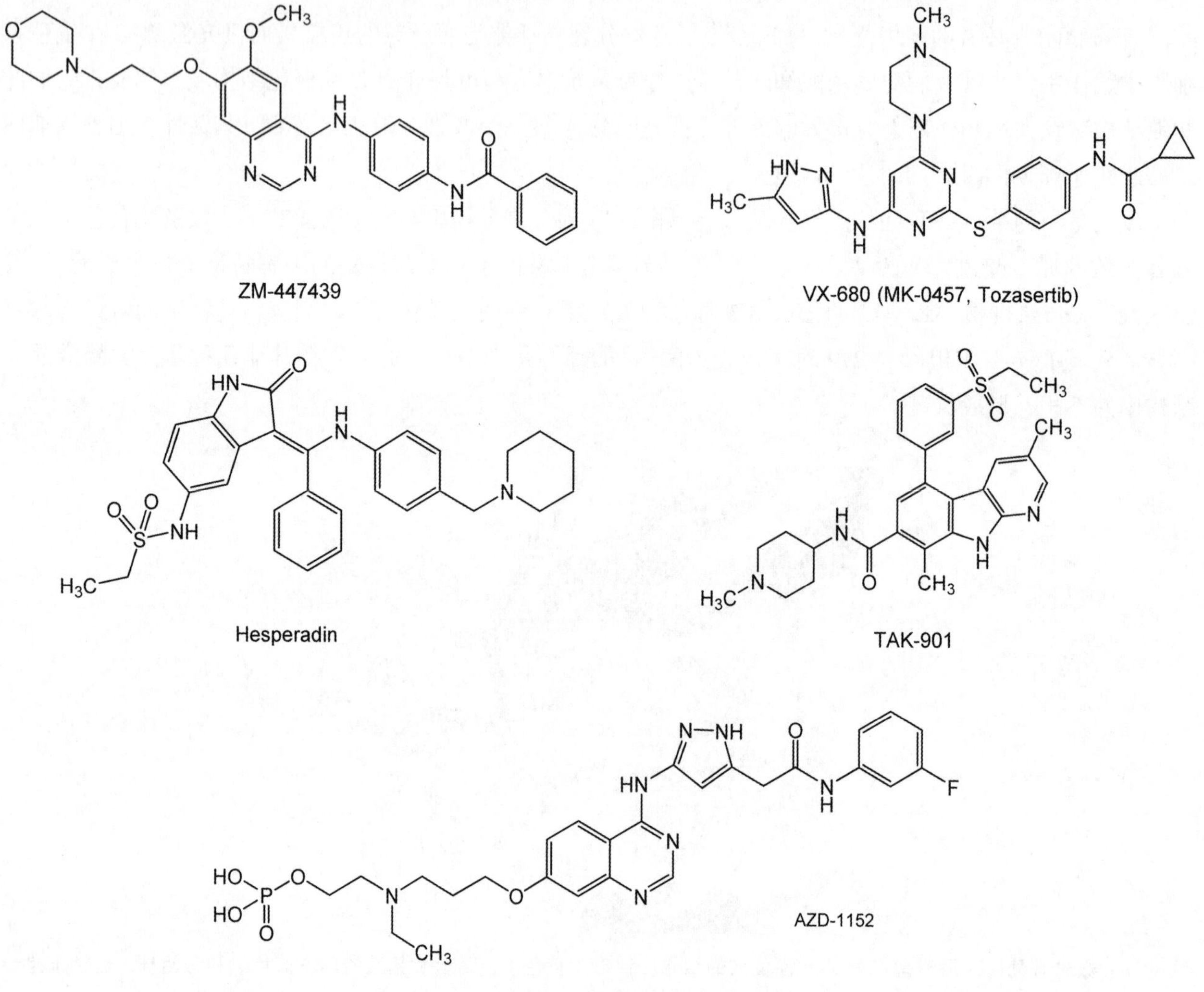

ZM-447439

VX-680 (MK-0457, Tozasertib)

Hesperadin

TAK-901

AZD-1152

图 4.28   一些已知的极光激酶抑制剂的结构式

4.6.3   Polo 样激酶（PLKs）

Polo 样激酶（PLK）是一个保守的丝氨酸/苏氨酸激酶家族，通过 G_2 和有丝分裂的一些阶段（包括有丝分裂的进入和退出）和胞质分裂调控细胞周期。"Polo"结构域是以黑腹果蝇的 *Polo* 基因编码的原始蛋白命名的。这些蛋白参与了有丝分裂纺锤体的形成和修饰，并在细胞周期的 M 期参与了 CDK/Cyclin 复合物的激活。PLK 的特征是具有氨基端催化域和羧基端非催化域，由三个保守序列组成，称为 Polo 盒，形成一个单一的功能域。哺乳动物的 PLK 包括 PLK1（也被称为 STPK13）、PLK2（也被称为 SNK）、PLK3（也被称为 CNK、FNK 和 PRK）、PLK4（也被称为 SAK 或 STK18）和 PLK5。特别是，PLK1 与细胞周期蛋白依赖性激酶 1（Cyclin B1）和极光激酶协同作用，以协调一系列关键的细胞周期事件。基于 PLK1 的大量临床前数据以及抗有丝分裂类药物（如长春花生物碱和紫杉烷）治疗的成功，

PLK1 现在被认为是一个有意义的癌症靶点，PLK1 的小分子抑制剂已经成为抗癌药物研发的有吸引力的候选者。在这个以药物基因组学为主导的药物研发时代，PLK1 抑制剂的临床开发正在被一种高度敏感的、基于 ELISA 的 PLK1 定量活性测定方法所促进，这种方法能够量化小体积细胞裂解物中 PLK1 的活性。这被证明是一种有价值的临床工具，用于确定新的抑制剂在原发组织中的作用。

与其他 PLK 家族成员相比，一些众所周知的 PLK1 抑制剂对 PLK1 具有良好的效力和选择性，其中一些已进入临床。例如，ON-01910.NA（现在被称为 rigosertib，计划使用的商标名为 Estybon™）是 Onconova Therapeutics 正在开发的一种合成苯甲酰苯乙烯砜。在临床前研究中，经处理过的细胞显示出多极纺锤体，在 G_2/M 期积聚，纺锤体和中心体异常，所有这些都与已知的作用机制一致。该药已进入治疗慢性髓系单核细胞白血病Ⅲ期临床试验，最常见的副作用是腹痛、恶心、呕吐和疲劳。基于这些令人鼓舞的结果，该公司于 2019 年 1 月向 FDA 提交了一项特殊方案评估（SPA）请求，要求进行口服 rigosertib 联合阿扎胞苷（Vidaza™）治疗从未接受治疗的高危骨髓增生异常综合征（MDS）的Ⅲ期研究。在撰写本文时，其他针对不同实体肿瘤和 B 细胞慢性淋巴细胞白血病的临床研究正在进行中。其他一些抑制剂如图 4.29 所示，也已进入临床，但尚未进入审批阶段。

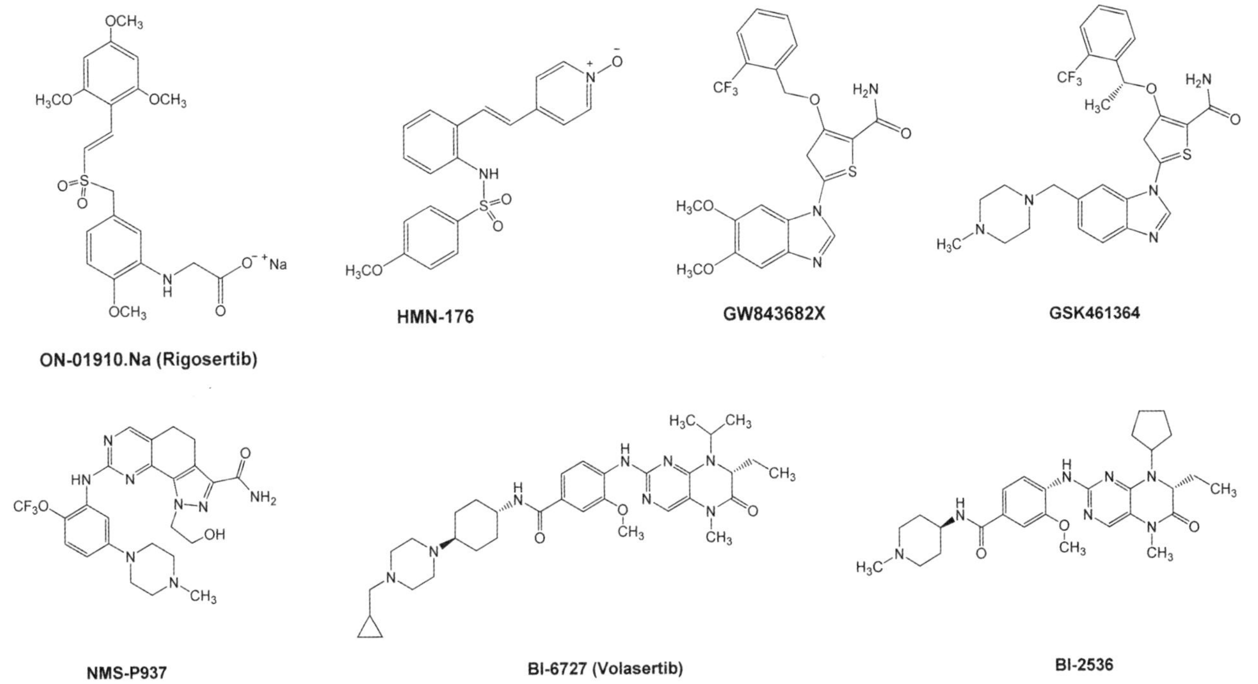

图 4.29 PKL1 抑制剂的结构式。

4.6.4 新型微管蛋白相互作用剂

尽管长春花生物碱、艾日布林、紫杉烷和埃博霉素是最著名的微管蛋白相互作用剂，但一些制药公司仍在研究寻找具有类似作用机制的新药物。一种新的药物西维布林（TTI-237）是由惠氏公司为此目的开发的，如下所述。其在Ⅰ期试验结束时停止开发，在此作为这一领域研究的一个代表进行介绍。

4.6.4.1 西维布林（TTI-237）

西维布林（TTI-237）是一种新型的全合成小分子微管蛋白结合剂，具有非常特殊的作用方式，最初由惠氏公司发现（图 4.30）。它似乎结合到微管蛋白的长春花碱结合位点，但是它的作用方式与紫杉醇结合位点相似，即增强微管蛋白的聚合，而不是解聚。在微管蛋白异二聚体上有三个被广泛认可的药物结合位点，即长春花碱、紫杉醇和秋水仙碱结合位点。西维布林能够代替长春花碱从微管蛋白上结合，而不像其他长春花碱类药物一样使微管发生解聚。相反，它在有或无GTP的存在下都能够引发微管蛋白的聚集，这种性质与紫杉醇更相似。因此，西维布林被认为是一类新型影响微管活性的化合物。与所有抗微管蛋白一样，微管动力学的整体破坏被认为最终会抑制细胞分裂并抑制细胞生长。

西维布林具有良好的药理性能；该分子稳定且可溶于水，可溶于生理盐水中静脉用药或口服。此外，与长春花生物碱和紫杉烷不同（它们具有多个手性中心的大分子），西维布林相对较小，只有一个手性中心，因此可以大量高效且相对便宜地合成。西维布林的一个重要的潜在优势是，与大多数其他抗微管蛋白不同，它是耐多药转运蛋白p-糖蛋白的不良底物，对耐药疾病这可能是一个优势。不幸的是，由于严重的血液系统毒性，I期研究不得不在达到MTD之前终止。虽然这种特殊分子的临床开发已经停止，但将来可能会有相关的类似物被开发出来。

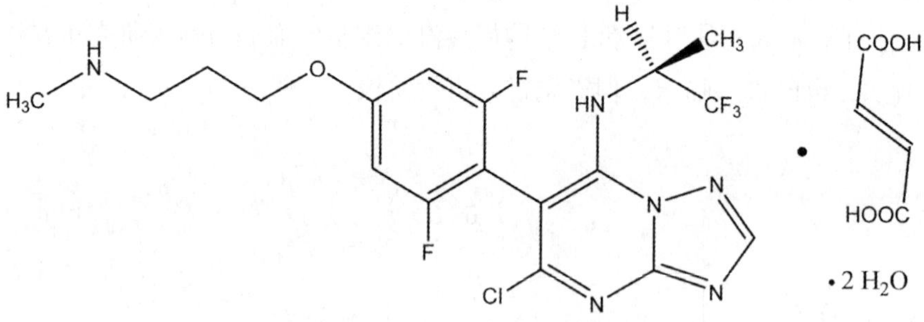

图4.30   富马酸西维布林的结构式。

4.7   结论

与抗代谢物（第3章）和核酸治疗靶点药物（第5章）一样，微管蛋白抑制剂是最古老的抗癌药物家族之一。它们在药物发现方面也有着最有趣的历史。例如，已知的第一个与微管蛋白结合的化合物是从秋水仙中分离出来的秋水仙碱，现在被用来治疗痛风而非癌症。在20世纪60年代，第一个被批准用于临床的微管蛋白抑制剂是长春花生物碱(长春碱和长春新碱)，是在1958年从叶子提取物中偶然发现的，当时研究人员实际上正在寻找能够调节血糖水平的化合物。最后，从1967年的红豆杉树（短叶红豆杉）树皮提取物中发现的紫杉烷和紫杉醇的历史经常被引用。直到1979年才发现其对微管蛋白的抑制活性，当时由于红豆杉是一种较差的药剂来源，并且担心大规模剥皮可能导致红豆杉数量的灾难性下降，人们用了20多年的时间才建立了以红豆杉叶为可再生资源的半合成生产方法。这使得紫杉醇最终在1992年获得批准，距离它最初从红豆杉树皮中分离出来已过了大约30年。紫杉烷在临床上仍然是非常重要的药物，用于治疗几种不同类型的癌症，特别是乳腺癌、卵巢癌和肺癌。长春花生物碱的使用较少，主要是由于其神经毒性，但在白血病、淋巴瘤和一些实体肿瘤（如乳腺癌、肺癌和尿路上皮癌）的治疗中仍有重要作用。紫杉烷在临床治疗中的有效性促使了进一步的研究和开发，因此最近发现了埃博霉素（伊沙匹隆，2007年批准）和软海绵素B（艾日布林，2016年批准）。此外，在过去的20年里，微管蛋白抑制剂类似物（如奥瑞他汀和美登素类化合物）作为抗体-药物偶联物（ADC）的细胞毒性载荷得到了重视，这一点将在第7章中详细讨论。最后，一些新的微管蛋白抑制剂正在研发之中（例如，极光激酶抑制剂和Polo样激酶抑制剂），因此，新型微管蛋白抑制剂有可能在未来几年中出现。

第 5 章　核酸治疗靶点药物

5.1　引言

很多抗癌药物通过作用于脱氧核糖核酸（DNA）发挥药效。概括而言，这类药物的作用机制是干扰 DNA 的合成加工，从而导致细胞死亡，通常是引起细胞凋亡。它们代表最古老的一类药物，而制药公司的注意力早已转向其他类别药物（例如激酶抑制剂、抗体 – 药物偶联物等），但作用于 DNA 的药物仍然广泛应用于临床，并且研究者仍在不断探索新型药物。例如，从海鞘（红树海鞘）中获得的曲贝替定（Yondelis™）于 2007 年获得 EMEA 许可用于软组织肉瘤。此外，人们对核酸类似物（例如 RNAi）在治疗中的作用越来越感兴趣。虽然 20 世纪 80 年代和 90 年代对反义和三螺旋技术的研究未能形成商业化产品，但最近核酸类似物的开发、递送系统以及 RNA Ⅰ 型生物技术的进展，使人们对此重新燃起了兴趣（见 5.7）。

小分子药物通过多种机制作用于 DNA 双螺旋结构。有些药物嵌入（或称插入）到 DNA 碱基对，有些药物使 DNA 双螺旋结构大沟或小沟（图 5.1）处的碱基烷基化，有些药物在大沟或小沟处使 DNA 发生链内或链间交联，有些药物通过与 DNA 螺旋结合进而将 DNA 链剪切发挥作用。虽然这类药物中一些结构更简单的药物，如氮芥（nitrogen mustards）会引发相对非特异性的 DNA 损伤（氮芥所引发的是链间交联效应），这种损伤可发生在基因组 DNA 的多处位点。然而一些新近发现的试验中的药物，如 PBD 二聚体和苯达莫司汀，能更加特异性地作用于 DNA，识别并结合特异的 DNA 序列。

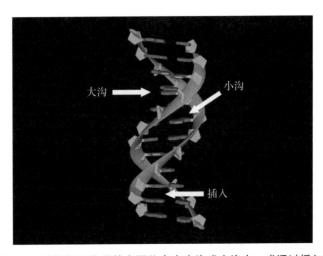

图 5.1　药物与 DNA 结构相互作用的主要位点在小沟或大沟中，或通过插入碱基对之间。

当作用于 DNA 的抗癌药物首次被发现，即 20 世纪 40 年代发现氮芥，人们认为这类药物对癌细胞的选择毒性源自于肿瘤细胞与正常细胞生长速率的差异，这也解释了这类药物的一些副作用，如对骨髓、胃肠道细胞和毛囊的毒性。然而，近年越来越多的证据表明，与正常细胞相比，癌细胞修复 DNA 损伤的能力降低，从而引发细胞凋亡，产生选择性。也有证据表明，一些作用于 DNA 的药物选择性靶向于特定的基因序列，例如，在基因组的某些部分较为普遍的"GC 岛"和转录因子结合位点。临床选择性可能是由于一种药物靶向肿瘤细胞中相比健康细胞上调的转录因子的识别位点。基于这一概念，研究人员正在研发一些针对转录因子结合位点的小分子药物。

　　作用于 DNA 的药物其短期的副作用包括脱发、胃肠道毒性（通常是黏膜炎和腹泻），更严重的是可逆性骨髓抑制（通常是剂量限制性毒性）。但是，如果长期使用就会出现两个严重的问题：一是严重影响生殖细胞的生成，因此建议年轻的男性患者在治疗前储存精液；尽管技术上更具有挑战性，同样为女性患者开发了卵巢组织的储存方案（见第 1 章）。二是长期使用这类化疗药物，尤其是联合放疗，会增加急性非淋巴细胞性白血病的发病危险，推测是由 DNA 损伤引发。此外，这类药物存在一些显著的药物相互作用，例如与氯氮平联用可增加粒细胞缺乏症的风险。

　　本章的第一部分（5.2 ~ 5.6）将介绍根据作用机制分类的各种作用于 DNA 的药物家族。此后，介绍基于核酸靶向（5.7）、DNA 修复抑制（5.8）、表现遗传学（5.9）、放射增敏（5.10）和基因治疗（5.11）的新疗法 / 实验性疗法。

5.2　烷化剂

　　烷化剂（通常包括甲基化剂和交联剂）仍然是癌症化疗中使用最广泛的药物之一。它们通过与 DNA 发生共价结合发挥生物学作用，从而直接干扰细胞复制。除了许多细胞毒性药物常见的副作用外，长期使用还会出现两个较为严重的问题。一是严重影响生殖细胞的生成，从而导致不孕；二是联合放疗使用这类药物时，会导致晚期急性非淋巴细胞白血病的发病率显著增加。

　　达卡巴嗪、丙卡巴肼和替莫唑胺为甲基化剂（methylating agents），它们使 DNA 大沟处的鸟嘌呤甲基化，主要是 O6 位。然而，曲贝替定（Yondelis™）是使 DNA 小沟处 N2 位鸟嘌呤烷基化，从而形成大量加合物，阻断 DNA 的加工处理。

5.2.1　甲基化剂

　　甲基化剂的作用原理是在 DNA 小沟处向 DNA 碱基（通常是鸟嘌呤）添加甲基。虽然达卡巴嗪（DTIC-Dome™或 DTIC）和丙卡巴肼具有相对毒性，目前使用有限，但替莫唑胺（Temodal™）广泛用于胶质瘤，并逐渐用于黑色素瘤。如今，由于甲基化剂可能与表观遗传治疗相关，人们对甲基化剂重新燃起了兴趣（见 5.9）。

5.2.1.1　达卡巴嗪

　　达卡巴嗪（dacarbazine，DTIC-Dom™）或二甲基三氮烯咪唑羧酰胺（DTIC，Dimethyl Triazeno Imidazole Carboxamide）是最初作为嘌呤生物合成潜在抑制剂评估的几种三氮基化合物之一。虽然它具有广谱活性，但后续实验证实该药的活性机理与阻断嘌呤生物合成无关，而是在体内发生 N- 脱甲基作用，生成 5- 氨基咪唑 -4- 羧酰胺和瞬时存在的甲基重氮离子（参见图 5.2）。放射性标记实验表明，后者在小沟中的鸟嘌呤 7 位氮原子形成甲基化物。

　　达卡巴嗪静脉给药时具有皮肤和黏膜刺激性，同时由于三氮烯容易光学分解，静脉输液袋必须避光保存。在英国，达卡巴嗪可单药用于治疗转移性黑色素瘤，也可联合其他药物用于软组织肉瘤和霍奇金病。此外，它已被用于 ABVD 方案［多柔比星（doxorubicin，Adriamycin™），博来霉素（bleomycin），长春碱（vinblastine）和达卡巴嗪］治疗霍奇金病。它也在国际范围内被用于包括胰岛细胞癌在内的多种其他类型癌症，其主要的副作用是骨髓抑制、严重的恶心和呕吐。

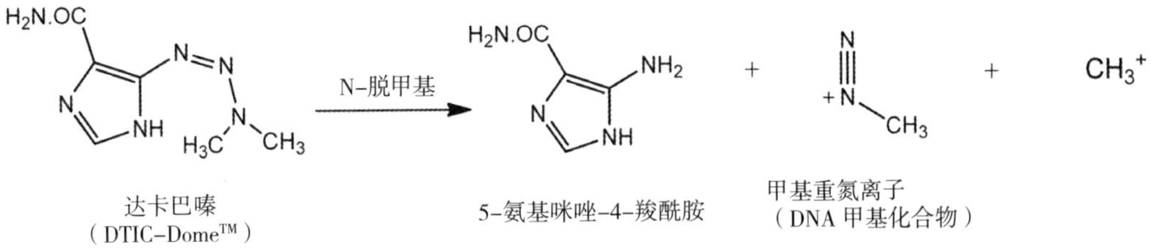

图 5.2　达卡巴嗪的代谢机理：生成 DNA 甲基化物和甲基重氮离子。

达卡巴嗪自 1975 年获得 FDA 批准以来一直在临床使用，虽然疗效相对较低，但直到现在它一直是黑色素瘤患者的标准治疗方法。然而，在 2011 年，B-RAF 抑制剂维莫非尼（Zelboraf™）被 FDA 批准用于肿瘤细胞中携带 *Brafv600E* 突变的黑色素瘤患者，并已被证明疗效显著（见第 6 章）。靶向 CTLA4 受体的免疫检查点抑制剂伊匹单抗（ipilumumab，Yervoy™）也于 2011 年被 FDA 批准用于黑色素瘤的治疗，其通过激发对肿瘤细胞的免疫反应发挥作用（见第 7 章）。在临床试验中，这两种新药与作为标准治疗的达卡巴嗪进行了比较，结果显示它们的治疗效果显著，使达卡巴嗪的使用大大减少。

5.2.1.2　替莫唑胺

替莫唑胺（Temozolomide，Temodal™），也被称为 TMZ，是甲基化剂达卡巴嗪的一种口服咪唑四嗪类似物（图 5.2），也通过 DNA 甲基化发挥作用。与现今众多其他的抗肿瘤临床用药相似，替莫唑胺是创新化学合成与体外筛选结合发现药物的范例。20 世纪 80 年代，英国伯明翰阿斯顿大学的 Malcolm Stevens 教授领导的研究团队合成并评估了多种咪唑四嗪类似物，筛选鉴定了两种具有良好生物活性的类似物——替莫唑胺和米托唑胺。15 年后，替莫唑胺进入市场，首先于 1999 年在美国上市，随后在 21 世纪初进入其他国家。替莫唑胺现在由默沙东公司以 Temodal™品牌销售，许多其他公司还生产了仿制药，如 Temomedac™。与达卡巴嗪相比，它具有良好的口服生物利用度，虽然也有静脉制剂，但通常以胶囊形式给药。

在英国，替莫唑胺用于成人新诊断的胶质母细胞瘤（也称为星形细胞瘤），这是一种侵袭性脑肿瘤，先联合放疗治疗，随后进行单一治疗。它也用于成人恶性胶质瘤的二线治疗，以及一种年轻人的脑肿瘤——间变性星形胶质细胞瘤。2011 年，替莫唑胺在一些国家获得许可用于治疗少突胶质细胞瘤，从而取代了较老且耐受性较差的 PCV（丙卡巴肼 – 洛莫司汀 – 长春新碱）方案。替莫唑胺也被用于实验性治疗某些类型的黑色素瘤。

替莫唑胺的结构与达卡巴嗪相近，但在临床活性谱和交叉耐药特性方面，与亚硝基脲类更为相近。与达卡巴嗪和亚硝基脲类相似，替莫唑胺的主要剂量限制毒性是骨髓抑制。该药的显著优点是其良好的生物利用度和分布特性，特别是它能有效进入中枢神经系统。通过对替莫唑胺进行标记，利用正电子发射断层扫描（positron emission tomography，PET）技术进行肿瘤的脑部定位，直接证实该药可进入中枢神经系统。

替莫唑胺的治疗效果取决于其使 DNA 甲基化的能力，主要是在鸟嘌呤碱基的 N7 或 O6 位置。通过对肿瘤细胞造成的 DNA 损伤，导致细胞凋亡引发细胞死亡。然而，一些肿瘤细胞能够通过表达 O6- 甲基鸟嘌呤 –DNA 甲基转移酶（MGMT），也称为 O6- 烷基鸟嘌呤 –DNA 烷基转移酶（AGT 或 AGAT）来修复这类 DNA 损伤，这可能会降低该药物的效力。在某些类型肿瘤中，MGMT/AGT 基因的表观遗传沉默阻止了该酶的表达，因此，这类肿瘤对替莫唑胺更敏感。相反，脑肿瘤中 MGMT 蛋白的存在预示着替莫唑胺的不良反应（图 5.3）。

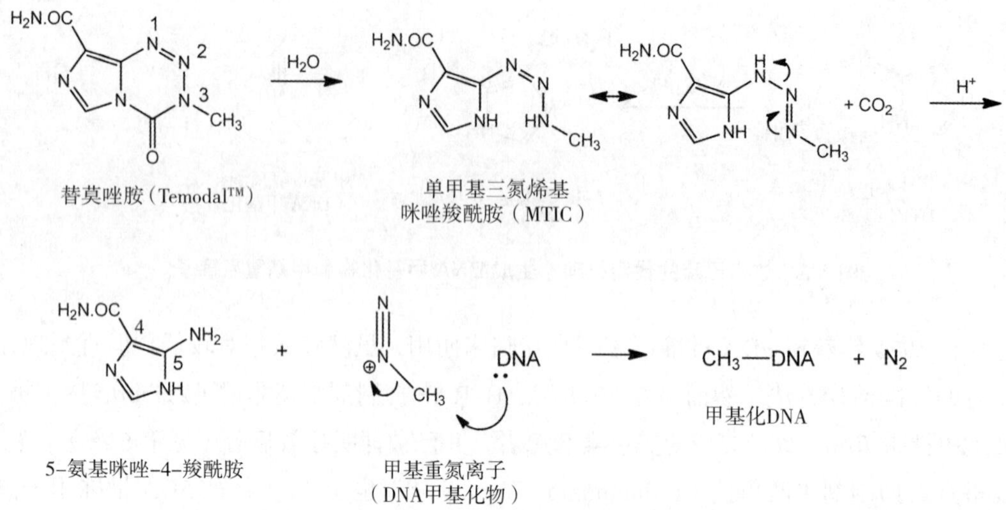

图 5.3　替莫唑胺的作用机理：形成 DNA 甲基化物。

与达卡巴嗪相似，替莫唑胺是一种向 DNA 大沟处的鸟嘌呤碱基转运甲基化剂（甲基重氮离子）的前体药物。其作用机制是在生理 pH 条件下的体循环中快速化学转化（水解）为具有活性的单甲基三氮烯基咪唑羧酰胺（monomethyl triazeno imidazole carboxamide，MTIC）。四氮酮环的初步水解与激活达卡巴嗪的初始酶解相反。随后，不稳定的 MTIC 进一步裂解，释放稳定的 5- 氨基咪唑 -4- 羧酰胺和高活性的甲基重氮化物。在 DNA 甲基化（或通过与水反应生成甲醇）后，生成氮气（N_2）。在此过程中形成的 3 个稳定的小分子，即 5- 氨基咪唑 -4- 羧酰胺、二氧化碳和 N_2，在替莫唑胺的作用机制中起推动作用。

包括氘标记和核磁共振（nuclear magnetic resonance，NMR）技术在内的早期机制研究表明，甲基重氮盐的甲基氢与水溶剂中的氢可以自由交换，提示甲基重氮盐在水溶剂中能够长时间存在，足以达到其 DNA 靶点。有趣的是，替莫唑胺的乙基类似物（N3- 乙基而不是 N3- 甲基）对 DNA 完全无活性，既不具备体外细胞毒性，又不发挥体内抗肿瘤活性。最合理的解释是，该类似物与替莫唑胺的激活途径相似，产生乙基重氮离子而不是甲基重氮离子。机制研究表明，乙基重氮离子本质上比甲基重氮离子更不稳定（核磁共振显示不与溶剂发生质子交换）。乙基重氮盐离子或者与它遇到的第一个亲核基团（通常是水）反应，或者发生消除反应释放出乙烷，因此没有甲基重氮离子那样相对长的半衰期，也就没有机会到达 DNA 靶点。

然而，N3 氯乙基（N3-CH_2CH_2-Cl）类似物米托唑胺（图 5.4）是一种有效的 DNA 烷化剂，发生裂解时产生氯乙基三嗪，相当于替莫唑胺活化途径中的 MTIC 中间体。这一过程会产生氯乙基重氮离子，环化成亲电子的环氯乙基离子，开始可以生成单烷基化 DNA，随后可进一步反应形成交联。与替莫唑胺相比，由此产生的 DNA 损伤在体内不会产生显著的抗肿瘤作用。

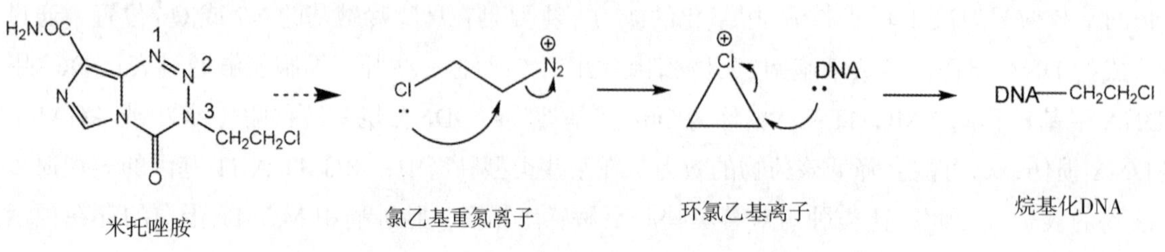

图 5.4　米托唑胺降解形成烷基化 DNA 的机理。

临床前研究表明，替莫唑胺的抗肿瘤活性与其在肿瘤中的积聚有关，它使肿瘤细胞 DNA 鸟嘌呤碱基的 O6 和 N7 甲基化，其中主要生成 N7 加合物。在患者接受标记的替莫唑胺（甲基 ^{11}C 标记）治疗后，通过 PET 成像可以观察到与正常组织相比脑肿瘤中共价修饰 DNA 的相对丰度。据推测，这种器官和细胞水平的选择性可能归因于大脑中正常和恶性组织环境的 pH 略有不同，以及 O6- 烷基鸟嘌呤 -DNA 烷基转移酶（ATase）或其他修复过程对甲基化损伤的修复率不同。另一种假设是，在某些情况下，与正常细胞相比，肿瘤细胞可能存在更多暴露的富含鸟嘌呤的 DNA 序列。

另一种假设是，替莫唑胺的活性可能部分取决于少量的 O6- 甲基加合物，以及错配修复酶（mismatch repair enzymes，MMR）的作用，MMR 可检测在药物修饰的 DNA 复制过程中形成的 O6–MeG–T 摆动碱基对。从子链上切除错误的碱基 T，并置换成最合适的碱基（仍然是 T），这可能导致与药物修饰的 G 相反的 T 不断剪切和插入的死循环。MMR 诱导的 DNA 链降解频率的增加将触发细胞周期停滞。MMR 活性低的肿瘤细胞系，如结直肠癌、胆管癌和子宫内膜癌，对替莫唑胺耐药，有力地支持了这一假说。在 MMR 修复能力缺失的情况下，进一步的复制将导致插入与突变 T 配对的 A 碱基，因此 G → A 突变将在两个细胞分裂周期中发生。为了抑制突变，细胞释放另一种修复蛋白 ATase，它定量清除 O6 的药物修饰，恢复天然的鸟嘌呤碱基，这是已知的替莫唑胺耐药的主要机制。因此，肿瘤细胞对替莫唑胺的反应取决于 MMR 和 ATase 的相对表达水平，可能是敏感的、耐药的或不敏感的，如表 5.1 所述。在此基础上，ATase 和 MMR 作为生物标志物来预测患者对替莫唑胺反应的研究仍在进行，然而从脑肿瘤中获取活检样本十分困难。

表 5.1　肿瘤细胞对替莫唑胺的敏感性，取决于细胞内 O6- 烷基鸟嘌呤 -DNA-
烷基转移酶（ATase）和错配修复酶（MMR）的状态

ATase	MMR	表型
–	+	有应答
+	+	主动耐药
+/–	–	不敏感（被动耐药）

克服 ATase 介导的耐药性的策略包括剂量分割给药和（或）联合应用 ATase 抑制剂，其原型是 O6- 苄基鸟嘌呤（图 5.5）。构效关系研究表明，用相对强极性的非取代基或杂环取代基取代 O6- 苄基取代基的苯环，更适合酶的活性位点，从而具有更强的抑制活性。因此，溴噻吩类似物罗米鲁曲（Patrin™，PaTrin–2）成为活性最强、毒性特征良好的 ATase 抑制剂之一（图 5.5）。然而，在 2008 年报道的一项临床试验中，与单独使用替莫唑胺相比，罗米鲁曲和替莫唑胺联合治疗转移性结直肠癌患者时疗效并未增强。尽管外周血单核细胞（peripheral blood mononuclear cells，PBMC）的体外药效学研究表明，当罗米鲁曲的浓度与临床试验患者血浆浓度相当时，O6- 甲基鸟嘌呤 -DNA 甲基转移酶会持续消耗。

研究人员对是否能通过临床疗效与 ATase 基因多态性之间的相关性来预测替莫唑胺的治疗效果进行了研究。在不同肺癌患者的健康非肿瘤肺组织中，ATase 的两个等位基因表达水平个体差异大，且至少其中部分变异图谱靠近或位于 ATase 基因座内，证实了 ATase 表达水平个体间变异的遗传因素。因此可基于此实验室分析预测可能对替莫唑胺治疗有反应的患者。

有学者建议可以通过建立检测 MMR 活性的实验室方法来预测对替莫唑胺治疗有反应的患者。由于基因被启动子甲基化所沉默，MMR 在一些结直肠癌和某些其他类型的肿瘤中不表达。基于此，提出了另一种对抗 MMR 表达缺失的策略。三嗪类药物地西他滨（Dacogen™）（图 5.6）可以改变基因甲基化的过程，逆转启动子甲基化从而重新激活基因，包括沉默的抑癌基因。体外实验中，在 MMR 下调的人卵巢癌细胞中，Patrin™和地西他滨联用被证明可以逆转 ATase 和 MMR 对替莫唑胺的耐药性，但在临床试验中对黑色素瘤患者未见显著效果。

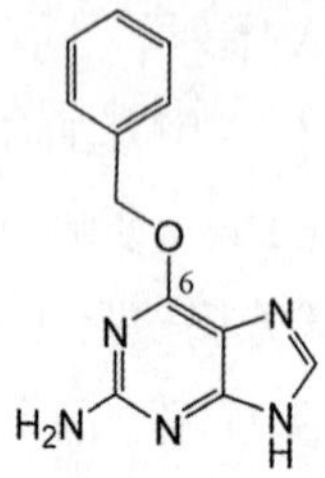

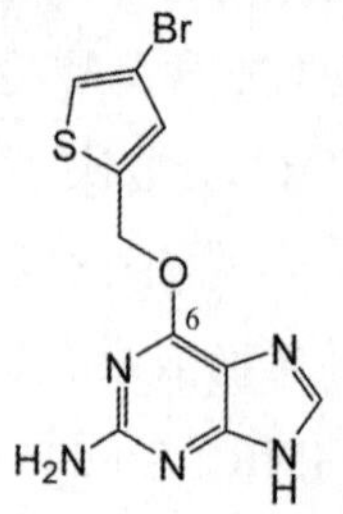

O-6-苄基鸟嘌呤　　　　　PaTrin-2（罗米鲁曲，Patrin™）

图 5.5　O-6-烷基 -DNA 烷基转移酶（ATase）抑制剂 O-6-苄基鸟嘌呤和 Patrin™的结构式。

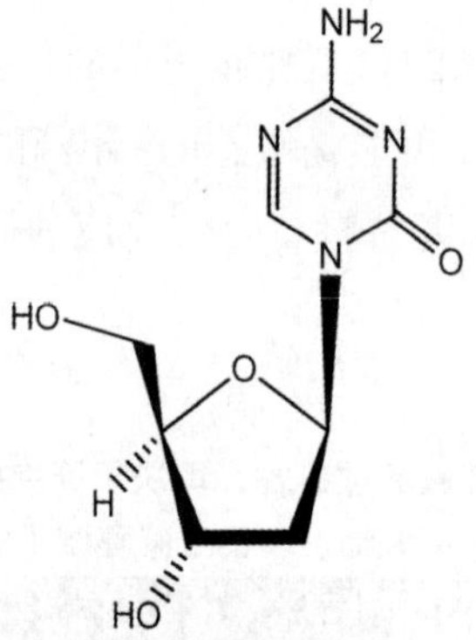

地西他滨

图 5.6　DNA 甲基化调节剂地西他滨（Dacogen™）的结构式。

研究人员还考虑了其他方法来增强替莫唑胺的临床疗效。例如，通过替莫唑胺将甲基传递到鸟嘌呤关键的 O6 是一个相对低效的过程。首先，大多数甲基重氮化合物在到达肿瘤细胞 DNA 前就已被转化为甲醇（通过与水的反应）。其次，标记实验表明，在成功转移到 DNA 上的甲基中，只有 5% 位于鸟嘌呤的 O6，而大约 70% 结合到 N7。因此，另一种增强策略是联合应用聚腺苷二磷酸核糖聚合酶（poly ADP-ribose polymerase，PARP）抑制剂，PARP 是一种识别 DNA 损伤（包括 N7 损伤）并标记 DNA 链断裂位点以供后续修复的酶。这会使之前相对良性的 N7 甲基化成为一种细胞毒性事件。研究人员还试图改造从咪唑四嗪的 N3 转移到鸟嘌呤 N7 的基团，可以使损伤更为致命。使用这些方法可以避免 ATase 介导的耐药性以及对 MMR 活性的依赖，且可能扩大对替莫唑胺类药物敏感的肿瘤范围。另一种强化策略涉及将经过改造的携带 *MGMT* 基因的造血干细胞移植到脑瘤患者周围的脑组织中。由于患者的造血细胞可能对替莫唑胺具有抗药性，因此应给予更高剂量的替莫唑胺。另外，在最近一项联合应用替莫唑胺和放射治疗的随机临床试验中，多形性胶质母细胞瘤患者的无瘤进展期和总生存期从 12.1 个月显著提高到 14.6 个月。

除了最严重的骨髓抑制副作用外，与替莫唑胺相关的最常见的非血液系统副作用包括恶心和呕吐。这些症状通常是轻到中度(1～2 级)和可自限的，或者可以简单通过标准的止吐治疗来控制。只有大约 4%

的患者会出现严重的恶心和呕吐，但在化疗期间或化疗后有严重呕吐倾向的患者可能需要在治疗前进行止吐治疗。此外，替莫唑胺禁用于对达卡巴嗪过敏的患者，因为二者结构和作用机制相似，不推荐用于既往有严重骨髓抑制的患者。另外，替莫唑胺具有遗传毒性、致畸性和胎儿毒性，因此禁用于孕妇。它还会降低以后受孕的概率。由于可能会出现不可逆转的不育症，建议男性患者在治疗期间或治疗后六个月内避孕，并应在治疗前考虑精子冷冻保存。因为替莫唑胺具有很高的生物利用度，可能分泌到母乳中。女性患者在接受替莫唑胺治疗时应停止哺乳。

5.2.1.3 丙卡巴肼

丙卡巴肼（procarbazine）化学名：N-异丙基-4-[（2-甲基肼）甲基]苯甲酰胺，是一种肼类化合物，在20世纪60年代初首次作为单胺氧化酶抑制剂被合成（图5.7）。后来发现，它在淋巴瘤和支气管癌中具有显著的抗肿瘤活性。

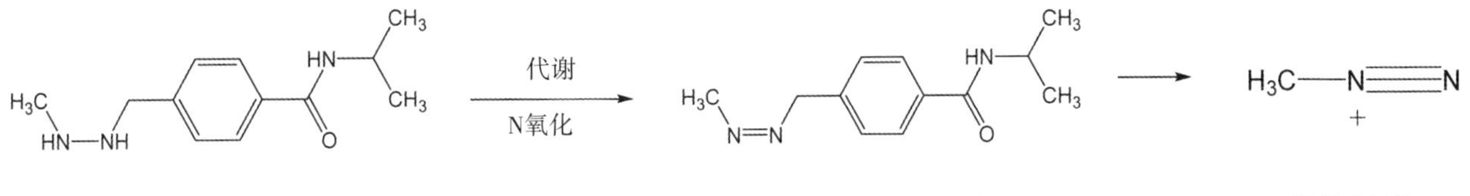

图 5.7　丙卡巴肼的代谢机理：形成 DNA 甲基化物。

其作用机制被认为是首先发生 N 氧化，生成氮杂丙卡巴肼（azaprocarbazine），紧接着发生重排生成甲基重氮基或甲基游离基，后者直接作为 DNA 甲基化剂作用于鸟嘌呤残基。

丙卡巴肼最常用于霍奇金病，例如，在"MOPP"联合疗法中，包括氯甲烷（Mustine）、长春新碱（Oncovin™）、丙卡巴肼和泼尼松龙。该药以胶囊形式口服，其副作用包括恶心、骨髓抑制和过敏性皮疹，限制其进一步应用。丙卡巴肼只有轻微的单胺氧化酶抑制作用，不需要任何饮食限制，但摄入酒精可能会引起双硫仑样反应。

5.2.2　其他烷化剂

甲基化剂通常在 DNA 大沟处的碱基添加相对较小的甲基，而其他烷化剂通常在 DNA 小沟处共价连接较大的分子片段。目前，唯一商业化的烷化剂是曲贝替定（Yondelis™），它在 DNA 小沟处的鸟嘌呤中添加了大于 760 Da 的大基团，导致螺旋结构的显著扭曲，并引发 DNA 修复。吡咯苯并二氮䓬（pyrrolobenzodiazepine，PBD）单体和二聚体家族分别通过在 DNA 小沟处烷基化或交联，与约 300Da 和 600Da 的大分子片段共价连接。虽然还处于实验阶段，但本节和第 5.3.10（DNA 序列选择性交联剂）中仍然对这一部分进行了介绍。这种类型的药物正作为抗体偶联药物（Antibody-Drug Conjugates，ADC）的细胞毒性有效载荷被开发，后续将在第 7 章中进一步介绍。

5.2.2.1　曲贝替定

曲贝替定（Trabectidin，Yondelis™），前身为海鞘碱-743（Ecteinascidin-743）或 ET-743，是一种从海生具被膜的海鞘鼻甲（Ecteinascidia turbinata）中提取的 DNA 烷化剂。它由西班牙生物科技公司 PharmaMar 公司开发和销售，是一种大而复杂的十环分子，由三个四氢异喹啉和一个含有半胱氨酸残基的十元杂环组成，它还包含七个手性中心（图 5.8）。

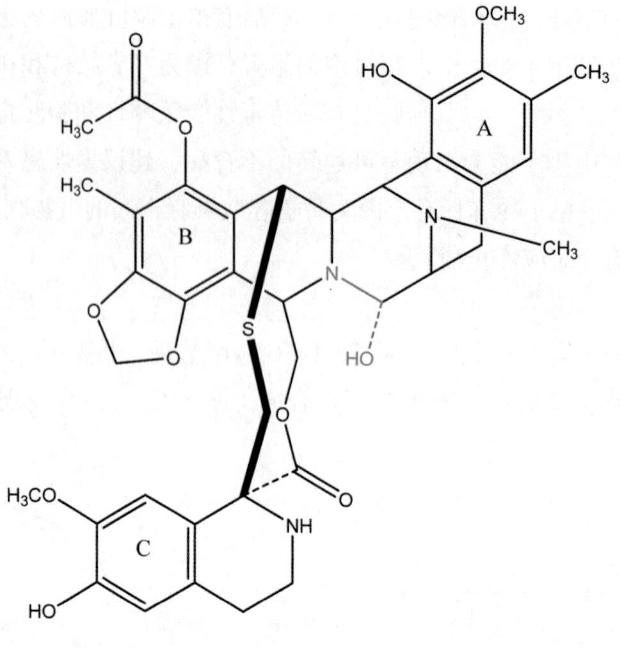

图 5.8 海鞘碱 –743(Yondelis™, ET–743)的结构式。亲电性 DNA 相互作用的甲醇胺 [–NH–CH(OH)–] 部分以红色显示。

EMA 和 FDA 已经授予曲贝替定用于治疗软组织肉瘤和卵巢癌的孤儿药物地位。还开展了其用于乳腺癌、前列腺癌和儿童肉瘤治疗的临床研究。在英国，曲贝替定用于治疗晚期软组织肉瘤（soft–tissue sarcoma，STS），当使用蒽环类药物和异环磷酰胺治疗失败或有禁忌证时使用，以及用于复发的铂敏感卵巢癌（与聚乙二醇脂质体多柔比星联合使用）。STS 是最难治疗的癌症之一，大多数化疗药物对 STS 只有边际活性，对其最有效的药物（如多柔比星和异环磷酰胺）作为一线治疗大约只有 20% 的客观缓解率，而且它们的使用受到严重毒性和耐药性的限制。曲贝替定通过静脉输注给药，在治疗前 30 分钟静脉输注皮质类固醇，如地塞米松，以达到止吐和保护肝脏的作用。

曲贝替定的发现源于美国国家癌症研究所。该研究所在 20 世纪 50 年代和 60 年代对植物和海洋材料进行了广泛的筛选。1969 年，美国伊利诺伊大学的 Rinehart 及其同事发现从西印度群岛的珊瑚礁中收集到的海鞘提取物具有潜在的抗癌活性。然而直到 15 年后才出现适当灵敏的分析方法，因此 Rinehart 于 1984 年才实现对活性成分 Ecteinascidin–743 的分离和鉴定。随后，PharmaMar 公司从伊利诺伊大学获得了该化合物的授权，并尝试养殖海鞘，但收效甚微。他们发现，海蛸碱 –743 的产量非常低，分离出 1g 曲贝替定需要 1t 海鞘，而临床试验需要 5g 曲贝替定。针对这一问题，美国著名化学家 E.J.Corey 应邀开发了一种合成方法，并于 1996 年发表。紧随其后出现了一种简化的生产工艺，由哈佛大学申请专利，后授权给 PharmaMar 公司。后来人们发现，产生曲贝替定有生物合成途径存在于富氏假丝酵母菌中，这是一种海鞘中的微生物共生体。目前曲贝替定的供应是基于 PharmaMar 开发的一种半合成工艺，该工艺从一种由荧光假单胞菌发酵获得的抗生素 Safracin B 起始。曲贝替定在最初发现 27 年后的 1996 年首次在癌症患者中进行治疗评估。

与在 DNA 大沟处甲基化的达卡巴嗪和替莫唑胺不同，曲贝替定有一个独特的作用机制，涉及与 DNA 小沟处的鸟嘌呤的 N2 基团共价结合，导致双螺旋向大沟弯曲。这是一个独一无二的特征，使其区别于目前所有可用的作用于 DNA 的药物，后者通常通过将螺旋弯曲到它们的作用位点，而非远离来扰乱 DNA。曲贝替定有三个融合四氢异喹啉环系，其中的两个（亚基 A 和 B）为 DNA 小沟处的共价相互作用提供了框架。由 B 亚基的氮和相邻的仲醇形成的甲醇胺单元 –NH–CH（OH）–（如图 5.8 中的红色所示）是负责将鸟嘌呤的 N2 烷基化的亲电部分，这一机理与吡咯苯并二氮䓬类化合物（PBD）相同（见下文）。第三个四氢异喹啉系统（C 亚基）从 DNA 双链突出，并与邻近的核蛋白相互作用，有助于增强分子活性。离体实验表明，当与 DNA 结合时，分子跨度为 3 ～ 5 个碱基对，虽然有利的结合部位也包括 GGC、AGC 和 TGG，但更倾向于与 CGG 序列相互作用。

尽管曲贝替定在分子水平上的作用机制很复杂，且尚不完全清楚，但它已经被证明可以直接干扰转录，抑制转录偶联核苷酸切除修复（Transcription-Coupled Nucleotide Excision Repair，TC-NER）复合体，促进 RNA 聚合酶 Ⅱ 的降解，产生 DNA 双链断裂，并抑制细胞周期进程，导致 p53 非依赖性的细胞凋亡。最近，它被证明可以阻断黏液样脂肪肉瘤细胞中致癌转录因子 *FUS-CHOP* 与 DNA 的相互作用，从而逆转与这些细胞相关的转录程序，并导致致癌表型的逆转。

TC-NER 途径涉及 DNA 损伤的识别和 DNA 损伤部位各种核酸酶的募集。在微摩尔浓度下，曲贝替定已被证明能将这些核酸酶捕获到故障核酸酶 –DNA 加合物复合体中，从而导致 DNA 中不可修复的单链断裂。缺乏 TC-NER 的哺乳动物细胞系对曲贝替定具有耐药性，这也证实了这一作用机制。此外，在体外，人结肠癌细胞暴露于临床相关浓度（低纳摩尔级）的曲贝替定会导致其细胞周期被强烈干扰。细胞从 G_1 期向 G_2 期的最初延迟之后，细胞周期停滞于 G_2 期（导致 p53 非依赖性的细胞凋亡），DNA 合成也受到抑制。有证据表明，纳摩尔级浓度的曲贝替定通过启动子特异性的相互作用和转录激活干扰，抑制了细胞增殖相关基因（如 *c-jun*、*c-fos*）的表达。此外，与其他 DNA 损伤药物（如多柔比星）不同的是，这些药物会在人肉瘤细胞中快速诱导多药耐药基因（*MDR1*）的表达，而曲贝替定选择性地阻断 *MDR1* 的转录激活。

曲贝替定的另一种可能的生物学作用机制被认为涉及在 DNA 链附近产生超氧阴离子自由基，导致 DNA 骨架断裂，随后发生细胞凋亡。虽然几乎没有证据证明这一机制，但有人提出通过在曲贝替定的对苯二酚部分进行独特的自动氧化还原反应将分子氧还原为超氧化物，使其被激活为活化的噁唑烷形式。

患者通常对曲贝替定耐受性良好，最常见的副作用是非累积的血液和肝脏毒性。因此，对于肾、肝和血液功能受损的患者需要谨慎使用。可逆性和一过性转氨酶升高、腹痛、恶心、呕吐和虚弱是常见的副作用，但基本不会很严重且停药可缓解。其他可能的副作用包括胃肠功能障碍（如便秘、腹泻、消化不良、味觉障碍和肝胆疾病）、低血压、浮肿、周围神经病变、感觉异常、低钾血症和关节痛。有趣的是，并未观察到通常与细胞毒性药物相关的副作用，如黏膜炎、脱发、心脏毒性和神经毒性等。由于可能出现致畸作用，建议女性在治疗期间和治疗后至少三个月内采取有效的避孕措施，男性至少在治疗后五个月内采取有效的避孕措施。治疗期间和治疗后三个月内也应避免母乳喂养。

5.2.2.2 实验烷化剂

5.2.2.2.1 吡咯苯并二氮䓬（PBD）单体

吡咯苯并二氮䓬(Pyrrolobenzodiazepine，PBD)类抗肿瘤药物以天然产物安曲霉素(anthramycin)为基本母核，安曲霉素是 20 世纪 60 年代初从耐热性链霉菌中分离得到的第一个成员（图 5.9）。熟知的该家族其他成员包括托马霉素（tomaymycin）、西伯利亚霉素（sibiromycin）和新斯拉霉素（neothramycin）。

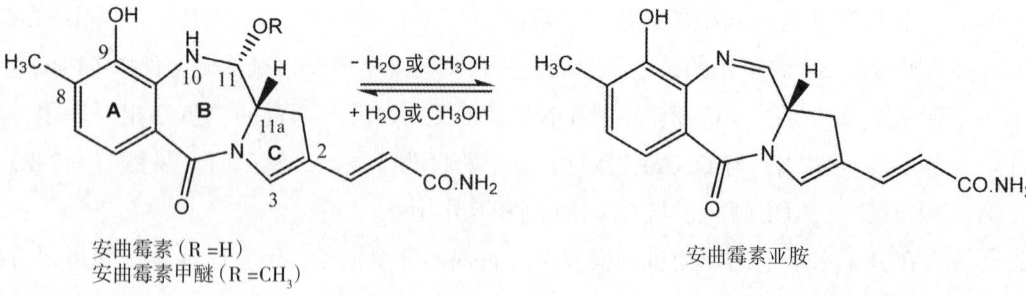

安曲霉素（R =H）
安曲霉素甲醚（R =CH₃）

安曲霉素亚胺

图 5.9　吡咯苯并二氮䓬（PBD）的结构显示了可相互转化的亲电的 N10–C11 甲醇胺、甲醇胺甲醚和亚胺形式，使其可与 DNA 发生共价相互作用。

　　PBD 结构由三个环（A、B 和 C）组成，在 C11a 位有一个手性中心，形成的三维结构与横跨三个碱基对的 DNA 小沟完全吻合。这些分子还在 N10–C11 位含有亲电的甲醇胺结构（以等量的甲醚或亚胺形式存在）。结合到 DNA 小沟后，PBD 的 C11 位置与鸟嘌呤的 C2– 氨基形成胺缩醛结构，从而将 DNA 烷基化（图 5.10）。由于 PBD 与 DNA 小沟相吻合，DNA 螺旋几乎不会发生扭曲，如同其他烷化剂（例如曲贝替定）和交联剂（例如顺铂和氮芥）。因此，PBD–DNA 加合物不会像扭曲 DNA 螺旋的分子那样激活 DNA 修复蛋白。对于这类分子来说，这可能是一个显著的临床优势，因为可能会延迟或避免通过 DNA 修复而产生的耐药性。关键是，PBD 分子与 DNA 的相互作用是序列选择性的，倾向于结合嘌呤–鸟嘌呤–嘌呤序列（与中心鸟嘌呤共价结合）。这种序列偏好可以由分子的长度以及部分 PBD 结构和 DNA 碱基之间的氢键相互作用来解释。例如，一个侧翼的腺嘌呤的 N3 位与 PBD 的 N10 质子形成氢键。最重要的是，PBD–DNA 加合物能够以一种序列依赖的方式阻止 DNA 加工蛋白（例如核酸内切酶和转录因子）。

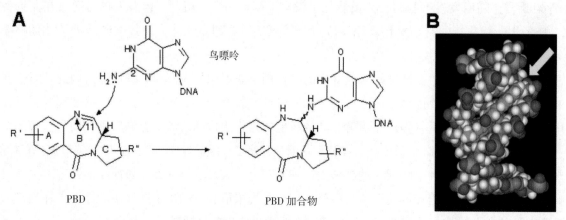

图 5.10　A. PBD 通过共价键与 DNA 小沟处鸟嘌呤碱基 C2– 氨基结合的机理；B. DNA 小沟处 PBD 结合的分子模型（黄色箭头表示）。

　　20 世纪 60 年代和 70 年代，对一些 PBD 单体在临床上进行了评估。已证明安曲霉素本身具有抗肿瘤活性，但由于严重的心脏毒性而无法进一步开发。这是由于 C9 上的酚羟基可以转化为一种能够产生对心肌有潜在损害的自由基苯醌。另外还有其他副作用，包括骨髓抑制和注射部位的组织坏死。

　　20 世纪 90 年代合成路线逐渐成熟，合成了大量的不具有 C9– 羟基的 PBD 类似物，从而避免了潜在的心脏毒性问题。这些发展使得广泛的构效关系研究（SAR）得以进行，现在已知 C2– 和 C8– 取代基以及 C2–C3 间的不饱和键对于发挥最大化 DNA 结合亲和力和细胞毒性都是极为重要的。此外，还开发了一类基于 PBD 的化合物，称为 PBD 二聚体，其中两个 PBD 单体通过其 A 环连接在一起，成为使 DNA 发生链间交联的交联剂（见 5.3.10.1）。SJG-136（SG2000）作为一个代表在本世纪初进入了 II 期临床试验，但由于治疗指数不佳而没有进一步开展研究。

已成功开发了一类具有扩展 C 环的合成类 PBD 试剂，即吡啶苯二氮䓬（PDD，图 5.11）例如 FGX2-62，它们被用作抗体 – 药物偶联物的下一代有效载荷，在第 7 章中进行更详细地介绍。

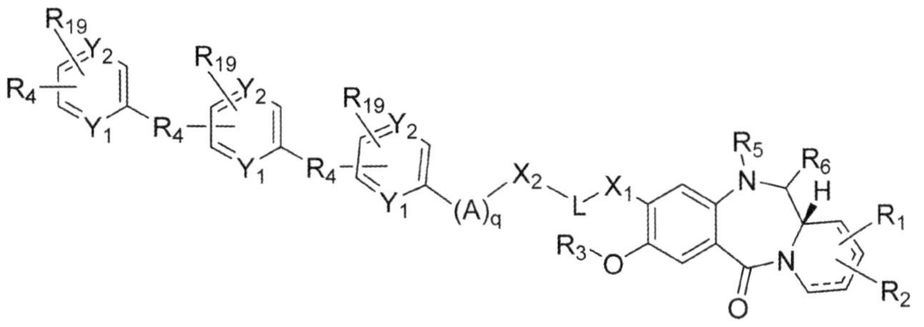

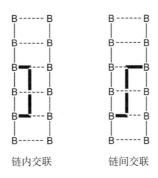

图 5.11　用作下一代抗体 – 药物偶联物（ADC）有效载荷（见第 7 章）的 FGX2-62 吡啶苯并二氮杂䓬（PDD）家族的 Markush 结构（用于指示一组相关化合物）。

5.3　交联剂

交联剂（Cross-linking agents）由不同长度的化学桥连接两个 DNA 烷化基团组成。通过将相同或互补的 DNA 碱基上的两个亲核官能团烷基化，分别形成链内或链间交联的加合物，烷基化位点可位于相邻碱基，也可间隔几个其他碱基（见图 5.12）。这两种类型的加合物都会干扰 DNA 的复制和转录过程，通常通过引发细胞凋亡而导致细胞死亡。此外，交联加合物（例如 PBD 二聚体——参见 5.3.10）通常会引起 DNA 螺旋的变形，这种三维变形被 DNA 修复酶所识别。加合物可以被这些酶切除并进行 DNA 修复，这也是此类药物临床耐药的主要机制。

图 5.12　DNA 交联加合物的两种类型：链内交联和链间交联（B = DNA 碱基，B–B = DNA 碱基对；加合物可以跨越两个或多个碱基对）。

DNA 交联剂在第二次世界大战期间偶然发现，可用于治疗癌症。1943 年 12 月 3 日，美国军舰自由号载有 100t 芥子气（S（CH$_2$CH$_2$Cl）$_2$）（最早在第一次世界大战中使用的化学武器）的秘密库存，以备轴心国部队使用化学制剂时予以还击，在意大利巴里港遭到空袭，使盟军军事人员意外接触到芥子气，导致数百人受伤，多人死亡，尸检观察到严重的淋巴和骨髓抑制。美国国防部的两名药剂师 Louis Goodman 和 Alfred Gilman 对化学武器进行药理学研究，由于淋巴瘤是一种淋巴细胞过度增殖的疾病，认为芥子气可能具有治疗淋巴瘤的作用。在此基础上，他们建立了小鼠淋巴瘤动物模型，并证实了芥子气治疗淋巴瘤具有显著疗效。但由于芥子气毒性太大，无法用于治疗人类疾病。于是他们与胸外科医生 Gustav Linskog 合作，为一名非霍奇金淋巴瘤患者注射了一种芥子气类似物，并观察到患者的肿瘤显著缩小。虽然疗效仅维持了几周，但这为实现药物治疗癌症迈出了第一步。在接下来的几年里，Louis Goodman 和 Alfred Gilman 等进行的药物化学研究取得了进展，发现用氮和其他取代基取代芥子气的硫原子可以产生活性较低、临床效果更好的化合物。这些类似物，如众所周知的氮芥，具有更可接受的毒性，该家族的一些其他成员至今仍在使用。

虽然氮芥已投入临床实践中，但其具有很强的化学活性，在 DNA 水平上几乎不具有选择性，在基因组中形成多个交联位点，这也是其高毒性的原因之一。由于这类药物缺乏选择性，推动了新的实验性氮芥类似物的设计，如他莫司汀（一种与纺锤霉素类似物连接的氮芥），它的 DNA 序列识别性能增强，结合于 DNA 小沟处，跨越五个碱基对，并识别 5′ 端 GAAAT 序列。这也引发了非氮芥类交联剂的设计，如 SJG–136，这种交联剂的选择性要高得多，能够在特定的 DNA 序列上形成交联物（见 5.3.10）。研究人员认为对特定 DNA 序列更具选择性的药物会降低与基因组 DNA 结合的概率，从而减轻相关的毒性。

若细胞的基因组损伤太严重而无法修复，p53 蛋白就会向细胞发出信号，使其转入凋亡程序。交联导致细胞死亡的生化途径尚未完全阐明，用来解释交联剂细胞选择性的一种假说是，一般而言，正常细胞更易修复交联加合物，而肿瘤细胞可能会因为许多遗传缺陷而失去部分或全部 DNA 修复能力。例如，顺铂对特定的睾丸肿瘤具有很好的临床疗效，离体培养活检采样的对顺铂敏感的睾丸肿瘤细胞，对 DNA 修复高度耐受。另一种假说认为，对肿瘤细胞的选择性毒性是因为肿瘤细胞比大多数正常细胞分裂更迅速，这也解释了为什么在少数含有快速分裂细胞的组织中易产生毒性效应，如胃肠道和毛囊。

5.3.1　氮芥

如上所述，芥子气于 1886 年首次合成，在 1922 年首次作为战争化学毒气使用。氮芥（nitrogen mustards）作为芥子气的生物电子等排体衍生物，比芥子气具有更高的治疗指数，于 1946 年由 Louis Goodman 引入临床。第一个脂肪族氮芥类似物是氮芥盐酸盐（现在称为氯甲烷或盐酸氮芥），它在耐受剂量下能有效地降低白细胞计数，最初用于治疗某些类型的白血病。

尽管有很多关于氮芥的药物化学和药理学研究，但其分子水平上的确切作用机制和对肿瘤细胞的选择性仍有待进一步阐述。已知这类药物能够形成单烷基化的 DNA 加合物，以及在 DNA 小沟处形成链内和链间交联。后者通过与互补 DNA 链上鸟嘌呤碱基 N7 的共价相互作用而将两条 DNA 链有效地"钉合"在一起，对细胞产生严重的毒性损伤。离体实验表明，这些链间加合物可以阻断复制并抑制 RNA 聚合酶等酶的活性。电泳实验和分子模型也证明氮芥加合物（特别是链间交联）可扭曲 DNA 的螺旋结构，而且这一效应可以辐射多个碱基对，即远程效应（a teleometric effect）。因此，在远离加合物位置的 DNA 加工处理也可能受到影响。除活跃性（杀死快速生长的细胞）或修复差异（与正常细胞相比，肿瘤细胞修复功能缺失）可以解释氮芥的选择性以外，另外一种可能的解释是 GC 选择性发挥了一定的作用。例如，伯基特淋巴瘤（Burkitt lymphoma）的相关基因序列富含 GC，这种肿瘤对交联鸟嘌呤碱基的环磷酰胺高度敏感。

除了多药耐药相关的耐药性外，肿瘤细胞谷胱甘肽水平升高还可以显著降低氮芥的活性。高度亲核的谷胱甘肽与氮芥形成加合物，导致失去亲电性，无法与 DNA 反应。而一些肿瘤细胞通过执行修复程序对氮芥耐受，通过切除氮芥加合物，或重新合成受损区域的 DNA 进行修复。最大限度减少这种耐药性的一种方法是联合使用 DNA 修复抑制剂，然而这并不是一个有效的临床策略。

在下面的三节中，根据影响其有效性和毒性的结构特性（脂肪族、芳香族和结合型），对不同的氮芥家族进行介绍。

5.3.1.1 脂肪族氮芥

脂肪族氮芥是第一个被引入临床实践的氮芥类药物，但因为它们比芳香族或结合型氮芥具有更强的毒性，如今很少使用。

5.3.1.1.1 氮芥（Mustargen ™）

氮芥（也称为 Chlormethine、Mustine、HN_2 或 Mustargen™）是 DNA 烷基化/交联剂的原型（图 5.13）。它源于化学武器研究，是一种基于氮的硫基芥子气，双（2- 氯乙基）硫化物的类似物（图 5.13）。它于 1942 年在临床试验中开始治疗霍奇金病及相关淋巴瘤和白血病，然而由于战时保密的限制，直到 1946 年才进行公布。在此之前，癌症仅仅通过手术和放射进行治疗（当时医生和患者称为"割伤和烧伤"疗法），而氮芥的成功临床实践开启了癌症化疗领域的新篇章，是一个历史性的里程碑。

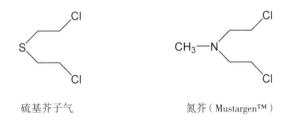

硫基芥子气　　　　　　　氮芥（Mustargen™）

图 5.13　化学武器芥子气以及第一个用于治疗的氮芥类似物氮芥（Mustargen ™）的结构式。

氮芥是目前唯一用于临床的简单脂肪族氮芥类药物，如今它已经被更佳的疗法所替代，因此其使用非常有限。脂肪族氮芥（如氮芥）对 DNA 具有高度活性，而且容易受到大量亲核试剂的攻击，这也是其产生毒性的原因。由于它是一种液体发疱剂，其使用受到《化学武器公约》的限制，被列入附表 1 中。

在生理条件下，氮芥及相关化合物通过消除氯离子进行初始的内部环化，形成环氮丙啶（乙烯亚胺）离子（图 5.14）。这一环化过程涉及相邻基团参与的分子内催化，导致氮原子带正电荷，可离域分布于相邻的两个碳原子上。这种阳离子虽然在生理性水环境中相对稳定，但张力很大，很容易与任何亲核试剂发生反应。这种类型的烷基化类似于双分子亲核取代（S_N2）反应，因为限速步骤是环氮丙啶离子和亲核试剂之间的双分子反应，涉及化学键的同步形成与断裂。之前的反应步骤，包括亚胺离子的形成，都是快速的单分子过程，更像单分子亲核取代（S_N1）反应。然而，事实上很难清楚地区分 S_N1 和 S_N2 型机理对于发挥药效的贡献。

临床上有效的抗肿瘤药物的活性是由于 DNA 大沟处鸟嘌呤碱基的 N7 原子的初始攻击所致，位于相同或互补 DNA 链上的第 2 个氯乙基和另一个鸟嘌呤 N7 原子可重复该过程，分别形成链内或链间交联，后者有效地将两条 DNA 链锁定在一起。许多体外研究表明，在总的 DNA 烷基化反应中，N7 单加合物和链内交联物（全部在单链上）占加合物的 93% ～ 95%，而 GNC 序列上的链间交联物（其中 N 表示四个碱基中的任何一个）占剩余的 5% ～ 7%。链间交联虽然只占少数，却是对细胞产生最大毒性的 DNA 损伤，因为它阻止了转录叉处的 DNA 复制，而且由于涉及了两条 DNA 链，所以很难修复。

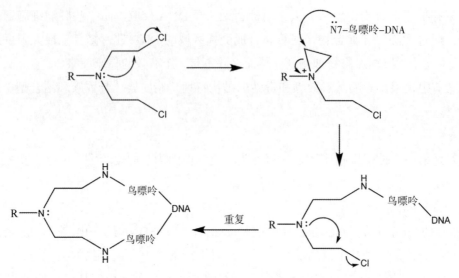

图 5.14   脂肪族氮芥（Chlormethine，R=CH$_3$）使 DNA 发生链间交联的机理。

氮芥最为人所知的是作为"MOPP"联合疗法的一个组成部分，目前仍在一些国家用于治疗霍奇金病。此疗法首字母缩写来源于其组成药物：Mustargen™（氮芥）、Oncovin™（长春新碱）、Procarbazine（丙卡巴肼）和 Prednisone（强的松）。这种治疗通常以四周为一个周期，持续六个周期。MOPP 是 20 世纪 60 年代由美国国家癌症研究所开发的，是第一个在临床上取得高成功率的联合化疗方案。尽管 MOPP 如今不再是最有效的药物组合，但在一些国家，当患者使用其他方案和疗法后复发，或当患者有某些过敏症或心肺问题，阻碍了替代疗法的应用时，仍然使用 MOPP 进行治疗。在英国和美国，一种凝胶形式的氮芥外用制剂（Ledaga™）被批准用于治疗真菌样肉芽肿（也称为 ALibert-Bazin 综合征或镰状肉芽肿），一种最常见的皮肤 T 细胞淋巴瘤。这种癌症通常影响皮肤，但随着时间推移也会在体内发展。

氮芥的主要副作用是胃肠道功能障碍（如恶心、呕吐、便秘、胃痛和腹泻）、头晕、食欲不振、皮疹、脱发和尿频。根据其化学反应活性，氮芥必须在给药前新鲜制备，通过快速静脉输注给药。因为局部渗出（渗入周围组织）会导致严重的组织坏死和皮肤过敏（特别是对阳光），必须在输液时多加注意。另一个严重的问题是，在接受 MOPP 治疗的 20 年内，有约 20% 的可能性会发展继发性癌症。除此之外，永久性不孕症也是一种常见的副作用，因此 MOPP 现在很少用于霍奇金淋巴瘤的治疗。

5.3.1.2   芳香族氮芥

芳香族氮芥是在 20 世纪 50 年代引入的，与脂肪族氮芥相比，它是较为温和的烷化剂。对于芳香族氮芥而言，芳香环发挥电子池作用吸收氮原子的电子，最大限度地减少氮丙啶离子的形成。与脂肪族氮芥相比，中心氮原子不足以提供足够的电子云密度以形成环状氮丙啶离子，因为与芳香环相互作用的过程中，电子云向芳香环偏移。因此，烷基化更倾向于 S$_N$1 型机制，碳阳离子的形成（由氯离子释放产生）是限速步骤（图 5.15）。

因此，该系列类似物作为亲电试剂的活性显著降低，在到达目标 DNA 靶点之前，不易与其他亲核试剂反应失活。这意味着，与脂肪族氮芥不同，芳香族氮芥可以口服，这也是它的显著优势，而且芳香族氮芥副作用也较轻。目前有五种芳香族氮芥类药物仍在临床上使用，如下文所述。

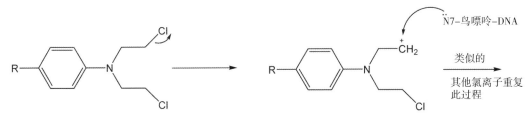

图 5.15　芳香族氮芥（R= 各种官能团）使 DNA 链间交联的机理。

5.3.1.2.1　苯丁酸氮芥（Leukeran™）

在早期的构效关系研究中，研究人员发现，羧酸基团的加入极大地改善了芳香族氮芥类似物的水溶性。然而，直接将羧基连接到芳香环上（即图 5.15 中的 R=COOH）会引起附加的吸电子效应，将化学和生物活性降低至不理想的水平。因此，通过在羧基与芳环之间插入一定数量亚甲基（以插入三个亚甲基为最佳）屏蔽电子，而制得苯丁酸氮芥（最初的市场名称为 Leukeran™），这是一种作用最慢、毒性最小的芳香族氮芥（图 5.16）。苯丁酸氮芥口服给药化学反应活性较低副作用较少，与其他细胞毒剂相比。

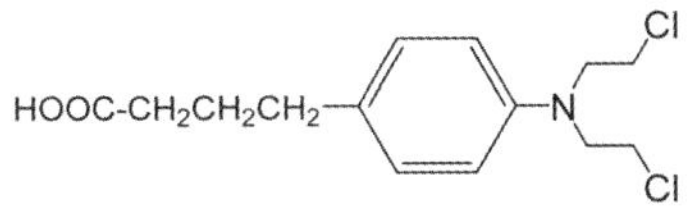

图 5.16　苯丁酸氮芥（Leukeran™）的结构式。

体外研究表明，苯丁酸氮芥主要形成单一加合物，而不是交联物，这可能是由于芳香环的存在，该分子的整体反应活性低于氮芥。有趣的是，一项研究表明，腺嘌呤和鸟嘌呤碱基以 25 ∶ 75 的比例形成单加合物，而没有形成交联物。

苯丁酸氮芥主要用于单独或联合治疗一些淋巴瘤和慢性白血病，如慢性淋巴细胞白血病（chronic lymphocytic leukemia，CLL），大多数患者对其耐受性良好。然而，在较年轻的 CLL 患者中，更多使用氟达拉滨作为一线治疗。苯丁酸氮芥还用于治疗霍奇金病、惰性非霍奇金淋巴瘤、华氏巨球蛋白血症、真性红细胞增多症、滋养层肿瘤和卵巢癌。此外，它还被用作免疫抑制药物，用于治疗各种自身免疫和炎症性疾病，如肾病综合征。

苯丁酸氮芥最常见的副作用是骨髓抑制（例如贫血、中性粒细胞减少和血小板减少），但是一旦停止治疗，这种副作用通常是可逆的。较为少见的副作用包括胃肠道功能障碍（如恶心、呕吐、腹泻和口腔溃疡）、中枢神经系统异常（如癫痫、震颤、肌肉抽搐、神志不清、躁动、共济失调和幻觉）、肝毒性、不孕和脱发。患者偶尔会出现广泛性皮疹，必须停止治疗，否则会发展为严重的皮肤病（如史蒂芬斯 – 强森综合征或中毒性表皮坏死松解症）。因此，如果首次使用苯丁酸氮芥时出现皮疹，会立即停药，经常用环磷酰胺替代治疗。在治疗期间，无论是男性和女性患者都必须采取有效的避孕措施，且应停止母乳喂养。

5.3.1.2.2　美法仑（Alkeran™）

美法仑（Alkeran™），即 L- 苯丙氨酸氮芥（L-phenylalanine mustard，L-PAM），是一种甲胺的苯丙氨酸衍生物，与苯丁酸氮芥相同，含有羧基（图 5.17）。美法仑是在 20 世纪 50 年代初设计合成的，设计合成的基础是氨基酸残基（苯丙氨酸）可能有助于促进肿瘤细胞选择性摄取，从而使蛋白质快速合成。此外，由 D– 苯丙氨酸制备的美法仑的活性远低于由 L– 苯丙氨酸制备的美法仑，因此推测细胞通过 L– 苯丙氨酸主动转运机制摄取美法仑。

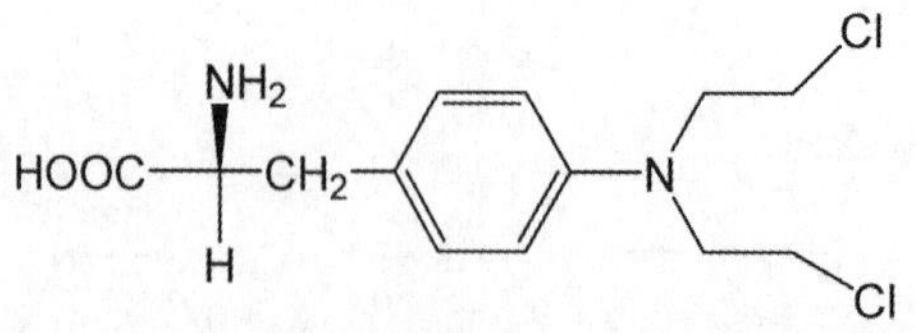

图 5.17　美法仑（Alkeran™）的结构式。

该药物最初被认为对黑色素瘤的治疗无效。然而，后续临床试验表明，它在骨髓瘤中具有活性。与苯丁酸氮芥相似，美法仑通常口服，也可以通过静脉或局部动脉输注给药。美法仑最常见的副作用是迟发性骨髓毒性，因此通常每隔六周给药一次。

体外机制研究表明，美法仑可以使 DNA 大沟处的腺嘌呤和鸟嘌呤碱基发生烷基化和交联。一项研究表明，N7– 鸟嘌呤和 N3– 腺嘌呤单烷基化加合物和链内交联物分别占整个烷基化 DNA 的 38% 和 20%，其中 G–G 和 A–G 碱基之间的链间交联度分别为 20% 和 13%。

美法仑在许多国家被批准用于治疗多发性骨髓瘤、真性红细胞增多症、儿童神经母细胞瘤、晚期卵巢腺癌和乳腺癌，但实际上它很少用于卵巢腺癌，也不再用于晚期乳腺癌。在英国，NICE 推荐美法仑用于治疗多发性骨髓瘤（口服或静脉给药）、真性红细胞增多症（口服）、局限性恶性黑色素瘤或软组织肉瘤（通过局部动脉输注）。

骨髓抑制是美法仑最严重的副作用，会导致白细胞减少，增加感染风险。由此导致的血小板计数下降也会增加出血风险。与大多数细胞毒性药物一样，美法仑其他常见的副作用包括胃肠道症状，如恶心、呕吐和口腔溃疡。较为少见的副作用包括严重过敏反应、心脏停搏、间质性肺炎和肺纤维化（造成肺组织损伤，长期使用可能致命）、脱发和皮肤反应（例如皮疹和瘙痒）。另外，肾脏受损的情况下必须减少剂量，且母乳喂养时应避免使用美法仑。在治疗期间，男性和女性患者都应该采取避孕措施。

5.3.1.2.3　苯达莫司汀（Levact™）

苯达莫司汀（Levact™）是一种具有两性特性的水溶性微晶粉末，由东德的 Ozegowski 和 Krebs 于 1963 年首次合成。它具有类似于其他氮芥的烷基化和交联性，由于其苯并咪唑环还具有抗代谢活性，当时人们认为苯并咪唑环类似于克拉屈滨中的嘌呤环（见第 4 章）。

在 1990 年之前，苯达莫司汀只在东德使用，用于治疗慢性淋巴细胞性白血病、霍奇金病、非霍奇金淋巴瘤、多发性骨髓瘤和肺癌。它在德国首次获得上市批准，以 Ribomustin™（安斯泰来制药公司）的商品名销售。2008 年 3 月，Cephalon 公司获得 FDA 批准，可以在美国销售苯达莫司汀（商标为 Treanda™），用于治疗慢性淋巴细胞白血病。2008 年后期，FDA 进一步批准，当使用利妥昔单抗或包含利妥昔单抗的方案治疗惰性 B 细胞性非霍奇金淋巴瘤时，若治疗期间或治疗 6 个月后疾病仍持续进展，可使用苯达莫司汀进行治疗。在英国，NICE 推荐苯达莫司汀用于治疗慢性淋巴细胞性白血病、非霍奇金淋巴瘤和多发性骨髓瘤。苯达莫司汀也被用于治疗肉瘤，并在非癌症区域用于治疗轻链型淀粉样变性。

苯达莫司汀通过静脉输注给药，然后在肝脏中由细胞色素 p450 广泛代谢。它既可单独治疗，也可与其他药物联合治疗，包括依托泊苷、氟达拉滨、米托蒽醌、甲氨蝶呤、泼尼松、利妥昔单抗和长春新碱（图 5.18）。

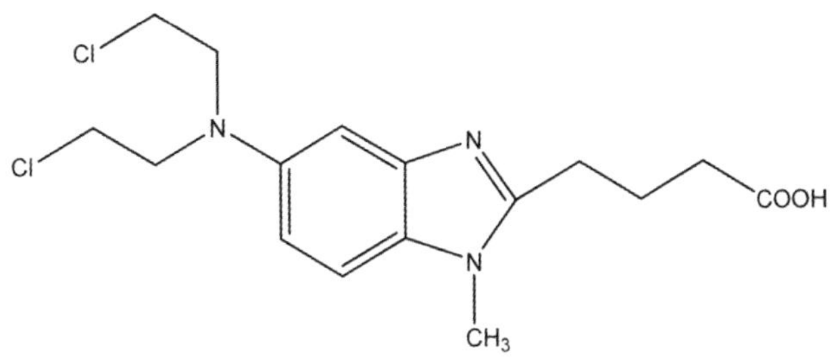

图 5.18 **苯达莫司汀（Levact™）的结构式。**

与其他烷基化和交联剂相比，苯达莫司汀具有独特的细胞毒性，导致依赖于 p53 的 DNA 损伤应激反应和细胞凋亡的激活，抑制有丝分裂检查点，并诱导有丝分裂障碍，促进 DNA 修复和细胞周期进程。此外，它可以通过凋亡和非凋亡途径诱导细胞死亡，这意味着它在失去功能性凋亡途径的细胞中能够保持活性，这也是某些类型肿瘤细胞的耐药机制。在分子水平上，苯达莫司汀已被证明可在 DNA 碱基之间形成链内和链间交联。

苯达莫司汀的副作用与其他烷基化细胞毒性剂相似，包括骨髓抑制、胃肠道紊乱（如呕吐、腹泻和便秘）、乏力、厌食、出血、低血压、高血压、心脏问题（如心悸、心绞痛和心律失常）、呼吸功能障碍、感染、发热、闭经和电解质紊乱（包括低钾血症和脱水）。较为少见的副作用包括心包积液、急性循环衰竭、嗜睡、变声和出汗。动物实验证明，苯达莫司汀可致畸和致突变，因此在男性或女性患者治疗期间，以及男性治疗后的 6 个月内，都需要有效避孕。治疗期间也应避免母乳喂养。

5.3.1.2.4　氧氮磷环类药物

一些肿瘤可能会过度产生磷酰胺酶（phosphoramidase enzymes），可以激活氮芥的前体药物。以此为基础，可尝试开发选择性更强的氮芥类药物。环磷酰胺（Endoxana™）是以这种方式发挥作用的最理想的氮芥类药物，它于 20 世纪 50 年代末合成，首次临床试验结果在 50 年代末公布。相关的类似物异环磷酰胺（Mitoxana™）在 20 世纪 60 年代末出现。

5.3.1.2.4.1　环磷酰胺（Endoxana™）

环磷酰胺（Cyclophosphamide，Endoxana™）（图 5.19）与其他氮芥类药物不同的是，它是一种需要酶激活的代谢性前体药物。与其他氮芥类药物相似的是，环磷酰胺能够释放活性物质，共价结合到鸟嘌呤碱基上，导致形成单加合物以及链内和链间交联。作为一种代谢性前体药物，环磷酰胺在体外对人体肿瘤细胞的毒性很低，但在体内通过肝脏微粒体细胞中的 CYP450 酶转化为活性形式后才具有活性。与氮芥家族的其他化合物相比，这种对 CYP450 系统生物激活的依赖是一种优势。因为氮芥类药物通常具有非常强的化学活性，易与生物亲核试剂相互作用，或者在给药几分钟后在体内通过水解而降解，从而导致显著的毒性反应。

除了用于癌症化疗外，环磷酰胺还被用于治疗一些自身免疫性疾病。这些抗免疫作用的机制尚不完全清楚，但目前已提出了几种假说，包括消除调节性 T 细胞（例如 CD4+/CD25+T 细胞）、诱导 T 细胞生长因子（IFN）和加强过继转移的肿瘤反应效应 T 细胞的移植。

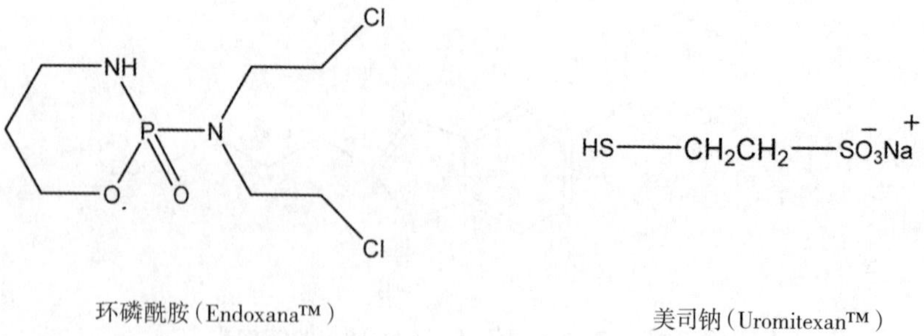

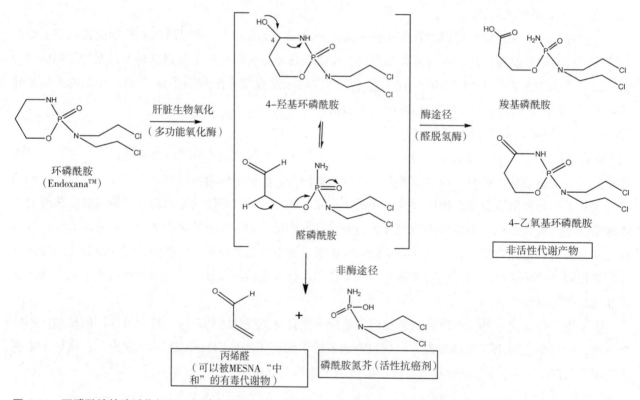

环磷酰胺（Endoxana™）　　　　　　　　　美司钠（Uromitexan™）

图 5.19　环磷酰胺（Endoxana ™）和美司钠（Uromitexan ™）的结构式。

环磷酰胺由 Norbert Brock 在其团队研究时发现（该团队后来成为德国百特公司肿瘤领域的一部分），并于 20 世纪 50 年代末首次合成，临床试验结果于 50 年代末公布。P=O 基团可能以类似于芳香族氮芥中苯环的方式减少可用的氮孤对电子，从而降低亲电性。基于这种假设，Brock 及其团队合成并筛选了 1000 多个候选的磷酰胺分子。此外，推测 P=O 基团可能被一些肿瘤细胞过度表达的磷酰胺酶所裂解，从而释放氮孤对电子，选择性恢复肿瘤部位分子的亲电性。虽然这在当时是一个合理假说，但后来证明，体内的激活不是由于 P=O 基团的酶催化水解，而是由于肝微粒体酶在磷酰胺环（oxazaphosphorine ring）的 4 位 C 的初始氧化（图 5.20）。在 4 位羟基化后，分子碎片释放出与 DNA 相互作用的生物活性物质磷酰胺氮芥，以及高度亲电的丙烯醛。后者具有毒性，通过与健康膀胱细胞表面的亲核部位反应而导致出血性膀胱炎。磷酰胺氮芥进一步分解为 HN（CH$_2$CH$_2$Cl）$_2$（去甲莫司汀）。

图 5.20　环磷酰胺的酶活化机理：肝脏中的混合功能氧化酶产生 DNA 交联物磷酰胺氮芥和对膀胱有害的副产物丙烯醛。

环磷酰胺的完整生物转化途径如图 5.20 所示。首先在肝脏中被 CYP4502B 羟化，得到 4- 羟基环磷酰胺，与其无环互变异构体醛磷酰胺处于平衡。它们可以通过酶和非酶途径进行生物转化，酶途径占主导地位,肝脏或肿瘤中的氧化酶[如醛脱氢酶(ALDH)]参与产生羧基磷酰胺和4-乙氧基环磷酰胺,这两种物质都是具有生物活性的抗癌药物。然而,在不占主导地位的非酶途径中,醛磷酰胺中间体发生自发裂解,生成磷酰胺氮芥和丙烯醛。虽然磷酰胺氮芥具有抗肿瘤作用,但丙烯醛对膀胱上皮细胞具有毒性,还会导致出血性膀胱炎。这种毒性可以通过水化和(或)联合使用"牺牲性"亲核试剂美司钠(Uromitexan™)碱化来预防。

综上所述,环磷酰胺引发的细胞毒效应发生率相对较低,可能是由于骨髓干细胞、肝细胞和肠上皮中ALDH样酶的浓度相对较高,通过将醛磷酰胺转化为相对无毒的羧基磷酰胺和4-乙氧基环磷酰胺,从而保护这些活跃的增殖组织免受磷酰胺氮芥和丙烯醛的毒性影响(图5.20)。

在分子水平上,离体研究表明,环磷酰胺可以在N7-鸟氨酸位点产生单烷基化加合物和链内交联物(约22%)和相关的磷酸三酯残基(约67%),以及G-G链间交联物(约12%)。

环磷酰胺可口服或静脉给药,具有广谱的临床活性,广泛用于实体肿瘤的治疗,包括支气管癌、乳腺癌、卵巢癌和肉瘤,通常与其他药物联合使用。它也用于治疗白血病(如慢性淋巴细胞性白血病和淋巴瘤)。其副产物丙烯醛是一种强亲电物质,由尿液排出,与膀胱细胞表面的亲核基团发生反应,对敏感患者易引发出血性膀胱炎。在静脉注射后24～48小时大量饮水可控制这一副作用。然而当使用大剂量治疗(例如静脉给药超过2g)时,或当治疗高风险膀胱炎患者(例如由盆腔放疗所致)时,在口服治疗前后应联合使用(口服或静脉给药)佐剂美司钠(Uromitexan™),以中和丙烯醛的作用。美司钠(2-巯基乙烷磺酸钠)作为一种"自杀性"亲核基团,通过麦克尔加成(Michael addition)与丙烯醛反应生成一种水溶性、无生物活性的加合物,该加合物可通过尿液安全排出(图5.21)。

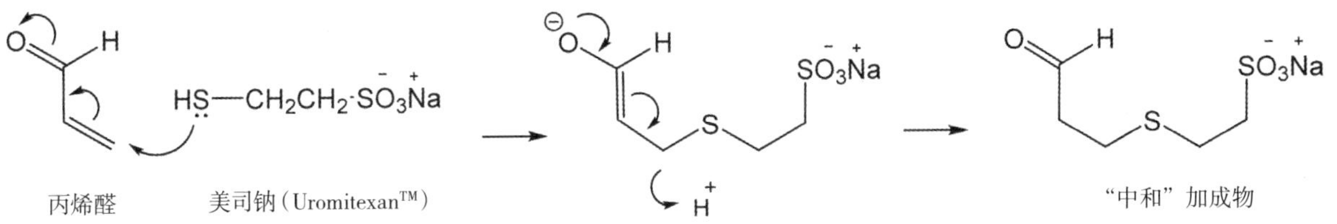

图5.21 丙烯醛的脱毒机理:通过麦克尔加成反应与美司钠(Uromitexan™)共价结合。

在英国,NICE推荐环磷酰胺与其他药物联合用于治疗多种恶性肿瘤,包括血液系统肿瘤(如白血病和淋巴瘤)和实体肿瘤,环磷酰胺可以通过口服或静脉输注给药。在非癌症领域,它也用于治疗免疫相关疾病,如严重的系统性类风湿性关节炎,也可通过静脉给药预防其他结缔组织疾病(特别是出现活动性脉管炎时)。

除了出血性膀胱炎,环磷酰胺其他的不良反应可能有胃肠道反应(如恶心、呕吐和腹泻)、骨髓抑制、厌食、胰腺炎、心脏毒性(高剂量)、间质性肺纤维化、抗利尿激素分泌紊乱、碳水化合物代谢障碍、嗜睡、皮肤和指甲变黑、脱发以及头发颜色和质地改变。较为罕见的副作用是肝毒性和肾功能障碍。

环磷酰胺具有致癌和致畸性,可导致膀胱移行细胞癌和髓系白血病等长期并发症。这种情况的风险取决于给药剂量、治疗时间,以及许多其他因素,包括癌症类型和联合治疗(如放射治疗)。因此,建议在治疗期间和治疗后至少3个月内,男性或女性患者都应进行避孕,且应在停止治疗期间以及治疗后36小时内避免母乳喂养。

此外,环磷酰胺在人体内的缓慢羟化提示人们设计合成了一些实验性的4-羟基衍生物(例如4-过氧基类似物),以期不依赖肝脏的生物激活而在体内自发裂解。然而,这些类似物并不优于环磷酰胺,环磷酰胺如今在临床治疗中仍然占有重要地位。

5.3.1.2.4.2　异环磷酰胺（Mitoxana™）

异环磷酰胺（Mitoxana™）是环磷酰胺的类似物，但从分类上讲，它不属于氮芥类，因为一个氯乙基发生分子内移位，连接到 P=O 基团的氮原子上（见图 5.22）。20 世纪 60 年代末，发现环磷酰胺的研究团队合成了异环磷酰胺，它具有与环磷酰胺相似的抗肿瘤活性谱。它只能通过静脉给药，与环磷酰胺相似，常与美司钠（Uromitexan™）联合给药以减少膀胱和尿路毒性。

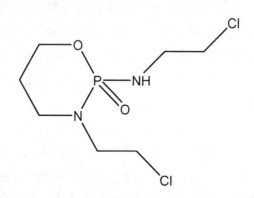

图 5.22　**异环磷酰胺（Mitoxana™）的结构式。**

异环磷酰胺用于治疗多种实体肿瘤，如睾丸、肺、卵巢、骨、宫颈、乳腺肿瘤和软组织肉瘤，以及霍奇金淋巴瘤和非霍奇金淋巴瘤。它通过静脉途径迅速给药，在某些情况下仅需 1 小时。

异环磷酰胺常见的副作用是脑部病变（脑功能障碍），在所有接受治疗的患者中，高达 50% 的患者会发生脑部病变。这可能是由异环磷酰胺的分解产物之一氯乙醛所介导的，其药理性质与乙醛和水合氯醛相似。异环磷酰胺脑病的症状分为轻度（例如注意力难以集中、疲劳）、中度（例如谵妄、精神病）及重度（例如非抽搐状态癫痫或昏迷）。对于儿童而言可能会干扰神经发育。除了大脑，异环磷酰胺也会影响周围神经，但一般会在 72 小时内自发缓解。如果在给药过程中出现这种问题，建议立即停止治疗。对重症脑病最有效的治疗方法是静脉使用亚甲蓝溶液，其作用机制尚不清楚。在某些情况下，在增加异环磷酰胺剂量之前，可应用亚甲基蓝预防治疗。由于存在这些潜在的问题，异环磷酰胺在临床上的使用有限，但它仍然位列世界卫生组织的基本药物清单中。

异环磷酰胺其他已知的副作用包括困倦、神志不清、定向障碍、躁动、精神病和肾毒性。较为罕见的副作用是胃肠道症状（如腹泻或便秘）、抽搐、厌食、黄疸、血栓性静脉炎、抗利尿激素分泌紊乱、急性胰腺炎、心律失常和心力衰竭。异环磷酰胺具有致畸和致癌性，因此建议男性或女性患者在治疗期间或治疗后至少 6 个月内采取避孕措施，并应停止母乳喂养。

5.3.1.3　结合型氮芥

由于氮芥显著的抗肿瘤活性，多年来，大量的药物化学研究一直致力于将氮芥与其他治疗相结合，以实现协同效应或靶向特定的器官或细胞类型。迄今为止，商业上唯一成功的案例是将氮芥（去甲氮芥）与雌激素（雌二醇）相结合制成雌莫司汀（Estracyt™）。事实上，这种药物是通过激素抗癌反应（通过降低睾丸激素水平）和抗有丝分裂效应发挥作用，并不是通过 DNA 交联机制。但其具有氮芥类药物的结构，因此纳入本节中进行介绍。

5.3.1.3.1　磷酸雌莫司汀

雌莫司汀（Estracyt™，艾去适®），也称为磷酸形式的 EMP，是雌激素（17-β- 雌二醇）和氮芥（去甲氮芥）通过氨基甲酸酯连接的化学结合物（图5.23）。它于20世纪60年代初首次合成，并于1967年获得专利，但直到1976年才投入临床应用。FDA批准口服雌莫司汀用于转移和（或）进展性前列腺癌的姑息治疗。

雌莫司汀最初为治疗乳腺癌而开发，其设计理念是，乳腺癌组织选择性摄取标记的雌激素，以将氮芥直接输送到乳腺肿瘤细胞。雌莫司汀最初对乳腺癌患者的临床治疗效果不尽人意，后来通过放射性标记雌莫司汀的大鼠进行研究，表明前列腺癌可对其选择性摄取。此外，众所周知，雌激素增加了性激素结合球蛋白的水平（从而减少了到达前列腺癌细胞的游离睾丸素的量），降低了黄体生成素的水平（导致睾酮水平降低），并阻断了5-α-还原酶（从而抑制了睾酮向双氢睾酮的转化）。有趣的是，雌激素曾经是转移性前列腺癌的主要治疗药物（见第8章），但在20世纪70年代初，因发现其具有严重的心血管副作用，而慢慢减少其使用。因此，人们决定开发雌莫司汀用于治疗前列腺癌。

实践证明，氨基甲酸酯连接剂被血浆或细胞氨基甲酸酯酶切割时，所释放的雌激素片段是最重要的生物活性物质，通过提高体内雌激素水平减缓或阻止前列腺癌细胞的生长，而氮芥成分对临床活性似乎没有太大的贡献。此外，一些证据表明，磷酸雌莫司汀及其主要代谢物雌莫司汀可与微管相关蛋白（microtubule-associated proteins，MAP）及微管蛋白结合，从而抑制微管动力学，导致肿瘤细胞有丝分裂后期停滞。

雌莫司汀本身的水溶性有限，因此对C17的羟基进行磷酸化处理，以提高亲水性，市场上销售的产品是其磷酸二钠盐单水合物。口服给药后，在吸收过程中易脱磷酸化变为雌莫司汀，随后发生氨基甲酸酯中心键的断裂和C17-羟基的氧化。血浆中的主要代谢物包括雌莫司汀、雌莫司汀C11-雌酚酮类似物，以及雌二醇和雌酮的裂解部分（图5.23）。其去甲氮芥成分要么进入细胞后与DNA相互作用，要么通过水解或与其他普遍存在的亲核试剂（例如谷胱甘肽）相互作用而被消耗。

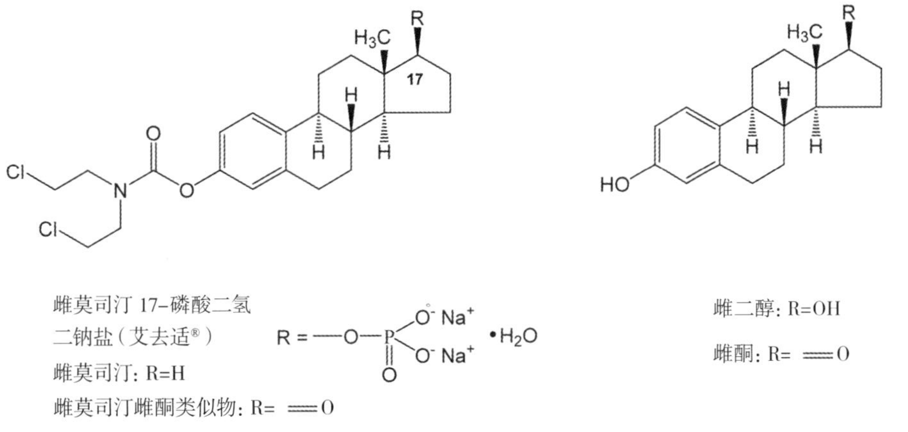

雌莫司汀17-磷酸二氢二钠盐（艾去适®）
雌莫司汀：R=H
雌莫司汀雌酮类似物：R= ═O

$R = —O—\overset{\overset{\displaystyle O^-\ Na^+}{|}}{\underset{\underset{\displaystyle O}{||}}{P}}—O^-\ Na^+ \cdot H_2O$

雌二醇：R=OH
雌酮：R= ═O

图5.23 磷酸雌莫司汀（Estracyt™）及相关天然类固醇激素雌二醇和雌酮的结构式。

长期使用磷酸雌莫司汀治疗会导致血浆中雌二醇水平升高，其浓度范围与传统雌二醇治疗的前列腺癌患者相当。在接受磷酸雌莫司汀或传统雌二醇治疗的患者中，雌激素效应（如循环中类固醇和脑垂体激素的变化）也是相似的。磷酸雌莫司汀的雌二醇组分和雌二醇本身的尿代谢也非常相似，但磷酸雌莫司汀的代谢物排泄速度较慢。

多项临床研究表明，如果要产生有益的雌激素效应，就必须在治疗开始时给予高剂量的雌莫司汀。在低分化前列腺癌患者中，剂量为10mg/kg的雌莫司汀的疗效略优于睾丸切除术（手术切除睾丸）。在未接受激素治疗的晚期前列腺癌患者中，磷酸雌莫司汀治疗的客观缓解率达到 60%～90%，这一结果与传统激素治疗相似。当雌莫司汀与其他细胞毒性化疗药物同时使用时，疗效不会增加。然而，在常规激素治疗无效的患者中，雌莫司汀客观缓解率可以达到 20%～30%，这一群体（雌激素抵抗患者）中，雌莫司汀是最有效的。

由于毒性相对严重，雌莫司汀很少用于前列腺癌的治疗，而是在姑息治疗中应用。因此，美国批准其用于转移性和（或）进展性前列腺癌的姑息治疗，英国批准其用于治疗反应迟缓或复发的前列腺癌。它通常被用于激素不敏感的前列腺癌病例。雌莫司汀治疗前列腺癌的总缓解率几乎与传统的大剂量雌激素疗法相同，因此临床医生更偏好应用促性腺激素释放激素调节剂（GnRH 调节剂），如亮丙瑞林（见第 8 章）。

雌莫司汀的副作用与己烯雌酚相似，以胃肠道（如腹泻）和心血管（如充血性心力衰竭、缺血性心脏病、心肌梗死、水肿，极少数情况下会出现血管神经症状）的副作用最为突出，严重时需要停止治疗。其他副作用包括阳痿、男性乳房发育和肝功能改变。

因此，对于患有充血性心力衰竭、糖尿病、高血压、癫痫和高钙血症的患者，应谨慎使用该药，且应避免用于急性卟啉症、消化性溃疡、严重心血管疾病和肝损伤。患者还应避免摄入乳制品（如牛奶、酸奶和富钙果汁）以及硫糖铝、次水杨酸铋、铁和锌，因为这些物质会与胃肠道中的雌莫司汀结合，阻止其完全吸收。

虽然在艾姆斯氏试验中，磷酸雌莫司汀钠本身没有致突变作用，但众所周知，雌二醇和氮芥本身都可致突变，因此男性和女性患者在治疗期间都应该采取避孕措施。

5.3.2　氮丙啶类

塞替派（Tepadina™）和一些实验性的苯醌类似物（如 AZQ 和 BZQ），并不是如氮芥通过活化过程形成氮丙啶离子作为活性中间体，而是在结构中直接引入了氮丙啶环（图 5.24）。与氮芥形成的完全带电的氮丙啶离子相比，与亲核试剂形成的氮丙啶开环较慢。然而，根据氮丙啶氮的 pKa，在生理 pH 条件下可能发生显著的质子化，这意味着氮丙啶离子很可能是真正的活性基团。

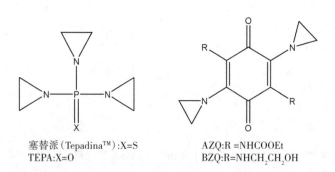

塞替派（Tepadina™）：X=S
TEPA：X=O

AZQ：R =NHCOOEt
BZQ：R=NHCH$_2$CH$_2$OH

图 5.24　塞替派（Tepadina™）以及实验试剂 AZQ 和 BZQ 的结构式。

5.3.2.1　塞替派

塞替派（Tepadina™）（图 5.24）现由阿迪恩内制药和生物技术公司销售，是一种有机磷化合物，由美国氰胺公司于 20 世纪 50 年代中期合成和开发。它既被用作杀虫剂，也被用作抗癌剂，自 20 世纪 60 年代以来一直作为化疗药物用于临床。人们认为它将鸟嘌呤碱基的 N7 烷基化，从而产生交联键。然而，它还有一种效射效应（类似于电离辐射导致 DNA 双链断裂的效应），这种效应可能通过释放亚乙基亚胺自由基来产生，与辐射相似，它可以通过切断嘌呤碱基及其糖之间的共价键来破坏 DNA 键，从而释放烷基化的鸟嘌呤。

塞替派非胃肠途径给药已用于多种实体肿瘤的姑息治疗，如乳腺癌和卵巢癌。虽然几乎被其他疗法所取代，但它也可被用于淋巴瘤，如淋巴肉瘤和霍奇金病。它还通过腔内给药（胸腔内、膀胱内或腹膜内输注）治疗膀胱癌、卵巢癌或恶性积液，每周给药，持续 4 ~ 6 周。在膀胱癌的膀胱内化疗中，塞替派有三种用途：第一，在膀胱镜活检前作为预防药物，防止肿瘤细胞播种；第二，在活检时作为辅助治疗；第三，偶尔作为治疗药物，防止膀胱镜下经尿道膀胱肿瘤电切术（transurethral resection of a bladder tumor，TURBT）后的复发。在成人和儿童血液病患者进行异体或自体造血祖细胞移植（hematopoietic progenitor cell transplantation，HPCT）之前，或当 HPCT 联合大剂量化疗用于成人和儿童患者的实体肿瘤治疗时，塞替派也可与其他化疗药物联合使用，无论是否有全身照射（total body irradiation，TBI）都可作为一种条件性治疗。2007 年，塞替派因此被 EMA 和 FDA 指定为孤儿药物。

塞替派的全身毒性主要是骨髓抑制，白细胞减少、血小板减少和贫血。在膀胱灌注过程中也可发生全身吸收，导致类似的全身副作用，但与全身给药相比，吸收程度较低。还可能发生膀胱局部不良反应，如排尿障碍和膀胱容量减少。塞替派对动物也有致畸性和胚胎毒性，因此在治疗期间需要避孕，并停止母乳喂养。

塞替派治疗后在人体血清和尿液中的主要代谢物是其氧化产物 TEPA（N，N'，N'– 三乙基磷酰胺）（图 5.24），由于氮丙啶环的存在，它仍然具有细胞毒性。

5.3.2.2　苯醌类似物

在实验试剂 AZQ 和 BZQ 中，苯醌环被用作氮丙啶环的"锚定点"。氮丙啶基团通过六元环将电子从氮上吸引到苯醌的羰基上而失活。这些分子被用作实验性生物还原前体药物，因为醌环被还原为半醌或羟基醌，从而释放电子云，增加氮丙啶氮的碱性，通过质子化被激活。目前还没有这种苯醌类药物被批准用于临床。

交联剂丝裂霉素 –C（mitomycin–C）也含有氮丙啶环，将在 5.3.9 中讨论。

5.3.3　环氧化物（曲奥舒凡，Ovastat™）

在烷基化 DNA 方面，环氧化物的功能与氮丙啶相似。虽然一些致癌物（如黄曲霉毒素）通过环氧化物组分使 DNA 烷基化，但目前临床上的抗癌药物均不含有完整的环氧化物组分。然而，曲奥舒凡（L–苏糖醇 –1，4– 双甲磺酸酯，Ovastat™，Trecondi™）是一种双官能团环氧烷化剂的前药，在生理条件下通过非酶催化的单环氧化转化为 L– 二氧基丁烷（图 5.25）。据报道，会形成鸟嘌呤残基上的单环氧化物中间体和 L– 二氧基丁烷烷基化 DNA，以及 DNA 链间交联物和鸟嘌呤链内交联物，并发生 DNA 断裂和细胞凋亡。曲奥舒凡除了在欧洲一些地区以原始商标 Oastat™销售，在世界大部分地区都是以仿制药形式销售。

曲奥舒凡是一种水溶性的无味白色结晶粉末，在 pH 7.5 和 25℃的条件下，3 小时内可通过水解缓慢分解。离体研究表明，质粒 DNA 的烷基化和链间交联需要转化为环氧化物，并推测这一过程在体也可发生。烷基化在鸟嘌呤碱基上发生，其序列选择性类似于其他烷基化试剂，如氮芥。离体培养的 K562 细胞经曲奥舒凡处理后，形成交联链，并在大约 24 小时后缓慢达到峰值。然而，用完全的环氧化物（如 L– 二氧基丁烷）处理 K562 细胞，能更快、更有效地形成 DNA 交联，这也支持了前面提出的前药转化步骤。

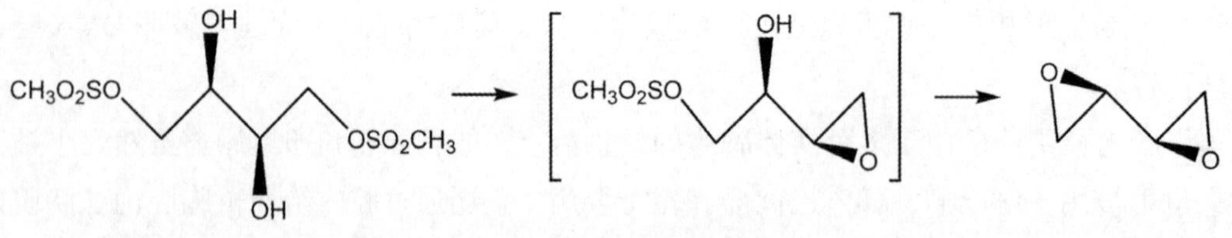

曲奥舒凡（Ovastat™）　　　单环氧化物　　　　　L-二环氧基丁烷
中间体

图 5.25　曲奥舒凡（Ovastat™）通过单环氧化物中间体转化为 DNA 活性的 L- 二环氧基丁烷。

曲奥舒凡可以口服、静脉注射或腹腔注射，在欧洲可以商业化销售用于治疗卵巢癌，但其没有获得 FDA 批准。在欧洲，曲奥舒凡与氟达拉滨联合使用，作为异种造血干细胞移植（allogeneic hematopoietic stem cell transplantation，alloHSCT）前条件治疗的一部分，用于患有恶性和非恶性疾病的成人患者以及一个月以上的儿童患者。由德国 Medac 公司生产的以 Trecondi™销售的曲奥舒凡于 2019 年获得了欧盟范围内的批准。

以较低剂量使用曲奥舒凡时，最常见的副作用是皮肤色素沉着改变，而过敏性肺泡炎、肺纤维化和出血性膀胱炎较少发生。在较高剂量下，可能会出现骨髓抑制和免疫抑制效应，然而通常与 DNA 烷化剂相关的恶心、呕吐和脱发等典型的细胞毒性反应较少发生。因此，在虚弱的患者中常用曲奥舒凡替代白消安。与其他烷基化剂相似，曲奥舒凡具有致突变性，因此在备孕、妊娠和哺乳期间应该避免使用。

5.3.4　甲磺酸盐（Myleran™，Busilvex™）

白消安（1，4- 丁二醇二甲基磺酸酯，Myleran™，Busilvex™）是唯一商业化的烷基二甲基磺酸盐（或烷基磺酸盐）（图 5.26）。它是一种细胞周期非特异性烷化剂，自 1959 年以来一直在使用。虽然其作用机制尚不完全清楚，但目前已知白消安与 DNA 的相互作用导致 DNA 的烷基化和交联化，进而导致 DNA 链断裂，抑制 DNA 复制和 RNA 转录。从机理来讲，甲磺酸盐基团在与 DNA 碱基亲核官能团的 SN2 型烷基化反应中为离去基团。

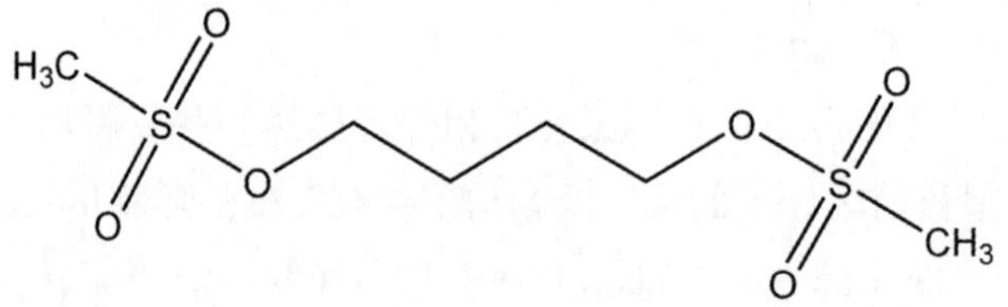

图 5.26　白消安（Myleran™，Busilvex™）的结构式。

白消安最初是治疗慢性粒细胞白血病（CML）的首选药物，后来被新的金标准伊马替尼（Gleevec™）所取代（见第 6 章），但由于伊马替尼成本相对较高且较难获得，一些国家仍然使用白消安。白消安口服（Myleran™）用于治疗 CML，也可静脉给药（Busilvex™）作为成人和儿童造血干细胞移植前的条件治疗，然后给予环磷酰胺，有时也将白消安与氟达拉滨联合使用。白消安的静脉制剂（Busilvex™）在 2002 年之后才开发出来，当时该药物已经开始用于移植治疗，特别是用于虚弱的患者。在英国，NICE 推荐将白消安用于慢性粒细胞白血病的诱导缓解和造血干细胞移植前的条件治疗。

白消安的作用机制涉及通过 SN2 反应形成 G-G 和 G-A 链内 DNA 交联，其中，亲核的鸟嘌呤 N7 或腺嘌呤 N3 位置攻击与甲磺酸盐离去基团相邻的碳。例如 1，4- 二（7- 胍基）丁烷已被确定为白消安与 DNA 反应的产物，这表明该试剂以类似氮芥的方式作为一种链间交联剂。这种类型的 DNA 损伤不易被肿瘤细胞修复，并导致细胞凋亡。构效关系研究表明，已知立体化学结构的不饱和类似物，如丁炔和反丁炔衍生物无活性，而顺丁炔衍生物则保持活性。饱和白消安和顺丁炔类似物的活性取决于它们的结构弹性和三维构象，使得它们可以通过 DNA 碱基上合适的亲核基团 1，4- 双烷基化形成环状衍生物。此外，对尿液代谢物结构的研究表明，某些蛋白质中的半胱氨酸残基也发生烷基化，这也解释了这类药物的一些副作用。

与其他 DNA 交联剂相比，口服白消安时恶心、呕吐反应较轻，因此更容易被患者接受。用于治疗 CML 时，白消安可以使患者在很长一段时间内几乎没有症状，副作用也相对较少。然而，由于其引发的骨髓抑制可能导致不可逆性骨髓再生障碍性贫血，需要进行频繁的血液学检查。皮肤色素沉着也是口服治疗中常见的副作用，进行性间质性肺纤维化较少发生。其他较为罕见的副作用包括癫痫发作、肝脏毒性（静脉闭塞症）和消耗综合征。左乙拉西坦可有效预防白消安诱导的癫痫发作，有时也可联合使用抗惊厥药物苯妥英以防止癫痫发作，而苯二氮䓬类药物可用于缓解白消安诱导的正在发作的癫痫。此外，白消安是一类致癌物质，因此在受孕、妊娠和哺乳期间应该避免使用。

5.3.5　亚硝基脲类

亚硝基脲类抗癌药物开发于 20 世纪 60 年代，该类药物可使 DNA 烷基化，导致在多个不同位点形成单加合物和 DNA 链间交联。多年来对亚硝基脲类似物进行了大量研究，确定了其最佳活性结构单元为 2- 氯乙基 -N- 亚硝基脲基，形成单烷基化和 DNA 交联的可能机理如图 5.27 所示。虽然这些分子具有氯乙基片段，但与氮芥不同，它们的活性与氮丙啶离子的形成不相关，因为相关的氮原子是尿素结构的一部分，因此氮原子上的电子对不能参与环化反应。人们认为核酸的烷基化反应是通过氯乙基碳离子中间体进行的，还会形成烷基异氰酸酯片段，并可能使蛋白质氨基酸氨甲酰化。

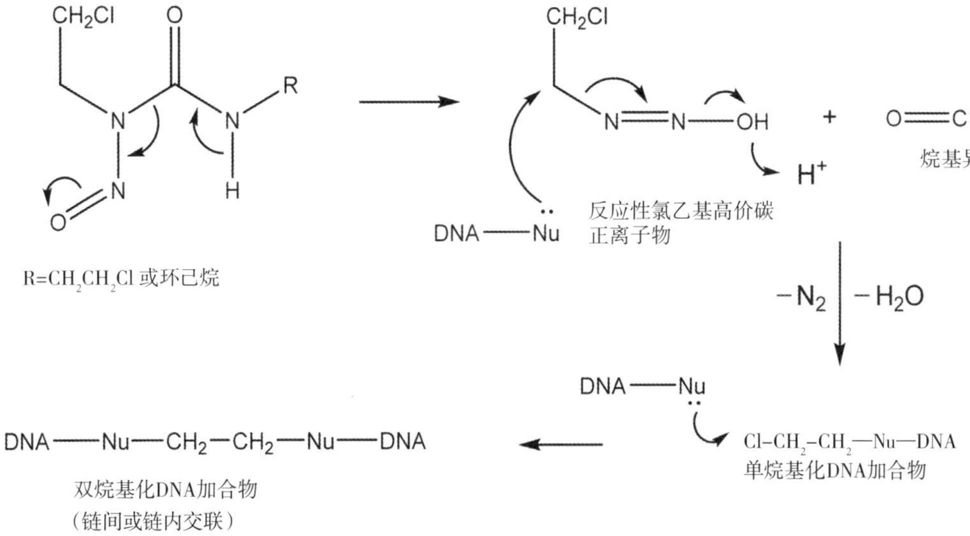

图 5.27　亚硝基脲的作用机理：形成单烷基化和双烷基化（交联）加合物。

亚硝基脲最重要的特性是对大脑和脑脊液即所谓的机体"保护区"中的癌细胞有活性，因为与其他细胞毒性药物（如氮芥）相比，其亲脂性相对较高。它们在淋巴瘤、乳腺癌、支气管癌、结肠癌中有效。胃肠道癌症一般对药物治疗非常不敏感，而亚硝基脲类药物却有效。遗憾的是，亚硝基脲会引起严重的骨髓毒性。此外，在长期接受亚硝基脲治疗的患者中还观察到了急性白血病和骨髓发育不良的新发病例。由于存在以上这些问题，而其他毒性较低的抗癌药物已经问世，亚硝基脲类药物的使用显著减少。洛莫司汀和卡莫司汀是合成亚硝基脲类典型药物，而链脲佐菌素是天然亚硝基脲类典型药物。

5.3.5.1 洛莫司汀（CCNU）

洛莫司汀 [N–（2–氯乙基）–N′–环己基 –N–亚硝基脲]，也称为 CCNU（CeeNU ™，Gleostine ™），是一种亚硝基脲类似物，具有很强的脂溶性（图 5.28）。它代表"PCV"化疗方案中的"C"，该方案由丙卡巴肼、洛莫司汀和长春新碱组成。口服给药时其由于亲脂性能够穿透血脑屏障，因此适合治疗脑肿瘤，它也用于治疗其他实体肿瘤，如恶性黑色素瘤。此外，它还用于治疗霍奇金病和非霍奇金病，特别适用于对传统疗法耐药的患者。

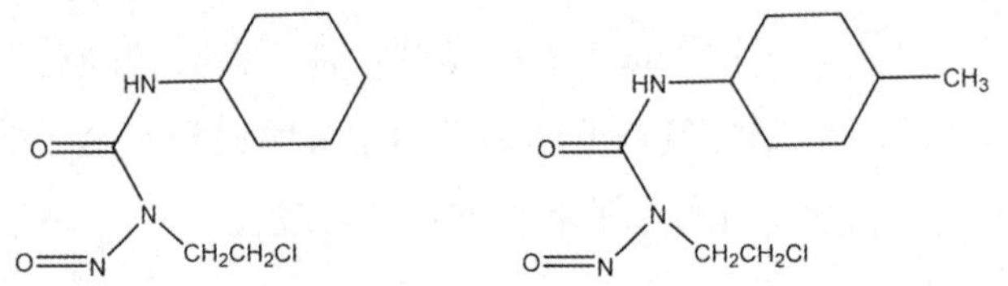

图 5.28　亚硝基脲类药物洛莫司汀（CCNU）和司莫司汀的结构式。

洛莫司汀可使 DNA 和 RNA 烷基化，并产生交联。与其他亚硝基脲类药物相似，它也可以通过蛋白质氨基酸的氨甲酰化抑制一些关键的酶催化过程。它是细胞周期非特异性的，在给药后很长一段时间内会产生迟发性骨髓毒性，使白细胞达到最低水平，并因长期暴露而导致永久性骨髓损伤。因此，每隔 4 到 6 周给药一次，以避免严重的骨髓毒性。此外，洛莫司汀经常引起中度的恶心、呕吐和疲劳。急性卟啉症、腹部疾病和肾功能损伤时应避免服用洛莫司汀，受孕（男性或女性）、妊娠及哺乳期间也应避免服用。

司莫司汀（N–（2–氯乙基）–N′–（4–甲基环己基）–N–亚硝基脲）（图 5.28）除了在环己烷环上增加了甲基外，在结构上与洛莫司汀相似。司莫司汀在 20 世纪 90 年代末进入临床，随后在 2001 年中接受 FDA 评估，然而它没有被批准商业化，部分原因是它被国际癌症研究机构（International Agency for Cancer Research，IARC）列为第一类致癌物质。

5.3.5.2 卡莫司汀（BiCNU ™）

卡莫司汀（1，3–双（2–氯乙基）–1–亚硝基脲）是一种橙黄色的亚硝基脲类药物，也在 20 世纪60 年代开发，通常缩写为 BCNU 或 BiCNU ™，属于 β–氯 – 亚硝基脲（图 5.29），能产生 DNA 链间交联，阻止 DNA 复制和转录。其活性和毒性与洛莫司汀相似，但不通过口服给药。卡莫司汀通过静脉输注治疗脑肿瘤，包括胶质瘤、多形性胶质母细胞瘤、髓母细胞瘤和星形细胞瘤。它还用于治疗多发性骨髓瘤、霍奇金淋巴瘤和非霍奇金淋巴瘤。此外，卡莫司汀的晶片植入膜用作手术辅助手段通过瘤内植入治疗复发性多形性胶质母细胞瘤，以及作为手术和放射治疗的辅助手段用于高度恶性胶质瘤。卡莫司汀在实验中与烷基鸟嘌呤转移酶（alkyl guanine transferase，AGT）抑制剂（如 O6– 苄基鸟嘌呤）联合使用，通过抑制 DNA 链间交联的修复来提高疗效，特别是鸟氨酸 N3 与胞嘧啶 N3 之间的交联。它还与氟达拉滨和美法仑联合使用，作为实验性化疗方案的一部分，帮助患者为血液干细胞移植做准备。

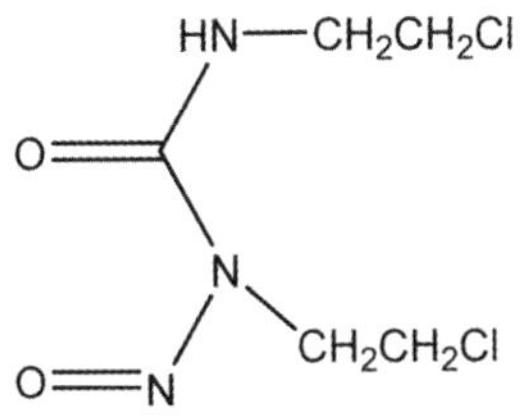

$$HN—CH_2CH_2Cl$$

图 5.29　卡莫司汀（BCNU，BiCNU™）的结构式。

卡莫司汀最严重的副作用是骨髓毒性，治疗后可能需要长达 6 周时间恢复。因此，建议每周监测血小板和白细胞计数，以指导调整患者的给药方案。其他副作用还包括肺毒性，以肺部浸润物和（或）纤维化（肺部瘢痕形成）为特征，可延迟发病，并可能致命。常见的剂量依赖性毒性包括恶心和呕吐，通常发生在静脉注射后 2 小时内，提前使用止吐剂可以有效减少甚至预防这一现象。其他副作用还有肝毒性、肾毒性，包括进行性氮质血症（尿素和肌酐等含氮化合物异常高水平）、肾脏缩小和肾功能衰竭，以上这些在接受长期治疗后，大剂量累积的患者中均有发生。由于有致畸作用和胚胎毒性，怀孕期间应避免使用卡莫司汀。在治疗期间，男性和女性患者都建议采取避孕措施，并应停止母乳喂养。

卡莫司汀也被制成植入物（Gliadel™），用于成人复发性多形性胶质母细胞瘤和高度恶性胶质瘤的手术和放射治疗（图 5.30A）。Gliadel™晶片由卡莫司汀（7.7mg）与 Polifeprosan 20 配制成缓释剂型，直接植入开颅手术切除肿瘤后的切除腔中（图 5.30B）。这种给药系统的优点是，当药物在大脑中局部释放时，不会发生全身毒性。Gliadel™在新诊断的成人高度恶性胶质瘤患者中的临床试验表明，当该晶片与每日口服替莫唑胺和标准放射治疗（随后每月口服替莫唑胺，最多 18 个周期）相结合时，毒性在可接受范围内。

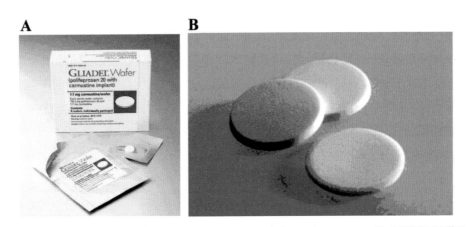

图 5.30　A. 卡莫司汀局部给药至脑瘤的 Gliadel Wafer™；B. 含有 Polifeprosan 20 和卡莫司汀的药物剂型近图。

5.3.5.3　链脲佐菌素（Zanosar™）

链脲佐菌素（Zanosar™），化学名为 2- 脱氧 -2-{[（甲基（亚硝基）氨基）羰基]- 氨基 }–β–D–吡喃葡萄糖，是一种天然存在的氨基葡萄糖 – 亚硝基脲化合物，最初于 20 世纪 50 年代末由密歇根州卡拉马祖的 Upjohn 公司从美国堪萨斯州 Blue Rapids 的土壤样本中分离出来，被鉴定为一种抗生素。链脲佐菌素也被称为 STZ，在 20 世纪 60 年代中期发现其对胰腺中产生胰岛素的 B 细胞具有选择性毒性，导致 DNA 损伤并诱导多聚 ADP 核糖化的激活，这提示人们可使用链脲佐菌素建立糖尿病动物模型以及用于治疗胰腺 B 细胞肿瘤的潜在疗法。因此，在 20 世纪 60 年代和 70 年代，NCI 评估了其在癌症化疗中的使用，Upjohn 公司在 1958 年申请了专利以保护该制剂在胰腺癌中的使用。该药物最终于 1982 年被 FDA 批准用于治疗胰岛转移癌和罕见癌症，如类癌（一种神经内分泌肿瘤），并被命名为 Zanosar™。在英国，NICE 推荐其用于治疗胰腺来源的神经内分泌肿瘤（图 5.31）。

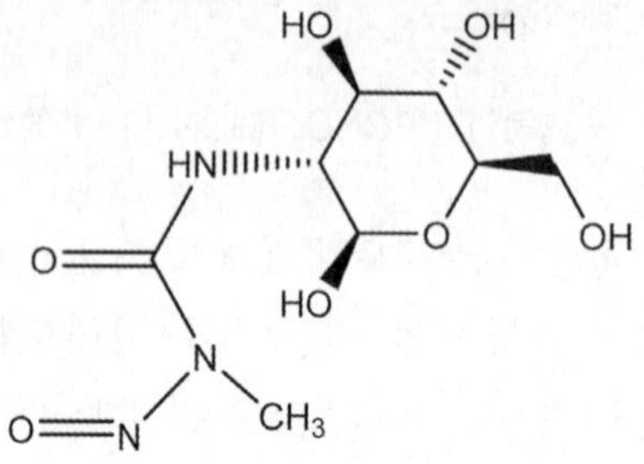

图 5.31   链脲佐菌素（Zanosar™）的结构式。

由于链脲佐菌素有很大的毒性风险，而且很少能治愈癌症，因此它的使用通常仅限于那些无法通过手术切除肿瘤的患者。在这些患者中，链脲佐菌素可以同时缩小肿瘤大小和缓解症状，特别是胰岛素瘤导致的胰岛素分泌过多引起的低血糖。

现已知链脲佐菌素与葡萄糖非常相似，可以通过葡萄糖转运蛋白 GLUT2 转运到细胞内，但不能被其他葡萄糖转运蛋白识别。这也解释了为什么它对 B 细胞具有选择毒性，因为这些细胞的 GLUT2 水平相对较高。

5.3.6   铂络合物

铂络合物在现代药物中不常见，因为它们是含有金属元素的无机化合物，而大多数药物是纯有机的。以铂为基础的抗肿瘤药物有时被错误地描述为"烷基化试剂"，因为它们不含烷基。从技术层面来说，"铂剂"可能是一个更准确的术语。原型顺铂(图 5.32)的成功有多种原因，无论是对耐药还是药物敏感的肿瘤，缓慢生长还是快速生长的肿瘤，原发实体肿瘤还是播散性肿瘤，它均具有广泛的抗肿瘤活性。在动物模型中，它对病毒或化学诱导的肿瘤以及可移植肿瘤均具有活性，并且没有菌株或物种特异性，这也是它在兽医学中被广泛使用的原因。

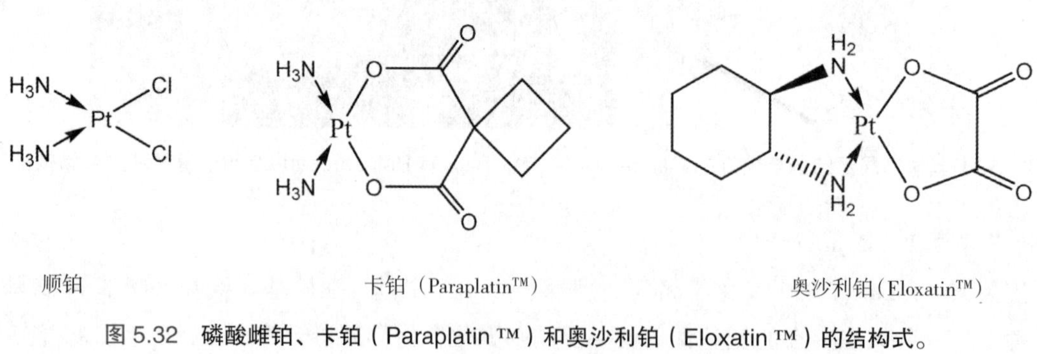

顺铂   卡铂（Paraplatin™）   奥沙利铂（Eloxatin™）

图 5.32   磷酸雌铂、卡铂（Paraplatin™）和奥沙利铂（Eloxatin™）的结构式。

铂络合物目前主要包括顺铂、卡铂（Paraplatin™）和奥沙利铂（Eloxatin™，sanofi-aventis），由于活性显著，它们经常被引为癌症化疗的成功代表，特别是在睾丸和卵巢癌中。与许多其他临床有效的药物一样，该家族的第一个成员顺铂是偶然发现的，而不是特意开发的。

这些药物都与 DNA 相互作用形成交联，最终引发细胞凋亡（程序性细胞死亡）。铂络合物都是通过静脉给药，曾尝试开发口服活性类似物（例如 JM-216），但到目前为止还没有商业化。由于含铂，其制造成本很高，这也是金属络合物的一个缺点。

顺铂（图 5.32），顺式 $PtCl_2(NH_3)_2$，又称 Peyrone 盐或 Peyrone 氯化物，是由 Peyrone 于 1845 年首次合成和报道的一种配位化合物。这种结构由 Alfred Werner 在 1893 年推导出来。20 世纪 60 年代中期，美国密歇根州立大学的 Barnett Rosenberg 及其同事观察到，在含有大肠杆菌的电池中，通过铂电极传递交流电流可以在不杀死细胞的情况下抑制细胞分裂（二元分裂）。细菌在没有细胞分裂的情况下持续生长，导致具有丝状外观的异常细长的细胞（高达正常长度的 300 倍）（图 5.33）。这种细胞抑制效应的原因最终归因于在铵盐和光存在的情况下，在浓度仅为百万分之十的情况下电解形成的可溶性铂络合物。虽然鉴定了几个潜在的生物活性复合物（例如八面体铂（Ⅳ）复合物、顺式 $PtCl_2(NH_3)_2$），但最终确定方形平面铂（Ⅱ）复合物，顺式 $PtCl_2(NH_3)_2$（顺二胺二氯铂，顺铂）是混合物中最具活性的物质之一。鉴于其在阻止细胞分裂的同时仍允许细胞生长，Rosenberg 认识到其在癌症化疗方面的潜力。他进一步证明，顺铂对离体生长的癌细胞具有显著的细胞毒性，在大鼠肉瘤模型中也具有在体抗肿瘤活性。因此，顺铂在 1971 ～ 1972 年进入人体临床试验，1978 年 12 月被 FDA 批准用于治疗睾丸癌和卵巢癌，并于 1979 年在英国投入使用。它的批准适应证随后扩展到膀胱癌，之后继续扩展到多种其他类型的肿瘤。机制研究表明，它是通过作用于 DNA 大沟来发挥作用的，主要形成链内交联。

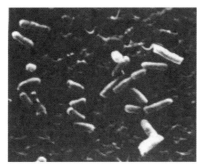 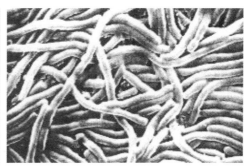

图 5.33　通过铂电极通入交流电流对大肠杆菌细胞的影响。（左）没有电流诱导的正常的细胞分裂和生长。（右）电流通过，导致细胞分裂停止，而不杀死细胞，持续的生长导致异常细长的呈丝状外观的细胞。

尽管顺铂在临床上取得了成功，但仍存在一些问题，促使人们寻找新的类似物。这些问题包括越来越多患者的耐药性增加、该药物显著的致吐作用，以及缺乏口服剂型。以上这些问题推动了卡铂和奥沙利铂的发展（图 5.32），这两种药物在世界各地得到了广泛的临床应用。然而，大多数临床医生认为与顺铂相比这些药物的效果并不是很理想，因为耐药性的问题仍没有得到解决，而且这些药物仍然无法口服。这推动了以铂为基础的新型类似物的持续开发，促使了实验试剂沙铂、吡铂和奈达铂，以及偶联剂三铂四硝酸酯（图 5.34）的出现。目前，至少有一种口服活性实验类似物（JM-216）已经在临床上进行了研究，但尚未商业化。

对这些铂类似物的研究已经得到了大量的构效关系特性，现已知这些配体相对较小的结构变化可以对它们的抗肿瘤活性和毒性产生深远的影响。例如，通过用其他离子基团如溴、草酸盐或丙二酸取代氯可以保持其生物活性，而更不稳定的配体（如硝酸根离子）水解太快，还有一些配体（如氰离子）结合太紧密而不能在体内被取代。构效关系的另一个重要特点是，具有生物活性的铂（Ⅱ）络合物必须是电中性的，否则不能穿过细胞膜。此外，尽管复合物的顺式和反式异构体都是类似的亲电性的，并且它们的离去基团（例如氯离子）可以被亲核剂（例如 RSH、$RSCH_3$、R_3N 和 RNH_2）取代，但只有顺式化合物具有生物活性，并且几乎所有的反式化合物都是无效的。这是由于在顺铂的主要加合物中，两个离去基团（例如顺铂中的氯）需要处于正确的位置（相邻），以便被两个相邻鸟嘌呤碱基的 N7 取代（见图 5.35）。

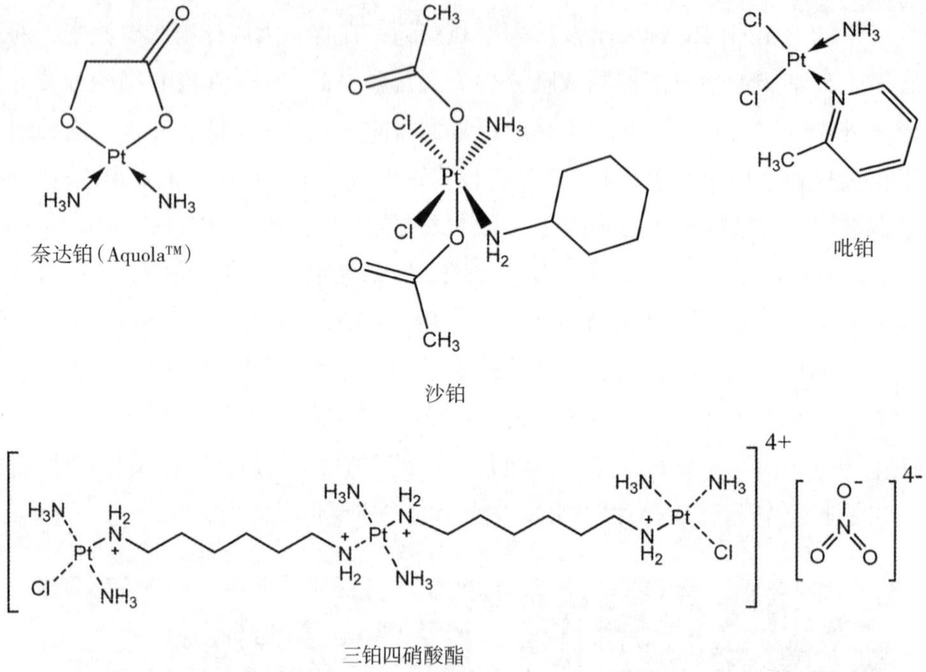

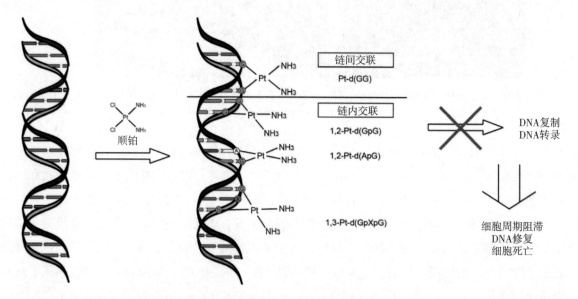

奈达铂（Aquola™）

沙铂

吡铂

三铂四硝酸酯

图 5.34   实验用顺铂类似物奈达铂（Aquola™）、沙铂、吡铂和三铂四硝酸酯的结构式。

链间交联
Pt-d(GG)

链内交联

1,2-Pt-d(GpG)

1,2-Pt-d(ApG)

1,3-Pt-d(GpXpG)

顺铂

DNA复制
DNA转录

细胞周期阻滞
DNA修复
细胞死亡

图 5.35   顺铂在 DNA 大沟形成的 1，2- 和 1，3- 链内交联加合物（图片由 Peiqin Jin 绘制并友情提供）。

5.3.6.1 顺铂

顺铂，也称顺二氯二氨合铂（CDDP）。目前由卡迪拉医疗保健公司以 Platin™销售，是含铂抗癌药物家族的第一个成员。它是一个电中性的四配位铂复合物，具有两个相邻的氯离子配体（顺式），以及两个正方形（四方）平面结构的氨配体（也是顺式）（图 5.32 和图 5.35）。

1978 年顺铂被 FDA 批准用于临床，它彻底改变了多种不同类型癌症的治疗方法。虽然它是通过微生物学研究偶然发现的，但其作用机制在引入临床实践时尚不完全清楚。最近使用 DNA 分离技术以及 X 射线晶体衍射、高磁场核磁共振、原子力显微镜和凝胶电泳等方法证实，它能够形成独特的共价 DNA 加合物。由于顺铂是一种双官能团试剂，它能够与一条或两条 DNA 链上的两个亲核位点结合，分别产生链内或链间交链，从而干扰转录、复制和其他关键的细胞过程。细胞检测到这些损伤后，会试图进行 DNA 修复和其他反应，以纠正 DNA 损伤。然而，一些类型的肿瘤细胞修复困难，可能是由于越来越多的基因组突变导致其修复途径上的缺陷。因此，这些细胞通过激活凋亡途径（程序性细胞死亡）来做出反应，而健康细胞会修复损伤并存活，这也解释了顺铂对癌细胞具有选择性的潜在原因。此外，已报道了其他的作用机制，例如，顺铂诱导的人结肠癌细胞凋亡依赖于线粒体丝氨酸蛋白酶 Omi/Htra2，但目前尚不清楚该酶是否也参与对其他类型肿瘤的作用。与细胞蛋白，特别是 HMG 结构域蛋白的相互作用也被认为是干扰有丝分裂的一种机制，但这可能不是该类药物的主要作用机制。

顺铂与亲核 DNA 碱基的反应有两条化学途径。一种途径认为药物可能以原型（$Pt(NH_3)_2Cl_2$）到达 DNA，然后氯被简单置换。另一种途径推测顺铂在给药后经历水合作用（也称为"水化作用"），形成 $[Pt(NH_3)_2Cl(OH_2)]^+$ 和 $[Pt(NH_3)_2(OH_2)]^{2+}$，水分子被亲核 DNA 碱基取代，而不是氯原子。在第二种途径中，水合物被认为比母体顺铂分子更亲电，水分子比氯更容易被取代。因此，在分子到达癌细胞 DNA 之前过早水合可能会由于与其他类型的亲核试剂（蛋白质）发生反应而导致效率损失。因此，顺铂传统上是在等渗盐水中给予的，该等渗盐水具有足够高的氯离子浓度，以确保母体分子尽可能长时间占据主导地位。一旦进入体内，血浆和细胞外液中存在的高浓度氯离子（> 100mmol/L）保持了氯化物的稳定性，并避免了过早激活或不必要的配体替换。更重要的是，母体分子不带电荷，能够更好地穿过癌细胞膜。一旦进入细胞，细胞内液中相对较低的氯浓度有利于形成更活跃的水合物，这些水合物可能会与亲核 DNA 碱基发生反应。

顺铂的铂原子到达靶 DNA 后，主要与 DNA 大沟处的嘌呤 7 位 N 共价结合，形成多种不同类型的加合物。包括占比约 90% 的 1, 2- 链内 d（GpG）加合物（图 5.36），以及不太常见的 1, 2- 链内 d（ApG）加合物。也存在 1, 3- 链内 d（GpXpG）加合物（其中 X 可以是任何碱基），但很容易被核苷酸切除修复（nucleotide excision repair, NER）途径切除。生物物理研究显示，其中一些加合物，特别是链内加合物，可以在加合物位置扭曲 DNA，这一现象可被 DNA 修复酶所识别。

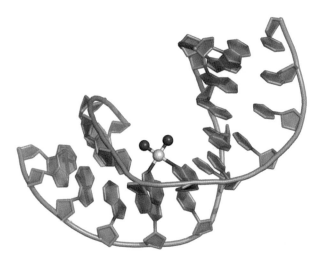

图 5.36　顺铂在 DNA 大沟处的 1, 2- 链内 d（GpG）交联加合物的分子模型，约占所形成加合物总数的 90%（NH_3 残基为蓝色）。

顺铂单独或与其他药物联合用于治疗生殖细胞（如睾丸）肿瘤、肉瘤、淋巴瘤和一些其他癌症（如小细胞肺癌、宫颈癌、膀胱癌和头颈部癌症）。也用于难治性绒毛膜癌、上消化道癌和卵巢癌。但对于卵巢癌而言，现在通常首选卡铂。顺铂在转移性生殖细胞癌（精原细胞瘤和畸胎瘤）患者中具有特殊作用。自从引入顺铂以来，睾丸癌的治愈率从 10% 提高到 85% 以上，顺铂被称为治疗睾丸癌的"改变游戏规则"的药物。

顺铂存在一些剂量限制性副作用，包括骨髓毒性（骨髓抑制）和肾毒性（肾脏损害）。在治疗过程中，加强静脉补液和利尿是预防肾损害的关键。由于顺铂是最具致吐作用的化疗药物之一，也存在恶心和呕吐的副作用，可以通过联合使用预防性止吐药物如昂丹司琼或格拉司琼与皮质类固醇来改善。神经激肽–1（Neurokinin–1，NK1）受体拮抗剂阿瑞匹坦（Emend™）或其前体药物福沙匹坦，阻止 P 物质与 NK1 受体结合，当与昂丹司琼和地塞米松联合使用时，效果优于恩丹西酮和地塞米松联用。其他副作用还包括周围神经毒性、耳毒性和电解质紊乱（如低镁血症、低钾血症和低钙血症）。此外，在顺铂治疗几个疗程后，可能会出现溶血性贫血。虽然存在上述潜在的临床问题，但经过多年的临床经验，顺铂仍然越来越多地在日间治疗中使用。

在接受初步治疗后，大多数癌症患者对顺铂的反应性往往很高，但最终会复发，出现顺铂耐药性疾病。顺铂耐药机制有很多种，包括细胞摄取减少、药物外排增加、解毒作用增强、细胞凋亡抑制和 DNA 修复增加等。然而，主要的耐药机制可能是 DNA 加合物的修复（解毒）。在对顺铂耐药的肿瘤细胞系中，加合物被迅速修复，并且 DNA 修复监视酶能够立即识别加合物周围 DNA 螺旋的扭曲。顺铂在睾丸癌中活性显著可能是由于生殖细胞修复 DNA 加合物的能力与体细胞相比有限。除了上述副作用外，耐药性的发展始终是新一代铂剂发展的驱动力之一。在实验室研究中，奥沙利铂对顺铂高度耐药的肿瘤细胞具有活性，但在相应的癌症患者中缺少相关证据。实际上，紫杉醇经常用于治疗对顺铂耐药的癌症。

顺铂的反式异构体反铂没有任何显著的抗肿瘤活性，这归因于其构象的差异。从药学的角度来看，需要通过一种使用硫脲的分析方法（基于"Kurnakov test"）来确保顺铂中不含反式异构体。该反应的原理是，硫脲与顺铂、反铂反应会得到不同的衍生物，这些衍生物可以通过高效液相色谱轻易地进行分离、检测和定量。

5.3.6.2 卡铂

卡铂（Paraplatin™，Paraplatin–AQ™）是顺铂的类似物，含有环丁基取代的己内酯环（图 5.32）。该制剂早期的发现和开发工作由美国密歇根州立大学和英国伦敦癌症研究所完成。它被授权给百时美施贵宝公司，于 1989 年以 Paraplatin™品牌获得 FDA 批准。其仿制药于 2004 年上市。

卡铂广泛用于晚期卵巢癌（上皮性）、肺癌（特别是小细胞肺癌）以及头颈部肿瘤的治疗，也用于患有高危 I 期精原细胞癌的睾丸癌患者的治疗，对这类患者而言，卡铂的疗效优于放射治疗，且副作用更少。

卡铂由于离去基团与顺铂相似，被认为以类似于顺铂的方式进行水合反应，但与顺铂的两个氯化配体相比，卡铂的二羧酸二酯配体是较差的离去基团，这使其化学反应活性较低，因此与顺铂相比其 DNA 结合动力学较差，但它们最终在体外以同一剂量形成相同的反应产物。与顺铂相比，卡铂的化学反应活性较低，高达 90% 的药物由尿液排出。因此，通常是根据肾功能而不是体表面积来确定剂量。然而，反应活性的降低也导致可排泄的蛋白质–卡铂复合体的形成速度较慢，使更多的卡铂保留在体内，因此其作用更持久（卡铂的保留半衰期为 30 小时，而顺铂为 $1.5 \sim 3.6$ 小时）。研究也提出了一种释放活性 Pt^{2+} 物质的生物活化机制。

卡铂的药效不如顺铂，因此，在类似的临床情况下，通常以 $4 : 1$ 的比例静脉给药（需要 4 倍以上的卡铂才能达到与顺铂同样的疗效）。卡铂比顺铂耐受性更好，因此在门诊中使用更多，特别是它可以减轻恶心和呕吐，肾毒性、神经毒性和耳毒性也不那么明显。然而，它比顺铂的骨髓抑制作用更强，会导致体内骨髓的血细胞和血小板数量急剧下降，有时低至正常水平的 10%。通常在第一次治疗后 $21 \sim 28$ 天骨髓抑制使血细胞和血小板下降到最低，之后血液中的血细胞和血小板水平开始稳定，通常接近治疗前的水平。这种白细胞减少（中性粒细胞减少症）可能会导致并发症，如机会性病原体感染的可能性增加，这种情况需要重新入院并使用抗生素治疗。中性粒细胞减少症可用人类粒细胞集落刺激因子（granulocyte-colony stimulating factors，G-CSF）治疗，如非格司亭、来格司亭、培非格司亭和利培非格司亭。

卡铂和吉西他滨的药物组合（见第 3 章），也被称为"GemCarbo"化疗，用于治疗多种不同类型的癌症，但最常用于门诊的肺癌治疗，以 21 天为一个周期进行输注。这种疗法可以防止癌症的进一步扩散，在某些情况下，可以将肿瘤体积缩小 20% $\sim$ 80%。

5.3.6.3 奥沙利铂

奥沙利铂（Eloxatin™）于 1976 年在日本名古屋市立大学被发现，它含有环己基和戊二内酯环（图 5.32），后于 1979 年获得美国专利。随后，该药物被批准授权给德彪生物制药公司进一步开发，用于治疗晚期结直肠癌。然后授权赛诺菲安万特公司，于 1996 年在欧洲获得批准以 Eloxatin™的商标进行销售（首先是在法国销售）。然后于 2002 年获得 FDA 许可在美国销售。现在是由 Medac GmbH 公司销售它的一种仿制药。

该化合物由一个方形平面铂（Ⅱ）中心和一个双齿 1，2- 二氨基环己烷配体组成，顺铂的单齿胺和氯分别由草酸基取代。其作用方式与顺铂类似，在 DNA 中形成链内和链间交联，阻止 DNA 复制和转录，导致细胞死亡。

奥沙利铂本身对晚期转移性结直肠癌有一定的活性，并可作为原发肿瘤切除后结肠癌的辅助治疗。然而，与氟尿嘧啶和叶酸（一种被称为 FOLFOX 的组合）联合使用，可以提高无进展生存期，但不一定提高总体生存率。当癌症已经扩散到局部淋巴结（即Ⅲ期，Dukes C 期）时效果显著；否则，化疗的疗效微乎其微。

奥沙利铂主要的副作用是剂量限制性的感觉周围神经病变。其他副作用有骨髓抑制（中性粒细胞减少症）、耳毒性、肾毒性、疲乏和胃肠功能障碍（恶心、呕吐和腹泻），但它产生的耳毒性和肾毒性比顺铂或卡铂低。由于具有肾毒性，通常在治疗期间监测肾功能。此外，如果奥沙利铂在静脉输液时渗漏，可能会对结缔组织造成严重损害，还有一些患者对含铂药物会产生过敏反应，尤其在女性中更常见。此外，也可能发生一过性视力丧失（停药可恢复）。建议在妊娠和哺乳期间避免使用该药物，女性治疗后 4 个月或男性治疗后 6 个月内都应进行避孕。

5.3.6.4 其他顺铂类似物

多年来，人们一直在研究其他的新型铂复合物，以期减少耐药性和副作用，并开发口服剂型。然而，以上这些复合物在美国、英国和欧洲都没有达到批准阶段。下面介绍一些更为人熟知的类似物，分别是奈达铂（在日本批准使用）、沙铂、吡铂和三铂四硝酸酯。其他类似物还有洛铂和舒铂，分别在中国和韩国被批准使用。

5.3.6.4.1　奈达铂（Aqupla ™）

奈达铂（Aqupla ™）是第二代顺铂类似物，具有两个顺式氨基和一个五元乙醇酸环结构（作为双齿配体连接到中心铂原子上）。它是由日本正日制药公司于 1983 年开发的，目的是生产一种与顺铂疗效相似但肾脏和胃肠道毒性较小的药物。与顺铂类似，它可形成 DNA 交联加合物，这一过程是细胞周期非特异性的，在多种肿瘤治疗中与顺铂具有交叉耐药性，也说明它们具有相同的作用机制。自 1995 年以来，它在日本被批准用于卵巢癌的治疗，但在美国和英国还没有使用。

临床前研究和 I 期临床研究结果显示，奈达铂主要的剂量限制性毒性为骨髓抑制（中性粒细胞减少），日本的 II 期临床研究表明，奈达铂对肺鳞状细胞癌（squamous cell carcinoma，SCC）以及头颈癌、食管癌和宫颈癌具有临床疗效。奈达铂在宫颈癌复发患者中的有效率为 46%，略优于顺铂（39%）。研究还发现，在治疗期间，患者不需要大量补水，因此更适合门诊治疗。基于这些潜在优势，奈达铂在日本也被批准作为顺铂的替代品用于治疗复发宫颈癌患者。

临床试验发现奈达铂引起的恶心和呕吐比顺铂和卡铂更轻，肾毒性和神经毒性也更小。肾毒性较低可能与其在肾脏中的分布有关。在临床前研究中，当不同药物以相同剂量给药时，奈达铂在大鼠肾脏中的累积约为顺铂的 40%，这也解释了毒性降低的原因。然而奈达铂耳毒性的发生率高于卡铂，但低于顺铂。

奈达铂还具有放射增敏特性，这已在几项临床前研究中得到证实。一项体外研究表明，奈达铂联合放射治疗对宫颈癌效果非常好，由此推动了这种联合疗法的临床研究。

5.3.6.4.2　沙铂（Orplatna ™）

沙铂（JM216、BMY-45594、BMS-182751）是以生产首个口服铂类化疗药物为目的而开发的。若成功开发，与其他必须静脉给药的铂类似物相比，这将显著提高临床给药的便利性。沙铂于 1993 年首次在文献中报道，并于本世纪前十年在既往化疗失败的晚期前列腺癌患者中进行了评估。在结构上，它含有一个环己烷环，与其他类似物如顺铂和奥沙利铂相比，它更具疏水性，并可能促进细胞膜的转运。沙铂已由美国光谱制药公司和德国 GPC 生物技术公司以 Orplatna ™为商标进行生产。在试验中它还被用于治疗肺癌和卵巢癌。与相关的铂类似物相比，它的另一个潜在优势是对顺铂耐药细胞系有效。

沙铂被美国 FDA 授予快速通道，原计划在 2007 年上市用于治疗前列腺癌。然而，FDA 建议等待欧洲对转移性去势抵抗性前列腺癌（castrate-resistant prostate cancer，CRPC）的 III 期 SPARC 试验的最终生存分析，再做出批准决定。不幸的是，这项试验结果显示，沙铂虽然改善了无进展生存期，但没有提高总体生存率。然而与其他铂类药物相比，它可能具有更好的毒性特征。根据这些数据，美国的申请被撤回，欧盟紧随其后撤回了对沙铂联合泼尼松的批准申请，这一申请适用于那些传统化疗无效的激素抵抗性前列腺癌患者。

5.3.6.4.3　吡铂

吡铂是由帕尼尔德制药（以前的 NeoRx）公司开发的顺铂类似物。它含有 2- 甲基吡啶结构，取代了顺铂的一个氨基配体，该药开发的主要目的是克服铂类药物的耐药性以及获得口服剂型。

在 I 期和 II 期临床试验中，吡铂在各种实体肿瘤中均显示出活性，包括肺癌、卵巢癌、结直肠癌和激素不敏感的前列腺癌。后续的 III 期临床试验是基于小细胞肺癌（small-cell lung cancer，SCLC）的二线治疗，被称为 SPEAR 研究（复发后吡铂疗效的研究）。这是一项国际、多中心、随机、对照的 III 期试验，也是有史以来规模最大的小细胞肺癌研究之一。总体而言，血液系统不良事件看起来是可控的，与其他铂类药物相比，其肾毒性较轻，神经毒性更严重。然而，在 2009 年宣布其未能达到主要终点。与接受最适支持性治疗的患者相比，接受吡铂治疗患者的死亡风险降低了 11%，但并无统计学意义。基于这些数据，吡铂没有进展到批准阶段。

5.3.6.4.4 三铂四硝酸酯（BBR3464）

三铂四硝酸酯（BBR3464）是一种实验性铂剂，它含有三个类似顺铂（具有氨基和氯基）的铂中心，通过氨基端的六亚甲基链连接在一起。早期研究表明二聚体顺铂类分子保持了细胞毒活性，三铂四硝酸酯的设计就是基于这一研究的扩展。此药物在临床前研究发现，它吸引人的一个特征是，在对顺铂具有内在或获得性耐药的肿瘤细胞系中保留了细胞毒活性。三铂四硝酸酯在20世纪90年代中期获得专利，最初授权给罗氏，后来转移给 Novuspharma，之后是 Cell Therapeutics。三铂四硝酸酯是唯一一种进入人体临床试验的"非经典"铂制剂（不具有直接的顺铂结构）。

与其他含铂试剂一样，三铂四硝酸酯与细胞 DNA 形成加合物，从而阻止转录和复制，最终诱导细胞凋亡。在细胞外环境中，约 100mmol/L 浓度的氯离子阻止其水解，但在细胞内，当氯离子浓度降至 4～20mmol/L 时，氯离子配体解离，然后三铂四硝酸酯与嘌呤碱基形成配位共价键。生化研究表明，被两个碱基对隔开的鸟嘌呤碱基之间优先形成链间交联。主要形成的 1，4-链间交联链扭曲了 DNA，导致螺旋弯曲以及加成位点的双链解离。与顺铂和其他此类试剂引起的扭曲不同，三铂四硝酸酯的 1，4-链间交联引起的结构改变不能被高迁移率族蛋白识别，因此不能通过核苷酸切除修复从 DNA 中移除（但三铂四硝酸酯的链内交联通过这一过程被移除）。这表明三铂四硝酸酯的链间交联可能比链内交联在细胞中持续更长时间，这也可以解释为什么它在对顺铂具有内在或获得性耐药的肿瘤细胞株中存在活性。三铂四硝酸酯的一个潜在问题是它的高分子量（1242.80g/mol），这是 Lipinski's Rules 所建议的小分子药物最佳分子量的两倍多。然而，分子的高极性和带电性意味着它能保持水溶性，而且高分子量也并不是进入临床试验的障碍。

在 Novuspharma 进行的 I 期临床试验中，发现三铂四硝酸酯与其他铂类药物具有类似的毒性特征，主要副作用为中性粒细胞减少、血小板减少、贫血、恶心、呕吐、腹泻、胃肠道痉挛、黏膜炎和疲劳。人类的最大耐受量（maximum tolerated dose，MTD）为 0.9～1.1mg/m^2，显著低于所有其他临床使用的铂类药物（例如，顺铂为 60～120mg/m^2，卡铂约为 800mg/m^2）。然而，在 21 世纪初，胃食管腺癌和肺癌的 II 期临床试验的缓解率很低，意味着该药物没有进一步的进展。

5.3.7 甲醇胺类

甲醇胺基团 R–NH–CH（OH）–R（其中 R= 烷基或芳基）是一种亲电结构，存在于多种合成和天然化合物中，可以与 DNA 碱基上的多种亲核基团形成共价键。例如，在 5.2.2.2.1 中提到的曲贝替定（见 5.2.2.1）中的 DNA 反应官能团，以及分别在 5.2.2.2.1 和 5.3.10.1 介绍的吡咯苯并二氮䓬（PBD）单体（烷基化）和二聚体（交联剂）。

此处在实验抗癌剂三美拉诺（图 5.37）的基础上介绍甲醇胺结构，因为它包含了三个甲醇胺结构。这种药物是在 20 世纪 90 年代研发，终止于 II 期临床阶段，它是以临床上活跃的六甲基三聚氰胺及密切相关的五甲基三聚氰胺（图 5.37）为基础开发出来的，这两种物质本身不包含甲醇胺基团，但在氧化代谢过程中产生。三美拉诺的设计是为了让其本身就具有甲醇胺结构。20 世纪 90 年代初进行的 II 期临床试验表明，三美拉诺对难治性卵巢癌有效，与五甲基三聚氰胺相比，其致吐和神经毒性较小。

三美拉诺的确切作用机制尚未明确。已知它是一种非常有效的 DNA 链间交联剂，但烷基化或交联的确切位置尚未阐明。众所周知，甲醇胺结构脱水得到亚胺离子，而正是这些高度亲电的物质最有可能使 DNA 碱基烷基化和交联（图 5.37）。实际上，在水溶液中很可能存在 pH 依赖的甲醇胺和亚胺形式的平衡混合物。

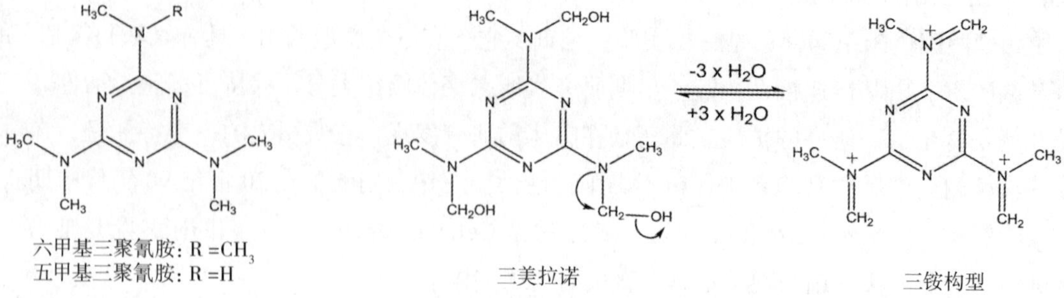

图 5.37 六甲基三聚氰胺、五甲基三聚氰胺和三美拉诺的结构式。三美拉诺可以失去三个水分子，形成 DNA 反应性的三胺形式。

三美拉诺没有商业化的一个原因是它在生理相容的溶剂中溶解性很差，使得它的剂型开发很有挑战性。它还存在稳定性的问题，因为含有胺的降解产物与三美拉诺本身结合形成二聚体和更高阶聚合物，这些聚合物高度不溶，可能在体内沉淀，导致血栓。现已出现一些三美拉诺类似物能够克服部分以上问题，因此未来可能对三美拉诺继续进行改进。

5.3.8　环丙烷类

环丙烷类抗肿瘤药是氮丙啶和环氧化物的同型碳类似物。它们也具有亲电性，能够使 DNA 烷基化。与氮丙啶和环氧化物相似，这种烷基化反应的部分驱动力是三元环内张力的释放。实验试剂比折来新（Bizelesin）是已知的唯一一种 DNA 链间交联剂，它通过环丙烷基团与 DNA 碱基形成共价键。然而，由于该试剂也属于序列选择性交联剂，因此将在 5.3.10.2 中进行讨论。

5.3.9　丝裂霉素 –C

Kyowa Kirin 公司生产的丝裂霉素 –C（Mitomycin–C Kyowa ™）是头状链霉菌（Streptomyces caespitosus）产生的一种天然抗肿瘤抗生素（图 5.38）。它于 1958 年首次被分离出来，作为一个小分子，它的化学官能团异常丰富。其发挥作用所必需的结构是醌、氮丙啶和氨基甲酸酯，其作用机制涉及生物还原步骤。因此，丝裂霉素被认为是一种"生物还原剂"（见第 10 章），由于具有 DNA 交联性，在本节中进行介绍。

丝裂霉素 –C 活性的详细机制非常复杂（见图 5.38）。人们认为，对醌结构的初始还原（一电子还原生成半醌，而两电子还原生成对苯二酚）将杂环氮从共轭氨基转变为氨基，从而使其带有更多电子，且利于环上的甲氧基消除。由此产生的亚胺离子的互变异构体和氨基甲酸酯基团的丢失，会产生一个亲电中心，该中心容易受到 DNA 碱基的亲核攻击。随后，DNA 互补链上的亲核分子对氮丙啶进行亲核攻击，导致链间交联。主要的加合物可能在 DNA 小沟处的两个鸟嘌呤 C2–NH_2 基团之间形成。

丝裂霉素最重要的特征是生物还原"触发"，这是 DNA 发生交联之前所必需的。一些肿瘤的中心部位，特别是晚期较大的肿瘤中心部位由于血液供应不足而缺氧。因此，这些肿瘤中心部位具备发生生物还原的条件，这也在一定程度上解释了丝裂霉素对肿瘤的选择性。生物还原激活这一概念持续引起人们的研究兴趣，多种其他药物也是基于这种选择机制来设计的（见第 10 章）。

丝裂霉素通过静脉给药用于治疗上消化道癌、乳腺癌、非小细胞肺癌和胰腺癌。浅表性膀胱癌的治疗主要采用膀胱内灌注给药。其常见的副作用包括骨髓功能紊乱（如白细胞减少和血小板减少）、胃肠道反应（如恶心和呕吐）、咳嗽、膀胱炎、出血、不适、呼吸功能紊乱和皮肤反应。骨髓毒性可能非常严重，因此通常每隔6周给药一次。更严重的是，长期使用可能会导致永久性骨髓损伤，还可能发生肾脏损伤和肺纤维化。由于此药具有潜在的致畸作用，因此建议患者避孕，也应避免在怀孕或哺乳期间使用。

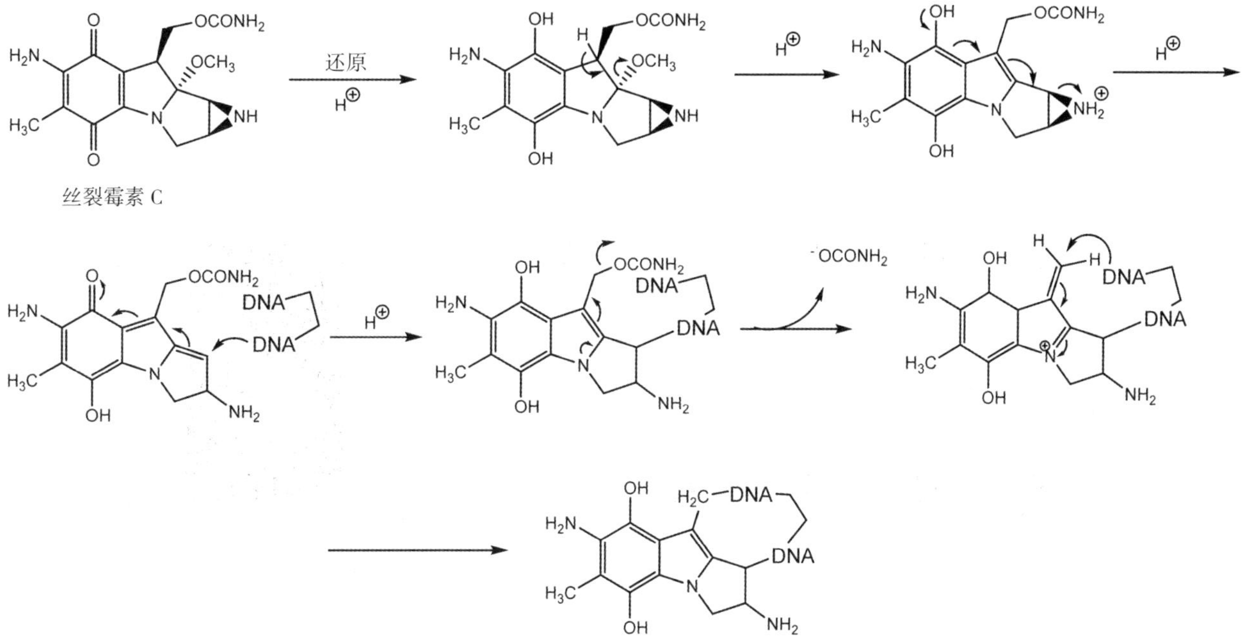

图 5.38　丝裂霉素 –C（Mitomycin–C Kyowa™）的生物还原和随后的 DNA 交联过程。

5.3.10　DNA 序列选择性交联剂

　　前面几节中描述的大多数交联剂的体积都相对较小，很少跨越1个或2个以上的DNA碱基对。人们一直在努力开发能够跨越更长DNA片段（6个碱基对及以上）的试剂，并在跨越长度内识别特定的碱基对序列（转录因子结合位点）。该目标的理论依据是，序列选择性较低的药物能与基因组形成较多的加合物，而这些加合物可能导致一些毒副作用（例如骨髓抑制）。如果能够开发出更长、序列选择性更好的药物，与基因组形成的加合物就会减少，副作用发生的可能性和严重程度也会减少，进而提高治疗指数。最理想的药物是能够识别在肿瘤细胞中唯一存在的DNA序列（例如突变基因）并形成交联，而对正常细胞无影响。基于这一理念开发了两类实验试剂：一类是PBD二聚体，如SJG-136，它与互补DNA链的鸟嘌呤N2交联；另一类是CBI二聚体，它与互补链的腺嘌呤N3交联。

5.3.10.1　PBD 二聚体（SJG-136）

　　实验试剂SJG-136（NCI-694501，BN2629）是一种吡咯并苯二氮䓬（PBD）二聚体，由两个单体PBD单元通过丙二氧基键在C8/C8′位置连接（图5.39）。

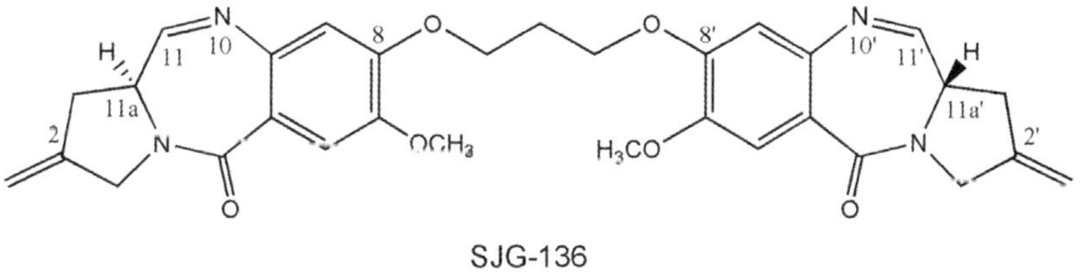

SJG-136

图 5.39　序列选择性小沟链间交联剂 SJG-136 的结构式。

每个七元环顶部的两个亚胺基团（即 N10–C11/N10′–C11′）与互补 DNA 链上鸟嘌呤的 N2 共价结合，从而在小沟处形成链间交联。该分子跨越六个 DNA 碱基对，占据半个 DNA 螺旋。它在识别中心 GATC 序列的同时，优先与嘌呤 –GATC– 嘧啶序列结合。中心 AT 碱基对的识别是通过腺嘌呤的 N3 和 PBD 单元的 N10– 质子之间的氢键相互作用进行的（图 5.40）。由于分子结构在 C11a/C11a′ 位置存在（S）– 异构体，该构型与 DNA 小沟的轮廓相匹配，几乎没有分子暴露在外。与其他 DNA 交联剂不同，它几乎不会造成 DNA 螺旋结构的扭曲，从而避免修复酶识别加合物。离体实验证实了 SJG–136 加合物的修复非常缓慢。

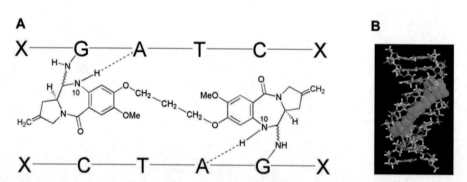

图 5.40　A.SJG–136 与 DNA 形成加合物的示意图：分子通过识别 GATC 序列优先与互补链上的鸟嘌呤形成链间交联。中心的 AT 碱基对由腺嘌呤 N3 和 PBD N10–H 原子之间的氢键识别；B. 分子结构研究显示了 SJG–136 如何位于 DNA 的小沟，且螺旋结构没有扭曲，分子几乎没有暴露在小沟外侧。

SJG–136 对 NCI–60 细胞系和其他细胞系均具有显著活性。中空纤维测定实验和小鼠、大鼠人肿瘤异体移植实验显示，在许多肿瘤模型中其具有剂量依赖性的抗肿瘤作用。由于 SJG–136 形成不扭曲的 DNA 加合物，细胞难以修复，因此在多种耐药细胞系中保持完整活性，且在顺铂耐药的异种移植模型中具有显著的抗肿瘤活性。SJG–136 已进入 II 期临床试验，但由于引起下肢浮肿而没有进一步的进展。

5.3.10.2　环丙烷吡咯吲哚（CPL）二聚体（Bizelesin）

实验试剂比折来新（Bizelesin）与 SJG–136 类似，与 DNA 小沟结合，并跨越约 6 个碱基对。然而，与 SJG–136 形成的 G–G 交联链相反，比折来新与互补链上的两个腺嘌呤 N3 交联。比折来新的烷基化基团是原位形成的环丙烷环。因此，它本身是一种前体药物，经过化学转化为亲电的二环丙烷结构。其失去氯离子自发形成苯醌和环丙烷基团（图 5.41）。

环丙烷基团是氮丙啶和环氧化物的同碳类似物。由于环张力的潜在释放以及 DNA 烷基化能力，它们具有亲电性。一旦形成环丙烷，会连接到二氢对苯二酚结构的对位，进一步增强其亲电性。在每个单元中，腺嘌呤 –N3 对环丙烷环的亲核攻击是由二氢对苯二酚重新芳香化为苯酚时释放的能量所驱动。中心吲哚单元也能够非共价识别 AT 碱基对，因此比折来新能够识别并结合一系列 AT 碱基对。

在早期的临床试验中，发现比折来新会导致严重的骨髓抑制，因此研究没有继续进展。一些相关的实验制剂（如阿多来新）可能也有相似的毒性特征。SJG–136 和比折来新等序列选择性交联剂及其相关类似物的研究仍在继续，以充分了解它们的构效关系和临床潜力。它们也被用作抗体 – 药物偶合物的有效载荷，这部分将在第 7 章讨论。

5.4　嵌入剂

DNA 嵌入剂是使用最广泛的抗肿瘤药物之一。其中许多是天然抗生素，也有一些是半合成和合成的。

其结构扁平，由三个或四个稠合的芳香环组成，它们的作用机制是插入 DNA 碱基对之间，垂直于 DNA 螺旋的轴线（图 5.42）。一旦就位，它们会通过氢键和范德华力等分子相互作用保持在适当位置。此外，许多嵌入剂具有富含氢键结合功能的侧链［例如多柔比星的氨基糖（图 5.43）或放线菌素的五肽环（图 5.46）］，它们可定位在 DNA 小沟处，通过形成氢键和其他非共价相互作用进一步稳定加合物。一些嵌入剂在分子两端都有一系列官能团，能进入 DNA 小沟和大沟，形成所谓的"螺旋剂"（threading agents）。

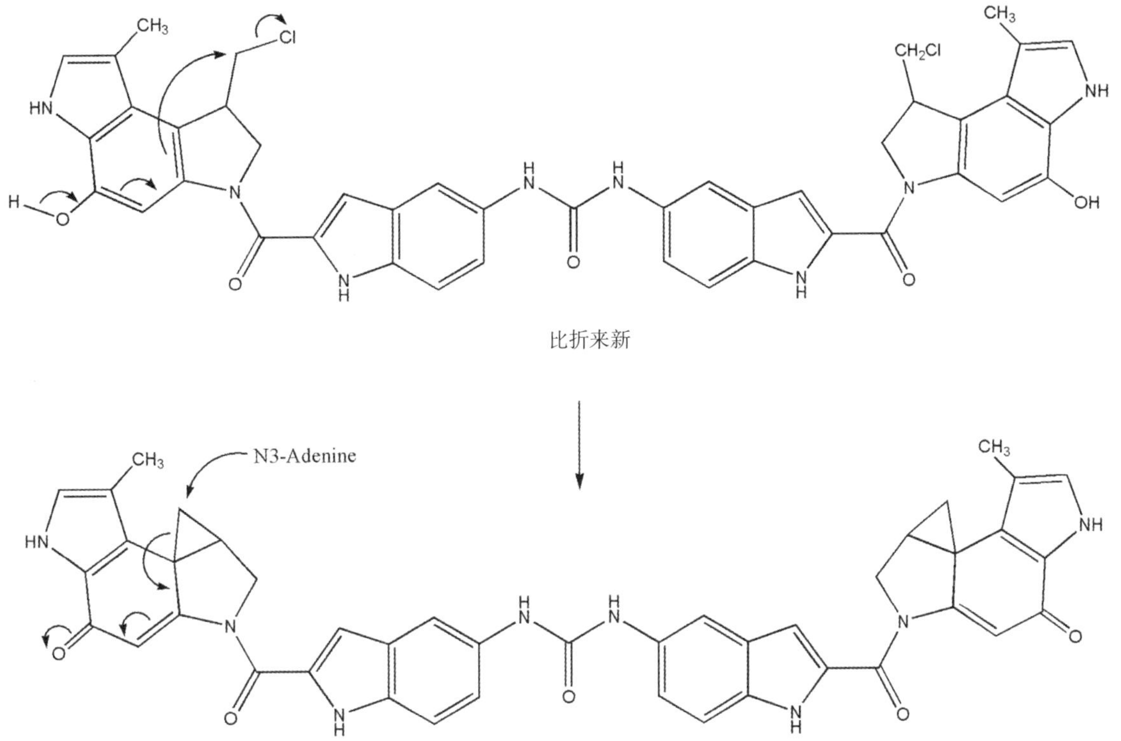

比折来新

二环丙烷活性物质

图 5.41 比折来新的结构式及其活化形成 DNA 反应性二环丙烷结构的机理。

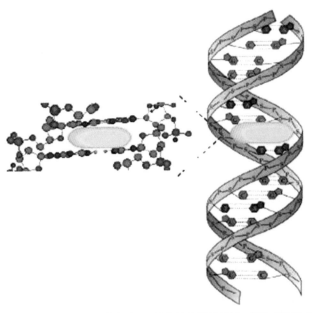

图 5.42 插入在 DNA 两个碱基对之间的嵌入剂（黄色），以及所涉及的两个碱基对的模式图（左）。嵌入剂的插入能够延长 DNA 螺旋，并且可通过黏度测定或电泳法检测。

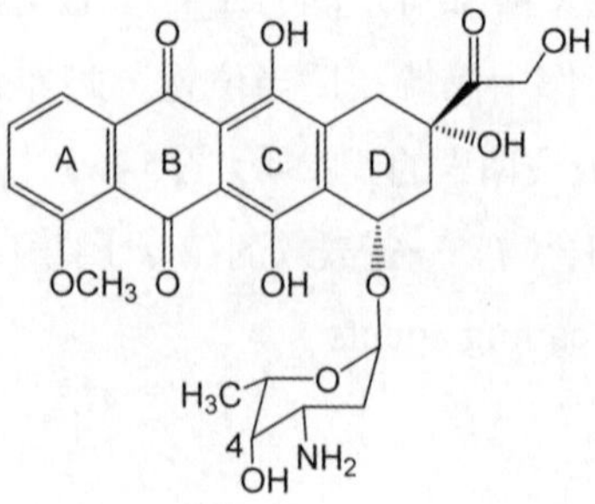

多柔比星
（Doxi™, Caelyx™, Myocet™）

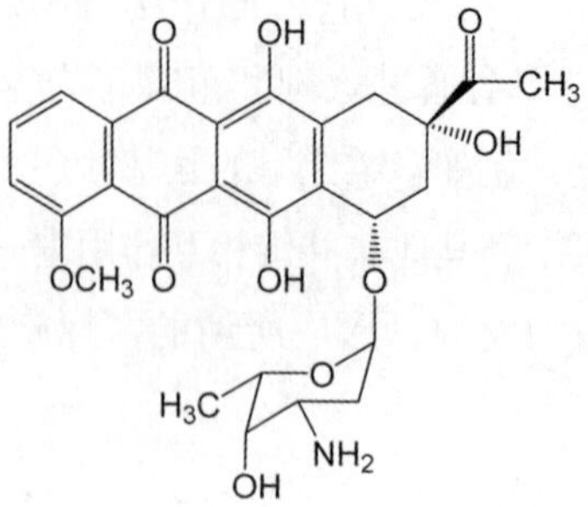

柔红霉素
（DaunoXome™）

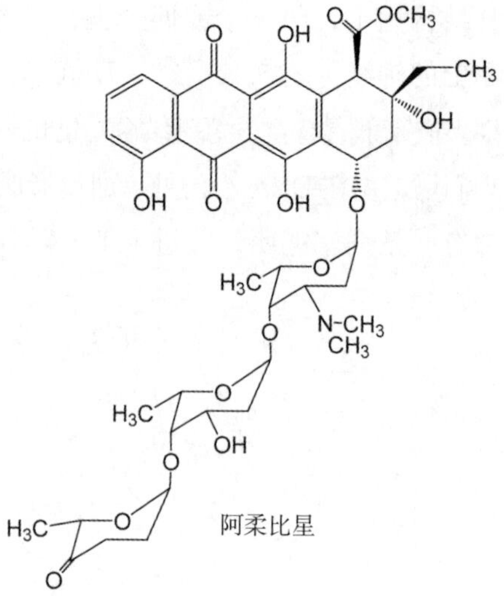

阿柔比星

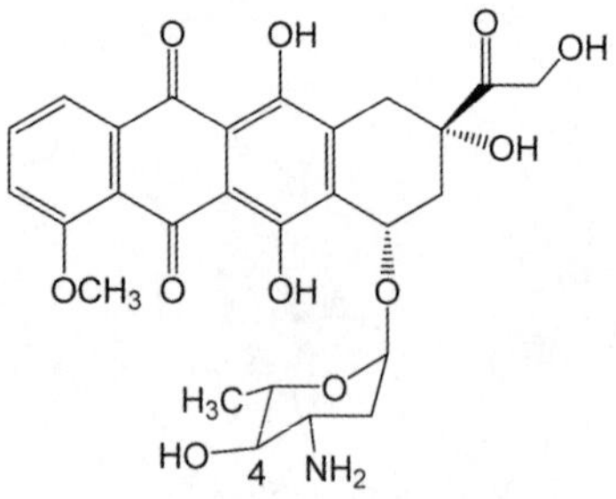

表柔比星（Pharmorubin™, Ellence™）

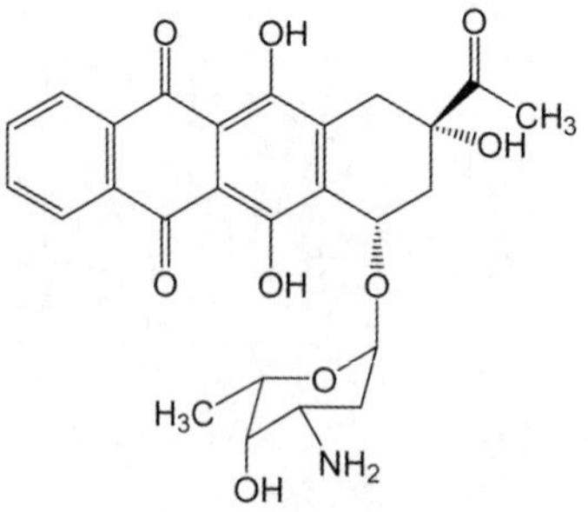

伊达比星（Zavedos™）

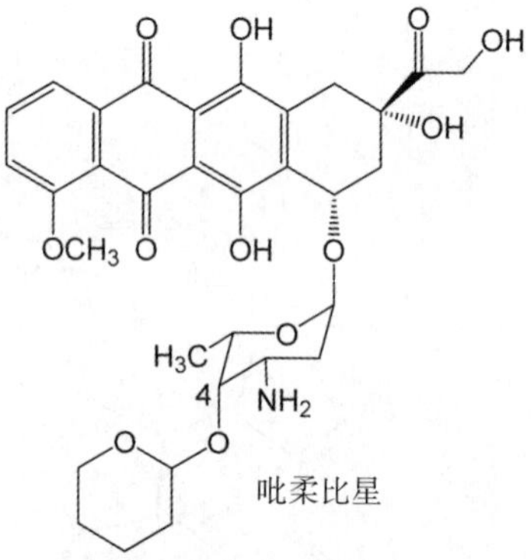

吡柔比星

图 5.43　天然抗肿瘤抗生素多柔比星（Doxil ™，Caelyx ™，Myocet ™）、柔红霉素（DaunoXome ™）和阿柔比星，以及半合成的表柔比星（Pharmorubin ™，Ellence ™）、伊达比星（Zavedos ™）和吡柔比星的结构式。

为了使嵌入剂在碱基对之间适配，必须通过 DNA 解旋使其碱基对打开，解旋的数量取决于引入的分子大小。例如，较大的乙锭阳离子（一种生化嵌入剂而不是抗癌剂）将 DNA 螺旋解旋约 26°，而较小的丙黄素分子将 DNA 螺旋解旋约 17°。这种解离会导致该区域中的碱基对分离，从而产生大约 0.34nm（3.4 Å）的开口。这会导致 DNA 螺旋的局部结构变化，如碱基对的延长或扭曲，可能抑制 DNA 转录和复制，且诱导 DNA 修复过程。这意味着嵌入剂可能是强有力的诱变剂，而且往往是致癌的。在实验室，可以通过增加螺旋长度在分离的 DNA 中检测到插入剂，具体体现为使用沉淀技术检测到黏度增加或在电泳过程中检测到 DNA 片段迁移率的变化。嵌入剂和 DNA 的加合物也可以用高场核磁共振和 X 射线晶体衍射等技术进行研究。

关于嵌入剂的抗肿瘤作用，人们提出了多种不同的机制。例如，在体外，一些嵌入剂和“螺旋剂”阻止 DNA 转录并干扰其他 DNA 处理酶，如拓扑异构酶 Ⅰ 和 Ⅱ。一些嵌入剂会“捕获”拓扑异构酶与 DNA 之间的络合物，从而导致链断裂（见 5.5）。此外，多种嵌入剂类似于一些烷化剂会优先选择富含 GC 的序列（在基因的启动子区域存在“GC 岛”），这可能是其作用机制中的一个重要部分。另一种可能性是，一些嵌入剂可以螯合金属离子并产生 DNA 裂解自由基，且一些试剂已被证明与细胞膜相互作用。

临床上使用最多的嵌入剂是蒽环类药物，其成员包含四个稠合的芳香环，有天然抗生素多柔比星、柔红霉素和阿柔比星，以及半合成类似物表柔比星和伊达比星（图 5.43）。蒽环家族成员有三个芳香环，其中常用的主要试剂是米托蒽醌（mitoxantrone，mitozantrone）和匹杉琼（Pixantrone）（图 5.44）。

第三类是吩恶嗪家族，其成员包含三个稠合的六元环，但中心环包含氧和氮杂原子。这一家族最著名的成员是放线菌素，它还包含两个环肽侧链，通过与 DNA 小沟相互作用来稳定药物 –DNA 加合物（图 5.46）。

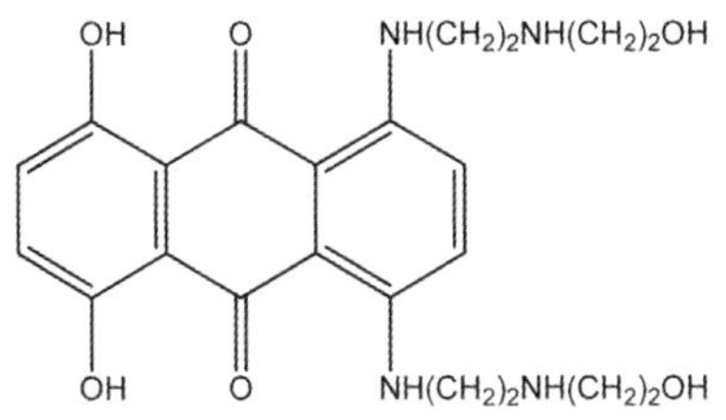

米托蒽醌（Onkotrone™,Novantrone™） 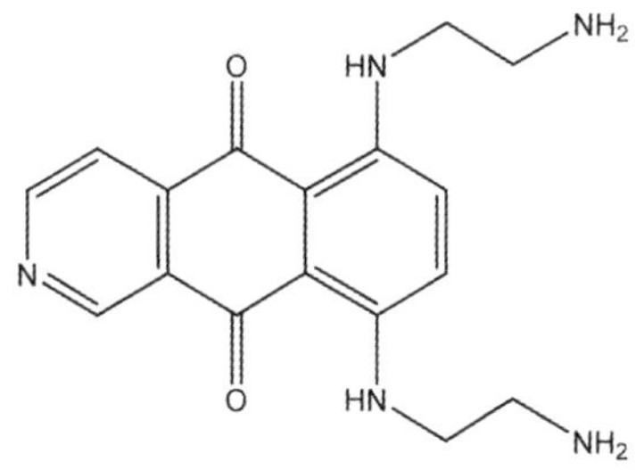　　　　匹杉琼（Pixuvri™）

图 5.44　蒽嵌入剂米托蒽醌（Novantrone ™或 Onkotrone ™）和匹杉琼（Pixuvri ™）的结构式。

此外，需要注意的是，多种嵌入剂具有类辐射物质的功能。因此，在药物治疗过程中应避免放射治疗，以避免增加毒性。

5.4.1　蒽环类药物

蒽环类（也称为蒽醌类）药物是一类天然抗肿瘤抗生素，首次从波赛链霉菌（Streptomyces peucetius）中分离得到。它是最广为人知的嵌入剂家族，其成员由平面型蒽醌核连接一个氨基糖组成。其中天然产物有多柔比星、柔红霉素和实验性的阿柔比星，也开发了一些半合成类似物，如表柔比星、伊达比星和实验性的吡柔比星（图 5.43）。

多柔比星和柔红霉素是蒽环类药物的原型。柔红霉素（Daunorubicin）是由在意大利和法国独立工作的科学家小组发现的第一个药物。这两个团队通过将 "Dauni" 与 "rubis" 结合而命名。"Dauni" 是一个占领了意大利地区的前罗马部落，而此化合物正是在意大利被分离，法语单词 "rubis" 代表此化合物的颜色像红宝石一样。临床试验始于 20 世纪 60 年代，该药物在治疗急性白血病和淋巴瘤方面取得了成功。然而，到 1967 年，人们认识到柔红霉素有致命的心脏毒性。在寻找心脏毒性较小的类似物的过程中，意大利 Farmitalia 公司的研究人员用 N– 亚硝基 –N– 甲基尿烷诱变了一种链霉菌，获得了一种稍加修改的化学结构，根据 Adriatic Sea 将其命名为 "Adriamycin"。这个名字后来根据既定的命名惯例改为多柔比星。与柔红霉素相比，多柔比星在小鼠肿瘤模型中的活性有所改善，但心脏毒性仍然存在。随后的研究发现了多种其他蒽环类药物，到 1991 年，美国癌症研究所在他们的筛查计划中对 550 多个该类药物进行了评估。

对于蒽环类药物的抗肿瘤活性有几种不同的机制，但每种机制的主次仍存在争议。一种假说认为是基于嵌入的加合物本身，随着蒽环嵌入到两个 DNA 碱基对之间，氨基糖通过与糖磷酸主链的氢键作用来增强加合物的稳定性。离体实验显示所形成的加合物足够稳定，足以干扰 DNA 加工过程（如转录）。还有假说认为是基于蒽环类药物、拓扑异构酶和 DNA 形成三元复合体，从而导致链断裂。第三种假说认为，蒽环类药物可以与细胞膜结合，可能会改变细胞膜的流动性和离子通道，并扰乱细胞内的各种生化平衡。此外，半喹酮类物质的产生可能会导致自由基或羟基的产生，从而引起 DNA 损伤及其他类型细胞损伤。自由基的形成可能是通过二价阳离子（如钙和亚铁离子）与酚类和苯醌官能团的螯合来介导的，这也是蒽环类药物产生心脏毒性的原因。当使用多柔比星和表柔比星治疗晚期或转移性乳腺癌时，英国批准可以应用铁螯合剂右雷佐生（dexrazoxane，Cardioxane ™，Savene ™）来预防慢性心脏毒性。此外，需要注意这些药物有致畸作用，因此建议男性和女性患者在治疗期间及治疗后 6 个月内采取避孕措施。

5.4.1.1　多柔比星

多柔比星（Doxorubicin，Doxil ™，Caelyx ™，Myocet ™）最早是从波赛链霉菌（Streptomyces peucetius）中提取的，由于其广谱活性，目前仍然是最成功、应用最广泛的抗癌药物之一（图 5.43）。它在英国被批准用于治疗急性白血病、霍奇金淋巴瘤和非霍奇金淋巴瘤，以及其他实体肿瘤（如乳腺癌和软组织肉瘤）。多柔比星通过快速推注给药，通常间隔 21 天。由于可能导致严重的组织坏死，使用时必须注意避免局部渗出。其常见的副作用包括胃肠道症状（如恶心、呕吐和黏膜炎）、骨髓抑制和脱发。多柔比星主要通过胆道排泄，胆红素水平升高可作为减少剂量的标志。较高的累积剂量会导致心肌病，且有潜在的致命性心力衰竭风险。因此，在限制总剂量的同时，有时也需要进行心脏监测以保安全。

多柔比星也可以通过膀胱内灌注来治疗乳头状膀胱癌、复发性浅表性膀胱癌、移行细胞癌和原位癌。其脂质体制剂还可以降低心脏毒性和局部组织坏死的风险。然而，输液反应一旦发生可能会非常严重。脂质体制剂可能会引发剂量限制性的手足综合征，使手足出现疼痛的红斑或皮疹。这种情况可能在治疗两个或三个周期后发生，可以通过给患者的手足降温来预防。Caelyx ™在英国被批准用于治疗晚期获得性免疫缺陷综合征（acquired immunodeficiency syndrome，AIDS）相关的卡波西肉瘤，这些患者患有低 CD4 计数和广泛的黏膜、皮肤或内脏疾病，此外也用于铂类药物化疗失败的晚期卵巢癌。它也被批准用于接受过一次以上治疗，并且已接受骨髓移植或不适合骨髓移植的进行性多发性骨髓瘤患者（与硼替佐米联合使用），以及单药治疗心脏风险增加的转移性乳腺癌。其类似产品 Myocet ™被批准与环磷酰胺联合治疗转移性乳腺癌。多柔比星也可以通过膀胱灌注治疗浅表性膀胱癌。需要注意的是，多柔比星具有光敏性，因此其容器和静脉输液袋需要避光。

5.4.1.2　柔红霉素

柔红霉素（Daunorubicin，Zentiva ™）最初是从波赛链霉菌（Streptomyces peucetius）的发酵液中分离出来的，是治疗急性淋巴细胞白血病和髓系白血病的有效药物。它与多柔比星结构上的不同之处仅在于 D 环上的乙酰基侧链上缺少一个羟基官能团。静脉给药后，它的物理化学性质和临床特征以及副作用都类似于多柔比星。它在英国被批准用于急性髓系白血病（AML）和急性淋巴细胞白血病（ALL）。其静脉脂质体制剂（DaunoXome ™）也被批准用于治疗晚期艾滋病相关的卡波西肉瘤。

5.4.1.3　阿柔比星

阿柔比星（Aclarubicin）是由伽利略链霉菌（Streptomyces galilaeus）产生，其结构和性质与多柔比星相似，但 A 环和 D 环的取代模式有所不同，D 环上的两个额外糖基以线性方式连接到 D 环氨基糖上，而 D 环氨基糖发生去甲基修饰。由于含有多种糖类，它也被称为低聚糖嵌入剂。阿柔比星在英国已不再是处方药，它在一些国家用于治疗复发的，以及对一线化疗耐药或无效的急性非淋巴细胞白血病患者。

该药物嵌入 DNA，与Ⅰ型和Ⅱ型拓扑异构酶相互作用，从而抑制 DNA 复制和修复，以及 RNA 和蛋白质的合成。它还可以在嵌入时诱导组蛋白从染色质中排出。阿柔比星对其他抑制Ⅱ型拓扑异构酶的药物有拮抗作用，如依托泊苷、替尼泊苷和安吖啶，因此不可与这些药物联合使用。阿柔比星对心脏的毒性低于多柔比星和柔红霉素。

5.4.1.4　表柔比星

表柔比星（Epirubicin，Pharmorubicin ™，Ellence ™）是多柔比星的半合成类似物，只有糖基的

C4-羟基的立体化学结构有所不同。与多柔比星相比其代谢更快、毒性更低，可以用这种手性变化来解释。临床试验数据显示，其治疗乳腺癌的疗效与多柔比星相似。

与其他蒽环类药物相同，表柔比星的工作原理是嵌入DNA，从而抑制DNA复制和RNA合成，可能通过影响DNA加工蛋白质（例如转录因子）和酶（例如RNA聚合酶）来实现。它还通过II型拓扑异构酶触发DNA裂解，激活导致细胞死亡的信号通路。也有证据表明，它可以与细胞膜和特定的血浆蛋白结合，有助于产生细胞毒效应。此外，表柔比星会产生自由基，这可能与其作用机制和毒性有关。表柔比星的副作用与多柔比星非常相似。尤其是，伴随口腔黏膜、皮肤和指甲的过度色素沉着，尿液也可能呈红色。

表柔比星的第一次临床试验结果于1980年发布，Upjohn公司于1984年向美国FDA申请批准其用于治疗淋巴节阳性乳腺癌，但由于缺乏数据而被拒绝（但它在欧洲获得了许可）。1999年，Pharmaci公司（当时已与Upjohn公司合并）获得了FDA批准，将表柔比星用于辅助治疗淋巴节阳性乳腺癌。

表柔比星在英国被批准用于乳腺癌的治疗以及通过膀胱内灌注治疗和预防浅表性膀胱癌。由于副作用更少，在一些化疗方案中，它比多柔比星更常用。使用时需要注意监测最大累积剂量，以避免心脏毒性。

5.4.1.5 伊达比星

伊达比星（Idarubicin, Zavedos™）是柔红霉素的半合成类似物，区别在于其A环上没有甲氧基，可以增强其亲脂性和细胞摄取能力。正是由于分子结构上这一微小的变化，虽然它具有与多柔比星相似的性质，但却是唯一可以口服和静脉给药的蒽环类药物。像许多其他蒽环类药物一样，它的主要作用机制是嵌入DNA，但伊达比星也可以抑制II型拓扑异构酶。

伊达比星在英国被批准用于治疗急性非淋巴细胞白血病（口服），以及在一线化疗（不包括蒽环类药物）失败后用于晚期乳腺癌的联合治疗。它还与阿糖胞苷联合作为治疗急性髓系白血病的一线药物。

最常见的副作用包括腹泻、腹痛、出血、心脏不良反应、皮疹和尿红，皮肤和指甲色素沉着较为少见。

5.4.1.6 吡柔比星

吡柔比星（Pirarubicin）是阿霉素的半合成类似物，其氨基糖的C4连接2-四氢吡喃部分。它嵌入DNA并与II型拓扑异构酶相互作用，从而抑制DNA复制和修复，以及RNA和蛋白质的合成。

吡柔比星是在寻找心脏毒性较低的多柔比星类似物时发现的，还发现其对一些多柔比星耐药的细胞株具有活性。它还对膀胱癌细胞或组织有很高的亲和力，因此现在主要用于膀胱内灌注化疗。吡柔比星由于进入膀胱后在相对较短的时间内在癌组织中的浓度明显更高而受到青睐。

5.4.2 蒽类药物

蒽类药物是以三个稠环的蒽核为基础的，而不是蒽环类药物中的四个稠环。米托蒽醌（mitoxantrone, mitozantrone）是该家族的第一种药物，于20世纪70年代发现，并于1987年首次获得FDA批准。另一个家族成员匹杉琼（pixantrone）在获得临时批准后，经过7年于2019年完全获得欧盟委员会（European Commission, EC）批准，但它还没有获得FDA批准。

5.4.2.1 米托蒽醌（Onkotrone™，Novantrone™）

米托蒽醌（Mitoxantrone）起源于20世纪70年代美国癌症研究所的一项随机筛查计划，该计划基于Allied Chemical Company提供的化合物。这项计划中发现阿美坦醌（ametantrone）具有显著的抗肿瘤活性，其结构较米托蒽醌缺少了两个芳香族羟基。进一步的构效关系及相关的发展研究产生了米托蒽醌（图

5.44）。它于 1987 年被 FDA 批准用于成人急性髓系白血病的治疗，并于 1996 年被批准用于对激素不敏感的前列腺癌的治疗。

米托蒽醌富含氧和氮取代基及侧链，通过氢键相互作用稳定嵌入形成 DNA 加合物。尤其是它含有两个相同的侧链，同时包含氨基和羟基。该分子易于嵌入富含 GC 的 DNA 序列，潜在地抑制了一些 DNA 加工蛋白，特别是在富含 DNA 的基因启动子区域。与蒽环类药物一样，在结合时 DNA 会被切割，但这一机制被认为与活性氧（reactive oxygen species）的产生无关。相反，有证据表明米托蒽醌可以抑制 II 型拓扑异构酶，这也可能是 DNA 裂解的原因（图 5.45）。米托蒽醌通过这些机制扰乱了健康细胞和肿瘤细胞的 DNA 合成和修复。

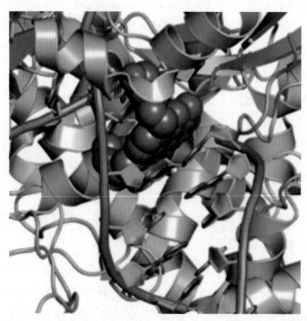

图 5.45　米托蒽醌（球体部分）插入 DNA（金色为主链，绿色为碱基），同时与 II 型人类拓扑异构酶 β（灰色带状）形成复合体。（摘自维基百科 A2-33 的 "4g0v mix"，符合知识共享归属许可协议，https://creativecommons.org/licenses/by-sa/3.0/legalcode）。

米托蒽醌用于治疗转移性乳腺癌、成人急性非淋巴细胞白血病、非霍奇金淋巴瘤和不能手术的原发性肝细胞癌。它通过静脉给药，通常耐受性良好，严重的副作用有剂量相关的心脏毒性和骨髓抑制。虽然心脏毒性比蒽环类药物小，但在达到一定的累积剂量后，仍需要进行心脏检查和监测。

其他副作用包括胃肠道症状（例如腹泻、恶心、呕吐、腹痛和胃肠道出血）、脱发和厌食，以及罕见但短暂的蓝绿色尿液，还有皮肤和指甲变蓝。米托蒽醌也可用于延缓继发性进行性多发性硬化症（multiple sclerosis，MS）的进展，延长复发 - 缓解型 MS 的复发间隔时间。

人们发现米托蒽醌也可以用于治疗多发性硬化症患者，并在 2000 年被 FDA 批准用于治疗恶化的复发 - 缓解型多发性硬化症、继发性进展型多发性硬化症和进展性多发性硬化症。

5.4.2.2　匹杉琼（Pixuvri™）

由于米托蒽醌具有较强的心脏毒性，人们进行持续探索以合成结构修饰的类似物，美国佛蒙特大学的研究人员首次合成了匹杉琼（原名 BBR2778）（图 5.44）。该化合物有着独特的蓝色，在结构上不同于米托蒽醌，因为它的侧链更短，减少了两个芳香族羟基，它有一个氮原子插入到其中一个芳香环中，形成氮杂 - 蒽二酮结构。与米托蒽醌一样，它的工作原理是插入 DNA，并与 DNA/II 型拓扑异构酶复合体相互作用。

最初的毒理学研究表明，BBR2778 对心脏没有毒性，在 1995 年由佛蒙特大学和 Boehringer Mannheimin 公司申请了专利。1998 年，Boehringer Mannheim 和 Hoffmann–La Roche 合并后，总部位于意大利的 Novuspharma 公司成立。BBR2778 作为匹杉琼（Pixantrone）由 NovusPharma 开发。2003 年，总部位于美国的 Cell Therapeutics 公司与 NovusPharma 合并，收购了匹杉琼，该药物现由 Servier Laboratories 有限公司分销。

对经过严格筛选的非霍奇金淋巴瘤患者进行了一些临床试验，证明匹杉琼与米托蒽醌相比具有良好的临床活性，且可能降低心脏毒性。在此基础上，FDA 最初通过快速通道指定其用于治疗复发或难治性侵袭性非霍奇金淋巴瘤患者。然而，其主要疗效终点没有达到显著水平，因此 2010 年 FDA 没有批准该药物，而是要求进行进一步的临床研究。虽然在撰写本章节时，该药物仍未获得 FDA 批准，但在 2009 年，它已在欧洲上市，供指定患者使用。此外，它在 2012 年获得了欧盟委员会（European Commission，EC）的有条件批准，并于 2019 年宣布批准其标准营销授权，作为单一药物用于治疗患有多发性复发或难治性侵袭性非霍奇金 B 细胞淋巴瘤的成年患者。

匹杉琼的一个优点是，它可以通过外周静脉给药，而不像其他类似药物那样需要通过中央导管给药。在英国，NICE 推荐它用于难治性或多次复发的侵袭性非霍奇金 B 细胞淋巴瘤的治疗（通过静脉输液单药治疗）。其副作用与米托蒽醌非常相似，心脏毒性和血液系统紊乱较严重。由于具有潜在的致畸作用，建议男性或女性患者在治疗期间或治疗后至少 6 个月内采取有效的避孕措施。

5.4.3 吩噁嗪类

吩噁嗪（phenoxazine）嵌入剂在结构上与蒽类药物相似，包含三个稠合的六元环，但不同之处在于中心环包含氧和氮杂原子。该家族中最知名的成员是放线菌素 D，它含有两个环肽链，通过与 DNA 小沟处的官能团相互作用来稳定药物 –DNA 加合物。

5.4.3.1 放线菌素 D（Cosmegen Lyovac ™）

放线菌素 D（Dactinomycin，Actinomycin D）是一种色素肽抗生素，于 1953 年由 Selman Waksman 等人从土壤细菌微小链霉菌（Streptomyces parvulus）中分离出来。该分子由一个三环吩噁嗪酮发色团和两个相同的环状五肽侧链组成（图 5.46A）。其结构在 1957 年确定，并于 1964 年由 Brockmann 和他的同事克服了其结构庞大复杂的问题合成出来。

放线菌素 D 是第一个由微小链霉菌分离得到的具有抗肿瘤活性的抗生素。它最初是作为一种强有力的抑菌剂开发的，但后来发现它毒性太大，不能普遍使用。其抗肿瘤活性直到十年后才显现出来，当时它被用于治疗肾母细胞瘤（一种儿童肾肿瘤）和子宫癌，取得了巨大的成功。它于 1964 年在美国获得 FDA 批准，并由默沙东（MSD）公司以 Cosmegen ™的商标推出。

它的作用机制是浓度依赖的，涉及阻断 DNA 合成或抑制 DNA 指导的 RNA 合成，从而阻止 RNA 链的延长。加合物的形成也可能导致单链 DNA 断裂，其作用方式类似于多柔比星，通过自由基形成或与拓扑异构酶的相互作用来实现。X 射线晶体衍射研究表明，吩噁嗪环优先插入 GC 碱基对之间，与鸟嘌呤碱基的 C2– 氨基相互作用。然后，环肽部分定位于 DNA 小沟，并与小沟底部和侧壁上的官能团发生广泛的氢键结合和疏水性相互作用，从而稳定加合物（图 5.46B）。由于两个环肽单元与 DNA 螺旋的相互作用，使加合物具有高度稳定性，这也是抑制 RNA 聚合酶的关键。

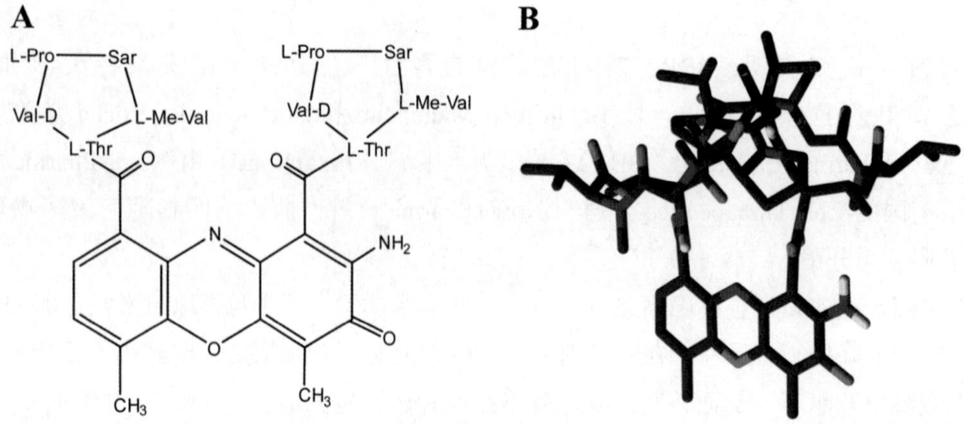

图 5.46　A. 放线菌素 D（Cosmegan Lyovac™）的结构；B. 放线菌素 D 的棒状分子结构模型，显示插入 DNA 碱基对之间的吩噁嗪环（下）和两个五肽环（上）之间的关系，这两个环位于 DNA 小沟处，以非共价键与 DNA 主干结合，从而提高加合物的稳定性。（摘自维基百科「OHCO的 "Actinomycin D sticks"，符合知识共享归属许可协议，https:// creativecommons.org/licenses/by-sa/3.0/legalcode）。

放线菌素 D 静脉注射主要用于治疗儿童癌症。例如，在英国，它主要用于治疗肾母细胞瘤、儿童横纹肌肉瘤和其他软组织肉瘤，以及尤文氏肉瘤，也被用于一些睾丸肉瘤和艾滋病相关的卡波西肉瘤，有时还与其他药物联合使用（例如，分别与甲氨蝶呤或长春新碱联合使用治疗妊娠绒毛膜癌和肾母细胞瘤）。

放线菌素 D 的副作用与多柔比星相似，但心脏毒性不强。肿瘤对放线菌素 D 的耐药性较为常见，可能与肿瘤细胞对放线菌素 D 的摄取或主动转运减少有关。

5.5　拓扑异构酶抑制剂

由于构成染色体DNA分子长度的原因，它们紧密地缠绕，形成与蛋白质（如组蛋白）相关的紧凑结构。在 DNA 复制和转录等过程中，DNA 双链螺旋必须被酶（例如螺旋酶）解开，这样 DNA 碱基密码子才能被阅读酶（如 RNA 聚合酶）所识别。在解旋过程中，相邻的未打开的 DNA 链缠绕得更紧，形成所谓的超螺旋，就像是试图打开一根已经缠绕在一起的绳子的中间部分。

为了缓解超螺旋产生的拓扑应力，拓扑异构酶Ⅰ和Ⅱ（Topo Ⅰ和 Topo Ⅱ）分别产生单链或双链断裂，然后重新连接，从而降低 DNA 链的张力，而不会留下破坏性的缺口。拓扑异构酶Ⅰ的工作原理是只断裂一条 DNA 链，然后将断裂链的游离磷酸残基连接到酶的酪氨酸残基上。然后复合体旋转，释放 DNA 的超螺旋张力，两端重新连接。拓扑异构酶Ⅱ与其相似，但同时切割双链 DNA 的两条链，将一条完整的双链穿过切口处，然后重新连接两条链。拓扑异构酶抑制剂是影响 Topo Ⅰ 和 Topo Ⅱ 活性的试剂，能阻止重新连接过程，而此过程会通过凋亡导致细胞死亡（Topo Ⅰ 抑制剂的作用机制见图 5.47）。

托泊替康和伊立替康是两种临床上有效的拓扑异构酶Ⅰ抑制剂，是从中国观赏树木喜树（Camptotheca acuminata）中提取的天然产物喜树碱的半合成产物。

以拓扑异构酶Ⅱ为靶点的药物分为两种。一种是所谓的"拓扑异构酶Ⅱ毒药"，也被称为"切割增强剂"，如依托泊苷、替尼泊苷和安吖啶，在酶仍与 DNA 结合的时候结合到酶上，导致 DNA-酶-抑制剂加合物的积聚，从而阻止 DNA 的进一步加工处理，并导致复制叉处的链断裂，通过诱导细胞凋亡致细胞死亡。其他被描述为 DNA 嵌入剂的药物，如多柔比星、阿柔比星和米托蒽醌，部分通过这种机制发挥作用。玫瑰树碱是一种实验性拓扑异构酶Ⅱ抑制剂，尚未进入临床。

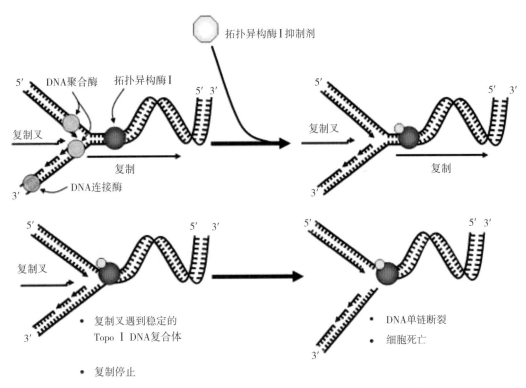

图 5.47　拓扑异构酶Ⅰ抑制剂诱导 DNA 断裂和导致细胞死亡的机制。

另一种被称为"催化抑制剂"，这种类型的实验制剂包括新生霉素（novobiocin）和美巴龙（merbarone）。美巴龙以非特定部位依赖的方式抑制 DNA 断裂，不嵌入 DNA 或与 DNA 小沟结合。由于该试剂仍与切割增强剂依托泊苷竞争，因此被认为直接与拓扑异构酶Ⅱ结合，与切割增强剂在酶上共享一个相互作用区域。它针对 Topo Ⅱ的 N 端 ATPase 结构域，从而阻止酶的翻转。这种类型的试剂只在实验室中用作生化工具，尚未作为临床试剂被开发，因此不在下文中介绍。

5.5.1　拓扑异构酶Ⅰ抑制剂

拓扑异构酶Ⅰ（Topo Ⅰ）是一种重要的 DNA 拓扑控制酶，它的工作原理是瞬间断裂 DNA 双链的一条链，将第二条链穿过断裂，然后重新连接，从而防止 DNA 解螺旋导致的超螺旋的缓解。这是多种核内过程所必需的，包括复制、转录和重组。由于一些癌细胞的生长和繁殖速度比正常细胞更快，它们可能更容易受到拓扑异构酶Ⅰ的抑制，这也解释了这些药物对它们的选择性毒性。另一种解释是，一些肿瘤细胞可能缺乏处理单链缺口所需的修复途径，从而使它们更容易受到攻击。

Topo Ⅰ抑制剂的先导结构是天然生物碱喜树碱（图 5.48），这是一种基于喹啉的细胞毒性生物碱，具有独特的五环体系，自中国喜树（如 Camptotheca acuminate）和亚洲青脆枝（nothapodytes）的树皮提取。喜树碱及相关化合物可以通过一种独特的机制杀死肿瘤细胞，该机制涉及稳定被称为可切割复合体的共价 Topo Ⅰ反应中间体（酶–DNA 加合物）。然而，喜树碱水溶性差和不良反应限制了其在临床上的应用。

喜树碱的类似物，如托泊替康和伊立替康被合成出来以克服这些问题，在临床用于治疗小细胞肺癌、结肠癌、乳腺癌和黑色素瘤等癌症，以及白血病。托泊替康于 1996 年被 FDA 批准用于治疗对其他化疗药物耐药的晚期卵巢癌。可注射的盐酸伊立替康也于 1996 年被批准用于治疗对氟尿嘧啶标准治疗无效的转移性结肠癌或直肠癌患者。

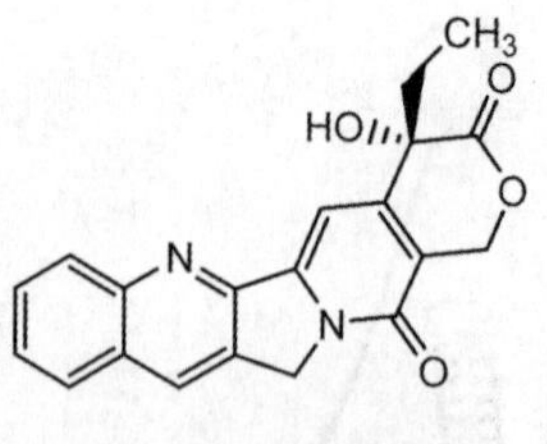

图 5.48   喜树碱的结构式。

以喜树碱为基础的药物的主要副作用包括严重的恶心和腹泻，以及白细胞计数下降，也可能发生骨髓损伤，下面将详细介绍这两种药物。

5.5.1.1   托泊替康（Hycamtin ™）

GSK 制药公司通过在苯环上添加羟基和二甲氨基甲基取代基，解决了喜树碱的溶解性问题，得到了半合成的托泊替康（Hycamtin ™），其抑制 Topo Ⅰ 的作用机理与喜树碱相同（图 5.49）。目前，Actavis 公司的仿制药 Potactasol ™也可以买到。

喜树碱与 Topo Ⅰ –DNA 加合物结合形成三元复合体，阻止 DNA 链的重新连接，从而导致 DNA 链断裂和细胞死亡。哺乳动物细胞不能有效地修复这些双链断裂，从而导致细胞凋亡。在中性 pH 条件下，托泊替康与伊立替康不同，主要以不活跃的羧酸盐形式存在（由于内酯环的打开）。因此，与伊立替康相比，托泊替康具有不同的毒性和抗肿瘤特性。它是 S 期细胞周期特异性的，也使细胞对辐射敏感。GSK 于 2007 年获得 FDA 对 Hycamtin ™的最终批准，托泊替康成为第一个用于口服和静脉给药的拓扑异构酶 Ⅰ 抑制剂。

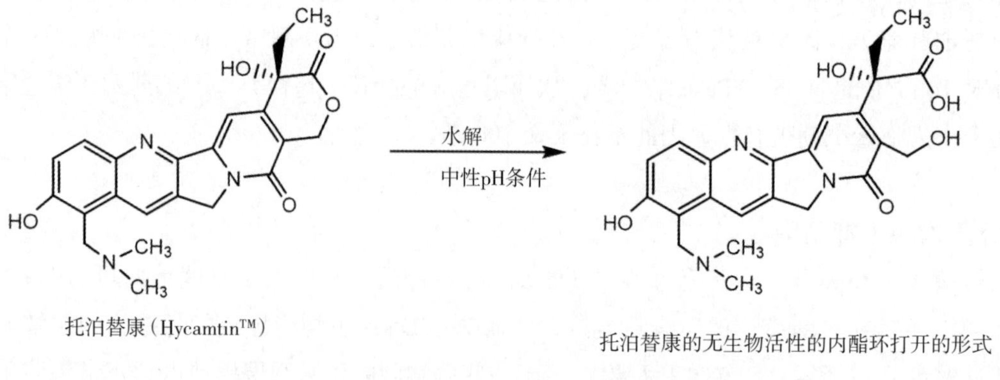

图 5.49   托泊替康（Hycamtin ™）的结构式。

托泊替康的一个优点是既可以口服，也可以静脉输注。在英国，它通过两种给药途径用于治疗转移性卵巢癌、复发性宫颈癌（联合顺铂用于放射治疗后以及Ⅳ B 期疾病的患者），以及静脉输液用于一线方案再次治疗无效的复发性小细胞肺癌患者。

除了剂量限制性骨髓抑制外，其副作用还包括胃肠道紊乱（例如恶心、呕吐、腹泻、便秘、胃肠不适和黏膜炎）、血液系统紊乱（例如血小板减少、全血减少、中性粒细胞减少、白细胞减少和贫血）、高胆红素血症、虚弱、脱发、厌食和皮肤反应。建议女性和男性患者在服用此化疗药物时采取避孕措施。

5.5.1.2   伊立替康

伊立替康（Campto ™，Camptosar ™），也被称为 CPT-11，是喜树碱的半合成类似物（图 5.50）。它的开发理念是通过在苯环上添加二哌啶氨基甲酸酯官能团来改善喜树碱的水溶性。它于 1996 年获得

FDA 的加速批准，并于 1998 年获得全面批准。伊立替康在体内被水解为一种活性代谢物 7- 乙基 -10-羟基喜树碱（SN-38）（见图 5.50），这种代谢物本身就是拓扑异构酶 I 的有效抑制剂，其细胞毒性大约是伊立替康的 200 ～ 2000 倍。SN-38 随后被尿苷二磷酸葡萄糖苷转移酶 1A1（UGT1A1）的葡萄糖醛酸化失活。活性代谢物 SN-38 对拓扑异构酶 I 的抑制最终导致 DNA 复制和转录受到抑制，因此伊立替康可以视为一种前药。然而，由于 SN-38 在普遍的药学溶剂中溶解性较差，SN-38 作为独立抗癌药的开发面临困难，这也推动了对 SN-38 脂质体制剂的研究，但并没有商业产品的产生。SN-38 后来被开发为抗体 – 药物偶合物的细胞毒性有效载荷，这部分将在第 7 章中详细介绍。

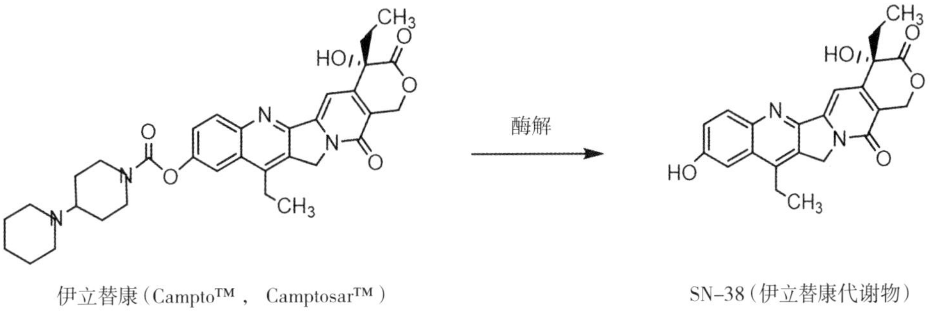

图 5.50 伊立替康（Camptosar ™）及其主要代谢物 SN-38 的结构式。

SN-38 和伊立替康都会附着在 Topo I /DNA 复合体上，从而防止 DNA 链的重新连接，导致双链 DNA 断裂和细胞死亡。然而，与所有拓扑异构酶抑制剂一样，这一机制对伊立替康或 SN-38 的选择性抗肿瘤活性的贡献仍不清楚。与托泊替康一样，伊立替康特异性作用于细胞周期的 S 期。

在英国，NICE 推荐伊立替康单独或与氟尿嘧啶、叶酸、贝伐珠单抗或卡培他滨等其他药物联合治疗转移性结直肠癌和胰腺癌。

其副作用与托泊替康相似，最显著的副作用是约 25% 的患者出现严重腹泻和免疫系统极度抑制。腹泻严重时会导致严重脱水，需要住院或进入重症监护病房。这种副作用可以通过积极使用止泻药（如洛哌丁胺）来控制。对免疫系统的影响反映在白细胞数量急剧下降，特别是中性粒细胞水平。患者可能会经历一段时间的中性粒细胞减少，而骨髓则会增加白细胞的产生来进行补偿。

由于活性代谢物 SN-38 被 UGT1A1 酶通过葡萄糖醛酸化失活，在使用伊立替康时，存在药物基因组学问题。一些患者（约 10% 的高加索人）的 UGT1A1 酶变异被称为"TA7"或"*28 变异"，他们的肝脏中 UGT1A1 酶水平较低，易患吉尔伯特综合征。在化疗期间，由于他们无法像其他患者一样迅速清除伊立替康，相当于实际上使用了更大剂量的伊立替康，更易发生严重的中性粒细胞减少症和腹泻。2004 年，一项临床研究证实在开始化疗前对"*28 变异"进行基因测试可预测严重毒性。FDA 在 2005 年对伊立替康的标签进行了修改，增加了药物基因组学建议，即 *UGT1A1* 基因具有纯合子（两个相同的等位基因）多态的患者在使用伊立替康时应考虑减少药物剂量，但英国尚未提出此类药物的基因组学建议。综上，伊立替康是第一类广泛使用的，根据使用者的基因型给予剂量的化疗药物之一。

脂质体包裹的伊立替康（Onivyde ™）分别于 2015 年和 2016 年获得 FDA 和欧盟的批准，用于治疗转移性胰腺癌。

5.5.2 拓扑异构酶 II 抑制剂

人类细胞表达的拓扑异构酶 II（Topo II）有两种不同的亚型，分别为 TOPO II α 和 TOPO II β。

这些酶的抑制剂如依托泊苷和替尼泊苷的先导结构是鬼臼毒素，这是一种从美国曼陀罗根茎（American mandrake rhizome）和美国盾叶鬼臼（American mayapple）中分离出来的植物生物碱（图 5.51）。

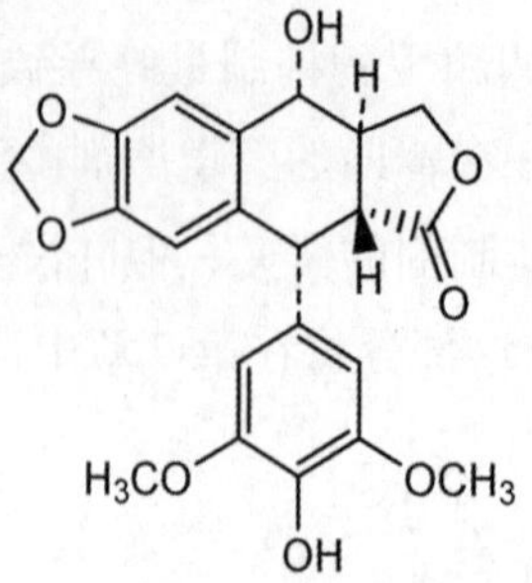

图 5.51　鬼臼毒素的结构式。

其他试剂（如玫瑰树碱）和半合成衍生物（如鬼臼酸乙酰肼）也已被合成研究，但未得到商品化。安吖啶也是一种已知的 Topo Ⅱ 抑制剂。Topo Ⅱ 抑制剂在某些癌症中具有活性，包括睾丸癌、支气管燕麦细胞癌、恶性畸胎瘤以及各种白血病和淋巴瘤。

5.5.2.1　依托泊苷

依托泊苷（Etopophos™，Vepesid™）是一种半合成的表鬼臼毒素（提取自野生曼陀罗 Podophyllum peltatum 的根茎）的糖苷类似物，用于治疗小细胞肺癌（图 5.52）。它的开发是为了获得毒性较低的鬼臼毒素衍生物，用于治疗睾丸癌和一些淋巴瘤。依托泊苷于 1966 年首次合成，1983 年获得 FDA 批准。

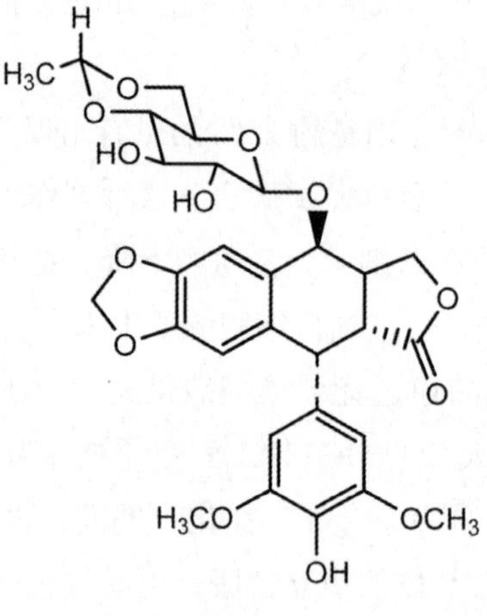

图 5.52　依托泊苷（Etopophos™，Vepesid™）的结构式。

依托泊苷与 DNA 和 Topo Ⅱ 形成三元复合体，从而阻止 DNA 链的重新连接，导致链断裂。一种关于其作用机制的假说认为，癌细胞由于分裂得更快，比健康细胞更依赖 Topo Ⅱ。因此，正常情况下可逆的 DNA 链断裂通过转录和复制等过程转化为致死性断裂，导致 DNA 合成错误并促进细胞凋亡。

依托泊苷一般通过缓慢静脉输注给药，也可口服，口服剂量是静脉剂量的 2 倍。依托泊苷磷酸盐可以通过静脉输液或注射给药。依托泊苷通常每天服用，持续 3～5 天，重复疗程的频率不超过每 21 天一次。

依托泊苷的副作用包括胃肠道症状（例如恶心、呕吐、便秘、腹泻、黏膜炎、腹痛和食欲下降）、血液系统紊乱（例如骨髓抑制、血小板减少、贫血和白细胞减少）、易发感染、脱发、心律失常、高血压、虚弱、肝毒性、不适、心肌梗死和皮肤反应。

5.5.2.2 替尼泊苷

替尼泊苷（Vumon™）是依托泊苷的类似物，其结构上的不同之处仅在于糖基上的甲基取代基变为噻吩环（图 5.53）。与依托泊苷一样，它的开发也是为了制造毒性较低的鬼臼毒素衍生物。该药物于 1992 年被 FDA 批准用于治疗儿童急性淋巴细胞白血病，目前仍与其他抗肿瘤药物联合使用。在欧洲，它还被批准用于治疗急性白血病、全身性恶性淋巴瘤、霍奇金淋巴瘤、网状细胞肉瘤、原发脑肿瘤（如胶质母细胞瘤、室管膜细胞瘤和星形细胞瘤）、神经母细胞瘤、膀胱癌和其他儿童实体肿瘤。在英国，目前 NICE 不推荐使用替尼泊苷，但可以为特定患者开具处方。

替尼泊苷可引起剂量依赖性的 DNA 单链和双链断裂，也可使 DNA– 蛋白质发生交联。它比依托泊苷对 DNA 的作用更强，由于该药物不嵌入 DNA 或与 DNA 强力结合，其总体作用机制被认为是抑制 II 型拓扑异构酶。此外，替尼泊苷的细胞毒性作用与细胞中产生的双链 DNA 断裂的相对数量有关，这也反映了拓扑异构酶 II –DNA 中间体的稳定性。

替尼泊苷与依托泊苷一样通过静脉给药，它比依托泊苷具有更高的蛋白结合力，其细胞摄取量也更大。和依托泊苷相似，它是一种作用于细胞周期的 S 晚期和 G_2 早期的特定时相细胞毒剂。口服替尼泊苷的生物利用度约为 50%，但其吸收不随剂量增加而线性增加。口服依托泊苷的药代动力学在患者间和患者内都有相当大的变异性，并且根据治疗方案的不同有很大差异。

替尼泊苷的副作用与依托泊苷相似，包括严重的骨髓抑制、胃肠道毒性、过敏反应和脱发。怀孕和哺乳期间的患者，以及严重的肝肾损伤或严重造血功能障碍的患者禁用该药。

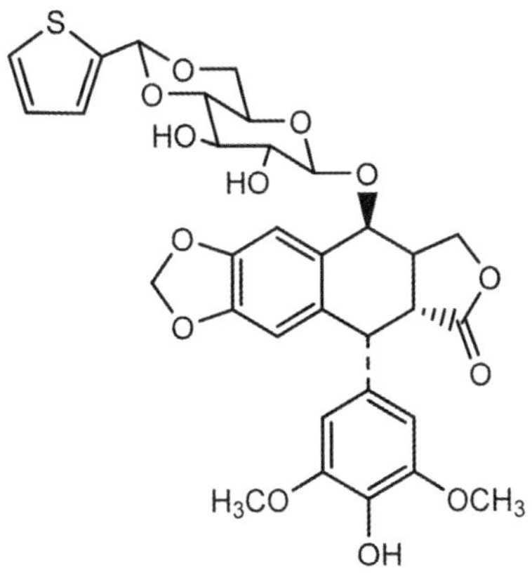

图 5.53　替尼泊苷（Vumon™）的结构式。

5.5.2.3 安吖啶

安吖啶（Amsacrine，Amsidine™）具有吖啶结构（图 5.54），于 1974 年首次合成，1977 年进入临床试验。其作用机制尚不完全清楚，但认为与其平面稠环系统嵌入 DNA，并抑制拓扑异构酶 II，导致双链 DNA 断裂有关。在细胞周期 S 期，拓扑异构酶水平达到最大值时，其细胞毒性最明显，这也进一步验证了这一观点。此外，安吖啶还可诱导肿瘤促进因子 p53 蛋白的转录，阻断其泛素化和蛋白酶体的降解，导致依赖于 p53 的肿瘤细胞凋亡。在结构相似的类似物 o–AMSA 中，甲氧基被重新定位到苯胺环上的邻近位置，仍然可以嵌入 DNA 中，但对拓扑异构酶 II 没有影响，这表明嵌入剂不足以将拓扑异构酶 II 作为共价 DNA 复合体而捕获。

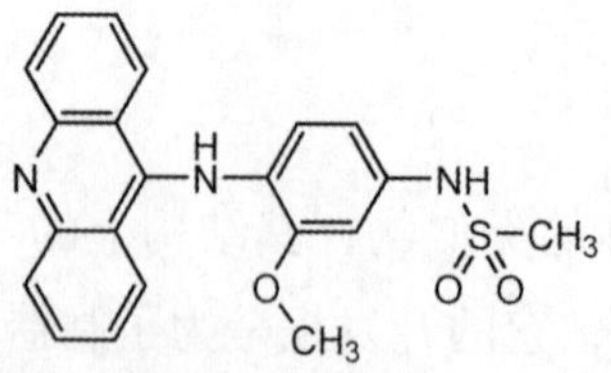

图 5.54 安吖啶（Amsidine™）的结构式。

安吖啶具有与多柔比星相似的活性和毒性，已被临床用于治疗急性淋巴细胞白血病、髓系白血病以及晚期卵巢癌。在英国，NICE 推荐其单独或与其他化疗药物联合治疗对蒽环类药物化疗无效的急性白血病。

安吖啶通过静脉给药，副作用包括骨髓抑制和黏膜炎。由于会发生与低钾血症相关的致命性心律失常，通常在治疗期间监测电解质。

5.5.2.4 玫瑰树碱

实验试剂玫瑰树碱（ellipticin）（图 5.55）是一种从古城玫瑰树（Ochrosia elliptica）中分离得到的植物生物碱，是最早被鉴定的拓扑异构酶 II 抑制剂之一，其部分通过嵌入 DNA 和抑制拓扑异构酶 II 而发挥抗肿瘤作用。最近，它被证明与端粒的四链 DNA 结构相互作用而稳定。

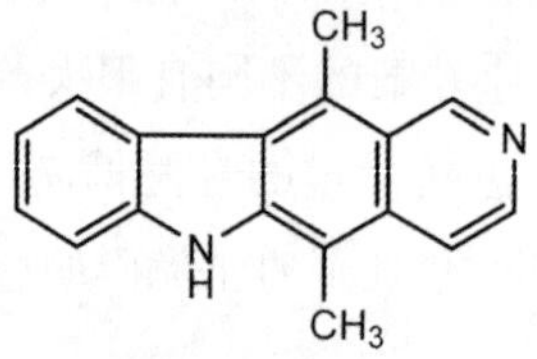

图 5.55 玫瑰树碱的结构式。

在离体细胞毒性研究中，玫瑰树碱对鼻咽癌细胞株具有显著的细胞毒作用。多年来，人们合成了许多玫瑰树碱类似物，并在临床上进行研究。然而，一些药物虽然可以抑制肿瘤生长，但有很强的毒性作用（例如恶心、呕吐、高血压、痉挛、严重疲劳、口腔干燥、舌部和食道霉菌病），因此尚未进展到批准阶段。

5.6 DNA 剪切剂

DNA 剪切剂的工作原理是与 DNA 螺旋结合，通常是以序列选择性的方式进行结合，然后通过自由基产生（例如博来霉素）或质子提取（例如烯二炔）进行切割。最知名的 DNA 剪切剂是天然产物博来霉素，在世界各地用于临床。20 世纪 70 年代末，烯二炔类药物新制癌菌素在日本进展到 II 期临床试验，但由于其缺乏肿瘤选择性以及毒性作用而没再进展。烯二炔家族中还有的另外三种抗肿瘤抗生素，即下文中介绍的刺孢霉素（calicheamicin）、埃斯培拉霉素（esperamicin）和达内霉素（dynemicin A），都是由于缺乏选择性而未被开发为抗癌药物。然而，刺孢霉素已被成功地用作抗体 - 药物偶合物吉妥珠单抗（Mylotarg™）的细胞毒性"有效载荷"（见第 7 章）。在体外肿瘤细胞系中，烯二炔类化合物作为细胞毒性剂具有极强的作用，这是由于形成了对原核和真核细胞来说难以修复的 DNA 双链断裂。而博来霉素同时产生单链和双链断裂，这也是其细胞毒性较低的原因。

5.6.1 博来霉素类

博来霉素（图 5.56）是一类十分相近的糖肽天然产物，能够选择性地与 DNA 结合，引起 DNA 链断裂来发挥其抗肿瘤活性。药物制剂硫酸博来霉素（bleomycin sulfate）由糖肽碱基（如 A$_2$、A$_2$I、B$_{1-4}$ 等）的混合物组成，其中 A$_2$ 和 B$_2$ 是主要的化疗成分。各个组分在其末端氨基片段的结构上有所不同，A$_2$ 含有末端丙基（二甲基）硫部分，而 B$_2$ 含有末端胍基。

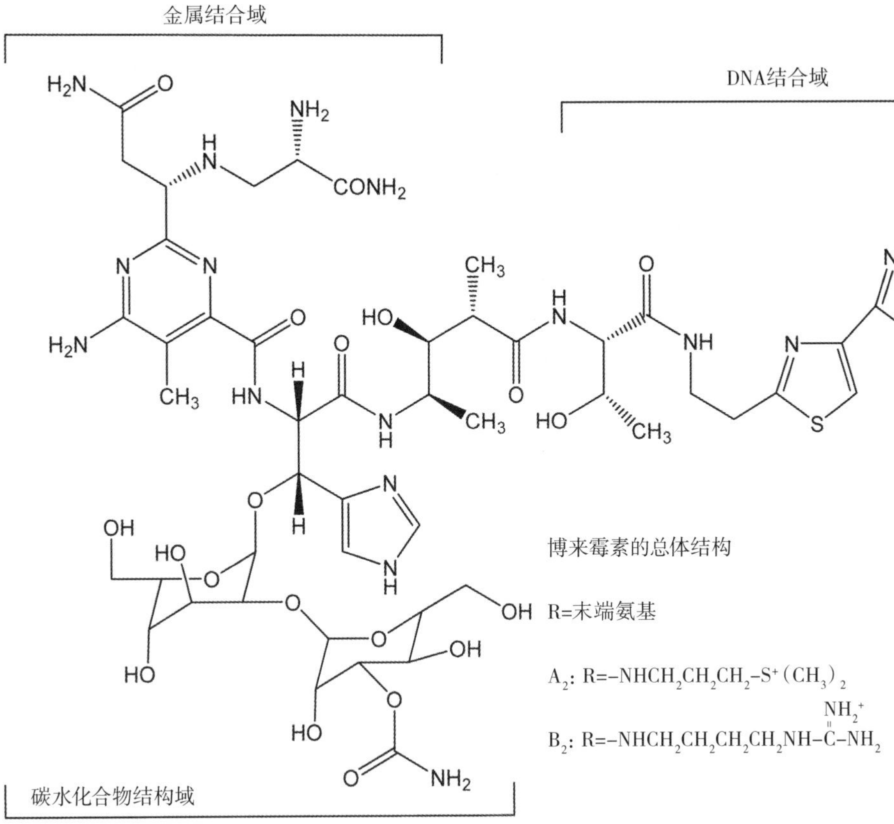

图 5.56　**博来霉素 A$_2$ 和 B$_2$ 的结构式。**

博来霉素是日本科学家 Hamao Umezawa 在 1966 年筛选轮丝链霉菌（Streptomyces verticillus）的培养滤液时发现的。由于其复杂性，直到 1972 年才阐明其结构并进行报道，后于 1978 年发表了更正。由于博来霉素的单个分子量较大，在 1300 左右，且有着多种博来霉素变体，尤其是在手性中心的数量上，1982 年才报道了博来霉素 A$_2$ 的第一次全合成。它于 1969 年由日本化药公司首次在日本推出，1973 年在美国获得 FDA 批准，由 BMS 的商业前身 Bristol Laboratories 销售，品牌名称为 Blenoxane™。在英国，它现在以 Bleo-Kyowa™进行销售，这是一种由 Kyowa Kirin 公司生产的用于静脉注射的 15000 单位的重组粉末。

博来霉素分子有三个与其作用机制相关的区域。首先，杂环的噻唑环（DNA 结合域，见图 5.56）嵌入 DNA 碱基对，A$_2$ 和 B$_2$ 带电末端的硫基或胍基分别与螺旋另一侧带负电的主链磷酸盐静电相互作用形成稳定的加合物。碳水化合物结构域的糖基（图 5.56 左下角）与 DNA 小沟内的官能团或与组蛋白相互作用，从而进一步稳定加合物。也有人认为，糖基可能有助于肿瘤细胞的摄取。一旦与 DNA 结合，由 β-羟基组氨酸、β- 氨基丙氨酸和嘧啶组成的金属结合域（图 5.56 中左上角）会形成二价铁络合物，与氧相互作用产生自由基，导致单链和双链 DNA 断裂。因此，博来霉素对 DNA 的切割依赖于氧和金属离子的浓度，这一点已在离体实验中得到证实。出于这些原因，博来霉素被称为一种"假酶"，它能与氧发生反应，产生超氧化物和氢氧化物自由基，从而剪切 DNA。

　　另一种机制是博来霉素与 DNA 链上的特定位点结合，并通过从碱基上提取氢原子来诱导断裂，通过 Criegee 重排反应或形成碱不稳定性损伤使 DNA 链断裂。由于其诱导 DNA 断裂的机制对氧的需求，患者体内若大量累积到一定剂量的博来霉素，在全身麻醉下给予高浓度的氧气吸入，将面临呼吸衰竭的风险。因此，应该在手术前向麻醉师披露患者既往的博来霉素接触史。此外，需要注意的是，大多数组织中的酶会使博来霉素迅速失活，这可能是脱氨基作用或多肽酶活性所致。

　　博来霉素倾向于在鳞状细胞中积聚，因此用于治疗头、颈和生殖器的鳞状细胞肿瘤，它也用于治疗非霍奇金淋巴瘤和转移性生殖细胞癌（例如睾丸癌）。它还与多柔比星联合使用（作为 ABVD 和 BEACOPP 方案的一部分）治疗霍奇金淋巴瘤，因为这两种药物具有相加和互补作用，它们都与 DNA 相互作用，但作用机制不同（分别为嵌入和切割）。

　　通过肌肉或静脉给药，博来霉素几乎不会引起骨髓抑制，但有 5% ～ 15% 的患者产生严重的进行性肺纤维化，在某些情况下可能会有呼吸衰竭的风险。该不良反应与剂量有关，在累积剂量大于 300000 单位的患者及老年人中更常见。因此，对于已经累积剂量的患者，应该定期进行胸部 X 线检查，如果观察到可疑的变化应停止治疗。另一个常见的不良反应是皮肤毒性，表现为色素沉着增加，特别是在褶皱部位，有时也影响指甲。此外，可能会出现皮下硬化斑，导致溃疡。其他相对常见的副作用有黏膜炎和脱发，它还与雷诺现象有关。此外，有时会在给药几小时后发生过敏反应（如寒战、发热和皮疹），可以通过同时静脉给予氢化可的松来缓解。

5.6.2　烯二炔类

　　烯二炔（图 5.57）是一类细菌天然产物，其特征是包含两个被双键隔开的三键的九元环或十元环。这些化合物能够进行一种独特的内部化学反应，称为 Bergman 环化反应。由此形成的双自由基是一种 1, 4- 脱氢苯结构，能够从 DNA 的脱氧核糖骨架中夺取氢原子。这会导致双螺旋中的双链断裂，影响细胞的修复，因此该化合物具有极强的细胞毒性。

　　新制癌菌素是唯一一种进展到临床的烯二炔类药物，20 世纪 70 年代末在日本原发性肝癌患者中进行了 II 期临床试验。该家族的其他成员没有一种具有足够的临床选择性，包括刺孢霉素、埃斯培拉霉素和达内霉素，但它们显著的细胞毒性使其被用作抗体 – 药物偶合物的化学"有效载荷"。例如，刺孢霉素被用作吉妥珠单抗（Mylotarg ™）的有效载荷，这部分在第 7 章中有更详细的介绍。

5.6.2.1　新制癌菌素

　　新制癌菌素（neocarzinostatin）（图 5.57）是由大单孢链霉菌（Streptomyces macromomyceticus）产生的一种大分子烯二炔类抗生素。它由两个组分组成，一个是不稳定的发色团（双环二烯结构），另一个是与发色团紧密但非共价结合的 113 个氨基酸组成的脱辅基蛋白（Kd 约 10^{-10} mmol/L）。发色团是一种非常不稳定和有效的 DNA 切割剂，而脱辅基蛋白的作用是保护它，然后将其释放到靶 DNA。与烯二炔家族的其他试剂一样，在细胞中还原条件下环氧化物结构的打开促使 Bergman 环化的发生，导致双自由基中间体的产生和双链 DNA 断裂。序列选择性研究表明，新制癌菌素对 DNA 碱基的相互作用和切割的优先顺序为 T ＞ A ＞ C ＞ G。新制癌菌素类抗生素的其他成员包括 maduropeptin、kedarcidin、actinoxanthin 和 macromomycin。

　　除了将刺孢霉素用作吉妥珠单抗的有效载荷外，新制癌菌素是唯一进入临床的烯二炔类药物。20 世纪 70 年代末，在日本进行的原发性肝癌患者的 II 期临床试验中观察到一些可稳定病情的情况。主要的副作用骨髓抑制太过严重，使该药无法进一步开发。其他副作用包括恶心、呕吐和过敏反应。

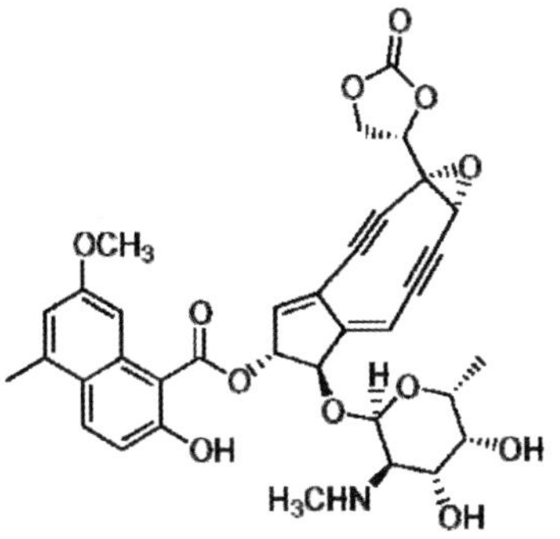

新制癌菌素

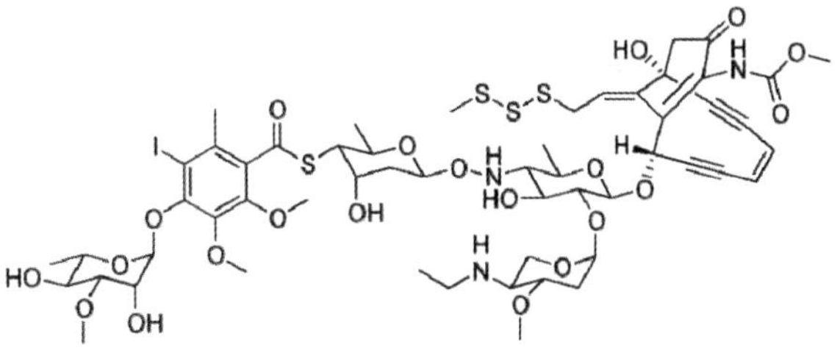

卡奇霉素 γ¹

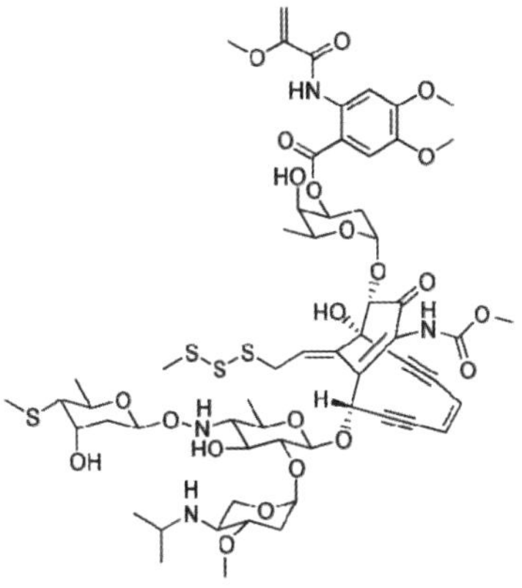

埃斯培拉霉素

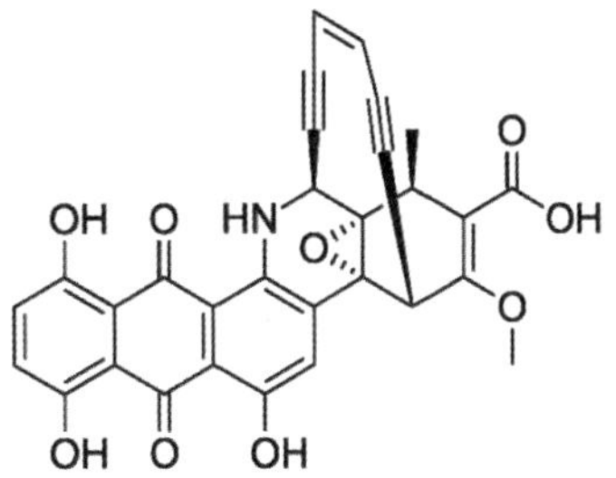

达内霉素

图 5.57　切割 DNA 的细菌天然产物烯二炔家族的结构式：新制癌菌素、刺孢霉素、埃斯培拉霉素和达内霉素。

5.6.2.2　刺孢霉素

刺孢霉素是一类十分相近的抗肿瘤抗生素，它由棘孢小单孢菌（Micromonospora echinospora）产生，这种细菌是从白垩质土壤或得克萨斯州发现的一种钙质黏土中分离出来。其中最知名的是刺孢霉素 γ¹（图 5.57），它是在 20 世纪 80 年代中期从得克萨斯州克尔维尔地区 "calichi pit" 中的白垩质土壤分离出来的，由 Lederle Laboratories 制药公司的一名科学家收集。单个化合物的命名既基于使用带下标的希腊字母的薄层层析迁移率，也基于上标指示的卤素取代模式。刺孢霉素 γ¹ 和相关的烯二炔埃斯培拉霉素是已知的两种最有效的细胞毒剂。

这些分子在结构上是独特的，由两个紧密相连的三键（由一个乙烯单元分隔）作为更大环的一部分（参见图 5.57 中右上角刺孢霉素的结构）。与其他同类的化合物一样，它们与 DNA 的小沟结合，通过一种独特的硫醇介导的环化反应（Bergman 环化）产生双自由基，启动双链 DNA 切割。然后，这种 1，4-二脱氢苯类物质从 DNA 的脱氧核糖骨架中夺取氢原子，导致 DNA 链断裂。在这个过程中，三键重新排列形成芳香环，为反应提供动力。由于不容易被细胞修复，这种类型的 DNA 损伤通常是致命的，由此解释了这些化合物在体外显著的细胞毒性。对于刺孢霉素类化合物，序列选择性研究表明，DNA 碱基切割的优先顺序是 C ＞ T，然后是 A＝G。

尽管刺孢霉素在体外对肿瘤细胞具有极强的作用，但它们在体内对肿瘤细胞却没有选择性，因此还没有其类似物进入临床。然而，刺孢霉素类似物已被用作抗体 - 药物偶合物吉妥珠单抗（Mylotarg ™）的细胞毒性有效载荷。Mylotarg ™的抗体部分与急性髓系白血病患者的白血病成髓细胞和未成熟的正常骨髓细胞表面的 CD33 抗原特异性结合。然后抗体 - 药物偶合物被内吞，刺孢霉素在细胞内释放，通过上述 DNA 切割机制杀死细胞（见第 7 章）。

5.6.2.3　埃斯培拉霉素

埃斯培拉霉素（esperamicins）（图 5.57）是一类细菌来源的显色蛋白二炔类抗生素，其结构与刺孢霉素相似，其中埃斯培拉霉素 A1 是最知名和研究最广泛的一种。它们通过与刺孢霉素相同的 Bergman 环化过程导致 DNA 切割。

在硫醇化合物的存在下，埃斯培拉霉素 A1 对 DNA 的切割被加速，而氧浓度或氧清除剂对 DNA 的切割速度没有显著影响，这也证实了与刺孢霉素类似的氢夺取机制。对埃斯培拉霉素 A1 的序列选择性研究表明，它优先切割胸腺嘧啶（T）残基，因此优先顺序（T＞C，A＞G）与刺孢霉素不同（C＞T，然后 A=G）。

5.6.2.4　达内霉素

达内霉素（Dynemicin A）（图 5.57）首次于 20 世纪 80 年代中期从印度古吉拉特邦土壤样本中发现的旱地小单孢菌（Micromonospora chernisa）中分离出来。最初由于其鲜艳的颜色而被作为潜在的染料，后来发现它的细胞毒性。20 世纪 80 年代末，百时美（日本）根据其相关衍生物三乙酰达内霉素的 X 射线衍射研究确定了它的结构。该分子独特的亮紫色是由于其结构中的蒽醌发色团所致。

达内霉素对 B-DNA 具有特异性，通过小沟与 DNA 嵌合。研究表明，为了容纳分子，通常为 3 ～ 4Å 的碱基对之间的距离需要扩大到 7 ～ 8Å，这对 DNA 螺旋结构造成了巨大压力。序列选择性研究表明，达内霉素与特定的十个碱基对序列 CTACTACTTG 有很高的亲和力。一旦插入 DNA 螺旋中，环氧化物部分被 NADPH 或硫醇还原，也可能被另一个亲核试剂攻击，进而激活 Bergman 环化反应。与其他同类的烯二炔化合物一样，由此产生的构象变化和化学反应导致 DNA 的不可逆双链切割，造成显著的细胞毒性。

小鼠和大鼠的体内研究表明，该分子对白血病、乳腺癌和肺癌具有一定的活性，但对肿瘤和健康细胞几乎没有选择性，这导致的毒性难以接受。因此，达内霉素尚未进入临床试验阶段。人们一直努力开发对肿瘤细胞更具选择性的合成类似物，但目前尚未出现。

5.7　核酸靶向

5.7.1　引言

一旦确定一个基因对肿瘤细胞的生存和生长至关重要，理论上就有可能开发出针对该基因本身或等效信使 RNA（mRNA）的药物，从而阻断相应蛋白质的产生，同时保持所有其他基因的转录完整。以上策略分别被称为反基因法和反义法，并且由这些方法产生的药物具有低毒性的特点，因为只有肿瘤细胞中的"缺陷"基因会受到影响（图 5.58）。考虑到在整个基因组中任何给定基因只有两个拷贝，理论上反基因法的优点是抑制单个基因可以阻止相应 RNA 转录物和蛋白质的大量拷贝的形成。一些研究人员认为，基因的转录可能会被单个序列识别分子所阻断，如果能够实现这一点，就可以在包括癌症在内的多个治疗领域开发出精准有效和高选择性的治疗药物。类固醇等分子在相关转录因子的帮助下，通过这种机制起作用，并且非常有效，这一发现为这一目标提供了支持。

然而，为了使这种方法发挥作用，序列选择性是一个关键问题。据计算，为了选择性地靶向整个人类基因组（约 30000 个基因）中的单个基因，可能需要主动识别的 DNA 或 RNA15 ～ 20 个碱基对（图 5.57）。在过去的几十年里，已经发现了多个合适的基因靶点，现在正在等待有效的基因靶向技术的开发（图 5.59）。

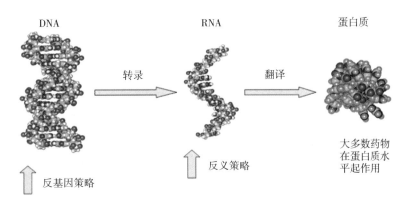

图 5.58　虽然大多数治疗药物在蛋白质水平起作用，但反基因策略和反义策略分别在 DNA 和 RNA 水平进行干预，以最小的毒性下调或阻断蛋白质的产生。

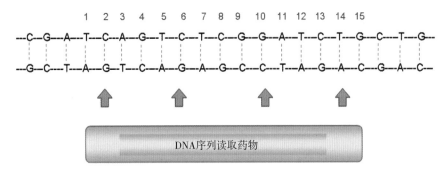

图 5.59　据统计，为了靶向整个人类基因组中的单个基因，可能需要一种能够识别大约 15 个或更多 DNA 碱基对的 DNA 序列读取药物。

　　下面介绍已经（和正在）使用的基于反基因策略和反义策略的各种方法。

5.7.2　双链 DNA 靶向

　　1953 年，James D. Watson 和 Francis Crick 首次报道了 DNA 的双螺旋结构（图 5.60A）。DNA 是由被称为核苷酸的重复单元组成的长聚合物。它的宽度为 22 ～ 26Å，每个核苷酸长 3.3Å。交替的磷酸和糖残基形成 DNA 链的主干，其中糖是 2- 脱氧核糖单位，由相邻糖环的第三和第五碳之间形成的磷酸二酯键连接。在双螺旋结构中，链是反向平行的，链的不对称端在磷酸末端被称为"5′ 端"，在羟基末端被称为"3′ 端"。腺嘌呤（A）、胞嘧啶（C）、鸟嘌呤（G）和胸腺嘧啶（T）这四种碱基与糖磷酸结合，构成完整的核苷酸。核苷酸之间的氢键和芳香核碱基之间的碱基堆叠相互作用稳定了 DNA 的双螺旋结构（图 5.60B）。

　　在过去的 40 年里，已经提出和研究了多种生产具有 DNA 或 RNA 识别特性的分子的方法，其中一些方法将在下文讲述。然而，尽管进行了大量的研究，且目前在以反义和 RNA 干扰（RNAi）为基础的治疗领域有很多研究，但很少进展到临床和商业化阶段。RNAi 是一种相对较新的技术，它通过将短的双链 RNA 片段（siRNA）引入细胞中来有效地下调基因。然而，除了使用低分子量配体的反基因方法外，所有这些基于 RNA 的策略都涉及大分子，尽管它们在离体效果良好，但转化到在体模型或临床时，给药物递送带来了重大挑战。

　　DNA 靶向的另一个挑战是聚合物可以采用不同的多态形式（图 5.61）。大约 70 年前，富兰克林和威尔金斯进行的 X 射线衍射研究表明，由干燥的 DNA 纤维产生的结晶 A 型衍射图在潮湿状态时产生不同的 B 型衍射图。B–DNA 结构（图 5.60A）是我们熟悉的双螺旋结构，螺旋的轴线由传统的沃森 – 克里克碱基对组成。然而，核酸结构也被发现存在左旋（Z–DNA）、三链和四链形式。

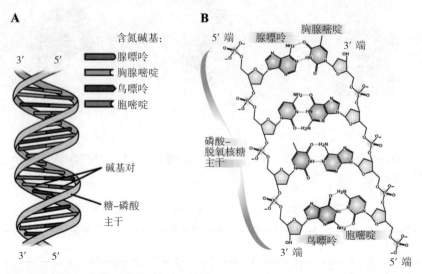

图 5.60　A.DNA 螺旋及其组成部分的示意图（摘自维基百科，"DNA Nucleotides"，由 OpenStax 提供，遵循 CBY4.0。https://creativecommons.org/licenses/by/4.0/legalcode）；B. 双螺旋结构中互补碱基对的细节（摘自维基百科，"DNA chemical structure"，作者 Madeleine Price Ball，遵循 CC0 1.0）。

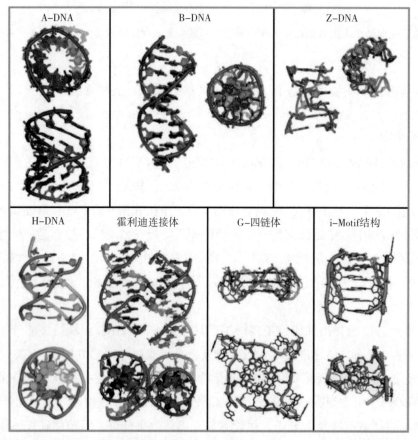

图 5.61　一些不同形式 DNA 的图像：A 型、B 型和 Z 型 DNA 的结构（上），以及三联体 H-DNA、霍利迪连接体、人类端粒 G– 四链体和 i-Motif 结构（下）。对于每个变体，这两张图分别表示沿螺旋轴的侧视和俯视图 [引自 Shing Ho，P and Carter，M.（2011）. DNA Structure: Alphabet Soup for the Cellular Soul，doi: 10.5772/18536，under CC by 3.0license. Copyright © 2011 Shing Ho P，Carter M]。

例如，富含多嘌呤／多嘧啶的序列可以形成被称为 H-DNA 的三链结构，这种结构存在于真核生物基因组中，被认为在 DNA 代谢、转录和复制中起着重要作用。此外，已确定了四链体结构（如 G-Quartets 和 I-Motifs），目前正在作为潜在的药物靶点进行研究。下面介绍各种双链 DNA、四链体 DNA 的 RNA 靶向方法。

5.7.2.1 小分子

多年来，人们一直对利用小分子靶向 DNA 序列感兴趣。在 20 世纪 50 年代末和 60 年代，发现了多种由细菌和真菌产生的天然产物，它们可以以序列选择性的方式与 DNA 相互作用，其中一些被开发为抗癌药（例如，多柔比星和博来霉素）。最终，配体与 DNA 加合物的 X 射线结构提供了有关识别过程的详细信息（例如，氢键和范德华相互作用）。这引起了有机化学家的兴趣，多年来，他们已经合成了各种通过嵌入 DNA 或与 DNA 小沟结合等机制与 DNA 相互作用的新化合物。总体目标是合成具有足够的长度和识别特性的分子，以与人类基因组中的单个基因相互作用，从而阻止与该基因相关的蛋白质的产生。在癌症领域，突变基因（如癌基因）被认为是这类分子的主要目标。

从理论上讲，这些药物对人体的毒性应该很低，因为只有影响肿瘤细胞内（而不是健康细胞）增殖的缺陷基因应该受到影响。下面介绍构建 DNA 序列选择性分子的两种主要方法，即发夹聚酰胺和吡咯苯二氮䓬类（PBD）。

5.7.2.1.1 发夹聚酰胺

加州理工学院（Pasadena，USA）的 Peter Dervan 是最早认识到可以设计出能够"读取"DNA 序列的小分子 DNA 小沟结合剂的人之一。他的想法是基于纺锤链霉菌和偏端链霉菌产生的天然产物纺锤霉素和偏端霉素（图 5.62）。来自加拿大阿尔伯塔大学的 William Lown 开发了一个类似的分子家族，称为 Lexitropsins。

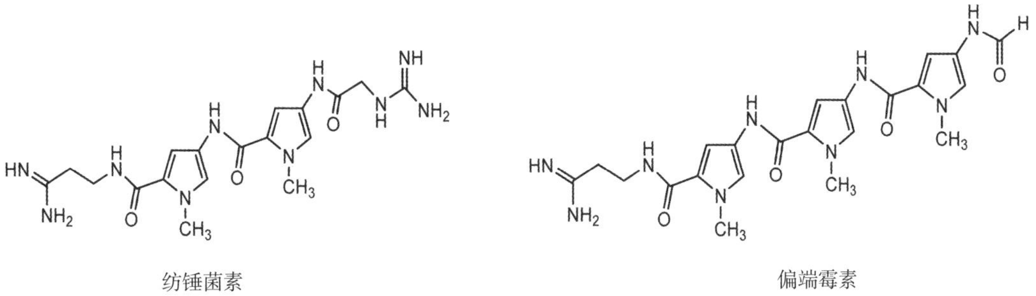

图 5.62 识别 AT 碱基的结合在 DNA 小沟中的天然产物纺锤菌素（netropsin）和偏端霉素（distamycin）的结构式。

纺锤菌素（和相关的偏端霉素）结合在双链 DNA 富含 AT 序列的小沟中。对纺锤菌素 -DNA 和相关加合物的晶体衍射和高场核磁共振研究提供了详细的信息，说明了这两种物质是如何在 DNA 小沟中纵向并排结合的，N- 甲基吡咯单元与 DNA 小沟底部相邻的 AT 碱基对形成氢键相互作用，并在局部取代水分子。凝胶迁移率和分析性超离心研究表明，纺锤菌素与 DNA 的结合使每个结合分子增加 DNA 螺旋的扭转约 9°。

Dervan 认为，通过将一些吡咯单元修饰为咪唑或羟基吡咯环，除了 AT 碱基对外，还可能识别 GC 碱基。总体概念是由不同的杂环构建聚酰胺，以便可以靶向 AT/GC 混合序列。Dervan 的另一个关键创新是通过一个短连接器将两个聚酰胺结构连接在一起作为发夹，这样就可以使用单个分子而不是两个单独的分子来进行靶向，两个聚酰胺在 DNA 小沟中完美对齐以进行碱基识别。最初在每组杂环之间包含一个 β- 丙氨酸连接子，以确保它们与单个 DNA 碱基正确对齐（见图 5.63）。

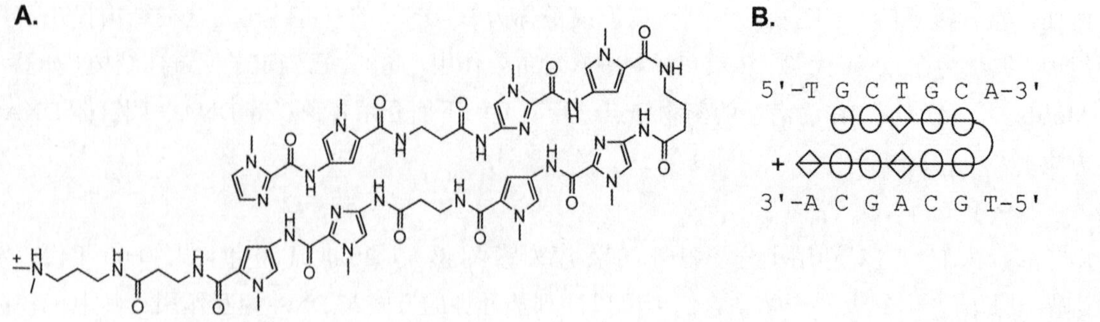
A.
B.
5'-T G C T G C A-3'
3'-A C G A C G T-5'

图 5.63　A.Dervan 发夹聚酰胺的结构式；B.DNA 识别过程的细节，其中咪唑和吡咯杂环（圆圈）分别倾向于与鸟嘌呤和胞嘧啶碱基结合。β- 丙氨酸连接体（菱形）位于两个杂环之间和尾部，以保持杂环与 DNA 碱基的同步，并允许插入 AT 碱基对。

不幸的是，多年来这项研究一直被如何使发夹分子渗透到细胞核中的问题所困扰。尽管在离体实验中可以设计出具有良好识别裸 DNA 特性的发夹聚酰胺，但它们会积聚在细胞质中，而不能穿过核膜到达基因组 DNA。虽然成立了一家公司（GeneSoft 公司）来开发发夹聚酰胺技术，但核穿透问题阻碍了进一步的进展，该公司停止了在该领域的工作。

Dervan 的学术实验室继续研究这些分子，并于 2013 年发表了一篇关键论文，表明核穿透问题可能已经解决。本研究涉及针对转录因子 RNA 聚合酶 Ⅱ（RNAP2）预测识别位点内的序列 5′-CGATGTTCAAGC-3′ 的吡咯咪唑（Py-Im）聚酰胺（图 5.64）。用该药物体外治疗 LNCaP 前列腺肿瘤细胞，可激活 p53 信号，但没有检测到 DNA 损伤。此外，RNAP2 结合的全基因组图谱显示，RNAP2 在转录起始位点的占用率降低，而在增强子位点的占用率不变。此外，发生了 RNAP2 大亚基 RPB1 的时间和剂量依赖性耗损，这可以通过蛋白酶体抑制来预防。最重要的是，这种发夹分子在前列腺肿瘤异种移植模型中显示出抗肿瘤活性而对宿主的毒性有限。

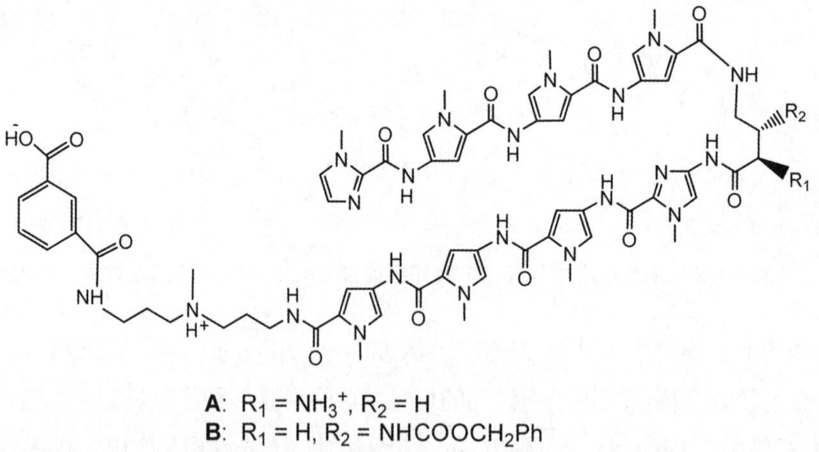
A: $R_1 = NH_3^+$, $R_2 = H$
B: $R_1 = H$, $R_2 = NHCOOCH_2Ph$

图 5.64　Dervan 实验室生产的一些发夹聚酰胺的结构式，它们特异性结合 POL Ⅱ 转录因子结合位点，阻断转录并导致动物模型的体内抗肿瘤活性。

这种发夹聚酰胺穿过核膜并发挥细胞毒性作用的能力似乎是由于末端 γ- 氨基丁酸偶联成 2-（3- 羧基苯酰胺）片段（图 5.64 中的结构 B）。该类似物比结构 A 更快地诱导细胞死亡，但 DNA 结合亲和力无显著差异。后面将介绍更多这种核穿透性发夹聚酰胺。

5.7.2.1.2 吡咯苯二氮䓬类药物和 CC-1065 类似物

其他方法涉及基于已知具有 DNA 序列识别特性的天然产物设计与 DNA 小沟中相互作用的反基因制剂。使用天然产物作为先导化合物的一个显著优势是，它们很容易穿透肿瘤细胞的细胞膜和核膜，可能是因为它们已经进化为化学"武器"，因此在能够到达基因组的能力方面经过自然选择。

已知许多天然产物以非共价序列选择性方式与 DNA 结合，例如上面介绍的纺锤菌素和偏端霉素 DNA 小沟结合物。然而，另外两个家族的药物，吡咯苯二氮䓬类化合物（PBD）和 CC-1065 类似物（也称为倍癌霉素）（图 5.65）在识别 DNA 小沟内的鸟嘌呤和腺嘌呤碱基，并与之共价结合的能力方面是独一无二的。

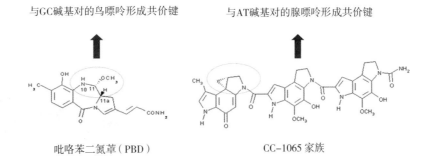

吡咯苯二氮䓬（PBD）　　　　　　　　CC-1065 家族

图 5.65 抗肿瘤抗生素 PBD 和 CC-1065 家族分别与 DNA 的小沟结合，并通过它们的甲醇胺和环丙烷功能基因与鸟嘌呤和腺嘌呤形成高度特异性的共价键（画圈部分）。基因靶向的一种方法是将这些分子的 G- 和 A- 活性成分结合在新的基因靶向实体中，以获得 GC 和 AT 识别特性。

对于 PBD 单体而言，如安曲霉素（如图 5.65 所示），它们进入 DNA 小沟并识别合适的 X-G-X 三连体（X= 任何其他碱基，但优选嘌呤）进行初始非共价相互作用。当处于合适的低能位点时，PBD 的 C11 与中心鸟嘌呤的 $C2-NH_2$ 官能团之间形成共价键。形成的共价加合物足以抑制多种生物过程，如转录因子结合、转录和酶（如外切酶、内切酶和解旋酶）的功能。基于 PDB 的实验性基因靶向剂现在已经生产出来，它们可以跨越 20 个 DNA 碱基对，同时保持很容易穿透细胞膜和核膜的能力。此外，还有两个 PBD 单元通过连接器连接在一起，允许两个鸟嘌呤碱基交联，这些序列选择性 PBD 二聚体（例如 SJG-136）已在 5.3.10.1 中进行介绍。

对于 CC-1065 或倍癌霉素型分子（见图 5.65）而言，它们含有（或通过前药前体原位形成）亲电环氧化物片段，由相关的对苯二酚官能团激活。一旦进入 DNA 小沟，环氧化物与腺嘌呤碱基的亲核 N3 共价反应形成共价加合物。这些分子，就环氧化物部分而言，通常处于前药形式，虽然具有高度的细胞毒性，但没有发展成为抗癌药物。然而，与 PBD 一样，两个分子通过化学连接剂连接在一起，可形成序列选择性腺嘌呤 - 腺嘌呤交联剂（见 5.3.10.2）。

为了构建能够识别混合 DNA 序列的分子，Laurence Hurley（亚利桑那大学，美国）和 William Denny（奥克兰大学，新西兰）通过连接体将环孢菌素（CPI）和 PBD 药效团独立连接，构建出 CPI-PBD 杂交分子，如图 5.66 所示。尽管这些分子在分离 DNA 的研究中确实显示出一些混合序列识别特性，但总体而言，它们的离体肿瘤选择性细胞毒性较差，并且在初步体内研究之后，它们作为潜在的抗癌药物并未取得进展。

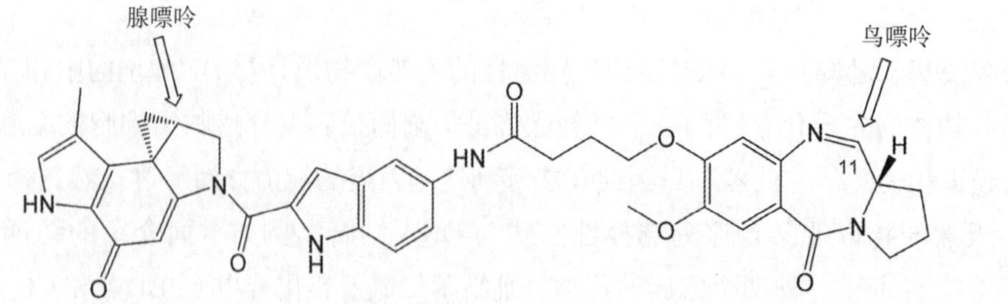

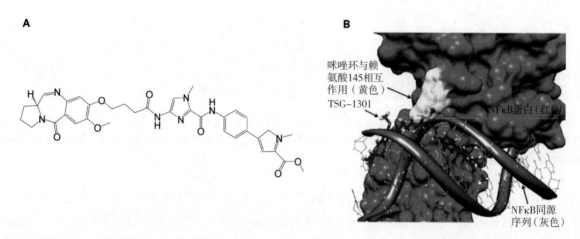

图 5.66　CPI-PBD 杂交分子的结构式，通过 CPI 单元的环氧化物部分与腺嘌呤共价结合，通过 PBD 部分的 C11 与鸟嘌呤共价结合。

　　最近，PBD 分子被开发为序列选择性转录因子抑制剂。例如，PBD C8 偶联物 TSG-1301（图 5.67A）已被证明在含有 NFκB 共识别位点 5′-GGGACAGCCC-3′ 和 5′-GGGGGTCGCC-3′ 的 DNA 序列中有特异性相互作用（图 5.67B）。

图 5.67　能量最小化分子模型显示，基于 PDB 的转录因子抑制剂 TSG-1301（蓝色）抑制 NF κB 蛋白（红色）与其同源 DNA 序列（灰色）的相互作用。TSG-1301 的咪唑环与 NF κB 蛋白的赖氨酸 145 相互作用（以黄色突出显示），从而在空间上阻碍该蛋白接近其 DNA 结合位点。

　　TSG-1301 在某些细胞系中具有极强的细胞毒性（在 MCF7 和 MDAMB-231 乳腺肿瘤细胞系中具有飞摩尔级 IC_{50} 值），与提出的 NFκB 的抑制机制一致。这种类型的分子正在进一步开发中，以靶向其他转录因子的识别位点。

5.7.2.1.3　三螺旋的形成

　　另一种基于反基因的方法利用寡核苷酸与双链 DNA 相互作用形成所谓的"三螺旋"结构（图 5.68）。寡核苷酸的长度通常为 15 ～ 20 个碱基对，排列在 DNA 大沟中，并且主要是通过寡核苷酸中的碱基和 DNA 双链中的沃森 - 克里克配对碱基之间的氢键相互作用来保持。这些不寻常的氢键被称为"Hoogsteen"或"反向 Hoogsteen"相互作用，这取决于寡核苷酸是否具有聚嘧啶或聚嘌呤。这种寡核苷酸也被称为"三螺旋形成寡核苷酸（TFO）"。当同型嘧啶 TFO 进入目标 DNA 双链的大沟时，一条同型嘧啶和两条同型嘧啶链之间开始形成 Hoogsteen 氢键，且同型嘧啶 TFO 与同型嘌呤链平行。例如，TFO 中的胸腺嘧啶（T）与沃森 - 克里克碱基配对的 T-A 形成 Hoogsteen 氢键（AxT 对，"x"表示 Hoogsteen 氢键）。N3 质子化的胞嘧啶（通常表示为 C+）也可以与 C-G 对（GxC+，其中"x"表示 Hoogsteen 氢键）形成稳定的相互作用。相反，同嘌呤 TFO 可以通过反向 Hoogsteen 相互作用与同嘌呤 - 同嘧啶双链体结合，导致 TFO 中的 A 或 G 分别与目标双链体中的 T–A 或 C–G 碱基对结合。在这种情况下，第三条链上的碱基必须颠倒，同嘌呤 TFO 必须与目标 DNA 双链的同嘌呤链反向平行。

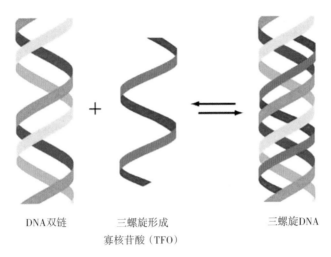

DNA 双链　　　　三螺旋形成　　　　　　三螺旋DNA
　　　　　　寡核苷酸（TFO）

图 5.68　三螺旋形成寡核苷酸（红色）在由同嘌呤（黄色）和同嘧啶（蓝色）链组成的 DNA 双链的大沟中相互作用形成三螺旋 DNA 结构（经授权转载自 Jain A., Wang G., Vasquez K., "DNA triple helices: Biological consequences and therapeutic potential", Biochimie 2008, 90（8）1117–1130, https://doi.org/10.1016/j.biochi.2008.02.011. Copyright © 2008 Elsevier Masson SAS）。

　　有趣的是，三螺旋 DNA 概念起源于 20 世纪 50 年代，当时研究人员正试图阐明 DNA 的结构，其最早于 50 多年前首次被报道，并且发现主要形成于聚嘌呤 – 聚嘧啶束。Watson 和 Crick 克最初考虑的是三螺旋模型，Pauling 和 Corey 于 1953 年在《自然》杂志上提出了三螺旋模型。然而，Watson 和 Crick 克发现了这个模型的一些问题，包括在轴附近带负电荷的磷酸盐会相互排斥，从而破坏三重结构的稳定，他们还观察到一些范德华半径距离似乎太小了。考虑到这些问题，Watson 和 Crick 克最终提出了目前的 DNA 双链模型。

　　在细胞中，有一些证据表明，具有同嘌呤和同嘧啶相邻片段的 DNA 可以融合，重新折叠成分子内三链体，并且已经提出这一过程可能在某些基因的调节中起作用。例如，c-Myc 基因的启动子元件，被称为"核酸酶敏感元件"（NSE），具有重复的（ACCCTCCCC）$_4$ 基序，可以形成串联的分子内三链体。序列突变实验表明，突变 NSE 的转录活性可以通过该元件形成三螺旋的能力来预测（在这种情况下称为 H–DNA），而不是通过位置、重复数和突变碱基对的数量来预测。诸如此类的实验表明，三螺旋结构可能参与基因表达的控制，这鼓励研究人员开发 TFO 作为可能的治疗剂，以靶向疾病相关基因，调节其表达。然而，由于其有限的碱基对识别能力，以及与开发寡核苷酸作为药物相关的其他问题，目前还没有一种寡核苷酸进入临床（见下文）。

　　尽管在这一领域进行了大量研究，但基于 TFO 的治疗方法的发展面临两个主要挑战。首先，对 DNA 的识别主要局限于嘌呤或嘧啶碱基的序列，这种选择性水平不足以成功靶向临床相关的基因序列。其次，在实践中，TFO 作为潜在的抗癌药物在稳定性、药代动力学、细胞渗透、规模化合成和成本等方面与反义寡核苷酸面临同样的挑战（见 5.7.2.1）。与反义技术一样，可通过对 TFO 的主磷酸基进行化学修饰来稳定 TFO，使其不受化学或酶的降解。然而，改善药代动力学和细胞渗透性的尝试被证明更加困难，大多数研究都指向将 TFO 整合到脂质体等纳米颗粒中。也探索了提高寡核苷酸 –DNA 复合物稳定性的策略。例如，一种方法涉及将寡核苷酸连接到嵌入剂或烷化基团上，以便将它们锚定在具有更高亲和力的 DNA 大沟中。

5.7.2.1.4 工程锌指蛋白

"锌指"是某些蛋白质中独特的结构基序，其特征是一个或多个锌离子与氨基酸残基配合，以确定和稳定其形状（图 5.69A）。这个术语最初是用来描述非洲爪蟾转录因子Ⅲ A 模型中的手指状突起；然而，它现在被用来描述各种不同的蛋白质结构，称为锌指蛋白（ZFP）。根据锌指独特的三维结构、蛋白质的初级结构和与锌离子协调的氨基酸的种类（通常是半胱氨酸和组氨酸残基的组合），这些蛋白质被分为多个结构家族。最新的分类系统基于与折叠结构域中蛋白质主链的整体形状相关的"折叠组"来命名 ZFP。最常见的折叠组是 Cys2His2 样（"经典锌指"）、"锌带（zincribbon）"和"高音谱号（treble clef）"。Cys2His2 样折叠组采用简单的 ββα 折叠，是最著名和最具特征的（图 5.69B），普遍存在于哺乳动物转录因子中。由于金属离子的配位作用，锌指是一种高度稳定的结构，与靶标结合后很少发生构象变化。

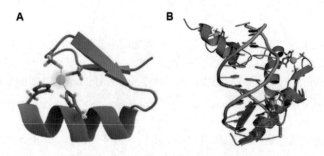

图 5.69　A. 由 α- 螺旋和反平行 β 折叠（蓝色）组成的 Cys2His2 锌指基序模型，两个半胱氨酸（黄色的硫基团）和两个组氨酸残基（蓝色 / 白色）由锌离子（绿色）协调和稳定［引自维基百科，"Zinc_finger_rendered"，作者 Thomas Splettstoesser（www.scistyle.com）］。B. 锌指蛋白（ZFP）与 DNA 螺旋相互作用的模型，显示两个锌指（蓝色和橙色）识别 DNA 大沟内的功能基团并与之相互作用［引自维基百科，"Zinc_finger_DNA"，作者 Thomas Splettstoesser（www.scistyle.com）］。这两张图片均遵循知识共享归属许可协议 3.0（https://creativecommons.org/licenses/by-sa/3.0/legalcode）。

ZFP 可以与 DNA、RNA 或其他蛋白质结合，锌指结构的变化有助于改变结合特异性。单个锌指结构域通常在 ZFP 内串联重复出现，由 2 个、3 个或更多个锌指组成蛋白质的 DNA 结合结构域。这些串联阵列结合在 DNA 的大沟中，通常间隔 3 个碱基对。每个结构域的 α- 螺旋（通常称为"识别螺旋"）与 DNA 碱基进行序列特异性接触，单个识别螺旋的残基可以与 4 个或更多碱基接触，从而与相邻的锌指产生重叠的接触模式。

锌指蛋白在不同物种间高度保守，其结合模式非常多样，这表明锌指基序是稳定的支架，必须经过进化才能具有专门的功能。例如，已知它们参与多种生物学过程，包括转录和染色质重塑、翻译和 mRNA 运输、蛋白质折叠、细胞骨架组织、上皮发育、细胞黏附和锌感应。

ZFP 尤以作为转录因子（TF）的作用而闻名，用于控制基因表达。作为 TF，锌指通过与 DNA 大沟底部和壁上的官能团的各种键作用，伸进 DNA 大沟并识别碱基对序列。工程锌指对特定 DNA 序列具有高亲和力，一直是一个活跃的研究领域，"锌指转录因子"和"锌指核酸酶"是迄今为止实现的两个最重要的应用，如下所述。这些技术是基于产生含有串联重复序列的工程指样结构的概念，这些结构可用于靶向基因组内的特定 DNA 序列。典型的工程锌指阵列包含 3 ～ 6 个单独的锌指基序，可以跨越和识别 9 ～ 18 个碱基对的目标位点。包含 6 个锌指基序的阵列特别引人注意，因为它们结合的目标序列足够长（18 个碱基对），在哺乳动物基因组中是独一无二的。Pavleich 和 Pabo 在 1991 年发表的一篇文章中描述了锌指蛋白 Zif268 与 DNA 结合的结构，这是这些新技术发展的关键，随后的大部分研究都是基于单个锌指的理念其能识别 64 个可能的 DNA 碱基对三联体中的一个，通过混合和匹配这些手指样结构以设计具有任何所需序列特异性的蛋白质结构。

第一个工程 ZFP 是由英国剑桥大学的研究人员开发的，商业开发是由桑格摩生物科学公司（现在的桑格摩生物科学股份有限公司）承担，该公司成立于 1995 年，开发了一些基于自然存在的锌指蛋白工程的专有技术，用于包括细胞治疗、基因治疗和基因组调节。一些基于 ZFP 的生化试剂已经商业化，并用于调节动物、人类、植物和微生物细胞以及病毒的基因。目前用于生产工程锌指阵列的两种主要方法是基于模块化组装（如上所述）和基于细菌选择系统。1994 年，Choo 和 Klug 发表了一种著名的方法，该方法基于使用噬菌体展示来识别单个 DNA 三联体序列的锌指结构域。这些连接在一起形成更大的阵列，然后添加第二个功能域，该功能域具有特定的生化活性，如切割、激活和抑制（图 5.68）。然后，整个结构可以用于靶向基因组中的特定序列（通常是启动子序列）以调用生物学效应。正在开发更先进的 ZFP，它拥有一个带有"开关"成分的功能域，使一个类似药物的小分子能够调节 ZFP 的活性，从而调节目标基因的表达。有人提出，这些类型的 ZFP 可以用于可控基因治疗，调控精确给药和暴露于治疗的持续时间。下面介绍了工程 ZFP 的这两种主要用途（图 5.70）。

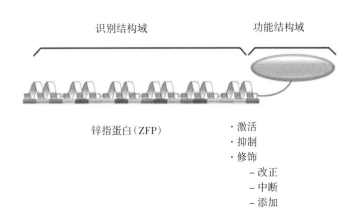

图 5.70　工程锌指蛋白的示意图，显示了序列特异性锌指蛋白组分（"识别结构域"）附着在能够影响 DNA 加工（例如激活、抑制等）的 DNA 修饰片段（加工"功能结构域"）上。

尽管迄今为止，工程化 ZFP 已被证明可用作细胞实验中的试剂，用于显微注射、电穿孔、转染和病毒递送等技术进行靶点验证，但如何有效递送至细胞基因组用于人类治疗，仍然存在问题。这些问题包括体内稳定性和药代动力学较差以及缺乏穿透细胞膜和核膜的能力。与反义寡核苷酸和 RNAi 一样，可能有办法克服这些问题，例如，将 ZFP 掺入纳米颗粒中，纳米颗粒可以通过 EPR 效应在肿瘤中积累，或者可以通过附着在抗体上特异性引导到肿瘤细胞。

5.7.2.1.4.1　锌指转录因子

桑格摩生物科学股份有限公司开发了许多基于天然锌指转录因子工程的专有技术。它们的结构上有两个结构域，ZFP 部分（或"识别结构域"）识别并特异性结合特定的 DNA 序列，而"功能结构域"，当与基因接近时，具有诸如转录上调或下调等生物学效应（图 5.71）。每个锌指是由噬菌体展示技术产生的，并特异性地结合 3 个连续的碱基对 DNA（碱基对三联体）。然后两个或更多的锌指连接在 起，组成识别域，它可以结合 6 个或更多的碱基对（3 的倍数）。通过精心选择锌指，并对锌指与 DNA 大沟中功能基团的关键氨基酸进行化学修饰，可以产生具有识别任何给定基因中不同碱基对序列能力的新结构。

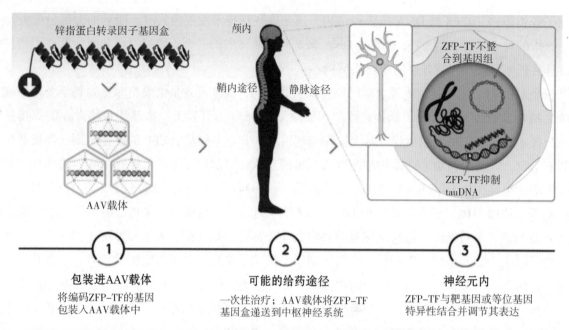

图 5.71 图显示了桑格摩生物科学公司的方法，包括使用锌指蛋白连接转录因子来抑制中枢神经系统中的 tau DNA，以治疗神经系统疾病（经桑格摩生物科学股份有限公司许可转载）。

通过这种方法调节内源性基因的优势在于，它模仿了细胞正常调节基因表达的方式，因此应该是非常有效的，相对来说没有脱靶效应。例如，该公司正在研究一种基于 ZFP 的基因工程转录因子，该转录因子有可能上调神经胶质细胞系衍生神经营养因子（GDNF）的基因，GDNF 是一种有效的神经营养因子，有可能减缓或停止帕金森病的进展。这种类型的基于 ZFP 的药物可能能够上调该基因，从而潜在地增加患者自身 GDNF 蛋白的产生，并避免与给予重组蛋白相关的潜在免疫原性问题。该公司还研究了使用基于 ZFP 的药物来下调或抑制基因表达。该公司的研究包括抑制疼痛受体 Trk-A 和 PN3 以治疗神经性疼痛，以及其他疾病的靶标，包括血友病、亨廷顿病、血红蛋白病、溶酶体贮积症和阿尔茨海默病。

5.7.2.1.4.2 锌指核酸酶（ZFN）

工程锌指核酸酶的另一个应用是在 DNA 识别元件上加入 DNA 切割酶（限制性内切酶）的功能域（图 5.72）。这种杂交制剂可以作为工具，帮助用突变基因内的纠正版本取代"有缺陷的"DNA 序列，从而恢复基因功能。重要的是，使用这种方法，对基因的任何修改（新 DNA 的整合、缺失、突变）通常是永久和可遗传的。图 5.72 所示的桑格摩法基于由两个两指模块组成的 DNA 结合域，每个模块识别独特的六聚体 DNA 序列（即 6 个碱基对）。它们连接在一起形成 ZFP，其碱基对跨度和特异性约为 24 个碱基对。然后将该构建体连接到由 Fok I 核酸酶结构域组成的 DNA 切割蛋白，从而产生高度特异性的"人工"核酸酶。当引入细胞时，该结构体在独特的识别位点二聚化，导致双链断裂。虽然基因组特定位置的双链断裂可以刺激细胞的自然 DNA 修复过程，包括同源重组（RE）和非同源末端连接（NHEJ），但由于没有新 DNA 合成的残余模板，损伤很难修复。尽管在双链断裂发生后，许多细胞进入凋亡并死亡，但仍有 1%～20% 的细胞进行了错误修复，尽管靶基因被删除，但细胞存活了下来。例如，这在细胞系的基因敲除和靶标验证研究中是有用的。由于非同源 DNA 修复途径的易错性，它也可能导致基因编码序列中出现移码突变。

另一种方法是在双链断裂时将同源 DNA"供体序列"引入细胞，以便将其纳入同源定向修复途径并添加到基因组序列中。使用这种方法，一个新的 DNA 序列（甚至是一个完整的基因）可以被插入细胞的基因组中，这可以用于功能基因组学实验、目标验证、创建带有融合标签的敲入细胞系，将启动子或报告子整合到内源性基因中，以及创建产生更高产量的蛋白质或抗体的细胞系。例如，桑格摩生物科学股份有限公司开发的SB-728-T是一种基于ZFP的药物，可以修饰和敲除编码CCR5的基因，CCR5是HIV用来感染免疫系统细胞的主要细胞表面共受体。在临床试验中，从HIV患者体内提取CD4 T细胞，使用锌指核酸酶技术编辑 *CCR5* 基因，然后扩增并重新注入患者体内。该公司希望该技术可以控制HIV的病毒载量，但到目前为止，还不可能修改足够数量的CD4 T细胞来产生明显的临床效益。因此，2019年宣布停止SB-728-T的商业开发，但一些研究人员仍在继续相关的研究。

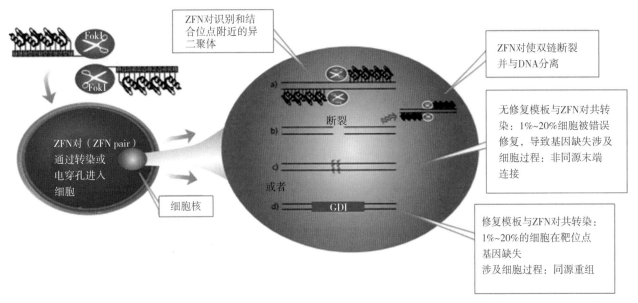

图5.72　桑格摩生物科学股份有限公司利用工程ZFP将新的DNA序列整合到细胞中的技术示意图［经许可引自默克公司，和（或）其附属机构达姆施塔特，德国］。

5.7.2.1.5　GeneICE ™技术

基因表达在一定程度上是由与DNA相关的蛋白质的微小化学变化控制的，例如在染色体内形成染色质紧密结构的组蛋白（见"5.9　基于表观遗传学的治疗"）。组蛋白中碱性赖氨酸残基的乙酰化（涉及组蛋白乙酰转移酶HAT）导致DNA充分展开以允许基因表达，而组蛋白去乙酰化（涉及组蛋白去乙酰化酶HDAC）导致染色质浓缩，从而抑制表达。GeneICE ™（基因失活染色质工程）技术是由伦敦公司Valirx Plc开发的，通过创建能够与特定序列的靶基因相互作用的试剂，修改控制基因表达的局部染色质结构引起下调。

GeneICE ™制剂由两种肽组分组成，一种是选择性结合待沉默基因的特异性DNA结合模块，另一种是能够招募HDAC复合物到基因上的抑制模块。与该基因相关的组蛋白去乙酰化导致局部染色质浓缩，从而"关闭"DNA-组蛋白复合物并下调或阻断转录（图5.73）。

GeneICE ™方法的一个潜在的重大问题是，目前尚不清楚局部染色质浓缩过程是否足以使邻近基因的转录不受影响。另一个潜在的问题是，虽然可能通过寡核苷酸（例如TFO）或其他技术创建DNA结合模块，但该技术是基于肽或蛋白质结构，因此，开发大分子药物通常需要克服的挑战（例如稳定性、药代动力学、细胞膜和核膜穿透等）仍然需要解决。

VAL101是Valirx公司正在开发的基于GeneICE ™的BCL-2抑制剂例子。已知BCL-2抑制细胞凋亡，而细胞凋亡通常可以阻止癌症的发生和发展。它被认为是一种"癌基因"，已被证明与大多数癌症有关，并被认为在高达 80% 的白血病和乳腺癌以及 90% 的前列腺癌中过度表达。因此，抑制 BCL-2 应该可以阻断肿瘤的发展，并且已经成为许多药物开发项目的最终目标，例如维奈克拉（Venclexta™）等药物（见第 6 章）。

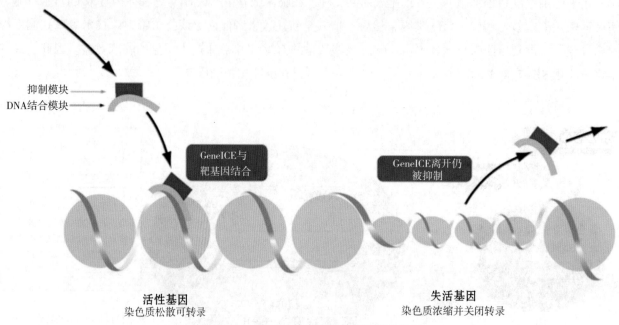

图 5.73　GeneICE™技术实现基因沉默的机制。

2018 年，该公司宣布，VAL101 已经被优化，并可在前列腺癌、卵巢癌、胰腺癌和肺癌的肿瘤细胞模型中有效诱导细胞凋亡。与目前可用的 BCL-2 抑制剂相比，该药物在生化和基因组水平下调 BCL-2，并具有优越的促凋亡作用。在撰写本文时，该公司计划将 VAL101 用于雄激素非依赖型前列腺癌的临床治疗。

5.7.2.1.6　诱饵和适配体技术

基于 DNA 的"诱饵"策略包括用类似于靶转录因子蛋白的双链 DNA 结合位点的短寡核苷酸型的构建物（诱饵）填充细胞。然后，诱骗目标转录因子的 DNA 识别位点选择性地与寡核苷酸结合，从而阻止其与基因启动子区域中的相同 DNA 序列结合（图 5.74）。基因关闭或打开取决于转录因子是否正常抑制或促进转录。该方法的优点是识别不同 DNA 序列的其他转录因子应该不受影响。然而，缺点是任何给定的转录因子通常会控制多个基因，因此潜在地降低了该治疗方法的选择性。

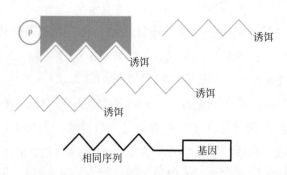

图 5.74　诱饵双链寡核苷酸拦截并结合到磷酸化转录因子的 DNA 识别位点（绿色），阻止其结合到基因启动子区域的相同序列。促进或抑制基因的转录取决于特定转录因子的作用（经 GeneDetect 许可转载）。

诱饵通常由一小段 DNA 碱基制成，经过化学修饰，以延长其等离子体的半衰期。由此可见，这些结构通常与之前讨论的基于寡核苷酸的方法在稳定性、药代动力学以及细胞膜和核膜穿透特性方面存在相同的问题。

例如，由 Genta 公司首创但没有进展的一个方案，涉及使用诱饵靶向环腺苷单磷酸反应元件结合蛋白（CRE-BP）。该转录因子在细胞增殖、分化和程序性细胞死亡（凋亡）中起关键作用。在临床前研究中，与正常细胞相比，已证明 CRE-BP 的失活对肿瘤细胞具有选择性毒性。Genta 的研究人员发现，CRE-BP 诱饵成功靶向了该转录因子，并显著降低了其他关键调控基因的表达，如蛋白激酶 A（PKA）、基质金属蛋白酶（MMP）和细胞周期蛋白 D1。在离体实验中，它们有效地抑制了乳腺癌和卵巢癌细胞的生长，但在体实验结果并不理想。

其他研究人员已经研究了使用构象限制性核苷酸作为核转录因子 κB（NF κB）的诱饵，已知 NF κB 在几种肿瘤类型中上调。从含有 κB 相同结合序列的合成双链寡核苷酸开始，用锁定的核酸（LNA）在不同位置修饰一组诱饵构建物。在 κB 序列之外添加末端 LNA 碱基，在不干扰转录因子结合的情况下为核酸酶酶切提供了显著的保护。相反，如预期的那样，在 κB 结合序列中插入 LNA 导致 NF κB 的结合亲和力丧失。

GeneDesign 公司采用了一种不同的寡核苷酸修饰方法，该公司销售了一种用于实验室的 NFκB 诱饵"试剂盒"，该试剂盒通过连接其末端来修饰双链寡核苷酸以提高稳定性。这些结构被命名为"带状诱饵"（图 5.75），它们对核酸酶具有更好的抵抗力，从而可以在血清中进行实验。

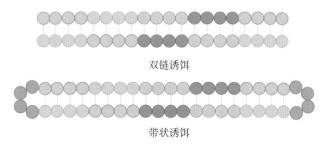

双链诱饵

带状诱饵

图 5.75　由两端连接的双链 DNA 寡核苷酸组成的"带状诱饵"（下）的结构图。这增强了稳定性，特别是对核酸酶。常规的开放式双链诱饵（上）用来作比较。

RNA 也可以用来制造诱饵，在这种情况下，它们通常被称为"RNA 适配体"。与双链 DNA 相对简单的螺旋结构相比，RNA 可以采用更复杂的三维结构，并且可以特异性地与各种分子靶标相互作用，如小分子、蛋白质（如转录因子）、核酸，甚至特定的细胞、组织和生物体。已经开发出了 SELEX 方法（配体的指数富集系统）等方法来产生 RNA 结构文库，这些文库可以用特定的靶标进行探测，以找到结合的目标。然后可以进行反复的离体选择，以鉴定具有选择性和结合亲和力的适配体，可以与抗体竞争。

适配体与抗体相比的优势在于，它们在体内诱导的免疫原性可以忽略不计，或者没有免疫原性，可以离体进行工程设计，很容易通过化学合成产生，并且通常具有良好的稳定性和储存特性。然而，尽管已经尝试生产转录因子适配体，但一个问题是它们并不总是在蛋白质的 DNA 识别位点相互作用，因此可能产生脱靶效应。

5.7.2.1.7　CRISPR-Cas9

CRISPR-Cas9 是一种基因编辑方法，其工作原理是准确地切割给定基因内的特定 DNA 序列，从而删除该基因。或者，一个新的 DNA 片段可以插入到被切断的两端之间。CRISPR–Cas9 的首字母缩写分别代表"规律成簇间隔短回文重复（Clustered Regularly Interspaced Short Palindromic Repeats）"和"CRISPR 相关蛋白 9（CRISPR–Associated Protein 9）"。CRISPR 是在古细胞和细菌等原核生物基因组中发现的一个 DNA 序列家族，最初来源于既往感染原核生物的噬菌体的 DNA 片段。它们用于在随后的感染中检测和破坏来自类似噬菌体的 DNA。因此，这些序列在原核生物的抗病毒（抗噬菌体）防御系统中起着关键作用。2012 年，研究人员 Doudna 和 Emmanuelle Charpentier 首次提出 CRISPR–Cas9 系统可用于对包括人类在内的任何物种的基因组进行可编程编辑。它现在被认为是生物学历史上最重要的发现之一，有可能成为生物医学研究和开发包括癌症在内的多个治疗领域的新疗法的有力工具。在研究方面，由于其速度快、效率高、成本低等优点，被广泛应用于基因操作的各个领域。在癌症领域，它有可能用于修复已知对肿瘤进展至关重要的突变基因（例如突变的 *p53* 抑癌基因）或删除已知的癌基因（例如 *BCL-2*）。在癌细胞的早期阶段编辑这些基因可能会降低它们进一步发展的能力，也可能使它们对现有的化疗方案和其他治疗方法更敏感。

　　CRISPR–Cas 基因编辑基于两个关键成分的复合体，一个是可以合成的包含相关序列的单个指导 RNA 片段（sgRNA），另一个是执行双链切割的蛋白质（通常是 Cas 9，现在也使用多种其他蛋白质）。该复合物扫描 DNA 中原间隔序列相邻基序（PAM）的存在，该基序为 Cas9 的 5′–NGG–3′（N＝任何碱基），Cas–9 起源于化脓性链球菌。当检测到 PAM 序列时，将互补 DNA 链与目标编码的 crRNA 衍生的指导区进行比较。如果这些序列匹配，DNA 双链被 Cas9 蛋白从 PAM 序列上切割 3 个碱基对，从而引起双链 DNA 断裂（DSB）。这两个切割结构域都位于 Cas9 的 NUC 叶，HNH 结构域切割与指导序列互补的链（目标链），RuvC 结构域切割相反的链（图 5.76）。

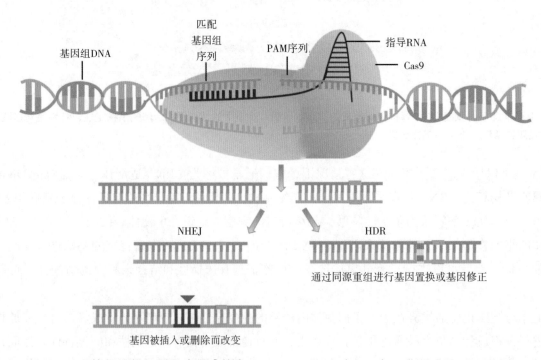

图 5.76　CRISPR–Cas 基因编辑机制示意图［摘自 Ghosh，D. et al.（2019），"CRISPR–Cas9a boon or bane：The bumpy road ahead to cancer therapeutics". Cancer Cell Int 19，12. https://doi.org/10.1186/s12935–019–0726–0. Copyright（2019）The Authorls 遵循 CCA4.0 国际协议 . http://www.creativecommons.or/publicens/by/4.0.0］。

尽管 CRISPR-Cas 系统相对高效和准确，但与其他基因编辑方法一样，它仍然可能导致脱靶效应（例如，切割其他非靶向 DNA 序列），导致人们担心可能会造成不必要的基因组损伤，从而导致与正在治疗的癌症无关的其他癌症。此外，还有伦理方面的担忧，即 CRISPR-Cas 9 被用于生殖系细胞修饰，这可能永久性地改变后代的遗传信息。这种担忧在 2018 年成为现实，位于深圳的南方科技大学原副教授贺建奎震惊了世界，他宣布利用 CRISPR-Cas9 技术修改人类胚胎的 DNA 以抵抗人类免疫缺陷病毒，并由此诞生了双胞胎女孩露露和娜娜。2019 年，贺建奎被判入狱 3 年。

然而，CRISPR-Cas9 正在成为半体内应用的重要方法，例如在 CAR-T 或癌症治疗疫苗领域，分别从患者身上分离免疫细胞或癌细胞，使用 CRISPR-Cas9 进行基因修饰，然后回输患者体内（见第 9 章）。在撰写本文时，该技术已成功应用于原代 T 细胞。FDA 批准的首个使用 CRISPR-Cas9 开发 CAR-T 细胞的临床研究正在进行中，并正在评估这些转基因细胞在人体中的安全性。由于 CRISPR-Cas9 具有成本效益，相对不会在非靶向 DNA 序列中产生整合，并且能够在单个系统中影响多个基因，因此研究者对这种方法存在相当大的热情。其他基因编辑方法，如锌指核酸酶和转录激活因子样效应核酸酶（TALEN）也已被用于 CAR-T 细胞发育中的靶向诱变，但与具有更简单、强大和低成本的指导 RNA 机制的 CRISPR-Cas9 相比，这些方法需要更多的工程和优化工作。

5.7.3 靶向四链体 DNA

1962 年，Gellert 及其同事通过基于单磷酸鸟苷的凝胶 X 射线衍射图谱首次提出，4 个鸟嘌呤残基可以通过非沃森 - 克里克氢键形成环状结构。这种四螺旋形式的 DNA 现在被称为"G- 四链体"，已知在某些富含鸟嘌呤的 DNA 序列中形成（图 5.77）。

```
5'- T GGGG A GGG T GGGG A GGG T GGGG AAGT GGGG A-3'
3'- A CCCC T CCC A CCCC T CCC A CCCC TTCCA CCCC T-5'
```

图 5.77 双链 DNA 序列显示能够形成 G- 四分链体的由 3 个和 4 个鸟嘌呤组成的序列。

该结构由堆叠的"G- 四分体"组成，它们是四个鸟嘌呤碱基的方形共面阵列，通过 Hoogsteen 和反向 Hoogsteen 氢键相互作用。两个或多个鸟嘌呤 G- 四分链体彼此堆叠形成"G- 四链体"，该四链体通过阳离子（通常是钾）进一步稳定，该阳离子位于每对 G- 四分体之间的中央通道中（图 5.78A）。G- 四链体可以分别由一条、两条或四条富含 G 的 DNA 链形成分子内、双分子或四分子拓扑结构（图 5.78B）。单链 DNA 采用的拓扑结构特别重要，因为它们可以在染色体 3' 端（端粒末端）形成富含鸟嘌呤的序列，并且对于染色体长度的调节也很重要（见下文）。G- 四链体也可以由 RNA、LNA 或 PNA 形成（参见 5.7.2.2），这一现象已经在实验室中进行了研究。

此外，根据构成四链体的 DNA 链或链的一部分的方向，四链体被描述为"平行"或"反平行"。如果所有链的 5' → 3' 方向相同，则四链体被称为平行，因为所有 DNA 链都处于同一方向。对于分子内四链体，环位于 G 四联链的边缘或位于四链体侧面的"螺旋桨"位置。如果鸟嘌呤碱基的一个或多个序列具有与其他碱基相反的 5' → 3' 方向，则四链体被归为"反平行"。连接分子内反平行四链体中的鸟嘌呤碱基序列的环要么是"边缘"环（连接两个相邻的鸟嘌呤序列），要么是"对角"环（连接两个对角相对的鸟嘌呤序列）。

除了四链体结构之外，最近还发现胞嘧啶残基可以通过半质子化胞嘧啶与胞嘧啶碱基对以平行方式结合在一起（图 5.79）。这种结构被称为"i-Motif"，是在含有胞嘧啶四分体的 DNA 链中形成的，胞嘧啶四分体可由同一条链上有四个胞嘧啶形成，或由条独立的链上各两个，或四个独立的链上各一个胞嘧啶形成。与 G- 四链体结构一样，i-Motif 出现在 DNA 的端粒区域，也出现在某些基因（例如 *c-myc*）的启动子区域。因此，i-Motif 也是药物发现的新兴目标。

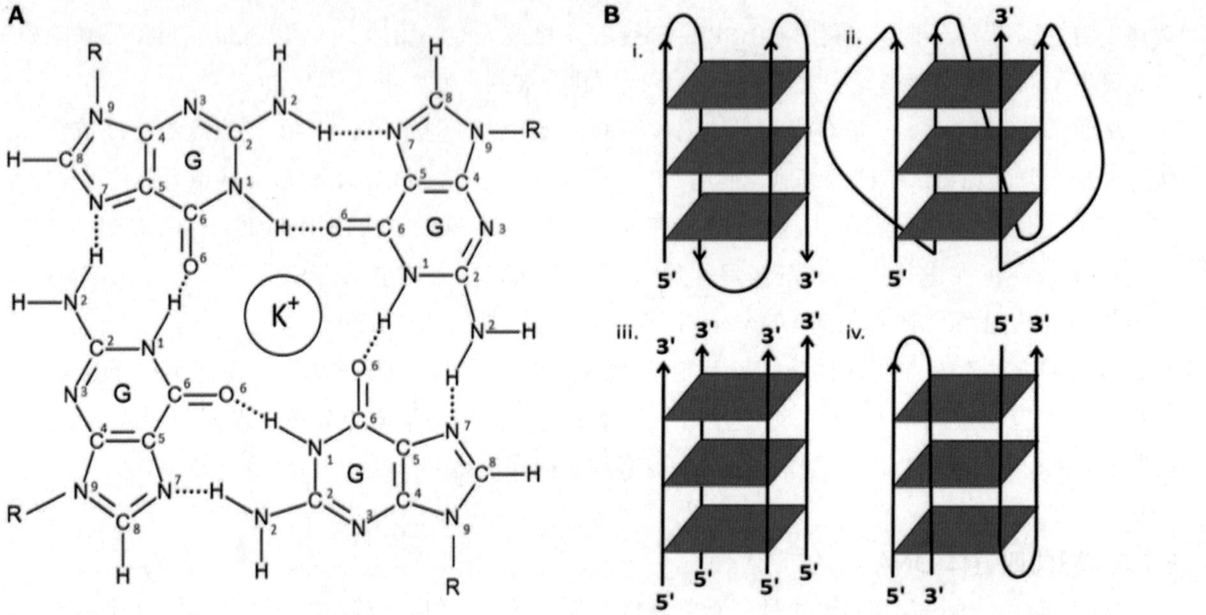

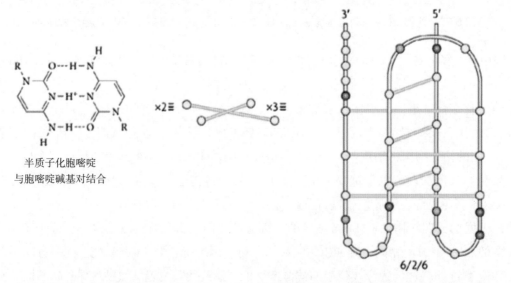

图 5.78　A. "G- 四分体"图，显示排列在同一平面上的四个鸟嘌呤碱基，通过 Hoogsteen 和反向 Hoogsteen O6–NH 氢键相互作用。中心金属阳离子（通常是钾）位于两个四分体之间，在 8 个羰基 O6 原子之间配位，平均距离为 2.73Å，从而进一步稳定结构；B. 四分体可以形成不同拓扑结构。例如：（i）两条交叉的链，（ii）来自单链，（iii）四条平行的链，以及（iv）两条非交叉的链［摘自维基百科，"G-quadruplex_（G4）_struct"，作者：Harris LM、Merrick CJ，遵循 CCA 4.0 国际协议（https://creativecommons.org/licenses/by/4.0/legalcode）。

半质子化胞嘧啶
与胞嘧啶碱基对结合

6/2/6

图 5.79　基于半质子化胞嘧啶与胞嘧啶碱基对的 i-Motif 结构的结构图［经 Springer Nature 许可转载自 T., Hurley, L. The role of supercoiling in transcriptional control of MYC and its importance in molecular therapeutics. Nat Rev Cancer 9，849 – 861（2009）. https://doi.org/10.1038/nrc2733。Copyright © 2019, Spring er Nature］。

　　直到最近，关于四链体结构是不是仅在实验室条件下分离的 DNA 中出现的人工产品，或者它们是否出现在细胞的基因组 DNA 中一直存在争议。尽管 G- 四链体结构在实验室接近生理条件下具有很高的热力学稳定性，表明它们可以在细胞中形成，但没有确凿的实验证据直到 2013 年英国剑桥大学的 Balasubramanian 及其同事报告他们使用一种工程化、标记的、结构特异性的抗体实现了定量可视化人类细胞中的 DNA G- 四链体结构。利用这种方法，他们表明 DNA 中 G- 四链体的形成在细胞周期过程中受到调节，并且内源性 G- 四链体 DNA 结构可以通过小分子配体来稳定。这些发现为哺乳动物细胞基因组中 G- 四链体结构的形成提供了实质性证据。现在可以使用一种算法（在线提供）来预测能够形成四链体的 DNA 序列，即一种简单的匹配模式：d（G3+N1–7G3+N1–7G3+N1–7G3+），其中 N 是任意的碱基（包括鸟嘌呤）。

目前已经鉴定出多种可以识别 G- 四链体、与 G- 四链体相互作用并稳定其的小分子，如图 5.80 所示。据报道，第一个与 G- 四链体结合的小分子是蒽醌衍生物，具有显著的端粒酶抑制作用（$EC_{50}=23\mu m$）。该化合物可作为其他结构基序（例如吖啶和芴酮）开发的先导分子。例子包括三元取代的 BRACO–19、五环 RHPS4、阳离子卟啉™ PyP4、乙锭衍生物、天然产物替美他汀、2，6- 吡啶二羧酸盐以及三嗪、菲咯啉和异咯嗪类似物，其中一些已在图 5.80 显示。苝衍生物（PIPER）也被开发为 G- 四链体配体，核磁共振波谱研究表明它通过与 G- 四链体堆积相互作用。

目前，DNA 四链体领域在四链体生物学和药物发现方面都有重要的研究活动。对于前者，研究人员正在探索四链体在基因组中形成的位置和原因以及它们的功能是什么。例如，多种天然存在的蛋白质（例如解旋酶）已被鉴定出可以选择性地结合 G- 四链体并将其解旋。有趣的是，这些解旋酶与布卢姆综合征和维尔纳综合征等疾病有关。研究人员还创建了一种人工衍生的锌指蛋白 Gq1，它对 G- 四链体具有特异性，并且许多抗体正在开发中。

在药物发现领域，人们正在开发包括小分子、反义、RNAi 和疫苗在内的药物来调节四链体的形成和功能，既可以作为实验室工具，也可以作为潜在的抗癌疗法。除了 DNA 四链体在端粒酶功能中的作用外，越来越多的证据表明这些结构在转录控制中发挥着重要作用，下文也介绍了该领域的研究。最终目标是发现和开发能够区分选定基因启动子区域中形成的不同类型四链体的小分子，以控制转录。下面将更详细地介绍两种主要方法。

5.7.3.1 端粒酶靶向剂

健康细胞转变为癌细胞的复杂过程涉及 DNA 突变和（或）基因表达改变的积累。除此之外，在健康细胞中，染色体末端（称为端粒）由额外的非编码 DNA 序列组成，在每次细胞分裂时都会缩短。最终，染色体的端粒 DNA 被耗尽，细胞将其识别为双链 DNA 断裂。这种损坏通常通过将断裂的末端重新连接（重新连接）在一起来修复，不过管这很容易出错。当细胞由于端粒缩短而进行修复时，不同染色体的末端可能会意外地连接在一起。虽然这暂时解决了端粒缺乏的问题，但在细胞分裂后期，融合的染色体被随机切割，导致突变、染色体异常、基因组不稳定，以及通过细胞凋亡或激活端粒酶的额外突变导致细胞死亡。因此，癌细胞通过端粒合成，利用遗传物质的稳定性来绕过施加在普通组织上的生长调节信号（图 5.81）。

在健康活跃分裂的体细胞中，由于缺乏端粒酶活性，端粒随着每次细胞复制而缩短，最终导致人类细胞在 50～70 次分裂后出现复制衰老（称为"海弗利克极限"）。有趣的是，当细胞在细胞培养中接近海弗利克极限时，可以通过灭活肿瘤抑制蛋白 p53 和 pRb（视网膜母细胞瘤蛋白）来延长出现衰老前时间。该结果推测：体细胞中端粒酶表达的减少可能与控制衰老过程的分子时钟有关。此外，由于表达端粒酶的罕见的正常细胞的端粒比大多数癌细胞的端粒长，并且与癌细胞相比，这些细胞中的端粒酶活性水平通常较低，因此以抑制端粒酶作为潜在治疗方法的相关风险被认为是最小的。HeLa 细胞是利用端粒酶途径实现癌细胞永生的一个很好的例子,自1951年以来,HeLa细胞一直在实验室中用作代表细胞系。

由于人们对DNA四链体结构的兴趣日益浓厚,端粒DNA已成为一种新的抗癌靶点。超过80%的不同类型的肿瘤表达端粒酶的发现支持了这一观点。利用显性负性端粒酶细胞、反义或活性位点抑制剂进行的实验证明,抑制癌细胞中的端粒酶可导致它们进入衰老和凋亡。

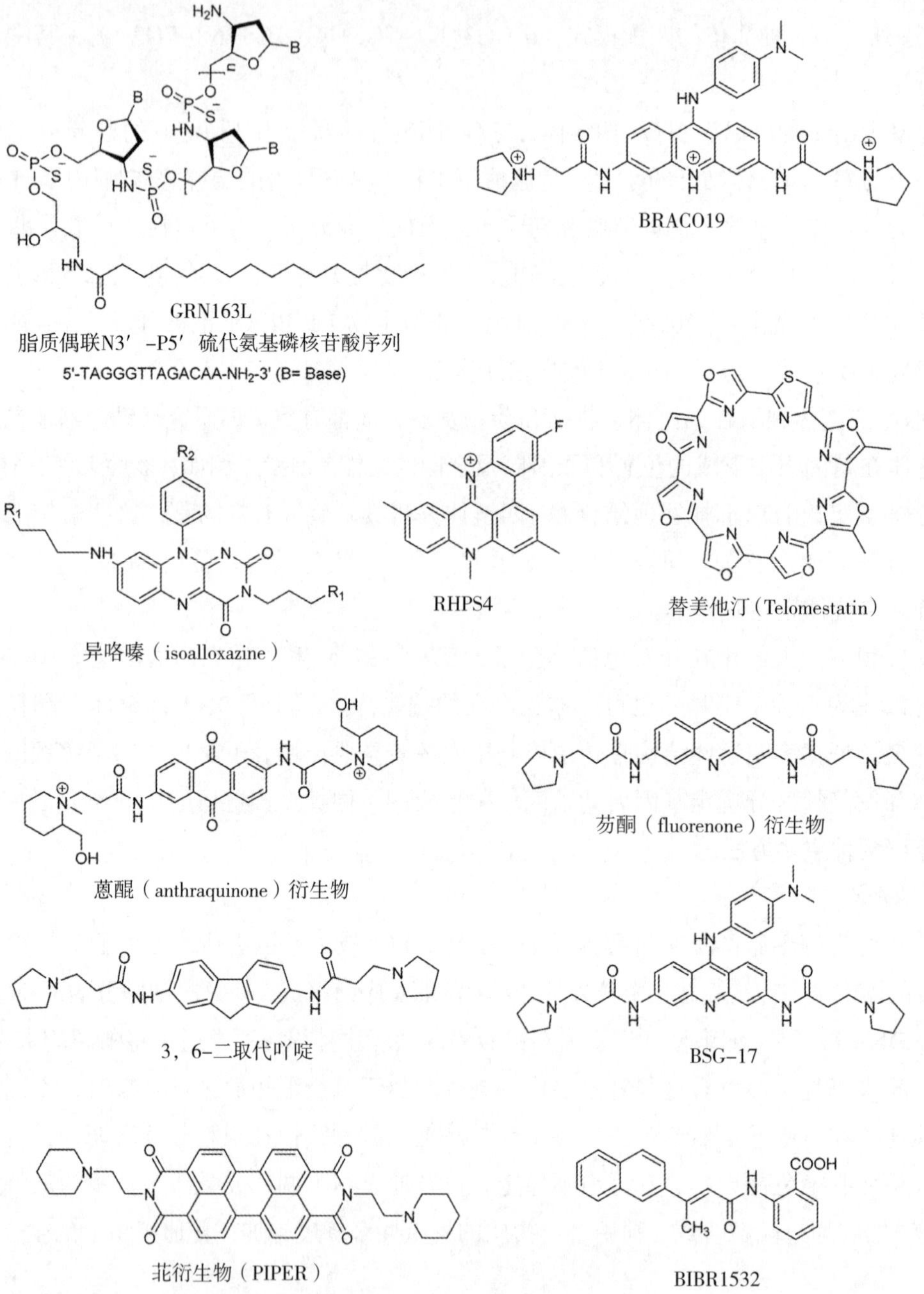

图5.80 一些著名的G-四链体稳定剂的结构式。

端粒酶是一种核糖核蛋白酶,可维持端粒DNA在染色体末端延伸数千个碱基,在人类中,由六聚体 5'-TTAGGG-3' 串联重复序列组成(图5.81A)。1984年,由Carol Greider 和 Elizabeth Blackburn 在纤毛虫四膜虫中发现,并因此与 Jack Szostak 一起获得了2009年诺贝尔生理学或医学奖。这种酶对于细胞的永生至关重要,因此是大多数癌细胞的关键成分,它在正常细胞中很少表达到显著水平。不过,胚胎干细胞表达端粒酶，使它们能够反复分裂形成子代细胞。并且在成人中，端粒酶在需要定期分裂的细胞（例如在免疫系统中）中高度表达，而大多数体细胞仅以细胞周期依赖性方式低表达。因此，尽管有许多需要注意的地方，抑制端粒酶作为一种潜在的抗癌方法引起了人们的兴趣，例如，细胞具有端粒维持的替代方法，比如已知存在于癌症干细胞中的 DNA 储存和端粒维持的"ALT"途径，如果端粒酶机制被抑制，则该途径可以被激活。

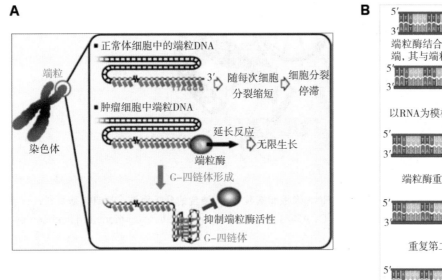

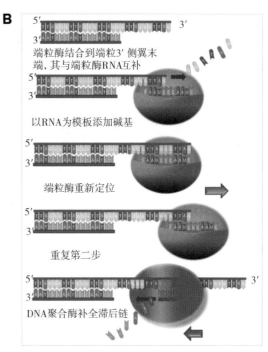

图 5.81　A. 端粒 DNA 和端粒酶在健康细胞和肿瘤细胞中的作用示意图，以及端粒重复序列中 G- 四链体的形成如何抑制端粒酶活性。这为开发小分子四链体稳定分子作为潜在的癌症治疗剂提供了基本原理［转载自 Yaku，H. et al.（2012）. "Phthalocyanines：A New Class of G-Quadruplex-Ligands with Many Potential Applications". Chemical communications（Cambridge，England）. 48. 6203-16. 10.1039/c2cc31037f.Copyright © The Royal Society of Chemistry 2012］。B. 端粒酶的作用机制，显示它如何逐渐延长端粒末端［摘自维基百科，"Working principle of telemorase"，作者 Uzbas F，遵循 CCASA 3.0 许可 https://creativecommons.org/licenses/by-sa/3.0/legalcode）］。

　　端粒酶核糖核蛋白全酶有两个主要成分（图 5.82）。端粒酶逆转录酶（TERT）蛋白亚基催化 DNA 合成的酶促反应，端粒酶 RNA（TR）成分充当向染色体末端添加脱氧核糖核苷酸的模板。尽管已经开发了其他方法来靶向与染色体末端端粒酶相关的蛋白质，例如端聚合酶，大多数抑制端粒酶的方法都集中在核糖核蛋白全酶的这两个主要成分上。

　　值得注意的是，由于端粒酶在几乎所有癌细胞中都有活性，而在大多数正常体细胞中检测不到，因此端粒酶活性分析可用作癌症的诊断生物标志物。癌细胞中端粒酶活性的增加通常发生在肿瘤发生过程的早期，而诸如 TRAP（端粒重复扩增方法）测定等敏感技术可以检测到极微量的这种酶，因此该方法和其他方法可能在癌症诊断领域中具有潜在用途。

　　多种生物体中的端粒重复已被证明离体和在体均可形成四链体结构，并且这些结构已通过 NMR 和 X 射线衍射等技术进行了广泛研究。端粒的末端形成一种称为 T 环的套索状结构，该结构被认为是通过 3'-单链突出端侵入前面的双链端粒 DNA 形成的，而双链端粒 DNA 是由结合的端粒蛋白稳定的。其中包括端粒蛋白复合体和相关蛋白，它们可维持端粒长度、促进 T 环形成、将端粒酶募集到端粒末端，并保护染色体末端不被识别为受损DNA。至关重要的是,端粒中这些四链体的形成已被证明会降低端粒酶的活性。

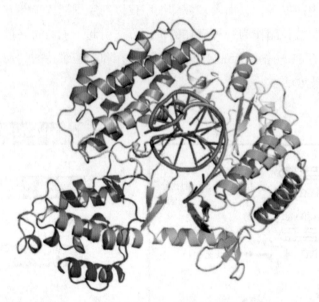

图 5.82　来自赤拟谷盗的端粒酶催化亚基（TERT）与其 RNA 模板和端粒 DNA 结合的分子模型［摘自维基百科，作者 Emskorda，Tibolium_castaneum_TERT_structure. 遵循 CCASA3.0 协议（https://Creativecommons.org/licenses/by-sa/3.0/legalcode）］。

　　已开发的抑制端粒酶的抗癌方法多种多样，包括从 TERT 催化亚基的 RNA 干扰（RNAi）到抑制与端粒酶相关的蛋白质。特别是，TERT 催化亚基一直是发现抑制剂的主要目标，因为几乎所有癌细胞中的 TERT 浓度都很高，它们依赖于 TERT 活性，而大多数正常细胞中的 TERT 浓度较低。

　　转录物敲低方法利用了反义寡核苷酸，而较新的方法则侧重于 RNAi。对锤头状核酶也进行了一些实验研究。反义和 RNAi 方法在原理验证性敲低实验中均被证明是有效的。例如，dsRNA 序列可用于在胚胎来源的细胞［例如人胚肾细胞（HEK）］中产生 RNAi 反应。基于 RNAi 的 TERT 敲低也已通过外源表达与 TERT 转录物互补的短发夹 RNA 序列的质粒构建体成功实施。这使得可以分析 TERT 的下游效应，并作为在基因治疗方法中病毒载体的替代方法，从而提供长期和永久的基因敲低。

　　为了长期敲低 TERT，使用了表达 TERT 转录物片段的特异性短发夹 RNA 的逆转录病毒载体。这种基于 RNAi 的技术涉及将抗端粒酶序列整合到宿主基因组中，并可以有效敲低 TERT。Imetelstat（GRN163L）（见图 5.80）是 Geron 公司开发的一种脂质共轭结合 13 聚体寡核苷酸的制剂，其与端粒酶的 RNA 模板互补并以高亲和力结合，从而直接抑制端粒酶活性。这种反义制剂具有专有的硫代磷酸酰胺主链，可提供化学稳定性和对核酸酶作用的抵抗力，从而提高在血浆和组织中的稳定性，并显著提高其与靶序列的结合亲和力。为了提高 Imetelstat 穿透细胞膜的能力，将寡核苷酸与脂质基团共轭结合。Imetelstat 在。Ⅰ 期临床试验中被证明可以下调端粒酶，并已进入原发性血小板增多症（ET）的 Ⅱ 期临床试验，并显示出强大的血液学和分子反应。2019 年，Geron 宣布将进入一项 Ⅲ 期研究，以评估 Imetelstat 治疗低风险骨髓增生异常综合征（MDS）的效果,这些患者在促红细胞生成素(ESA)治疗后复发(或难治)。

　　探索能够抑制端粒酶的小分子仍然是一个活跃的研究领域，并且已经开发了多个基于细胞的报告系统用于筛选分子文库。例如，TERT 启动子可以连接到编码绿色荧光蛋白（GFP）和分泌型碱性磷酸酶（SEAP）的两个不同报告基因。这些报告基因构建体的转染产生了稳定的克隆，可以分析 TERT 的表达。小分子抑制剂的一个例子是 3′- 叠氮基 -3′- 脱氧胸苷（也称为齐多夫定或 AZT），它是一种胸苷类似物，由于其能够阻止人类免疫缺陷病毒 –1（HIV–1）的复制而用于治疗艾滋病（图 5.83）。它通过竞争性抑制逆转录酶（RT）发挥作用，并在细胞内被胸苷激酶磷酸化为 AZT– 三磷酸（AZT–TP），最终通过该酶掺入病毒 DNA 阻断链延伸。BIBR1532（图 5.83）是另一种通过影响酶的加工能力而显示出作为端粒酶抑制剂可能性的化合物。BIBR1532 对 TERT 的抑制具有剂量依赖性，较高浓度可对造血系统癌细胞如 HL–60 细胞和肺肿瘤细胞产生细胞毒性，而对正常细胞影响很小。它还被证明会导致呈指数增长的 NCI–H460 肺癌细胞的端粒缩短，并最终导致生长停滞。事实上，这一过程需要 120 天才能完成，这一事实支持了提出的机制假说。然而，BIBR1532 未进展到临床试验阶段。

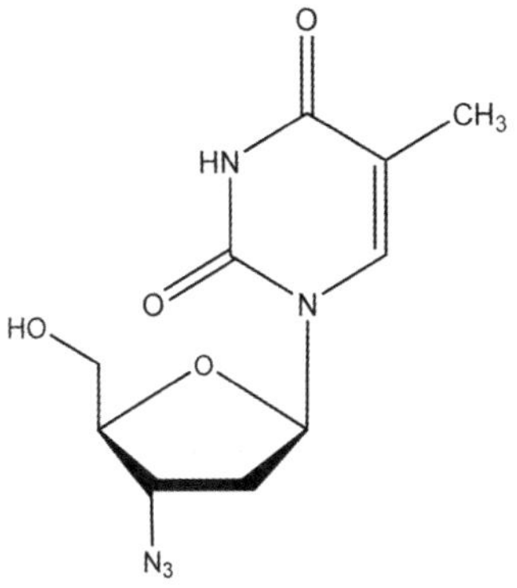

3′ –叠氮基–3′ –脱氧胸苷
（AZT，齐多夫定，Retrovir™）

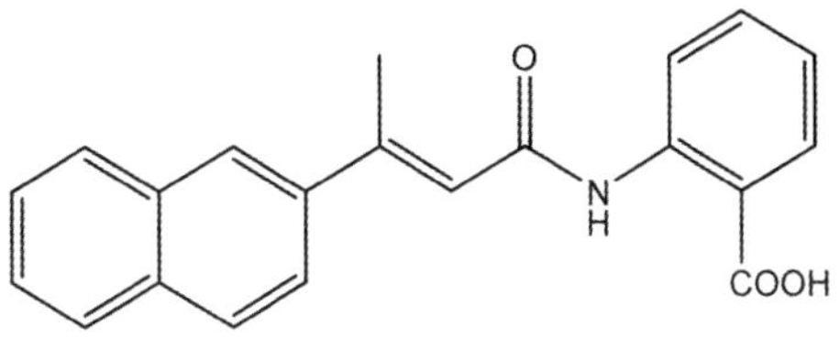

图 5.83   具有抗端粒酶活性的小分子逆转录酶抑制剂。

已开发出抑制端粒酶的方法，它并不直接抑制端粒酶的 TERT 或 TR 成分，而是抑制与端粒酶活性相关的蛋白质。例如，端锚聚合酶Ⅰ，端粒（ADP– 核糖）聚合酶（PARP），可以影响癌细胞的端粒酶抑制，其端粒功能已成为小分子的靶点。如与丝裂原活化蛋白（MAP）激酶相关的信号通路可以刺激 TERT 基因，因此这些信号通路也被小分子靶向，试图降低端粒酶活性。

免疫治疗方法也已被研究过。例如，从 TERT 衍生的肽已经被主要组织相容性复合体（MHC）Ⅰ类分子递呈给 T 淋巴细胞，从而产生针对该肽的 CD8+ 细胞毒性 T 淋巴细胞，可以溶解表达 TERT 的癌细胞。Geron 公司也开创了一些实验性疫苗。例如，一种由默克公司持有许可的基于腺病毒 / 质粒的疫苗，获得了 IND 的批准。Geron 开发的其他疫苗类型包括用于 AML 的自体树突状细胞疫苗 GRNVAC1（之前称为 TVAX），以及针对端粒酶的胚胎干细胞衍生的树突状细胞疫苗。这些疫苗作用的原理是指导免疫系统攻击表达端粒酶的癌细胞。GRNVAC1 治疗方法是从患者中分离出树突状细胞，用编码端粒酶蛋白的 RNA 进行治疗，然后再注入患者体内。这导致产生细胞毒性 T 细胞，可以杀死有端粒酶活性的细胞。另一种疫苗 GV1001 是基于活性位点 hTERT。

最后，为了提高抗癌效果，已经研究了涉及端粒酶抑制与其他类别抗癌药物组合的疗法。例如，有一些证据表明伊马替尼（一种选择性 BCRABL 酪氨酸激酶抑制剂）可以增强含有显性负性人类端粒酶（DN–hTERT）的癌细胞中的端粒酶抑制作用。此外，替美他汀（一种来自链霉菌的天然端粒酶抑制化合物）（图 5.80）已被证明可以增加某些癌细胞系对伊马替尼和具有不同作用机制的药物（如柔红霉素、米托蒽醌和长春新碱）的敏感性。

5.7.3.2   靶向启动子四链体

最近，人们对端粒以外的四联体的形成越来越感兴趣。在此之前，亚利桑那大学的 Laurence Hurley

证明了原癌基因 *c–myc* 可以在一个对基因活性至关重要的核酸酶超敏感区域形成四链体。从那时起，许多其他基因已经被证明在其启动子区域存在 G- 四链体，包括 *c–kit*、*bcl–2*、*c–met*、*h–ras*、*k–ras*、*n–ras*、*vegf*、*pdgf–A*、*chicken β–* 球蛋白基因和人类泛素连接酶 *RFP2*，而且这个基因列表还在继续增长。基于四链体折叠规则的全基因组研究已经在人类基因组中确定了超过 375000 个不重叠的四链体折叠序列（PQS），尽管并非所有这些都是在体内形成的。

对于四链体如何影响基因表达（下调或上调），有几种可能的模型。其中一种如图 5.84 所示，假设启动子区域内或附近的 G 四链体形成可能会阻断基因的转录，从而使其失活。在新药开发方面，基于该模型的一种策略是识别可以结合并稳定这些四链体的分子，从而促进抑制。重要的是，研究表明可以通过识别出特定基因启动子内的四链体选择性结合亲和性的分子，从而提高单个基因被靶向和下调的可能性。其他可能的模型包括，非编码 DNA 链中的四链体形成，可能有助于维持编码 DNA 链的开放构象，从而增强特定基因的表达。在这种情况下，可能识别出能够选择性地增强而非抑制选定基因转录的小分子。

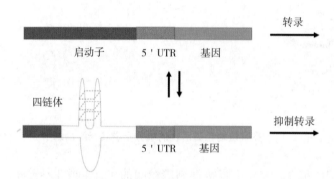

图 5.84　基因启动子区域的四链体形成及抑制转录原理。

有趣的是，推定的 G- 四链体形成序列在众多基因的第一个内含子和启动子区域中出现过多，并且在启动子区域中这些序列的出现频率已经与这些位点的核酸酶超敏性之间建立了相关性。尽管 G- 四链体的形成必须与这些位点的稳定双链 DNA 形式竞争，但研究表明，G- 四链体可以在模拟细胞内环境的条件下诱导，并且可以产生显著的生物学效应。这些推定的 G- 四链体序列中的一些已通过生物物理方法显示可形成稳定的四联体结构，一些基因（例如 *c–myc*、*c–kit*、*k–ras*、*pdgf–A* 和 *bcl–2*）启动子四链体已通过高场核磁共振研究进行了表征。

c–myc 基因是正常细胞生长和分化所必需的多种细胞过程的重要调节因子，其失调是多种类型癌细胞的已知特征之一。*c–myc* 启动子的核酸酶超敏元件（NHE Ⅲ）区域已被证明对该基因的表达调节特别重要，并且认为 G- 四链体的形成涉及转录抑制。图 5.85 说明了小分子四链体稳定剂（例如 TMPyP4）如何与 NHE Ⅲ 区域的四链体结合并阻断转录。

第一个进入临床试验的基于 G- 四链体相互作用的化合物是氟喹诺酮类药物喹氟拉辛（也称为 CX-3543 或 Itarnafloxin），其介绍如下。

5.7.3.2.1　喹氟拉辛（Itarnafloxin，CX-3543）

喹氟拉辛（Quarfloxin）（图 5.86），也被称为 CX-3543 或 Itarnafloxin，是第一个潜在的 G- 四链体相互作用剂。最初人们认为它通过抑制 RNA 聚合酶 Ⅰ（Pol Ⅰ）的转录，及通过从细胞核中取代核仁蛋白（一种参与核糖体合成和成熟的磷酸化蛋白）来起作用（图 5.87）。

喹氟拉辛是通过对一组氟喹诺酮类分子的研究发现的，这些分子最初同时具有 G- 四链体结合和拓扑异构酶 II 抑制活性。通过类似物合成，生物技术公司 Cylene 制药公司生产出喹氟拉辛，能够抑制拓扑异构酶 II 的活性，并最大限度地提高对 G- 四链体喹氟拉辛的选择性。与其他选择性折叠结构相比，它较已知的 TMPyP4 型结构对平行四链体结构具有更高的选择性，包括来自 *myc*、*vegf* 和 *T30695* 启动子的结构。

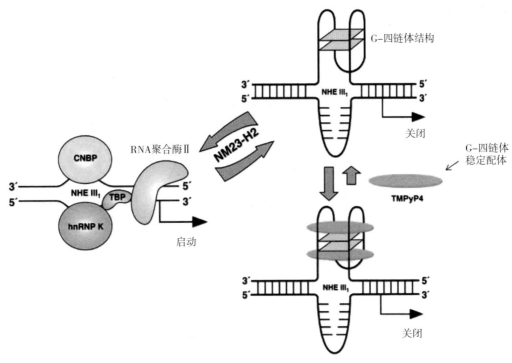

图 5.85　*c-myc* 启动子的核酸酶超敏元件（NHE Ⅲ）区域中四链体结构的形成。用 TMPyP4 等小分子稳定四链体可以抑制转录（引自 Siddiqui-Jain A.，et al.（2002）. "Direct evidence for a G-quadruplex in a promoter region and its targeting with a small molecule to repress c-MYC transcription"。Copyright（2002）National Acaolemy of Science，USA）。

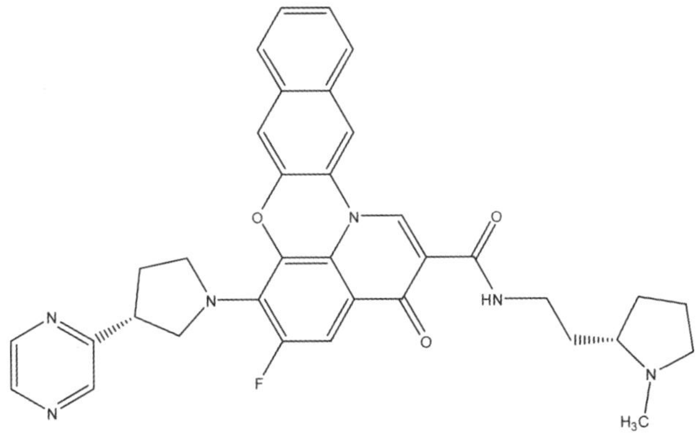

图 5.86　喹氟拉辛（CX-3543 或 ltarnafloxin）的结构式，这是第一个有潜力进入临床的四链体相互作用剂。

在临床前研究中，观察到喹氟拉辛集中在细胞核仁中，并通过破坏 G- 四链体 - 核仁蛋白复合物选择性抑制 Pol Ⅰ 转录，从而导致核仁蛋白重新分配到核质中。推定的 G- 四链体形成序列显示以两个反平行、三个平行和九个混合 G- 四链体的混合物的形式存在于相关 DNA 序列的非模板链中。喹氟拉辛和核仁蛋白均被证明可以与大多数 G- 四链体结合，并且喹氟拉辛会破坏除其中一种核仁蛋白 -DNA 复合物之外的所有其他复合物。使用 ChIP 和免疫荧光测定的细胞实验证明了这种作用机制，后者表明喹氟拉辛引起肿瘤细胞内核仁蛋白的重新分布。

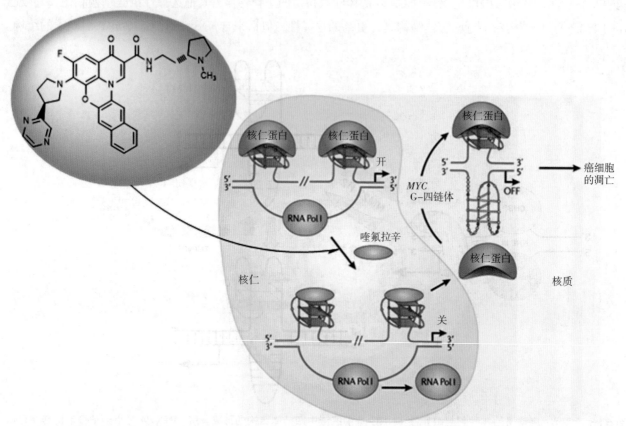

图 5.87　喹氟拉辛的作用机制［引自 Balasubramanian S，Hurley LH，Neidle S（2011）．"Targeting G-quadruplexes in gene promoters：a novel anticancer strategy？" Nat Rev Drug Discov.，10（4）261–275. doi：10.1038/nrd3428. Copyright © 2011 Macmillan Publishers Limited］。

　　据推测，喹氟拉辛可立即破坏核仁蛋白核糖体 RNA G- 四链体相互作用，导致选择性抑制 Pol Ⅰ 驱动的转录。此外，核仁蛋白重新分布到核质是对细胞应激的常见反应，通过各种不同的途径导致选择性细胞凋亡。有趣的是，研究表明核仁蛋白对 myc G- 四链体具有显著的选择性，可抑制 myc 转录。在早期实验中，虽然喹氟拉辛没有抑制体外生长的 A549 细胞中 myc 基因的表达，但在其他研究中，经喹氟拉辛治疗后，小鼠 HCT-116 肿瘤细胞中 myc 的 mRNA 的表达抑制达 85%。

　　基于这些令人鼓舞的在体数据，该分子进入了 Ⅰ 期临床试验，其结果于 2008 年报告。尽管喹氟拉辛在高达 810mg/m² 的剂量下具有良好的耐受性，仅报告了 3 级毒性反应疲劳，但没有发现客观缓解，因此没有进一步研究进展。

5.7.3.3　转录因子抑制

　　转录因子是通过选择性地与相关基因启动子区域的目标序列结合、刺激或抑制转录来控制 DNA 转录过程的蛋白质。它们通过修改 RNA 聚合酶 Ⅱ（Pol Ⅱ）的活性来工作，以确保在基因组中适当的时间和位置发生（或不发生）转录。已设计了基于抑制癌基因如 C-Myc、HIF-1、NFκB 和 STAT-3 转录的癌症治疗方法。已报道了许多小分子抑制剂，如夫拉平度（alvocidib）、棘霉素（echinomycin）、PBD 分子（例如 TSG-1301），以及可以序列选择性方式结合双链 DNA 并抑制转录的发夹聚酰胺。其中一些分子在 5.7.1.1.1 中进行了介绍，但尚未达到批准阶段。

一种称为PROTAC（蛋白水解靶向嵌合体）的替代策略已被开发出来，如下所述。PROTAC基于双功能复合物设计，该复合物利用泛素–蛋白酶系统选择性降解感兴趣的转录因子，从而抑制转录过程。这种方法的优点之一是它不需要高浓度的双功能复合物来产生治疗效果。因此，PROTAC已成为治疗包括癌症在内的多种疾病的有前途的策略。

5.7.3.3.1 小分子转录因子抑制剂

如5.7.1.1.1所述，已鉴定出众多小分子，它们结合在DNA小沟中并抑制转录因子的结合。转录因子的作用是调节基因在特定时间转录。转录因子包含直接靶向特定DNA序列并启动转录的亚基，而其他结构域可能调节转录的速率和程度。图5.88是小分子抑制剂调节转录过程的示意图。

表5.2列出了一些适合通过这种方法下调的基因，包括*c-Myc*、*HIF-1*和*STAT-3*。例如，C-Myc调节细胞增殖、细胞周期发育和癌基因转化。在激活过程中，Myc–Max复合物附着在启动子结构域的特异性结合域E-box基序上，以触发基因转录，从而通过蛋白Miz-1终止核心启动子。

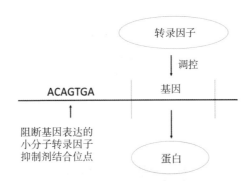

图5.88 **小分子序列选择性DNA结合转录因子抑制剂的作用机制示意图。**

表5.2 **小分子转录因子抑制剂的基本结构及其转录因子靶点**

药物	基本结构	转录因子靶点
夫拉平度	类黄酮	STAT
S3I-M2001	噁唑类仿肽	STAT（SH2域）
S3I-201	噁唑类仿肽	STAT（SH2域）
盐酸萘替芬	硝基苯并二氧化噻吩	STAT（SH2域）
棘霉素	醌霉素	HIF和Myc
NSC 50352	多酚	HIF
发夹聚酰胺	吡咯咪唑	NFκB
TSG-1301	PBD偶联物	NFκB
GWL-78	吡咯苯二氮䓬	NF-Y
光辉霉素A	多酚	Sp1
铂（Ⅱ）复合物	铂	CREB
曲贝替定	复杂多环	NF-Y/PCAF

小分子转录因子抑制剂的另一个代表是抑制 NF-Y/PCAF 的曲贝替定（Yondelis™），它于 2015 年被 FDA 批准用于治疗软组织肉瘤的两种亚型、脂肪肉瘤和平滑肌肉瘤。

5.7.3.3.2   PROTAC

PROTAC 方法最初由 Sakamoto、Crews 和 Deshaies 于 2001 年提出，是靶向嵌合体蛋白水解的缩写。该技术基于异双功能的小分子，该小分子由两个通过连接基连接的活性结构域组成（图 5.89）。PROTAC 不是作为传统抑制剂发挥作用，而是通过诱导选择性细胞内蛋白水解来发挥作用。异双功能小分子由两个共价连接的蛋白质结合分子组成，一个能够结合目标转录因子蛋白质用于降解，另一个用于募集 E3 泛素连接酶，例如 pVHL、Mdmz、β-TrCP1、cereblon 和 c-IAP1。E3 连接酶向靶蛋白的募集会导致泛素化并随后被 26S 蛋白酶降解。由于这不会阻断转录因子的结合位点，因此不需要高浓度的PROTAC 剂来维持其治疗效果，从而可最大限度地减少毒性和耐药性。PROTAC 的另一个优点是它可以靶向不具有酶活性的蛋白质，例如支架蛋白。然而，一个潜在的问题是可用的 E3 文库有限。

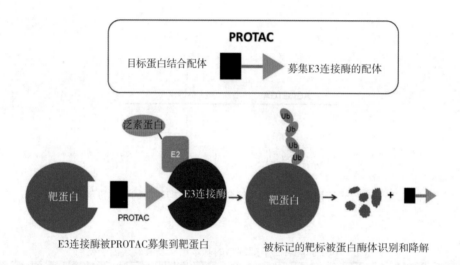

图 5.89   PROTAC 策略的示意图［引自 Neklesa T.，Winkler J.，Crews C.（2017）. "Targeted protein degradation by PROTACs，Pharmacology & Therapeutics". 174 138－144，https://doi.org/10.1016/j.pharmthera.2017.02.027。Copyright © 2017 Elsevier Inc］。

2019 年，ARV-110 作为第一个靶向雄激素受体（AR）的 PROTAC 制剂进入前列腺癌 Ⅰ 期临床试验。ARV-110 是第一个针对雄激素受体的 PROTAC 产品，通过降解核受体 AR 发挥作用。目前正处于 Ⅰ 期临床试验，迄今为止已观察到良好的耐受性和有限的毒性反应。

另一个例子是 SD-36，一种针对 STAT3 的 PROTAC 药物，正在开发用于 STAT3 敏感的癌症（图5.90）。SD-36 是一种基于 CRBN 的 PROTAC 药物，可以选择性降解 STAT3。它包含一个 STAT3 靶向分子（SI-109），被认为可与 SH2 结构域相互作用。在临床前研究中，它在动物模型中表现出对白血病和淋巴瘤的长期抑制，并且耐受性水平可接受。

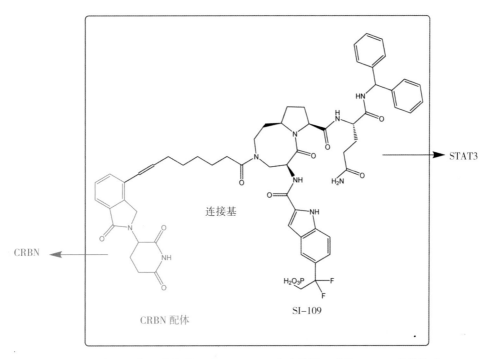

图 5.90　研究用于白血病和淋巴瘤 PROTAC 治疗的异双功能 SD-36 的结构式。

5.7.4　靶向 RNA 方法

5.7.4.1　简介

RNA 是一种合理的药物靶点，因为它参与了所有基因的表达，对所有活细胞都是普遍的和至关重要的。此外，由于 RNA 由四个重复的碱基（A、C、U、G）组成，因此与由 20 种不同氨基酸结构单元组成并具有复杂的二级和三级结构的蛋白质相比，其结构相对简单。从理论上讲，抗 RNA 疗法可以用于任何靶标，包括遗传性疾病和感染性疾病，也可以针对那些被传统小分子技术认为"不可成药"的靶标。

当一个特定基因的表达是癌症等疾病的原因，并且该基因的序列已知时，反义治疗方法涉及使用核酸序列（DNA、RNA 或两者的化学类似物）靶向该基因产生的信使 RNA（mRNA），使其失活并"关闭"该基因。各种可用策略包括靶向基因的启动子或编码区、RNA 前体的剪接位点和 mRNA 片段外显子的修饰。

为了开发基于 RNA 的疗法，采用了反义和 RNA 干扰（RNAi）这两项主要技术，下面将详细介绍。反义疗法和 RNAi 疗法都花了几十年的时间才开发出来，原因之一是 RNA 容易过早降解。因此，目前已经开发了多种不同类型的主链修饰的核酸结构，尽管它们可用于任一主要治疗策略，以上将在后续单独阐述。此外，在 RNAi 治疗领域，已经开发了两种类型的小 RNA 分子，即小干扰 RNA（siRNA）和微小 RNA（miRNA），并在下文进行介绍。最后，人们对核酶、具有酶活性的工程化 RNA 片段以及可以结合和靶向 RNA 的小分子进行了大量研究。尽管这两项技术具有学术意义，并在下文中进行介绍，但这两种技术都尚未进入后期临床试验。

总体而言，反义技术和 RNAi 技术都具有巨大的潜力。例如，如果目标 RNA 是病毒基因组，则可以阻断病毒复制。同样，如果目标 RNA 与疾病相关，则可以抑制该基因的蛋白质合成，从而减轻疾病的严重程度。理论上，利用这项技术，人类基因组中的所有 22000 个基因都可以成为潜在的目标，细菌和病毒中导致人类疾病的数万个其他基因也一样。

5.7.4.2　反义寡核苷酸

反义技术的作用机制如图 5.91 所示。正常基因表达时，细胞核中产生的单链 mRNA 进入细胞质，在那里到达核糖体，然后翻译成相应的蛋白质。然而，如果 mRNA（"正义"序列）被互补序列的合成 DNA 或 RNA 样寡核苷酸（反义治疗剂）截获，则翻译会被阻断，因为 mRNA 需要是单链与核糖体相互作用。例如，5'-UCGGAA-3'mRNA 的有义片段将被反义片段 3'-AGCCUU-5' 阻断。这些核酸片段的长度通常在 12 至 21 个核苷酸之间，并经过化学修饰以具有最佳的血浆稳定性和细胞渗透特性。尽管多种反义疗法已获得 FDA 批准，但反义技术的全部潜力尚未实现。

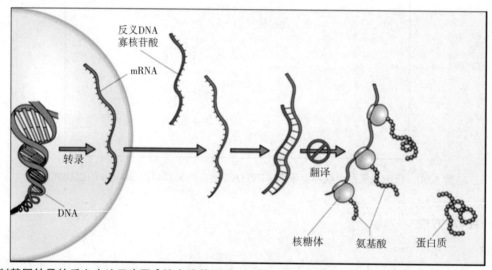

图 5.91　抑制基因转录的反义方法示意图［摘自维基百科，"Antisense DNA oligonucleotide"，作者 Robinson R，根据 CCA2.5 协议（https://creativecommons.org/licenses/by/2.5/legalcode）］。

尽管在了解 DNA 结构和蛋白质产生机制后不久就产生了反义疗法的概念，但实际方法却面临着与反义寡核苷酸的构建、稳定性、毒性和反义寡核苷酸的药代动力学，以及将它们成功递送至靶器官或患病组织能力的挑战。然而，有些学者率先开发了反义疗法，其中最著名的是临床医生兼研究员 Stan Crooke，他于 1989 年创立了专业反义公司，Isis 制药公司（2015 年更名为 IONS 制药公司）。

第一个商业化的反义药物是福米韦森（Vitravene™），它于 1998 年被 FDA 批准用于治疗巨细胞病毒视网膜炎（一种眼部病毒感染）。这一成功凸显了反义寡核苷酸的药物输送问题，因为福米韦森必须直接注射到眼内。然而，诺华于 2002 年和 2006 年分别在欧盟和美国撤回了其上市许可。最终撤回的原因是，在福米韦森最初被发现和开发时，因为巨细胞病毒感染在艾滋病患者中的发病率增加，所以对治疗巨细胞病毒的疗法的需求非常高，但高效抗逆转录病毒疗法（HAART）的开发减少了对其他疗法的需求，并降低了福米韦森作为商业产品的可行性。

尽管市场分析师提出诸多挑战和怀疑，2013 年 1 月，即 Isis 制药公司成立 24 年后，FDA 宣布批准米泊美生（Mipomersen Kynamro™）作为第二种商业化的反义药物。该药物是为治疗纯合家族性高胆固醇血症（HoFH）而开发的，这是一种罕见的遗传性疾病，会导致胆固醇水平极高和年轻时期的心脏病发作。虽然这种药物是由 Isis 发明，但它是由赛诺菲（Sanofi）的罕见病专业部门健赞公司（Genzyme 公司）销售。米泊美生是所谓的"第二代"反义寡核苷酸，其核苷酸通过硫代磷酸酯键而不是 RNA 和 DNA 的磷酸二酯键连接，并且分子中部具有脱氧核糖部分，两端具有 2'-O- 甲氧基乙基修饰核糖单位。这些修饰提供了对核酸酶降解的抵抗力，从而允许每周静脉注射给药。然而，这种药物的成功再次凸显了与反义药物相关的递送问题，因为米泊美生很少在肝脏中积聚，而目标载脂蛋白 B 主要在肝脏中发挥作用。

在肿瘤学领域，由于意想不到的毒性和普遍缺乏疗效，90 年代中期反义技术的临床评估结果令人失望，其中包括 Oblimersan（Genasense™），一种由 Genta 公司开发的针对 *Bcl-2* 癌基因的反义制剂。Genasense™的作用机制是抑制 Bcl-2 蛋白的表达，该蛋白常在肿瘤细胞中过表达，并负责抑制化疗诱导的细胞凋亡。该药物的设计是基于体外研究，结果显示，通过反义靶向 Bcl-2 mRNA 起始区域的前 6 个密码子，可以抑制携带 t（14；18）易位的人淋巴瘤细胞的增殖。人们希望 Genasense™可以提高目前使用的细胞毒性药物在如过表达 Bcl-2 的黑色素瘤等肿瘤中的活性。2004 年，FDA 批准 Genasense™的新药申请（NDA），允许其与达卡巴嗪联合治疗晚期黑色素瘤患者。这是一个重大的事件，因为它是第一个被批准用于肿瘤领域的全身用药的反义治疗的 NDA，也是第一个促进化疗诱导的细胞凋亡的药物。更重要的是，它是 30 年来第一个被开发用于晚期黑色素瘤的新药物，因此，被 FDA 授予"优先审查"地位。然而，尽管对淋巴瘤的早期。Ⅰ/Ⅱ期治疗结果令人鼓舞，但后来的临床试验结果令人失望，到 2011 年，由于黑色素瘤试验结果不理想，Genasense™并没有获得 FDA 的批准，2012 年 Genta 公司申请破产。

接下来几年的其他令人失望的产品包括 GEM-231（Hybridon 公司），一种针对蛋白激酶 AR1 亚基的反义药物，与多西他赛、紫杉醇和伊立替康联合治疗多种实体瘤；以及 AVI-4126（AVI Biopharma 公司），一种针对 *c-Myc* 癌基因的反义药物，可用于治疗包括前列腺癌在内的实体瘤。

在接下来的十年中，由于多种技术进步，包括化学方法（以限制对核酸酶的敏感性）和递送系统的改进，开发了几种新的反义药物并进入临床试验，不仅用于癌症领域，而且用于糖尿病、肌萎缩侧索硬化症（ALS）以及哮喘、关节炎和伴炎性成分的膀胱炎等疾病。例如，一种针对 Duchenne 肌营养不良症（DMD）基因的反义试剂。Eteplirsen（商标名 Exondys 51）是一种治疗但不能治愈某些类型的 Duchenne 肌营养不良症的药物，这种疾病是由一种特定的突变引起的。Eteplirsen 只针对特定的突变，可用于治疗约 14% 的 DMD 病例。Eteplirsen 是由 Sarepta Treeutics 设计和开发的。在围绕该药疗效的一场有争议的辩论之后，FDA 的两名审查小组成员辞职以示抗议，2016 年底，Eteplirsen 获得了美国 FDA 的加速批准。其一年的治疗套餐价格为 30 万美元。

在癌症领域，Isis 制药公司开发了第二代反义药物库斯替森（OGX-011），可以抑制凝聚素的产生。凝聚素是一种分泌蛋白，作为细胞存活蛋白，在化疗、激素消融和放疗等癌症治疗反应中过表达。FDA 批准库斯替森与多西他赛联合用于转移性前列腺癌的快速治疗。然而，2017 年的一份报告指出，在卡巴他赛和泼尼松治疗中加入库斯替森对转移性去势抗性前列腺癌的男性没有治疗效果。

Isis 和阿斯利康共同开发了反义药物 ISIS-STAT3Rx，用于治疗晚期淋巴瘤和肝癌患者。该药物可抑制 *STAT3*（信号转导器和转录激活剂 3）基因，该基因对于肿瘤细胞的生长和存活至关重要。它在多种癌症中过度表达，包括脑癌、肺癌、乳腺癌、骨癌、肝癌和多发性骨髓瘤，促进肿瘤细胞生长并抑制细胞凋亡。ISIS-STAT3Rx 是 Isis 首款新型"2.5 代"药物，稳定性和递送特性均有提高。不过，该药物尚未进入审批阶段。

在所有批准上市的寡核苷酸治疗药物中，2016 年 12 月 FDA 批准的 nusinersen 似乎是最令人兴奋的。它是一种 18 聚硫代磷酸酯 2-O- 甲氧基乙氧基反义寡核苷酸，所有胞苷均在 5′ 位进行甲基修饰。该寡核苷酸通过靶向并阻断内含了 7 的内部剪接位点，诱导 *SMN1* 和 *SMN2* 的 mRNA 中句含外显子 7。此药适用于患有 1 型、2 型和 3 型脊髓性肌萎缩（SMA）的婴儿。

在与反义药物相关的副作用方面，已经观察到静脉注射主链修饰的反义寡核苷酸的许多反应。此外，反义药物可以在肝脏、肾脏、脾脏、骨髓和脂肪细胞等多种组织中积聚，从而引起更多的局部毒性。然而，最严重的不良反应是由所谓的"脱靶"事件引起的，这种事件是当反义寡核苷酸与相似序列的其他 RNA 结合时发生的，从而导致不可预测的副作用。还观察到补体激活和凝血时间延长等副作用。治疗的另一个问题是反义药物和 RNAi 药物通常在给药后不到 1 小时内通过肾脏系统从循环中迅速清除，使得分子可能在与目标相互作用之前就被从血液中清除。

5.7.4.3　RNA 干扰（RNAi）

RNA 干扰（RNAi）是一种发生在所有细胞中的自然过程，被认为是一种针对 RNA 病毒的保护机制而进化的。它还可能在 RNAi 相关途径中发挥作用，例如塑造基因组的染色质结构。细胞通过破坏相同序列的所有胞内 mRNA 来响应外来 dsRNA 的引入。这种现象首先在秀丽隐杆线虫中观察到，后来在果蝇、锥虫和涡虫中观察到。在植物中观察到的转录后基因沉默（PTGS）被认为是通过类似的 RNAi 机制发挥作用的。

小干扰 RNA（siRNA）及其在植物 PTGS 中的作用最早由英国诺威奇塞恩斯伯里实验室的 David Baulcombe 研究小组发现，并于 1999 年在《科学》杂志上报道。Thomas Tuschl 及其同事随后在《自然》杂志上报道了合成的 siRNA 可以在哺乳动物细胞中诱导 RNAi 效应。尽管体内递送仍然是一个重大挑战，但这一发现还是引发了人们对利用 RNAi 效应进行生物医学研究和药物开发的兴趣。进一步的研究揭示了 RNAi 效应的全新机制。例如，人们发现 dsRNA 片段在某些情况下也可以激活基因表达，这种机制被称为"小 RNA 诱导的基因激活"或"RNAa"。这些实验中使用的双链 RNA 构建体被称为"小激活 RNA"（saRNA）。

siRNA 具有明确的结构，由短（通常为 21bp）双链 RNA（dsRNA）组成，其具有磷酸化 5′ 末端和羟基化 3′ 末端以及两个突出的核苷酸（图 5.92A）。离体和在体使用时，通常使用发夹结构以避免双链过早变性（图 5.92B）。在自然过程中，进入细胞后（通常通过病毒感染），任何长度的 dsRNA 都会被细胞识别为外来物，并与名为 Dicer 的酶结合（图 5.93A），Dicer 酶将其切割成双链核苷酸，每个包含 21 个碱基对（siRNA）（图 5.93B）。这些 siRNA 与多种蛋白质结合，统称为 RNA 诱导沉默复合物（RISC），之后正义链被蛋白质 Argonaute 剥离，留下互补链。使用三磷酸腺苷（ATP）作为能源，RISC 使用该单链反义 RNA 作为模板来定位并结合包含匹配序列的 mRNA。只有那些能够与 siRNA 互补链形成完整的沃森克里克碱基对的 RNA 才可结合，从而确保只有特定的目标 RNA 被结合和破坏。一旦发生匹配，目标 mRNA 就会被酶降解，从而抑制该基因的表达。

siRNA 非常有效，每个细胞只需要几个 dsRNA 分子即可产生有效的干扰。其原因是 RISC 复合体可起到催化作用，许多 mRNA 分子可被一个复合体破坏。因此，单个 dsRNA 分子可以在降解之前导致许多靶 mRNA 的破坏。

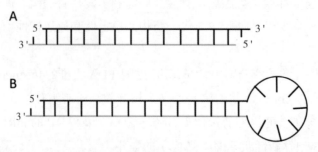

图 5.92　A. 典型 siRNA 结构示意图，其为 18 ～ 21 个碱基对 RNA 双链，每条链 3′ 端有 2 个突出的核苷酸；B. 发夹 siRNA 结构可用于在储存和递送至细胞期间维持 siRNA 的双链结构。

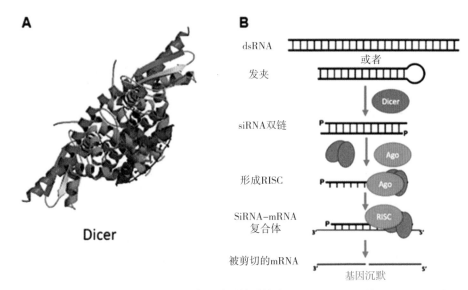

图 5.93　A. 小鼠 Dicer 的 RNase Ⅲ b 和 dsRNA 结合域的结构［摘自 PDB ID 1BNA 的 RCSB PDB（Lee, J.K., Du, Z., Tjhen, R.J., Stroud, R.M., James, T.L.）（2008）Structure of RNase Ⅲ b and dsRNA binding domains of mouse Dicer Proc. Natl. Acad. Sci. USA 105：2391 - 2396］。B. 通过 RNAi 进行基因沉默的机制［摘自维基百科，"SiRNA_mechanism.2"，作者 Singh135，遵循 CCASA4.0 协议（https://creativecommons.org/licenses/by-sa/4.0）］。

对于基于 RNAi 的实验室工具和疗法的开发，存在许多重大挑战，包括稳定性、递送、效果的持久性以及体内使用时潜在的全身毒性。例如，单链 RNA 在储存和使用时容易发生化学和酶裂解，并且在递送过程中维持双链结构可能存在问题。然而，可以对 RNA 双链体进行修饰，在两条链的末端引入一个短环，以产生更稳定的短发夹 RNA（shRNA），并且其仍然可以被 Dicer 加工成功能性 siRNA（图 5.92B）。

尽管可以在实验室中使用显微注射、电穿孔或转染等技术将 siRNA 递送到细胞中，但将 siRNA 递送到动物模型和人类的疾病部位一直是主要挑战，目前使用纳米技术和载体递送系统等方法解决。为了解决另一个问题，即特别是在快速分裂的细胞中，通过外源 siRNA 转染造成的 RNA 敲低可能只是暂时的，已经创建了 shRNA 表达载体，不过这需要一种涉及所有相关科学、医学和伦理问题的基因治疗方法。

最后，迄今为止的临床经验表明，细胞因子诱导、补体激活和流感样症状是其潜在的副作用，这些副作用可能严重到中止治疗。在人体中，siRNA 还会导致不良的免疫反应和过敏反应。也许更重要的是，尽管 RNAi 过程应该对细胞中的单类 RNA 具有高度特异性，但越来越多的证据表明，该过程可能发生"脱靶"效应，其中 RISC 可以与具有密切匹配碱基对序列的 RNA 相互作用并破坏它们。

尽管存在这些问题，治疗用途的 siRNA 的开发在过去 20 年中还是取得了重大进展，主要是在小型生物技术公司，其中最著名的是 Alnylan 公司。2018 年，FDA 批准的第一个 RNAi 治疗药物 patisiran（Onpattro ™）由 Alnylam 公司开发，用于治疗由遗传性转甲状腺素蛋白介导的淀粉样变性（hATTR）引起的周围神经疾病（多发性神经病）。Alnylam 于 2019 年取得了进一步的成功，FDA 批准了 RNAi 治疗剂 givosiran（Givlaari ™）用于治疗成人急性肝卟啉症（AHP），这是一种由肝脏血红素生物合成途径酶缺陷引起的罕见遗传性疾病。

截至撰写本文时，Alnylam 的研发管道中有 10 种基于 siRNA 的产品，下一个最有可能获得批准的候选药物是 Inclisiran，它是麦迪逊医药基于 Alnylam 许可的 RNAi 技术开发的一种 PCSK9 靶向药物。

Inclisiran 在后期临床试验中提供了足够可靠的数据，诺华于 2019 年底以 97 亿美元收购该公司。在临床试验中，该药物可将 LDL 胆固醇降低高达 54%～58%，并且有望获得监管部门批准，用于治疗高危动脉粥样硬化性心血管疾病或家族性高胆固醇血症患者。如果获得批准，Inclisiran 将与 evolocumab（安进公司）和 alirocumab（赛诺菲和再生元公司）竞争，后两种降低 PCSK9 的抗体均于 2015 年获得批准。由于成本高昂、患者摄取缓慢，及对心血管疾病的治疗终点指标获益的其他问题，这些抗体尚未达到对其超高的预期。英国政府计划于 2020 年启动 Inclisiran 的一项大型临床试验，以期在获得批准后从 2021 年起向 NHS 患者提供该药物。

伊奥尼斯制药公司、夸克医药公司、莫德纳公司和许多其他生物技术公司在成熟的 RNAi 研发管道中都有 siRNA 候选药物。然而，竞争环境非常激烈，专利侵权问题也很令人担忧。例如，Alnylam 和 Tekmira 最近同意就长期存在的技术盗用和专利侵权诉讼和解，Alnylam 向 Tekmira 支付超过 6500 万美元。此外，在 RNAi 领域，操作自由仍然是一个备受争议的话题，Alnylam 和 Benitec Biopharma 等公司公开宣称对关键知识产权拥有控制权，同时声称能够阻止该领域其他公司的研究工作。

值得注意的是，总部位于英国的技术管理公司 Plant Bioscience Limited 在发现 RNAi 效应方面发挥了重要作用，该公司拥有一项专利，该专利涉及广泛包括 siRNA 在植物和哺乳动物中的治疗、诊断和研究应用，并有可能阻碍该领域其他公司的努力。

最后，正在开发多种不同的技术来递送 siRNA 构建体，其中的三种主要技术是纳米颗粒、化学修饰的 RNA（前药形式）和病毒载体。所有这些递送模式均已进入临床阶段，并正在作为癌症及许多其他领域的治疗方法进行评估。下面将做详细的介绍。

5.7.4.3.1 纳米颗粒方法

这种方法涉及将 siRNA 片段包裹在聚合物涂层中，例如脂质体或其他类型的纳米颗粒，以避免在血流中降解，并可通过 EPR 效应在肿瘤中选择性摄取（参见第 10 章）。Calando 公司于 2008 年开始 I 期试验，成为第一家将配制的 siRNA 候选药物（CALAA-01）推向临床的公司。CALAA-01 包含针对核糖核苷酸还原酶 M2 亚基的 siRNA 混合物，以线性环糊精的聚合物方式保护。2010 年，该公司公布的研究数据表明，该药物通过静脉注射，可以通过 RNAi 机制敲低肿瘤内的预期 mRNA 靶标和蛋白质。

2011 年，Alnylam Pharmaceuticals 与麻省理工学院（MIT）的合作者报道了他们的"核壳"纳米粒子，用于 RNAi 治疗药物的全身给药。这些纳米粒子是使用高通量聚合物合成策略生成的，然后筛选用于细胞内递送，包括递送 siRNA 的粒子。他们评估了包含 1500 多种不同化学成分的纳米颗粒作为药物输送载体库，并精确控制颗粒大小、化学成分和结构。研究结果表明，材料的物理和化学性质可以控制纳米治疗药物的效用，并且某些化学功能有利于聚合物的递送。

对其中一种纳米颗粒的初步在体研究表明，在临床前模型中肝细胞特异性因子Ⅶ可被沉默。

Alnylam Pharmaceuticals 还宣布了其 TTR 介导的淀粉样变性治疗的 I 期积极数据，ALNTTR02 包含旨在沉默该基因野生型和突变型的 siRNA，并使用第二代脂质纳米颗粒技术进行递送。该公司报告称，该药物对健康志愿者来说是安全的，单次给药后，其目标蛋白水平可降低高达 94%，这是一项关键成就，因为降低 50% 被认为足以稳定甚至缓解疾病。ALN-TTR02 在美国获得孤儿药地位，美国尚无批准的 ATTR 治疗方法。

另一家公司 Tekmira（现为 Arbutus Biopharma）开发了一种专有的脂质纳米颗粒输送系统，称为 "LNP"。另一家 RNAi 公司 Silence Inc 开发了一个专有脂质递送系统平台，该系统是该公司于 2005 年收购 Atugen 公司时获得的。AtuPLEX™、DACC™ 和 DBTC™ 系统将 siRNA 递送至血管内皮细胞，肺血管内皮细胞、肝细胞和肝实质的血管系统。Marina Biotech 公司（现为 Adhera Therapeutics 公司）还开发了自己的递送系统，称为 TauRNAi™，该系统结合了用于构建小干扰 RNA 的专有技术（"UsiRNA"）和新型二烷基化氨基酸脂质体（DiLA2）递送系统。

5.7.4.3.2 化学修饰的 RNAi 结构

该方法涉及对寡核苷酸主链进行化学修饰，以使 siRNA 构建体更加稳定和（或）提高其对细胞膜的渗透性。例如，Solstice 公司开发了一种核心 RNAi 递送技术，称为"核糖核酸中性物"（"RNN"）。但尽管该技术的细节尚未完全披露 RNN 似乎最适合将 siRNA 有效负载传递到皮肤、肺和血液系统。作为一种前药，RNN 在核酸上具有保护性侧基，使其在血浆中保持稳定，呈中性且具有生物相容性。由于其中性，RNN 可以穿过细胞膜，一旦进入细胞，普遍存在的酶就会完全去除其侧基，此时有效负载会触发 RNAi 机制。它适用于大多数哺乳动物细胞系，包括培养的原代细胞，以及在体动物模型。

另一家生物技术公司夸克制药公司开发了化学修饰的合成 siRNA 疗法。夸克的递送方法允许靶向多种组织和器官，包括眼、肾脏、耳、肺、脊髓和大脑。例如，QPI-1002（也称为 I5NP）是一种 RNAi 试剂，旨在暂时抑制应激反应基因 *p53* 的表达。截至撰写本文时，该产品正在进行一项随机、双盲、安慰剂对照Ⅲ期研究，以评估其在急性肾损伤（AKI）高风险患者心脏手术后预防主要肾脏不良事件（MAKE）方面的效果。

夸克的合作伙伴辉瑞公司在两项针对糖尿病性黄斑水肿（DME）和年龄相关性黄斑变性（AMD）患者的Ⅱ期临床研究中评估了 PF-4523655（RTP801i-14）。PF-4523655 是一种合成的化学修饰 siRNA，旨在抑制 *RTP801* 基因的表达。夸克还开发了一种新的合成 siRNA QPI-1007，作为眼部疾病的神经保护剂。QPI-1007 中使用的结构和化学修饰可以保留 RNAi 活性，同时改善 siRNA 常见的潜在脱靶和免疫刺激效应。截至撰写本文时，该药物仍处于Ⅲ期临床试验中。

Silence Therapeutics 公司通过称为"AtuRNAi™"的技术开发了平端化学稳定的 2′-O- 甲基修饰核苷酸作为 siRNA 类似物。它们在几个方面与经典的 Tuschl 型构建体不同，包括优于标准 siRNA，例如针对核酸酶降解的稳定性和预防先天免疫反应。据称，AtuRNAi™技术还可以消除有毒代谢物，通过更便宜的构建模块降低制造成本，并通过改进工艺开发提高产量和加快合成速度。

5.7.4.3.3 表达 RNAi 方法

这种方法涉及将 DNA 构建体（通常在病毒载体中）递送至细胞，以便 siRNA 可以在内部表达，而不是从外部递送。与这种方法相关的主要问题包括如何将载体选择性递送至靶细胞而不会对健康细胞造成潜在的遗传损伤，以及适当长度的双链 RNA 的转录和形成，尽管发夹 RNA 可以解决对双链 RNA 的需求。

家族性腺瘤性息肉病（FAP）是一种遗传性疾病，全世界的发生率约为 1 : 10000，由腺瘤性息肉病（APC）基因突变引起。这些突变的结果是，肠道内壁上皮细胞的 β- 连环蛋白水平增加，进而导致细胞生长不受控制。上皮细胞的增殖导致整个大肠内形成大量（数百至数千）非癌性增生（息肉）。CEQ508 是利用 Marina Biotech 公司的"跨界"RNA 干扰（tkRNAi）平台开发的新型治疗剂中的第一个候选药物，其为细菌递送系统中表达的 RNA。已知 β- 连环蛋白在典型 FAP 中失调。CEQ508 制剂包含减毒细菌，这些细菌经过工程改造后可进入发育异常组织，并释放针对 β- 连环蛋白 mRNA 的短发夹 RNA（shRNA）有效负载。Marina 正在开发 CEQ508 作为一种口服治疗药物，以降低小肠和大肠上皮细胞中 β- 连环蛋白的水平。2012 年，该公司宣布 CEQ508 在安全性Ⅰ期试验中取得积极结果，FDA 于 2015 年授予其快速通道资格。

另一家公司 Benitec 开发了一种称为"ddRNAi"（也称为表达 RNAi）的技术，该技术可用于在细胞内从编码目标基因的短 DNA 序列中产生 dsRNA 分子。通过将 DNA 构建体引入细胞，可触发抑制性 dsRNA 的持续产生，进而通过 Dicer 酶将其切割成双链 siRNA，产生 RNAi 效应。

5.7.4.4　微 RNA（miRNA）

微 RNA（miRNA）是一种小的非编码 RNA 分子，长度通常为 22 个核苷酸，天然存在于植物和动物中，可在转录过程中和转录后调节基因表达。miRNA 由核 DNA 编码，与 mRNA 分子的互补序列碱基配对，通过翻译抑制或靶 RNA 降解导致基因沉默。最近的研究表明，人类基因组可编码超过 1000 个 miRNA，这些 miRNA 可靶向大约 60% 的哺乳动物基因，并且在许多人类细胞类型中含量丰富。

miRNA 在真核生物较为保守，被认为是遗传调控的古老进化组成部分。虽然微 RNA 通路的核心成分在植物和动物之间也是保守的，但植物和动物中的 miRNA 似乎是独立进化的，具有不同的功能。例如，植物 miRNA 通常与其 mRNA 靶标具有完美或近乎完美的配对，并通过 mRNA 降解诱导基因抑制，而动物 miRNA 通常仅表现出与其 mRNA 靶标的部分互补性，从而允许组合调节。通过组合调节，给定的 miRNA 可以具有多个 mRNA 目标，并且给定的目标 mRNA 可能被多个 miRNA 靶向。

第一批 miRNA 的特征是在 20 世纪 90 年代初被鉴定出来的，尽管它们直到 21 世纪初才被认为是具有保守功能的独特生物调节因子。从那时起，miRNA 研究揭示了其在负调控（转录降解和隔离、翻译抑制）中的多种作用以及在正调控（转录和翻译激活）中的可能作用。通过影响基因调控，miRNA 可能参与大多数生物过程。此外，发现在不同的细胞类型和组织中表达不同的 miRNA，并且 miRNA 的异常表达与包括癌症在内的多种疾病状态有关。

已经开发出两种通过 miRNA 机制调节基因表达的方法：miRNA 拮抗剂和 miRNA 模拟物。miRNA 拮抗剂可用于抑制在患病组织中表现出功能获得性的内源性 miRNA，这种方法在概念上类似于其他针对单基因产物的治疗方法，例如小分子抑制剂和 siRNA。它通常涉及引入化学修饰的 miRNA "反义"链（抗 miRNA），该链以高亲和力与活性 miRNA 链结合。形成的 miRNA 双链体太稳定，无法被 RISC 处理和（或）降解，最终导致细胞死亡。这种方法的一个潜在问题是寡核苷酸拮抗剂也可能与其他 RNA 非特异性结合，进而导致脱靶副作用。

相反，miRNA 模拟物可用于恢复丧失功能。这种方法也被称为"miRNA 替代疗法"，指将通常在健康细胞中表达的 miRNA 重新引入患病细胞中。重新引入这些 miRNA 可能会导致正常细胞所需途径的重新激活，并可能阻断那些导致疾病的途径。miRNA 替代疗法的概念已通过刺激抗癌途径（包括细胞凋亡）的肿瘤抑制 miRNA 的模拟物得到证实。

几种基于 miRNA 的候选疗法已进入临床开发阶段。其中包括 let-7 和 miR-34miRNA 的模拟物，可靶向多种的实体瘤。let-7 抑制的一个关键靶点是 *KRAS*，这是一种在肺癌和其他癌症类型中经常发生突变的癌基因，并且该基因对既往多种治疗干预尝试无反应。人类非小细胞肺癌异种移植物和 KRAS-G12D 转基因小鼠模型显示，以 let-7 模拟物或病毒的形式治疗性递送 let-7 可以有效抑制肿瘤生长。

Mirna 治疗公司于 2007 年在奥斯汀（美国得克萨斯州）成立，是第一家将基于 miRNA 的治疗方法推进临床肿瘤治疗的公司。2013 年 5 月，该公司宣布已针对不可切除的原发性肝癌或累及肝脏的转移性癌症患者启动了 MRX34 的 Ⅰ 期临床研究。MRX34 是肿瘤抑制因子 miR-34 的 miRNA 模拟物，其使用 Marina Biotech 公司许可的脂质体递送制剂。该药物的临床前特征显示出对多种类型肿瘤的活性。

Mirna 于 2013 年初向 FDA 提交了第一份 MRX34 研究性新药申请。因为多种免疫相关严重不良反应事件发生。2016 年，Mirna 宣布结束正在进行的 MRX34 的 I 期研究。

5.7.4.5 主链修饰的核酸

合成主链修饰寡聚体，例如肽核酸（PNA）、吗啉代寡核苷酸和锁定核酸，旨在通过标准沃森克里克碱基对以序列选择性方式识别并结合 RNA 或 DNA，从而防止翻译为相应的蛋白质（例如，图 5.94 的 PNA）。混合碱基主链修饰的核酸在与 DNA 或 RNA 结合时可以进行完美的碱基对识别，并且通常具有增强的结合亲和力和序列特异性。因此，它们是天然核酸的真正模拟物，且具有改进的特性。

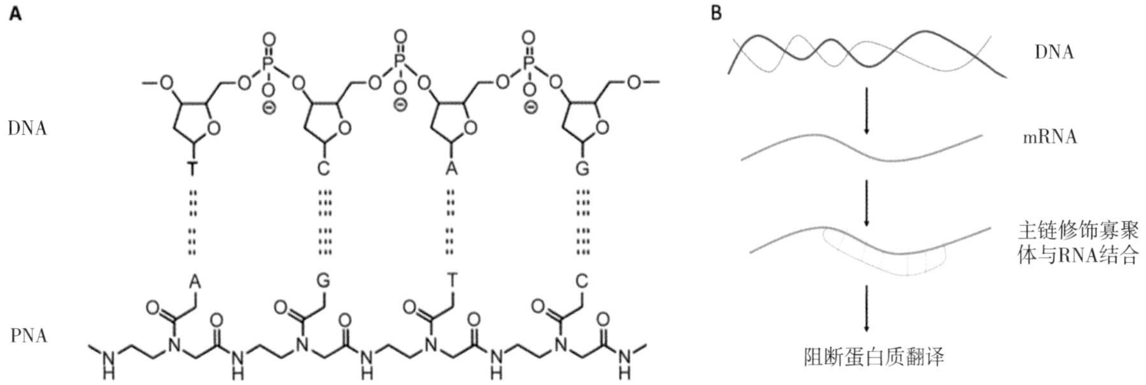

图 5.94 A.PNA（主链修饰核酸的一个例子）与 DNA 结合的示意图［摘自 Wu JC., et al.（2017）. Recent advances in peptide nucleic acid for cancer bionanotechnology. Acta Pharmacol Sin. 38（6）：798 - 805. doi：10.1038/aps.2017.33。版权所有 ©2017CPS 和 SIMM］。B. 主链修饰寡聚体与 mRNA 结合并阻断蛋白质产生（即反义效应）的示意图。

在真核生物中，前信使 RNA 在细胞核中转录。然后内含子被剪切出来，成熟的 mRNA 从细胞核输出到细胞质。核糖体的小亚基通常首先与 mRNA 的一端结合，并与各种其他真核起始因子连接，从而形成起始复合物。起始复合物沿着 mRNA 链移动，直到起始密码子，然后核糖体的大亚基附着到小亚基上，蛋白质的翻译开始。主链修饰寡聚体（图 5.95）可以与 RNA 结合并阻断该过程。

由于其优异的碱基配对特性，主链修饰寡聚体已被用作分子生物学实验、诊断测定以及反基因和反义疗法中的工具，作为潜在的抗癌和抗感染药物。

肽核酸、吗啉代寡核苷酸和锁定核酸的核糖修饰的结构与 DNA 的比较如图 5.95 所示。下面更详细地介绍这三种类型的主链修饰寡聚体。

5.7.4.5.1 肽核酸

肽核酸寡聚体是与 DNA 或 RNA 结构相似的合成聚合体，虽然在蓝细菌中观察到了 PNA 的 N-（2-氨乙基）- 甘氨酸主链，但它们并非天然存在。PNA 是由 Peter E. Nielsen 领导的哥本哈根大学的科学家于 20 世纪 90 年代初发明的。PNA 等合成肽核酸寡聚体被设计为通过标准沃森克里克碱基配对以序列选择性方式与 RNA 结合，从而阻止其翻译成相应的蛋白质。混合碱基 PNA 分子在与 DNA 结合时参与完美的碱基对识别，因此可以被视为 DNA 型分子的真正模拟物。PNA 寡聚物已被用作分子生物学研究的工具、在诊断测定中作为检测某些 DNA 序列的生物传感器，以及在反基因和反义疗法中作为潜在的抗癌和抗感染药。

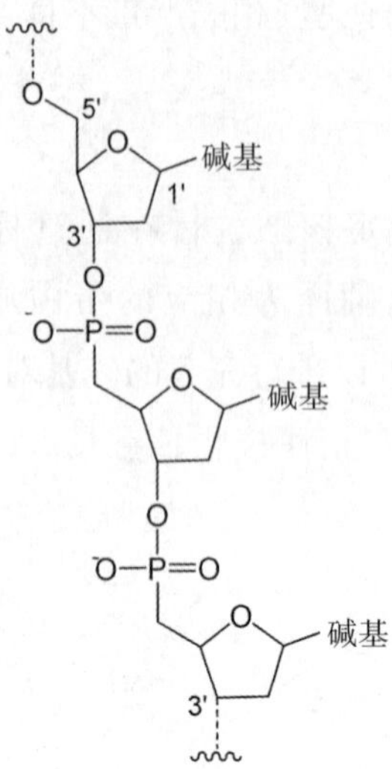

DNA

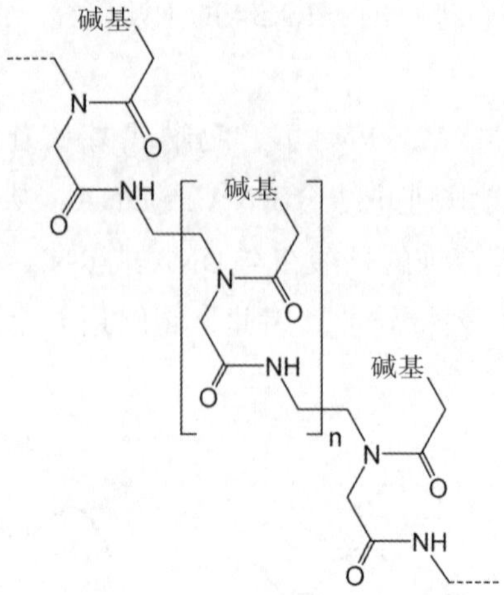

肽核酸（PNA）

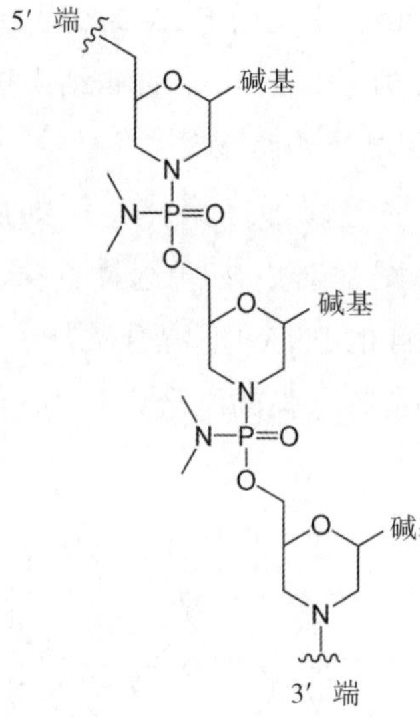

吗啉代寡核苷酸

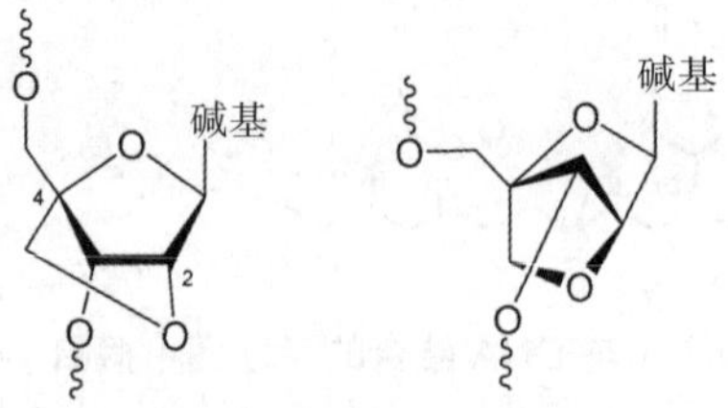

锁定核酸的核糖修饰（LNA）

图 5.95 肽核酸（PNA）、吗啉代寡核苷酸以及锁定核酸的核糖修饰（LNA）的结构与 DNA 的比较。

DNA 和 RNA 分别具有脱氧核糖和核糖主链，而 PNA 主链则由通过肽键连接的重复 N-（2- 氨乙基）-甘氨酸单元组成（图 5.95）。各种嘌呤和嘧啶碱基通过亚甲基桥和羰基连接至主链。PNA 类似于肽，N 末端位于第一个（左侧）位置，C 末端位于最后一个（右侧）位置。由于 PNA 的主链不包含带电的磷酸基团，缺乏静电排斥，因此 PNA-DNA 链之间的结合比 DNA-DNA 链之间的结合更强。同型嘧啶链的早期实验表明，6 碱基胸腺嘧啶 PNA- 腺嘌呤 DNA 双螺旋的解链温度（T_m）为 31℃，而同等的 6 碱基 DNA-DNA 双链在低于 10℃时变性。有趣的是，两个 PNA-PNA 寡聚体之间的亲和力大于同等长度的 PNA-DNA 寡聚体之间的亲和力。

由于 PNA 寡聚体对天然存在的核酸具有更高的结合亲和力，因此与 DNA 或 RNA 探针所需的 20 ～ 25 个碱基相比，可以使用更短的 PNA 寡聚体。因此，PNA 寡聚体的尽可能短的长度可用于提供所需的特异性。PNA 寡聚体在与互补 DNA 结合方面也表现出更大的特异性，PNA-DNA 碱基错配比 DNA-DNA 双链中的类似错配更不稳定。这种结合强度和特异性也适用于 PNA-RNA 双链。

另一潜在优点是 PNA 不易被核酸酶或蛋白酶识别，使其能够抵抗酶降解，并且在较宽的 pH 范围内保持稳定。然而，与体外或体内使用 PNA 寡聚体相关的一个主要挑战是它们缺乏渗透细胞膜的能力，因此导致向活细胞中的 DNA 或 RNA 靶标的递送存在问题。人们尝试通过将 PNA 连接到细胞穿透肽来规避这个问题。

尽管已经报道了其他类型的合成 DNA 类似物，例如乙二醇核酸和苏糖核酸（正如其名称所暗示的，它们具有类似的主链修饰），但 PNA 寡聚体的稳定性以及它们彼此之间以及与 DNA 和 RNA 寡聚体的高结合亲和力确保了它们作为研究工具的受欢迎程度。

最后，值得注意的是，PNA 因其极高的稳定性和在 100℃或更高温度（例如温泉温度等）下的自发聚合及基于 DNA/RNA 系统的生命发生于进化后期，而被假设为进化基础的早期"遗传"存储材料，然而，证明这一点目前还缺乏证据。

5.7.4.5.2　吗啉代寡核苷酸

吗啉代寡聚物（图 5.95）在概念上与肽核酸相似，但包含吗啉环作为重复主链单元，而不是 N-（2-氨基乙基）– 甘氨酸单元。它们有时被称为磷酸二酰胺吗啉低聚物（PMO），或商品名 Morpholino™。它们由 James E. Summerton（GeneTools，LLC）于 1985 年发明，并与 Antivirals 公司（后来更名为 AVI Bio Pharma 公司，并再次更名为 Sarepta Therapeutics 公司）的同事合作开发。

虽然吗啉代寡核苷酸含有标准核酸碱基，但它们与吗啉环而不是 DNA 中的脱氧核糖环结合，并通过磷酸二酰胺而不是磷酸基团连接。至关重要的是，用不带电荷的二酰胺基团取代阴离子磷酸盐消除了通常生理 pH 范围内的电离，因此吗啉代寡核苷酸在细胞或整个生物体的生理 pH 下保持不带电荷。由于其非天然主链，吗啉代寡核苷酸不被细胞蛋白识别，因此吗啉代寡核苷酸不会被核酸酶降解，也不会在血清或细胞中降解。此外，它们不会激活 Toll 样受体，因此不会激活先天免疫反应，例如干扰素诱导或 NF-κB 介导的炎症反应。

吗啉代寡核苷酸长度通常为 25 个碱基，通过标准核酸碱基配对与 RNA 互补序列结合。与许多反义结构类型（例如硫代磷酸酯、siRNA）不同，它们不会降解其靶标 RNA 分子，而是通过与目标 RNA 序列结合并导致转录空间阻滞来发挥作用。特别是，它们与信使 RNA（mRNA）的 5′- 非翻译区结合，可以干扰核糖体起始复合物从 5′- 帽到起始密码子的进展。这阻止了目标转录本编码区的翻译。

其他确定的潜在机制，包括通过阻止剪接导向的小核核糖核蛋白（snRNP）复合体与其前体 mRNA 链上内含子边界处的靶标结合或通过阻断亲核性腺嘌呤碱基并阻止其形成剪接套索结构来干扰前信使 RNA 加工。它们还可能干扰剪接调节蛋白（例如剪接沉默子和剪接增强子）的结合，并已被证明可以阻断核酶活性。因此，它们已被用作实验分子生物学试剂以及反义疗法的起点。

吗啉代寡核苷酸已有商品化产品销售，广泛用于多种模型生物的基因敲除实验，包括小鼠、斑马鱼、非洲爪蛙（Xenopus）、海胆和鳉鱼（F. heteroclitus），以了解特定基因和蛋白质的功能。在胚胎模型中，它们被直接注射到生物体的卵或胚胎中，或者可以在发育的后期阶段通过电穿孔将它们转到鸡胚中。一旦进入细胞质，吗啉代寡核苷酸在细胞质和细胞核之间自由扩散。胚胎递送的另一种方法是电穿孔，它可以在胚胎后期将寡聚体递送到组织中。

在将基于吗啉的低聚体开发为潜在的反义治疗药物方面，"脱靶"效应和传递问题仍然是重大挑战。虽然未结合的 PMO 能有效地渗透到细胞间隙，但在静脉注射后，它们在健康组织的细胞质和核间隙中的分布有限。然而，一些化学修饰的吗啉代寡核苷酸，如 Vivo-Morpholinos™，其低聚物偶联到八胍树状分子上，当全身给药时，它们更容易进入细胞。Sarepta Therapeutics 公司对以 "NeuGenes™" 为名的吗啉代寡核苷酸进行了研究，将其作为潜在的治疗剂，并在人体临床试验中对治疗杜氏肌营养不良症进行了评估。杜氏肌营养不良症引起的内在的肌细胞损伤有助于其在相关组织的吸收。

吗啉代寡核苷酸也被用于诊断分析的发展。例如，荧光素标记的吗啡肽与荧光素特异性抗体结合可用作与 miRNA 进行原位杂交的探针。

5.7.4.5.3   锁定核酸（LNA）

锁定核酸是合成的第三代主链修饰的 RNA 类似物，其中对 RNA 核苷酸的核糖部分进行化学修饰。化学修饰涉及连接环的 2′−氧原子和 4′−碳原子的额外桥（见图 5.95）。该桥将核糖"锁定"在 3′−endo（北）构象中，这种构象常见于双链核酸的 A 型中。LNA 核苷酸可以根据其用途进行修饰，以包含 DNA 或 RNA 碱基。

由 Takeshi Imanishi 和 Jesper Wengel 团队于 20 世纪 90 年代末独立发现，丹麦生物技术公司 Exiqon A/S 获得了独家权利，并于 1997 年销售了使用先进计算机算法设计的长 RNA GapmeR LNA ™寡聚物，以确保其作为细胞系和体内有效的核糖核酸酶激活反义寡核苷酸。

LNA 寡聚体内的锁定核糖构象增强了主链预组织和碱基堆积，从而显著增加了与互补单链 RNA 或互补单链或双链 DNA 的杂交亲和力。结构研究表明，LNA 寡核苷酸在与另一个寡核苷酸结合后，由于其核糖部分的 3′−endo 构象而诱导 A 型（RNA 样）双链构象。具体来说，插入寡聚物每隔三个位置的 LNA 碱基会将双螺旋结构从 B 型构象改变为 A 型构象。碱基以 A 型构象更优化地堆叠，从而提高双链的稳定性及熔解温度（T_m）。

在肿瘤学领域，由恩宗制药公司和桑达制药公司联合开发的存活蛋白抑制剂 EZN3042 进入用于实体肿瘤和淋巴瘤患者的临床试验，但尚未通过 I 期试验。在诊断领域，LNA 核苷酸已被用作 FISH、实时等位基因特异性 PCR、SNP 基因分型、荧光偏振和双染料寡核苷酸技术的探针。它们也被用作 mRNA 反义核酸，以提高 DNA 微阵列中表达的灵敏度和特异性。

5.7.4.6   核酶

核酶（该名称源自"核糖核酸"和"酶"的组合）是有催化功能的 RNA 分子，与蛋白质酶类似，可以进行特定的生化反应。它们与反义寡核苷酸相似，因为它们靶向并结合 mRNA 的互补序列。许多核酶具有发夹或锤头形式（图 5.96），具有成形的活性中心和独特的二级结构，使它们能够在特定序列处切割其他 RNA 分子。尽管分离的核酶在细胞中并不常见，但它们的作用对于细胞器的某些组件至关重要。例如，核糖体的功能性大亚基（将 RNA 翻译成蛋白质的分子）本质上是由 RNA 三级结构基序组成的核酶，可以与 Mg^{2+} 等金属离子作为辅因子配位。

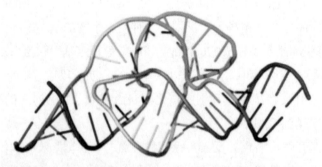

图 5.96   锤头核酶的分子模型［摘自维基百科，"Minimal hammerhead ribozyme structure"，作者 I，Wgscott，遵循 CCASA3.0 协议（https://creativecommons.org/licenses/by-sa/3.0/legalcode）］。

核酶由 Thomas Cech 和 Sidney Altman 在 20 世纪 80 年代初发现，二人因该发现于 1989 年共同获得了诺贝尔化学奖。他们假设这种形式的 RNA 既可以充当遗传物质（如 DNA），也可以充当生物催化剂（像蛋白质酶一样），这促成了"RNA 世界假说"，该假说提出 RNA 可能在生命起源前的自我复制系统的进化中发挥着重要作用。研究生命起源的研究人员在实验室中生产出了核酶，它们能够在特定条件下（具有 RNA 聚合酶活性）催化自身合成。这些研究表明，过去细胞使用 RNA 作为遗传物质，以及结构和催化分子，而不是像今天所认为的分别为 DNA 和蛋白质的功能。

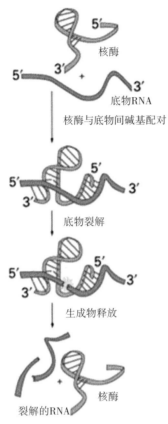

图 5.97　**发夹核酶切割 RNA 的机制。**

一旦与目标 RNA 结合，核酶就会通过调用核糖核酸酶引发结合的 mRNA 片段裂解（图 5.97）。与反义寡核苷酸不同，核酶独特的碱基对序列使其可以采用发夹或锤头的形状，成为核酶分类的主要方式。

自 20 世纪 90 年代中期以来，核酶制剂一直在开发中，但迄今为止，尚未出现临床候选药物。一般来说，核酶与反基因、反义和 RNAi 寡核苷酸一样存在稳定性和递送问题。目前，核酶最重要的应用是作为基因发现和功能基因组学研究的工具，及生物传感器。

人们已经研究了多种技术来生产具有良好酶活性的 RNA。除了合成技术之外，还研究了通过达尔文进化论制造人工核酶的方法。这种方法利用了 RNA 作为催化剂和信息聚合物的双重性质，使得使用聚合酶生产大量 RNA 催化剂成为可能。通过逆转录（使用逆转录酶）将核酶突变为各种 cDNA，然后使用诱变 PCR 进行扩增。选择连接酶核酶的一种方法涉及使用与底物共价连接的生物素标签。如果分子具有所需的连接酶活性，则使用链霉亲和素基质来回收活性分子。

人们对开发核酶通过基因治疗方法治疗各种疾病（包括癌症）产生了浓厚的兴趣。这种兴趣基于离体实验证明核酶可以切割病毒基因组的保守区域，从而减少培养的哺乳动物细胞中的病毒载量。然而，这类有催化作用的 RNA 分子在体内的半衰期短是一个重大挑战，通过修饰核糖部分的 2′- 位以提高 RNA 稳定性以及通过使用其他递送系统例如纳米颗粒，这个问题得到部分解决。人们特别关注的是尝试开发基于核酶的基因疗法来抑制 RNA 病毒。例如，一种名为"基因剪刀"的针对艾滋病毒的合成核酶于 20 世纪 90 年代开发出来，并进入艾滋病毒感染的早期临床试验，不过尚未取得进展。同样，核酶被设计用于靶向甲型和乙型流感病毒、SARS 冠状病毒（SARS-CoV）、丙型肝炎病毒和腺病毒的 RNA。虽然做出了这些努力，但大多数项目仍处于临床前阶段。基于核酶的癌症疗法尚未进展到临床阶段，不过目前基于 RNAi 相关机制的新型疗法（见 5.7.4.3）取得了成功，但仍缺乏对该领域的深入探究。

5.7.4.7　靶向小分子 RNA

最近发现的核糖核酸功能表明，它不能再被视为仅充当基因组信息和蛋白质一级序列之间中介的被动结构。现在人们认识到 RNA 在细胞中发挥着更广泛的作用，对于转录和翻译调节、蛋白质功能和催化作用至关重要，而这些作用以前认为是由蛋白质发挥的。因此，RNA 被认为是包括肿瘤在内的多种疾病领域的有用药物靶点。尽管在利用反义和 RNAi 方法靶向 RNA 方面已经取得了重大进展，但在发现能够以高亲和力选择性地结合 RNA 作为遗传学探针或潜在治疗剂的小分子方面还没有取得成功。这与 DNA 双链体和四链体结构形成鲜明对比，对于后者有大量关于小分子结合剂的文献，这些小分子结合剂可以调节 DNA 及其蛋白质的生物功能，其中多种是众所周知的抗癌药物（5.2 ~ 5.6）。

在发现与 RNA 相互作用的小分子方面缺乏成功经验的原因被认为与 RNA 三维结构有关。从结构的角度来看，RNA 在化学上与 DNA 相似，由四个重复的核酸碱基组成，因此比蛋白质复杂程度小得多。然而，RNA 和 DNA 在体内形成的三维结构却截然不同。DNA 由于是双链而通常呈螺旋状，而 RNA 则采用与蛋白质更相似的折叠方式折叠成不同的结构。这是因为 RNA 主要是单链的，并且会自我折叠以最大限度地减少能量。

RNA 折叠遵循类似于在蛋白质观察到的分级结构。一级碱基序列决定了所形成的二级结构的类型，这又允许通过预先形成的二级结构的相互作用形成可能的三级结构。RNA 的二级结构主导折叠的自由能，因为每个碱基对为最终折叠贡献 1 ~ 3kcal/mol 的自由能。例如，转运 RNA（tRNA）具有独特进化的三级结构，其一级序列引导由三个茎环片段组成的"三叶草"形二级结构。然而，众所周知的 tRNA 三维结构是通过两个发夹环（T 环和 C 环）之间的相互作用最终确定的。最后一步，即三级结构的形成，仅贡献 1.5kcal/mol 的自由能。对于小分子靶向，二级结构通常被认为是定义特定 RNA "成药性"的关键决定因素。

双链 B 型 DNA 以具有规则的小沟和大沟的明确双螺旋形式存在，而 RNA 结构大多是沟不太明确的单链复杂球状结构。A 型 RNA 螺旋的大沟比 B 型 DNA 的大沟更深、更窄，而小沟则更浅（图 5.98）。然而，RNA 结构有时具有独特的小分子结合口袋，最终可能证明可以通过设计小分子来特异性靶向感兴趣的 RNA 口袋，从而利用其结构多样性。

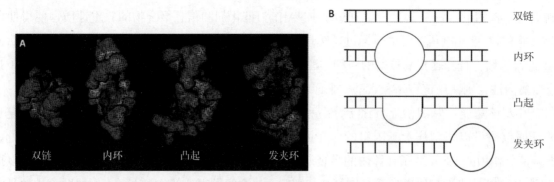

图 5.98　A. 四类 RNA 二级结构的表面特征。未配对或错配核苷酸的存在会改变大沟的可及性［转载自 Thomas，Jason Ray and Paul J. Hergenrother. "Targeting RNA with small molecules". Chemical reviews 108 4（2008）：1171 - 224. Copyright 2008 American Chemical Society］B.RNA 双链体、内环、凸起和发夹环（也称为茎环）区域的示意图。

对于 DNA 螺旋，多种分子可以通过碱基堆积插入碱基对之间，或者可以在小沟或大沟中以非共价或共价方式相互作用。例如，许多来自植物、细菌和真菌的天然产物与 DNA 相互作用，可能是在进化时间尺度上产生的化学"攻击"或"防御"武器。此外，要么是偶然，要么是通过合理的设计方法，已经发现或设计多种与 DNA 相互作用的合成化合物，其中最著名的是 Dervan 的发夹聚酰胺，它可以特异性地"读出"小沟中的氢键供体和受体。

然而，尽管在过去 30 年中付出了巨大的努力，以小分子靶向 RNA 仍然是一个重大挑战，而且很少有临床使用的药物通过调节细菌核糖体之外的 RNA 来发挥作用。主要问题之一可能是细胞中 RNA 的表达程度。例如，核糖体构成了细胞 RNA 的绝大多数，而非编码 RNA 占细胞总 RNA 的不到 5%。因此，选择性靶向单一非编码 RNA 具有挑战性，已鉴定出与特定 RNA 相互作用的小分子相对较少。

迄今为止，最出名的分子是以适度的亲和力和选择性与细菌核糖体的 50S 或 30S 亚基结合的抗生素，例如氨基糖苷类（例如新霉素、巴龙霉素和卡那霉素 A）、噁唑烷酮类（例如利奈唑胺和截短侧耳素）、大环内酯类和四环素类（图 5.99）抗生素。核糖体是抗菌药物的理想靶标，因为它在蛋白质合成中具有重要功能，并且相对于其他 RNA 具有较高的丰度。

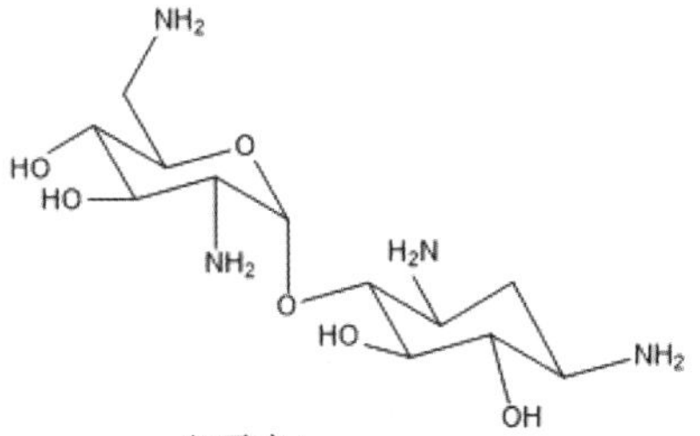

图 5.99 核糖体 RNA 结合氨基糖苷类抗生素新霉素 A、噁唑烷类抗生素利奈唑胺（Zyvox™）和四环素的结构式。

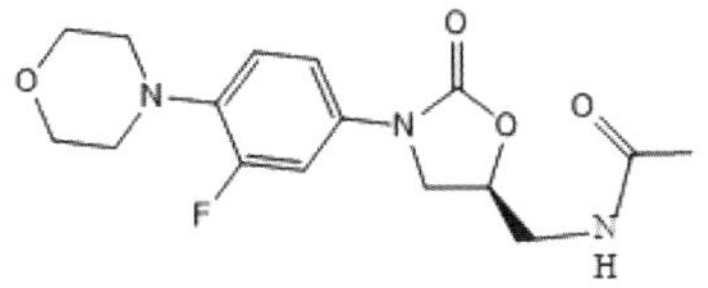

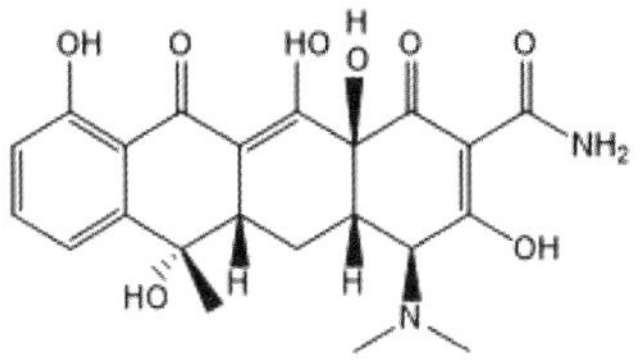

另一个问题是，关于 RNA 结合的首选化学支架的信息很少，并且 RNA 靶标的高通量筛选不如蛋白质靶标成功，因为这些筛选中使用的小分子文库通常偏向于蛋白质结合。特别是，人们已经努力确定作为靶向 RNA 二级结构（如凸起和螺旋）构建模块的最佳支架。尝试了计算虚拟筛选方法并产生了一些新的 RNA 结合支架。例如，已确定几种新型合成肽和模块化组装的小分子能够以良好的亲和力特异性靶向 RNA。

一个例子是药物布拉扑兰（branaplam）（图 5.100）。截至 2019 年 7 月，该药物正处于治疗儿童脊髓性肌萎缩症的。Ⅰ/Ⅱ期临床试验中，布拉扑兰正在进行用于 SMA1 型的Ⅱ期临床试验。基于哒嗪结构单元，增强了外显子 7 的表达，从而产生全长的功能性蛋白质。它代表了使用序列选择性小分子进行剪接调节的第一个例子，并通过稳定 SMN2 前 mRNA 和 U1snRNP 复合物（剪接体的关键组成部分）之间形成的瞬时双链 RNA（dsRNA）结构来发挥作用。它还以序列选择性方式增加 U1snRNP 与 5′ 剪接位点（5′ ss）的结合亲和力。

新的方法包括基于片段的筛选和 NMR 方法，也进行了研究，但尚未提供选择性高亲和力 RNA 相互作用分子。因此，任何新型 RNA 靶向小分子抗癌药物在不久的将来不太可能进入临床。

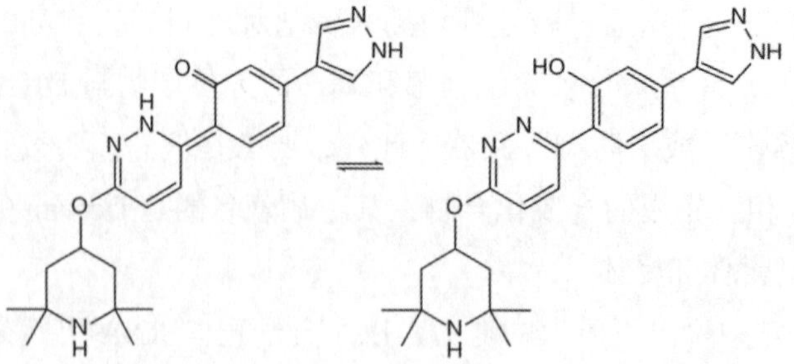

图 5.100　布拉扑兰的结构式（酮－烯醇互变异构体），截至 2019 年 7 月，正处于治疗儿童脊髓性肌萎缩症（SMA）的 I/II 期临床试验中。

5.8　DNA 修复抑制剂

5.8.1　引言

DNA 作为遗传信息的储存库，其在存储、转录和复制过程中保持完整性是至关重要的。为了维持基因组的稳定，避免衰老和肿瘤发生，细胞需要修复每个细胞中不断出现的大量 DNA 损伤。估计数值有所不同，但认为由于复制错误、正常细胞代谢过程中产生的自由基、食物和环境中致癌物质的化学损伤以及紫外线和电离辐射，每个细胞每天可能会发生 1000 ～ 10000 次 DNA 损伤（图 5.101）。这些修复过程虽然对健康细胞是有益的，但会被癌细胞利用以提高自身的生存率。

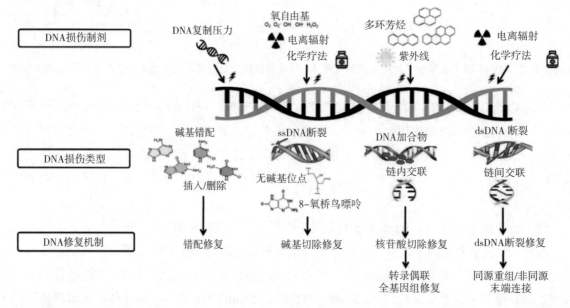

图 5.101　DNA 损伤的主要模式、发生的损伤类型以及细胞修复的机制［摘自："Mechanisms of DNA Damage and Repair"，International Journal of Molecular Science，19，4，1148（2018）；https://doi.org/10.3390/ijms19041148］。

例如，某些修复途径的上调可导致癌细胞对通过 DNA 相互作用的化疗方案和放疗的抵抗力增强。然而，有时基因突变可以增强抗癌疗法的活性，一个很好的例子是睾丸癌治疗中 DNA 交联剂顺铂非常有效。据推测，因为相关的 DNA 修复途径已被突变破坏，睾丸癌细胞很难修复由顺铂与 DNA 结合形成的结构，而健康细胞可以高效地进行修复。

为了维持基因组稳定性，细胞进化出了DNA损伤反应（DDR）过程，这是一个高度协调的信号通路网络，可感知DNA损伤、与检查点相互作用以调控细胞周期并修复DNA损伤（图5.102）。然而，癌细胞可以修改DDR导致基因组不稳定性，这是其众多"标志"特征的基础。DDR的核心蛋白包括PARP-1［聚（ADP-核糖）聚合酶Ⅰ］、ATM（共济失调毛细血管扩张突变）、ATR（rad3相关共济失调毛细血管扩张）、RPA（复制蛋白A）、DNA-PK（DNA-依赖性丝氨酸/苏氨酸蛋白激酶催化亚基）、RAD51和RAD52、WRN解旋酶/核酸酶、MRE11核酸酶以及CHK1和CHK2。

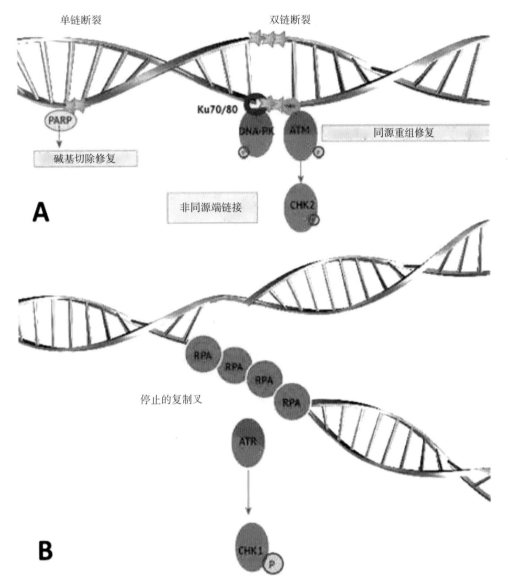

图5.102　DNA损伤反应（DDR）信号通路示意图。A. DNA链断裂通过PARP、DNA-PK（DNA依赖的丝氨酸/苏氨酸蛋白激酶催化亚基）、ATM和CHK2激活修复途径；B. 复制蛋白A（RPA）在停止的复制叉上与单链DNA结合，促进ATR和CHK1活性［图来自m Minchom，A.，Aversa，C. and Lopez，J.（2018）"Dancing with the DNA damage response：next-generation anticancer therapeutic strategies"，Therapeutic Advances in Medical Oncology. doi：10.1177/1758835918786658］。

ATR协调对复制应激（RS）的反应。复制应激是肿瘤发生的驱动力，同样也是DNA损伤疗法的治疗结果。RS出现在S期，此时DNA试图通过未修复的DNA损伤进行复制，这可能会导致复制减慢或停滞。在 DNA 复制过程中，双螺旋解链或部分解链，在转录发生的位点形成一个叉（复制叉）。如果损伤没有得到修复，复制叉可能会塌陷，导致细胞死亡。未解决的 RS 通常会导致双链断裂，进而可能导致 DNA 突变、染色体重排或细胞死亡。在用 DNA 损伤剂处理细胞后，此类事件很常见。

鉴于 DDR 在维持基因组完整性方面发挥着至关重要的作用，该过程中的任何缺陷都可能导致肿瘤发生。最常见的缺陷是 G1 细胞周期检查点的丢失，该检查点允许细胞不受检查地进入细胞周期。矛盾的是，这些 DDR 缺陷导致癌细胞更加依赖剩余的完整修复过程，以避免基因组不稳定性达到灾难性水平，从而导致细胞凋亡。这种情况类似于"癌基因成瘾"，它会导致癌细胞严重依赖其他信号激酶（参见第 6 章）。另一个因素是，具有高水平致癌改变和增强增殖率的癌细胞必须在存在 DNA 损伤的情况下应对更频繁的分裂，这可能导致与健康细胞相比更高水平的 RS。因此，关键 DNA 修复蛋白的抑制一直是一个重要的研究领域，其不仅是用于开发分析和研究 DNA 修复网络的实验室工具，而且还用于寻找潜在的抗癌治疗策略。

在本节中，我们将讨论一些主要的 DNA 修复蛋白的小分子抑制剂的开发，包括 PARP、ATM 和 ATR。并且，研究人员也在试图鉴别上述修复蛋白抑制剂的有效性并寻找其他的 DNA 修复蛋白抑制剂。该药物发现领域中的一个有趣概念是，抑制一种多功能 DNA 修复酶的活性可能会将其捕获在 DNA 修复中间体上，从而阻止替代补偿蛋白的进入，导致特定毒性作用大于单独酶消耗预期的毒性作用。

5.8.2　PARP 抑制剂

锌指 DNA 结合酶 PARP-1 是最著名的 DNA 修复酶之一，它主要通过检测和结合单链 DNA 中的断裂而被激活，同时它也可以检测双链 DNA 中的断裂。例如，它可以检测由于暴露于拓扑异构酶抑制剂（例如喜树碱及其衍生物）、烷化剂、交联剂（例如铂制剂）和电离辐射而造成的损伤。然后，它通过招募 ADP 核糖核蛋白（例如支架蛋白 XRCC1）来启动 DNA 修复，该蛋白指导 POLB（DNA 聚合酶 B）替换受损的核苷酸。与细胞凋亡相关的核蛋白也可能被招募。因此，PARP-1 介导的核蛋白（ADP- 核糖）多聚体将 DNA 损伤转化为信号，引起修复过程（例如碱基切除修复途径）的激活或通过细胞凋亡导致细胞死亡。PARP 修复酶家族有超过 16 种变体，其中 PARP-1 和 PARP-2 最为丰富且人们对其的研究最为深入。

"合成致死性"是用于描述遗传相互作用的极端情况的一个术语，指两个单独可行的突变结合起来产生致死表型。1997 年，Hartwell 及其同事首次提出使用合成致死作为一种治疗策略，用于治疗 DNA 修复蛋白有遗传缺陷的癌症，以及对特定 DNA 修复机制"上瘾"的癌症。在这种方法中，一个 DNA 修复基因的缺陷与对第二种 DNA 修复蛋白的化学抑制剂相结合，该蛋白对癌细胞的生存至关重要，但对健康细胞的生存不太重要。

PARP 抑制剂的抗癌活性机制如图 5.103 所示。在健康细胞中，PARP 可以检测复制错误、细胞代谢、化学物质环境或饮食暴露以及电离辐射等过程中发生的单链 DNA 断裂，并通过错配修复、核苷酸切除修复或碱基切除修复这三种主要途径启动修复。如果这些单链断裂在复制叉处变成双链断裂，那么这种损伤仍然可以由具有功能性 BRCA 的健康细胞通过同源重组或不太准确的非同源末端连接来修复。然而，在具有无法进行同源重组或 NHEJ 的 BRCA 突变细胞中，基因组无法修复，因此它们会进入细胞凋亡程序并死亡。抑制 PARP 会阻止单链断裂的修复，单链断裂会继续变成双链断裂，导致 PARP 抑制的 BRCA 缺陷细胞死亡。一些 DNA 相互作用的抗癌药物，如铂类药物和拓扑异构酶抑制剂，会导致双链断裂，从而通过合成致死机制导致细胞死亡。因此，PARP 抑制剂往往在完成铂类治疗疗程后给予患者，以最大限度地增加双链断裂。

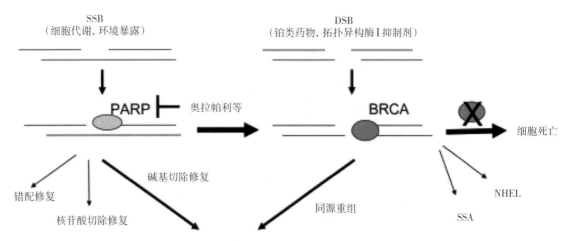

图 5.103 PARP 抑制剂的作用机制［经许可转载，摘自 Annunziata，C.M. and Bates，S.E.（2010）. PARP inhibitors in BRCA1/BRCA2germline mutation carriers with ovarian and breast cancer. F1000 Biology Reports.（https://creativecommons.org/licenses/by–nc/3.0/legalcod）］。

    自大约 50 年前发现 PARP-1 以来，许多抑制剂已被开发出来，既可以作为抗癌治疗方案中与 DNA 相互作用药物一起使用的潜在佐剂，也可以作为研究 PARP-1 功能的工具。现在在细胞水平上有令人信服的生化证据，并得到涉及对 PARP-1 活性进行基因操作实验的支持，证明 PARP 抑制可以诱导增强对电离辐射、拓扑异构酶 I 抑制剂和 DNA 烷化剂的敏感性。最后，值得注意的是 PARP-1 和 PARP-2 催化结构域之间的高度同源性，这意味着大多数抑制剂都对这两种酶起作用。

    2016 年至 2019 年间，四种 PARP 抑制剂达到 FDA 和 EMA 的批准阶段（图 5.104）。奥拉帕利（Lynparza ™），由阿斯利康开发并获得许可用于卵巢癌、输卵管癌和腹膜癌（在完成最终剂量的含铂方案后不晚于 8 周开始治疗）；talazoparib（Alzenna ™），由辉瑞公司开发，用于乳腺癌；rucaparib（Rubraca ™），由 Clovis Oncology 开发，用于卵巢癌、输卵管癌和腹膜癌；niraparib（Zejula ™），由 Tesaro 开发，用于输卵管和腹膜癌。所有这些药物均可口服，并推荐用于可进行药物基因组学测试的携带 BRCA 突变患者（参见第 11 章）。奥拉帕利与 PARP1 的 NAD^+ 结合位点结合的分子模型如图 5.105 所示。

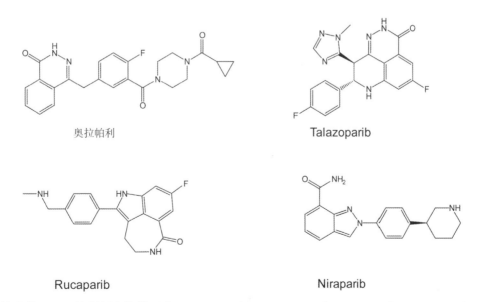

图 5.104 已批准的 PARP 抑制剂奥拉帕利（Lynparza ™）、talazoparib（Alzenna ™）、rucaparib（Rubraca ™）、andniraparib（Zejula ™）的结构式。

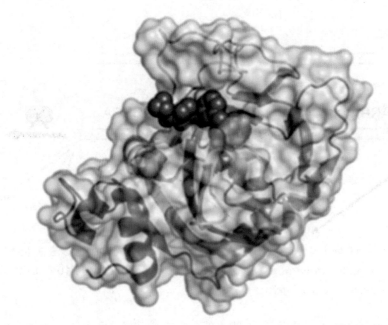

图 5.105　PARP 抑制剂奥拉帕利（深灰色）占据 DNA 修复蛋白 PARP-1 的 NAD⁺ 结合位点的分子模型（来自 PDB 数据库：条目 5DS3）。

直到最近，人们还认为只有那些因携带胚系 BRCA 基因突变的卵巢癌女性患者（占病例的 15%）才能从 PARP 抑制剂治疗中获益。然而，最新的研究表明，高达 60% 的卵巢癌患者可能会从该系列药物治疗中获益，无论他们是否携带 BRCA 突变，不过其机制尚不清楚。

除了用于癌症治疗外，PARP 抑制剂似乎还能在其他疾病领域产生一些治疗效果，例如卒中、心肌梗死和神经退行性疾病，目前正在研究其作用机制。

5.8.3　ATR 抑制剂

作为 RS 反应以及调节 G2/M 和 S 检查点的关键角色，ATR 对于癌细胞的生存能力至关重要。它还可提高癌细胞对 DNA 损伤疗法（例如 DNA 相互作用剂（5.2 ~ 5.6））的抵抗能力，诱导更高水平 RS 的放射疗法。

ATR 对于修复复制叉处 RS 导致的单链断裂尤其重要，这可能导致复制停滞或减慢。此外，如果损伤得不到修复，复制叉就会崩溃，导致细胞死亡。最初，ATR 被招募到损伤部位的 RPA（复制蛋白 A）和单链 DNA 的复合物中。ATR 激活蛋白引起的 ATR 构象变化随后通过激活众多下游效应蛋白（包括 CHK1 激酶）而触发多方面的反应。研究表明，不同的激活蛋白可能会启动不同的 ATR 激活途径，以响应不同类型的 DNA 损伤。通过 CHK1，ATR 能够在 G2/M 和 S 检查点阻止细胞周期，从而通过阻止 DNA 的整体复制并触发适当的 DNA 修复途径来减少 RS。

与 PARP 抑制剂建立的合成致死机制一致，ATR 抑制剂主要以将癌细胞推向生存边缘的合理组合进行评估（例如，PARP 抑制剂、基于抗体的检查点抑制剂、DNA 相互作用化疗和放疗）。然而，越来越多的科学和临床数据表明，未来也有可能在单药治疗方案中使用 ATR 抑制剂。

小分子 ATR 抑制剂已经开发了数年，并且已经出现了两种领先分子，在撰写本文时均处于多项临床试验中（图 5.106）。VX-970（M6620）最初由 Vertex 公司开发，但随后授权给默克，该公司正在开发名为 berzosertib 的分子。另一个领先者是 AZD6738，它由阿斯利康以通用名 ceralasertib 开发。

遵循合成致死性的范例，这两种分子都作为独立药物以及与奥拉帕利、铂类药物、拓扑异构酶抑制剂、放射治疗和一些抗体治疗（例如检查点抑制剂）的合理组合进行评估。临床中正在研究的另外两种药物包括第二种 Merck 抑制剂（M4344，正式名称为 VX803）和来自拜耳的抑制剂 BAY1895344（图 5.106）。

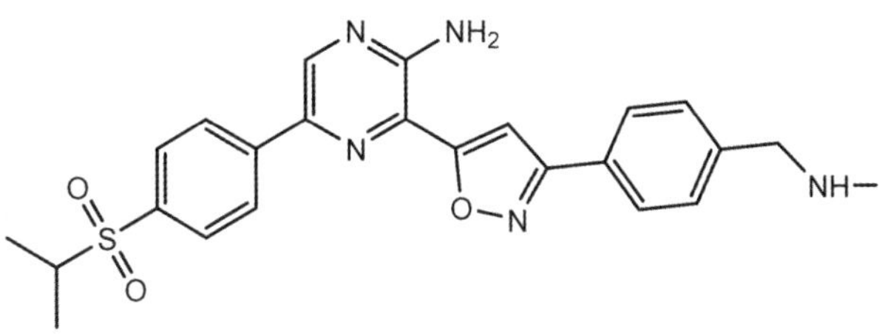

Berzosertib (VX-970)

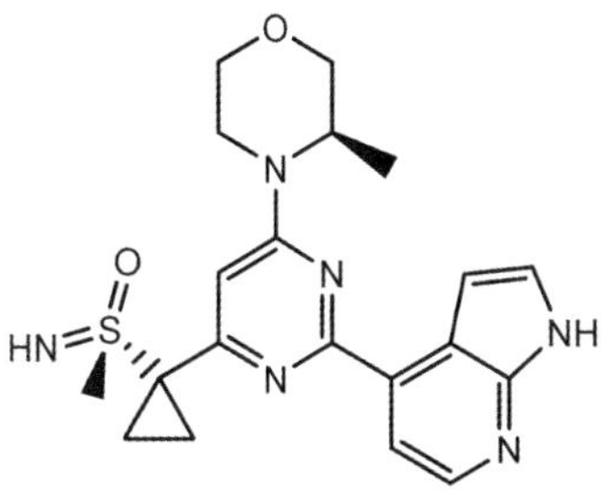

Ceralasertib (AZD6738)

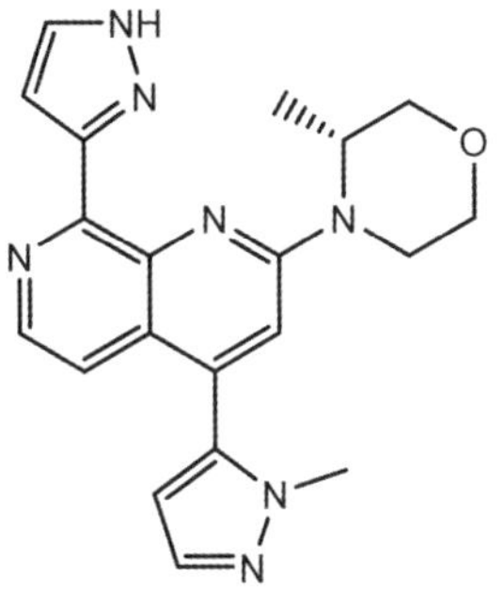

BAY1895344

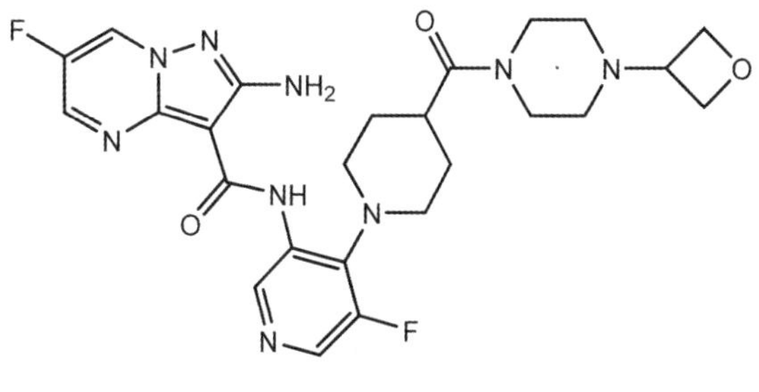

M4344 (Formally VX-803)

图 5.106 四种 ATR 抑制剂 berzosertib（VX-970）、ceralasertib（AZD6738）、M4344 和 BAY1895344 的结构式。

Berzosertib（VX-970）是第一个进入临床开发的强效（Ki ≤ 0.3nmol/L）和高选择性 ATR 抑制剂。在临床前研究中，它显著增加了多种 DNA 损伤剂在多种癌细胞系中的细胞毒性，同时在正常细胞中具有良好的耐受性，而无需激活补偿性 ATM 介导的修复途径。有趣的是，ATM 通路中的缺陷，例如，由于编码 p53（ATM 的主要底物）的 *TP53* 基因突变而导致的缺陷，被发现可以预测肿瘤细胞系的敏感性。此外，VX-970 与 PARP 抑制剂联合使用时具有显著的细胞毒性，并且在小鼠异种移植模型中，它显著增强了 DNA 损伤剂（包括顺铂、卡铂、伊立替康和吉西他滨）的活性。总体而言，数据表明癌细胞对这种组合的特异性至少部分与 ATM-p53 通路信号传导失调有关。VX-970 在某些癌细胞系中的单药活性似乎需要同时存在替代 DNA 修复途径的缺陷和高背景复制应激水平。

VX-970 目前正处于 Ⅰ 期临床研究，作为单一疗法以及用于与吉西他滨、顺铂和卡铂的联合疗法。它似乎在患者中普遍具有良好的耐受性，并在一些病例中表现为部分缓解和疾病稳定。例如，在 2016 年的一项初始 Ⅰ 期临床试验中，17 例患者接受 VX-970 单药治疗，17 例患者接受与顺铂联合治疗。在单药治疗组中，一例 ATM 功能丧失的结直肠癌患者获得了持续 20 个月以上的完全缓解，另外 5 例患者病情稳定。在联合治疗组中，一例携带 BRCA 和 TP53 突变，且对 PARP 抑制剂和铂类耐药的患者出现了持续 6 个月的部分缓解，另外 5 例患者病情稳定。其他三种药物（图 5.106）在临床试验中也获得了类似的临床前和临床数据。值得注意的是，AZD6738 是第一个口服 ATR 抑制剂。

着丝粒附着在纺锤体上，在细胞分裂过程中分裂成新细胞。研究证据表明，ATR 可能在调节纺锤体方面发挥作用。研究表明 ATR 可能促进着丝粒与纺锤体的附着，这意味着 ATR 抑制可能导致整个染色体错误分离，ATR 抑制剂可能对具有高水平 RS 和染色体不稳定的癌症特别有效。

5.8.4　ATM 抑制剂

ATM 是 DNA 修复系统的核心组成部分，在 DNA 双链断裂时被激活以增强同源重组（HR）修复途径。尽管 ATM 信号传导已在不同类型的癌症中得到广泛研究，但抑制剂的研究并不像其他 DDR 蛋白（如 PARP 和 ATR）那么深入。

既往的研究已经鉴定出 ATM 的几种伴侣蛋白，其中一些促进 ATM 信号传导，而另一些则具有相反的作用。已经证明癌细胞中的 ATM 抑制会增加其对放射的敏感性，这提示其在放射治疗方案中的潜在用途。此外，ATM 抑制剂与 PARP 或 ATR 抑制剂的联合应用对某些类型癌症细胞具有协同致死作用。特别是，ATM 抑制剂 AZD1390 和 AZD0156（图 5.107）可产生有效且高度选择性的 ATM 激酶抑制作用，并且还具有穿透血脑屏障的能力。目前，两者都在进行 I 期临床试验评估。这些结果表明，针对 ATM 可能是新型癌症疗法的一种有前途的策略。

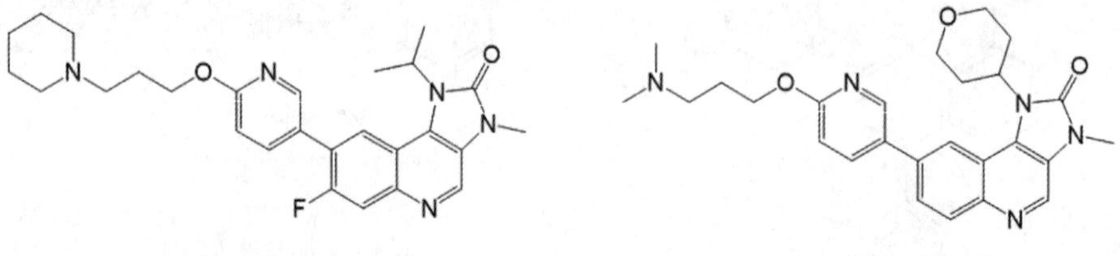

图 5.107　ATM 抑制剂 AZD1390 和 AZD0156 的结构式，目前正在进行 I 期临床试验。

5.9　基于表观遗传学的疗法

5.9.1　引言

现在人们普遍认为，基因功能的可遗传变化可以在不改变 DNA 序列本身的情况下发生。这一研究领域被称为表观遗传学，该术语有时更广泛地用于描述生物体发育所涉及的机制，例如基因沉默和印记。几十年来，遗传机制被认为依赖于通过 DNA 碱基对序列进行相对简单的编码和翻译过程。然而，最近的发现表明，基因功能的遗传性变化可以通过 DNA 或染色质结构的化学修饰独立于碱基对序列而发生，这些变化也可以传递给下一代。这些所谓的表观遗传修饰可以存在于从受孕到死亡的整个过程中，并参与控制胚胎发育的第一个关键步骤，以及影响表观遗传疾病中基因的表达或沉默。然而，基因组中的化学修饰也可能在生物体的生命过程中发生变化，有时是为了响应环境刺激（例如饥荒时期），并传递给下一代。研究人员目前正在试图了解这些表观遗传机制如何相互作用，它们的破坏如何导致癌症和大脑发育缺陷等疾病，以及如何设计药物来治疗这些表观遗传疾病。

现在人们了解到，基因表达的表观遗传变化是基于染色质结构的化学修饰。DNA 转录过程以及基因表达所需的蛋白质只能在染色质"开放"时访问基因，且不能保护基因组的该部分。相反，如果染色质"关闭"（压缩），这些蛋白质就无法到达相关的 DNA 序列，因此受影响的基因将保持关闭状态。两种最著名且被广泛研究的表观遗传化学修饰是组蛋白的去乙酰化和胞嘧啶 DNA 碱基的甲基化。很可能还有其他机制有待发现。这些化学修饰导致染色质结构的改变（开放与关闭），这不仅可能影响直接基因表达，而且还决定基因表达的可遗传模式。因此，该领域的研究重点是尝试建立染色质结构、基因组不稳定性和癌症之间的关系，更具体地说，是阐明 DNA 甲基化和组蛋白修饰的功能以及识别和解释染色质结构这些变化的蛋白质复合物。

许多遗传性疾病是由 DNA 突变引起的，这些突变会阻碍基因表达，尽管有些疾病是由导致基因沉默的表观遗传修饰引起的。例如，癌细胞可以引发通常会阻止肿瘤发生的肿瘤抑制基因的表观遗传沉默。同样，不适当的基因激活也会导致疾病。例如，伯基特淋巴瘤是由 *myc* 过度表达引起的，其功能是促进细胞增殖。在健康细胞中，因为不需要表达，*myc* 基因通常位于"关闭"的染色质区域。然而，在受影响的淋巴细胞中，表观遗传变化可以通过异常染色体重排将 *myc* 基因移至"开放"染色质区域，导致过度表达并刺激淋巴细胞不受调节地增殖，从而导致淋巴瘤的临床症状。

在人类肿瘤细胞中发生的两种主要表观遗传修饰类型中，即 DNA 甲基化（图 5.108 和图 5.109）和组蛋白去乙酰化（图 5.109），甲基化模式由称为 DNA 甲基转移酶的酶家族维持。截至撰写本文时，已知有四种人类 DNA 甲基转移酶：DNMT1、DNMT2、DNMT3A 和 DNMT3B，它们使用高度保守的催化机制来甲基化胞嘧啶残基。这些酶参与各种特定的蛋白质 – 蛋白质相互作用，从而决定其功能特异性。例如，DNMT1 通常与 DNA 复制相关，这意味着其具有维持 DNA 甲基化模式的功能，而 DNMT3A 更有可能与转录因子相关。

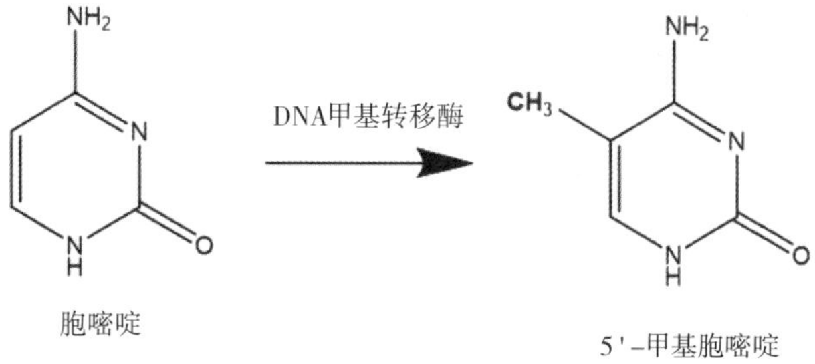

图 5.108　DNA 甲基转移酶（DNMT）对胞嘧啶碱基的表观遗传甲基化。

此外，对 DNMT 敲除细胞的研究表明，各个酶之间存在显著的协作水平，从而使机制更为复杂。在结构水平上，DNA 甲基化抑制转录因子等控制蛋白与基因启动子区域的结合，从而直接关闭基因表达。甲基也可以通过多种机制从 DNA 中去除，包括直接去除甲基胞嘧啶，或通过胞嘧啶脱氨，继而从产生的不匹配胸腺嘧啶 / 鸟苷中去除胸腺嘧啶，然后使用碱基切除修复（BER）插入未甲基化的版本。也可以去除整个 DNA 补丁，然后通过核苷酸切除修复或错配修复（MMR）插入新核苷酸。

人类肿瘤细胞的 DNA 甲基化模式经常发生改变，特别是在 CpG 岛内，这些 CpG 岛是富含 CpG 二核苷酸的 DNA 区域，通常靠近基因启动子。这些 CpG 岛内的甲基化与相关基因的转录抑制有关。参与肿瘤发生和进展各个方面的基因可能会被甲基化和表观遗传沉默。作为一种治疗策略，此类沉默基因的重新表达可能导致肿瘤生长的抑制或对抗癌疗法敏感。

另一个重要的表观遗传机制是组蛋白乙酰化 / 去乙酰化。与组蛋白去乙酰酶（HDAC）相关的甲基结合域（MBD）蛋白的吸引力代表了一种更普遍的效应，因为这些酶可以完全改变染色质结构，从而深刻影响多个基因的表达，这个过程被称为染色质重塑。染色质的乙酰化，使其"打开"并更容易接触必要的转录因子，从而促进基因表达。相反，基因沉默是由组蛋白去乙酰化引起的，由于释放的带正电的赖氨酸氨基与带负电的 DNA 相互作用，导致染色质压缩（图 5.108）。

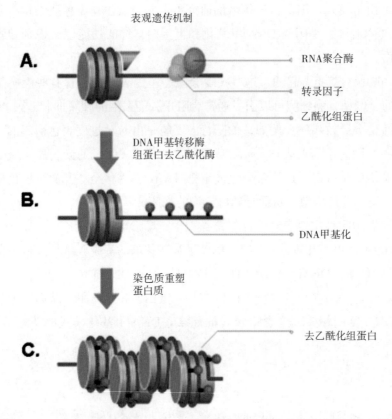

图 5.109　可以阻止基因表达的表观遗传变化。A.“开放”染色质的特征是具有乙酰化尾部和非甲基化 DNA 的组蛋白，这允许转录因子的募集和随后的 RNA 聚合酶的活性。B.RNA 聚合酶的活性可能被 DNA 的甲基化（通过 DNA 甲基转移酶）所阻断，这可能直接抑制转录因子的结合。C. 当染色质由于 DNA 甲基化和组蛋白去乙酰化而处于压缩或关闭状态时，转录因子不能进入基因组，而转录也不能发生。

　　癌症遗传和表观遗传变化之间的一个重要区别是，后者可能更容易通过治疗干预来逆转。已经出现基于逆转 DNA 甲基化过程和抑制组蛋白去乙酰化的新治疗策略。这些方法得到了筛选和评估人类基因组中 DNA 甲基化和组蛋白乙酰化模式的实验的支持。此外，识别癌前病变的表观遗传改变可能促进生物标志物的发现，这些生物标志物可以用于风险评估和早期检测，从而有可能为化学预防干预提供分子靶标（见第 12 章）。抑制 DNA 甲基化和组蛋白去乙酰化的方法示例如下所述。

5.9.2　DNA 甲基转移酶抑制剂

　　癌细胞中的基因组 DNA 甲基化模式有两个不同的特征。首先，诸如着丝粒卫星之类的重复序列往往是低甲基化的，这与染色体异常有关。DNA 甲基化水平显著降低与转基因小鼠的基因组不稳定性和肿瘤发生有关。其次，各种基因启动子区域的 CpG 岛变得高度甲基化，从而使它们的表达沉默。特别是在多种肿瘤细胞类型中观察到肿瘤抑制基因的高甲基化，相当于基因功能丧失突变。

　　逆转表观遗传变化的可能性促进了 DNA 甲基转移酶抑制剂的开发。原型抑制剂 5- 阿扎胞苷（Vidaza™）在骨髓增生异常综合征患者中表现出良好的缓解率，从而获得了批准（图 5.110）。它是一种嘧啶核苷类似物，最初作为抗肿瘤抗生素从拉达卡链轮丝菌中分离出来。1964 年报道了其化学合成方法，并于 20 世纪 80 年代末在临床上对用于治疗急性非淋巴细胞白血病进行了评估。

　　5- 阿扎胞苷是胞苷（DNA 和 RNA 的核苷成分）的化学类似物，可嵌入基因组 DNA 中。它与其脱氧衍生物地西他滨（Dacogen™）（图 5.110）一起用于治疗骨髓增生异常综合征，并于 2004 年获得 FDA 批准。

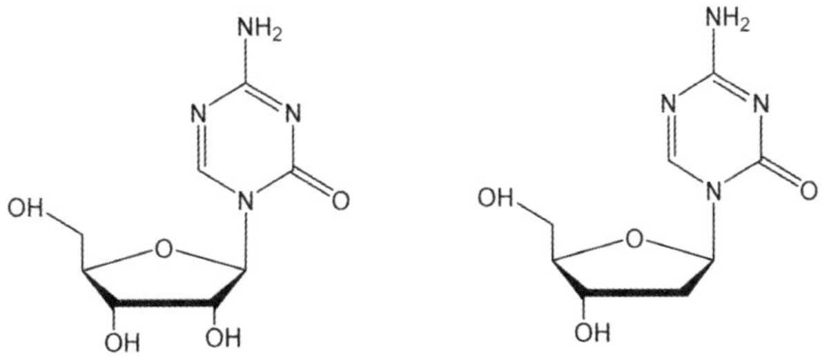

5–阿扎胞苷（Vidaza™）　　　　地西他滨（Dacogen™）

图 5.110　DNA 甲基转移酶抑制剂 5– 阿扎胞苷（Vidaza™）和地西他滨的结构式。

这两种药物作为潜在的抗代谢药物首先在捷克斯洛伐克合成。在两项比较阿扎胞苷与支持治疗的关键随机对照临床试验中，接受阿扎胞苷治疗的骨髓增生异常综合征患者中有 16% 的骨髓形态和血细胞计数完全或部分正常化，而接受支持治疗的这一比例为 0%。重要的是，大约 2/3 通常需要输血的患者在阿扎胞苷治疗后不再需要输血。5– 阿扎胞苷有时也用于治疗急性髓系白血病。

在离体研究中，5– 阿扎胞苷可以去除 DNA 中的甲基，从而可能减少基因沉默机制的影响。其抗肿瘤作用的两种潜在机制为：一，在低剂量下，该分子可能会抑制 DNA 甲基转移酶，导致低甲基化和基因表达。二，在高剂量下，通过嵌入 DNA 和 RNA，可能对骨髓中的异常造血细胞产生直接的细胞毒性（抗代谢作用）。此外，5– 阿扎胞苷（5– 氮杂 –2' 脱氧胞苷）是一种核糖核苷，因此它嵌入 RNA 的程度比嵌入 DNA 的程度更大。相比之下，地西他滨是一种脱氧核糖核苷，因此只能嵌入 DNA 中。5– 阿扎胞苷嵌入 RNA 会导致多聚核糖体转移 RNA 分解的甲基化和受体功能缺陷，从而抑制蛋白质产生。

5– 氮杂核苷如 5– 阿扎胞苷被代谢为 5– 氮杂 –2'– 脱氧胞苷三磷酸（地西他滨 – 三磷酸）后，它们可以嵌入 DNA 中。氮胞嘧啶 – 鸟嘌呤二核苷酸作为 DNA 甲基转移酶的底物，DNA 甲基转移酶通过亲核攻击催化甲基化反应。这导致胞嘧啶环的 C5 原子和酶之间形成共价键，通常 C5 原子通过 β 消除来分解。然而后一种反应不会发生在 5– 氮杂胞嘧啶中，因为它的 5 位碳被氮取代，使酶与 DNA 共价结合并阻断其 DNA 甲基转移酶功能。此外，共价蛋白加合物会损害 DNA 的功能并触发 DNA 损伤信号传导，导致捕获的 DNA 甲基转移酶降解。因此，甲基化标记在 DNA 复制过程中丢失。阿扎胞苷有多种副作用，包括贫血、中性粒细胞减少和血小板减少，因此患者需要经常监测血细胞计数。其他副作用包括胃肠道症状（例如恶心、呕吐、便秘和腹泻）、发热、瘀斑、瘀点、寒战、疲劳和钾浓度异常降低。

地西他滨用于治疗既往治疗过和未治疗过的骨髓增生异常综合征，并且还获得欧盟批准用于治疗 AML。阿扎胞苷可以嵌入 DNA 和 RNA，地西他滨尽管只能嵌入 DNA 链，其也是一种低甲基化剂，通过抑制 DNA 甲基转移酶发挥作用。地西他滨在细胞复制时嵌入 DNA 链，当 DNMT1 等 DNA 甲基转移酶（DNMT）与 DNA 结合并将甲基化模式复制到子链时，DNMT 不可逆地与地西他滨结合并且无法脱离。因此，地西他滨的作用是分裂依赖性的，并且由于血液系统癌细胞比体内大多数其他细胞分裂得更快，因此它们受到的影响更严重。血液系统癌细胞的发育似乎也严重依赖于 DNA 高甲基化。例如，通过上游 CpG 岛甲基化来沉默肿瘤抑制基因似乎对于这些类型的癌症至关重要。在最佳剂量下，地西他滨可以阻断这种类型的甲基化，从而产生抗肿瘤作用。

5.9.3 组蛋白去乙酰化酶抑制剂

细胞中的转录受到多种机制的调控，包括组蛋白 N 末端赖氨酸残基的乙酰化程度。这是由两个酶家族控制的，即组蛋白乙酰转移酶（HAT）和组蛋白去乙酰化酶（HDAC），它们分别决定与转录激活和抑制相关的组蛋白乙酰化和去乙酰化模式（见图 5.109）。

为了合成蛋白质，细胞必须控制组蛋白周围 DNA 的螺旋和解旋，以暴露表达所需的基因。这在一定程度上是通过组蛋白乙酰转移酶来实现的，该酶乙酰化核心组蛋白中的赖氨酸残基，从而形成不太紧凑且转录活性更高的染色质。HAT 共有五类以上，它们催化在组蛋白 N 末端尾部的赖氨酸残基上添加乙酰基，从而掩盖这些残基上的正电荷。这会导致组蛋白与 DNA 的亲和力降低（例如染色质"开放"），而这与转录活性相关。

相反，组蛋白去乙酰化酶（HDAC）去除乙酰基，导致染色质压缩和转录沉默。核心组蛋白末端尾部的这种可逆修饰代表了重塑高级染色质结构和调控基因表达的主要表观遗传机制。HDAC 的去乙酰作用去除了中和电荷的乙酰基，从而使组蛋白对 DNA 的亲和力增加，导致转录抑制（例如染色质"关闭"）。HAT 和 HDAC 并不独立工作，而是存在于蛋白复合物中，它们共同作用以维持对转录激活和抑制的精细控制。HDAC 抑制剂干扰这一作用，导致组蛋白过度乙酰化并增强基因表达。越来越多的证据表明 HDAC 在其他生物过程中发挥作用，例如微管的构建与发挥功能，以及细胞周期。

开发 HDAC 抑制剂的最初兴趣是基于这样的假设：它们应该引起基因表达的普遍上调，但可能通过激活在转化过程中下调的基因（例如，肿瘤抑制基因）而对肿瘤细胞产生选择性影响。HDAC 抑制剂有时被称为染色质重塑剂，因为它们通过改变染色质的结构起作用。存在四类 HDAC（Ⅰ、Ⅱ、Ⅲ 和 Ⅳ 类），并且大量的研究工作已经确定了可以选择性地针对特定类别甚至某一类中的单个酶的抑制剂。"经典"抑制剂通过与酶的含锌催化结构域结合，专门作用于 Ⅰ、Ⅱ 和 Ⅳ 类。这些经典抑制剂可以根据结合锌离子的化学部分进行分类。例如异羟肟酸或异羟肟酸盐（如 trichostatin A）、环状四肽（如 trapoxin B）和缩肽类、苯甲酰胺类、亲电酮类和脂肪酸化合物（如苯基丁酸和丙戊酸）。

对各种肿瘤细胞系的研究表明，HDAC 抑制剂的生物学效应包括生长停滞、分化途径激活和诱导细胞凋亡。已经证明一些 HDAC 抑制剂可以逆转体外生长的肺癌细胞的恶性表型。体外生长的肺癌细胞中 HDAC 表达上调可导致对肿瘤生长因子 β 无反应，而肿瘤生长因子 β 通常抑制上皮细胞增殖，因此表明 HDAC 抑制剂可能可用于治疗肺癌。有趣的是，一些 HDAC 抑制剂已经克服了小细胞肺癌细胞系中 MDRP 和 BCRP 介导的化疗耐药性。

Trichostatin A（TSA）是最早发现的 HDAC 抑制剂之一（图 5.111）。尽管它已广泛用于实验以证明 HDAC 抑制的概念，但尚未批准用于临床。尽管 Trichostatin A 最初被鉴定为抗真菌剂，但后来显示它可以选择性抑制 HDAC1、3、4、6 和 10，IC_{50} 值约为 20nmol/L。离体实验数据表明，TSA 促进凋亡相关基因的表达，导致癌细胞存活率降低。另外，它可能会诱导细胞分化，从而使肿瘤中发现的一些去分化细胞"成熟"。虽然 TSA 尚未被批准临床使用，但罗米地辛（Istodax™）、伏立诺他（Zolinza™）和帕比司他（Farydak™）三种 HDAC 抑制剂已获得 FDA 批准，其中帕比司他被 NICE 推荐在英国使用（图 5.111）。

伏立诺他（Zolinza™），也称为 SAHA，是辛二酰苯胺异羟肟酸的缩写，是最著名的 HDAC 抑制剂之一。它是一种最初由纪念斯隆－凯特琳癌症中心（美国）的研究人员合成的比旧分化剂更有效的版本，并于 1998 年被鉴定为 HDAC 抑制剂。2001 年，Aton Pharma 公司（后来被默克收购）成立后进一步开发了该药物。

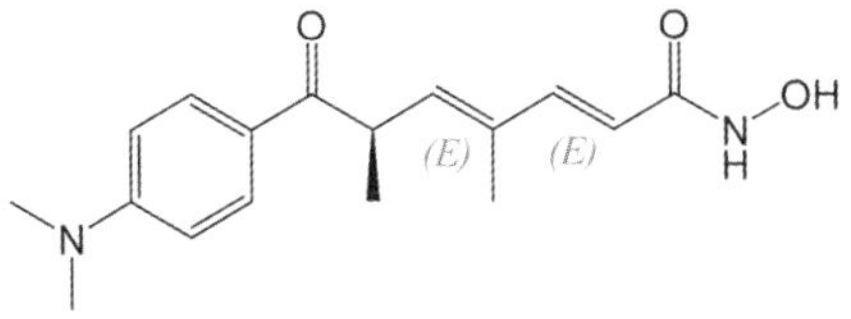

Trichostatin A

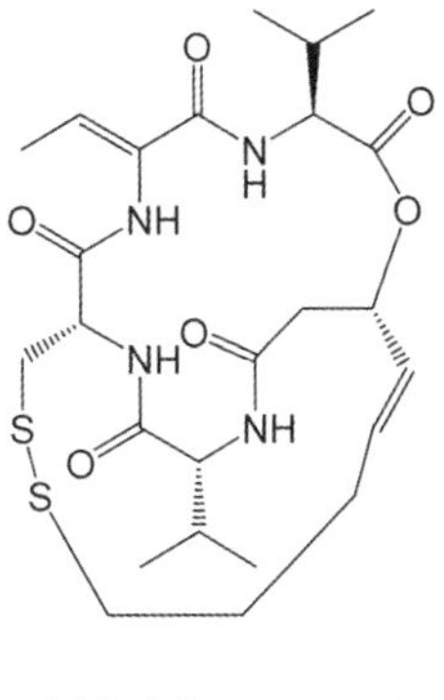

罗米地辛（Istodax™）

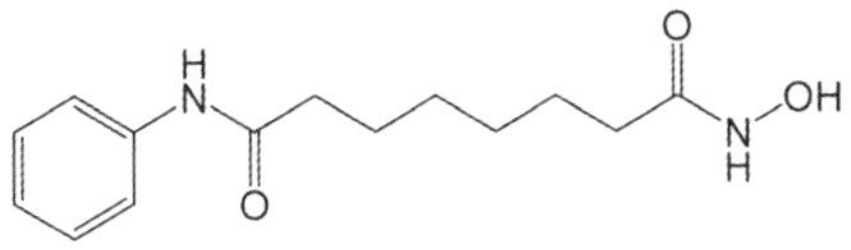

伏立诺他［Zolinza™，辛二酰苯胺异羟肟酸 (SAHS)］

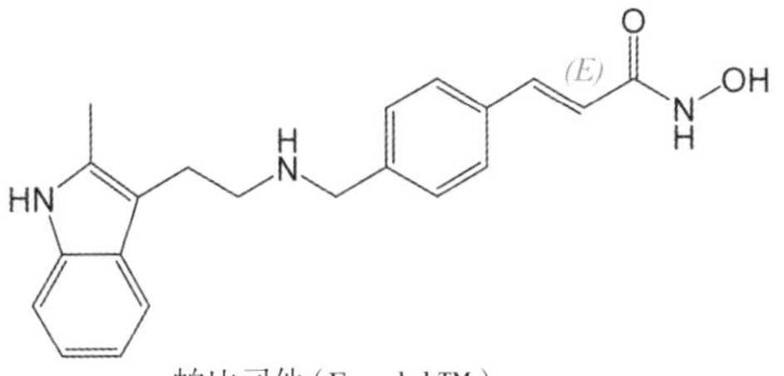

帕比司他（Farydak™）

图 5.111 HDAC 抑制剂 trichostatin A（TSA）、罗米地辛（Istodax™）、伏立诺他（Zolinza™）和帕比司他（Farydak™）的结构式。

罗米地辛（Istodax™），现在归于格洛斯特制药公司（新基旗下）所有，是一种用于治疗皮肤 T 细胞淋巴瘤（CTCL）和其他外周 T 细胞淋巴瘤（PTCL）的酯肽 HAD 抑制剂。1994 年，由日本藤泽制药公司（现为安斯泰来制药）的研究人员首次报道，其是从山形县土壤样本中获得的紫色杆菌培养物中分离出来的。人们发现它的抗菌活性可以忽略不计，但对几种人类肿瘤细胞系具有高度细胞毒性，对正常细胞没有影响，在小鼠的在体研究中显示出显著的抗肿瘤活性。在 20 世纪 90 年代末，与 Trichostatin A 类似，其作用机制被确定为通过抑制 HDAC 诱导细胞凋亡。第一阶段研究于 1997 年开始，Ⅱ期和Ⅲ期试验证明了它在 CTCL 和 PTCL 患者中的临床活性，并于 2004 年获得 FDA 的快速通道资格，不久后又获得 FDA 和 EMA 的孤儿药资格，用于治疗 CTCL。FDA 于 2009 年批准罗米地辛用于治疗 CTCL，并于 2011 年批准用于其他外周 T 细胞淋巴瘤。至关重要的是，临床研究显示外周血单核细胞中组蛋白乙酰化水平增加。静脉注射时，罗米地辛作为前药，其二硫键在细胞内还原，释放锌结合硫醇，该硫醇与锌依赖性组蛋白去乙酰化酶结合袋中的锌原子结合，从而产生抑制作用。该药物会引起多种副作用，包括胃肠道紊乱和血液系统疾病（包括贫血、血小板减少症和白细胞减少症）。

伏立诺他（Zolinza™），也称辛二酰苯胺异羟肟酸（SAHA），由默克公司开发，用于治疗 CTCL 患者的皮肤症状。它由哥伦比亚大学（美国）和纪念斯隆－凯特琳医院（美国）的研究人员发现，是第一个 HDAC 抑制剂，于 2006 年获得 FDA 批准用于治疗 CTCL。伏立诺他已被证明可以与组蛋白去乙酰化酶的活性位点结合，螯合驻留的锌离子。它作用于Ⅰ、Ⅱ和Ⅳ类 HDAC，导致乙酰化组蛋白和其他蛋白质的积累，包括对诱导细胞分化所需基因表达至关重要的转录因子。最近的一项研究表明，伏立诺他对多形性胶质母细胞瘤和非小细胞肺癌（NSCLC），以及联合伊达比星和阿糖胞苷治疗骨髓增生异常综合征均具有活性。

HDAC 抑制剂帕比司他（Farydak™）由诺华公司开发，是一种异羟肟酸衍生物，作为非选择性 HDAC 抑制剂，通过多种途径导致恶性细胞凋亡。它是 NICE 推荐在英国用于治疗复发性或难治性多发性骨髓瘤的唯一口服 HDAC 抑制剂（与硼替佐米和地塞米松联合使用）。帕比司他于 2015 年获得 FDA 加速批准用于多发性骨髓瘤患者，并于 2015 年获得 EMA 批准用于相同用途。在超过 10% 的患者中常见的副作用包括低血细胞计数（全血细胞减少症、血小板减少症、贫血、白细胞减少症、中性粒细胞减少症和淋巴细胞减少症）、气道感染、疲劳、腹泻、恶心、头痛和睡眠问题。

截至撰写本文时，全球正在进行多项临床试验评估新型 HDAC 抑制剂作为单药治疗，以及现有 HDAC 抑制剂与其他类型抗癌药物的联合治疗效果。在 HDAC 抑制剂进入临床之前，许多学者质疑将重塑染色质作为一种治疗干预措施很可能会因触发普遍的基因转录级联反应而导致严重的副作用。然而，HDAC 抑制剂在临床上似乎安全有效，没有发生重大不良事件。另外，HDAC 也已在精神病学和神经病学中用作情绪稳定剂和抗癫痫药，并且正在作为抗寄生虫药和抗炎制剂进行研究。

5.10　放射性或化学性增敏剂和保护剂

长期以来，人们对能够增强放疗（通过改变放疗剂量反应曲线的斜率）和化疗效果的药物产生了兴趣。这一策略部分基于以下发现：缺氧肿瘤往往对放疗和化疗均产生耐药性，而氧合可以增强抗肿瘤效果。鉴于放射治疗方式的最新进展（例如，高精度计算机控制的共焦射线束），有效放射增敏剂的出现可以显著改善这种治疗方式。然而，鉴于过去 50 年来对缺氧细胞放射增敏剂和临床工作的大量研究及努力，几乎没有找到合适的药物。

放射增敏剂是一种使肿瘤细胞对放射治疗更敏感的药剂，有时被称为放射增强剂。真正的放射增敏剂本身应该相对无毒，仅充当放射治疗的增强剂。在肿瘤和正常组织之间表现出很少或没有差异效应的药物不会提高治疗率且无临床益处。传统的化疗药物通常与放射治疗联合使用以提高其疗效，包括抗代谢药（例如氟嘧啶和吉西他滨）和 DNA 相互作用剂（例如铂类似物）。氟嘧啶被认为通过抑制肿瘤细胞中的 S 期细胞周期检查点来提高敏感性，而吉西他滨可抑制 S 期细胞修复辐射引起的 DNA 损伤的能力。顺铂引起的 DNA 损伤（例如交联）似乎增强了辐射引起的 DNA 损伤的效果，这可能是由于 DNA 修复途径受到抑制导致的。

放射治疗的主要限制之一是实体瘤细胞缺氧。这是因为实体瘤的生长会超出其血液供应，导致低氧状态（称为缺氧）。氧气是一种有效的放射增敏剂，通过形成损伤 DNA 的自由基来提高给定剂量辐射的有效性。缺氧环境下的肿瘤细胞对辐射损伤的抵抗力可能是正常氧气环境下肿瘤细胞的 2 ～ 3 倍。许多研究致力于克服这个问题，包括使用高压氧、携带更高氧水平的血液替代品、低氧细胞放射增敏剂（如米索硝唑和甲硝唑）以及低氧细胞毒素（如替拉扎明）。第 10 章将更详细地介绍这种获得肿瘤选择性的方法。从那时起，人们一直在寻找可以模拟氧合作用的小分子治疗药物。此类分子需要以足够的浓度到达肿瘤，并具有可预测的药代动力学，以便与放射治疗同步。最重要的是，可以在每次放射治疗中使用的放射增敏剂本身毒性必须最小，并且不会导致放射毒性的增强。尽管进行了广泛的研究，许多化合物也已在临床上进行了评估，但尚未出现理想的药物。

多年来，人们已经研究了多种能够在体外对缺氧细胞产生放射增敏作用的化学试剂。为此开发的最著名的一类药剂是硝基咪唑，它通过模拟氧气的存在来产生增敏作用。自 20 世纪 70 年代末以来，两种硝基咪唑类药物米索硝唑和哌莫硝唑（图 5.112）已得到广泛研究。至少在离体它们起作用是因为具有相对较高的电子亲和力，可诱导自由基的形成并消耗抗辐射硫醇，从而使缺氧细胞对电离辐射的影响敏感。这会在 DNA 中产生单链断裂，随后抑制 DNA 合成和导致细胞死亡。然而，尽管离体结果很有希望，但自 1978 年以来的多项临床试验（包括多项Ⅲ期试验）中，米索硝唑与放射疗法的联合治疗未能证明可以改善患者生存。此外，米索硝唑及其类似物（去甲基米索硝唑）的潜在临床用途受到其严重但可逆的毒性的影响，包括恶心、呕吐和周围神经病变。已经设计和研究了多种基于米索硝唑结构的药物，但尚未达到批准阶段。例如 etanidazole、efaproxiral 和 nimorazole。

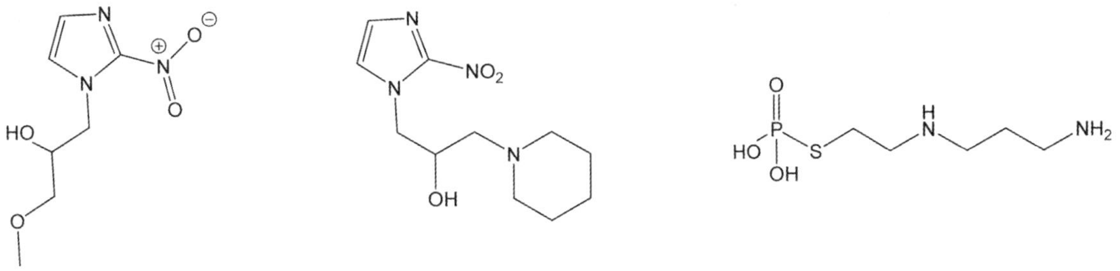

图 5.112　放射性增敏剂米索硝唑、哌莫硝唑和氨磷汀（Ethyol ™）的结构式。

在临床前体外研究中，米索硝唑等药物增强了环磷酰胺等一些传统细胞毒药物的抗肿瘤作用。这种联合治疗也在临床上进行了评估，发现其耐受性良好。环磷酰胺的药代动力学特征不受米索硝唑的影响，并且其骨髓毒性没有增强。

目前，由 Clinigen Group 销售的氨磷汀（Ethyol ™）（图 5.112）是唯一获得 FDA 和 EMA 批准的此类药物，尽管它更多地被认为是一种放射和化学保护剂。它于 1999 年获得 FDA 批准，用于降低头颈癌患者接受放射治疗时口干症（口干）的发生率和严重程度，并预防铂类药物治疗后的肾毒性和耳毒性。

氨磷汀是一种有机硫代磷酸盐前药，在体内被碱性磷酸酶水解为活性细胞保护性硫醇代谢物（WR-1065）。对正常组织的选择性保护被认为是因为相对于恶性组织，健康组织具有更高的碱性磷酸酶活性、pH 值和血管通透性。一旦进入细胞内，氨磷汀就会充当基于硫醇的自由基清除剂，能够限制因暴露于辐射和一些细胞毒性化疗药物而引起的自由基损伤。它还被认为可以诱导细胞缺氧、加速 DNA 修复、抑制细胞凋亡和改变基因表达。氨磷汀还被用于减少由 DNA 相互作用剂如交联剂（例如环磷酰胺）和含铂剂（例如顺铂）引起的中性粒细胞减少症相关感染和发热的发生率。通过静脉给药，建议患者在接受氨磷汀之前补充充足的水分。副作用包括胃肠道紊乱（例如腹泻、恶心、呕吐）、低钙血症、低血压（62%的患者发生）、皮肤病（例如多形红斑、红皮病、史－约综合征和中毒性表皮坏死松解症）和免疫过敏症候群。

多种放射增敏剂仍处于临床试验中。例如 NBTXR3（Nanobiotix ™），由二氧化铪纳米颗粒组成，直接注射到肿瘤中，当暴露于 X 射线中会产生自由基。另一个例子是 nimoral（Azanta ™），它增加了缺氧条件下辐射产生的 DNA 损伤水平，并作为头颈部鳞状细胞癌的一线治疗方法已达 Ⅲ 期临床试验。反式藏红花酸钠（TSC）是另一种实验性药物，被认为可以增加氧气在恶性组织中的扩散，并已在胶质母细胞瘤（GBM）患者中进行了研究。实验剂 NVX-108 的研发概念是从肺部吸收氧气并将其输送到缺氧组织。

用前列腺素进行预处理可能会降低细胞和组织对辐射的敏感性。因此，研究人员试图通过在放疗前施用非特异性前列腺素抑制剂［例如非甾体抗炎药（NSAID）］来获得治疗效果。不幸的是，非甾体抗炎药被证明可以同时提高正常细胞和肿瘤细胞的敏感性，而没有带来净治疗效果。然而，最近学者对诱导型环氧合酶 2（COX-2）的高选择性抑制剂重新产生了兴趣，这种抑制剂不作用于组成型 COX-1。

5.11　基因治疗

通过基因疗法治疗癌症已经讨论了几十年，尽管该领域的研究非常活跃，一些使用基因治疗技术（如CRISPR–Cas9）的离体细胞疗法（例如CAR–T）已被开发并获得批准（见第 9 章），并且在非癌症治疗领域也已获得批准（见下文），但尚未出现直接的系统治疗方法。到目前为止，需要克服的最重要的问题是将新的或替代的基因特异性地递送到体内的肿瘤细胞。人们有充分的理由担心，如果一个新基因被无意间传递给健康细胞，那么这些细胞可能会因其基因组被修改而转化为癌细胞。

尽管存在这些担忧，基因治疗非癌症领域仍取得了重大进展。例如，基因疗法 onasemnogene abeparvovec（Zolgensma™）已被 FDA 批准用于治疗脊髓性肌萎缩症，这是一种由 *SMN1* 基因突变引起的严重神经肌肉疾病，该突变显著减少了运动神经元存活必需的 SMN 蛋白量。该疗法于 2019 年获得 FDA 批准用于 2 岁以下儿童，由自我互补的 AAV9 病毒衣壳组成，其中含有 *SMN1* 转基因和启动子。它通过静脉或鞘内给药，然后互补的 AAV9 病毒载体将 *SMN1* 转基因传递到细胞核，转基因在细胞核中开始编码 SMN 蛋白，从而解决疾病的根本原因。该药物的一次剂量可能会对患者的一生产生持久的影响，这反映为当前每次治疗的费用达 212.5 万美元。

另一个例子是，Spark Therapeutics 公司开发的 voretige neneparvovec（Luxturna™）基因疗法，用于治疗因遗传性视网膜营养不良（一种罕见的视网膜遗传性疾病）而导致视力丧失的成人和儿童。Luxturna™于 2018 年获得批准，只能在患者视网膜中仍有足够功能细胞的情况下使用，该疾病是由 *RPE65* 基因突变引起的，该基因负责产生视网膜细胞正常功能所必需的全反式视黄醇异构酶。关键在于 Luxturna™可直接注射到眼内（视网膜下），从而避免了全身性脱靶效应，而在癌症治疗时则达不到这种情况。基因治疗方法的其他领域的应用，例如治疗人类免疫缺陷病毒（HIV）感染和纠正导致镰状细胞病的突变可能很快就会成为现实。

在癌症领域，大多数基因治疗方法利用腺相关病毒（AAV）和慢病毒分别在体内和半体内进行基因插入。CRISPR 基因编辑的引入（参见 5.7.2.1.7）为基因治疗提供了新的可能性。最常见的目标是用一个正常的拷贝替换肿瘤细胞中的突变基因（例如突变的肿瘤抑制基因 *p53*）。这通常是使用器官特异性病毒载体来进行的，例如基因工程肝病毒，它可以将新基因传递到肝脏细胞。为此目的，腺病毒也得到了广泛的研究。然而，有两个主要问题。首先，就疗效而言，在体模型和人体实验均表明，病毒载体很少感染肿瘤块中的所有细胞，因此对于维持肿瘤生长的未受影响的活肿瘤细胞而言，治疗仅部分有效。其次，就安全性而言，器官特异性病毒载体很少能完全特异性针对靶器官，可能会发生健康细胞的附带感染。这被认为是一个严重的问题，因为既往旨在替换有缺陷的代谢相关基因的儿童临床试验表明，一些患儿在基因治疗后患上了白血病，这被认为是由健康细胞的附带基因组损伤引起的。

尽管存在这些问题，开发用于基因递送的高度特异性载体的研究仍在进行中。其他类型的递送系统（例如纳米粒子）也在研究中。最后，尽管基因治疗是由手术的精确性和直接治疗效果的目的来定义的，但并非所有改变患者基因组成的医疗手段都可以被视为基因治疗，例如，骨髓移植和一般器官移植都可以引入外源 DNA。尽管存在这些问题，基因疗法仍然是一种有吸引力的癌症治疗方法，并且仍然是一个高度活跃的研究领域。因此，肿瘤特异性基因递送系统的进步很可能在未来成为现实。

5.12　结论

与分子靶向药物（第 6 章）一样，基于核酸的分子代表了最大的抗癌药物家族。此外，它们是 20 世纪 40 年代初首次发现并在人体中得到良好评价的化疗药物之一。然而，自发现以来，研究人员在这一领域不断进行改进和创新，最终出现了令人兴奋的新技术，例如 RNAi 和基于 CRISPR–Cas9 等基因编辑方法的基因疗法。也许令人惊讶的是，多种较早期的 DNA 相互作用药物，例如氮芥（例如苯丁酸氮芥）、铂剂（例如顺铂）和嵌入剂（例如多柔比星）今天仍在世界范围内使用。在某种程度上，这是因为它们可以很好地延缓肿瘤生长，尽管会产生令人不适、有时甚至危及生命的副作用。另一个原因是，大多数较早期的药物已过专利保护期，并且仿制药的生产相对便宜，从而使贫穷和发展中国家更容易获得它们。

第6章 小分子靶向治疗

6.1 引言

前几章中介绍的三大类抗癌药物，即抗代谢药物（详见第3章）、抗微管蛋白药物（详见第4章）和与 DNA 相互作用药物（详见第5章），是 20 世纪下半叶的一线抗癌药物。这些药物主要通过抑制细胞分裂发挥作用，对肿瘤和健康细胞的影响几乎没有区别，其中一些药物可能会有奇效。然而它们缺乏对肿瘤细胞的选择性，经常导致严重的副作用，如骨髓抑制，胃肠道（GI）、心脏、肝脏和肾脏毒性。此外它们还与一些不太严重的副作用有关，如恶心、呕吐以及脱发，这些都会引发患者的不适。为了发现更有效且副作用低的抗癌药物，20 世纪 80 年代提出了分子靶向药物的新概念，此类药物靶向肿瘤细胞中独特的调控或突变的蛋白质或生化途径。理论上讲，这类药物的毒性应该比上一代抗癌药物更小，因为突变的蛋白质或未受调控的途径不应存在于健康细胞中。分子靶向药物的第二个重要设计理念是，应该通过简单的片剂或胶囊形式口服给药，而不像之前的药物那样，大多为静脉给药，需要住院治疗。至关重要的是，这两个设计概念，即对肿瘤细胞的选择毒性和可以口服的特性，提高了将癌症作为慢性病治疗的可能性，就像长期口服药物治疗糖尿病和心脏病等疾病一样。20 世纪 90 年代，用于治疗慢性粒细胞白血病（CML）的伊马替尼（Gleevec ™）的发现验证了这一设计理念。这种由诺华公司与一些学术研究人员合作开发的药物于 2001 年 5 月获得 FDA 批准，并出现在《时代》杂志的封面上，被认为是治疗癌症的"神奇子弹"。伊马替尼通过抑制 Bcr–Abl 蛋白发挥作用，这种蛋白在患者的癌细胞中独有，而在健康细胞中不存在。在早期临床试验中，伊马替尼的表现超出预期，是 FDA 批准最快的药物之一。对于慢性粒细胞白血病患者，这种里程碑式的药物已经将这种曾经致命的疾病转变为可控的慢性疾病。在这种情况下，每天服用药物可以使病情在很长一段时间内得到缓解。分子靶向方法的概念激发了人们对这类新型药物的研究，此为本章的重点。

这一领域的许多开创性工作都是基于对信号通路的靶向作用。细胞使用各种各样的细胞内和细胞间机制来传递生长、增殖、存活、转化和转移等过程的信号分子。最近，用分子和遗传学的方法来理解细胞生物学，已经发现了许多专门调节增殖和生存的信号网络。现在已知其中许多基因在癌细胞中失调，且通常有一个由体细胞突变引起的遗传基础。例如，在肿瘤细胞中经常发现信号上调和对其中一些信号通路的更大依赖（当涉及特定基因时，有时被称为癌基因成瘾），而用治疗药物加以抑制可以起到抗癌效果。基于这个原理，这类药物有时被称为信号转导抑制剂或二级信使抑制剂。

在开发伊马替尼的同时，基因泰克公司正在研究另一种类型的激酶抑制剂——曲妥珠单抗，该药于 1998 年 9 月获得美国 FDA 的批准，由罗氏公司销售。曲妥珠单抗是一种针对人表皮生长因子受体 2（Her2）/neu 的抗体，该受体是从一些转移性乳腺癌患者的肿瘤细胞表面发现的，是与癌症相关的分子标志物。虽然作为抗体必须静脉给药，但因为其效果显著且相对没有副作用，实现了上述分子靶向的设计理念。更重要的是，曲妥珠单抗引入了第三个设计概念——患者选择性，即患者必须接受生化（药物基因组学）测试，确定他们的癌细胞是否表达 Her2 受体，以此判断他们是否适合接受该药物治疗。因此，曲妥珠单抗（Herceptin ™）被认为是引领精准医学时代的标志，我们将在第 11 章详细讨论。尽管患者在接受伊马替尼治疗前也需要筛选是否用药，但与 *Bcr-Abl* 突变相关的所谓费城染色体的鉴定是诊断的常规部分，而不是像曲妥珠单抗（Herceptin™）那样需要单独的测试，这将在第 7 章进一步讨论。

在伊马替尼和曲妥珠单抗取得成功的基础上，许多其他激酶抑制剂也相继上市，在撰写本文时，英国国家处方（BNF）中列出了 46 种不同的激酶抑制剂。多种其他的分子靶向药物已经被开发成针对各种各样的靶点，包括 RAS 和 Hedgehog 信号通路、细胞周期、蛋白酶体、细胞凋亡和基于维甲酸的靶点，这些都会在本章中进行更详细的介绍。在激酶抑制方面的研究已经取得了令人兴奋的进展，例如维罗非尼（Zelboraf™）针对在一些恶性肿瘤的 B-RAF 激酶中发现的 V600E 突变。同样，克唑替尼（Xalkori™）于 2011 年被美国食品和药品监督管理局批准用于治疗晚期（局部晚期或转移性）非小细胞肺癌。许多其他的激酶抑制剂正在开发中，这已经成为制药公司激烈竞争的领域。此外还开发了同时针对一种以上蛋白激酶的抑制剂，这些被称为泛激酶抑制剂（例如索拉非尼和舒尼替尼）。

对其他潜在药物靶点的研究也取得了成功，如泛素 - 蛋白酶体途径，细胞内蛋白质降解的主要途径，导致硼替佐米（Velcade™）获得批准，它现在是治疗多发性骨髓瘤的重要药物。同样，已被批准用于治疗肾癌的依维莫司和替西罗莫司通过抑制 mTOR 蛋白发挥作用。

尽管不太成功，但对临床有用的细胞周期蛋白抑制剂（如 CDK 抑制剂）的研究仍在进行中。最后，一些令人振奋的新药靶点正处于研究阶段，如 Hedgehog 信号通路和抑制凋亡（IAP）蛋白。

值得注意的是，分子靶向现在是癌症研究中增长最快的领域之一。在生物学（发现新的与癌症相关的信号通路和蛋白质）和化学（发现新的选择性和有效的抑制剂）领域，仍在开展大量的研究工作。分子靶向药物的主要家族在下面几节中进行介绍。

6.2　蛋白激酶抑制剂

这类药物通过抑制调节细胞分裂、生长、存活和迁移等过程所需的信号通路的蛋白激酶来发挥作用。小分子抑制剂伊马替尼（Gleevec™）是 20 世纪 90 年代发现的第一个蛋白激酶抑制剂，此后，许多类似药物得到批准。这一研究领域现在已经足够成熟，不断有新的抑制剂问世，用于解决对初代抑制剂产生抗药性的问题（例如对伊马替尼产生抗药性的患者可使用达沙替尼和尼洛替尼）。

6.2.1　蛋白激酶的分类

蛋白激酶是细胞内将磷酸基团与各种其他蛋白质中的氨基酸残基结合在一起的酶。这种磷酸化过程主要有两方面作用：作为一个分子开关，触发一系列细胞事件；作为一种连接机制，将两种蛋白质结合在一起。一系列此类反应构成一条信号通路。因此，蛋白激酶在细胞间和细胞内传递信息的复杂信号系统中扮演着主要角色。它们通常被分为两类：

第一类，根据它们对靶氨基酸的特异性：

丝氨酸或苏氨酸特异的激酶：它们催化丝氨酸和苏氨酸残基上的基团的磷酸化。

酪氨酸特异性激酶：这些酶催化酪氨酸残基的磷酸化，也被称为受体酪氨酸激酶（RTK）。

混合功能激酶：它们催化丝氨酸、苏氨酸和酪氨酸的磷酸化。

第二类，根据它们的结构和细胞定位：

受体激酶：它们包含一个穿过细胞膜外（血浆）的疏水性跨膜结构域，一个细胞外配体结合域，以及一个位于细胞质中的激酶域。细胞外配体结合域通常是糖基化的，具有配体特异性。已知的受体激酶家族包括 erbB（HER）、血小板衍生生长因子受体（PDGFR）和血管内皮生长因子受体（VEGFR）。

其他重要的受体包括 IGF-1R、KIT 和突变的 Flt-3 受体（见图 6.1 和图 6.2）。

非受体激酶：与受体激酶不同，它们没有跨膜或胞外结构域，可能通过将它们锚定在磷脂双层上的脂类修饰，或通过非共价结合到膜受体，与细胞质内部表面相连。例如 ABL、JAK、FAK 和 Src 激酶。

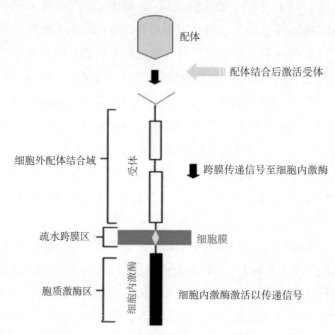

图 6.1　受体酪氨酸激酶的结构，显示了当配体与其胞外区域结合时，如何穿过细胞膜以允许信号传递到细胞内区域。

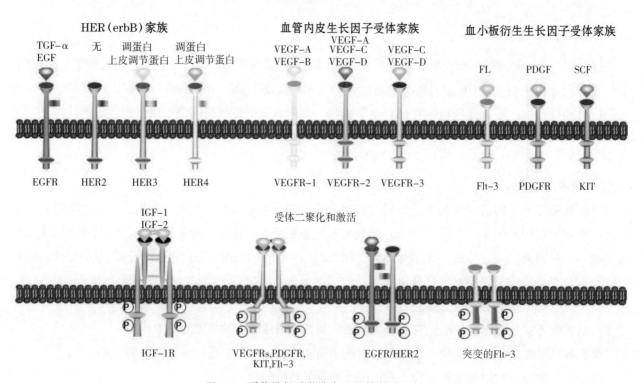

图 6.2　受体酪氨酸激酶家族及其激活机制。

6.2.1.1　蛋白激酶的功能

蛋白激酶的功能是将信息从细胞外的因子（例如生长因子）传递到细胞内部，而不需要因子穿过细胞膜。像生长因子这样的大蛋白质与小分子不同，除非存在特殊的运输机制，否则通常很难穿过细胞膜。

因此，通过这一机制，蛋白激酶有助于调节细胞功能，如细胞增殖、细胞－基质黏附、细胞－细胞黏附、运动、细胞凋亡、转录和膜转运。

6.2.1.2　信号传导的机制

通常通过两种机制中的一种，将信号从细胞外因子跨膜通过一种激酶进行传递。第一种情况是，受体激酶单独负责跨膜的信号传导（图6.3）。与受体激酶结合的配体诱导受体二聚化或寡聚化，导致相邻细胞质结构域之间的相互作用，从而激活该激酶。第二种情况是，因子穿透细胞膜，激活细胞膜附近的非受体激酶，在这种情况下，受体的二聚化可能是激活所必需的，也可能不是必需的。在任何一种情况下，胞质激活区的激活都是跨膜信号传导的关键步骤。然后，激活的激酶启动一连串的磷酸化反应，导致其他蛋白质的激活，以及第二信使分子的产生，将信号传递到细胞核。

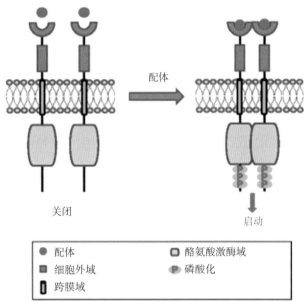

图 6.3　**通过配体结合后二聚化的 RTK 信号传导的机制**［改编自 Du，Z.，Lovly，C.M. Mechanisms of receptor tyrosine kinase activation in cancer. Mol Cancer 17，58（2018），遵循 CCA4.0 协议（http://creativecommons.org/licenses/by/4.0/）］。

6.2.1.3　药物对激酶活性的调节

为了调控激酶激活后对细胞过程的影响以达到治疗目的，人们采取了多项措施。第一，可以利用不同蛋白激酶的反向作用。例如，一些激酶的激活可以导致细胞生长抑制或细胞死亡［例如转化生长因子 $-\beta$（TGF-β）受体信号传递的激活可以引起细胞周期停滞］。第二，激活去除激酶残基磷酸化的蛋白磷酸酶可以关闭激酶信号传导。第三，减少或阻断参与蛋白质配体形成的酶的活性，或激活降解配体的特定蛋白酶，可能会改变信号转导。最后，治疗药物可以直接调控蛋白激酶的功能。迄今为止，最有效的调控方法是开发小分子与单个激酶的 ATP 结合口袋相互作用（如伊马替尼），下面介绍的大多数激酶抑制剂都是通过这种机制起作用的。也可以使用抗体结合受体激酶的细胞外区域（如曲妥珠单抗），从而阻断信号传导，这种方法将在第9章中进行介绍。

6.2.1.4　蛋白激酶在癌症中的作用

蛋白激酶通常在癌症的发生中扮演重要角色，并可以促进癌细胞不受控制的增殖、肿瘤进展以及转移。据认为，癌细胞几乎完全依赖于蛋白激酶异常信号传导来维持其持续增殖，而正常细胞使用这些途径的频率要低得多，因此基于抑制激酶信号传导的治疗药物具有选择性的基础。如下所述，蛋白激酶可以出现两种主要的失调方式。

6.2.1.4.1　蛋白激酶突变在癌症中的作用

现在已经知道在癌细胞中具有特定突变的蛋白激酶的情况很多。例如，蛋白激酶 Abl 的突变（细胞质酪氨酸激酶 Bcr-Abl，它是一种恒定活性的酶）是慢性髓系白血病（CML）的主要原因；它几乎在所有 CML 病例中存在，被用作这种疾病的诊断特征。这一突变也存在于 15% ～ 30% 的成人急性淋巴细胞白血病（ALL）病例中。这种突变成为伊马替尼（Gleevec™）等抑制剂发挥治疗作用的基础。其他例子包括 EGFR 和 B-RAF 激酶的突变，为此开发了吉非替尼（Iressa™）和维罗非尼（Zelboraf™）这些抗癌药物，分别用于治疗肺癌和黑色素瘤。

6.2.1.4.2　蛋白激酶的过度表达

在某些情况下，非突变的蛋白激酶的过度表达可以导致肿瘤形成。例如，EGFR 及其相关的原发性配体 EGF（表皮生长因子）和 TGF-α（转化生长因子 α）的过度表达，尤其在 EGFR 和 EGF 的共同表达，对多种人类癌症的发病和预后可能发挥作用。特别是，已知 EGFR 激酶家族的成员（EGFR、ErbB-2、HER2/neu、ErbB-3 和 ErbB-4）在某些类型的乳腺肿瘤中过度表达，例如，HER2/neu RTK 在大约 30% 的侵袭性乳腺疾病的癌症患者的肿瘤细胞中扩增了 100 倍，其存在也与预后不良有关。这种观察结果促进了曲妥珠单抗（Herceptin™）的研发以及通过相关的药物基因组学检测，选择 HER2 过表达的患者进行治疗。同样，PDGF 和 PDGFR 的过度表达在脑膜瘤、黑色素瘤和神经内分泌癌以及卵巢、胰腺、胃、肺和前列腺的肿瘤中也已报道。

6.2.1.5　蛋白质和受体激酶抑制剂的研发

自 20 世纪 90 年代以来，在设计各种激酶的小分子抑制剂方面进行了大量的研究，这些激酶被认为在肿瘤的发生和生长中起重要作用。许多药物获批用于临床，其中一些在下面进行介绍。这仍然是世界各地多家制药公司的一个活跃的研究领域，多种新的激酶抑制剂正在研发中。由于蛋白激酶使用三磷酸腺苷（ATP）作为能量来源，因此在这个领域进行药物发现的主要方法之一是设计和（或）筛选与蛋白质的 ATP 结合口袋相互作用的抑制剂。这种类型的有效抑制剂使激酶无法磷酸化蛋白质，从而阻止信号传导过程。伊马替尼（Gleevec™）的开发是这种方法的第一个和最著名的代表。对于受体激酶，主要方法之一是开发可以结合到激酶细胞外部分的抗体，从而阻止它们的功能（见第 7 章）。这种方法最著名的代表是曲妥珠单抗（Herceptin™）的开发。而且，受体激酶的小分子抑制剂也已经被开发出来（例如，VEGFR 的阿昔替尼），并且多种其他类型的激酶抑制剂，无论是已在临床应用中还是处在研究开发中，下面均有介绍。

6.2.1.6　临床应用或研发中的蛋白激酶抑制剂

蛋白激酶抑制剂的主要靶点包括 Bcr-Abl、HER2、EGFR、VEGFR、PDGFR 和 B-RAF。下面将介绍相应的治疗药物。

6.2.1.6.1　Bcr-Abl 激酶抑制剂

慢性粒细胞白血病（CML）和急性淋巴细胞白血病与特有的染色体——费城染色体的存在相关联。费城染色体是由染色体 9 和 22 之间的易位引起的，由 c-abl 基因与断裂点簇区（bcr）基因融合造成。重要的是，这个新基因在患者的健康细胞中不存在，因此成为治疗干预的重要机会。由此产生的 Bcr-Abl 融合蛋白作为一种组成性活性致癌酪氨酸激酶，在大多数 CML 患者中导致细胞转化为恶性表型，并在 15% ～ 30% 的 ALL 患者中也会出现。伊马替尼（Gleevec™）现在是 CML 的前线治疗药物，通过结合到 Bcr-Abl 融合蛋白的 Abl 激酶结构域，抑制其酪氨酸激酶活性来发挥作用。这导致外周白细胞计数的正常化，以及骨髓干细胞中费城染色体阳性克隆的显著减少，获得显著的血液学和细胞遗传学反应。

尽管伊马替尼对早期（慢性期）CML 的缓解率很高，但对于更晚期的 CML 和 ALL 患者的反应短暂，而且在 CML 的所有阶段都存在伊马替尼获得性耐药的问题。在伊马替尼获得性耐药 CML 患者的白血病细胞中，Bcr-Abl 介导的信号恢复是由于在 70%～90% 的患者中 Abl 激酶结构域中的点突变造成的。对 Abl 激酶与伊马替尼复合物的结构研究揭示，突变要么发生在直接参与伊马替尼结合的残基处，要么更常见的是在对于激酶能够采取特定非活性构象有利于伊马替尼结合的重要的残基处。因此，进一步开发了以伊马替尼为基础的第二代药物，如达沙替尼和尼洛替尼。其他耐药机制，包括 Bcr-Abl 依赖性和 Bcr-Abl 非依赖性（如其他酪氨酸激酶的过度表达）也可能发生。下面介绍目前获批用于 Bcr-Abl 激酶抑制的药物。

6.2.1.6.1.1　伊马替尼（Glivec™）

伊马替尼（Glivec™）是由诺华公司开发的，公认为激酶靶向药物发现的里程碑（图 6.4）。它于 2001 年获得 FDA 批准用于治疗 CML，现在是费城染色体阳性患者的标准治疗药物。尽管在全球大部分地区使用 Glivec™作为品牌名称，但在注册时制造商将其更改为 "Gleevec"，以避免与当时推出的一种抗糖尿病药物字音混淆。截至 2011 年，FDA 已经批准伊马替尼用于治疗十种不同的癌症类型，并于 2013 年批准用于治疗儿童费城染色体阳性 AML。

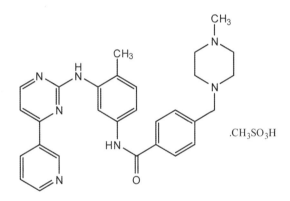

图 6.4　甲磺酸伊马替尼的结构式（Glive™，Gleevec™）。

CML 主要发生在携带异常费城易位染色体的患者中，其导致 Bcr-Abl 酪氨酸激酶的产生，该酶处于永久活化的信号形式中，影响多条信号通路（图 6.5）。这种蛋白质在 CML 细胞中存在且不受调控，但在健康细胞中不存在，其导致骨髓的生物学行为发生变化，而骨髓是产生血细胞的部位。患者体内产生过多的白细胞和幼稚的干细胞（称为 "幼稚细胞"），逐渐代替骨髓产生的其他重要细胞，包括血小板和红细胞，导致 CML 的全身症状。伊马替尼是针对这种异常信号激酶的靶向药物，抑制其异常活性（图 6.6）。

值得注意的是，伊马替尼的发现和开发是罕见的成功的合理药物设计代表之一。Brian Druker 在俄勒冈健康科学大学（美国）进行了深入的 CML 异常激酶的研究，认为使用药物抑制激酶活性应该可以控制疾病，同时对正常细胞影响较小。Druker 与诺华公司的化学家 Nick Lydon 合作，开发了几种候选抑制剂，可以与 Bcr-Abl 和类似激酶的 ATP 结合口袋相互作用并阻断其对 Grb2/Shc 等底物的活性（图 6.6）。在相对较小的合成化合物库中，伊马替尼在体外研究中表现最有前途，并迅速进入了开发阶段。

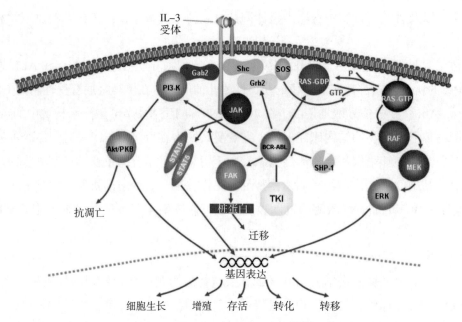

图 6.5   Bcr–abl 蛋白在 ALL 和 CML 白血病细胞中的作用。

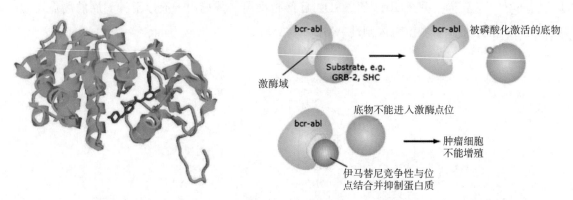

图 6.6   左图为伊马替尼（Glivec™）（红色）结合在 Bcr–Abl 蛋白激酶（绿色）的 ATP 结合口袋中的分子模型；右图为伊马替尼的作用机制［摘自维基百科，"Mechanism imatinib" by Sodium，遵循 CCASA 3.0 协议（https://creativecommons.org/licenses/by–sa/3.0/legalcode）］。

　　Druker 及其团队，以及全球其他科学家，证明当伊马替尼用于治疗慢性期 CML 时，惊人的较大比例患者达到了完全的血液学缓解。临床试验最初是针对慢性期费城染色体阳性的 CML 患者，在接受干扰素 α 治疗无效的情况下进行的。在这些试验中，所有接受每日 140mg 或更高剂量伊马替尼治疗的患者均获得血液学缓解，接受每日 300mg 或更高剂量治疗的患者中有 98％ 的患者达到了完全的血液学缓解，在随访了中位数为 265 天的这些患者中，96％ 的患者保持了完全的血液学缓解。有趣的是，在接受每日 300mg 或更高剂量治疗的患者中，共观察到 54％ 的患者出现了全细胞遗传学缓解，其中 13％ 的患者达到了完全的细胞遗传学缓解。这些结果仍被认为是治疗 CML 的药物发现方面的里程碑式进展。

　　伊马替尼的另外两个优点，一是其可以口服，这对患者来说很方便，二是该药没有既往用于治疗这种癌症的细胞毒性药物常见的严重的副作用。这意味着患者可以自行服用伊马替尼进行治疗，这比住院静脉输液治疗更方便，也可以降低成本。与伊马替尼相关的最常见的副作用是轻中度的胃肠道、视觉、皮肤和肺部紊乱，以及头晕、头痛、失眠、感觉减退和感觉异常。也有报道贫血、血小板减少症、中性粒细胞减少症和肝酶升高在一些患者中出现，但与剂量没有任何相关性。

伊马替尼被英国 NICE 批准用于干扰素治疗失败后的慢性期、加速期或危象期 CML。它还获批用于新诊断的 AML（与其他化疗药物联合使用）或作为复发或难治性 AML 的单药治疗。有趣的是，通过在临床中使用，发现除了抑制 Bcr-Abl 外，伊马替尼还是 Abl、PDGFR 和 c-Kit 激酶的有效抑制剂。特别是，对 c-Kit 的抑制表现为对 c-Kit（CD117）阳性的 GI 间质瘤（GIST）的显著临床活性。因此，现在已批准在 c-Kit（CD117）阳性的 GIST 切除术后进行辅助治疗。它还被批准用于治疗其他几种增生性疾病，包括与 PDGFR 基因重排相关的骨髓增生/骨髓增殖性疾病，无法切除的皮肤纤维肉瘤，晚期高嗜酸细胞综合征和慢性嗜酸性粒细胞白血病。

6.2.1.6.1.2 达沙替尼（Sprycel™）

达沙替尼（Sprycel™）是一种口服的多靶点小分子激酶抑制剂，由百时美施贵宝公司开发，它强力抑制 Bcr-Abl 和 Src 家族激酶，对表达野生型 Bcr-Abl 的细胞作用比伊马替尼强 325 倍。尽管伊马替尼在 CML 的早期阶段有很高的临床成功率，但是患者可能会在后期发生抗药性，这通常是由 Bcr-Abl 蛋白的突变介导的。因此，达沙替尼在英国已被批准用于慢性期、加速期和急变期 CML 和 ALL 的治疗。

达沙替尼的主要分子靶点是 Bcr-Abl、Src、c-Kit、多种 Eph 激酶以及其他多个酪氨酸激酶，但不包括 EGFR 和 Her2 等 erbB 激酶。对达沙替尼的晶体结构进行分析表明，与伊马替尼相比，达沙替尼的增强结合亲和力至少部分归因于其能够识别和相互作用于蛋白质的多种构象。一项研究使用细胞生化和生物学检测方法评估了达沙替尼对 15 个临床相关的伊马替尼耐药 Bcr-Abl 突变体的作用。其中 14 个突变体在低纳摩尔范围内被有效抑制，所有在激酶的磷酸酯结合环（P-loop）中的伊马替尼耐药 Bcr-Abl 突变（与预后不良有关）都得到成功抑制。

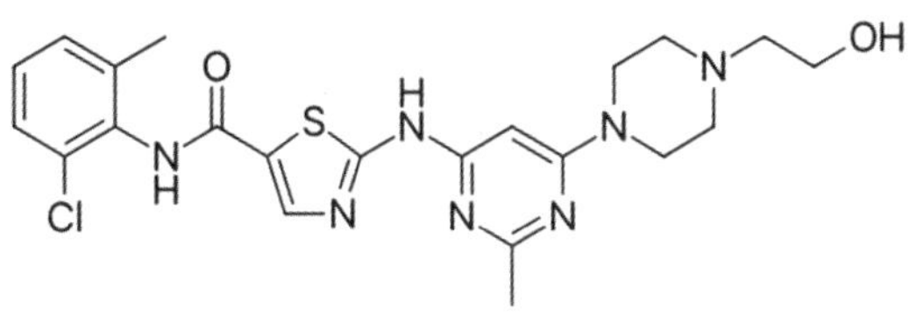

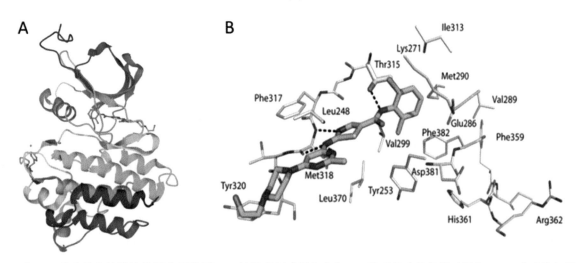

图 6.7 达沙替尼（Sprycel™）的结构式。

图 6.8 与 Abl 激酶结合的达沙替尼分子模型：A. 达沙替尼（绿色）与 Abl 激酶结合的概览（橙色，Abl 激酶的氨基端小叶；洋红色，P 环；红色，αC 螺旋；粉色，铰链区域；绿色，羧基端小叶；黄色，催化环）。（PBD 2GQG）B. 达沙替尼（绿色）与 ATP 结合位点的剖视图，突出显示附近残基所形成的氢键（虚线）［摘自 Reddy, E. P. 和 Aggarwal, A. K.（2012）"The Ins and Outs of Bcr-Abl Inhibition"，Genes &; Cancer，3（5 - 6），pp. 447 - 454. doi: 10.1177/1947601912462126. 版权属于作者，2012 年］。

另一项离体研究显示，达沙替尼能够阻断位于激活环和 C 末端小叶中其他位点的伊马替尼耐药 Bcr–Abl 突变体的活性。在这项研究中，只有一个伊马替尼耐药 Bcr–Abl 突变体（T315I）对达沙替尼也具有耐药性。在临床前研究中，以表达野生型 Bcr–Abl 或最常见的伊马替尼耐药 Bcr–Abl 突变体的 Ba/F3 细胞经静脉注射构建白血病免疫缺陷小鼠，当以口服方式给予达沙替尼，没有观察到明显的毒性（图 6.9）。

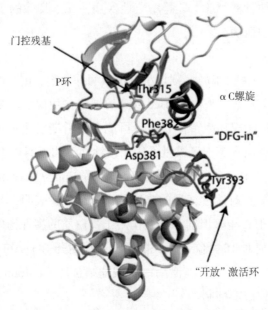

图 6.9   达沙替尼 /Bcr–Abl 复合物和伊马替尼 /Bcr–Abl 复合物的对比。两个结构激活环的方向不同，已突出显示。每个复合物中 DFG 基序（激活环）的 Phe382 以点面表示，这显示出伊马替尼由于与 Phe382 和其他激活环残基的立体位阻发生冲突而无法与 Abl 的活性构象结合。另一方面，达沙替尼可以与伊马替尼结合的激活环构象相结合 [Taken from Reddy, E. P. and Aggarwal, A. K.（2012）"The Ins and Outs of Bcr–Abl Inhibition", Genes &; Cancer, 3（5‐6），pp. 447‐454.doi：10.1177/1947601912462126。版权属于作者，2012 年]。

对于当时已知的表达伊马替尼耐药突变体的细胞，达沙替尼几乎都能有效抑制其增殖，表明该化合物对于治疗伊马替尼耐药 CML 具有显著的治疗潜力。这也促使了一项 I 期剂量递增研究，其中达沙替尼在伊马替尼耐药和伊马替尼不耐受患者以及所有 CML 和费城染色体阳性 ALL 的所有阶段中都显示出有前途的活性。在慢性期 CML 的 40 例患者中，有 37 例获得了完全的血液学缓解，而在加速期 CML、原始细胞危象或费城染色体阳性 ALL 的 44 例患者中，有 31 例获得了明显的血液学缓解。随后进行的四项 II 期研究（"START"试验）显示，95% 的慢性期 CML 患者的病情得到了控制。在加速期 CML 患者中，82% 的患者保持缓解，而几乎所有原始细胞危象和费城染色体阳性 ALL 患者在 6 个月内复发。总体而言，除了在离体已知具有对达沙替尼、尼洛替尼和伊马替尼具有耐药性的 T315I 突变，所有 Bcr–Abl 基因型患者均出现了应答。

在临床试验中观察到达沙替尼最常见的副作用是中性粒细胞减少症和骨髓抑制。大约 18% 的患者出现了严重到需要胸腔穿刺或胸膜固定术的胸膜积液。其他较轻的不良事件包括轻至中度的腹泻、周围水肿和头痛。

6.2.1.6.1.3 尼洛替尼（Tasigna™）

Abl 激酶结构域突变被认为是费城染色体阳性（Ph+）白血病患者对伊马替尼耐药的原因。尼洛替尼（Tasigna™）（图 6.10）是一种口服的选择性酪氨酸激酶抑制剂，由诺华制药公司开发。它最初于

2007 年获批用于治疗对包括伊马替尼在内的既往治疗耐药或不耐受的慢性期和加速期 CML 成年患者。2010 年，美国 FDA 加速批准尼洛替尼用于治疗新诊断的慢性期费城染色体阳性 CML 成年患者。在英国，NICE 建议将其用于新诊断的慢性期费城染色体阳性 CML，以及既往对伊马替尼耐药或不耐受的慢性期和加速期费城染色体阳性的慢性髓细胞白血病的治疗。这对于年龄较大的患者尤其重要，因为他们通常更难耐受伊马替尼治疗。尼洛替尼被认为是第二代 Bcr-Abl 酪氨酸激酶抑制剂，在伊马替尼成功的基础上发展而来。

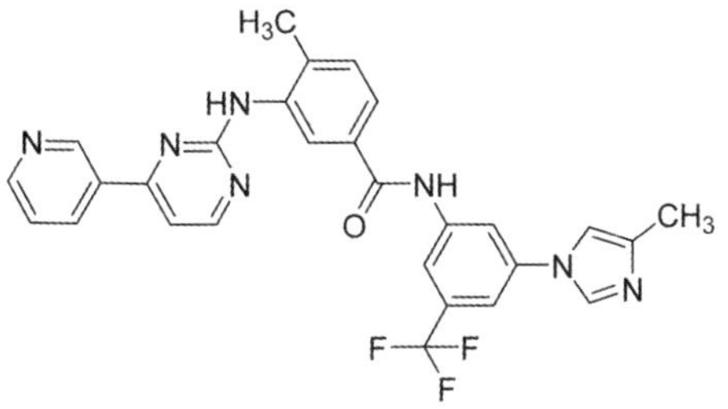

图 6.10　尼洛替尼（Tasigna™）的结构式。

　　尼洛替尼在新诊断的慢性期 CML 成年患者中的疗效和安全性是在 2006 年进行的一项单中心、开放标签、跨国多中心临床试验（"AMN107"试验）中得到证明的。该药在伊马替尼治疗无效的 CML 患者中具有相对较好的安全性和临床活性。该试验的主要目的是比较单剂量尼洛替尼与伊马替尼在 12 个月后的主要分子反应率。采用 RT-PCR 测量，按国际标准进行，对应于从标准化基线起 Bcr-Abl 转录本降低 ≥ 3log。血液外周的 Bcr-Abl 转录水平 < 0.1% 被定义为响应，在 12 个月内完成细胞遗传学反应（CCyR）的比率是关键的次要终点。主要疗效终点在接受较低和较高剂量尼洛替尼治疗的患者中分别达到了 44% 和 43%，而伊马替尼治疗的患者中为 22%。在接受较低和较高剂量尼洛替尼治疗的患者中，在 12 个月内 CCyR 的比率分别为 80% 和 78%，而接受伊马替尼治疗的患者为 65%。

　　从分子水平来看，尼洛替尼已被证明能抑制激酶，包括 Bcr-Abl、Kit、Lck、EPHA3、EPHA8、DDR1、DDR2、PDGFRB、MAPK11 和 ZAK。然而，它不抑制 Src 激酶，该激酶是影响细胞增殖或凋亡的其他酪氨酸激酶蛋白的关键调节因子。尼洛替尼与其靶向 Bcr-Abl 蛋白结合在能量上比伊马替尼更有利，数据显示，它在体外激酶抑制和细胞增殖实验中的效力比伊马替尼大约增加了 20 倍。

　　尼洛替尼的常见副作用包括胃肠毒性，如腹痛、便秘和腹泻。其他的不良反应包括皮疹、肝功能异常（例如 AST、ALT 和胆红素异常）、高血糖、高胆固醇血症、血清脂肪酶升高和头痛。发生骨髓抑制（如中性粒细胞减少、贫血血小板减少）的程度可能与使用伊马替尼和达沙替尼相似。

6.2.1.6.1.4　伊布替尼（Imbruvica™）

　　伊布替尼（Ibrutinib™）是一种口服选择性针对布鲁顿酪氨酸激酶（BTK）的共价结合抑制剂，它的发现得益于塞莱拉基因公司的结构基础方法，该方法可以创造能够共价结合到 BTK 半胱氨酸 481 残基（靠近 ATP 结合域）的分子，从而使其失活。伊布替尼机制的独特之处在于它包含一个迈克尔受体（连接到哌啶环的丙酮基官能团），可以形成共价键。2006 年，法莫斯利公司与强生的杨森制药部门合作，获得了塞莱拉的小分子 BTK 抑制剂的发现权，包括后来开发成伊布替尼的 PCI-32765 类似物。

　　基于在临床上获得的令人印象深刻的数据，伊布替尼于 2013 年被 FDA 批准用于套细胞淋巴瘤的治疗，于 2014 年被批准用于 CLL 治疗。2014 年后期，还批准其用于 17p 缺失的 CLL 患者进行治疗。其获批部分基于针对套细胞淋巴瘤患者进行的单臂临床试验，这些患者曾接受过至少一种其他抗癌药物治疗。在这些晚期患者中，66% 的患者对伊布替尼有反应（持续时间中位数为 17.5 个月），其中 17% 的患者病情完全缓解。在英国，伊布替尼被批准用于套细胞淋巴瘤、CML 和巨球蛋白血症的治疗。

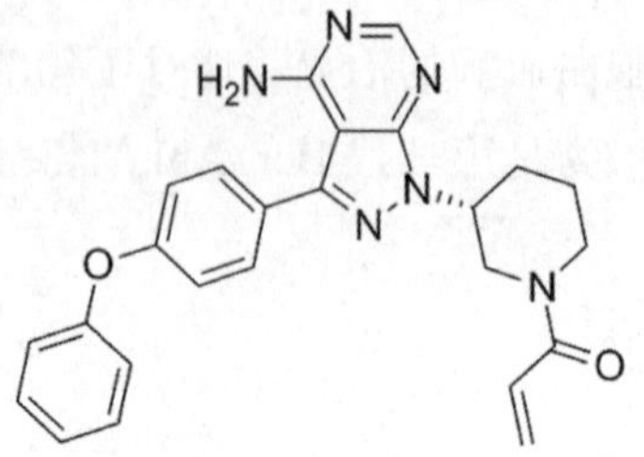

图 6.11　**伊布替尼（Imbrovica ™）的结构式。**

在离体临床前研究中，伊布替尼已被证明能够抑制 CLL 细胞的体外增殖，有效阻止来自微环境的细胞外生存信号（例如 CD40L、BAFF、IL-6、IL-4 和 TNF-α 等可溶性因子）、纤维连接素结合和基质细胞接触。据报道，它还可以减少 CLL 细胞向趋化因子 CXCL12 和 CXCL13 的趋化，以及抑制 B 细胞受体刺激后的细胞黏附。这些效应与抑制 BCR 信号转导一致，而 BCR 信号转导能够引起细胞凋亡，或在肿瘤微环境中扰乱细胞迁移和附着。研究还表明，用伊布替尼处理激活的 CLL 细胞会使 BTK 酪氨酸磷酸化受阻，并有效抑制这种激酶所激活的下游生存通路，包括 NF-κB、PI3K 和 ERK1/2。

伊布替尼引起的最严重的副作用包括肝脏疾病（例如血清肌酐水平升高）、血液系统异常（例如血小板减少、中性粒细胞减少和贫血）、胃肠不适（口干、口腔炎、消化不良、胃痛、恶心、呕吐、腹泻和便秘）以及肺功能异常（例如呼吸困难和肺炎）。伊布替尼不建议在妊娠期间使用，因此在治疗期间和停止治疗后 3 个月内应采取避孕措施。

6.2.1.6.1.5　博苏替尼（Bosulif ™）

博苏替尼（Bosulif ™）（6.12 图）最初由惠氏公司发现，但由辉瑞公司开发。它分别在 2012 年和 2013 年获得美国 FDA 和欧盟批准，用于治疗对第一代和第二代酪氨酸激酶抑制剂耐药或不耐受既往治疗的成人慢性粒细胞白血病患者。在英国，NICE 批准其用于治疗既往治疗过的慢性期、加速期和急变期费城染色体阳性慢性髓系白血病和新诊断的慢性期费城染色体阳性慢性粒细胞白血病。

虽然伊马替尼（2001 年获得 FDA 批准）被视为抗癌药物发现和治疗 CML 的里程碑式进步，但患者由于 Bcr-Abl 蛋白中的突变最终会产生耐药性。因此，人们认识到开发可抑制突变的 Bcr-Abl 蛋白的下一代激酶抑制剂的需要，并导致像达沙替尼（Sprycel ™）和尼洛替尼（Tasigna ™）这样的新药物在 2006 年和 2007 年获得批准。博苏替尼被认为是第三代酪氨酸激酶抑制剂，因为它同时靶向 Abl 和 Src 激酶。更重要的是，它在抑制 Bcl-Abl 激酶方面比伊马替尼大约强 30 倍，并且能够抑制除 T3151 外大多数抗伊马替尼的 Bcr-Abl 突变。针对 Src 激酶的活性非常重要，因为特定的 Src 激酶过表达与抗伊马替尼的 CML 表型相关。此外，博苏替尼是唯一已知靶向 CAMK2G 突变的激酶抑制剂，该突变与髓系白血病细胞增殖有关。

作为"双激酶抑制剂"，博苏替尼抑制 Abl 和 Src 激酶的自磷酸化，从而抑制细胞生长和引起凋亡的。通过这种双重作用机制，它在除耐药性慢性髓系白血病外的其他髓系恶性肿瘤和实体瘤中也具有活性。此外，与前代该类化合物相比，它会对白血病细胞中的突变蛋白进行更有选择性的抑制，对正常细胞中类似蛋白质的作用最小，因此副作用较少。

2010 年，鼓舞人心的临床数据表明，在曾经伊马替尼疗法失败的慢性期慢性髓系白血病患者中，一半的患者（无论是伊马替尼耐药还是不耐受）获得了完全的细胞遗传缓解，绝大多数（91%）获得了完全的血液学缓解。此外，在一项相关研究中，博苏替尼被发现在那些既往伊马替尼一线治疗和达沙替尼二线治疗都失败的慢性期 CML 患者中作为三线治疗药物治疗有效且耐受性同样好。在这些患者中观察到 28% 的完全细胞遗传缓解和 83% 的完全血液学缓解。

与其他酪氨酸激酶抑制剂相比，博苏替尼引起的不良反应似乎更轻，可能是因为它更有效地靶向白血病细胞中特异性突变蛋白，而这些蛋白在健康细胞中不存在。在临床上观察到的其最常见的不良反应包括恶心、呕吐和腹泻，这些反应在一段时间之后都会减轻。少数（1% ～ 9%）患者中会出现白细胞、血小板和红细胞等其他血液细胞减少的现象。

达沙替尼、尼洛替尼和博苏替尼的长期使用为治疗晚期 CML 带来了很大的希望，这些药物的发现显著改变了这一领域的临床实践，使更少的患者进展到疾病的晚期阶段。然而，这一类药物，包括博苏替尼，存在两个主要问题。首先，患者必须终身持续使用，非常昂贵。理想情况下，患者和临床医生希望找到只需要短暂使用后就可以停用的药物。第二个问题是，这些后续药物都没有针对 T3151 突变的作用，该突变可能导致耐药发生。而目前正在开发中的其他抑制剂可能解决这些问题。

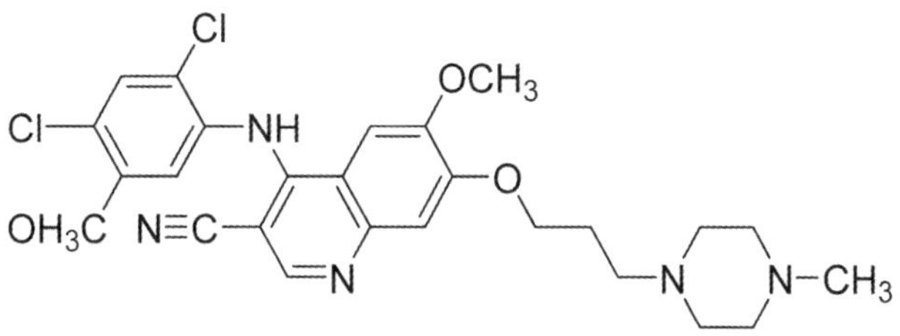

图 6.12　博苏替尼（Bosulif™）的结构式。

6.2.1.6.1.6　普纳替尼（Iclusig™）

普纳替尼（Iclusig™）（图 6.13）于 2012 年被 FDA 加速批准用于治疗耐药或不耐受的慢性粒细胞白血病和铬染色体阳性的急性淋巴细胞白血病，并于 2016 年获完全批准用于治疗慢性期、加速期或急变期粒细胞白血病和费城染色体阳性的急性淋巴细胞白血病，对于此类患者没有其他酪氨酸激酶抑制剂治疗的适应证。

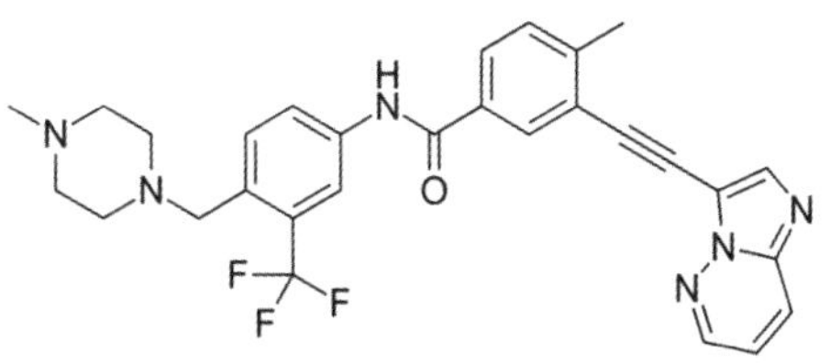

图 6.13　普纳替尼（Iclusig™）的结构式。

现在，普纳替尼也被英国国家卫生保健体系（NICE）批准用于治疗慢性期、加速期或急变期的慢性粒细胞白血病，针对携带 T315I 突变或对达沙替尼和尼洛替尼耐药或不耐受的患者，以及临床上不适合应用伊马替尼的后续治疗（图 6.14）。

口服普纳替尼最常见的副作用包括胃肠道症状（例如恶心、呕吐、腹泻、便秘和胃痛），皮肤症状（例如皮肤干燥和轻度皮疹），头痛，肌肉或关节疼痛，，手臂、手、腿或足的疼痛，血压升高，发热和疲劳。建议在治疗的前 2 个月每 2 周检测一次血清脂肪酶，此后定期检测，并在脂肪酶升高和出现腹部症状时暂停治疗。此外，在治疗期间应定期监测血细胞计数和肝功能，并检查是否出现血管闭塞或栓塞，这对一些患者来说会造成严重的后果。

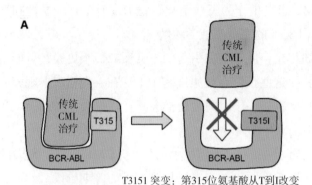

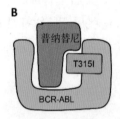

图 6.14　A. 如果 Bcr-Abl 蛋白中发生 T315I 突变，传统的激酶抑制剂，如伊马替尼、达沙替尼和尼洛替尼就无法与 ATP 结合口袋结合；B. 普纳替尼（Iclusig™）可以与 T315I 突变的口袋结合，因此适用于既往接受酪氨酸激酶抑制剂治疗失败的患者（图片由 Peiqin Jin 绘制并提供）。

6.2.1.6.2　丝裂原活化蛋白（MAP）激酶抑制剂

丝裂原活化蛋白（MAP）激酶信号通路在进化上是保守的，因为它们对于处理细胞外信号并将其转化为细胞内反应至关重要（图 6.15）。MEK1 和 MEK2 是双特异性激酶，在激活 RAS/RAF/MEK/ERK 通路中起着重要的介导作用，该通路调节了包括增殖、分化、迁移、存活和血管生成在内的多个关键细胞活动。已证明该通路的不当激活发生在多种癌症类型中，特别是通过 B-RAF、K-RAS 和 N-RAS 激酶的突变。尤其是 MAPK-ERK1/ERK2 通路，在调节细胞周期进程和细胞生长方面具有重要作用。在某些情况下，ERK1 和 ERK2 会被各种促分裂因子、刺激分化和细胞因子激活，也具有促凋亡的特性，这引起了人们对开发抑制剂用于治疗的兴趣。尽管在撰写本文时还没有批准任何 MAP 激酶抑制剂，但司美替尼（AZD6244）正在由阿斯利康和默克公司合作开发，见下面介绍。

6.2.1.6.2.1　司美替尼（AZD6244）

司美替尼（AZD6244）是一种口服的 ATP 非依赖性的丝裂原活化蛋白激酶（MEK 或 MAPK/ERK）1 和 2 的抑制剂（图 6.16）。它是由 Array 生物制药公司发现并授权给阿斯利康。司美替尼通过抑制 MEK1 和 MEK2，阻止 MEK1/MEK2 依赖性的效应蛋白和转录因子的激活，从而抑制细胞增殖。

司美替尼在全球许可协议下由阿斯利康和默克公司开发，并于 2018 年被 FDA 和欧盟授予孤儿药认定，于 2019 年初被 FDA 授予突破性疗法认定。2019 年底，FDA 接受了司美替尼治疗 3 岁及以上儿童的神经纤维瘤病Ⅰ型（NFⅠ）和症状性、不可手术的丛状神经纤维瘤（PN）的新药申请（NDA）并授予优先审查。神经纤维瘤病是一种遗传性疾病，通常表现为非恶性肿瘤在全身神经纤维上生长，可能会导致疼痛、残疾和畸形。尽管有些患者确实接受了多次外科手术，但大多数这种类型的肿瘤是不能手术的。NFⅠ还可能导致其他多种与健康有关的问题，包括失聪、失明、学习障碍、骨骼异常和其他类型的癌症。

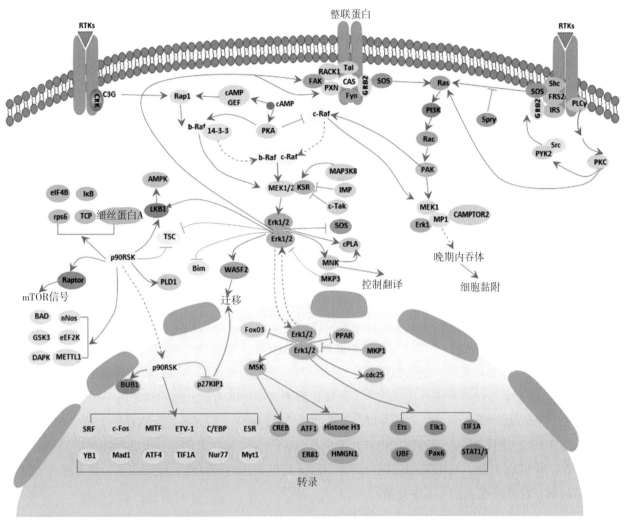

图 6.15 MAPK–ERK 信号通路示意图（摘自 Cusabio 网站：www.cusabio.com/pathway/MAPK–Erk–pathway.html）。

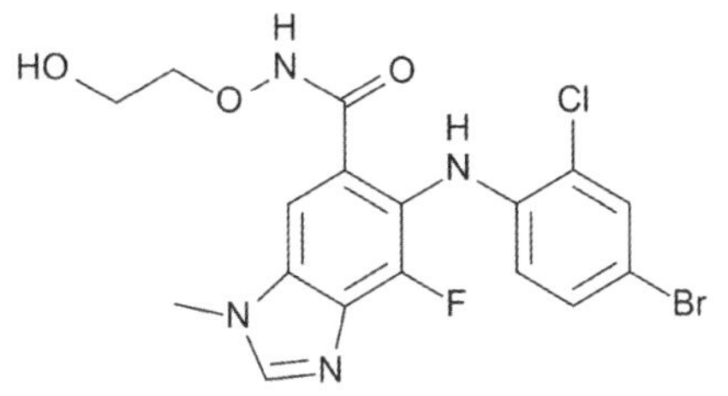

图 6.16 司美替尼（AZD6244）的结构式。

　　司美替尼向监管提交申请是基于 NCI 发起的 SPRINT Ⅱ期 Stratum 1 试验中的积极结果，该试验中，司美替尼在 50 例患有 NF1 或症状性、不可手术的 PN 的患儿中表现出了 66% 的客观缓解率（ORR）。目前正在进行三项司美替尼在晚期癌症患者中的注册试验，其中包括 K-RAS 突变的晚期或转移性非小细胞肺癌（NSCLC）患者和分化型甲状腺癌患者。K-RAS 突变是 NSCLC 中最常见的突变之一，约 26% 的患者携带该突变，与较短的平均生存时间相关。目前针对 K-RAS 突出的 NSCLC 还未有批准的治疗方案，因此针对 RAS/RAF/MEK/ERK 途径的新型药物，如司美替尼，具有解决这种疾病临床需求尚未满足的潜力。同样，在甲状腺癌中，传统上以 BRAF 的突变（约 39% 的患者）和 N-RAS 的突变（约 7% 的患者）为变异特征，因此有强大的科学依据来研究这类药物。

6.2.1.6.3 Her2/ErbB 抑制剂

Ⅰ型 RTK 激酶家族由四个不同但密切相关的受体组成：表皮生长因子受体（EGFR）1（ErbB1，Her1），2（HER2，ErbB2），3（Her3，ErbB3）和 4（HER4，ErbB4）。与各种配体结合后，这些激酶发生异二聚化和同二聚化，导致多种生长因子信号通路被激活。因此，抑制这些激活的信号通路可以产生抗肿瘤效应。在各种肿瘤类型中常常观察到 EGFR 和 HER2 的过度表达和（或）顺式构象的活化，并且通常与不良的临床预后相关。例如，在胃癌中，约有 10% 的肿瘤有 HER2 基因扩增。因此，HER 家族受体一直是抗癌治疗的重点目标之一。

这类药物中第一个获批的是 HER2 特异性单克隆抗体曲妥珠单抗（Herceptin™），由基因泰克和罗氏公司开发并于 1998 年获得批准。它在 HER2 阳性乳腺癌中表现出明显的临床获益，现在广泛用于治疗该疾病。但是曲妥珠单抗的耐药性对该药的治疗效果产生了影响，因此已开发出其他相关的治疗方法来应对这个问题。例如，珀妥珠单抗（Perjeta™）也是一种单克隆抗体，与曲妥珠单抗和多西他赛联合用于治疗转移性 HER2 阳性乳腺癌。它是 HER 双聚抑制剂类创新药，通过抑制一种 HER2 受体与另一种 HER2 受体的二聚化，从而阻止它们传导信号以促进细胞生长和增殖。它由基因泰克发现和开发，在 2012 年获得 FDA 批准。基因泰克研发的另一种替代方法是通过可裂解化学连接剂将高度毒性的小分子（"载荷"）与曲妥珠单抗结合，形成抗体药物偶联物（ADC）。曲妥珠单抗美坦新偶联物（Kadcyla™）于 2013 年首次获得 FDA 批准，该药物将高度毒性的与微管相互作用的美坦新载荷传递给 HER2 阳性的肿瘤细胞，这种策略在对曲妥珠单抗单独产生耐药性的患者中可能有效。曲妥珠单抗（Herceptin™）、珀妥珠单抗（Perjeta™）和曲妥珠单抗美坦新偶联物（Kadcyla™）的详细信息将在第 7 章中介绍。

ErbB2（HER2）受体的小分子抑制剂也被开发出来，如下所述。葛兰素史克开发的拉帕替尼（Tykerb™）于 2007 年获得 FDA 批准，与卡培他滨联合治疗 HER2 过度表达的转移性乳腺癌患者。此外还开发了全 HER2 抑制剂，这些将在 6.2.1.6.4 中介绍。

6.2.1.6.3.1 拉帕替尼（Tykerb™和 Tyverb™）

拉帕替尼（图 6.17）又名 Tykerb™或 Tyverb™，是一种新一代口服小分子 ErbB2（HER2）靶向药物，为治疗晚期乳腺癌而设计。它由葛兰素史克公司开发，并于 2007 年获得 FDA 批准，用于治疗曾经接受过化疗但疾病进展的女性晚期或转移性乳腺癌。随后在 2010 年获加速批准用于转移性乳腺癌的一线联合治疗。

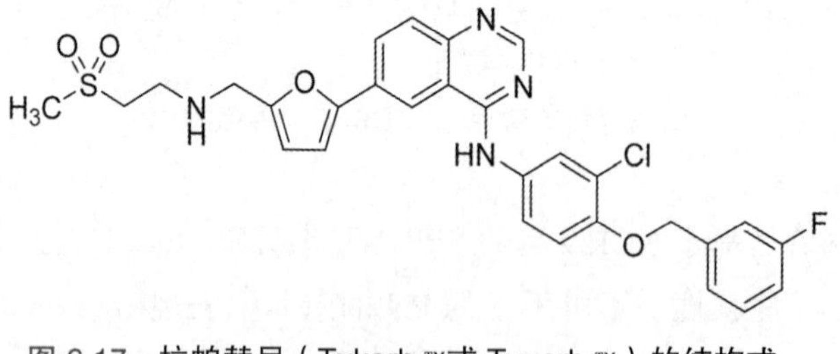

图 6.17　拉帕替尼（Tykerb™或 Tyverb™）的结构式。

拉帕替尼基于喹唑啉环结构，是一种强效的、可逆的酪氨酸激酶（TK）抑制剂，通过与 ATP 结合位点作用，阻止受体磷酸化并抑制下游信号传导。由于具有抑制 ErbB1 和 ErbB2 的能力，它被归类为"双重 TK 抑制剂"。特异性抑制两种受体的能力与其他已批准的 TK 抑制剂如吉非替尼和厄洛替尼不同，后者只针对 EGFR（ErbB1）。

拉帕替尼与卡培他滨联合用于 HER2 过度表达的晚期或转移性乳腺癌患者，并且这些患者既往已接受蒽环类、紫杉醇和曲妥珠单抗治疗，或与芳香化酶抑制剂联合用于更年期后女性。FDA 也批准它与来曲唑联合用于治疗 HER2 阳性、激素受体阳性转移性乳腺癌的绝经后女性。

拉帕替尼和曲妥珠单抗联合治疗 HER2 阳性乳腺癌的安全性和有效性的研究目前已经开展，因为这两种药物在 HER2 阳性乳腺癌动物模型中具有互补的作用机制和协同抗肿瘤活性。临床试验结果显示，该联合治疗可以提高患者的完全缓解率和总生存率，并具有良好的耐受性。已开展了拉帕替尼单药用于其他实体瘤类型的评估，有报道称，2013 年一项评估拉帕替尼与化疗联合治疗晚期 HER2 阳性胃癌的 Ⅲ 期研究未能达到其改善总生存期的主要终点。

拉帕替尼的副作用包括肝毒性、高胆红素血症、心力衰竭、左室射血分数降低、厌食、不适、指甲病变和皮疹，间质性肺疾病少见。生产厂商建议在妊娠期间避免使用，并在出现腹泻时暂停治疗。

6.2.1.6.4 全 HER2 抑制剂

由于 EGFR/HER1 酪氨酸激酶的多种限制，全 HER 抑制剂的作用变得更加重要，因为它们可以潜在地阻断与 EGFR/HER1 有关的其他信号通路。研究表明，全 HER 抑制剂在携带活性 EGFR 突变的患者中最为有效，在没有激活突变的患者中也观察到了一些临床获益。最著名的全 HER2 抑制剂是阿法替尼（Gilotrif™ 和 Giotrif™）、来那替尼（Nerlynx™）和达克替尼（Vizimpro™），它们分别于 2013 年、2017 年和 2018 年首次获得 FDA 批准，用于 HER-2 阳性乳腺癌的治疗，也被英国 NICE 推荐使用。2019 年末，阿斯兰制药公司开发的另一种全 HER 抑制剂 varlitinib 在针对胆道癌（BTC）二线治疗的关键性临床试验中，其无进展生存期（PFS）和总体缓解率（ORR）方面未达到主要终点，不再继续研究。

6.2.1.6.4.1 阿法替尼（Gilotrif™ 和 Giotrif™）

阿法替尼（Gilotrif™ 和 Giotrif™）（图 6.18）用于治疗携带活化表皮生长因子受体（EGFR）突变的晚期或转移性非小细胞肺癌（NSCLC）患者，且这些患者既往未接受 EGFR 酪氨酸激酶抑制剂的治疗。该药由勃林格殷格翰公司开发，最初由 FDA 在 2013 年批准用于治疗转移性 NSCLC 患者，其肿瘤具有 EGFR 外显子 19 缺失或外显子 21（L858R）替代突变，并以 FDA 在 2016 年批准的试剂盒进行检测。

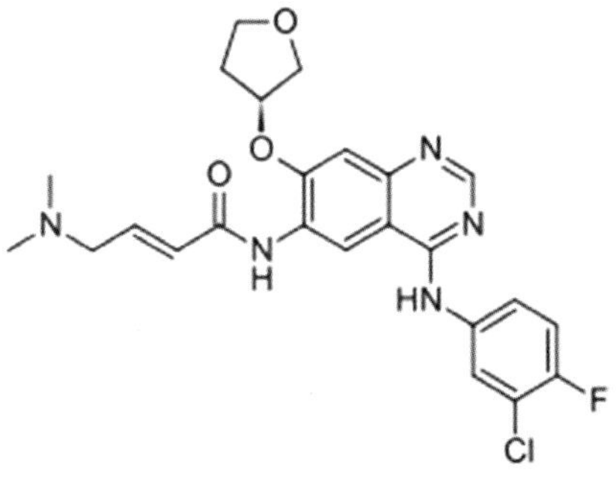

图 6.18　阿法替尼（Gilotrif™ 和 Giotrif™）的结构式。

越来越多的证据表明阿法替尼对其他肿瘤类型有效，目前正在进行治疗 HER2/Neu 阳性子宫癌、食管癌和胃癌及三阴性乳腺癌的临床研究。此外，阿法替尼对脑转移的研究也正在进行中。由于大多数药物无法穿过血脑屏障，这项研究为以低剂量放射线治疗破坏血脑屏障以便将阿法替尼输送至脑肿瘤。

阿法替尼最常见的副作用是可控的，包括胃肠道症状（如消化不良、腹泻、味觉异常、食欲减退和体重减轻），皮肤异常（如痤疮、皮肤干燥、手足综合征、瘙痒、皮疹和指甲病变），眼部疾病（如结膜炎和干眼症），以及其他症状，如膀胱炎、脱水、低钾血症、肌肉痉挛、鼻衄、发热、肾衰竭和流涕等。

6.2.1.6.4.2 来那替尼（Nerlynx™）

来那替尼（Nerlynx™）是一种口服的 6, 7- 二取代 -4- 苯胺喹啉 -3- 甲氰分子，是 ErbB1（EGFR）、ErbB2（HER2）和 ErbB4（HER4）激酶的多靶点不可逆抑制剂，可减少细胞中的自磷酸化（图 6.19）。它由彪马生物技术公司开发，并于 2017 年获得 FDA 批准，用于早期 HER2 过表达或扩增的乳腺癌的延长辅助治疗。

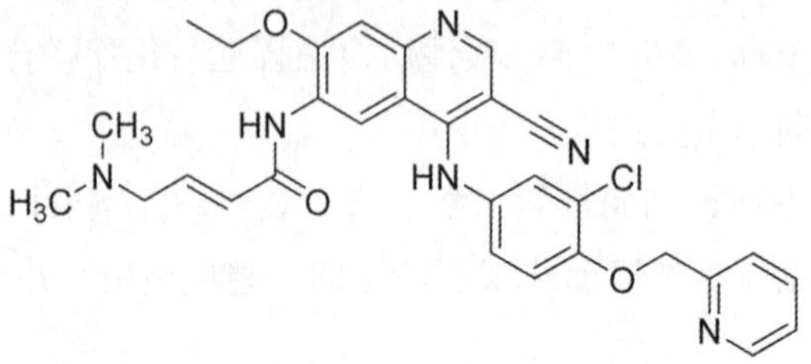

图 6.19　来那替尼（Nerlynx™）的结构式。

来那替尼的作用机制涉及激酶蛋白的 ATP 结合位点的共价相互作用，从而阻止有助于肿瘤增殖的酪氨酸激酶细胞受体的活性。特别是抑制 HER2 会影响下游信号传导和细胞周期调节通路，如细胞分裂周期，最终导致细胞增殖减少。

在一项针对 HER2 阳性转移性乳腺癌患者的 Ⅰ / Ⅱ 期临床试验中，将来那替尼与紫杉醇联合使用与单独使用紫杉醇相比，在一线和二线治疗中均观察到高缓解率。对于非小细胞肺癌，临床前模型显示，在既有 EGFR 突变和 T790M 阳性的细胞系中，来那替尼在抑制细胞增殖方面比吉非替尼的有效率高 3 ～ 4 倍。基于此，来那替尼在一项针对晚期多线治疗非小细胞肺癌和乳腺癌患者的多中心 Ⅰ 期试验中进行了研究。该试验的研究对象是既往经过深度治疗的 NSCLC 和乳腺癌患者。在小样本 EGFR G719X 突变患者中观察到显著和持久的反应，由此 FDA 于 2017 年批准其用于早期 HER2 过表达 / 扩增乳腺癌患者的辅助治疗（基于曲妥珠单抗的辅助治疗后）。进一步的研究表明，来那替尼在离体和在体实验中均对 HER2/neu 扩增的上皮性卵巢癌具有活性。

来那替尼的常见副作用包括胃肠道症状（如消化不良、胃灼热、腹泻、恶心、呕吐、腹痛和腹胀、口干、肿胀、口腔溃疡和食欲减退），皮肤毒性（如皮疹、指甲病变和皮肤干燥），肌肉痉挛，疲劳，肝功能障碍（如 AST 或 ALT 增高），体重减轻，泌尿道感染（UTI），脱水和鼻衄。

6.2.1.6.4.3　达克替尼（Vizimpro™）

达克替尼（Vizimpro™）是辉瑞公司开发的一种口服小分子不可逆性 HER1、HER2 和 HER4 抑制剂，用于治疗实体瘤（图 6.20）。已在非小细胞肺癌、头颈部癌和胃癌患者的临床试验中进行了研究。

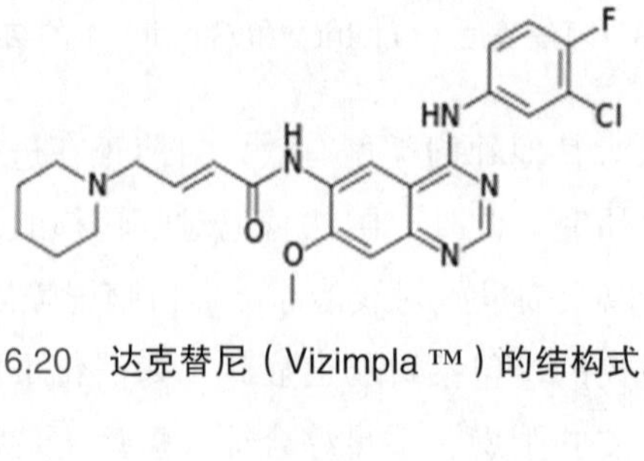

图 6.20　达克替尼（Vizimpla™）的结构式。

达克替尼的临床前评估表明，它能抑制 HER2 信号传导，不仅适用于 NSCLC 细胞中的野生型 HER-1，也适用于目前对 HER-1 抑制剂（如厄洛替尼和吉非替尼）耐药的 HER-1 突变。其他研究还表明，在携带吉非替尼耐药致癌性 HER2 突变的肿瘤细胞中，达克替尼也具有疗效。离体实验显示，达克替尼能够减少 HER 家族蛋白的磷酸化并抑制下游的 AKT 和 ERK 途径，同时诱导细胞凋亡，并引起 G_0/G_1 阻滞。

2018 年，FDA 批准达克替尼作为 EGFR 19 号外显子缺失或 21 号外显子存在 L858R 替代突变的转移性非小细胞肺癌患者的一线治疗，并由 NICE 在英国批准用于治疗具有活化表皮生长因子受体（EGFR）突变的非小细胞肺癌。

6.2.1.6.4.4 伐利替尼（ASLAN001）

ErbB-1 和 ErbB-2 是一些肿瘤类型（乳腺癌、肺癌、胰腺癌、结肠癌和头颈癌）中过度表达的受体酪氨酸激酶靶标。阿斯兰公司研发出的伐利替尼（图 6.21）是一种 ErbB 家族新型口服抑制剂，与当时已获批的其他 ErbB 抑制剂不同，它可以直接或间接地靶向所有 ErbB 家族成员，包括 ErbB3，因此可能在治疗具有多个 ErbB 信号传导通路的肿瘤方面具有优势。在临床前研究中，伐利替尼显示出是 EGFR、HER2 和 HER4 的有效可逆抑制剂，并且在多个 ErbB 信号传导通路的肿瘤模型中，单一应用或与曲妥珠单抗（Herceptin™）、卡培他滨（Xeloda™）和多西他赛（Taxotere™）联合使用均具有活性。

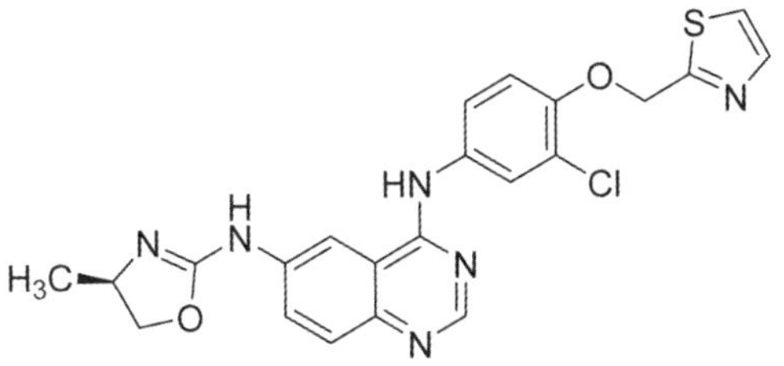

图 6.21 伐利替尼（ASLAN001，ARRY-543）的结构式。

在 I 期临床试验中，伐利替尼在既往接受过治疗但病情仍有进展的相关实体瘤患者中表现良好并产生了持续的疾病稳定期。2009 年报告了一项针对 ErB-2 阳性转移性乳腺癌患者的 I b 期临床试验结果，表明伐利替尼总体上具有良好的耐受性，并在 EGFR 和 ErbB-2 阳性的癌症患者中可使肿瘤消退，延长疾病稳定期。试验共对 21 例患者进行了评估，其中 8 例为 ErbB-2 阳性。在这些患者中，63% 的患者获得了 16 周或更长时间的疾病稳定期。在 3 例表达 ErbB 家族成员的卵巢癌，宫颈癌和胆管癌的患者中，也获得了 16 周或更长时间的疾病稳定期。随后进行了多项其他临床试验，包括与顺铂、5- 氟尿嘧啶或卡培他滨的联合治疗。然而，在 2019 年初，正在研发伐利替尼的阿斯兰公司宣布，一项关键性 II 期试验研究显示伐利替尼和 mFOLFOX6 在 HER1/HER2 共表达的晚期或转移性胃癌患者中的联合疗法未达到主要终点。与单独应用 mFOLFOX6 相比，联合疗法无法在手术后 12 周内显著缩小肿瘤。伐利替尼的副作用包括胃肠道症状，如恶心、呕吐和腹泻，但处于可控范围。

6.2.1.6.5 EGFR 抑制剂

EGFR，也称为 ErbB-1，是相关性密切的受体亚家族之一，包括 HER2/neu（ErbB-2）、HER3（ErbB-3）和 HER4（ErbB-4）。上调 EGFR 介导的信号传导可以使细胞处于持续而不受控的分裂状态，从而导致肿瘤细胞的增殖和转移（图 6.22）。

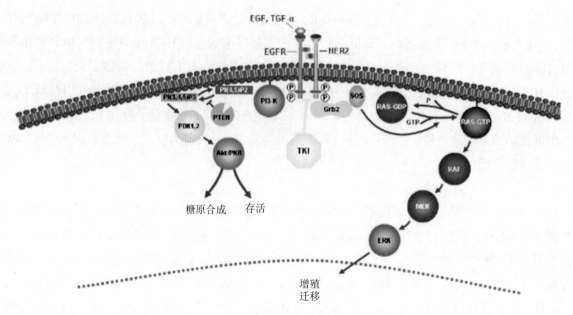

图 6.22　EGFR/HER2 信号通路示意图。

EGFR 受体的过度表达在多种类型的实体瘤中很常见，例如头颈癌、肺癌和结直肠癌。此外，EGFR 过度表达与不良预后相关，特别是与转移风险增加和存活率降低相关。过度表达还可以保护癌细胞免受细胞毒性药物和放射疗法的侵害，从而降低这些治疗的有效性。因此推测，与正常细胞相比，EGFR 抑制剂应该对肿瘤细胞具有选择性作用。

在 EGFR 途径的激活中，当适当的配体（如对 EGFR 来说是 TGF-α 或 EGF）与未活化的受体单元结合时，受体会成对排列，形成二聚体。这个配对过程可由两个相同的受体（两个 EGFR-1 受体配对形成同源二聚体）或由不同的受体（EGFR 和 HER2/neu 受体配对形成不对称的异源二聚体）参与。此过程激活了位于胞内区域的酪氨酸激酶，然后导致两个胞内区域的相互跨膜磷酸化。反过来又启动了蛋白质的磷酸化，例如 RAS、RAF 和 MEK 激酶，最终使信号到达细胞核。由此促进了导致细胞生长、增殖、存活、迁移和转化的基因表达。

有两种方法抑制 EGFR，即抗体和小分子酪氨酸激酶抑制剂（TKI）。最著名的 EGFR 靶向抗体是西妥昔单抗（Avastin™）、帕尼单抗（Vectibix™）和奈西单抗（Portrazza™），这些药物将在第 7 章中介绍。第一批 EGFR 小分子抑制剂，吉非替尼（Iressa™）和厄洛替尼（Tarceva™），是为治疗携带 EGFR 激活突变的非小细胞肺癌而开发的。然而，尽管最初有反应，但患者几乎总是会产生耐药性。研究表明，在大约 50% 的情况下，会出现 EGFR 耐药突变 T790M，使吉非替尼和厄洛替尼失效。因此后续开发了能够抑制携带 T790M 突变的 EGFR 的抑制剂，例如凡德他尼（Caprelsa™）和奥希替尼（Tagrisso™）。下面介绍这四种小分子激酶抑制剂。

值得注意的是，皮疹是与 EGFR 抑制剂相关的最常见的不良反应，许多临床医生认为这可能是药物活性的有用生物标志物。然而，有时这种效应可能对患者非常有害，有报道称在使用 EGFR 抑制剂包括厄洛替尼、吉非替尼、西妥昔单抗和帕尼单抗治疗后出现角膜炎和溃疡性角膜炎的情况。在极少数情况下，会导致角膜穿孔和失明。

6.2.1.6.5.1　吉非替尼（Iressa™）

吉非替尼（Iressa™）是一种 4，6，7- 三取代 -4- 喹唑啉胺，由阿斯利康在 20 世纪 90 年代中后期合成并获得专利（图 6.23）。它是新型 EGFR 抑制剂家族中的第一批成员，可通过结合并阻断 ATP 结合口袋来抑制 EGFR。吉非替尼通过阻止 EGFR 的激活，抑制蛋白质的信号传导，从而导致细胞死亡。口服吉非替尼，最初在 II 期试验中评估用于治疗一线治疗失败后晚期非小细胞肺癌（NSCLC）患者。NSCLC 约占所有肺肿瘤的 80%，五年总体生存率为 10% 或更低。

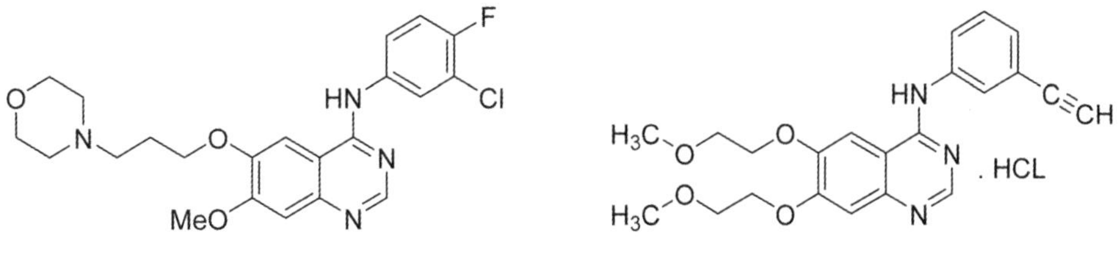

吉非替尼（Iressa™）　　　　　　　厄洛替尼（Tarceva™）

图 6.23　吉非替尼（Iressa™）和厄洛替尼（Tarceva™）的结构式。

早期临床试验的结果看起来很有希望，2003 年中期 FDA 批准吉非替尼作为治疗癌症患者的三线药物，适用于既往化疗方案失败的 NSCLC 患者。获批的关键数据来自 II 期临床试验中的 142 例 NSCLC 患者数据，这些患者对传统化疗没有反应，但对吉非替尼显示出约 13% 的缓解率，其中 10% 的入组患者的肿瘤明显缩小。然而，在 2004 年末报告的 III 期随机试验（Iressa 肺癌生存评估试验）中，吉非替尼与传统化疗联合使用似乎没有获得生存改善。该研究中，研究对象为 1692 例患有 NSCLC 但对化疗无反应的患者，研究每日 250mg 吉非替尼作为单药治疗对生存的益处。与安慰剂（中位数 5.1 个月）相比，吉非替尼对于整体患者人群未提高生存率（中位数为 5.6 个月），由此阿斯利康对标签进行修订以继续让患者使用该药物，仅在美国就涉及约 4000 人。修订后的标签表明，吉非替尼仅可用于那些既往使用过该药物并受益的患者。此外，阿斯利康宣布已撤回吉非替尼在欧洲的治疗 NSCLC 的营销授权申请。

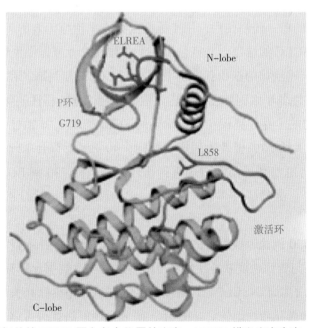

图 6.24　与吉非替尼临床反应相关的 EGFR 蛋白各个位置的突变。L858R 错义突变也在一种对该药物特别敏感的细胞系中被检测到（摘自 Paez，J.G. 等人的文章（Science），304：1497–1500，2004 年）。

2004 年，来自美国丹娜－法伯癌症研究所的研究人员解释了 II 期临床试验和 III 期临床试验结果差异的原因。他们报道称，患者的反应与在 EGFR 激酶区域发现的基因突变之间存在强烈的相关性（图 6.24）。与没有反应的患者相比，所有有反应的患者都具有突变。该研究还确定了一种细胞系，该细胞系携带在肿瘤细胞中发现的一种 EGFR 基因突变，与缺少该突变的细胞系相比，对吉非替尼具有显著的离体敏感性。这引起了有关临床试验结构的担忧，因为相关药物研究已经凸显了在临床研究中患者分层的价值。例如，曲妥珠单抗（Herceptin ™）和伊马替尼（Gleevec ™）是合理设计的抗癌药物，但与吉非替尼不同，对其的最佳潜在治疗反应者是在试验前证明有适宜的靶向生物标志物（Her2 和 Bcr-Abl）表达的患者。因此，有人提出吉非替尼试验的样本量不足，无法产生显著的Ⅲ期试验结果。

　　吉非替尼在日本获得批准（2002 年年中，经过不寻常的 5 个月快速审查仅几个月后），就开始出现了异常死亡的报道，其中大多数涉及间质性肺炎。在接受治疗的超过 25000 例日本患者中，有 200 例死于类似肺炎的疾病，这导致日本卫生部门的一个小组拒绝认可吉非替尼。然而，2015 年 FDA 批准了吉非替尼用于 NSCLC 的治疗，随后的研究将其与泛 Her2 抑制剂阿法替尼联合使用，后者已被证明可作为晚期 NSCLC 的三线或更晚线治疗药物。结果显示，阿法替尼显著提高了吉非替尼的抗肿瘤效果。现在，NICE 在英国批准吉非替尼用于 EGFR 活化突变的局部晚期或转移性非小细胞肺癌的治疗，并且如果患者的表皮生长因子受体酪氨酸激酶（EGFR-TK）突变检测呈阳性，则推荐其作为局部晚期或转移性非小细胞肺癌的一线治疗选择。

　　吉非替尼常见的副作用包括皮肤反应（如痤疮、皮肤干燥、指甲病变、瘙痒、皮疹和其他皮肤反应）、胃肠道反应（如厌食、口干和腹泻）、眼部疾病（如睑板腺炎、结膜炎和干眼症）、鼻衄、血尿、虚弱、间质性肺病、蛋白尿和发热。不常见的副作用包括角膜糜烂和胰腺炎，如果肝功能严重受损，应停止治疗。

6.2.1.6.5.2　厄洛替尼（Tarceva ™）

　　厄洛替尼（Tarceva ™）与吉非替尼结构相似（即 4，6，7- 三取代 -4- 喹唑啉胺），是由辉瑞公司在 20 世纪 90 年代中后期合成和申请的口服治疗药物（图 6.23）。在 2002 年中期，FDA 对那些既往未接受化疗的晚期 NSCLC 患者授予该药的"快速通道"地位。随后，这一批准得以延伸，厄洛替尼可作为 NSCLC 患者二线或三线的单一药物使用，用于标准药物方案治疗无效的患者。厄洛替尼在 2004 年底正式获得 FDA 批准用于 NSCLC 的治疗，并且是第一个在肺癌患者可提供生存获益明确证据的 EGFR 抑制剂。它也是第一个用于脑癌治疗的获得孤儿药物分类的 EGFR 抑制剂。在英国，NICE 建议用于既往化疗失败的局部晚期或转移性非小细胞肺癌和与吉西他滨联合治疗转移性胰腺癌。

　　厄洛替尼作为单一药物的生存优势仅在预先筛查的 EGFR 阳性的难治性 NSCLC 患者的Ⅱ期研究中观察到。在 57 例患者中，大约 50% 患者达到疾病稳定，40% 患者符合 12 个月生存标准。在一项随机双盲的Ⅲ期临床试验中，将厄洛替尼与安慰剂进行比较，纳入约 730 例 EGFR 阳性且对既往的药物治疗没有反应的 NSCLC 患者。试验结果非常鼓舞人心，接受厄洛替尼治疗的患者的中位生存期提高了42%。

　　2004 年末，一项涉及 450 例胰腺癌患者的Ⅲ期临床试验也获得了有希望的数据。胰腺癌是一种难以治疗且预后非常差的疾病。与吉西他滨联合使用，厄洛替尼的生存数据比单独使用吉西他滨（主要终点）更好，表明其治疗活性超出了用于 NSCLC。抗肿瘤活性证据也在卵巢癌和头颈癌治疗中观察到，并获得FDA 授予的对恶性胶质瘤的孤儿药物地位。2007 年，研究证明厄洛替尼可以抑制 JAK2V61F，这是一种发生在酪氨酸激酶 JAK2 的突变，在许多患有红细胞增多症、骨髓纤维化和特发性血小板增多症的患者中表达，从而提示它在治疗这些疾病中的潜在益处。

　　患者对厄洛替尼似乎具有良好的耐受性，皮疹和腹泻是发生在 75% 患者中的主要副作用。其他常见的副作用包括胃肠道紊乱、抑郁、神经病变、头痛和疲劳。较罕见的副作用包括肝功能衰竭，极少见角膜炎症或破裂、胃肠道穿孔和出血，所有这些都可能与 EGFR 的普遍下调有关。Stephens-Johnson 综合征和中毒性表皮坏死也可能发生。药品生产商建议避免母乳喂养，并且应在治疗期间和治疗后至少 2 周内采取避孕措施。

6.2.1.6.5.3 凡德他尼（Caprelsa™）

凡德他尼（Caprelsa™）是一种口服小分子酪氨酸激酶抑制剂，于 2011 年获得 FDA 批准，用于治疗晚期甲状腺癌（图 6.25）。最初在非小细胞肺癌的临床试验中进行评估，但当与化疗联合使用时没有观察到任何获益。在英国，NICE 推荐用于治疗无法手术切除的局部晚期或转移性甲状腺髓样癌患者。

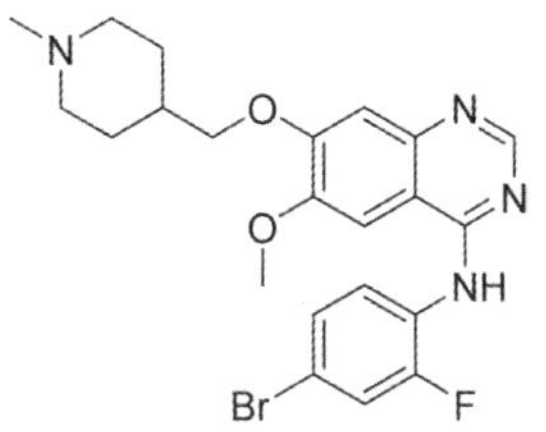

图 6.25　凡德他尼（Caprelsa™）的结构式。

凡德他尼选择性靶向 EGFR，还靶向 VEGFR-2 和 VEGFR-3。它与这些受体的 ATP 结合口袋相互竞争，抑制肿瘤细胞增殖、进展和血管生成。由于 EGFR 调节 VEGF 的产生，因此 EGFR 抑制剂（如厄洛替尼和吉非替尼）的耐药性与 VEGF 增加有关，这意味着同时靶向 VEGFR 和 EGFR 可能比单一途径的选择性抑制剂更有效。

EGFR 和 VEGFR 是非小细胞肺癌（NSCLC）、小细胞肺癌（SCLC）、恶性胶质瘤、甲状腺癌、乳腺癌和肝细胞癌的临床验证靶点。作为 VEGFR 和 EGFR 的抑制剂，凡德他尼已经在所有这些肿瘤类型的临床试验中显示了疗效。它还对遗传性甲状腺髓样癌（MTC）有重要作用的功能获得性突变具有抑制作用，因此在该疾病中具有良好的疗效。

与凡德他尼相关的典型不良事件包括胃肠道障碍（如腹泻和恶心）、高血压、头痛、皮疹、QT 间期延长和光毒性。胃肠道症状，尤其是腹泻，是最常见的，与 EGFR 抑制有关。腹泻可能严重到无法继续治疗。脑转移患者需要严密监测，因为已有颅内出血、电解质紊乱和尖端扭转型室性心动过速的报道。如果光毒性反应严重，建议患者穿防护服和（或）涂防晒霜。

6.2.1.6.5.4 奥希替尼（Tagrisso™）

由阿斯利康开发的奥希替尼（Tagrisso™），被认为是第三代 EGFR 抑制剂（图 6.26）。该药于 2017 年被 FDA 批准用于治疗 EGFR T790M 突变阳性的局部晚期或转移性非小细胞肺癌，并被英国 NICE 推荐用于相同适应证。

T790M 突变是 EGFR 酪氨酸激酶结构域的第二个点突变，其 790 位氨基酸的蛋氨酸取代了苏氨酸（T790M）。此突变与许多 TKI 的获得性耐药相关，并已被用作肺癌的预后生物标志物。在 EGFR 的非活性构象中，激活环阻止了多肽底物的结合。当特定的配体与野生型 EGFR 的胞外域结合时，它与 ErbB 家族的其他成员以头尾方式二聚化，A 环被延伸，允许肽底物结合，这导致调节域中酪氨酸残基的磷酸化。磷酸化的酪氨酸残基作为接头分子的对接位点，促进下游信号通路，如 PI3K-Akt 通路（图 6.27A）。

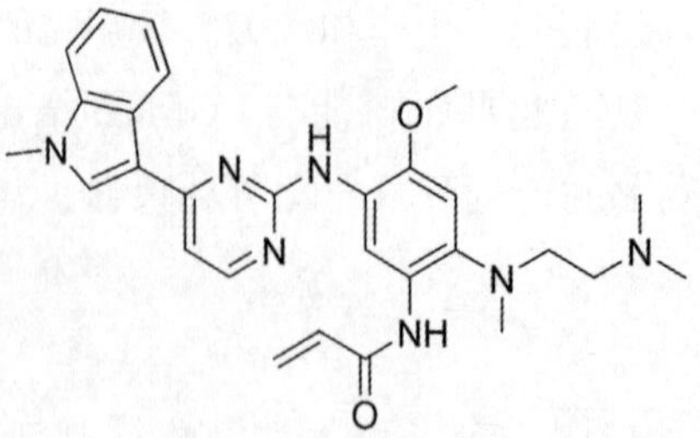

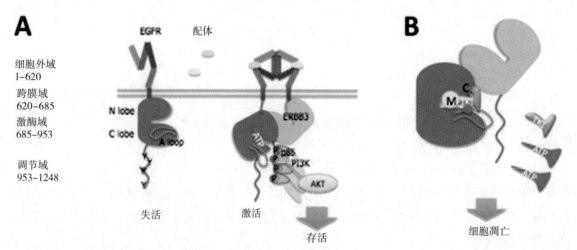

图 6.26　奥希替尼（Tagrisso™）的结构式。

奥希替尼通过氨基酸 C797 的共价键不可逆地与某些突变形式的 EGFR 结合（例如，L858R、19 号外显子缺失和包含 T790M 的双突变），其浓度是野生型 EGFR 结合所需的浓度的十分之一（图 6.27B）。

图 6.27　A. T790M 突变机制；B. 抑制 T790M 突变激酶（改编自 Suda et al.，"EGFR T790M Mutation: A Double Role in Lung Cancer Cell Survival"，Journal of Thoracic Oncology, 4, 1－4, 2009.　版权 © 2008 International Association for the Study of Lung Cancer）。

奥希替尼的常见副作用包括胃肠道症状（如腹泻和口腔炎）、皮肤和指甲病变（如瘙痒和皮疹）以及间质性肺部疾病（包括肺炎）。

6.2.1.6.6　VEGF 和 VEGFR 抑制剂

血管生成是一种从现有血管形成新血管的过程，它始于现有毛细血管和静脉的扩张，继而血管通透性增加。它在组织的功能修复、再生和生长中起着至关重要的作用，并受到一系列内源性分子的刺激，包括生长因子（例如 VEGF、FGF、EGF 和 PIGF）、黏附分子、蛋白酶、细胞外基质蛋白、转录因子和信号分子。许多类型的人类肿瘤，特别是胶质瘤和癌症表达高水平的 VEGF，因此各种 VEGF 亚型及其配体酪氨酸激酶受体（VEGFR）被认为是通过抑制血管生成来发挥作用的新型抗癌治疗的有吸引力的靶点。VEGFR 包括一个由 N- 末端信号序列和七个免疫球蛋白样结构域组成的细胞外部分、一个单一的跨膜段、一个包含近膜（JM）段的细胞内部分、一个 TK 结构域（通过约 70 个氨基酸残基的插入结构域将其分为近端和远端激酶结构域）和一个 C- 末端尾巴（图 6.28）。

VEGF/VEGFR 通路在肿瘤中促进一系列信号过程，诱导内皮细胞生长、迁移和存活。它还是新形成的血管的抗凋亡机制，并诱导内皮祖细胞从骨髓迁移至新生血管的远处部位。VEGF 受体被认为在多种肿瘤类型的生长和扩散中起作用，包括肾细胞癌、乳腺癌、肺癌、甲状腺癌和结直肠癌。临床前证据表明，与仅抑制单一通路相比，抑制多种 VEGF 受体信号通路（如 VEGFR-1、VEGFR-2 和 VEGFR-3），可更有效地破坏肿瘤生长、血管生成和通过淋巴管的癌转移（图6.29）。

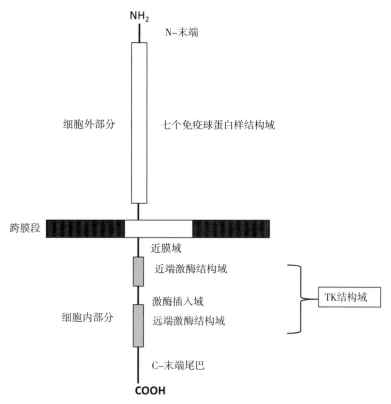

图6.28 血管内皮生长因子受体的结构示意图［摘自 Peng, F.-W., Liu, D.-K., Zhang, Q.-W., Xu, Y.-G., and Shi, L. (2017) VEGFR-2 inhibitors and the therapeutic applications thereof: a patent review (2012–2016), Expert Opinion on Therapeutic Patents 27, 987–1004。在 Informa UK Limited 的许可下重印，由 Taylor & Francis Group（www.tandfonline.com）发行］。

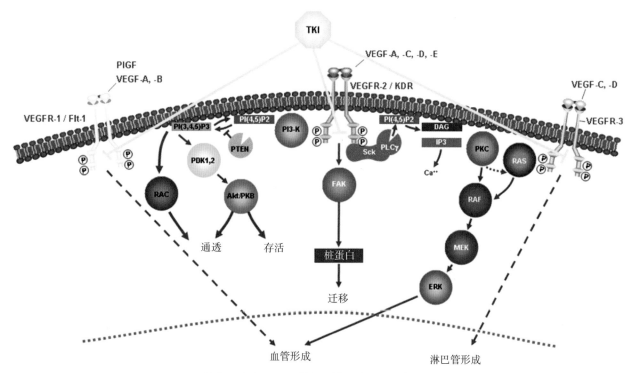

图6.29 血管内皮生长因子受体在血管生成和淋巴管生成中的作用。

对于癌症治疗，临床感兴趣的主要机制涉及 VEGF 信号抑制剂对肿瘤血管的作用，从而减少肿瘤的血液供应，抑制其生长、发展和转移，而不是作用于肿瘤细胞本身。图 6.30 显示了潜在阻断 VEGF/VEGFR 信号通路的不同方式，包括通过抗体靶向细胞外生长因子（VEGF）本身或相应的受体（VEGFR），或者使用小分子抑制剂与受体的细胞内区域相互作用。

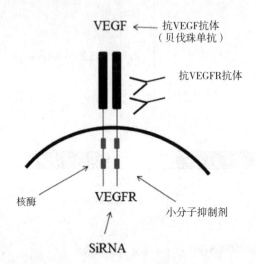

图 6.30   阻断 VEGF/VEGFR 信号通路的不同方法［摘自 Peng, F.-W., Liu, D.-K., Zhang, Q.-W., Xu, Y.-G., and Shi, L. (2017) VEGFR-2 inhibitors and the therapeutic applications thereof: a patent review (2012–2016), Expert Opinion on Therapeutic Patents 27, 987–1004. 在 Informa UK Limited 的许可下重印，由 Taylor & Francis Group（www.tandfonline.com）发行］。

抗体和小分子抑制剂都已有被开发为抗癌治疗的药物，其中最知名的抗体疗法是罗氏公司的贝伐珠单抗（Avastin™），该药物将在第 7 章中进行讨论。这种抗体与 VEGF 生长因子本身结合，而不是与相应的受体结合。第一个小分子 VEGFR 抑制剂（Semaxanib 或 SU-5416）由 Sugen 公司开发（图 6.31）。然而，尽管它在离体和在体临床前研究中显示出令人鼓舞的抗血管生成活性，并进入Ⅲ期临床试验用于治疗晚期结直肠癌，但观察到的临床活性水平并不足以对其继续研发。

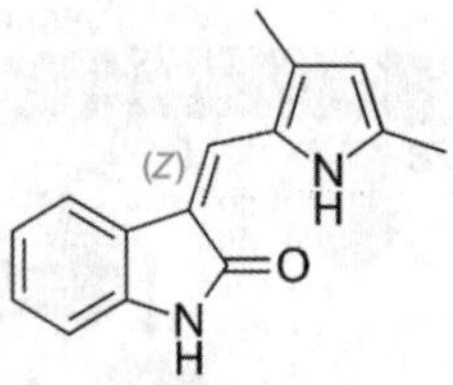

图 6.31   Semaxanib 的结构式。

此后，多家公司开发了小分子 VEGFR 抑制剂，在撰写本文时使用的一些药物如下所述。其中大多数是针对受体激酶的 ATP 结合口袋的靶向药物。尽管凡德他尼（Caprelsa™）（图 6.25）具有 VEGFR 抑制性能，但它也是 EGFR 抑制剂，并在 6.2.1.6.5 中进行了介绍。另一种替代方法是一种重组融合蛋白，作为可溶性诱饵受体结合血管生成生长因子 VEGF-A、VEGF-B 和胎盘生长因子（PlGF）。阿柏西普（Eylea™和 Zaltrap™）即通过这种机制发挥作用，分别用于视网膜湿性黄斑变性和转移性结直肠癌。

6.2.1.6.6.1   索拉非尼（Nexavar™）

索拉非尼（图 6.32）由拜耳和 Onyx 制药公司共同开发并上市，是一种小分子抑制剂，可以抑制多种酪氨酸蛋白激酶信号通路，包括VEGF和PDGF。它首先在2010年被FDA批准用于治疗原发性肾癌（晚期肾细胞癌）和晚期原发性肝癌（肝细胞癌），之后也获批用于放射性碘抵抗性晚期甲状腺癌和FLT3-ITD阳性AML。在英国，NICE推荐索拉非尼用于治疗晚期肾细胞癌，用于α干扰素或白细胞介素-2治疗失败时，以及治疗晚期分化型甲状腺癌和肝细胞癌。

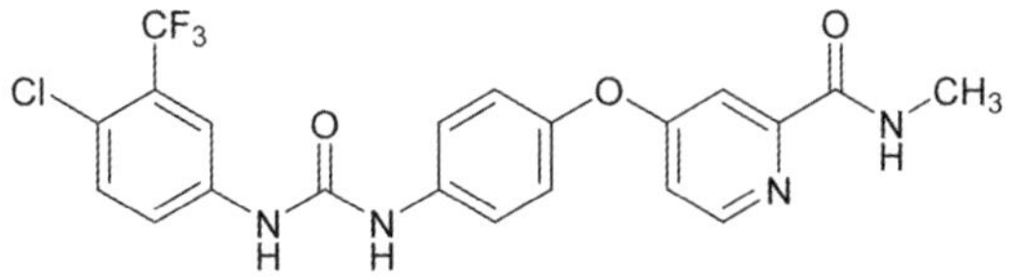

图6.32 索拉非尼（Nexavar™）的结构式。

尽管索拉非尼可以抑制多种激酶，但它具有通过靶向Raf/Mek/ERK通路（MAP激酶通路）来破坏VEGF信号传导的独特性（图6.29）。

索拉非尼常见的副作用包括胃肠道紊乱（如腹泻、便秘、消化不良、吞咽困难和厌食）、皮肤病变（如皮疹、瘙痒、红斑、皮肤干燥、脱屑、痤疮和手足反应）、周围神经病变、高血压、出血、潮红、疲劳、乏力、肾功能衰竭、低磷血症、关节痛、肌痛和耳鸣。

6.2.1.6.6.2 舒尼替尼（Sutent™）

舒尼替尼（图6.33）由辉瑞公司开发，是一种可口服的多靶点受体酪氨酸激酶抑制剂，2006年获得FDA批准，用于治疗肾细胞癌（RCC）和伊马替尼耐药的胃肠道间质瘤（GIST）。在英国，NICE推荐舒尼替尼用于治疗伊马替尼治疗失败的转移性恶性GIST、晚期肾细胞癌和转移性胰腺神经内分泌肿瘤。

舒尼替尼通过靶向多个受体酪氨酸激酶（包括VEGF-R2、PDGF-Rb、KIT、RET、CSF-1R和FLT3）来抑制VEGF信号传导，这些受体在肿瘤血管生成和肿瘤细胞增殖中都发挥作用。同时抑制这些靶点可以减少肿瘤血管生成，致癌细胞死亡，最终导致肿瘤萎缩。由于舒尼替尼抑制了KIT（CD117），而该激酶突变使酶活性异常，导致了大部分GIST，因此对于突变患者且对伊马替尼耐药或对其耐受性差的患者而言，舒尼替尼可作为二线治疗药物。

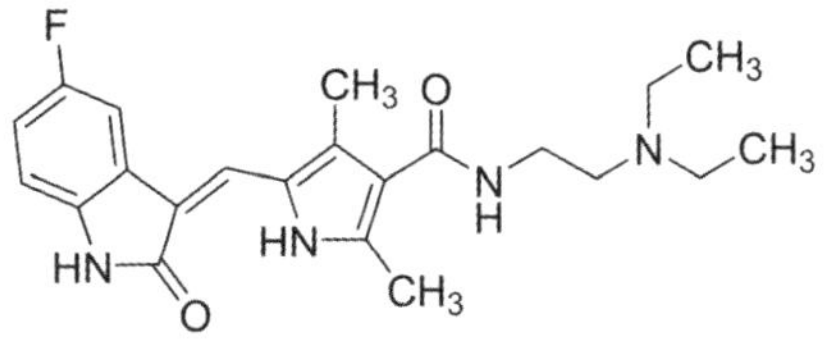

图6.33 舒尼替尼（Sutent™）的结构式。

舒尼替尼靶向多个不同的受体，因此可能会导致一些副作用，包括胃肠道（如腹痛、腹泻、便秘、厌食、味觉障碍和胃肠穿孔）和皮肤问题（如典型的手足综合征、口腔炎、皮肤干燥和皮疹）。其他副作用包括高血压、水肿、呼吸困难、疲劳和周围神经病变。哺乳期间不能使用舒尼替尼。

6.2.1.6.6.3 培唑帕尼（Votrient™）

培唑帕尼（图6.34）最初由GSK公司开发，后来被授权给诺华公司，是一种强效的多靶点受体酪氨酸激酶抑制剂，抑制血管生成并阻断肿瘤生长。它于2009年获得FDA批准，作为接受细胞因子治疗后的晚期肾细胞癌患者的一线治疗药物。

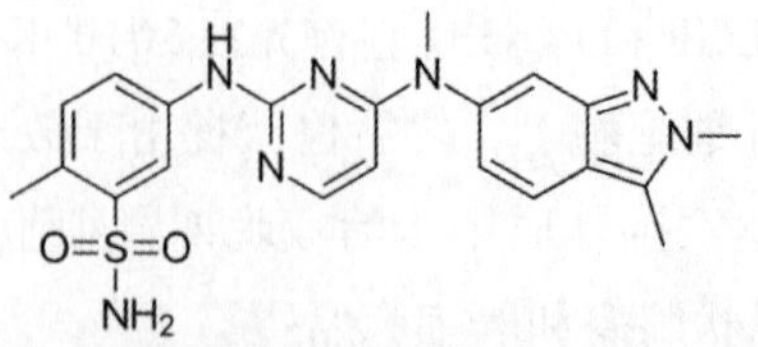

图 6.34 培唑帕尼（Votrient™）的结构式。

培唑帕尼的常见副作用包括胃肠道问题（如腹胀、腹泻、口干、消化不良、胃胀气和味觉障碍）和皮肤问题（如皮肤干燥、潮红、毛发变色和指甲病变）。其他副作用包括厌食、血液系统病变、视物模糊、胸痛、脱水和高胆红素血症。

6.2.1.6.6.4 仑伐替尼（Lenvima™，Kisplyx™）

仑伐替尼（图 6.35）由卫材公司开发，仑伐替尼是一种合成的基于喹诺酮的可口服的 VEGFR 抑制剂。仑伐替尼于 2015 年获得 FDA 和 EMA 批准，用于治疗进展性放射性碘难治性分化型甲状腺癌，并于 2016 年与依维莫司联合用作治疗抗血管生成治疗后的晚期肾细胞癌的一线药物。在 2018 年，它获得了用于不可切除的肝细胞癌（HCC）一线治疗的批准。该药物现在拥有同一家公司的两个品牌名称；在英国，Kisplyx™品牌被 NICE 推荐用于与依维莫司联合作为抗血管生成治疗后的晚期肾细胞癌一线治疗，而 Lenvima™用于治疗分化型甲状腺癌（DTC）和肝细胞癌。

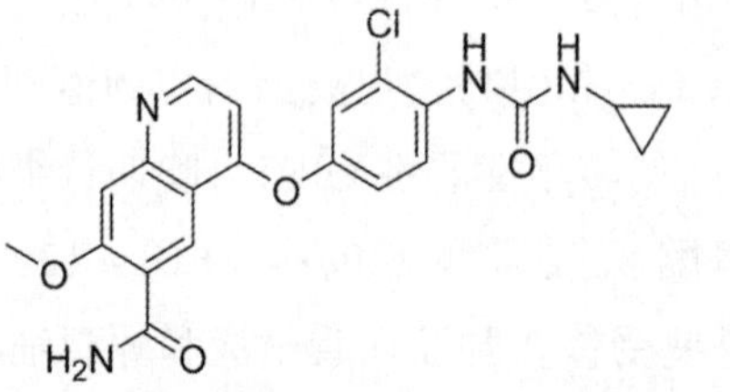

图 6.35 仑伐替尼（Lenvima™）的结构式。

仑伐替尼是一种多激酶抑制剂，能够抑制 VEGFR-1（FLT1）、VEGFR-2（KDR）和 VEGFR-3（FLT4），以及其他与血管生成和致癌通路相关的受体酪氨酸激酶，包括纤维细胞生长因子受体（如 FGFR1、2、3 和 4）、血小板源性生长因子受体 PDGFRα、KIT 和 RET。这些受体都存在于癌细胞的表面，与甲状腺癌的生长和扩散有关。

仑伐替尼最常见的不良反应包括胃肠道问题（如呕吐、腹泻、恶心、食欲减退、体重减轻、口腔炎、腹痛和胃肠道穿孔）、高血压、疲劳、关节肌肉痛、头痛、蛋白尿、手足综合征和发音困难。

6.2.1.6.6.5 阿昔替尼（Inlyta™）

阿昔替尼（图 6.36）由辉瑞公司开发，是一种小分子酪氨酸激酶抑制剂，能够抑制多种激酶，包括 VEGFR-1、VEGFR-2、VEGFR-3、PDGFR 和 c-Kit（CD117）。它首先在 2012 年获得 FDA 批准，用于单药治疗晚期肾细胞癌，并在 2019 年获得与 PD-1 抑制剂阿维单抗（Bavencio™）或帕博利珠单抗（Keytruda™）联合用于相同适应证的批准。在英国，根据 NICE 的推荐，阿昔替尼用于既往使用舒尼替尼或细胞因子（阿地白介素或 α 干扰素）治疗无效的晚期肾细胞癌患者。

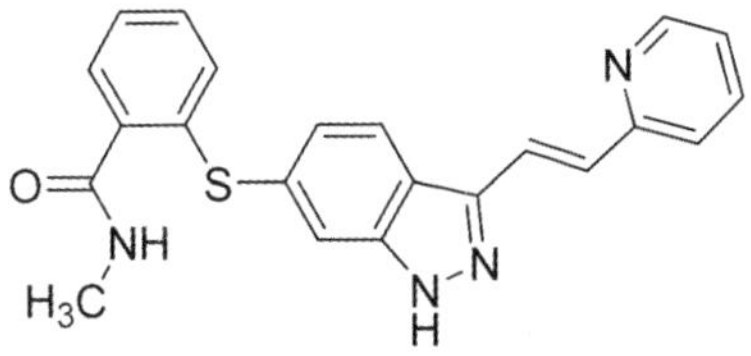

图 6.36 阿昔替尼（Inlyta™）的结构式。

FDA 的批准是基于一项关键的 III 期研究（AXIS 1032 试验），该试验涉及既往接受过治疗的晚期肾细胞癌患者，阿昔替尼组患者与索拉非尼组患者相比，患者的 PFS（无进展生存期）显著提高（中位数分别为 6.7 个月和 4.7 个月）。此外，该公司注意到，在既往接受过细胞因子治疗的患者中，阿昔替尼能够延长中位 PFS 超过 1 年。阿昔替尼的临床研究还在其他肿瘤类型，包括肝细胞癌、胃癌、甲状腺癌、结直肠癌、非小细胞肺癌和软组织肉瘤中进行。

阿昔替尼的副作用包括胃肠道问题（如胃肠不适、便秘、恶心、呕吐和腹泻）、脱发、脱水、呼吸困难和电解质失衡。接受阿昔替尼治疗的患者应定期监测有无甲状腺功能异常、血红蛋白水平变化、有无胃肠道穿孔症状、瘘管症状、蛋白尿和有无肝功能异常。

6.2.1.6.6.6 卡博替尼（Cabometyx™，Cometriq™）

卡博替尼是由伊克力西斯公司开发的激酶抑制剂，主要靶点包括 VEGFR-2、c-MET 和 RET，可减少肿瘤的血管生成、运动性和浸润性。重要的是，通过同时抑制 VEGFR 和 c-MET，卡博替尼可以绕过常见的抗 VEGFR 酪氨酸激酶抑制剂对 c-MET 途径的抵抗。卡博替尼（图 6.37）于 2012 年获得 FDA 批准，用于治疗进展性、不能手术切除的局部晚期或转移性甲状腺髓样癌。在英国，NICE 推荐卡博替尼用于治疗局部晚期或转移性甲状腺髓样癌和晚期肾细胞癌。

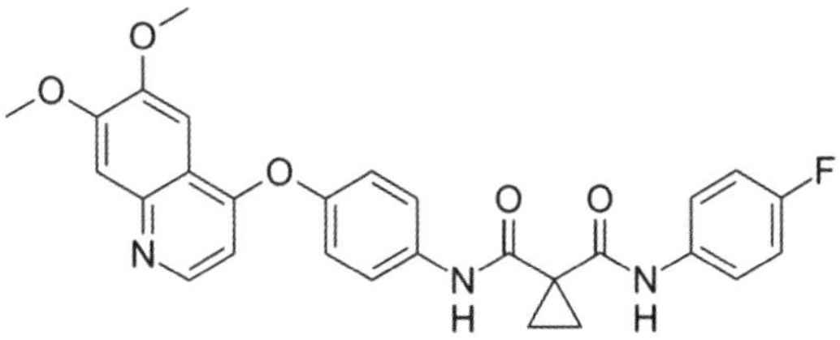

图 6.37 卡博替尼（Cabometyx™，Cometriq™）的结构式。

卡博替尼最初获得 FDA 批准是基于临床试验结果显示卡博替尼在无法手术切除的成人甲状腺髓样癌中与安慰剂相比具有显著疗效，无进展生存期增加了 4 ～ 11.2 个月。有趣的是，这种益处可在已经接受了酪氨酸激酶抑制剂治疗的患者中观察到，而且与 RET 突变的类型无关。

卡博替尼存在多种副作用，包括严重的胃肠道问题（如胃瘘和腹痛）、焦虑、真菌感染、高胆红素血症、过度角化、低白蛋白血症、掌跖红斑感觉异常综合征和伤口愈合障碍。在美国，卡博替尼具有黑框警告，警示可能在胃或肠道以及胃肠道与皮肤之间形成瘘管（孔洞）的风险。黑框警告还警示了无法控制的出血风险。

6.2.1.6.6.7 瑞戈非尼（Stivarga™）

瑞戈非尼是一种抑制多种类型蛋白激酶的药物。2013 年，它获得 FDA 批准用于治疗转移性结直肠癌、不能手术切除的或转移性胃肠道间质瘤和肝细胞癌。瑞戈非尼是拜耳公司开发的口服多激酶抑制剂，靶向血管生成、间质细胞和致癌性受体酪氨酸激酶。特别是，瑞戈非尼由于抑制 VEGFR-2/TIE2 酪氨酸激酶具有明显的抗血管生成活性。在英国，NICE 推荐瑞戈非尼用于治疗转移性结直肠癌、不能手术切除的或转移性胃肠道间质瘤和肝细胞癌。

瑞戈非尼常见的副作用包括胃肠道问题（如口腔炎、腹泻和食欲减退）、血液系统异常（如血小板减少、淋巴细胞减少、中性粒细胞减少和贫血）、虚弱、疲劳、出血、高胆红素血症、高血压、手足综合征、蛋白尿和皮疹。治疗还与吉尔伯特综合征和高胆红素血症的高风险相关。在接受治疗时，应监测心肌缺血症状，并在出现症状时停止治疗。

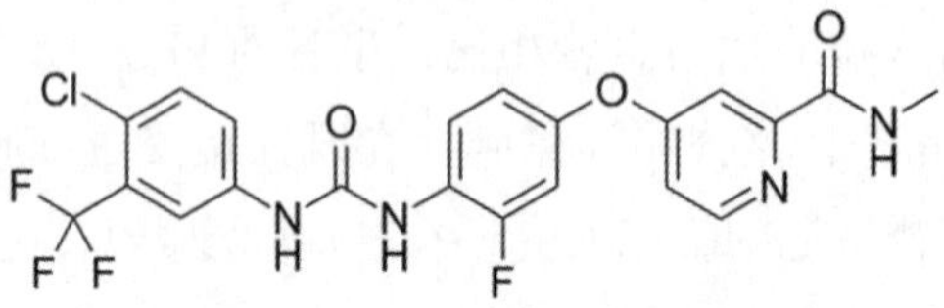

图 6.38　瑞戈非尼（Stivarga™）的结构式。

6.2.1.6.6.8　阿柏西普（Eylea™和 Zaltrap™）

阿柏西普是由再生元制药公司开发的重组融合蛋白，作为可溶性诱骗受体结合血管生成因子 VEGF-A 和 VEGF-B 以及胎盘生长因子（PlGF）（图 6.39）。通过这种机制，它可抑制正常情况下会导致肿瘤附近和内部新血管生长的 VEGF 受体的活化。阿柏西普在美国也被称为 ziv- 阿柏西普，在 2011 年获得 FDA 批准用于治疗眼部湿性黄斑变性，随后于 2012 年获得批准用于与 FOLFIRI 联合治疗奥沙利铂方案无效或疾病进展的转移性结直肠癌。现在，它以 Eylea™的商品名销售，用于湿性黄斑变性，以及商品名 Zaltrap™用于转移性结直肠癌。在英国，NICE 推荐与伊立替康、氟尿嘧啶和左亚叶酸（FOLFIRI）联合治疗对奥沙利铂方案无效的转移性结直肠癌。

阿柏西普最常见的副作用包括胃肠道症状（如腹痛、口腔溃疡、腹泻和食欲减退）、血液系统病变（如血栓栓塞事件和中性粒细胞减少）、高血压、脱水、发音困难、呼吸困难、出血、瘘管形成和伤口愈合障碍。建议对患者进行发热性中性粒细胞减少和心血管疾病的监测。

6.2.1.6.7　PDGFR 抑制剂

血小板源性生长因子（PDGF）异构体刺激间充质细胞和其他类型细胞的生长、存活和迁移。PDGF 家族包括 A、B、C 和 D 多肽链的同源二聚体，以及异源二聚体 PDGF-AB（图 6.40）。

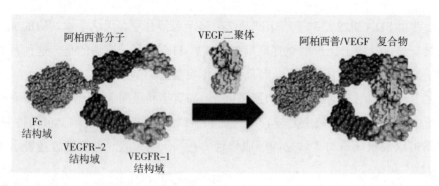

图 6.39　阿柏西普（Eylea™和 Zaltrap™）的作用机制［来源：Aslan，A.et al.（2019）.Efficacy and safety of intravitreal aflibercept therapy in diabetic macular edema. Medicine Science | International Medical Journal, 8, (2), 412-417，版权所有 ©2019 作者和 Medicine Science Publishing Inc］。

很大一部分肿瘤细胞同时表达 PDGF 和 PDGFR，通过实验评估了一些实验性 PDGFR 抑制剂。一个例子是小分子抑制剂 Orantinib（SU-6668）（图 6.41），它是 PDGFR-β（一种血管生成 RTK）的抑制剂。然而，研究发现它具有不完全选择性，还可抑制 Flk-1/KDR 和 FGFR1，因此被认为是一种广谱激酶抑制剂。

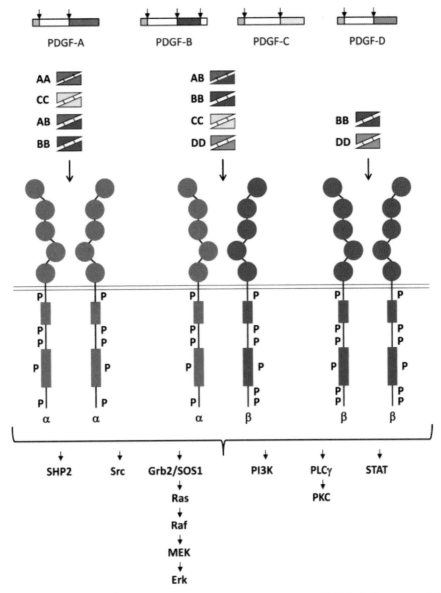

图 6.40　PDGF 的五个亚型与 PDGFRα 和 PDGFRβ 形成不同的同源和异源二聚体复合物。PDGF 亚型以信号序列、前体序列和生长因子结构域（红色、蓝色、黄色和绿色）合成为前体分子。在二聚化之后，亚型经过蛋白酶切割（箭头所示），形成与受体结合的活性形式。这些信号通路的激活促进细胞生长、存活、迁移和肌动蛋白重组［摘自 Heldin, C.-H.（2013）Targeting the PDGF signaling pathway in tumor treatment, Cell Communication and Signaling: CCS 11, 97-97。版权所有 ©2013Heldin；BioMed Central Ltd.］。

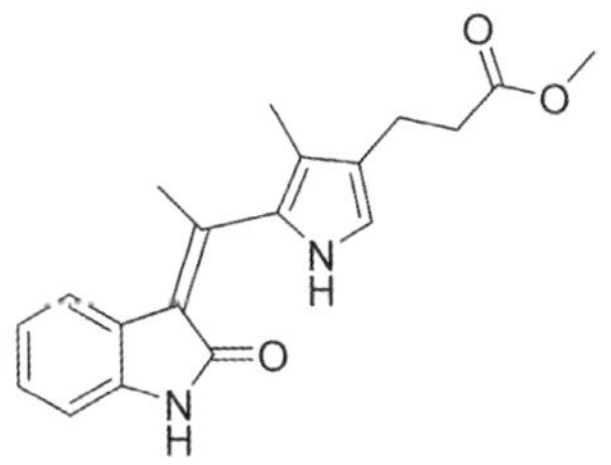

图 6.41　Orantinib（SU-6668）的结构式。

在小鼠模型中，使用 SU-6668 治疗可导致异种移植人肿瘤停止生长或缩小。此外，在治疗开始后的 6 小时内观察到肿瘤微血管的凋亡，并且在治疗 3 天内观察到肿瘤微血管密度的剂量依赖性降低。目前，这是一个竞争激烈的研究领域，多家制药公司正在寻找有选择性的 PDGF 抑制剂。

6.2.1.6.8 多靶点抑制剂

尽管最初在信号抑制领域的研究项目集中在有选择性地调节一个特定通路上，但最近的经验表明，能够同时影响多个通路的抑制剂可能会产生更大的临床益处。有一种观点认为，从伊马替尼（Gleevec™）、曲妥珠单抗（Herceptin™）、吉非替尼（Iressa™）、厄洛替尼（Tarceva™）、西妥昔单抗（Erbitux™）和贝伐珠单抗（Avastin™）等药物中已经学到了一些经验教训，单一信号通路的阻断可能不足以实现有效治疗。现在人们意识到，更有效的治疗可能涉及这些药物的联合应用，以同时干扰大多数肿瘤中异常的多个分子通路。另一种方法是开发能够同时抑制多个信号通路的单一药物，以获得更大的疗效，并减少通过突变产生耐药性的可能性。现在已经合成了大量的激酶抑制剂，发现了多种对两个或更多激酶活性有效的化合物。这或许并不令人惊讶，因为不同激酶家族的 ATP 结合位点具有相似性。

6.2.1.6.9 MAPK 抑制剂

MAPK 信号通路（也称为 RAS-RAF-MEK-ERK 信号通路）包括细胞内一系列可以将细胞表面受体上的信号传递到细胞核的 DNA 的蛋白质。该通路包括多种蛋白质，包括最初被称为 ERK（细胞外信号调节激酶）的 MAPK（丝裂原活化蛋白激酶），它通过给邻近蛋白质添加磷酸基团（磷酸化）来通信，起到一系列的"开"或"关"的作用。当一个信号分子与细胞表面的受体结合时，该过程开始，以细胞核中的 DNA 表达蛋白质为结束，从而导致细胞发生某种变化，如细胞分裂（图 6.42）。

在细胞外空间的生长因子激活受体酪氨酸激酶后，适配分子与受体的细胞内部分直接相互作用，介导了 RAS、RAF、MEK 和 ERK（也称为 MAPK）等信号分子的激活和募集。异常调节的 MAPK 信号与多种癌症有关，并通过多种机制表现出来，包括受体、K-RAS 和 B-RAF 蛋白的异常表达或活化突变。特别是异常的 MAPK 信号可能导致细胞无限增殖、抗凋亡（程序性细胞死亡）和对化疗、放疗和靶向治疗的抵抗。

当通路中的某一蛋白质发生突变时，可以持续处于"开"或"关"的状态，这被认为是多种癌症发展的重要步骤。研究了可以逆转"开"或"关"状态的小分子作为癌症治疗的可能药物，其中包括下面所介绍的 B-RAF、MEK1/MEK2 和 RAS 抑制剂。

6.2.1.6.9.1 B-RAF 抑制剂

B-RAF 是编码 B-RAF（也称为 B-RAF）的原癌基因，是参与细胞生长信号通路的受体酪氨酸激酶效应蛋白（图 6.42）。RAF（快速增生纤维肉瘤）蛋白最初被鉴定为一个具有丝氨酸 / 苏氨酸激酶活性的逆转录病毒癌基因（v-Raf 或 v-MIL）所表达，但后来发现它在 RAS-RAF-MEK-ERK 丝裂原活化蛋白激酶（MAPK）信号通路中发挥作用。B-RAF 的活化突变存在于 5% ～ 10% 的人类癌症中，因此成为一个重要的治疗靶点。例如，在黑色素瘤（高达 59%）、结直肠癌（5% ～ 22%）、浆液性卵巢癌（高达 30%）和包括甲状腺癌在内的其他几种肿瘤类型中，该突变普遍存在。维莫非尼（Zelboraf™）是最早得到广泛关注的 B-RAF 抑制剂之一，康奈帕尼（Braftovi™）和达拉非尼（Tafinlar™）现在广泛用于黑色素瘤和非小细胞肺癌。下面将介绍这三种药物以及两个未获批准的实验性药物 BMS-908662（XL281）和 RAF265。由于篇幅限制，无法介绍其他实验性 B-RAF 抑制剂，如 LGX818、GDC0879、ARQ736 和 PLX3603（RO5212054）。

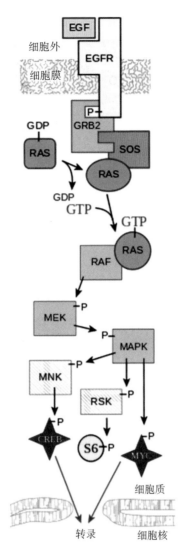

图 6.42 MAPK 信号通路示意图[来源: 维基百科, "MAPK pathway schematic"由 Fred the Oyster 提供,遵循 CCASA 4.0 协议 (https://creativecommons.org/licenses/by−sa/4.0/legalcode)] 。

6.2.1.6.9.1.1 维莫非尼（Zelboraf™）

维莫非尼（Zelboraf™）（图 6.43A）可抑制突变 B–RAF 激酶的激酶结构域，阻断 MAPK 信号通路并减少黑色素瘤细胞增殖。*B–RAF* 基因中的 V600E 突变导致恒定活化的致癌性 B–RAF 蛋白信号传导，导致过度的细胞增殖和存活。这种突变涉及氨基酸 600 位的缬氨酸被谷氨酸取代（B–RAF^{V600E} 突变），在生长因子存在或缺失情况下引发持续信号传导。维莫非尼是第一种选择性抑制 B–RAF^{V600E} 突变的小分子药物，它是细胞转化的关键驱动因素。它并不是唯一有效的抗 B–RAF 药物；多靶点激酶抑制剂索拉非尼（Nexavar™）也对该激酶具有活性，但在临床上对黑色素瘤患者无效。维莫非尼于 2011 年获得 FDA 批准，用于治疗晚期黑色素瘤，是基于片段的药物发现方法（见第 2 章）设计和批准的首个治疗药物。2012 年，它获得了欧盟委员会的批准，作为单药治疗成人不可切除或转移性黑色素瘤的治疗药物。2017 年，FDA 还批准了维莫非尼用于治疗脂质肉芽肿病（ECD），一种罕见的组织细胞增生症。

在临床前模型中，研究显示维莫非尼与突变的 B–RAF 激酶相互作用并抑制其活性（图 6.43B），且抑制下游激酶 MEK 和 ERK 的信号传导。这导致了携带该突变的肿瘤细胞的生长抑制和诱导凋亡。

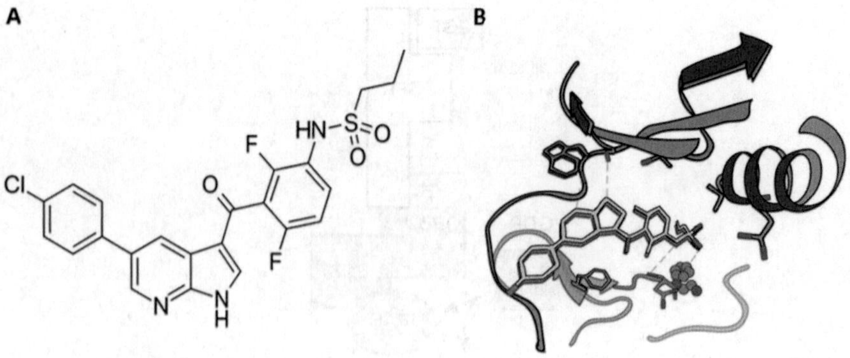

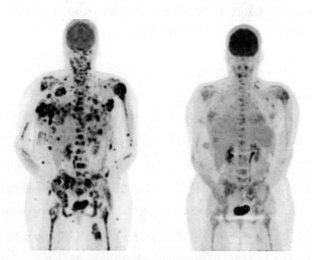

图 6.43　A. 维莫非尼（Zelboraf™）的结构式；B. 维莫非尼与 V600E 突变的 B-RAF 激酶蛋白相互作用并抑制其活性的分子模型（图像由 Peiqin Jin 绘制并提供）。

　　维莫非尼由生物技术公司 Plexxikon Inc（位于美国加利福尼亚州）发现，该公司开始寻找能够与 B-RAF^{V600E} 突变在蛋白质表面上形成的独特口袋相互作用的化合物。Plexxikon 首个口服前导候选药物在早期临床试验中表现不良，生物利用度低。然而，罗氏公司获得该药物的授权后，制备了一种新的制剂，改善了药代动力学特性。在一项临床试验中，这种新制剂使 32 例携带 B-RAF 突变的患者中的 24 例患者的肿瘤缩小，另外 2 例患者的肿瘤完全消失（图 6.44）。在一项多中心的 I 期逐渐升量研究中，81% 携带 BRAF^{V600E} 突变的患者产生了治疗反应，而在 B-RAF 野生型肿瘤患者中没有观察到完全或部分缓解。逐渐升量和药代动力学研究显示，只有在足够浓度下阻断大约 80% 的 B-RAF 信号传导时，维莫非尼才有效。有趣的是，B-RAF 抑制剂在缺乏 B-RAF 突变的细胞系中反而会激活 MAP 激酶介导的细胞增殖。

　　生化研究表明维莫非尼对突变的 B-RAF 具有显著的选择性，而与其他 200 种类似的蛋白质，包括未突变的 B-RAF，结合非常弱。这是患者能够高剂量使用维莫非尼而没有严重毒性反应的一个原因。有趣的是，现在有一些证据表明伊马替尼可以引起携带激活的人类 KIT 突变基因的黑色素瘤患者的肿瘤减退。然而，这种突变在黑色素瘤患者中发生的频率较低，降低了这一观察结果的重要性。

图 6.44　左侧：放射学图像显示治疗前患者体内存在大量转移性黑色素瘤；右侧：经过两 2 维莫非尼（Zelboraf™）治疗后，同一患者的肿瘤完全消失（经授权转载，来自 Peter MacCallum 癌症中心的 Grant McArthur 教授）。

　　接下来，一项随机分组的 III 期试验比较了维莫非尼和达卡巴嗪，达卡巴嗪当时是治疗 IV 期黑色素瘤的标准一线治疗方法。该试验纳入了 675 例既往未接受治疗的转移性黑色素瘤患者，其中许多患者在 6

个月时的总体生存率较接受达卡巴嗪的患者有所改善。接受维莫非尼治疗的患者在中期分析时存活率较高，中位无进展生存期从 1.6 个月增加到 5.3 个月。

基于对 B-RAF 信号传导的日益理解，有学者假设维莫非尼与下游信号激酶 MEK 或 ERK 的抑制剂的联合应用可以提高临床活性，因为它应可减少 B-RAF^{V600E} 激酶的"突破"信号传导。一项维莫非尼与考比替尼（Cotellic™，由伊克力西斯和罗氏开发的 MEK 抑制剂）联合应用的临床研究显示，与仅接受维莫非尼治疗的患者相比，联合治疗组的无进展生存期（PFS）和总体生存期（OS）均有改善。因为该重要结果，2015 年 FDA 批准维莫非尼和考比替尼联合治疗不可切除或转移性携带 B-RAF V600E 或 V600K 突变的黑色素瘤患者，为这种疾病的患者提供了新的治疗标准。因为没有获得临床益处，考比替尼本身不适用于无突变的野生型 B-RAF 黑色素瘤的治疗，因为一些临床活性的证据，维莫非尼也被评估为可用于治疗携带 B-RAF^{V600} 突变的非小细胞肺癌（NSCLC）患者。

作为一种单药治疗 B-RAF^{V600} 突变阳性的不可切除或转移性黑色素瘤的方法，维莫非尼每天 2 次以960mg 的剂量给药。常见的副作用主要与皮肤有关，包括基底细胞癌、鳞状细胞癌、新发原发性黑色素瘤、日光性角化病、脱发、皮肤干燥、红斑毛囊炎、手足综合征、角化过度、鸡皮症、脂溢性角化病和皮肤乳头瘤。角化棘皮瘤癌和鳞状细胞癌的发生率最高，大约有 25% 的患者出现这些最常见的三级毒性反应，起病时间在治疗开始后的 2～3 个月内，但可以通过手术切除而无需调整剂量。其他副作用包括胃肠道症状（如腹泻、便秘、食欲减退、味觉障碍）和神经肌肉症状（如关节痛、关节炎、乏力、面神经麻痹、疲劳、肌骨痛、肌痛、肢体疼痛）。患者如果出现 DRESS 综合征（药物疹伴嗜酸性粒细胞增多和全身症状）应立即咨询医生。这种综合征以淋巴结肿胀、皮疹、发热和白细胞计数增高为首发症状，可以影响肝脏、肾脏和肺脏，最终导致死亡。

6.2.1.6.9.1.2 康奈非尼（Braftovi™）

康奈非尼（Braftovi™）（图 6.45）是由诺华和 Array 生物制药公司先后开发的小分子 B-RAF 抑制剂。它作为一个 ATP 竞争性 RAF 激酶抑制剂，可降低 ERK 磷酸化并下调周期蛋白 D1，从而在 G$_1$ 期阻断细胞周期并诱导细胞衰老而非凋亡。因此，它只对携带 B-RAF 突变的黑色素瘤细胞（约占所有黑色素瘤的 50%）有效。康奈非尼在 2018 年获得 FDA 批准，与 MEK 抑制剂贝美替尼（Mektovi™）（见 6.2.1.6.9.2）联合用于治疗不可切除或转移性 B-RAF^{V600E} 或 B-RAF^{V600K} 突变阳性的黑色素瘤患者。

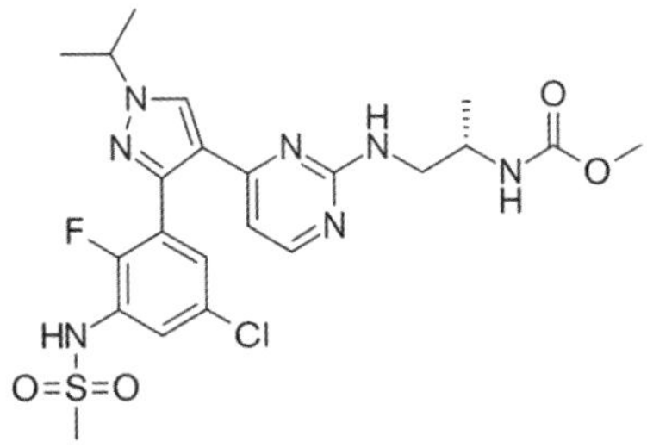

图 6.45 康奈非尼（Braftovi™）的结构式。

康奈非尼在美国获批是基于随机开放标签的多中心 COLUMBUS（NCT01909453）试验，该试验招募了 577 例携带 B-RAF^{V600E} 或 B-RAF^{V600K} 突变的不可切除或转移性黑色素瘤患者，随机分配接受康奈非尼联合贝美替尼，或单用维莫非尼治疗。接受康奈非尼联合贝美替尼治疗的患者的中位无进展生存期（PFS）为 14.9 个月，而单独接受维莫非尼治疗的患者的中位无进展生存期为 7.3 个月。

康奈非尼联合贝美替尼治疗的常见副作用包括消化系统问题（如恶心、呕吐、便秘和腹痛）、皮肤问题（如皮肤增厚、皮疹、干燥、瘙痒和脱发）、关节疼痛、发热、肌肉无力、四肢神经疼痛、疲劳、头痛、头晕和出血。

2018 年，FDA 还将康奈非尼与贝美替尼和西妥昔单抗联合治疗的 B–RAF^{V600E} 阳性结直肠癌（mCRC）患者的疗效评估定义为突破性疗法。确认的总体缓解率（ORR）为 48%，在接受过一种既往治疗的 17 例患者中，ORR 为 62%。这种三联疗法通常耐受性良好，最常见的 3 级或 4 级不良事件包括疲劳、贫血、血肌酐激酶升高和门冬氨酸转氨酶升高，至少有 10% 的患者出现这些不良事件。

6.2.1.6.9.1.3　达拉非尼（Tafinlar ™）

达拉非尼（Tafinlar ™）（图 6.46）是一种 B–RAF 激酶抑制剂，可抑制 B–RAF^{V600} 突变阳性的黑色素瘤细胞生长。由 GSK 公司开发，于 2013 年获得 FDA 批准，用于治疗 B–RAF^{V600E} 突变阳性的晚期黑色素瘤。

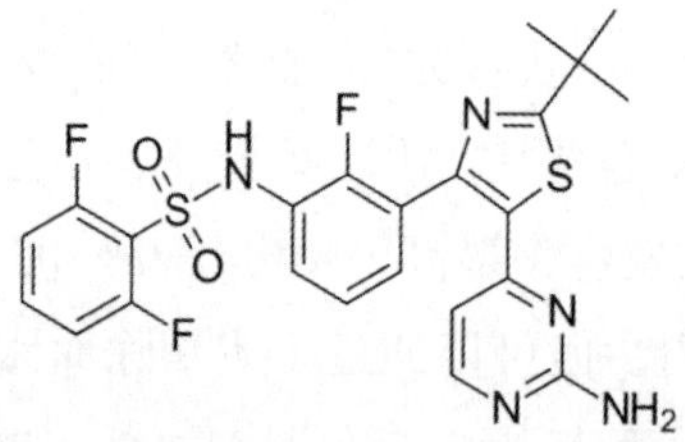

图 6.46　达拉非尼（Tafinlar ™）的结构式。

临床试验结果表明，对达拉非尼和其他 B–RAF 抑制剂的耐药性在 6 ～ 7 个月内出现。因此，为了克服这个问题，将达拉非尼与 MEK 抑制剂曲美替尼（Mekanist ™）联合使用，以减少耐药性。2014 年 FDA 批准这种联合用药治疗 B–RAF$^{V600E/K}$ 突变阳性的转移性黑色素瘤。此外，根据Ⅲ期研究（COMBI–AD）的结果，在 2018 年 FDA 批准了达拉非尼联合 MEK 抑制剂曲美替尼（见 6.2.1.6.9.2）作为术后辅助治疗用于 B–RAF^{V600E} 突变阳性的Ⅲ期黑色素瘤，使其成为预防淋巴结阳性 B–RAF 突变黑色素瘤复发的第一个口服化疗方案。在 2017 年，欧盟批准了达拉非尼联合曲美替尼用于 B–RAF V600 阳性的晚期或转移性非小细胞肺癌（NSCLC）。

达拉非尼的副作用包括胃肠道症状（如恶心、呕吐、腹泻和便秘）、皮肤反应（如光敏感）、食欲降低、脱发、关节痛、虚弱、咳嗽、发热、头痛、高血糖、低磷血症、类似流感的症状和肌肉痛。

6.2.1.6.9.1.4　BMS–908662（XL281）

BMS–908662（XL281）是由百时美施贵宝（BMS）开发的一种强效选择性野生型和突变型 RAF 激酶抑制剂（图 6.47）。它已经被研究用于治疗多种晚期实体肿瘤，包括黑色素瘤和结直肠癌。

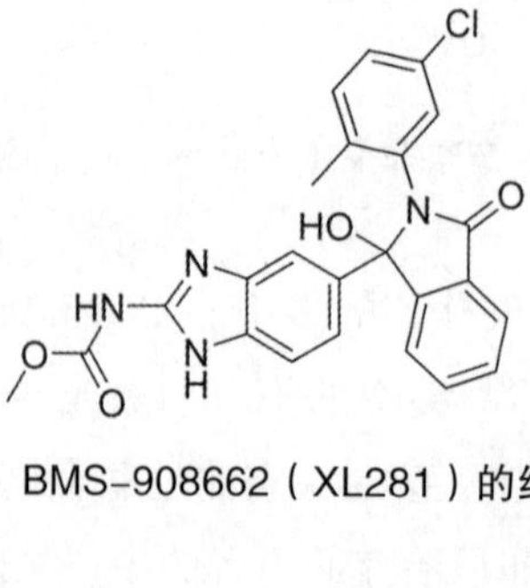

图 6.47　BMS–908662（XL281）的结构式。

BMS–908662 于 2011 年进入Ⅰ期临床试验，口服耐受性良好，生物利用度可接受。2016 年，针对

K-RAS 或 B-RAF 突变阳性的晚期或转移性结直肠癌患者，在与西妥昔单抗联合使用的 Ⅰ / Ⅱ 期研究已完成。虽然在 RAF 通路激活突变的肿瘤患者中观察到客观缓解和临床益处，但与其他选择性更好的 RAF 抑制剂相比，这些反应较少见。例如，在 18 例携带 B-RAF 突变的黑色素瘤患者中，仅有 2 例轻微缓解，而维莫非尼和达拉非尼的缓解率超过 50%。因此，该化合物没有进一步的研究进展。

6.2.1.6.9.1.5　RAF265

由诺华制药公司发现的 RAF265（图 6.48）是一种可口服且具有生物利用度的 B-RAF 抑制剂，具有临床前抗肿瘤活性，已进入 Ⅰ 期临床试验。体外激酶测定显示，RAF265 可以抑制多种胞内激酶，包括 B-RAF$^{（野生型）}$、B-RAF^{V600E}、C-RAF、VEGFR2、PDGFR、集落刺激因子（CSF）、RET、C-Kit、SRC 和 STE20。在体研究中，RAF265 在超过 70% 的 B-RAF 野生型黑色素瘤人类肿瘤异种移植研究中显示有效。此外，通过全基因表达谱分析发现与无反应者相比，对 RAF265 有反应的人类黑色素瘤样本中，与细胞周期、凋亡、细胞间黏附和上皮间质转化相关的基因表达存在差异。

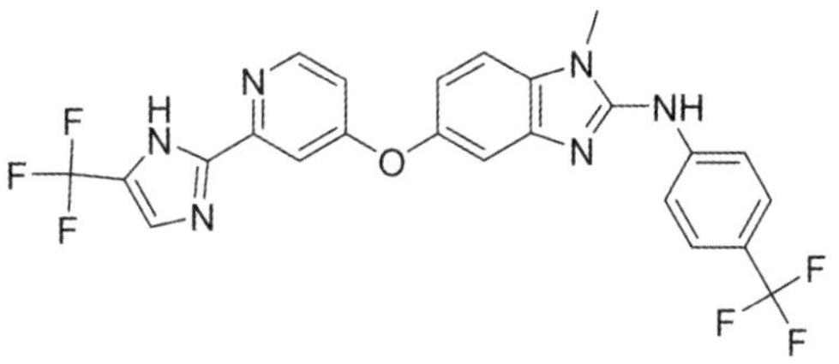

图 6.48　RAF265 的结构式。

尽管进行了多个 Ⅰ 期研究，但 RAF265 并未在早期临床试验之后有进一步的研究进展。

6.2.1.6.9.2　MEK1/MEK2 抑制剂

MEK（丝裂原激活的细胞外信号调节激酶）抑制剂作用于 MAPK/ERK（丝裂原激活蛋白激酶 / 细胞外信号调节激酶）通路的双特异性苏氨酸 / 酪氨酸激酶 MEK1 和（或）MEK2（见图 6.42）。MAPK/ERK 通路在如 B-RAF 突变的黑色素瘤和 K-RAS/B-RAF 突变的结直肠癌等癌症类型中常常异常活跃。例如，K-RAS 突变在多达 30% 的非小细胞肺癌中存在。阿斯利康与罗氏公司合作开发了一种 K-RAS 诊断方法，以识别最有可能从 MEK 抑制剂中获益的患者。在离体和在体研究中，MEK1/MEK2 激酶已被证明可通过对效应蛋白和转录因子的影响，调节细胞增殖、生存和血管生成等多个关键细胞活动。它们也被证明可以抑制多种炎症细胞因子的产生，包括 IL-1 和 IL-6 以及肿瘤坏死因子（TNF）。

事实上，MEK 激酶位于与 RAF 激酶（如 B-RAF）相同的信号通路中，即使位于其下游，也由此产生了一种重要的治疗策略。虽然像维莫非尼和达拉非尼这样的 B-RAF 抑制剂在治疗 B-RAF 突变癌症方面取得了巨大成功，但在获得数月无进展期后，常常会出现耐药性，原因是 B-RAF 激酶导致的 MAPK 通路信号传导突破。因此，联合应用 B-RAF 和 MEK1/MEK2 抑制剂是一种有吸引力的策略，可以增加抗肿瘤反应的持久性，因为 MEK1/MEK2 抑制剂可以逆转上游 B-RAF 激酶的信号传导突破。

三种 MEK1/MEK2 抑制剂，曲美替尼（Mekinist™）、贝美替尼（Mektovi™）和考比替尼（Cotellic™），已获批用于治疗晚期黑色素瘤，将在下文中进行介绍。司美替尼正在进行晚期临床开发，用于儿童神经纤维瘤病 Ⅰ 型（NF Ⅰ），也进行了讨论。

6.2.1.6.9.2.1　曲美替尼（Mekinist™）

曲美替尼（Mekanist™）（图 6.49）是一种靶向 MEK1 和 MEK2 激酶的蛋白激酶抑制剂（见图 6.42）。

它是由 GSK 在 21 世纪 00 年代合成的，作为一种化合物的类似物，该化合物是在高通量筛选中发现的，能够诱导周期蛋白相关依赖性激酶（CDK）4/6 抑制蛋白 p15^{INK4b} 的表达。经过非常成功的临床前研究和早期临床试验，在 Ⅲ 期临床试验中，曲美替尼在携带有持久激活的 B-RAF^{V600E} 突变的转移性黑色素瘤患者中显示出良好的活性。因此 FDA 于 2013 年批准了曲美替尼以单一用药治疗携带 V600E 突变的转移性黑色素瘤患者。然而，与上述的达拉非尼类似，单一疗法的曲美替尼往往在 6 ～ 7 个月内出现耐药性。为了解决这个问题，2014 年 FDA 批准了曲美替尼联合达拉非尼治疗携带 B-RAF$^{V600E/K}$ 突变的转移性黑色素瘤患者。在英国，NICE 批准了曲美替尼作为单药或与达拉非尼联合用于无法手术切除或转移性黑色素瘤，并与达拉非尼联合用于携带 B-RAF^{V600} 突变的晚期非小细胞肺癌。

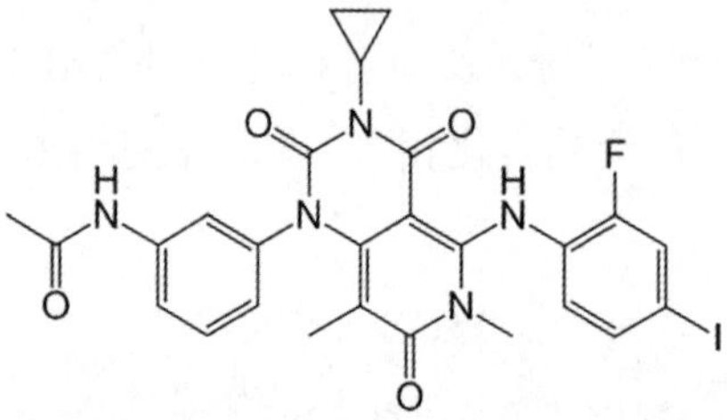

图 6.49　曲美替尼（Mekinist™）的结构式。

　　曲美替尼口服给药，最常见的副作用包括胃肠道、皮肤和心血管症状，及贫血、蜂窝织炎、乏力、肺炎和视觉障碍。它可能导致部分患者出现胃肠道穿孔或结肠炎，因此建议在具有相关胃肠道风险因素的患者中谨慎使用。

6.2.1.6.9.2.2　贝美替尼（Mektovi™）

　　贝美替尼（Mektovi™）（图 6.50）最初由 Array 生物制药公司开发，被称为 ARRY-162。它以一种 ATP 非竞争性的方式抑制 MEK1 和 MEK2，可延缓携带 B-RAF^{V600} 突变的肿瘤细胞的生长。

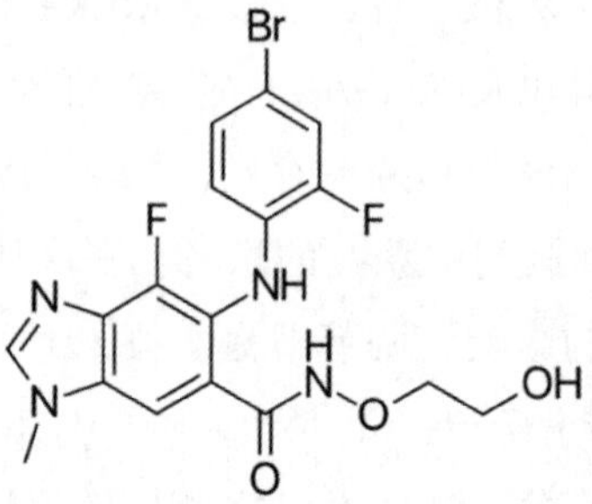

图 6.50　贝美替尼（Mektovi™）的结构式。

　　在获得较好的临床前研究和早期临床试验结果后，贝美替尼于 2015 年进入了针对卵巢癌和携带 B-RAF 和 N-RAS^{Q61} 突变的黑色素瘤的 Ⅲ 期研究。在针对携带 N-RAS 突变的试验中，接受贝美替尼治疗的患者的中位无进展生存期（PFS）为 2.8 个月，而接受标准达卡巴嗪治疗的患者为 1.5 个月，基于这个结果，在 2016 年中期提交了贝美替尼的新药申请。然而，其在低级别卵巢癌的 Ⅲ 期试验效果不佳，没有显示出疗效。2017 年，美国食品药品监督管理局（FDA）通知 Array 生物制药公司，Ⅲ 期试验数据不足以支持贝美替尼单药获得批准，导致其撤回了新药申请。2018 年，FDA 根据一项涉及 383 例无法手术切除或转移性的 B-RAF^{V600E} 或 B-RAF^{V600K} 突变阳性的黑色素瘤患者的临床试验（NCT01909453）

的证据，批准了贝美替尼和 B-RAF 抑制剂康奈非尼（Braftovi™）的联合用药。在英国，NICE 也推荐使用这些药物的联合治疗。

贝美替尼口服给药，最常见的副作用包括胃肠道症状（如腹泻、呕吐、便秘、胃肠道不适、溃疡性结肠炎）、眼部疾病（如视觉障碍、眼部炎症、视网膜色素上皮脱离）、脱发、贫血、血管性水肿、关节痛、栓塞、血栓形成、疲劳、心力衰竭、神经障碍和光敏感反应。

6.2.1.6.9.2.3 考比替尼（Cotellic™）

考比替尼（Cotellic™）（图 6.51）是由伊克力西斯和基因泰克（罗氏）开发的 MEK 抑制剂。它与 B-RAF 抑制剂维莫非尼（Zelboraf™）联合治疗黑色素瘤。其结构特殊之处在于含有一个二氮四元杂环和四个卤素原子。

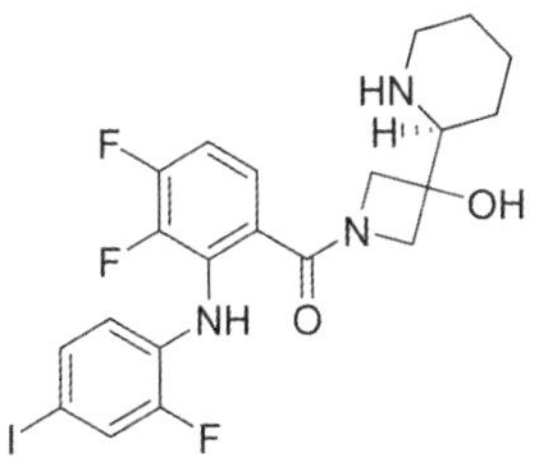

图 6.51　考比替尼（Cotellic™）的结构式。

经过成功的临床前研究和早期临床试验，考比替尼进入与维莫非尼联用治疗携带 B-RAF^{V600} 突变的转移性黑色素瘤患者的Ⅲ期临床试验。结果显示相较于单独应用维莫非尼，联合治疗组的 PFS 平均延长至 12.3 个月，维莫非尼组为 7.2 个月，而中位总体生存期增加至 25.6 个月，而维莫非尼组为 18 个月。基于这些结果，FDA 于 2014 年批准考比替尼联合维莫非尼用于不可切除或转移性携带 B-RAF^{V600E} 或 B-RAF^{V600K} 突变的黑色素瘤，并且被英国 NICE 推荐用于同样的适应证。考比替尼在野生型 B-RAF 黑色素瘤中无效，因此不推荐使用。

考比替尼口服给药，最常见的副作用包括胃肠道紊乱（如恶心、呕吐、腹泻）、贫血、基底细胞癌、畏寒、脱水致电解质失衡。还观察部分患者出现出血、高血糖、高血压、光敏感反应、肺炎、浆液性视网膜病变、皮肤反应和视觉障碍等症状。

6.2.1.6.9.2.4 司美替尼

司美替尼（图 6.52），也被称为 AZD6244，是由 Array 生物制药公司发现并授权给阿斯利康。它已被用于治疗多种类型的癌症，包括非小细胞肺癌（NSCLC）、眼部黑色素瘤和神经纤维瘤病Ⅰ型（NFⅠ）。NFⅠ是一种难以治愈的遗传病，全球每 3000 个新生儿中就有一例患者。NFⅠ基因突变会导致 RAS/RAF/MEK/ERK 信号通路的失调，导致细胞过度增殖，从而引发肿瘤生长。2018 年，司美替尼被欧洲药品管理局（EMA）认定为孤儿药物资格，用于 NFⅠ 的治疗。2019 年初，阿斯利康和默克宣布 FDA 已认定司美替尼用于治疗 3 岁及以上有症状和（或）进行性不可手术的复杂性神经纤维瘤（PN）的儿童患者的突破性疗法资格。同年晚些时候，FDA 接受了司美替尼用于这一适应证的新药申请（NDA）并授予了优先审查。这是首次接受将口服 MEK 1/MEK 2 抑制剂单药治疗申报提交给监管机构，用于 NFⅠ 患者。

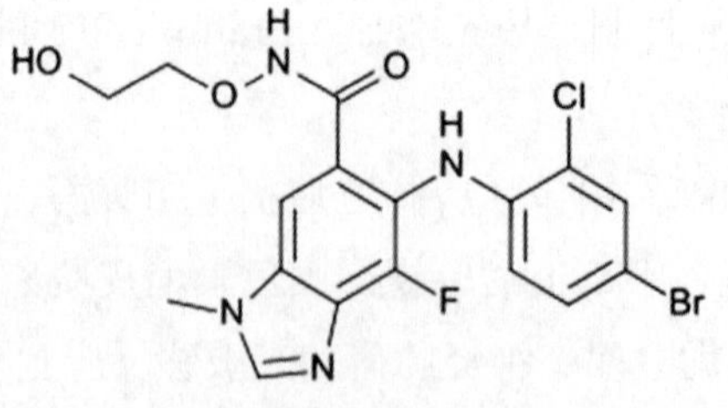

图 6.52   司美替尼的结构式。

2013 年，阿斯利康开始对携带 K-RAS 突变的晚期非小细胞肺癌（NSCLC）患者进行司美替尼的晚期临床试验。这种突变在 20% ~ 30% 的 NSCLC 肿瘤中存在，阿斯利康与罗氏分子系统公司合作开发了一种 K-RAS 诊断设备，以确定最有可能从治疗中受益的患者。这个 SELECT-1 Ⅲ 期试验是迄今为止在这类患者中进行的最大规模的前瞻性研究；然而，临床疗效不足以继续推进。2015 年，司美替尼的一项 Ⅲ 期试验失败，该试验的研究目的是了解司美替尼是否能够显著延长眼部黑色素瘤患者的生存期。2016 年继续进行了一项针对甲状腺癌和携带 K-RAS 突变的非小细胞肺癌的 Ⅲ 期临床试验。

6.2.1.6.9.3   RAS 抑制剂

如图 6.42 所示，Ras 是 MAPK 通路中最上游的信号蛋白之一。据估计，大约 30% 的人类肿瘤起源于突变的 *Ras* 癌基因，约 50% 的结肠癌和 90% 的胰腺癌在对应的 *Ras* 基因中存在点突变。*Ras* 也是多发性骨髓瘤最常见的突变基因之一，约 40% 的新诊断患者中存在 *Ras* 突变，并与较短的生存期相关，可作为预后指标。特别是，所有新诊断的多发性骨髓瘤患者中的一些肿瘤细胞中显示携带 N-*Ras*-61 突变。

Ras 癌蛋白是 Ras（Rat Adeno Sarcoma）超家族的成员，许多成员是信号转导级联中的重要组成部分，最终引起基因表达和细胞分化、增殖。膜定位的单体 Ras 蛋白大小为 21kD，是 G 蛋白信号转导体。由于其本身结构中没有跨膜域，只有当其在细胞膜的内部表面紧邻生长因子受体附近结合时才能发挥功能。因此，需要通过法尼基转移酶（FTase）对 Ras 蛋白进行法尼基化，以增强其疏水性和与质膜结合的能力。图 6.53 和图 6.54 为这些过程的示意图。

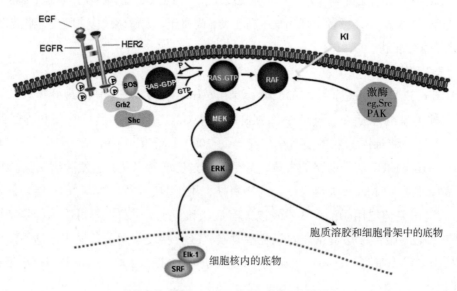

图 6.53   RAS 信号蛋白在 MAPK 通路中的功能的示意图（也可以参见图 6.42）。

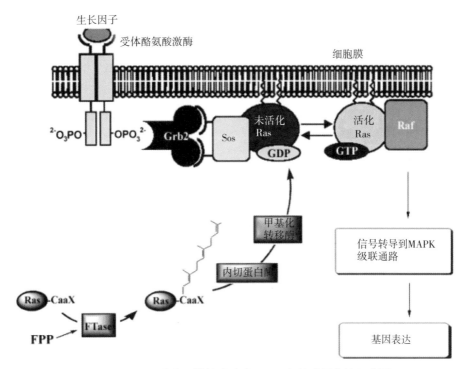

图 6.54　Ras 通过法尼基转移酶（FTase）的法尼化的示意图。

正常和突变的 Ras 蛋白都需要锚定到细胞膜上进行信号转导（图 6.54）。通过几种转录后修饰，特别是将一个含有 15 个碳原子的异戊二烯基团转移至 Ras 蛋白的羧基末端，即异戊二烯化过程，将其连接到膜上。这个异戊二烯基团确保 Ras 能够附着在胞内膜上的正确位置。因此，膜结合的 Ras 蛋白成为一个"分子开关"，它使得细胞外环境中的信号（例如，生长因子）能够传递到细胞核。这个过程的第一阶段涉及细胞外配体刺激单体受体激酶（RTK）形成二聚体。接下来，作为初始适配蛋白的 Grb2 识别并与一个结合位点相互作用，继而募集第二个适配蛋白"Son of Sevenless"（SoS），后者通过用 GTP 替换 GDP 使未活化的带有 GDP 的 Ras 活化。此后，信号可以通过活化的 Ras 向下游传递给其他效应器，如 Raf。在 MAPK 信号转导通路中，Raf 蛋白是信号转导链中的第一个激酶。

Ras 蛋白的突变导致其失去固有的 GTP 酶活性（水解 GTP 为 GDP），因此蛋白质保持在活化的 GTP 结合状态，持续向细胞核发送信号，导致肿瘤细胞特有的不受控制的细胞分裂。因此，活尼基转移酶（FTase）是癌症化疗的一个理想靶点，人们对开发能够通过阻止疏水的法尼基片段与 Ras 蛋白 C- 末端结合而降低 Ras 蛋白活性的法尼基转移酶抑制剂（FTI）表现出了巨大的兴趣，试图阻碍其与细胞膜的胞质面结合的能力。

研究人员已经提出了多种抑制 FTase 的方法。例如，一种方法是利用"CAAX"基序来模拟 C- 末端四肽并与 Ras 竞争法尼基化过程。基于这些氨基酸的简单变化，例如 Cys-Val-Phe-Met，已开发出了抑制剂，产生的化合物的离体 IC_{50} 值在 25nmol/L 内。尽管此类短肽不太能有效穿过细胞膜，并且在体内可以很快水解降解，但是这种方法最终产生了离体 IC_{50} 值在 0.7nmol/L 内的抑制剂（例如 BMS-214662）。研究人员还考虑了法尼基焦磷酸酯类似物，但其活性明显较低，并且它们与其他酶促通路竞争，因此总体上较不理想。其他类型的抑制剂包含了法尼基和 CAAX 模拟物，这些抑制剂具有更强的选择性和效力。

迄今为止，只有少数几种 FTI 进入了临床开发阶段，其中最知名的是替吡法尼、洛那法尼和 BMS-

214662，下面将对它们进行介绍。无论是作为单一药物还是与其他抗癌疗法联合使用，这些药物在临床前模型中具有疗效，在一些早期临床试验中观察到了对 CML、骨髓增生异常综合征、某些急性白血病和乳腺癌的确切的活性。然而，目前只有替吡法尼仍在开发中，FDA 在 2019 年末为其治疗携带 HRAS 突变的头颈鳞状细胞癌（HNSCC）患者（经过铂类治疗后进展）认定了快速通道资格。有趣的是，在临床中，这些药物相对而言没有严重的副作用，只有一些轻微的反应，如转氨酶升高、中性粒细胞减少、血小板减少、神经病变、皮疹和腹泻等。

总的来说，FTI 的应用前景在临床试验中尚未得到证明，当信号蛋白法尼基转移酶被抑制时，香叶基香叶基转移酶可以发挥异戊二烯化作用。例如，后来发现 N-Ras 和 K-Ras 都可以通过香叶基香叶基转移酶进行异戊二烯化，而基于这两种突变的临床前模型对 FTI 敏感。此外，多种 FTI 在各种细胞系（包括骨髓瘤）中的活性与突变的 Ras 状态并不相关。

6.2.1.6.9.3.1   替吡法尼（Zarnestra™）

替吡法尼（Zarnestra™）是一种有效的 FTase 咪唑杂环非仿肽抑制剂，于 1997 年由杨森（现属于强生公司）首次合成（图 6.55）。它通过抑制 CAAX 尾部基序的异戊二烯化，阻断 FTase 活性，最终防止 Ras 蛋白与细胞膜结合，使其失去活性。其分子层面的确切作用机制尚未确定。在 1.7 ～ 50nmol/L 范围内，它对多种人类肿瘤细胞系（包括突变或野生型 Ras）具有抑制作用，并且在体也具有活性，在人类肿瘤异种移植模型中以剂量依赖的方式抑制胰腺和结肠肿瘤的生长，同时观察到抗血管生成效应，伴有细胞增殖减少和细胞凋亡增强的现象。

替吡法尼曾在Ⅰ期临床试验中用于治疗与神经纤维瘤病Ⅰ型（NF-Ⅰ）相关的进行性丛状神经纤维瘤，并取得了令人鼓舞的结果，然而没有进入Ⅱ期临床。而针对 65 岁以上的 AML 患者的临床试验结果更加令人期待，强生公司于 2005 年向 FDA 提交了该适应证的新药申请（NDA），但最终未通过审批。该药物于 2014 年通过 Kura Oncology 获得许可，并在笔者撰写本文时仍在研究用于治疗携带 HRAS 突变的头颈部癌症、外周 T 细胞淋巴瘤（PTCL）、骨髓增殖异常综合征（MDS）和慢性骨髓单核细胞白血病（CMML）患者。2019 年底，FDA 授予替吡法尼在铂剂治疗失败后用于携带 HRAS 突变的头颈部鳞状细胞癌（HNSCC）患者治疗的快速通道资格。已开展了其在某些乳腺癌和多发性骨髓瘤患者中的研究。

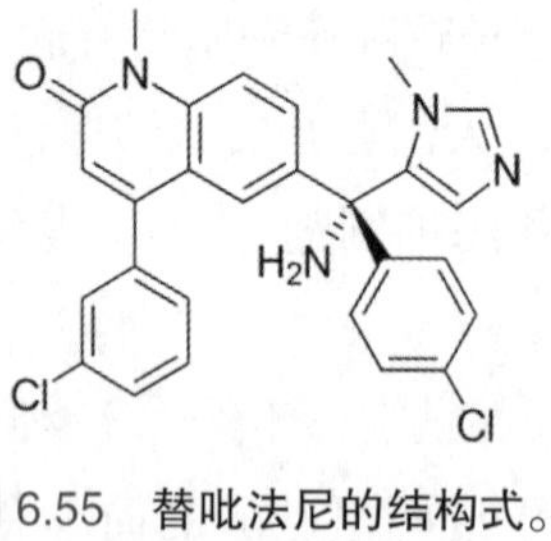

图 6.55   替吡法尼的结构式。

替吡法尼似乎无严重毒性，在Ⅰ期临床试验中，患者每天可接受的最大剂量为 1300mg，除剂量限制性可逆性骨髓抑制外，并未出现任何严重不良反应。

6.2.1.6.9.3.2   洛那法尼（Sarasar™）

洛那法尼（Sarasar™）是一种法尼基转移酶抑制剂（FTI），与替吡法尼具有不同的结构，其基于多取代的三环苯并吡啶基庚烷环系统（图 6.56）。

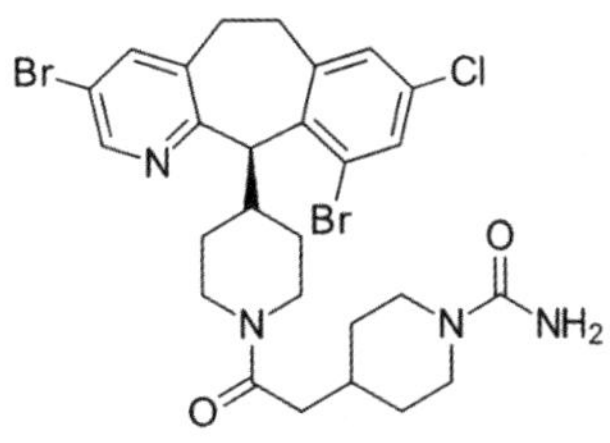

图 6.56　洛那法尼的结构式。

洛那法尼可口服，在临床前研究中已显示其可抑制法尼基转移酶，不过其确切机制尚未确定，例如，一些研究表明它也可能通过非 Ras 介导的机制起作用。例如，在老年病（见下文）中，其机制似乎涉及抑制早衰蛋白（progerin）（突变的 prelamin A）的异戊二烯化，该蛋白具有与 Ras 蛋白相同的 CAAX 羧基末端基序。

洛那法尼已在临床试验中用于治疗早衰症，这是一种罕见的遗传性疾病，其症状是衰老提前发生。2012 年完成了 II 期临床试验，结果显示洛那法尼与另外两种药物联合应用达到了临床效果终点。在另一项针对既往紫杉醇方案治疗失败的转移性非小细胞肺癌患者的临床研究中，发现洛那法尼对于 29 例受试者具有一定的抗肿瘤活性，其中 3 例达到部分缓解，获得平均 16 周的无进展生存期和平均 39 周的总生存期。然而，这些结果对洛那法尼的进一步推进仍不足够。紫杉醇和洛那法尼的联合应用只观察到很少的副作用，最常见的副作用是疲劳、腹泻和呼吸困难。只有一例患者的白细胞计数显著降低，并且有关呼吸不全和急性呼吸衰竭等更严重的副作用的报告很少。

6.2.1.6.9.3.3　BMS-214662

BMS-214662 与洛那法尼类似，也包含一个七元环（图 6.57）。它是 BMS 在 20 世纪 90 年代发现的，该药物在人类骨髓瘤细胞系中以低浓度即可有效抑制蛋白质的法尼基化，而不影响 Akt 的活化。然而，其在分子水平上的确切作用机制尚未确定。

在临床前研究中，观察到 BMS-214662 的其他细胞生物学效应包括细胞凋亡、Mcl-1 水平的降低、半胱天冬酶的活化、Bax 和 Bak 蛋白结构的变化以及 p53 水平的升高。这些观察结果表明，BMS-214662 引发的细胞凋亡可能通过依赖于 PUMA-Bax-Bak-（Mcl-1）的机制发生。目前没有涉及该药物的临床试验。

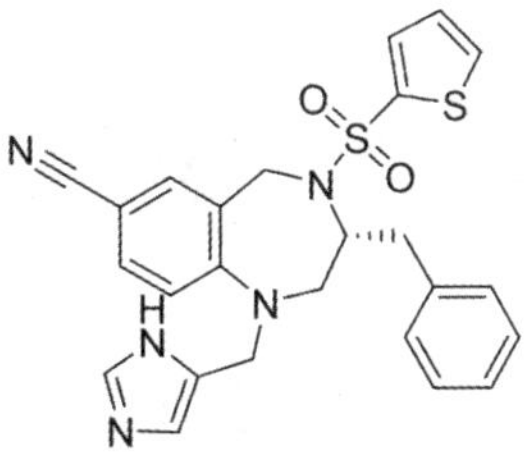

图 6.57　BMS-214662 的结构式。

6.2.1.6.10　ALK 抑制剂

在健康人群中，间变性淋巴瘤激酶 ALK 参与神经系统组织的发育和功能。然而，染色体易位和融合可以产生 ALK 的致癌形式，与非小细胞肺癌（NSCLC）和其他癌症类型的进展有关。约 4% 的 NSCLC 患者由于染色体重排产生棘皮动物微管相关蛋白样蛋白 4（EML4）和 ALK 之间的融合基因，从而导致组成性激酶活性，促进癌变和驱动恶性表型。研究人员在 1994 年首次在畸形大细胞淋巴瘤（ALCL）的染色体重排中发现了 ALK 融合基因。现在已知 4% ～ 7% 的 NSCLC 患者具有 EML4–ALK 易位，遗传学研究证实 ALK 异常表达是某些 NSCLC、神经母细胞瘤和 ALCL 的关键驱动因子。有趣的是，具有这种基因融合的患者通常是年轻的非吸烟者，且不携带 EGFR 或 K-RAS 基因突变。由于在正常成人组织中 ALK 的表达水平通常不高，因此它是一种合理的癌症治疗分子靶点。

ALK 抑制剂旨在针对 ALK 蛋白质的突变，如 EML4–ALK 易位，进而阻断细胞信号转导通路，如 STAT3 和 PI3K/AKT/mTOR 通路，从而通过凋亡诱导肿瘤细胞死亡。克唑替尼（Xalkori™）是首个发现的 EML4–ALK 抑制剂，由辉瑞公司开发，并于 2011 年获得 FDA 批准用于 ALK 阳性 NSCLC，它在临床中取得了令人印象深刻的结果，并成为所有第二代抑制剂比较的标准。后续开发用于 ALK 阳性 NSCLC 的抑制剂包括 2014 年获得 FDA 批准的塞瑞替尼（Zykadia™），2015 年获得加速批准和 2017 年获得全面批准的阿来替尼（Alecensa™），2017 年获得批准的布格替尼（Alunbrig™）以及 2018 年获得批准的洛拉替尼（Lorviqua™）。以下将更详细地介绍这些药物。

由于 ALK 抑制剂属于靶向治疗，因此在某些情况下，FDA 要求在治疗开始之前进行基因检测。例如，由罗氏公司开发的 VENTANA ALK（D5F3）CDx 试剂用于识别可从色瑞替尼治疗中获益的 ALK 阳性 NSCLC 患者（图 6.58）。

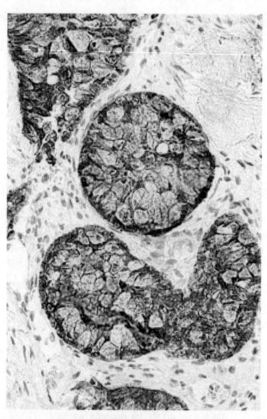

图 6.58　免疫组织化学染色（棕色）显示一种 ALK 阳性的肺腺癌，可用于识别 ALK 重排，并选择适合接受 ALK 抑制剂治疗的患者［摘自维基百科，"ALK positive lung adenocarcinoma ALK IHC"作者 Nephron，遵循 CCASA 4.0 协议（https://creativecommons.org/licenses/by–sa/4.0/legalcode）］。

6.2.1.6.10.1　克唑替尼（Xalkori™）

由辉瑞公司开发的克唑替尼（Xalkori™）（图 6.59），具有中心的氨基吡啶环，是第一个 ALK 抑制剂。于 2011 年获得 FDA 批准，用于治疗表达异常 ALK 基因的局部晚期或转移性非小细胞肺癌。它也被证明是 ROS1 抑制剂，并于 2016 年获得 FDA 批准用于治疗 ROS1 阳性 NSCLC。正在开展临床试验评估其用于治疗晚期播散性异型大细胞淋巴瘤和神经母细胞瘤。

克唑替尼在 EML4–ALK 融合蛋白的 ALK 激酶结构域上与 ATP 竞争结合，该融合蛋白首次在 2007 年的《自然》杂志中被报道。大约 5% 的非小细胞肺癌患者携带该融合蛋白，携带这种突变的患者通常是非吸烟者，无 EGFR 或 K–RAS 基因突变。ALK 突变在约 15% 的神经母细胞瘤患者中起着重要作用，神经母细胞瘤是一种罕见的几乎只发生在幼儿的神经系统癌症。也有一些证据表明，克唑替尼抑制 c–Met / 肝细胞生长因子受体（HGFR）酪氨酸激酶，在其他几种肿瘤类型中也起作用。

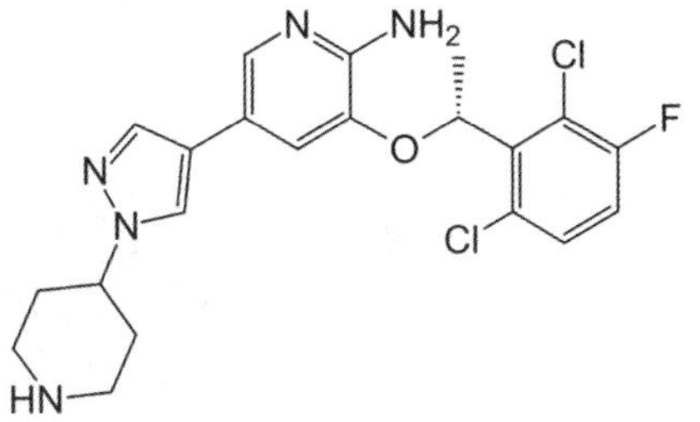

图 6.59　克唑替尼（Xalkori™）的结构式。

ALK 抑制剂作为治疗策略的可能性在 2010 年被认识到，当时报道称，在一项 I / II 期研究中，克唑替尼在 82 例携带 ALK 融合基因的腺癌患者中使 90% 患者的肿瘤缩小或疾病稳定。大多数患者在接受克唑替尼治疗之前已经接受了平均三种其他抗癌药物的治疗，只有 10% 的患者对标准治疗有反应。此外，克唑替尼副作用很小，约有 50% 的患者出现恶心、呕吐或腹泻。

在取得这些非凡的成果后，辉瑞授予雅培子公司一个子许可证，用于开发相应的诊断试验，以选择适合接受克唑替尼治疗的患者。2011 年，雅培公司推出了 Vysis ALK Break Apart FISH Probe Kit（图 6.60A），用于识别非小细胞肺癌患者中 3% ～ 5% 的携带 ALK 基因重排，适合接受克唑替尼治疗的患者。另一种测试方法是由 ZytoVision 公司开发的 ZytoLight™ SPEC ALK/EML4 TriCheck™ 探针，该探针能够检测和区分导致与 EML4 融合的倒位，以及影响 ALK 而不影响 EML4 的易位，如 ALK–KIF5B 或 ALK–TFG（图 6.60B）。

克唑替尼常见的副作用包括胃肠道症状（如恶心、呕吐、便秘、腹泻、食欲减退、消化不良、味觉异常）和心脏症状（如晕厥、QT 间期延长、心率缓慢、心力衰竭），骨髓抑制、头晕、乏力、低磷血症、间质性肺病、神经系统病变、水肿、肺炎、肾囊肿和视觉障碍。

6.2.1.6.10.2　塞瑞替尼（Zykadia™）

塞瑞替尼（Zykadia™）（图 6.61），是诺华制药公司开发的选择性、强效 ALK 激酶抑制剂，用于非小细胞肺癌（NSCLC）的治疗，并于 2014 年获得 FDA 批准。最初，它只被批准用于对克唑替尼产生耐药性或不能耐受的患者，但后来又被批准为转移性 NSCLC 的一线治疗选择。罗氏公司开发的经 FDA 批准的检测，名为 VENTANA ALK（D5F3）CDx Assay 用于识别可从塞瑞替尼治疗中获益的 ALK 阳性 NSCLC 患者。

塞瑞替尼在 2014 年获得的 FDA 加速批准是基于一项多中心临床试验，该试验纳入 163 例疾病进展或不能耐受克唑替尼的患者，结果显示其客观缓解率（ORR）为 44%，缓解持续时间（DOR）中位数为 7.1 个月，相比之下，克唑替尼的使用使病情加重或治疗失败。2017 年，FDA 接受了塞瑞替尼的一项补充新药申请，批准其作为 ALK 阳性的转移性 NSCLC 的一线治疗。根据 ASCEND–4 临床试验，FDA 还授予其针对转移到脑部的 ALK 阳性 NSCLC 的突破性疗法认定。

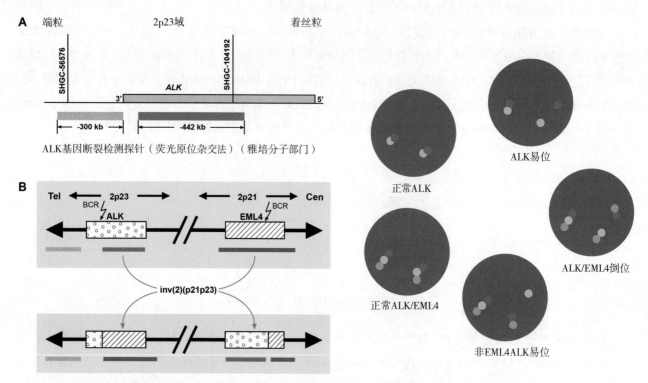

图 6.60　Zytovision 和雅培的 ALK 基因断裂检测探针（荧光原位杂交法）。A. 左图为 LSI ALK 基因断裂 FISH 探针（雅培分子部门）的设计。右图为正常 ALK 细胞（两个橙色和两个绿色融合信号靠近在一起）和易位 ALK 细胞（一个橙色和绿色融合信号，以及分离的绿色和橙色信号）；B. 左图为 ZytoLight™ SPEC ALK/EML4 TriCheck™ 探针（ZytoVision）。右图为正常的 ALK/EML4 细胞（两个橙色 / 绿色融合信号和两个蓝色信号），ALK/EML4 倒位细胞［一个橙色 / 绿色信号和一个断裂信号（一个独立的绿色和一个独立的橙色信号）与额外的一个蓝色信号相重叠］，以及非 EML4 ALK 重排细胞（一个橙色 / 绿色融合信号，一个额外的橙色和绿色信号以及两个蓝色信号）（图像由 Peiqin Jin 提供）。

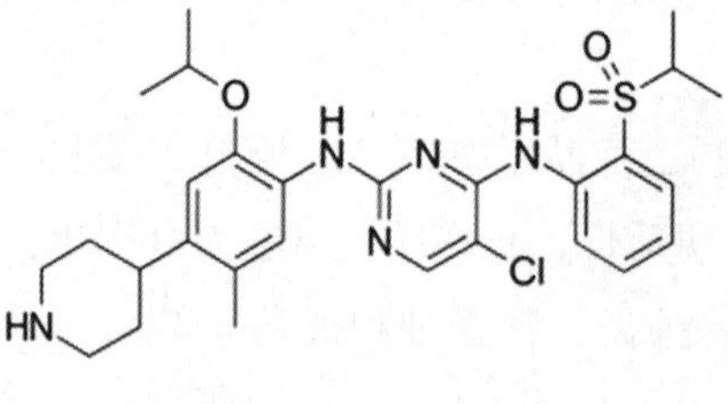

图 6.61　塞瑞替尼（Zykadia™）的结构式。

　　与塞瑞替尼相关的不良反应包括胃肠症状（如腹痛、食道疾病、吞咽困难、恶心、呕吐、腹泻、便秘）、肝酶升高、呼吸困难、皮肤疾病、疲劳、肝毒性、间质性肺病、QT 延长综合征、高血糖、心动过慢和胰腺炎。塞瑞替尼是 CYP3A4 的强力抑制剂，因此需要严密监测与其他药物可能的相互作用。

6.2.1.6.10.3　阿来替尼（Alecensa™）

　　阿来替尼（Alecensa™）（图 6.62）由中外制药（罗氏集团的一部分）开发。它能选择性和有效地抑制两种受体酪氨酸激酶，即 ALK 和 RET 原癌基因。

　　阿来替尼于 2014 年获得日本批准，用于治疗 ALK 融合基因阳性的不可切除、晚期或复发的非小细胞肺癌（NSCLC）。随后，它在 2015 年获得了 FDA 的加速批准，用于治疗克唑替尼（Xalkori™）

治疗失败的晚期 ALK 阳性 NSCLC 患者，并在 2017 年获得了正式批准。同年，它还获得了 FDA 对于 ALK 阳性转移性非小细胞肺癌的一线治疗批准，并获得了 EMA 对相同适应证的有条件批准。这些批准部分基于 J–ALEX Ⅲ 期研究的结果，该研究比较了阿来替尼和克唑替尼，因中期分析显示阿来替尼的无进展生存期更长而被提前终止。

除了非特异性的胃肠道反应，如恶心（约 22% 患者）和便秘（约 34% 患者），阿来替尼还会引起水肿、肌痛、贫血、视力障碍、光敏感以及皮疹等常见不良反应（所有这些反应的发生率均低于 20%）。特别是皮肤的光敏感反应对患者造成困扰，制造商建议患者在治疗期间和治疗结束后 7 天内使用强效防晒霜和唇膏，并建议避免长时间暴露在阳光下。

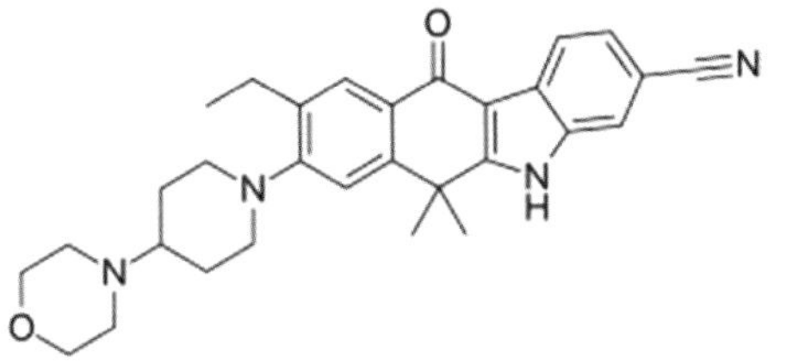

图 6.62　阿来替尼（Alecensa™）的结构式。

6.2.1.6.10.4　布格替尼（Alunbrig™）

布格替尼（Alunbrig™）（图 6.63）是一种同时抑制 ALK 和突变上皮生长因子受体（EGFR）的抑制剂，由 ARIAD 制药公司开发，该公司于 2017 年由 Takeda 和 Kiku 公司合并建立。ARIAD 在 2016 年向 FDA 提交了新药研究申请（IND），同年该药被授予孤儿药资格，用于治疗非小细胞肺癌。2017 年，FDA 加速批准布格替尼作为 ALK 阳性非小细胞肺癌的二线治疗。在英国，NICE 推荐在克唑替尼治疗失败时使用布格替尼治疗 ALK 阳性晚期非小细胞肺癌。

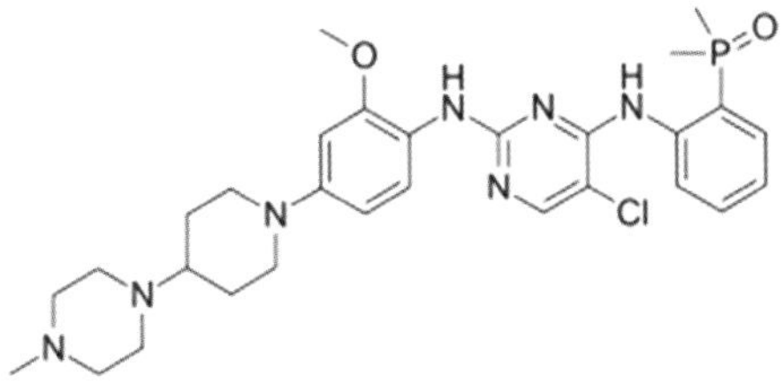

图 6.63　布格替尼（Alunbrig™）的结构式。

还显示布格替尼可选择性地抑制突变的 EGFR，这在临床上是有益的，因为对于非小细胞肺癌来说，EGFR 是一个经过验证的靶点。已知大约 50% 的对一代 EGFR 抑制剂产生耐药性的患者存在 T790M “闸控” EGFR 突变。虽然已开发出第二代 EGFR 抑制剂，但由于抑制天然（内源性或未突变）EGFR 而导致的毒性限制了其临床疗效。因此，能够靶向 EGFR 的 T790M 突变而避免抑制天然 EGFR 的疗法是有益的。已证实布格替尼在与抗 EGFR 抗体（如西妥昔单抗或帕尼单抗）联合应用时可以克服由 EGFR C797S 突变所引起的奥西替尼（Tagrisso™，见 6.2.1.6.5）耐药。

布格替尼的常见副作用包括胃肠道反应（如恶心、腹泻、便秘）、心血管症状（如心悸、QT 间期延长）、呼吸问题（如呼吸困难）、眼部病变（如眼部炎症、白内障、青光眼）、神经毒性、贫血、高胆红素血症、高血糖、高胰岛素血症以及包括光敏反应在内的皮肤反应。

6.2.1.6.10.5　洛拉替尼（Lorviqua™）

洛拉替尼（Lorviqua™）是由辉瑞公司开发的口服 ALK 和 ROS1 抑制剂，分别在美国、加拿大和日本以 Lorbrena™品牌上市。ALK 和 ROS1 是两种在癌症发展中起关键作用的酶。洛拉替尼与此类其他药物不同，其具有一个非常独特的 12 元中央大环结构（图 6.64）。

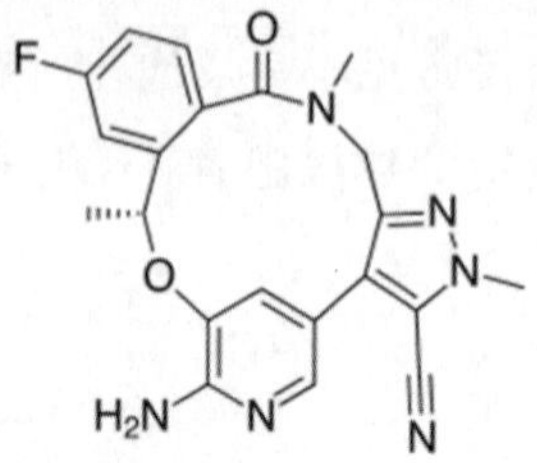

图 6.64　洛拉替尼（Lorviqua™）的结构式。

2015 年，美国 FDA 授予洛拉替尼治疗非小细胞肺癌的孤儿药地位。随后，该药在 2018 年获得了 FDA 和欧盟的批准，用于 ALK 阳性的非小细胞肺癌的二线或三线治疗。2019 年，欧盟还批准洛拉替尼用于非小细胞肺癌的二线或三线治疗，英国也推荐使用洛拉替尼治疗 ALK 阳性的晚期非小细胞肺癌。临床试验仍在进行中，一项针对 ALK 阳性或 ROS1 阳性非小细胞肺癌中枢神经系统转移的 II 期试验预计要到 2023 年才能完成。正在开展洛拉替尼的临床前研究，探索其在神经母细胞瘤治疗中的潜在用途。

洛拉替尼最常见的副作用包括胃肠道反应（如便秘、腹泻、恶心）、血液中胆固醇水平升高、水肿、周围神经病变、疲劳、体重增加、情绪变化、贫血、呼吸系统病变和皮肤反应。

6.2.1.6.11　Janus 激酶抑制剂

Janus 激酶（JAK）是一类细胞内非受体酪氨酸激酶家族，通过 JAK 激酶 -STAT 途径传导细胞因子介导的信号（图 6.65）。JAK 最初代表 "Just Another Kinase"，因为 JAK1 和 JAK2 只是通过 PCR 进行激酶筛选鉴定出的众多激酶中的两种。然而，由于这两种激酶具有两个近乎相同的磷酸转移结构域，其中一个具有激酶活性，而另一个提供负调控，在一篇文章中它们最终被称为 "Janus 激酶"，以罗马神话中有两个面孔的双面神 Janus 命名。

由于细胞表面的 I 型和 II 型细胞因子受体家族成员本身没有催化激酶活性，它们依赖于内部的 Janus 激酶对下游参与信号转导途径的蛋白质进行磷酸化和激活（图 6.65）。这些受体存在成对的多肽，因此具有两个细胞内信号转导结构域。当受体与其相应的配体或细胞因子结合时，会发生构象变化，使两个 Janus 激酶靠近以进行相互磷酸化。这种 Janus 激酶的自体磷酸化引发构象变化，通过磷酸化和激活 STAT（信号转导和转录激活因子）转录因子进一步进行细胞内信号转导。激活的 STAT 蛋白从受体解离并形成二聚体，然后转位到细胞核中，与其相应的 DNA 序列相互作用，并调控特定基因的转录。JAK-STAT 信号通路的配体的细胞外信号分子包括许多细胞因子、集落刺激因子（CSF）、生长激素和催乳素。

从临床角度来看，JAK-STAT 信号通路通常与炎症性疾病（如银屑病、溃疡性结肠炎和类风湿性关节炎）有关，而不是癌症，虽然已知其在与癌症相关的疾病（如红细胞增多症、原发性血小板增多症和骨髓纤维化伴骨髓增生）中也会上调。有趣的是，越来越多的证据表明 JAK-STAT 信号通路与脱发（斑秃）和白癜风也有关联，因此正在实验性地研究 JAK/STAT 抑制剂在这些领域的临床应用价值。

芦可替尼（在欧盟的商标为 Jakavi™，在美国的商标为 Jakafi™）由诺华公司在从 Incyte 公司获取许可后开发，并成为首个获批的 JAK 抑制剂（2011 年），用于治疗骨髓纤维化。此后，其他 JAK/STAT 抑制剂也得到了开发，但大多用于治疗炎症性疾病。例如，托法替布（Xeljanzis™）用于治疗成年人中到重度的活动性银屑病性关节炎或类风湿性关节炎，对甲氨蝶呤或相关药物治疗失败的患者有效。托法替布有时与甲氨蝶呤或其他关节炎药物联合使用，以治疗银屑病性关节炎、类风湿性关节炎、强直性脊柱炎和溃疡性结肠炎。其他类似物包括非戈替尼（GLPG0634），目前由吉利德/加拉帕戈斯公司开发中。制药公司礼来开发了巴瑞替尼（Olumiant™），它可选择性且可逆地抑制JAK1和JAK2，用于治疗对其他抗风湿药物反应不足的类风湿性关节炎患者。最后，AbbVie公司开发了乌帕替尼（Rinvoq™），与非戈替尼类似，是一种选择性和可逆的JAK1抑制剂，主要用于治疗类风湿性关节炎。然而，它由于潜在的毒副作用而受到黑框警告。这类药物还包括奥拉替尼（Apoquel™），用于控制与过敏性皮炎相关的瘙痒；培菲替尼（Smyraf™），主要抑制JAK3，用于治疗类风湿性关节炎；菲卓替尼（Inrebic™），一种JAK2抑制剂，用于治疗原发性或继发性骨髓纤维化。

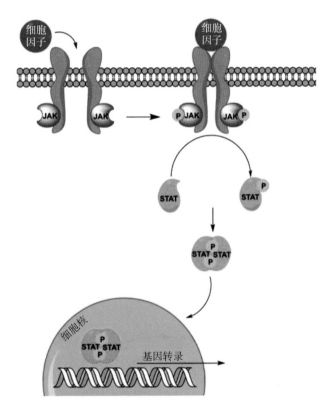

图6.65　JAK-STAT信号通路的作用机制［来源：维基百科，"JAK-STAT信号通路"，来自Pharmstudice，遵循协议。（https://creativecommons.org/licenses/by-sa/4.0/legalcode）］。

6.2.1.6.11.1　芦可替尼（Jakafi™，Jakavi™）

芦可替尼（Jakafi™，Jakavi™）（图6.66），由Incyte Corporation开发和销售，是一种JAK1/JAK2抑制剂，用于抑制异常的JAK信号传导。它在2011年获得FDA批准，用于治疗中或高风险骨髓纤维化，与口服JAK抑制剂-I的Ⅲ期控制性骨髓纤维化研究（COMFORT-Ⅰ和Ⅱ），结果显示出减小脾脏大小和缓解痛苦的明显益处。2014年，它获得了用于多红细胞增多症（PCV）的批准，这是一种罕见的骨髓慢性血癌，骨髓过多制造红细胞，芦可替尼用于对羟基脲反应不足或无法耐受的患者。英国的NICE还建议将该药用于原发性血小板增多症骨髓纤维化，实验性临床研究已经显示出其在改善骨髓移植后出现慢性移植物抗宿主反应患者预后的效果。还在研究芦可替尼在复发性弥漫性B细胞淋巴瘤、外周T细胞淋巴瘤、斑块型银屑病和斑秃的活性。

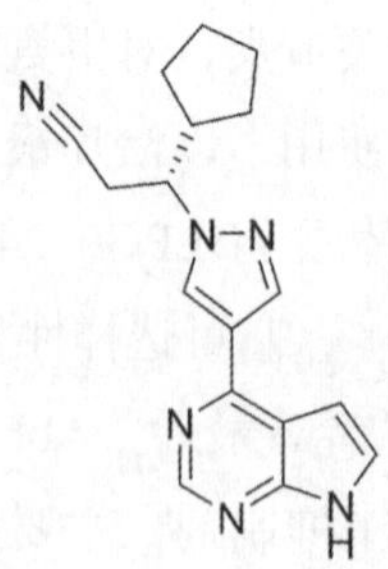

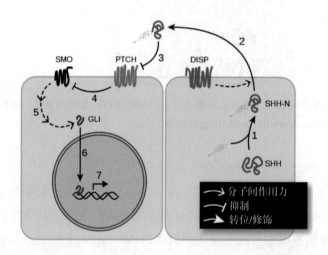

图 6.66　芦可替尼（Jakafi ™，Jakavi ™）的结构式。

芦可替尼最常见的副作用包括胃肠道症状（如便秘、胀气）、血液学病变（如贫血、淤血、血脂异常、血小板减少、出血、中性粒细胞减少）、心血管症状（如高血压）、头晕、头痛、感染风险增加、败血症和体重增加。

6.2.1.6.12　其他与 ALK 相关的靶点

除了上述与 ALK 相关的药物，还有多种其他类型的类似激酶可以成为潜在的临床靶点，潜在的靶点数量也在不断增长。例如，恩曲替尼已获得罕见儿科疾病孤儿药的认定，用于神经母细胞瘤的治疗，并获得了在 TrkA、TrkB、TrkC、ROS1 和 ALK 阳性的非小细胞肺癌的孤儿药物认定。NPM–ALK 是 ALK 的另一种变异 / 融合形式，驱动间变性大细胞淋巴瘤（ALCL），是其他 ALK 抑制剂的靶点。

6.3　Hedgehog 通路抑制剂

Hedgehog（Hh）信号通路（图 6.67）在人类胚胎发育中起着关键作用，在正常情况下，在成年组织中大部分时间处于非激活状态。与该通路功能异常相关的疾病包括基底细胞癌和其他一些癌症。该信号通路的奇特名称源自最初的观察结果，即果蝇胚胎中丧失分泌的 Hedgehog 信号蛋白会导致其发展为外观类似刺猬的刺状球体。

图 6.67　Hedgehog 信号通路示意图［来源：维基百科，"Illustration of sonic Hedgehog signaling based on published research"，由 Fred the Oyster 制作，遵循 CCASA 4.0 协议（https://creativecommons.org/licenses/by–sa/4.0/legalcode）］。

Hedgehog 信号通过一些关键受体蛋白传递，包括 Patched（PTCH）和 Smoothened（SMO），SMO 是一种细胞表面 G 蛋白偶联受体，位于 SHH 通路中 Patched–1 的下游。配体结合于 Patched 会导致 SMO 水平增加，在缺乏 Hh 配体的情况下，Patched 起到 SMO 抑制剂作用。配体结合于 PTCH 引发

SMO 的内化，SMO 被转位至原生纤毛，转录因子 GLI 被激活。GLI 进一步转位至细胞核并引发 Hh 靶基因的表达，如与细胞生长和分化相关的基因。Hedgehog 通路在胚胎发育的多种过程中发挥作用，并且在成年人中保持激活状态，在干细胞群的维持中发挥作用。

在癌症中，Hedgehog 信号过度激活可能通过两种不同的机制发生：无配体（突变驱动）和配体依赖的信号转导。Hedgehog 信号通路异常激活已被认为与多种癌症发展有关。例如，当 Patched 发生突变时，通过 Smoothened 的持续信号转导可能导致细胞不受控制的增殖。一些癌细胞也可以通过 Smoothened 的突变激活该通路，或通过过度表达 Hedgehog 配体来克服 Patched 的抑制效应。

Hedgehog 通路的异常激活已被认为与多种癌症类型的发生和发展有关，包括基底细胞癌和髓母细胞瘤，使其成为治疗干预的潜在靶点。环巴胺（11- 去氧芥芬胺）是一种天然存在的 SMO 拮抗剂，是从玉米百合（Veratrum californicum）中分离出的致畸物，可导致致命的先天缺陷。它阻止胚胎大脑分裂成两个半球，并导致单眼发育（独眼畸形），这种现象在 20 世纪 50 年代首次在食用玉米百合的羊中观察到。

与 Hedgehog 信号通路相关的其他癌症包括乳腺癌、子宫内膜癌、胃癌、胰腺癌和淋巴母细胞性白血病。新出现的临床前证据表明，通过阻断信号通路的关键组分，如 SMO，可以抑制突变驱动和配体过度表达模型中的肿瘤生长。对于与上调 Hedgehog 信号通路有关的基底细胞癌，靶向 SMO 的两种 Hedgehog 通路抑制剂维莫德吉（Erivedge™）和索立德吉（Odomzo™）已获得了 FDA 的批准用于基底细胞癌的治疗。第三个获得批准的药物格拉吉布（Daurismo™）也通过同样的机制发挥作用，但被批准用于新诊断的急性髓系白血病（AML）的治疗。本类药物的另外两个实验药物 TAK-441 和 BMS-833923 通过同样的机制发挥作用，但尚未达到批准阶段。最后，有趣的是抗真菌药物伊曲康唑（Sporanox™ 和 Orungal™）已被证明具有 Hedgehog 信号通路的抑制作用。

6.3.1　维莫德吉（Erivedge™）

由罗氏旗下的基因泰克公司研发，维莫德吉（Erivedge™）（图 6.68）是首个上市的 Hedgehog 信号通路抑制剂，于 2012 年获得 FDA 批准，用于治疗基底细胞癌（BCC），该病可以转移至其他部位，术后复发，或无法接受放射治疗或手术治疗。BCC 通常采用手术治疗，很少复发或扩散。晚期肿瘤最终可能对常规治疗失去反应性。维莫德吉也被 NICE 推荐用于同样适应证，并正在进行针对其他与 Hedgehog 信号通路相关的癌症类型的临床试验。FDA 批准维莫德吉基于一项 II 期临床试验的积极结果，中在 33 例患者中观察到有 18 例客观缓解，其中包括 2 例完全缓解和 16 例部分缓解。其余 15 例患者中，11 例疾病稳定，4 例疾病进展。

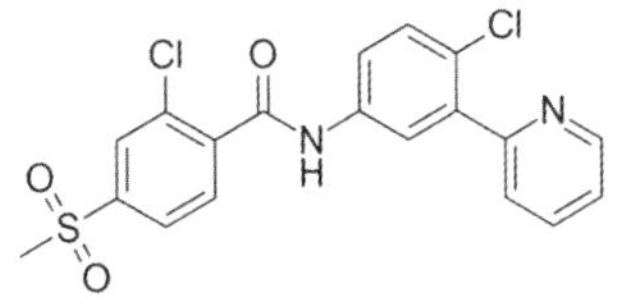

图 6.68　维莫德吉（Erivedge™）——首个 Hedgehog 信号通路抑制剂的结构式。

维莫德吉的作用机制涉及与 SMO 受体竞争性拮抗剂环巴胺相互作用，抑制过度活跃的 SMO 信号转导以及由 Hh 配体突变（或升高水平）驱动的肿瘤生长，从而使 GLI1 和 GLI2 转录因子保持非激活状态。这反过来阻止了 Hedgehog 信号通路中促进肿瘤生长的基因的表达。这一通路在超过 90% 的基底细胞癌中具有病理学意义，并可能与 30% 的人类肿瘤有关，包括前列腺癌、结直肠癌、卵巢癌、胰腺癌、胃肠道癌以及多发性骨髓瘤和某些白血病。在这些癌症类型中，肿瘤由 Hedgehog 蛋白的产生而驱动，该蛋白可影响周围细胞，刺激这些细胞分泌各种蛋白质以促进肿瘤生长。

维莫德吉的副作用为轻至中度，包括胃肠道不适（如恶心、呕吐、腹泻、便秘、胃肠道不适、味觉异常）、皮肤异常（如瘙痒、皮疹、脱发、异常生发）、食欲减退、脱水、体重减轻、不适、乏力、闭经、低钠血症、肌肉痉挛、关节痛和肌肉疼痛。值得注意的是，尽管维莫德吉似乎没有造成血液毒性的副作用，但它可能会导致严重的先天性缺陷和胚胎－胎儿死亡。因此，对于有生育潜力的女性，在开始治疗前和治疗过程中的每个月必须检查排除妊娠可能,而且在治疗期间和治疗结束后 24 个月内,男性(使用避孕套) 和女性都需要采取避孕措施。在治疗期间和最后一次剂量后的 24 个月内，应避免哺乳。

6.3.2　索立德吉（Odomzo™）

索立德吉（Odomzo™）是由诺华制药公司开发的 Hedgehog 信号通路抑制剂，通过对抗 SMO 蛋白发挥作用（图 6.69）。它于 2015 年获得 FDA 批准，用于在手术或放疗后复发的局部晚期基底细胞癌，并且对不适合手术或放疗的患者也适用。目前，索立德吉尚未被英国国家药典（BNF）和 NICE 推荐。在欧盟，该药物已得到 CHMP 积极意见以获得批准。

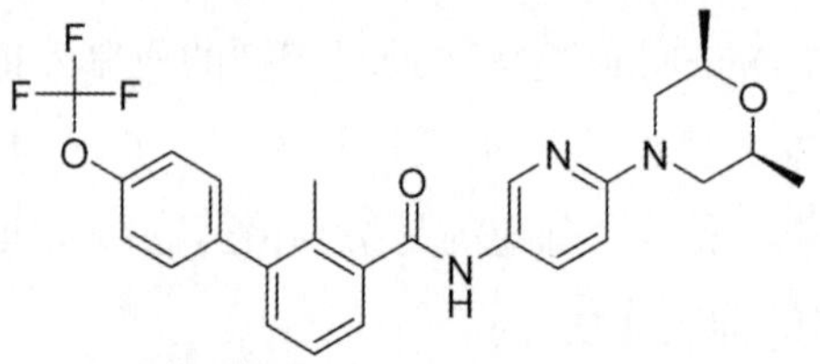

图 6.69　索立德吉（Odomzo™）的结构式。

FDA 批准索立德吉的依据是一项临床试验中，每天一次的剂量使 58% 的患者的肿瘤缩小或消失，效果持续时间从 1.9 个月到 18.6 个月不等。

索立德吉的副作用包括胃肠道紊乱（如恶心、腹泻、味觉异常、腹痛、食欲减退、体重减轻）、头痛、瘙痒、脱发、疲劳、骨骼疼痛和肌肉痛。与维莫德吉一样，索立德吉存在致死或引发胎儿严重先天缺陷的风险，因此必须严格遵守妊娠和（或）避孕规定。

实验研究还发现，索立德吉在许多其他类型的癌症临床模型中也具有显著的疗效，包括实体肿瘤（如黑色素瘤、胰腺癌、乳腺癌、小细胞肺癌、髓母细胞瘤、卵巢癌、胃癌、食管癌和多形性神经胶质母细胞瘤）和血液肿瘤（如急性和慢性粒细胞白血病）。

6.3.3　格拉吉布（Daurismo™）

格拉吉布（Daurismo™）是由辉瑞公司开发的苯并咪唑类似物，于 2018 年获得 FDA 批准，用于与低剂量的阿糖胞苷联合治疗新诊断的 75 岁及以上的急性髓细胞白血病（AML）患者，这些患者不适合进行强化诱导化疗。该药物于 2017 年获得欧洲药品管理局（EMA）的孤儿药认定。

格拉吉布通过抑制 SMO 受体来破坏 Hedgehog 通路发挥作用（图 6.70），是第一款获批用于 AML 的 Hedgehog 通路抑制剂。特别是，它已显示出破坏癌症干细胞（CSC）存活的调控,潜在地抑制耐药发生,从而预防疾病复发。

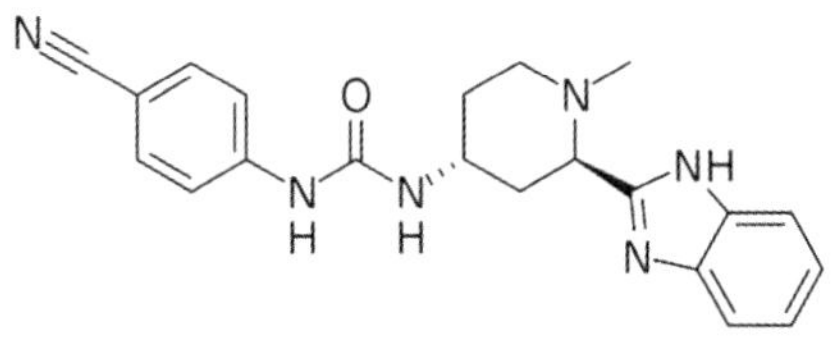

图 6.70　格拉吉布（Daurismo ™）的结构式。

FDA 批准格拉吉布基于多中心、开放标签、随机的 BRIGHT AML 1003（NCT01546038）临床试验，该试验纳入 115 例新诊断的 AML 患者，结果显示格拉吉布和低剂量阿糖胞苷联合治疗组的中位生存期为 8.3 个月，而单独使用阿糖胞苷治疗组为 4.3 个月。

格拉吉布最常见的不良反应包括胃肠道症状（如恶心、便秘、口腔炎）、血液系统异常（如贫血、血小板减少、败血性中性粒细胞减少症、出血）、疲劳、肌肉骨骼疼痛、水肿、呼吸困难、食欲减退、味觉障碍和皮疹。

6.3.4　TAK-441

TAK-441（图 6.71）是一种强效选择性的实验性 SMO 拮抗剂，可阻断 Hh 信号传导。已经证明它可以在 MRC5 人类胚胎成纤维细胞中通过与 SMO 结合来抑制人 Gli1 信使 RNA 的表达，其 EC_{50} 为 1.9nmol/L。预计它的作用机制是通过与 SMO 的结合实现的。

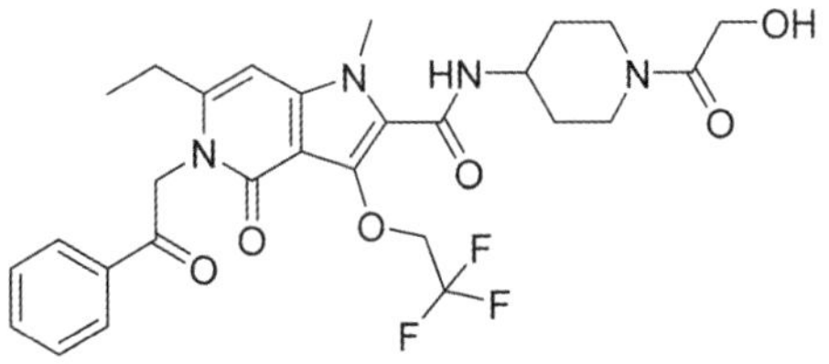

图 6.71　实验性 Hedgehog 通路抑制剂 TAK-441 的结构式。

临床前研究显示，口服 TAK-441 可产生剂量依赖的抗肿瘤效应，及在携带 Ptch1（+/-）、p53（-/-）的髓母细胞瘤异种移植体的小鼠模型中使 Gli1mRNA 表达下调。在连续 2 周的治疗后，以每天 25mg/kg 的剂量给药可观察到完全缓解。在表达音猬因子（Sonic Hedgehog）的人类原发性胰腺和卵巢癌异种移植模型中也观察到抗肿瘤活性。在这些小鼠模型中，经 TAK-441 治疗后，肿瘤相关基质 Gli1mRNA 的表达显著下降，表明这些肿瘤的 Hh 信号转导是通过旁分泌方式驱动的。还研究了 TAK-441 与雷帕霉素在人类原发性胰腺癌异种移植模型中的联合应用，结果表明其抗肿瘤活性明显高于单独使用任一药物。由于有前景的临床前研究结果，TAK-441 进入了实体肿瘤的 I 期临床研究，不过于 2013 年停止了开发。

6.3.5　BMS-833923

BMS-833923（图 6.72）是一种口服且生物利用度较高的小分子实验性 Hedgehog 通路抑制剂，可抑制 SMO 蛋白，从而抑制 SHH 信号通路。

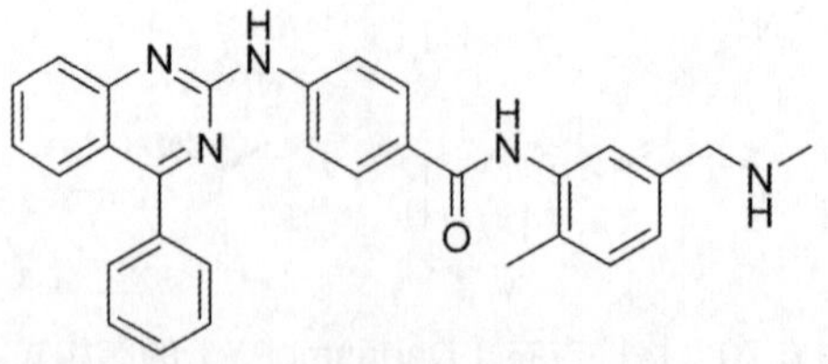

图 6.72　实验性 Hedgehog 通路抑制剂 BMS-833923 的结构式。

2017 年，BMS 终止了一项 BMS-833923 用于慢性髓细胞白血病的 II 期临床试验，因为没有受试者能够接受推荐的 II 期剂量，原因是出现了肌肉痉挛、味觉障碍、脱发、恶心和疲劳等毒性反应。

6.4　细胞周期（CDK）抑制剂

细胞周期是引起细胞分裂为两个子细胞的过程。它包括细胞 DNA（DNA 复制）和一些细胞器的复制，以及细胞质和其他成分在两个子细胞之间的分离。在真核生物中，细胞周期分为两个主要阶段：间期和有丝分裂（M）期（包括有丝分裂和细胞质分裂）。间期涉及细胞增长，期间蓄积了有丝分裂所需的营养物质，并进行了 DNA 和一些细胞器的复制。有丝分裂阶段涉及染色体复制、细胞器以及细胞质的分离，形成两个新的子细胞。在正常的调控下，细胞周期（图 6.73）是一个高度受控的过程，包括几个明确的阶段：G_0 期（静止期）、G_1 期（DNA 合成前期）、S 期（DNA 合成期）、G_2 期（分裂前期）和 M 期（细胞分裂期）。

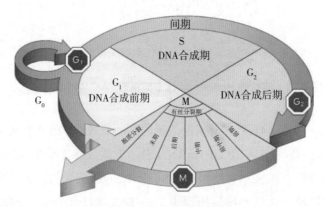

图 6.73　正常健康细胞的细胞周期。

细胞周期的精细调控对于细胞至关重要，而调控失常可能导致多种疾病，包括癌症。特别是从 G_1 期到 S 期的进展是保护细胞免受异常复制的关键检查点。细胞周期依赖性激酶（CDK）的丝氨酸 / 苏氨酸激酶亚群与细胞周期蛋白（cyclins）之间的相互作用，对通过这个限制点至关重要。在健康细胞向癌细胞的转化过程中，细胞周期检查点过程的复杂信号通路可能会受到破坏（例如，通过某些激酶的突变或过度表达），以促进细胞分裂，这是大多数癌细胞的众所周知的特征。因此，靶向过度表达或突变的控制蛋白是癌症治疗的有价值的方法。

虽然从形态学角度来看，间期的各个阶段通常无法区分，但细胞周期的每个阶段都具有一系列独特的生化过程，为细胞的分裂做准备。多种相关基因最初是通过研究酵母菌，尤其是酿酒酵母（Saccharomyces cerevisiae）而首次发现的。CDK4、CDK6 和 CDK2 激酶在细胞周期的 G_1 阶段的进展和进入 S 期中起关键作用,对这些激酶的控制发生在多个层面上。第一层涉及周期蛋白的积累,第二层是组装周期蛋白–CDK复合物,第三层是特定的磷酸化和去磷酸化事件。G_1 期 CDK 活性的额外调节是通过与抑制性蛋白 CKI 的结合来介导的,这些蛋白可以物理阻断激活或阻断底物–ATP 的连接。已知的 CKI 根据其结构相似性被分为两个基因家族:Ink4 和 Cip/Kip。D 型周期蛋白及其相应的伙伴激酶 CDK4 和 CDK6 在细胞周期的 G_1 期担任中心整合器的作用,通过磷酸化肿瘤抑制蛋白 pRB,促使其失活。可以在大多数人类肿瘤中发现可能影响周期蛋白 CDK4 和 CDK6 以及调控蛋白或 pRB 功能的突变。此外,D1 类周期蛋白的表达可以通过 Ras 信号通路上调,而 Ras 信号通路在许多癌细胞类型中表达上调。

周期蛋白作为调控亚单位,CDK 作为催化亚单位,它们组成一个活化的异二聚体复合物。因此,周期蛋白本身没有催化活性,而 CDK 在与伙伴周期蛋白结合之前是非激活的。当与适当的周期蛋白结合时,CDK 磷酸化,激活或失活目标蛋白,以促使进入细胞周期的下一个阶段。不同的下游蛋白由不同的周期蛋白–CDK 复合物靶向。CDK 在细胞中是持续表达的,而周期蛋白则在细胞周期的不同阶段根据特定的分子信号合成。因此,由于 CDK 在所有细胞周期阶段都持续表达,CDK 蛋白一直是药物发现目标中最受追捧的。

夫拉平度(图 6.74)是最早被发现的 CDK 抑制剂之一,能够诱导一些肿瘤细胞凋亡。它是从印度和尼泊尔的蔓榆树(Dysoxylum binectariferum)和罗图卡树(Amoora rohituka)的叶子和茎中提取的一种植物生物碱罗希吐碱合成的黄酮类化合物。这些植物在印度被广泛用于传统医学。虽然夫拉平度曾经由 Aventis 和 NCI 合作进行了临床评价,但在早期 II 期临床试验的结果不佳后,所有的研究都在 2004 年年初终止。早期研究中还报道了其他几种 CDK 抑制剂,如奥洛卡因(olomoucine)和罗斯可维汀(roscovitine)(图 6.74),后者的手性(R)分子(CYC-202)由 Cyclocel 有限公司开发并进行了 II 期临床试验,但由于缺乏疗效而未能进一步推进。paullones 是另一类早期的 CDK 抑制剂,可抑制各种 CDK,包括 CDK1(周期蛋白 B)、CDK2(周期蛋白 A)、CDK2(周期蛋白 E)和 CDK5(p25)。然而,这些化合物在 NCI 的 60 种细胞系实验中的评价表明,CDK 抑制效力和细胞毒性之间缺乏相关性,尽管其中一种衍生物(阿特波龙,图 6.74)对 CDK1 的活性更高,并且在离体具有显著的细胞毒性和在体的抗肿瘤活性。然而,最终证实它抑制糖原合酶激酶–3 和 CDK5/p25,表明它可能通过多个靶点发挥作用。

从这些早期的首选化合物中,发现了一些更具选择性和更强效的 CDK 抑制剂,到 2009 年,超过十种抑制剂进入了临床试验,其中大多数靶向多个 CDK。其中一些药物已经获得批准,包括帕柏西利(Ibrance™)、瑞波西利(Kisqali™)和阿贝西利(Verzenios™),下面将介绍。另外,还介绍两种实验性药物——曲拉西利(GIT-28)和 voruciclib(P1446A-05),这两种药物在本文撰写时仍在临床试验中。voruciclib 与该类其他药物不同之处在于除了抑制 CDK4 和 CDK6 外,其还可抑制 CDK9。

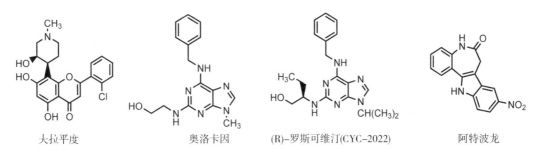

大拉平度　　　　奥洛卡因　　　(R)–罗斯可维汀(CYC-2022)　　　阿特波龙

图 6.74　夫拉平度、奥洛卡因、(R)–罗斯可维汀(CYC-202)和阿特波龙的结构式。

6.4.1　帕柏西利（Ibrance™）

由辉瑞公司开发的帕博西利（Ibrance™）是第一个作为抗癌药物获批的 CDK4/CDK6 抑制剂（图 6.75）。它是一种口服选择性 CDK4/CDK6 抑制剂，于 2015 年获得 FDA 的加速批准，与来曲唑联合治疗绝经后 ER 阳性/HER2 阴性的转移性乳腺癌（约占晚期乳腺癌患者的 60%），且未接受内分泌治疗的患者。2017 年，FDA 全面批准帕柏西利与芳香化酶抑制剂联合使用治疗 HR 阳性/HER2 阴性的晚期或转移性乳腺癌。

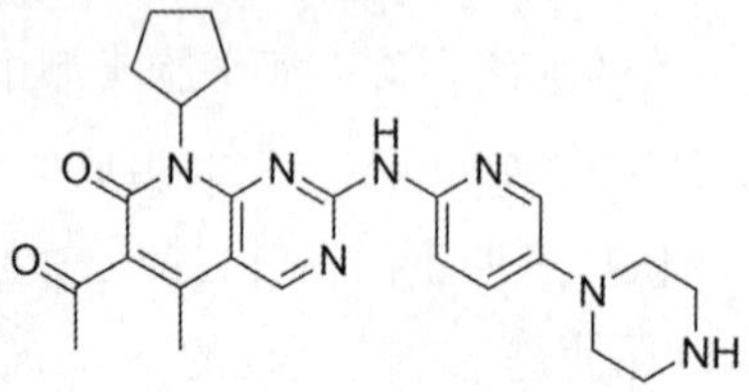

图 6.75　帕柏西利（Ibrance™）的结构式。

帕柏西利以嘧啶核为骨架，含有多个取代基，其中包括一个嘧啶基团。与其大小相比其含有的氮和氧原子比例较高，有助于其水溶性并产生许多氢键，使其能够与 CDK4/CDK6 蛋白高度特异地相互作用。

帕柏西利是一种高度选择性的 CDK4/CDK6 抑制剂，因此能够在 G_1 期早期抑制视网膜母细胞瘤（Rb）蛋白的磷酸化，从而阻止肿瘤细胞从 G_1 期继续进入细胞周期。在临床前研究中，帕柏西利的显著特异性抑制活性可从其对 CDK4 和 CDK6 的较低的抑制 IC_{50} 值（分别为 0.011 μmol/L 和 0.016 μmol/L）而无对其他 36 种蛋白激酶的影响中得到证实。

帕柏西利获批是基于几项临床试验，所有试验都取得了显著的结果。例如，在 2014 年的一项纳入 165 例患者的 Ⅱ 期试验中，观察到使用帕柏西利联合来曲唑的随机治疗组的无进展生存期为 20.2 个月，而仅使用来曲唑的对照组的无进展生存期为 10.2 个月。在 2012 年开始的一项包括 444 例患者的 Ⅲ 期临床试验（PALOMA-2）中，帕柏西利 + 来曲唑组的中位无进展生存期为 27.6 个月，而安慰剂 + 来曲唑组为 14.5 个月。

与帕柏西利相关的最常见副作用包括胃肠道症状（如味觉改变、口咽病变、口腔炎、恶心、呕吐、腹泻、食欲减退）、血液系统异常（如血小板减少症、贫血、白细胞减少症、中性粒细胞减少症）、眼部病变（如视物模糊、眼干、过多流泪）、脱发、乏力、鼻衄、发热、感染、皮肤反应和外周神经病变。

6.4.2　瑞波西利（Kisqali™）

瑞波西利（Kisqali™）是由诺华和 Astex Pharmaceuticals 开发的 CDK4 和 CDK6 抑制剂，对周期蛋白 D3 也具有一定的活性（图 6.76）。2017 年，它获得了 FDA 和 EMA 的批准，可与芳香化酶抑制剂（如来曲唑）联合使用，治疗 HR 阳性/HER2 阴性的晚期或转移性乳腺癌。英国的 NICE 也推荐该适应证应用。

这些批准是基于临床试验结果显示，瑞波西利显著改善了患者的无进展生存期（PFS）。例如，在接受安慰剂 + 来曲唑治疗的患者中，平均 PFS 为 16 个月，而瑞波西利联合来曲唑组的 PFS 则延长至 25 个月。

瑞波西利与 ALK 或 MEK 抑制剂联合使用具有协同作用，提升治疗反应，这很可能是由于信号通路之间的"交叉作用"。在肿瘤细胞中，一个信号通路阻断往往可以通过激活其他生存通路来代偿。因此，同时阻断两个或更多信号通路可以减少肿瘤细胞以这种方式进行代偿的能力，从而提升抗肿瘤反应，有时甚至可减少耐药性。

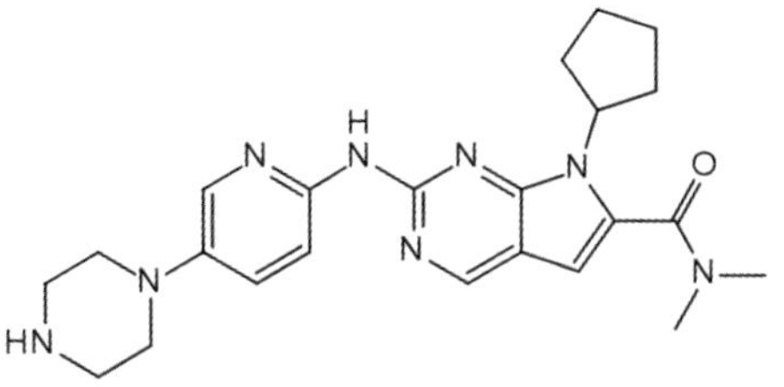

图 6.76　瑞波西利（Kisqali™）的结构式。

瑞波西利口服给药，最常见的副作用包括胃肠道症状（如口腔炎、恶心、呕吐、腹泻、便秘、胃肠不适、食欲减退、体重减轻）、血液系统异常（如贫血、血小板减少症、中性粒细胞减少症、白细胞减少症）、脱发、乏力、呼吸困难、肝功能紊乱、外周水肿、QT 间期延长以及皮肤反应。

6.4.3　阿贝西利（Verzenios™）

阿贝西利（Verzenios™）（图 6.77）由礼来开发，是 CDK4 和 CDK6 的选择性抑制剂。2015 年，它被 FDA 指定为乳腺癌的突破性疗法，并在 2017 年得到全面批准，用于 HR 阳性/HER2 阴性的晚期或转移性乳腺癌的单药治疗以及与氟维司群联合使用。它适用于在激素治疗或化学治疗后仍有进展的患者。此外，在 2018 年，FDA 还批准阿贝西利与芳香化酶抑制剂联合使用，治疗未接受激素治疗的绝经后女性的转移性或晚期 HR 阳性/HER2 阴性乳腺癌。

阿贝西利的批准部分基于，比较阿贝西利 + 氟维司群与安慰剂 + 氟维司群在乳腺癌患者中的无进展生存期（PFS）的临床试验，结果显示阿贝西利 + 氟维司群组的 PFS 为 16.4 个月，而氟维司群单药组为 9.3 个月。

阿贝西利口服给药，最常见的副作用包括胃肠道症状（如腹痛、恶心、呕吐、腹泻、食欲不振）、血液系统异常（如贫血、中性粒细胞减少症、血小板减少症、白细胞减少症）、脱发、栓塞、血栓形成、感染、乏力和皮肤反应。

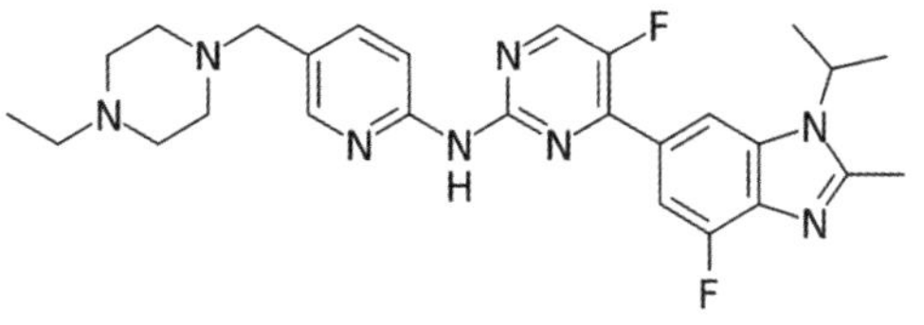

图 6.77　阿贝西利（Verzenios™）的结构式。

6.4.4　曲拉西利（G1T-28）

曲拉西利（G1T-28）（图 6.78）由 G1 Therapeutics Inc. 开发，并被 FDA 指定为"突破性疗法"，它是一种实验性的静脉给药的 CDK4/CDK6 抑制剂，旨在减轻骨髓抑制并在化疗期间保护免疫系统的功能。在临床前研究中，它已经显示出能产生短暂的 G_1 细胞周期停滞，使造血干细胞和前体细胞对化疗引起的细胞毒性具有抵抗力，从而加速造血恢复，保护长期功能，并增强抗肿瘤免疫和活性。

2017 年至 2018 年进行了四项Ⅱ期临床试验，其中一项研究卡铂、依托泊苷和阿替利珠单抗单独或联合曲拉西利在晚期小细胞肺癌（SCLC）中的使用。另外两项试验研究曲拉西利在既往接受过依托泊苷化疗或依托泊苷和卡铂治疗的晚期小细胞肺癌患者的疗效。第四项研究关注曲拉西利与吉西他滨和卡铂联合治疗转移性三阴性乳腺癌（mTNBC）的活性。

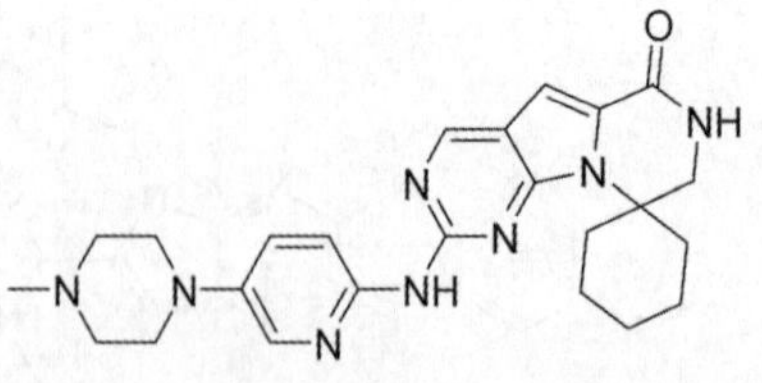

图 6.78　曲拉西利（G1T-28）的结构式。

基于这些临床试验的积极结果，G1 Therapeutics 宣布可能会在 2020 年底向 FDA 提交针对小细胞肺癌的新药申请（NDA），并向欧洲监管部门提交申请。该公司还计划在结直肠癌和乳腺癌领域进行进一步的临床试验。

6.4.5　Voruciclib（P1446A-05）

由 MEI 公司开发的 Voruciclib（P1446A-05）（图 6.79）是一种口服 CDK 抑制剂，与该类药物的其他药物不同的是，它除了抑制 CDK4 和 CDK6 外，还抑制 CDK9。

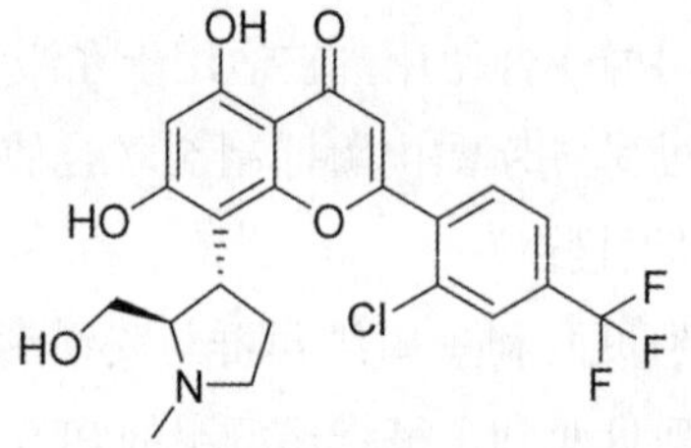

图 6.79　Voruciclib（P1446A-05）的结构式。

目前正在研究以该药物治疗多种癌症类型，包括 B 细胞淋巴瘤、弥漫性大 B 细胞淋巴瘤、滤泡性淋巴瘤、鞘膜淋巴瘤、慢性淋巴细胞性白血病和恶性黑色素瘤。2018 年开始了一项 I 期临床研究，旨在评估在经过标准治疗后出现复发/难治性 B 细胞恶性肿瘤或 AML 的患者中的安全性和初步疗效。

6.5　蛋白酶抑制剂

细胞在其生命周期不断产生蛋白质，同时也演化出机制来破坏它们并回收氨基酸。细胞能够破坏信号蛋白质特别重要，否则许多信号通路将处于永久"开启"状态（或对于抑制性通路，为"关闭"状态）。细胞内蛋白质（包括信号蛋白）降解的主要途径是泛素 – 蛋白酶体途径（图 6.80）。

待降解的蛋白质首先被"标记"为多泛素链。然后，被蛋白酶体识别，蛋白酶体是在所有真核细胞中都存在的大型多聚蛋白质复合体，它将蛋白质降解为肽和游离泛素单位。

在健康细胞中，蛋白酶体通过降解泛素化蛋白质来调节蛋白质的表达和功能，并清除细胞内异常或错误折叠的蛋白质。对于肿瘤细胞来说，这种处理途径也可以参与肿瘤发生、生长和转移，因为许多关键控制蛋白质（如肿瘤抑制因子和细胞周期蛋白）的顺序和时序降解对于细胞周期的正确进行和有丝分裂至关重要。因此，在某些情况下，蛋白酶抑制剂等药物可以通过干扰这些调控蛋白的降解来阻止或延缓癌症的进展。

蛋白酶体与癌症相关的一个例子涉及转录因子 NF-κB（激活 B 细胞核因子 κ 轻链增强子），它是一个控制 DNA 转录、细胞因子产生和细胞存活的蛋白质复合物。NF-κB 在细胞对环境压力或暴露于细胞毒性药物时的应答中起着重要作用，通过促进抗凋亡因子的产生来维持细胞的生存能力。因此，NF-κB

表达的减少可使正在分裂的癌细胞对凋亡更加敏感，因为抗凋亡因子的表达减少（图6.81）。由于蛋白酶体通过降解其抑制性伴侣蛋白 IκB 来激活 NF-κB，抑制蛋白酶体介导的 IκB 降解可增加失活的伴侣化 NF-κB 水平，从而促进肿瘤细胞的凋亡。特别是，来自临床前和临床研究的证据表明，蛋白酶体调节对维持骨髓瘤细胞的永生化特性具有重要意义，并且细胞培养和异种移植数据支持在其他实体肿瘤类型中具有类似的功能。虽然可能涉及多种机制，但在这些细胞类型中，蛋白酶体抑制可能阻止了促凋亡因子的降解，从而允许依赖于抑制促凋亡通路的细胞程序性死亡的激活。因此，蛋白酶体抑制剂可能通过多种不同的机制，同时减少或阻断肿瘤的生长、血管生成和转移。然而，药物的剂量方案需要经过仔细优化，以降低因抑制健康细胞中蛋白酶体可能产生的不良影响。

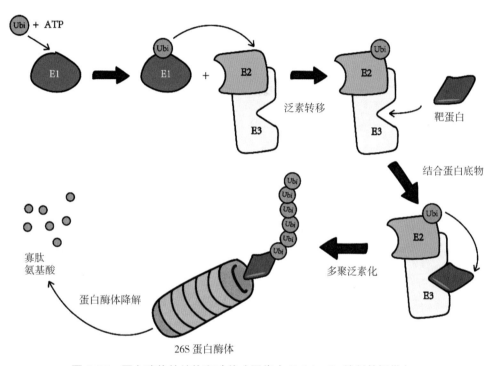

图 6.80　蛋白酶体的结构和功能（图像由 Peiqin Jin 绘制并提供）。

目前已经发现了一些有效的含硼蛋白酶体抑制剂，它们通过选择性和可逆地抑制蛋白酶体的糜蛋白酶活性发挥作用。重要的是，对于这些药物，抑制力数据（Ki）与离体细胞毒性和在体抗肿瘤活性的相关程度良好，从而支持它们的预期作用机制。在 2003 年获得批准的硼替佐米（Velcade™）是第一个获得 FDA 批准的蛋白酶体抑制剂。由于其成功验证了蛋白酶体作为药物靶点，随后还开发了其他抑制剂，包括卡非佐米（Kyprolis™）和伊沙佐米（Ninlaro™），后者具有口服给药的优势。以下将介绍这些获批药物，以及实验药物 salinosporamide A。值得注意的是，一些其他治疗类别（例如双硫仑）的合成剂和一些天然产物［例如表没食子儿茶素 -3- 没食子酸酯（EGCG）和环氧酶茶素］也显示出具有蛋白酶体抑制性。

6.5.1　硼替佐米（Velcade™）

硼替佐米（Velcade™），曾称 PS-341，是第一个获得批准的蛋白酶体抑制剂，最初于 1995 年在 Myogenics 公司合成，随后由千年制药公司开发，并于 1999 年进入临床试验（图 6.82）。硼替佐米通过静脉注射使用，用于治疗多发性骨髓瘤，一种浆细胞癌症，浆细胞产生抗体，是免疫系统的重要组成部分。

硼替佐米基本上是由吡嗪酸、苯丙氨酸和一个含有硼酸而不是羧酸的生物异构化修饰亮氨酸残基组成的三肽。它通过结合到蛋白酶体的局部蛋白表面，并抑制一个催化苏氨酸残基（图 6.83）的功能来发挥作用。它选择性、可逆地抑制 PSMB5（蛋白酶体亚单位 β 型 5）蛋白，其解离半衰期为 110 分钟。PSMB5 是 20S 蛋白酶体复合物的一部分，具有类似于胰蛋白酶的活性，可以诱导细胞凋亡。

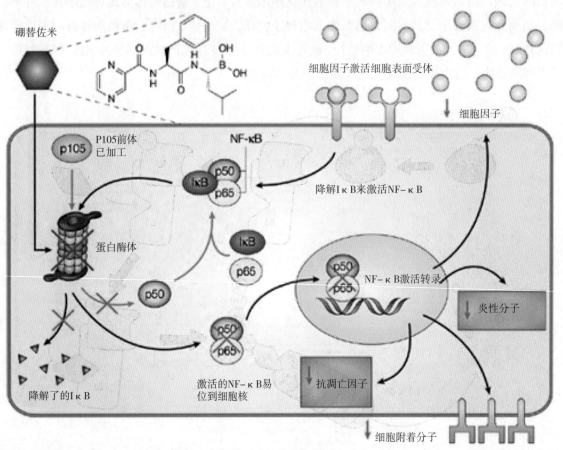

图 6.81　蛋白酶体在肿瘤细胞中的可能作用以及硼替佐米的抑制作用点［摘自 Paramore，A.，Frantz，S. Bortezomib. Nat Rev Drug Discov 2，611‑612（2003）. https://doi.org/10.1038/nrd1159. 版权 © 2003，Springer Nature］。

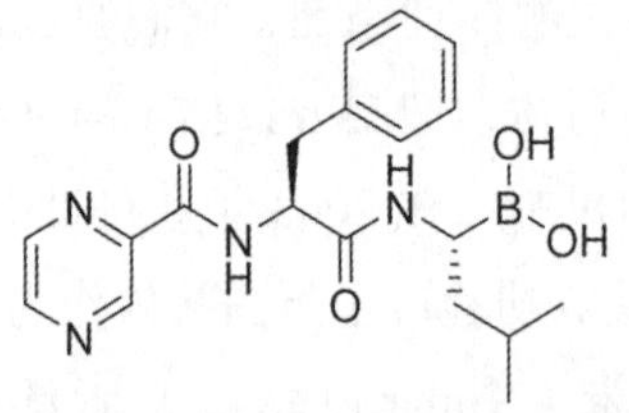

图 6.82　硼替佐米（Velcade™）的结构式。

　　在 2003 年，硼替佐米在 FDA 通过加速审批获得批准，用于既往治疗后仍有进展的多发性骨髓瘤患者，并在 2004 年获得欧盟批准。FDA 的加速批准数据审查仅用了 4 个月，基于 256 例患者的两项 II 期研究，所有患者都接受过其他药物的治疗。在这两项试验中，观察到 23% ～ 35% 的患者出现了客观缓解，7 例患者出现完全缓解，中位缓解时间为 365 天。因此，试验表明硼替佐米比高剂量地塞米松等标准治疗可更有效地延缓疾病进展。虽然使用硼替佐米的患者出现了一些严重的副作用，但在 1 年后，使用该药物患者的存活率高于标准治疗患者。硼替佐米现在被批准与其他药物联合治疗多发性骨髓瘤，并用于套细胞淋巴瘤的治疗。

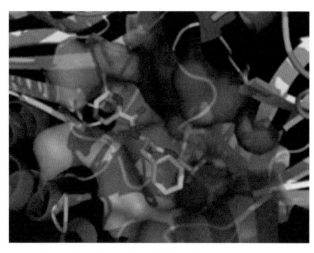

图 6.83 硼替佐米与酵母蛋白酶体中的核心粒子结合的分子模型。硼替佐米分子位于中心,原子着色不同,(硼 = 粉红色,碳 = 浅蓝色,氮 = 深蓝色,氧 = 红色),是局部蛋白质表面环绕。蓝色区域是催化苏氨酸残基,其活性受到硼替佐米的抑制[来源:维基百科,"2F16",由 Opabinia regalis 提供,遵循 CCASA3.0 协议(https://creativecommons.org/licenses/by-sa/3.0/legalcode)]。

与正常外周血单核细胞和大多数其他癌细胞系相比,骨髓瘤和套细胞系对蛋白酶体抑制剂的敏感性更高,但其机制尚未完全理解。一些已经进行的研究,旨在确定与其他药物和抗癌药物联合使用是否可以增加硼替佐米的疗效。例如,在离体实验中,硼替佐米与组蛋白去乙酰化酶抑制剂、毒胡萝卜素或塞来昔布联合使用可更有效地杀死多发性骨髓瘤细胞。此外,一些临床试验也表明硼替佐米与沙利度胺、来那度胺、血管内皮生长因子抑制剂或三氧化二砷联合使用可能是有益的。

硼替佐米通过静脉注射给药,最常见的副作用是外周神经病变,在 30% 的患者中出现,并且在具有既往神经病变的患者中可能偶尔引起疼痛和加重。还可能发生骨髓抑制,导致中性粒细胞减少和血小板减少,因此需要限制剂量。然而,与骨髓移植和其他治疗选择相比,这些副作用相对较轻。硼替佐米还与带状疱疹的高发病率有关,预防性使用阿昔洛韦可以减少这种风险。其他常见的不良事件包括胃肠道反应(如恶心、呕吐、腹泻、便秘、味觉紊乱、口干、食欲减退)和虚弱。有趣的是,含有 EGCG 的绿茶提取物会降低硼替佐米的疗效。

在英国,国家卫生与临床卓越研究所(NICE)是一个政府的成本效益咨询机构,最初基于成本效益的原因拒绝了硼替佐米的使用。然而,最终与药物制造商达成协议,即提供硼替佐米给所有符合条件的患者,若在治疗 4 个疗程后观察到最小或没有反应,治疗的全部费用将予以退还。这种让昂贵药物可供所有患者使用的创新方法令制造商和国民保健服务(NHS)系统皆满意,并且随后也在一些其他昂贵的抗癌疗法中采用。

6.5.2 卡非佐米(Kyprolis ™)

卡非佐米(Kyprolis ™)是由 Onyx 制药开发的选择性蛋白酶体抑制剂(图 6.84)。它是天然产物环氧酶素(epoxomicin)的四肽环氧酮类似物,已知能干扰肿瘤细胞的转化并诱导细胞凋亡。Craig Crews 和他在耶鲁大学的同事们发现,环氧酶素可以抑制蛋白酶体,并进一步设计了一种更具特异性的类似物(YU101),随后经 Proteolix 公司获得许可。这家公司生产了一种类似物(后来被命名为卡非佐米),该药物进行了 I 期和 II 期临床试验,其中包括一个关键的 II 期临床试验,旨在获得加速批准。Proteolix

公司于 2009 年被 Onyx 制药公司收购，2011 年卡非佐米获得 FDA 的快速审批资格。卡非佐米于 2012 年获得 FDA 批准，用于治疗多发性骨髓瘤患者，这些患者至少接受过两种前期治疗，包括硼替佐米和免疫调节治疗（如来那度胺），并且在最后一次治疗完成后 60 天内出现疾病进展。在英国，NICE 推荐其与地塞米松，或与地塞米松和来那度胺联合使用，治疗接受过至少一种前期治疗的多发性骨髓瘤患者。

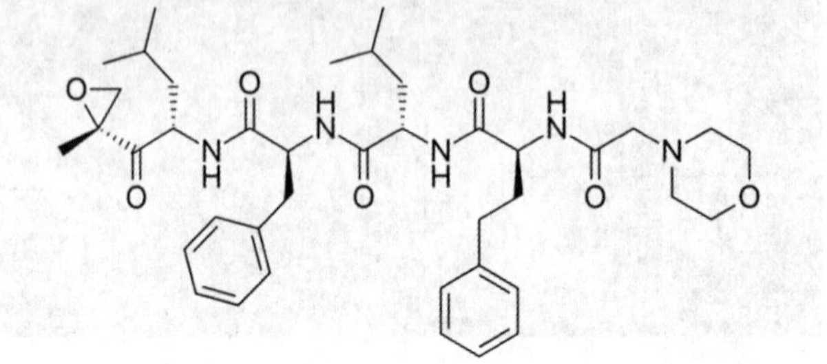

图 6.84　卡非佐米（Kyprolis ™）的结构式。

卡非佐米与 PSMB5 中具有胰蛋白酶活性的基团发生不可逆的共价结合，从而抑制 20S 蛋白酶体的活性。令人惊讶的是，对于一个共价结合的药物而言，卡非佐米与非蛋白酶体靶点的相互作用极小，并且与硼替佐米相比，具有更好的安全性。推测，亲电性的环氧基团只有在该分子牢固地定位在蛋白酶体的结合位点时，才能与亲电性的官能团结合。已经证明，抑制蛋白酶体介导的蛋白质降解导致多泛素化蛋白的积累，这可能导致细胞周期停滞、细胞凋亡和肿瘤生长的抑制。

卡非佐米获得 FDA 批准是基于多项临床试验的结果，其中包括一项关键的Ⅱ期试验，针对复发和难治性多发性骨髓瘤患者。卡非佐米单药治疗在 266 例评估患者中的 36% 患者中获得临床效益，总体缓解率为 22.9%，中位缓解持续时间为 7.8 个月。在另一项Ⅱ期试验中，卡非佐米对于既往未接受过硼替佐米治疗的复发和（或）难治性多发性骨髓瘤患者的总体缓解率为 53%。在另一项前线Ⅰ / Ⅱ期研究中，卡非佐米联合来那度胺和低剂量地塞米松方案显示出很高的活性并且耐受性良好。

卡非佐米通过静脉给药，每周连续 2 天，每次注射持续 2 ～ 10 分钟，持续 3 周，休息 12 天。最常见的副作用包括胃肠道症状（如腹泻、便秘、恶心）、呼吸道症状（如流涕或鼻塞、支气管炎、肺炎、上呼吸道感染、气短）、发热、疲劳、血细胞计数和血小板水平降低，以及四肢肿胀。心力衰竭和呼吸困难也可能发生，因此建议密切监测，并在出现这些更严重的副作用征象时停止治疗。

Onyx 制药公司还开发了一种口服的第二代蛋白酶体抑制剂 oprozomib（ONX 0912），它选择性地抑制构成性蛋白酶体（PSMB5）和免疫蛋白酶体（LMP7）的糜蛋白酶样活性。2014 年，它获得了 FDA 授予的治疗原发性巨球蛋白血症和多发性骨髓瘤的孤儿药物地位，并已经进行了多项血液学临床试验，但它尚未达到批准阶段。

6.5.3　伊沙佐米（Ninlaro ™）

伊沙佐米（Ninlaro ™）是武田开发的药物，于 2015 年获得 FDA 批准，用于与来那度胺和地塞米松联合治疗多发性骨髓瘤（图 6.85）。在英国，NICE 推荐多发性骨髓瘤患者在至少接受过一种治疗后使用伊沙佐米（与来那度胺和地塞米松联合）。与硼替佐米和卡非佐米不同的是，伊沙佐米可以口服，这在患者便利性和整体治疗费用方面具有显著优势。

伊沙佐米与硼替佐米具有相同的作用机制，可选择性、可逆地抑制 PSMB5 蛋白，但与硼替佐米相比，伊沙佐米的解离半衰期为 18 分钟，而硼替佐米的解离半衰期为 110 分钟。离体研究观察到伊沙佐米和来那度胺在多种不同的骨髓瘤细胞系中具有协同作用。

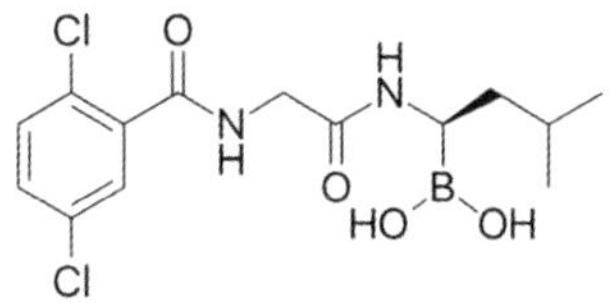

图 6.85　伊沙佐米（Ninlaro™）的结构式。

对伊沙佐米的批准基于在血液恶性肿瘤（例如淀粉样轻链淀粉样变性症、AML、滤泡性淋巴瘤、骨髓增生异常综合征、巨球蛋白血症和套细胞淋巴瘤）和实体肿瘤（例如非小细胞肺癌、胰腺癌和膀胱癌）中进行的多项临床试验。伊沙佐米还在移植物抗宿主病和 HIV 感染中进行了研究。在一项涉及 722 例患者的 III 期临床试验中，伊沙佐米使中位无进展生存期（PFS）从安慰剂 + 来那度胺 + 地塞米松治疗组（362 例患者）的 14.7 个月增加到伊沙佐米 + 来那度胺 + 地塞米松治疗组（360 例患者）的 20.6 个月。此外，伊沙佐米组中有 11.7% 的患者完全缓解，而安慰剂组中为 6.6%，总体缓解率分别为 78.3% 与 71.5%。2011 年，伊沙佐米获得了美国和欧洲多发性骨髓瘤的孤儿药物地位，2012 年获得了 AL 淀粉样变性的孤儿药物地位，并于 2016 年在欧洲获得批准，但还要进行进一步试验。

伊沙佐米的治疗方案为口服给药，每周 1 次，每个治疗周期的第 1、8 和 15 天口服 4mg。最常见的副作用包括胃肠道症状（如恶心、呕吐、便秘、腹泻）、周围神经病变、周围水肿、皮疹、背痛、中性粒细胞减少、血小板减少和感染风险增加。

6.5.4　Salinosporamide A

Salinosporamide A，也被称为马里佐米（Marizomib），由 Nereus 制药公司开发，作为一种强效的蛋白酶体抑制剂，用于治疗多发性骨髓瘤（图 6.86）。它是一种新型的海洋天然产物，由热带盐水孢菌（Salinispora tropica）和海洋放线菌（Salinispora arenico）产生，这些细菌存在于海洋沉积物中。该分子具有密集官能团化的 γ-内酰胺 –β- 内酯双环核心结构。它在 2003 年被发现后仅仅 3 年就进入了 I 期临床试验。

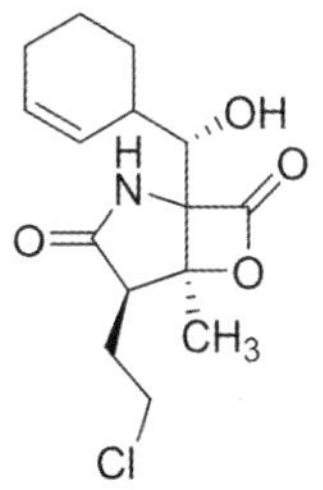

图 6.86　Salinosporamide A 的结构式。

Salinosporamide A 于 2003 年由位于加利福尼亚州洛杉矶的斯克里普斯海洋研究所的研究人员发现。在初步的筛选研究中，培养的海洋放线菌菌株的有机提取物中的较高比例显示出抗生素和抗癌活性。海洋放线菌菌株 CNB–392 是从一个经过热处理的海洋沉积物样品中分离得到的，通过细胞毒性引导分馏，得到了 Salinosporamide A 的分离物。

Salinosporamide A 在 NCI 的 60 个细胞系中表现出强效和高选择性的活性，平均 GI_{50} 值小于 10nmol/L，并且在耐药和敏感细胞系之间存在超过 4 倍对数差的 LC_{50}。在对 NCI–H226 非小细胞肺癌、SF–539 中枢神经系统、SK–MEL–28 黑色素瘤和 MDA–MB–435 乳腺癌的测试中观察到了最高的效力（所有 LC_{50} 值均小于

10nmol/L）。

因为其与天然产物 Omuralide 在结构上存在关系，Salinosporamide A 被检测其对蛋白酶体功能的影响。在以纯化的 20S 蛋白酶体进行测试时，它抑制蛋白酶体的糜蛋白酶样水解活性的 IC_{50} 值为 1.3nmol/L，比 Omuralide 强 35 倍。后来发现，Salinosporamide A 通过共价修饰 20S 蛋白酶体的活性位苏氨酸残基来抑制蛋白酶体活性。

Salinosporamide A 已在广泛的临床前研究中进行了评估，包括血液系统疾病（如非霍奇金淋巴瘤、原发性巨球蛋白血症、急性淋巴细胞性白血病、急性髓系白血病、多发性骨髓瘤和慢性淋巴细胞白血病）和实体瘤（如结肠癌和胰腺癌）的在体模型。在大多数模型中观察到了单药活性，同时在与其他化疗药物和一些生物治疗方法联合使用时观察到协同效应。目前，Salinosporamide A 仍在进行临床评估，包括一项针对胶质母细胞瘤的一线、联合和辅助治疗的研究。

6.6　磷脂酰肌醇 3 激酶（PI3K/AKT/mTOR）通路抑制剂

PI3K（磷脂酰肌醇 3 激酶）通路（图 6.87），也被称为 PI3K/AKT/mTOR 通路，是一个由生长因子与细胞表面相关 RTK（受体酪氨酸激酶）受体结合而被激活的复杂信号级联通路。该通路对健康细胞和肿瘤细胞都很重要，因为它调节了多种关键细胞功能，包括代谢、增殖和存活。然而，由于通路中一个或多个关键蛋白的突变，它是肿瘤细胞中最常见的失调信号通路之一，通常是被错误地激活而非失活。异常激活的 PI3K 信号可以导致无法控制的增殖、增强细胞存活和更强的肿瘤细胞运动性。

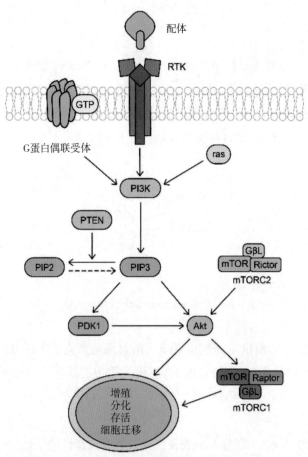

图 6.87　PI3K/AKT/mTOR 通路在细胞代谢、增殖和存活中起关键作用（图像由 Peiqin Jin 绘制并提供）。

传递 PI3K 通路的主要外源性生长因子之一是 IL-2（白细胞介素 -2），它通过调节细胞周期依赖性蛋白激酶（CDK）的抑制蛋白（如 p27kip）的失活和通过抑制 GSK3β4 促进周期蛋白 D1 的稳定化来抑制细胞周期的停滞。IL-2 还通过下调负调控凋亡蛋白 BAD 和 FOXO 转录因子来抑制凋亡，通过激活 NFκB（核因子 κB）、Bcl-2（B 细胞淋巴瘤 2）和 Mcl-1（髓细胞因子 1）等抗凋亡因子来促进存活。

已经设计了小分子抑制剂来靶向 PI3K 本身、AKT 蛋白复合物和 mTOR，将在下面分三部分进行介绍。

6.6.1 PI3K 抑制剂

磷脂酰肌醇 -3- 激酶（PI-3K）是一类参与多种细胞功能的细胞内信号蛋白。通过体细胞突变或 PIK3CA 基因扩增的方式激活 PI3K，使肿瘤抑制因子磷酸酶张力蛋白同源物（PTEN）功能丧失，与癌症的发展直接相关。

在正常细胞中，PI-3K 通路受到严密控制，而 PI-3K 的不适当激活在多种人类肿瘤的发生机制中很常见，使其成为合理且有吸引力的药物发现和开发的靶点。根据结构和底物特异性，PI-3K 分为三个类别（Ⅰ、Ⅱ 和 Ⅲ）。Ⅰ 类 PI-3K 与人类疾病密切相关，是 Sonolisib（PX-866）的靶点。已经确定了四种 Ⅰ 类 PI-3K 亚型：α、β、δ 和 γ。α 和 β PI-3K 广泛分布于人体组织中，并且这两个家族成员的失调发生在许多实体肿瘤类型中。δ 和 γ PI-3K 主要表达于与人类免疫系统相关的细胞中，δ PI-3K 在淋巴瘤和白血病肿瘤细胞生长中起重要作用。艾德拉尼（Zydelig™）可阻断 PI-3K 的 P110δ 亚型，用于治疗某些血液系统恶性肿瘤。

在正常细胞中，Ⅰ 类 PI-3K 受到细胞表面的信号受体的刺激而被激活，这些受体对可溶性生长因子或细胞 - 细胞接触作出反应。一旦激活，Ⅰ 类 PI-3K 会化学修饰一种与细胞膜相关的脂质分子，即磷脂酰肌醇 4，5- 二磷酸酯（PIP2），形成磷脂酰肌醇 -3，4，5- 三磷酸酯（PIP3）。PIP3 作为"第二使者"激活下游靶点，包括 AKT，它是 PI-3K 信号转导的主要介质。AKT 的活化触发了其他下游信号分子的进一步激活，包括雷帕霉素的靶标（mTORC1），以及控制细胞生长、代谢、存活和增殖的其他蛋白质。在健康细胞中，PI-3K 通路受到 PTEN 的严密调控，它通过将 PIP3 转化回 PIP2 来对抗 Ⅰ 类 PI-3K 的活性。以下是一些最著名的 Ⅰ 类 PI3K 抑制剂，其中多种可抑制这个激酶家族的一个或多个亚型，并且已经作为抗癌药物开发出来。

已经获批的四种 PI3K 抑制剂：艾德拉尼（Zydelig™）、可泮利塞（Aliqopa™）、度维利塞（Copiktra™）和阿培利司（Piqray™），下面将对它们进行介绍；另外还介绍几种实验性药物，它们可能已被停止使用或仍有可能获批准。

6.6.1.1 艾德拉尼（Zydelig™）

由吉利德科学公司开发的艾德拉尼（Zydelig™）（图 6.88）可抑制 PI3K 的 P110δ，用于治疗某些类型的血液系统恶性肿瘤。PI3Kδ 激酶在正常和恶性 B 细胞中都有表达，但是通过抑制它，艾德拉尼似乎能够诱导凋亡并阻止源自恶性 B 细胞和原发性肿瘤细胞的细胞系的增殖。它还抑制其他细胞信号通路，包括与 B 细胞进入淋巴结和骨髓的定位和迁移有关的 BCR（B 细胞受体）和 CXCR4 / CXCR5 信号通路。艾德拉尼于 2014 年获得 FDA 和 EMA 批准，用于治疗不同类型的白血病，FDA 还批准其用于复发性滤泡性 B 细胞非霍奇金淋巴瘤和小淋巴细胞淋巴瘤的治疗。

艾德拉尼也被应用于精准疗法（见第 11 章），已发现该药物对于具有特定突变的癌症患者有益。例如，在英国，艾德拉尼在已接受至少一种既往治疗的 CML 患者中得到 NICE 推荐，或者在存在染色体 17p 缺失或 TP53 突变的患者中，在没有其他治疗方案可用的情况下与利妥昔单抗联合作为一线治疗。NICE

还推荐艾德拉尼作为单药治疗两种既往治疗无效的滤泡性淋巴瘤。

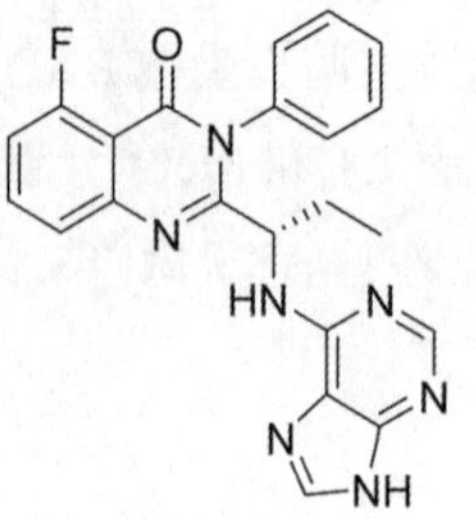

图 6.88 艾德拉尼（Zydelig™）的结构式。

在慢性淋巴细胞白血病（CLL）和非霍奇金淋巴瘤（NHL）患者的 I 期临床试验中，初步结果显示 50% 的患者出现了部分临床缓解，没有剂量限制性毒性。然而，在后续的临床试验中，观察到潜在的严重和致命的不良反应，包括肝毒性、严重腹泻、结肠炎、肺组织炎症和肠穿孔。其他较轻的副作用包括消化道症状（如腹痛、恶心、腹泻）、发热、寒战、疲劳、咳嗽、中性粒细胞减少和皮疹。该公司后来披露，由于不良事件的发生率增加，包括一些死亡事件，在 CLL、SLL 和 iNHL 患者中停止了六项临床试验。2016 年，EMA 对艾德拉尼的风险进行了评估，建议对接受该药物治疗的 CLL 和缓慢进展的非霍奇金淋巴瘤（iNHL）的患者，应与对抗肺部感染肺孢子虫（Pneumocystis jirovecii）有效的药物联合使用，并且在治疗停止后应继续使用至多 6 个月。且进一步建议，在治疗前应告知患者在治疗过程中可能出现严重或致命感染的风险，并且艾德拉尼不应在有任何既往感染证据的患者中使用。美国关于艾德拉尼的标签上有一个警告框，提示了这些可能的严重和致命毒性反应。

6.6.1.2　可泮利塞（Aliqopa™）

可泮利塞（Aliqopa™）于 2017 年获得 FDA 批准，用于治疗经历了至少两种既往全身治疗的滤泡性淋巴瘤复发患者（图 6.89）。它主要对恶性 B 细胞中表达的 PI3K α 和 PI3K δ 具有抑制活性。已证实，它通过诱导细胞凋亡和抑制原发性恶性 B 细胞系的增殖来诱导肿瘤细胞死亡。

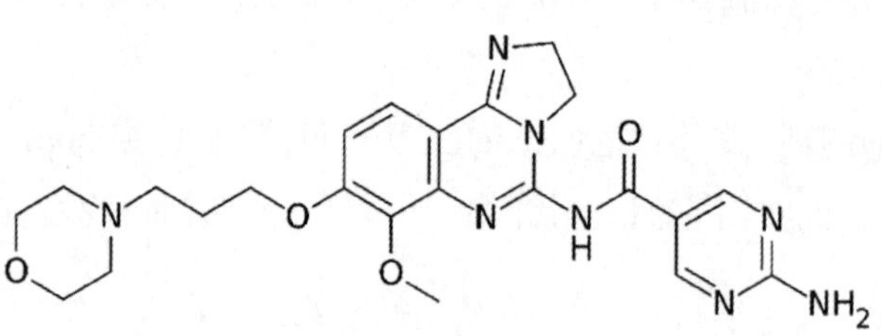

图 6.89　可泮利塞（Aliqopa™）的结构式。

度维利塞，也称 IPI-145，由 Intellikine 发现，该公司成立于 2007 年 9 月，度维利塞的发现基于加州大学旧金山分校 Kevan Shokat 实验室的生物化学研究。

在 2016 年 6 月中旬，英菲尼迪宣布了度维利塞的 II 期临床试验结果。

2016 年 11 月，英菲尼迪将将度维利塞的全球权利独家授权给 VSTM 肿瘤，与之前的交易相比，授权费用较低；该交易包括无预付款、获得慢性淋巴细胞白血病 III 期试验成功的 600 万美元里程碑付款、获得 FDA 批准的 2200 万美元费用和版税。

2019 年，度维利塞在美国获得了作为周围 T 细胞淋巴瘤（PTCL）治疗的孤儿药物认定。

2017 年，可泮利塞获得了 FDA 对于治疗复发滤泡性淋巴瘤的优先审查地位，基于 CHRONOS-1 II

期试验结果，该药物被授予加速批准。可泮利塞目前仍在进行晚期临床试验，用于边缘区 B 细胞淋巴瘤和非霍奇金淋巴瘤的治疗。

可泮利塞口服给药，最常见的副作用包括消化道症状（如恶心、呕吐、腹泻、口炎）、高血糖、疲劳、高血压、白细胞减少症、中性粒细胞减少症、血小板减少症、下呼吸道感染、肿胀和皮疹。

6.6.1.3 度维利塞（Copiktra™）

度维利塞（Copiktra™）由 VSTM 肿瘤公司开发，是一种 PI3Kδ 和 PI3Kγ 的双重抑制剂，用于治疗其他治疗失败后的慢性淋巴细胞白血病（CLL）、小型淋巴细胞淋巴瘤（SLL）和滤泡性淋巴瘤。尽管存在毒性挑战，度维利塞的一个优点是口服给药和单药治疗的便利性，与艾德拉尼（Zydelig™），利妥昔单抗（Rituxan™）的联合使用相比，后者必须通过静脉或皮下给药。此外，作为 δ/γ 双抑制剂，度维利塞对多个亚型的抑制作用可能比选择性更强的抑制剂更有效，这可以解释其单药治疗的活性。然而，总体上，度维利塞的全身毒性可能限制其与其他抗癌药物的联合使用。

在 2018 年，FDA 授予度维利塞用于治疗复发或难治性 CLL、SLL 和滤泡性淋巴瘤（FL）的优先审查地位。尽管存在毒性方面的担忧，但在 CLL/SLL 的 Ⅲ 期临床试验（DUO 试验）中，度维利塞实现了主要终点。在这项研究中，与复发 / 难治患者中的奥法木单抗（Azeera™）对照组相比，度维利塞单药治疗延长了无进展生存期（PFS）3.4 个月。DUO 研究中报告的最严重的不良事件包括中性粒细胞减少症（30%）、腹泻（15%）、肺炎（14%）、贫血（13%）和结肠炎（12%）。在 5% 的患者中，腹泻或结肠炎导致治疗中断，而 1% 的患者因治疗相关的不良事件而死亡。临床专家对腹泻表示担忧，与已获批准的治疗方案［如伊布替尼（Imbruvica™）］相比，这种副作用特别严重。

2018 年，VSTM 公司提交了度维利塞的一份新药申请，用于治疗复发或难治性慢性淋巴细胞白血病 / 小型淋巴细胞淋巴瘤（CLL/SLL），以及对复发或难治性滤泡性淋巴瘤（FL）加速批准的申请，这些申请都获得了 FDA 的批准。然而，因为存在严重或致命的毒性风险，包括感染、腹泻、结肠炎、皮肤反应和肺炎，该药物带有黑框警告。

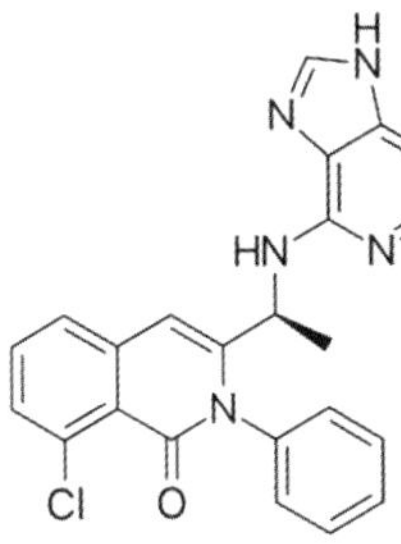

图 6.90　度维利塞（Copiktra™）的结构式。

6.6.1.4 阿培利司（Piqray™）

阿培利司（Piqray™）（图 6.91）由诺华公司开发，是一种 PI3K 抑制剂，选择性靶向 1 类 α 异构体（p110α）。在早期获得优先审查地位之后，它于 2019 年被 FDA 批准用于治疗乳腺癌，与内分泌药物氟维司群联合治疗绝经后携带 HR+ve/HER2–ve PIK3CA 突变的、晚期或转移性乳腺癌的女性和男性患者，这些患者在接受内分泌治疗时（或之后）仍存在进展。FDA 还批准了 Therascreen PIK3CA RGQ PCR Kit™ 的相应检测方法，这是一种药物基因组学测试，用于检测组织和（或）液体活检中的 PIK3CA 突变，以选择适合治疗的患者。

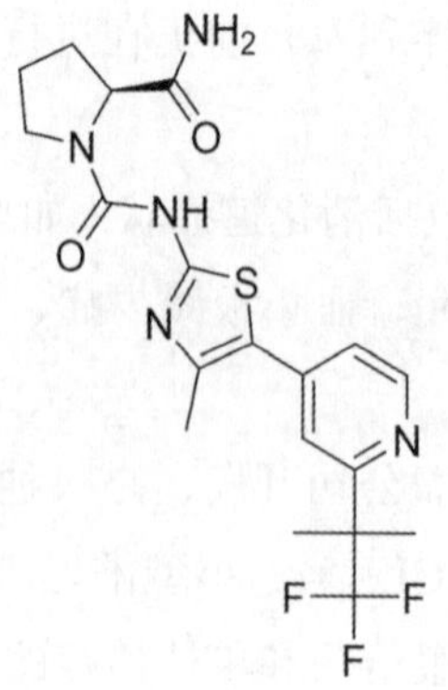

图 6.91　阿培利司（Piqray™）的结构式。

阿培利司的批准基于 2018 年报告的 Ⅲ 期 SOLAR-1 临床试验（NCT02437318）结果。该研究是对 572 例绝经后的携带 PIK3CA 突变的 HR-ve/HER2-ve 晚期或转移性乳腺癌女性和男性进行的随机研究，这些患者在使用（或接受）芳香化酶抑制剂治疗期间出现进展，联合或未联合 CDK4/CDK6 抑制剂。研究表明，与单独使用氟维司群相比，联合使用阿培利司和氟维司群的患者的中位无进展生存期（PFS）为 11 个月，而单独使用氟维司群的患者为 5.7 个月，联合治疗降低了死亡或进展风险，估计比单独使用氟维司群降低了 35%。以肿瘤缩小至少 30% 作为标准，接受阿培利司联合氟维司群治疗的患者的整体缓解率（ORR）提升了一倍多。

阿培利司口服给药，最常见的不良反应包括高血糖、胃肠道症状（如恶心、呕吐、腹泻、食欲减退）、肾脏和肝脏疾患、胰腺炎、血细胞数降低、皮疹和脱发。这些不良反应的严重程度为轻至中度，并且通常可以通过剂量调整和医疗管理进行控制。

6.6.1.5　其他 PI3K 抑制剂

其他 PI3K 抑制剂中，最重要的几种化合物的结构如图 6.92 所示。尽管所有这些药物都进入了临床试验阶段，但有些已经停止开发。Umbralisib 是最接近获得批准的药物，预计将在 2020 年提交新药申请。

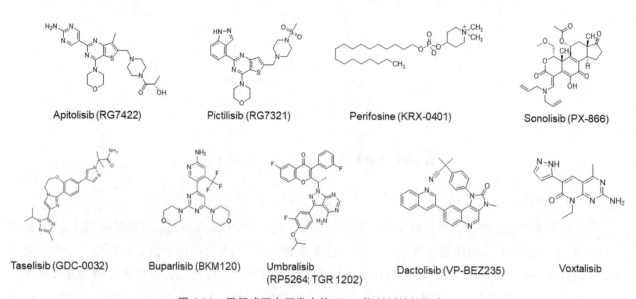

Apitolisib (RG7422)　　Pictilisib (RG7321)　　Perifosine (KRX-0401)　　Sonolisib (PX-866)

Taselisib (GDC-0032)　　Buparlisib (BKM120)　　Umbralisib (RP5264; TGR 1202)　　Dactolisib (VP-BEZ235)　　Voxtalisib

图 6.92　已经或正在开发中的 PI3K 抑制剂的结构式。

Apitolisib（RG7422）由罗氏旗下基因泰克开发，在临床前的研究中显示出对 PI3K 和 mTOR 而不是其他激酶的选择性，从而导致细胞周期停滞和肿瘤细胞凋亡。它进入了临床试验，但由于治疗指数不利而没有进展。Pictilisib（RG7321，前身为 GDC-0941）是由伦敦癌症研究所发现并由生物技术公司 Piramed 制药公司开发的。在临床前的研究中，它显示出对 PI3K 的选择性，抑制了 PI3K 通路下游信号组分的激活。它进入了一项针对乳腺癌和非小细胞肺癌的 I / II 期临床试验，但在 2016 年停止开发。

Perifosine（KRX-0401）可同时抑制 PI3K 和 AKT，由凯瑞克斯生物制药公司为多种癌症适应证开发。它具有与米替福新相关的烷基磷脂结构。Perifosine 于 2010 年进入了转移性结直肠癌的 II 期临床试验，并被 FDA 指定为治疗多发性骨髓瘤和神经母细胞瘤（以及欧盟的多发性骨髓瘤）的孤儿药物。然而，在结直肠癌的 III 期临床试验中，它未能达到预期的临床终点，开发工作于 2013 年停止。

Sonolisib（PX-866）是源自天然产物渥曼青霉素（来自渥曼青霉菌）由 Oncothyreon 公司开发的，是 PI3K 的 α、γ 和 δ 异构体的抑制剂。类似渥曼青霉素，Sonolisib 通过与酶形成共价键来抑制 PI-3K，因此是一种不可逆抑制剂。它还抑制了 PI3K/Akt 信号通路的激活所涉及的次级信使信号蛋白 PIP3（三磷酸甘油酸酯）。Sonolisib 进入了针对包括胶质母细胞瘤、黑色素瘤和前列腺癌、非小细胞肺癌和头颈部癌症在内的多种癌症类型的 II 期临床试验。然而，尽管耐受性良好，其临床活性不足以支持其进一步的开发。

Taselisib（GDC-0032）由罗氏旗下基因泰克公司开发，并由中外制药公司获得许可。它靶向 PIK3CA，进入了针对转移性乳腺癌和非小细胞肺癌的 III 期临床试验。然而，2018 年罗氏决定停止该药物的使用，因为临床数据显示该药物与氟维司群联用仅可提供短暂的 2 个月无进展生存优势，并伴有显著的全身毒性。

Buparlisib（BKM120）由诺华公司开发，并于 2018 年由安戴艾力公司获得许可，是一种口服的小分子化合物，对 I 类 PI3K 具有抑制活性。2018 年，Buparlisib 在头颈鳞状细胞癌方面获得了 FDA 的快速通道地位。它被认为是通过干扰微管组装，诱导细胞周期在 G_2-M 期停滞。在早期临床试验中，Buparlisib 具有令人鼓舞的耐受性特征，但作为单药治疗的疗效有限，因此在 2017 年停止了进一步的开发。

由 TG Therapeutics 公司开发的 Umbralisib（TGR 1202）与其他 PI3Kδ 抑制剂不同，其具有酪蛋白激酶 1ε（CK1ε）抑制活性，这是蛋白质翻译的一个重要调控途径。以口服方式给予，Umbralisib 被 FDA 授予突破性疗法地位，用于无特定批准疗法的边缘区淋巴瘤（MZL）。2019 年发布的 II 期临床试验（UNITY-NHL）结果表明，Umbralisib 耐受性良好，安全特征与其他 PI3Kδ 抑制剂不同，自身免疫性毒性如结肠炎发生较少。基于这些结果，TG Therapeutics 公司已要求 FDA 加速批准其在 MZL 和 FL 中使用。Dactolisib（VP-BEZ235）由诺华公司开发，并获得 ResTORbio 许可，是一种咪唑喹啉 PI3K 抑制剂，也被称为 mTOR 通路抑制剂。以口服方式给予，它是第一种进入临床试验的 PI3K 抑制剂，于 2006 年进入临床试验。然而，在一些临床试验中，包括 HER2 阴性乳腺癌和胰腺神经内分泌肿瘤等试验中，患者出现严重副作用，因此不适合进一步推进开发。

最后，由伊克力西斯和赛诺菲开发的 Voxtalisib 是一种广谱 PI3K/mTOR 抑制剂，针对淋巴瘤和慢性淋巴细胞白血病 / 小淋巴细胞淋巴瘤的研究进入了 II 期临床试验。由于相对缺乏疗效，并且 58% 的患者出现肺炎和血小板减少等不良事件，因此停止了进一步的开发。

6.6.2 AKT（蛋白激酶 B）抑制剂

AKT 是一种丝氨酸 / 苏氨酸激酶，以小鼠品系命名，也称为蛋白激酶 B（PKB）。它在 PI3K-Akt 信号通路（图 6.87）中起着关键作用，该通路参与多种细胞过程，包括增殖、存活、葡萄糖代谢、基因组稳定性、转录、蛋白质合成和新生血管生成。抑制 Akt 会导致细胞周期进程和肿瘤生长的减缓。Akt 有三个亚型，Akt1（PKBα）、Akt2（PKBβ）和 Akt3（PKBγ），它们都具有高度相似的序列同源性，并由类似的的结构域组成。其催化结构域与蛋白激酶 A（PKA）和 C（PKC）以及其他依赖 cAMP 的蛋白激酶高度同源。

研究表明，由于突变，在多种肿瘤类型中 Akt 信号级联经常受损，且在一些情况下可与增强的生长和侵袭能力相关。尽管多年来多项离体和在体研究都显示了令人鼓舞的数据，且一些已经进入了后期临床试验，但在撰写本文时还没有任何 Akt 抑制剂达到批准阶段。其中最重要的几个简要介绍如下。

2019 年，回顾了临床中实验性 Akt 抑制剂的进展，其中最突出的例子如图 6.93 所示。总体而言，大多数 Akt 抑制剂作为单药的临床活性有限，临床试验通常涉及与其他治疗类别的药物联合使用。由 Keryx 生物制药公司开发的 perifosine（D–21266）是一种烷基磷脂类似物，通过阻断依赖 PH 结构域的膜转位作用，从而通过 Akt/mTOR 和 MAPK（丝裂原活化蛋白激酶）信号通路降低生长因子受体的表达。作为第一个进入临床试验的 Akt 抑制剂，它在多发性骨髓瘤患者中进行了评估，但由于未能达到令人满意的临床终点，研究被停止。它也正在作为 PI3K 抑制剂进行研究（见图 6.92）。

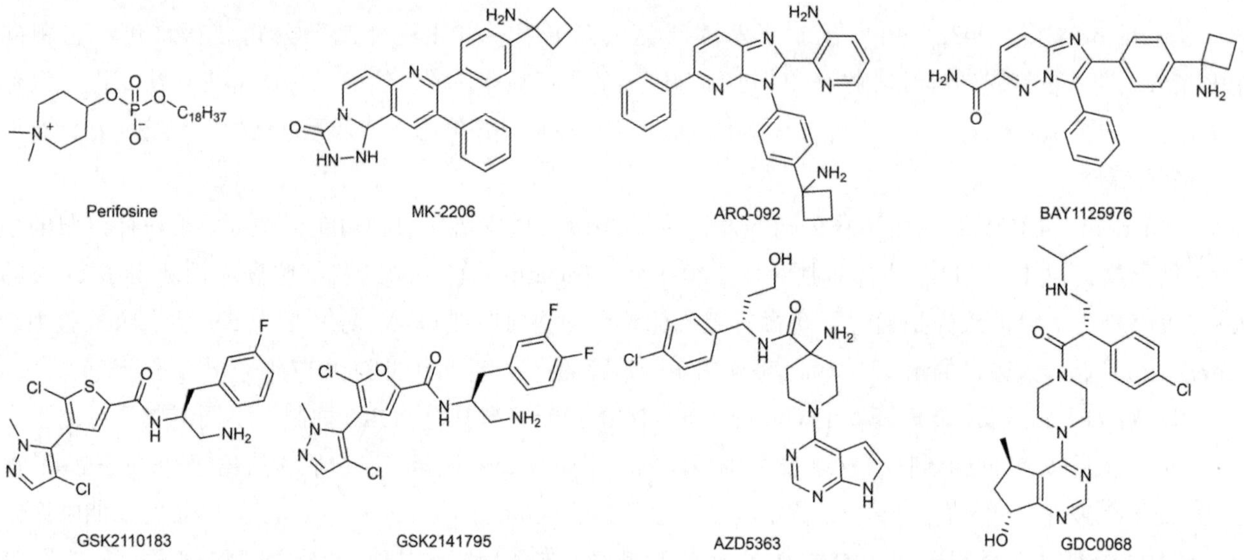

图 6.93　一些已进入临床试验的实验性 Akt 抑制剂的结构式［摘自 Guo，K.et al, Recent Advance of Akt Inhibitors in Clinical Trials. Chemistry Select, 2019, 9040 - 9044）. © 2019 Wiley - VCH Verlag GmbH & Co. KGaA, Weinheim］。

有三种变构抑制剂利用 Akt 异构酶特异性结合其变构位点，该位点存在于催化活性激酶和 PH 结构域之间的界面上，并将 Akt 锁定在"闭合"构象中，无法被 PDK1 激活，从而抑制 Akt 的活化。通过这种机制，变构抑制剂可以在不同的 Akt 亚型之间显示选择性。默克公司开发的 MK–2206 是第一个进入临床试验评估在乳腺癌中活性的变构 Akt 抑制剂。它是一种高度选择性的泛 AKT 抑制剂，针对所有三种 AKT 亚型（AKT1、AKT2 和 AKT3），最初作为治疗 AML 的单药。它还在与吉非替尼或厄洛替尼联合治疗晚期非小细胞肺癌的 II 期临床试验中进行评估，目前正在进行 III 期试验。ArQule 公司开发的 Miransertib（ARQ092）在人体中具有良好的耐受性。该公司于 2019 年报告了 I / II 期临床试验的结果，显示该药物在子宫内膜肿瘤中的一部分携带 PI3K 通路基因突变，以及 Proteus 综合征和 PIK3CA 相关过度生长疾病谱系（PROS）中非常有效。拜耳还开发了一种异构抑制剂 BAY1125976，该药物对 Akt1 和

Akt2 具有选择性。2019 年的一项 I 期研究结果涉及携带 AKT1^{E17K} 突变的晚期激素受体阳性的转移性乳腺癌患者。总体而言，它的耐受性良好并可抑制 AKT1/AKT2 信号传导，但未导致任何肿瘤反应。

ATP 竞争性抑制剂是这类药物中研究最深入的，通过与 ATP 竞争占据 Akt 激酶催化结构域中心的 ATP 结合位点来发挥作用。由 GSK 开发的 afuresertib（GSK2110183）是一种口服的强效选择性 ATP 竞争性泛 Akt 激酶抑制剂。它已经进入针对造血系统恶性肿瘤（包括多发性骨髓瘤和 CLL）的 II 期临床试验阶段；然而，此后没有进一步的开发报告。相关的抑制剂 GSK2141795，又称 uproser，与 afuresertib 的差异是中心为呋喃环而非噻吩环且在苯环上有额外氟原子。它已经进入了针对多发性骨髓瘤、宫颈癌和前列腺癌的 II 期临床试验，但没有进一步的进展。阿斯利康开发的 AKT 抑制剂 capivasertib（AZD5363）是一种吡咯嘧啶衍生物，可抑制所有三种 AKT 亚型。它在乳腺癌、胃癌和前列腺癌等多个 II 期临床试验中进行了评价，并进入与紫杉醇或氟维司群联合用于乳腺癌的 III 期试验。与氟维司群联合治疗 ER+ve/HER+ve 乳腺癌中表现出良好的临床活性，并且该分子仍在开发中。最后，由 Array 生物制药公司开发并由基因泰克获得许可的 GDC-0068，也被称为 ipatasertib，是一种对所有三种 Akt 亚型均具有活性的选择性泛 Akt 抑制剂。临床上对其用于治疗多形性脑胶质母细胞瘤和 ER+ve 乳腺癌的效果进行了深入的评估。它是唯一一种在临床试验中和 PKA 相比对 PKB 更具选择性（620 倍）的 ATP 竞争性抑制剂。它已经进入了针对三阴性乳腺癌的 III 期临床试验，迄今为止的结果显示它的耐受性良好并具有临床活性。

6.6.3　mTOR 抑制剂

mTOR 蛋白（哺乳动物雷帕霉素靶蛋白），也称为 FRAP1（FK506 结合蛋白 12- 雷帕霉素相关蛋白1），是人体基因 FRAP1 编码的蛋白。它是一种丝氨酸 / 苏氨酸蛋白激酶，调节多种细胞过程，包括细胞生长、增殖、存活、运动、蛋白质合成和转录。作为 PI3K 相关激酶家族的成员，它位于调控网络的中心，可识别和整合上游途径的信息，包括能量水平、细胞营养物质（如氨基酸）、胰岛素和生长因子（如 IGF-1 和 IGF-2），以及细胞内外环境的氧化还原状态。它转导这些信息至可以调控蛋白质合成、细胞生长和增殖的水平。mTORC1 信号的两个最明确的分子靶点是 p70-S6 激酶 1（S6K1）和 4E-BP1，以及真核起始因子 4E（eIF4E）结合蛋白 1（图 6.94）。

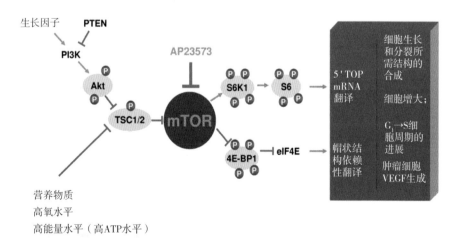

图 6.94　mTOR 信号通路的详细信息。

在结构上，mTOR 是由两个分子 mTORC1 和 mTORC2 组成的复合物的催化亚单位。mTORC1（mTOR

复合物 1）由 mTOR 本身、Raptor（mTOR 的调节相关蛋白）、mLST8/GβL（哺乳动物 Lst8/G 蛋白 β 亚单位样蛋白）以及伴侣蛋白 PRAS40 和 DEPTOR 组成。整个复合物作为营养物质、能量、氧化还原传感器，调控蛋白质合成。mTORC1 复合物的活性受到多种营养物质的刺激，包括葡萄糖和氨基酸（尤其是亮氨酸），也受胰岛素、生长因子、血清、磷脂酸和氧化应激影响。mTORC1 复合物受到低营养水平、生长因子匮乏、还原应激以及雷帕霉素和硫基水杨酸（FTS）等特定化合物的抑制。mTOR 通路在一些人类疾病中可能发生失调，尤其是在一些癌症中，因此抑制该通路可以产生有益的治疗效果。这是因为抑制 mTOR 会传递虚假信号，使细胞认为缺乏营养物质和生长因子的刺激，从而启动细胞饥饿反应，包括代谢重编程、抑制细胞生长和阻止细胞分裂。mTORC2 对营养和能量信号似乎不敏感。此外，mTOR 是由 PI3K 通路介导的信号传导的关键组分，该信号级联在 70% 以上的肿瘤中发生异常。生长因子通过 PI3K 的激活信号经由 AKT（PKB）刺激生长和增殖。

　　雷帕霉素（Sirolimus™，Rapamune™）是第一种发现的 mTOR 抑制剂（图 6.95）。它是由吸水链球菌产生的大环内酯类抗生素，在智利复活节岛（拉帕努伊岛）的土壤中被发现。自 20 世纪 70 年代中期以来，雷帕霉素主要被认为是一种抗真菌药物，但在 20 世纪 90 年代，在发现其免疫抑制作用之后，威康公司将其开发并获批作为抗排斥药物用于肾移植患者，商品名为 Rapamune™。随后观察到它的抗肿瘤特性，并发现它能抑制肾脏移植患者中皮肤卡波西肉瘤（KS）的进展。然而，由于不利的药理特性，雷帕霉素在癌症领域的临床开发方案并未进一步实施。

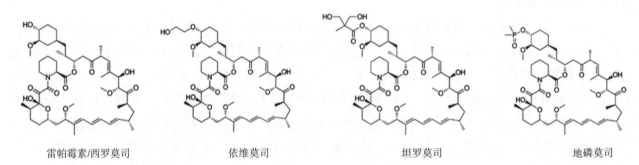

雷帕霉素/西罗莫司　　　　　　依维莫司　　　　　　坦罗莫司　　　　　　地磷莫司

图 6.95　mTOR 抑制剂雷帕霉素（Rapamune™）及其类似物依维莫司（Afinitor™）、坦罗莫司（Torisel™）和地磷莫司的结构式。这些类似物通常被称为"雷帕霉素类似物"。

　　研究表明，雷帕霉素通过与细胞内受体 FKBP12 结合来抑制 mTOR。FKBP12- 雷帕霉素复合物直接与 mTOR 的 FKBP12- 雷帕霉素结合（FRB）结构域结合。此外，它还抑制血管生成，与 PI3K 信号通路对内皮细胞中促血管生长因子 VEGF 的表达和分泌的作用一致。多种导致肉瘤的遗传易位已知会导致 mTOR 通路异常激活，从而产生大量 VEGF，而这种类型的癌细胞对以雷帕霉素为基础的药物特别敏感。在某些条件下，雷帕霉素还可以诱导肉瘤细胞系凋亡，使用突变型 mTOR 的实验证实，mTOR 是雷帕霉素诱导细胞死亡的重要靶点。因此，这类 mTOR 抑制剂可能通过多种机制抑制肿瘤细胞生长。

　　其他后继的雷帕霉素 mTOR 抑制剂包括依维莫司（Afinitor™）、坦罗莫司（Torisel™）和 Ridaforolimus（通常被称为"雷帕霉素类似物"）。依维莫司（Afinitor™）和坦罗莫司（Torisel™）都具有抗血管生成作用，通常用于治疗肾癌，常与其他化疗药物联合使用，但也已在其他癌症类型中进行了研究。例如，依维莫司（Afinitor™）用于 HR 阳性乳腺癌，以及胃肠道、肺、胰腺和肾癌的神经内分泌瘤（NET）。坦罗莫司（Torisel™）用于晚期肾癌和套细胞淋巴瘤。这些药物将在下面更详细地进行介绍。雷帕霉素的相关类似物西罗莫司（Rapamune™）用于移植后器官排斥和一种罕见的非癌肺部疾病，淋巴管平滑肌瘤病，本文不讨论该类药物。

总体而言，雷帕霉素及其类似物在患者中通常耐受良好，并可引起持续的疾病稳定甚至肿瘤缩小。作为精准医学方法的一部分（详见第11章），正在评估活化的S6K或其底物核糖体蛋白（S6）以及4E-BP1（磷酸化的S6K、磷酸化的S6和磷酸化的4E-BP1）在肿瘤中作为药物基因组标志物的应用，因为通过它们的存在或缺失可能选出从mTOR抑制剂治疗中受益的患者。有趣的是，研究表明，给予具有遗传异质性的小鼠雷帕霉素及其类似物可以延长其寿命。

根据依维莫司（Afinitor™）和坦罗莫司（Torisel™）的相对成功，阿利德制药公司开发了类似物Ridaforolimus（图6.95）。它被设计成保留雷帕霉素和相关类似物的抗肿瘤活性，但具有改善的药理特性。基于有前景的临床前活性，该药物在2005年获得了FDA的快速审批地位，用于治疗软组织和骨肉瘤。2011年，默克（已从阿利德获得了Ridaforolimus的许可）向FDA提交了新药申请，同时向欧盟提交了营销申请。然而，这些申请被驳回，并且2013年发表的数据表明，Ridaforolimus在转移性肉瘤患者中的抗肿瘤疗效甚微。

此外，还尝试开发了mTOR及其相关蛋白的小分子抑制剂，并取得了有希望的结果。例如，已经开发了几种mTOR/PI3K双重抑制剂（TPdIs）并进入了临床前阶段，通过阻断mTORC1依赖性S6K1的磷酸化和mTORC2依赖性对AKT Ser473位点的磷酸化来发挥作用。但是，在撰写本文时，还没有进入临床阶段的药物。其中一个例子是双重mTOR/PI3K抑制剂dactolisib，已经在PI3K章节中描述过（见图6.92）。

6.6.3.1 依维莫司（Afinitor™）

依维莫司（Afinitor™）（图6.95）被批准用于治疗胰腺和胃肠源性神经内分泌肿瘤、内分泌治疗后的晚期乳腺癌以及既往接受过治疗但疾病仍然进展的晚期肾细胞癌［尽管已经使用了血管内皮生长因子（VEGF）治疗］。它还被用作肝脏和肾脏移植的免疫抑制疗法。

与坦罗莫司相比，依维莫司可以口服。副作用包括胃肠道紊乱（如腹泻、口干、腹痛、吞咽困难、食欲减退和味觉障碍）、胸痛、高血压、高脂血症、高胆固醇血症、周围水肿、肺炎（包括间质性肺病）、虚弱、疲劳和感染易感性增加。

6.6.3.2 坦罗莫司（Torisel™）

坦罗莫司（Torisel™）（图6.95）是由惠氏制药公司开发的，是一种特异性mTOR抑制剂，可干扰调节肿瘤细胞增殖、生长和存活的蛋白质的合成。临床前研究表明，坦罗莫司可导致细胞周期在G_1期停滞，并通过减少血管内皮生长因子（VEGF）的合成来抑制肿瘤血管生成。它于2007年获得FDA和EMA批准，用于晚期肾细胞癌（RCC）的一线治疗，以及复发或难治性套细胞淋巴瘤。

坦罗莫司通过静脉输注给药，可能出现过敏反应，这可能致命，尤其是在第一剂后。这种过敏反应的症状包括潮红、胸痛、呼吸困难、呼吸暂停、低血压、意识丧失和过敏性休克。然而，患者接受坦罗莫司治疗最常见的副作用有胃肠道症状（如腹痛、肠穿孔、腹泻和味觉障碍）、皮肤病变（包括皮疹和痤疮）、感染易感性增加（包括尿路感染和肺炎）、间质性肺病、肾功能衰竭、毛囊炎和伤口愈合障碍。

6.7 凋亡抑制剂

细胞在生命周期的末期通过多种过程死亡，其中主要的过程是程序性细胞死亡（也称为凋亡）。如果这个自然死亡过程被抑制，细胞可以继续存活和分裂，最终导致它们逐渐转化为肿瘤细胞。凋亡是多细胞生物中被高度调控的自然过程，受多种化学因子调节。它通过两个主要途径触发，即外源途径和内源途径（图6.96）。外源途径是在响应多种外源性促凋亡信号（包括内源性Apo2L/TRAIL和其他促凋亡受体激动剂）的作用下激活的。内源途径则是通过细胞发育信号或严重细胞压力（例如 DNA 损伤）通过 P53 途径引发的。凋亡调控失调是癌症发生和进展的一个关键过程。癌细胞避免凋亡并继续增殖的能力是癌症的基本特征之一，因此通过靶向内源和外源凋亡途径而促进凋亡的新型治疗药物的开发引起了很多关注，有望用于癌症治疗。

凋亡抑制剂是一组在内源凋亡途径起作用的蛋白质，它们可以阻断凋亡，如果突变或调控不当，经常会导致癌症或细胞产生其他效应。其中多种抑制剂的作用是阻断胱天蛋白酶（caspases），这些蛋白酶在凋亡中起着重要作用。其中一些抑制剂包括 BCL-2 家族、病毒抑制蛋白 crmA 和凋亡抑制蛋白（IAP）。

BCL-2 家族蛋白可以抑制或促进凋亡，其成员以 BCL-2 同源结构域 BH1、BH2、BH3 和 BH4 为特征。蛋白质中不同域的组合决定了其在凋亡过程中的作用。抑制凋亡的家族成员包括 BCL-2、BCL-XL 和 BCL-w，它们都具有四个结构域。BCL-2 是最著名的抗凋亡蛋白，被归类为癌基因。研究表明，BCL-2 癌基因可以通过两种方式抑制凋亡，一种是破坏允许促凋亡因子与线粒体解离的通道，另一种是直接控制胱天蛋白酶的活化。过度表达具有生存促进作用的 BCL-2 家族成员（如 BCL-2、BCL-XL 和 MCL-1）通常与肿瘤的维持、进展和化疗抗药性相关。

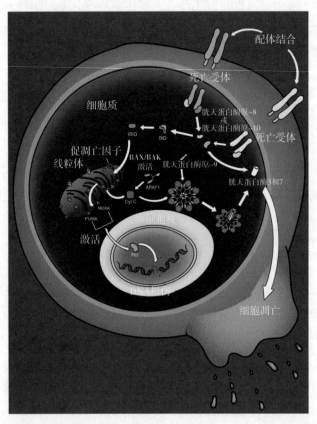

图 6.96   内源性和外源性凋亡途径的示意图（图片由 Peiqin Jin 绘制并友情提供）。

艾伯维是第一家开发小分子 BCL-2 抑制剂的制药公司。Navitoclax（也称为 ABT-263、RG7433）（图 6.97）不仅抑制 BCL-2，还抑制 BCL-XL 和 BCL-w 蛋白。然而，由于抑制 BCL-XL，它还会缩短血小板的寿命，导致剂量限制性血小板减少症，从而导致其临床试验的终止。尽管其分子量较大，为 974.61Da，但在临床前动物模型中，根据制剂的不同口服 Navitoclax 的生物利用度为 20% ～ 50%。基于这些观察结果，艾伯维对 Navitoclax 进行了一系列化学修饰，研发了维奈克拉（Venclexta™，

Venclyxto™）（图 6.97）。它靶向 BCL-2 过度表达，同时在循环血小板中避免作用于 BCL-xL，毒性小。截至撰写时，维奈克拉是唯一获得批准的凋亡抑制剂，并将在下面更详细地介绍。

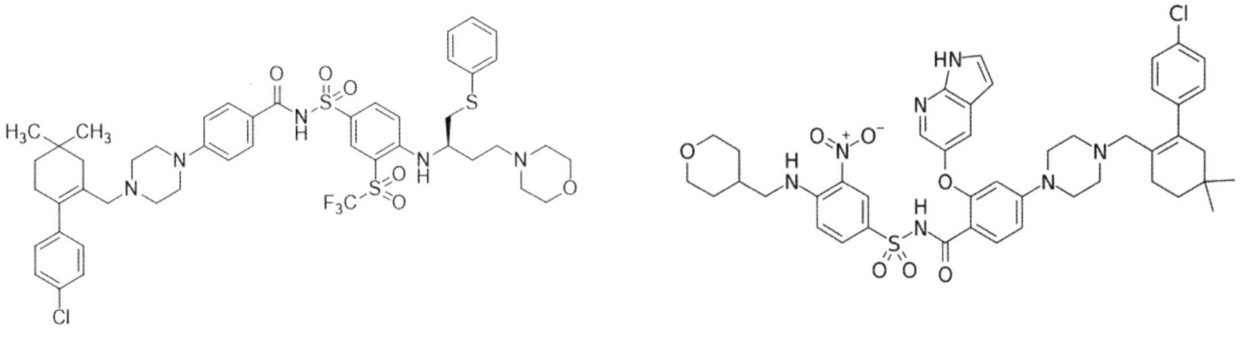

Navitoclax（ABT-263，RG7433）　　　　　　维奈克拉（Venclexta™,Venclyxto™）

图 6.97　BCL-2 抑制剂 Navitoclax（ABT-263，RG7433）和维奈克拉（Venclexta™，Venclyxto™）的结构式。

另一种分子表型，奥巴克拉甲磺酸盐，也被称为 GX15-070（图 6.98），是由 Gemin X 公司（后来被瑟法隆和梯瓦制药公司收购）开发的一种 BH4 类似物。已经完成了数个Ⅱ期临床试验，包括白血病、淋巴瘤、骨髓纤维化和肥大细胞增多症等癌症类型。然而，其溶解度问题是进一步开发该药物的障碍。

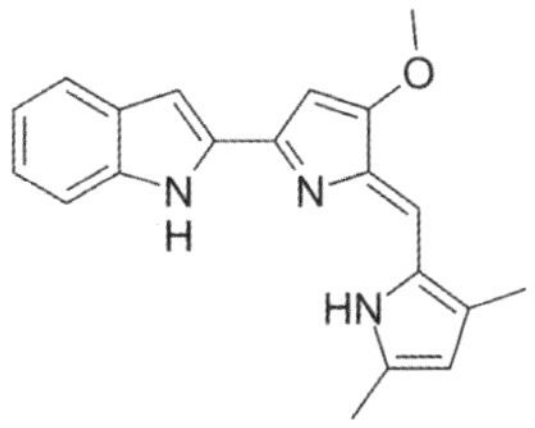

图 6.98　实验性 BH4 类似物奥巴克拉甲磺酸盐（GX15-070）的结构式。

细胞凋亡抑制剂（IAP）是一类功能和结构相关的内源性细胞凋亡抑制蛋白。所有 IAP 的共同特点是具有 BIR（Baculovirus IAP Repeat）结构域，即一个约 70 个氨基酸的重复结构。人类 IAP 家族共有八个成员，并在多种生物中已经鉴定出 IAP 同源物。最具特征的 IAP 是 XIAP，它可以结合 Caspase-3、Caspase-7 和 Caspase-9，从而抑制它们的活化并防止细胞凋亡。在受到促凋亡刺激后，XIAP 的活性被从线粒体解离的 DIABLO（Smac）和 HTRA2（Omi）蛋白结合而阻断。cIAP1 和 cIAP2 蛋白也被证实可以结合 Caspase，但 IAP 在分子水平上如何抑制细胞凋亡还不完全清楚。

2005 年左右，模拟 Smac 的小分子类似物已取得进展。2013 年发表的一项研究描述了肽类模拟物的合成和测试，其结构基于成熟 Smac 中 N- 末端的 AVPI 四肽 IAP 结合基序。这些肽类模拟化合物与 Livin 蛋白有较高亲和力，但是没有一个进入临床阶段。

Ascenta Therapeutics 开发的 AT-406（图 6.99）是一种口服的活性小分子药物，通过阻断凋亡抑制蛋白（IAP）如 XIAP、c-IAP1、c-IAP2 和 ML-IAP 的活性，创造凋亡进行的条件，从而促进肿瘤细胞的凋亡。因此，AT-406 被认为是一种多靶点 IAP 拮抗剂。

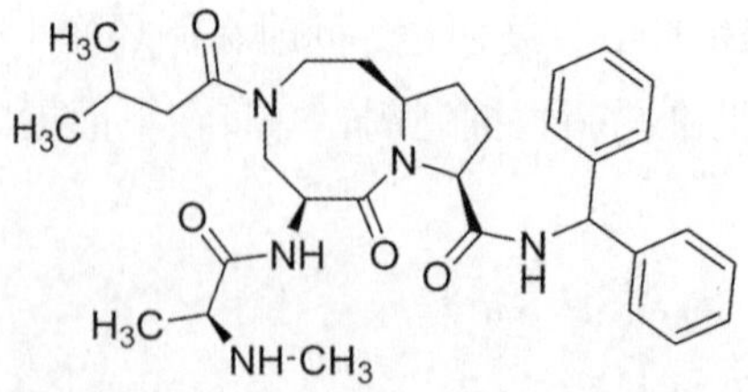

图 6.99 实验性促凋亡多靶点 IAP 拮抗剂 AT-406（SM-406）的结构式。

最后，杜拉乐明（dulanermin）是一种基于天然存在的 Apo2L/TRAIL 的促凋亡生物制剂。它是首个通过促凋亡受体 DR4 和 DR5 直接激活外源性凋亡途径的药物。独立于多种肿瘤中失活的肿瘤抑制蛋白 P53 的作用，杜拉乐明具有诱导对标准化疗药物可能具有耐药性的肿瘤细胞死亡的潜力。在第 9 章中（免疫调节疗法）将进一步讨论该药物。

6.7.1 维奈克拉（Venclyxto™）

过度表达促进细胞存活的 BCL-2 家族蛋白（如 BCL-2、BCL-XL 和 MCL-1）常与耐药性和肿瘤进展相关。这些蛋白通过捕获和中和促凋亡蛋白来抑制内源性凋亡途径。由雅培和基因泰克开发的维奈克拉（图 6.97）是一种强效的选择性 BCL-2 抑制剂。以 Venclexta™和 Venclyxto™的品牌名称上市，用于治疗成人慢性淋巴细胞白血病（CLL）和小淋巴细胞淋巴瘤（SLL），并且有时与其他治疗药物（如利妥昔单抗）联合使用。尽管被归类为"小分子"，维奈克拉的分子量为 868.44，因此它超出了基于分子量的 Lipinski 法则范围。

2015 年，维奈克拉获得了突破性疗法认定，用于治疗复发的 CLL 和 SLL 患者，或对既往治疗不耐受或难治性患者。在 2016 年，FDA 批准维奈克拉用于曾接受至少一种既往治疗的携带 17p 染色体短臂缺失的 CLL 患者。临床试验数据显示，80% 的患者出现完全或部分缓解，FDA 加速批准了这一适应证。2018 年，FDA 全面批准了维奈克拉用于既往接受至少一种治疗的 CLL 或 SLL，并在新诊断的急性髓系白血病（AML）患者中，联合阿扎胞苷、地西他滨或低剂量阿糖胞苷的治疗获得批准。在英国，NICE 建议维奈克拉在 CLL 伴有 17p 缺失或 TP53 突变且 B 细胞受体通路抑制剂不合适或无效时使用；在没有 17p 缺失或 TP53 突变的 CLL 患者中，当化疗免疫疗法和 B 细胞受体通路抑制剂均无效时，也可考虑使用。

BCL-2 家族蛋白是线粒体介导的凋亡的重要调节因子，"BH3-only"亚家族蛋白通过其 BH3 结构域与抗凋亡 BCL-2 蛋白结合，诱导凋亡。维奈克拉等小分子抑制剂通过与抗凋亡 BCL-2 蛋白结合，模仿 BH3 蛋白的作用。因为 BCL-2 蛋白的作用是使这些细胞更长时间存活并对癌症治疗产生抗药性，因此维奈克拉可以导致 CLL 细胞程序性死亡，从而减缓疾病的进展。

维奈克拉最常见的副作用是胃肠道症状（如恶心、呕吐、腹泻、便秘）、贫血、电解质失衡、疲劳、高尿酸血症、增加感染风险、淋巴细胞减少、中性粒细胞减少和肿瘤溶解综合征。

6.8 HDM2-P53 相互作用抑制剂

转录因子蛋白 p53，也被称为"基因守护者"，在细胞应激（例如 DNA 损伤、低氧水平、热休克等）时被激活，通过促进凋亡或阻滞细胞周期来阻止进一步增殖。因此，p53 在调控多种肿瘤的生长以及它们对细胞毒性药物的反应中起着关键作用。例如，p53 突变的肿瘤通常对细胞毒性药物反应不佳，受影响的细胞中凋亡减少导致肿瘤生长。大约 50% 的人类肿瘤存在突变或无功能的 p53 基因使 p53 作为肿瘤抑制因子的作用得到了支持（图 6.100）。

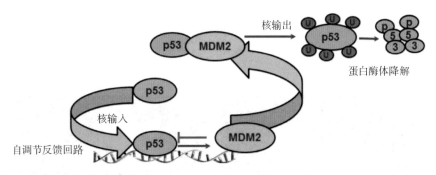

图 6.100　P53-MDMA 通路的示意图［摘自 Nag S.et.al. The MDM2-p53 pathway revisited Journal of Biomedical Research，27（4），254-271，2013 年，版权为 Journal of Biomedical Research 所有］。

MDM2（Murine Double Minute 2）蛋白是 p53 的关键负调控因子，多种人类肿瘤中 MDM2 过表达，其功能是与 p53 结合并将其靶向蛋白酶体降解。因此，一种治疗策略是开发能够抑制含有功能性蛋白的肿瘤细胞中 MDM2 与 p53 相互作用的小分子配体，从而维持其水平和肿瘤抑制活性。这种方法在离体不同肿瘤细胞系中已经得到验证，证明抗 -MDM2 单克隆抗体或反义寡核苷酸（用于降低 MDM2 产生）可以导致 p53 积累，随后引起细胞周期阻滞或凋亡。有学者认为这类抑制剂也可能具有作为癌症化学预防药物的潜力。

发现能够阻断 MDM2 和 p53 两种蛋白相互作用的小分子（通常称为蛋白质 - 蛋白质相互作用抑制剂或 PPI）一直是一个重大难题。首先，在蛋白质界面之间通常很少有小分子可以结合的口袋。其次，如果这些分子要成功干预两种非常大的蛋白质之间的相互作用，它们很可能是大分子量的，从而使它们“不适合作为药物”（不符合 Lipinski 规则）。

然而，这种方法的潜力最初是通过合成肽的发现展示出来。合成肽被证明对 MDM2-p53 相互作用具有强大的抑制活性。此外，一旦获得 p53-MDM2 复合物的晶体结构，可以研究与其抑制有关的关键相互作用。特别是，在 MDM2 识别表面上鉴定出了一个疏水裂缝。

通过对化学多样性库进行酶联免疫吸附和基于荧光的无细胞测定的筛选，发现了一系列 MDM2-p53 相互作用的抑制剂。其中最著名的一类是由罗氏制药公司发现的，被称为“纽特林（nutlins）”，以研究团队所在的新泽西州纳特利命名。其中最活跃的分子是纽特林 -2（图 6.102A）和纽特林 -3，在一些细胞系中显示具有活性，IC_{50} 值分别为 0.14μmol/L 和 0.09μmol/L。分子建模研究确认了纽特林分子在 MDM2 蛋白的与 p53 相互作用表面的裂缝中的良好适配性（图 6.102B）。生化研究证实，纽特林通过诱导凋亡在表达野生型（功能性）p53 的癌细胞中诱导 p53 调控基因的表达，并表现出抗增殖活性。但在携带突变型 p53 的细胞中，纽特林没有同样的效果。至少有一种纽特林类似物，纽特林 -3，具有可接受的药物动力学特性，并在人类肿瘤异种移植小鼠模型中显示出抗肿瘤活性，使肿瘤生长率减少了 90%，但剂量相对较高，为 200mg/kg。这些结果在学术和工业实验室中引起了对这类药物的日益关注。

近段时间，从自然来源中获得了几种先导分子。例如，chlorofusin（图 6.103）是一种从镰刀菌属中分离出来的真菌代谢产物，在对 5300 个微生物提取物进行筛选时显示出中等强度的 p53-MDM2 抑制剂活性。这个高分子量化合物（1363 Da）由两个部分组成，即环状肽和一个较小的发色团，后者是天然产物嗜氮酮家族类似物。chlorofusin 与 MDM2 的 p53 结合口袋相互作用，从而阻止蛋白质的结合。有趣的是，环状肽片段已经被合成和表征，但是并不与 MDM2 结合，也没有任何生物活性。其他一些天然产物，包括某些查耳酮家族成员，也被证明具有 MDM2-p53 的抑制效果。虚拟库的离体筛选也被用于发现新型抑制剂。例如，一项离体研究从 NCI 数据库中发现了一种磺胺类物质（NSC 279287），后续研究证明在一个过表达 MDM2 的细胞系中，可以在低微摩尔水平增强 p53 依赖的转录活性。所有这些先导分子及其生物学结果，有助于证明 p53-MDM2 相互作用是一个可控的药物干预靶标。

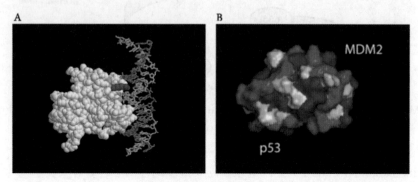

图 6.101　A. p53 核心结构域（白色）与 DNA 结合的模型［摘自 PBD-101 "p53Tumour Suppressor"（https://pdb101.rcsb.org/motm/31），The Protein Data Bank H.M. Berman，J. Westbrook，Z. Feng，G. Gilliland，T.N. Bhat，H. Weissig，I.N. Shindyalov，P.E. Bourne（2000）.Nucleic Acids Research，28：235-242。doi：10.1093/nar/28.1.235］。B. p53 肿瘤抑制因子的转录活化域与 MDM2（灰色）的复合物（图片来源：Guo et al，J. Chem. Theory Comput. 2014，10，3，1302‑1313，https://doi.org/10.1021/ct400967m。版权所有 © 2014，美国化学学会］。

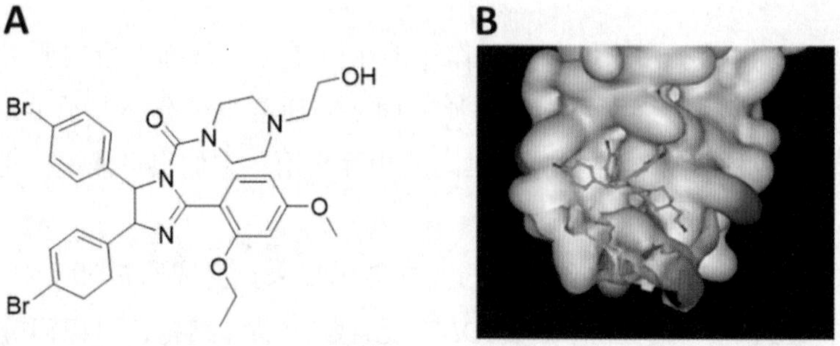

图 6.102　A. 第一个被发现的 MDM2-p53 抑制剂纽特林 -2 的结构式；B. 纽特林 -MDM2 复合物的晶体结构图，显示纽特林 -2 分子与蛋白质的疏水性裂缝结合（由 Stephen Neidle 教授提供）。

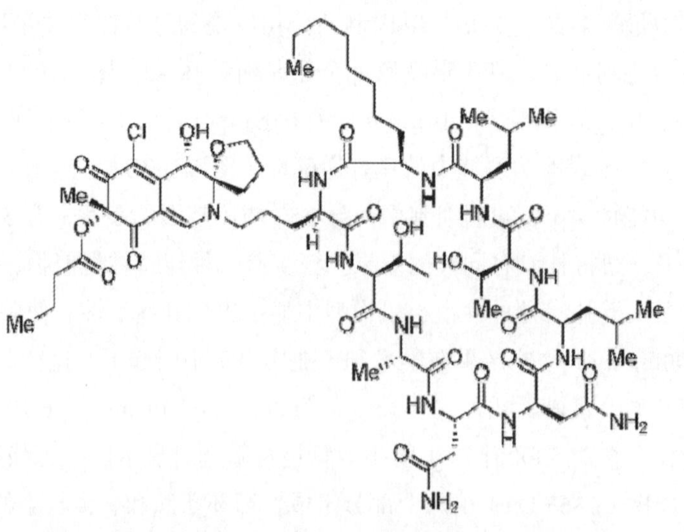

图 6.103　天然产物 chlorofusin 的结构式。

罗氏继续开发基于纽特林的分子，并成功开发了一种经过优化的首创分子 RG7112，该分子进入了 I 期临床试验，虽然表现出了一定的潜力，但有效性不足，无法进入 II 期试验。然而，在该研究中的 116 例患者中，发现对 30 例复发 / 难治性 AML 患者显示了抗白血病活性，并且显示了鼓舞人心的药代动力学和药效学特征。然而，患者中观察到的最高 p53 肿瘤活化与血液毒性增加之间存在相关性，因此该分子的研究未继续推进。赛诺菲和默克还开发了两种小分子 MDM2 抑制剂，分别是 MI-7730（SAR405838）和 MK-8242，但两者都未能进一步进行 I 期临床试验。

其他已经进入 I 期临床试验的分子包括 NVP-CGM097、DS-3032b、APG-115 以及由诺华制药公司开发的 HDM201。截至撰写本文时，有两种抑制剂引起了最多的关注：一是 RG7388（图 6.104A），它是罗氏纽特林家族中高度优化的一员，二是安进的 AMG-232（图 6.104B）。下面会更详细地介绍这两种抑制剂。对 RG7388 的研究最为深入，现已进入 III 期临床试验，其与紫杉醇联合用于治疗复发或难治性急性髓细胞白血病患者；而 AMG-232 处于较早的 I 期阶段，但被认为是迄今发现的最强效的 MDM2-p53 抑制剂之一。

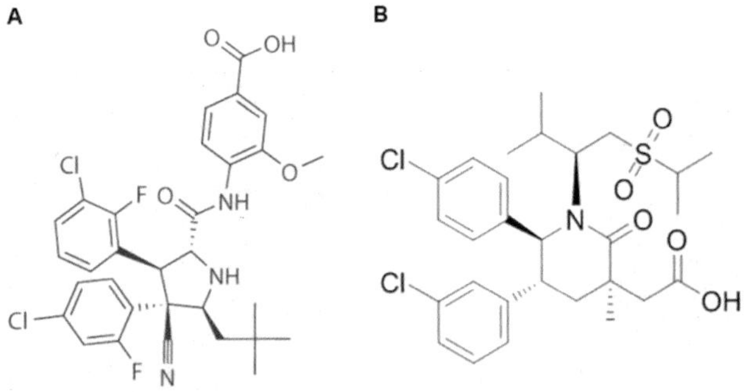

图 6.104 Idasanutlin（RG7388）（A）和 AMG-232（B）的结构式。

6.8.1 Idasanutlin（RG7388）

Idasanutlin（RG7388，RO5503781）是罗氏制药基于其纽特林药物家族所开发的一种口服小分子 MDMA 抑制剂。它与 MDM2 蛋白结合，阻断其与 p53 的相互作用，从而促进细胞周期阻滞和凋亡，并减缓肿瘤生长。针对 AML 患者的 Idasanutlin 与 ARA-C 联合用药的 I b 期研究显示，无论 TP53 基因突变状态如何，患者的完全缓解（CR）率为 29%。复发或难治性 AML 患者的预后较差，在强化化疗后的 3 年总生存率为 10% ~ 30%。基于这些令人鼓舞的 I 期结果，针对 RG7388 与 ARA-C 的联合疗法正在进行一项纳入 440 例患者的随机、双盲 III 期试验（MIRROS），2019 年报告了令人鼓舞的中期结果。

由于 MDM2 的抑制激活了 p53，从而促进 MCL1 的降解，MCL1 是已知的 BCL-2 抑制剂的耐药因子，因此还进行了一项 Idasanutlin 联合 BCL-2 抑制剂维奈克拉（Venclexta™）的 I / II 期研究。在这项研究中，在复发 / 难治性 AML 患者中观察到了 46% 的 ORR 和 33% 的 CR。目前也正在进行 Idasanutlin 与阿糖胞苷和柔红霉素的联合方案的临床试验。

6.8.2 AMG232

AMG 232（图 6.104B）是由安进公司开发的最强效的 MDMA 抑制剂之一。它在复发或难治性 AML 患者中进行了一项联合或不联合曲美替尼的 I b 期临床试验，结果于 2019 年年中报告。纳入评估的 30 例接受 AMG 232 治疗的患者中，1 例患者完全缓解，4 例患者达到形态学无白血病状态，1 例患者部分缓解。13 例 TP53 野生型患者中有 4 例患者缓解，但 3 例 TP53 突变型患者没有发生缓解。AMG 232 具有可接受的药代动力学和靶向效应，并表现出有希望的临床活性，值得进一步的临床研究。在较高剂量下，可出现胃肠道副作用（如恶心、腹泻、呕吐和食欲减退）。

6.9　视黄醇类

视黄醇类是天然和合成的维生素 A 衍生物，调节多种重要的细胞功能。视黄醇（图 6.106），也被称为维生素 A_1，是一种存在于许多食物中的维生素，被用作饮食补充剂以治疗和预防维生素 A 缺乏症。在体内，视黄醇转化为视黄醛，然后转化为视黄酸，视黄酸通过作用于细胞表面受体来控制细胞生长和代谢等过程（图 6.105）。特别是，视黄醇是一种上皮组织和骨组织细胞生长和分化的调节因子，因此开发了其类似物用于皮肤相关增殖性疾病，如银屑病和骨组织疾病。通过激活肿瘤抑制基因，视黄醇也可以维持视力和免疫功能。视黄醇于 1909 年被发现，1931 年被分离，1947 年首次合成，富含该分子的膳食来源包括乳制品、肉类和鱼类。全反式视黄酸（RA）通过激活核视黄酸受体（RAR）起作用，而 9-顺式视黄酸则同时激活非经典的核类视黄醇 X 受体（RXR）和 RAR。共有六个编码视黄酸受体的基因：*RARa*、*RARb*、*RARg*、*RXRa*、*RXRb* 和 *RXRg*（图 6.105）。

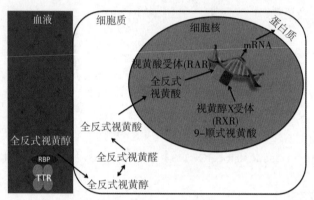

图 6.105　与细胞外受体结合后，全反式视黄醇对细胞影响的示意图［摘自 Lindshield，B. L. Kansas State University Human Nutrition（FNDH 400）Flexbook. goo.gl/vOAnR，遵 循 CCA4.0 协 议（http://creativecommons.org/licenses/by/4.0/）］。

类视黄醇分子是疏水性的，两端由一个具有极性和环状结构的多烯链组成（图 6.106）。共轭的多烯链由交替的 C=C 双键组成，形成类视黄醇物质的典型黄色、橙色或红色。类视黄醇治疗药物分为三代，第一代包括视黄醇、维甲酸（视黄酸）、异维甲酸、顺式维甲酸和视黄醛。第二代类似物包括依曲替酯及其代谢物依曲替酸。第三代药物包括阿达帕林、贝沙罗汀和他扎罗汀。第一代和第二代类视黄醇由于其交替的单键和双键赋予了一定的柔性，可以与多种类型的类视黄醇受体相互作用。然而，第三代类视黄醇柔性较低，因此更具特异性，与较少类型的类视黄醇受体相互作用。其中一些类似物可口服用于急性早幼粒细胞白血病，一些通过局部应用于皮肤疾病，包括痤疮，还有一些可用于两种治疗适应证。

1925 年首次报道维生素 A 缺乏的啮齿动物出现了鳞状细胞化生，这些肺部的变化与吸烟者相似。关键是，这些变化可以通过补充维生素 A 来逆转。流行病学证据还表明组织和血清维生素 A 或 β- 胡萝卜素水平与癌症发病率呈负相关。这使得顺式维甲酸（9- 顺式视黄酸；Panretin™）被批准用于治疗与卡波西肉瘤相关的皮肤病变，以及维甲酸（全反式视黄酸）和贝沙罗汀（Targtretin™）用于治疗急性早幼粒细胞白血病，下面将详细介绍这些药物。

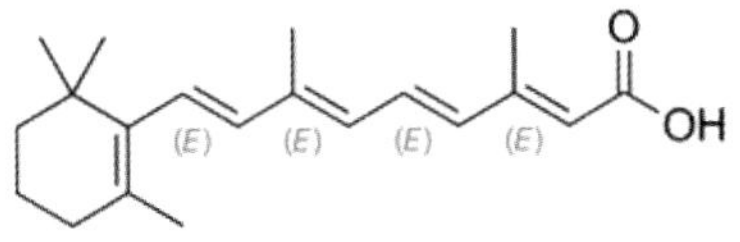

图 6.106 全反式视黄醇、维甲酸（Vesanoid™）、贝沙罗汀（Targtretin™）和顺式维甲酸（Panretin™）的结构式。

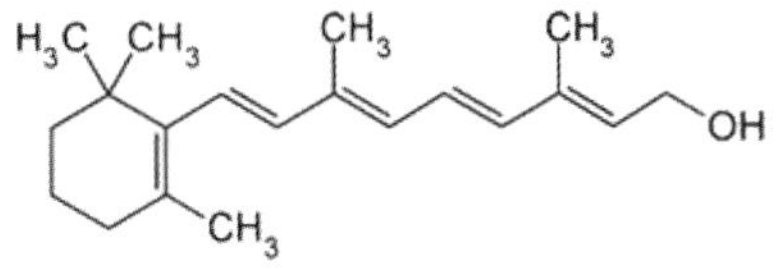

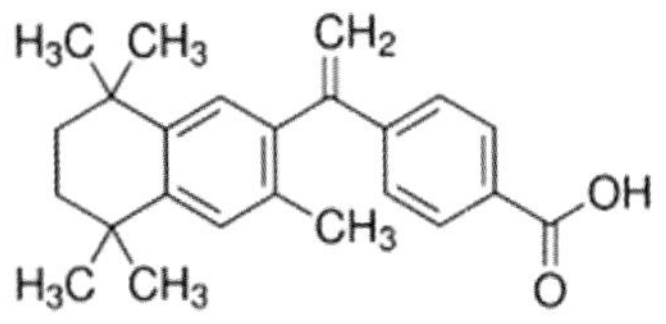

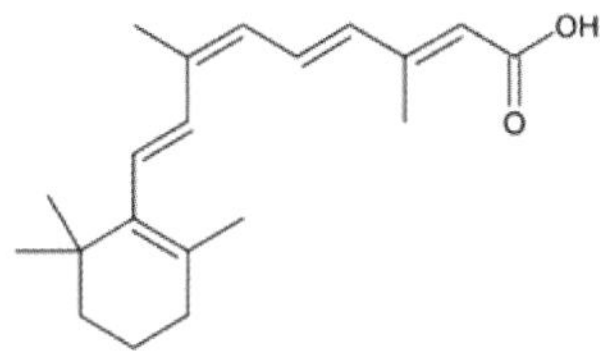

不幸的是，类视黄醇物质与多种毒性和治疗问题相关，限制了它们的临床应用。例如，现在已知类视黄醇物质对于胚胎的健康发育至关重要，并在后期对视力、体内稳态、免疫功能、生长和繁殖起到关键作用。类视黄醇物质具有致畸作用，因此在育龄女性中禁忌使用，用药时应采取严格的避孕措施。第二个问题是口服类视黄醇物质可能导致神经精神反应，包括抑郁或自杀倾向。因此，必须仔细监测患者的情绪或行为变化。最后，对这些药物的耐药性经常发生。类视黄醇信号通路逐渐失去调控是癌症发展的常见事件，如果此信号通路已经受到抑制，再单独使用类视黄醇物质治疗癌症或预防继发肿瘤并不是最佳治疗策略。因此，以类视黄醇早期干预是最佳策略。

6.9.1 维甲酸（Vesanoid™）

维甲酸（图 6.106）于 1957 年获得专利，并于 1962 年以 Vesanoid™的品牌名称获得医疗使用批准。目前，它已获批用于诱导急性早幼粒细胞白血病（APL）患者的缓解，这些患者具有 t（15；17）易位 160 突变和（或）携带 PML/RARα 基因，并且适用于既往未经治疗的患者以及在标准化疗后复发或对其无效的患者。它不用于维持治疗。

维甲酸的详细作用机制尚未确定，但离体研究表明，它迫使 APL 细胞分化并抑制增殖。在患者中也有证据表明，维甲酸使原发性癌变的早幼粒细胞分化为最终形态，使正常细胞能够重新在骨髓中出现。

口服 3 个月内，维甲酸的常见副作用包括胃肠道症状（如腹痛、呕吐）、神经系统障碍（如抑郁、焦虑）、皮肤反应（如皮肤干燥、瘙痒）、脱发、呼吸困难、头痛、肌肉疼痛、视力变化、白细胞计数增高和血栓形成。

6.9.2 贝沙罗汀（Targtretin™）

贝沙罗汀（图 6.106），商品名为 Targtretin™，与维甲酸和顺式维甲酸具有类似的结构，分别于 1999 年和 2001 年获得 FDA 和 EMA 批准，用作原发性皮肤 T 细胞淋巴瘤（CTCL）的治疗。它作为类视黄醇 X 受体的激动剂，在细胞分化和增殖调节中发挥作用（图 6.105）。

贝沙罗汀口服给药，最常见的副作用包括胃肠道症状（如恶心、呕吐、便秘、腹泻、口干燥）、皮肤反应（如皮肤溃疡）、脱发、体重改变、贫血和甲状腺功能障碍。贝沙罗汀可抑制甲状腺刺激素的产生并增加甲状腺激素的代谢清除，导致甲状腺功能减退。

6.9.3 顺式维甲酸（Panretin™）

顺式维甲酸（图 6.106）是由 Ligand 制药公司开发的局部制剂，它是一种类似于维甲酸的视黄酸激动剂，但在构型上有些双键呈顺式（9-顺式视黄酸）而非反式。它以 Panretin™为商品名，于 1999 年获得 FDA 批准，用于治疗与艾滋病相关的皮肤病变卡波西肉瘤，主要在美国使用。顺式维甲酸被认为是类视黄醇 X 受体的内源性配体，但也可激活视黄酸受体。

对于这种局部制剂，其最常见的副作用是局部皮肤症状，如肿胀、炎症、红肿、灼热、瘙痒、刺激以及应用部位的痂皮或渗液。

6.10 抗转移药物

已知肿瘤的增大、侵袭和转移是复杂的多步骤过程，涉及肿瘤细胞增殖、蛋白酶降解细胞外基质、细胞通过基底膜进入循环系统（血液或淋巴）、肿瘤细胞迁移到远处转移部位，最终形成新的"次生"肿瘤（或多个肿瘤）（图 6.107）。关键是，原发肿瘤通常不是患者死亡的直接原因，因为可以通过手术、放疗或化疗进行切除或治疗。统计数据显示，约 90% 的癌症患者死于转移性疾病。造成这种情况的主要原因是继发性肿瘤（转移瘤）的广泛全身扩散，无法进行进一步治疗，尤其是手术。因此，人们对寻找能够抑制肿瘤细胞通过血液或淋巴系统在身体移动并在新位置定位的药物感兴趣。

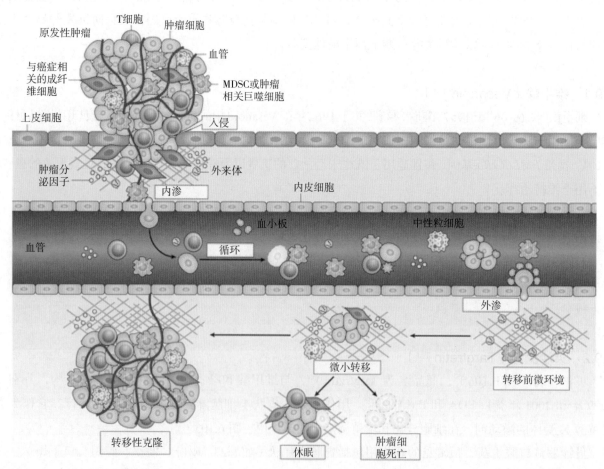

图 6.107　癌症转移的过程〔来源：Anderson, R.L.et al（2019），"A framework for the development of effective antimetastatic agents". Nature Reviews Clinical Oncology, 16, 185‑204。遵循 CCS4.0 协议（http://creativecommons.org/licenses/by/4.0/）〕。

尽管过去十年中出现了多种新型高效抗癌药物，包括引起了很大兴趣的免疫疗法，但大多数高风险或晚期癌症患者仍然死于转移性疾病。因此，通过制药行业的创新改善癌症患者的生存时间，并没有同样地使那些患有转移性疾病的患者受益。其中一个潜在原因是，抗癌药物的开发通常依赖于根据RECIST（实体瘤疗效评价标准）证明肿瘤的缩小，而忽略了疾病的任何转移。只有在肿瘤反应和（或）患者生存改善得到证明之后，才会评估新药物防止或延迟转移性疾病的能力。因此，在调节转移过程的生物学机制方面，仍然很少进行临床研究。

过去几十年来，已经确定了多种潜在的抗转移药物靶标，但大多数仍需要通过适当转移性疾病的临床前模型进行全面研究和验证（参见图6.107引用的综述）。然而，尽管在骨转移的治疗方面取得了一些有限的成功，但在临床开发的后期阶段，多次失败导致制药行业对抗转移药物的热情减退。

迄今为止最常被引用的在后期临床失败的药物类别例子是发现和开发的针对基质金属蛋白酶（MMP）的小分子抑制剂。MMP是一类降解细胞外基质成分的蛋白酶家族，人们认为它们参与肿瘤侵袭、血管生成和转移，并且从20世纪90年代到2000年初，它们被认为是抗转移治疗的理想药物靶点，进行了多项合成抑制剂在各种癌症类型中的研究。然而，尽管前期研究数据很有希望，但所有临床试验都未能减轻肿瘤负担或改善总体生存率。此外，大多数进入临床研究中的抑制剂具有严重且难以控制的副作用。

最早的MMP抑制剂原型是在20世纪80年代初合成的，临床评估发生在很晚之后。延迟的原因之一是，尽管最初发现了一些具有离体高效力的抑制剂，但很难找到可以口服并适合临床试验的候选药物。MMP酶的活性位点含有一个锌（Ⅱ）离子，因此所有MMP抑制剂的共同特点是具有能够与锌发生螯合作用的锌结合基团（ZBG），例如羧基、异羟肟酸基团或硫基。大多数进入临床研究中的MMP抑制剂含有异羟肟酸基团，其与锌的结合特别有效。

第一批MMP抑制剂的设计是基于已知胶原蛋白胶原酶裂解位点的氨基酸序列。通过这种方法设计的抑制剂（例如Batimastat™，图6.108）对不同家族的MMP具有广泛的活性，但对其他类型的金属蛋白酶，如脑啡肽酶或血管紧张素转化酶（ACE）的活性很小。已知针对各个MMP家族成员的选择性非常重要，因为人类至少有23个MMP基因以及一些重复基因。由于每种MMP类型在全身健康组织的生长和维持中可能起着独特的作用，非选择性的MMP抑制剂可能会产生显著的非靶向毒性。

Batimastat™（图6.108）是于20世纪90年代进入Ⅰ期临床试验的第一种MMP抑制剂。它达到了Ⅲ期临床试验阶段，但由于不能口服（与化学上相似的Marimastat™相反），而且适宜的给药途径——腹腔注射会导致腹膜炎，因此未上市。

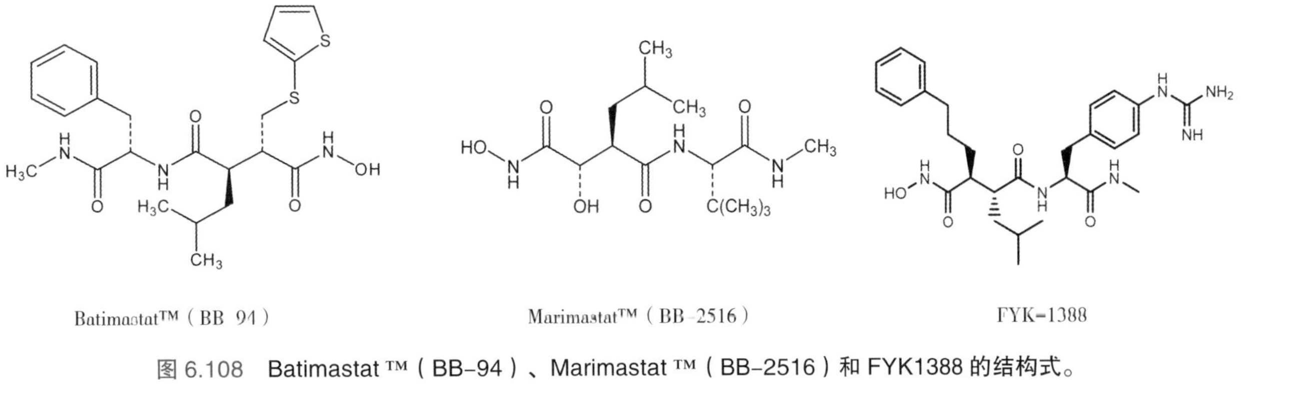

图6.108 Batimastat™（BB-94）、Marimastat™（BB-2516）和FYK1388的结构式。

进一步的结构活性关系（SAR）研究显示，Batimastat可以实现一定程度的酶选择性，增强对基质分

解素 –1 和明胶酶的抑制作用，同时减少对基质金属蛋白酶和成纤维细胞胶原酶的活性。研究还发现，某些取代基的组合能产生多种且可口服的化合物，如 Marimastat ™（图 6.108）。Marimastat ™生物利用度改善的原因尚不完全清楚，但可能是由于其独特的取代基模式对肽酶的保护作用、减少首过代谢和改善吸收等原因。然而，这些试剂以及其他制药公司的多种相关抑制剂（例如 FYK1388，图 6.108）都未能进入核准阶段，原因主要有三。首先，一些 MMP 本身具有抗肿瘤活性。因此临床研究中研究的广谱抑制剂可能会阻断这些 MMP 并促进肿瘤进展。其次，虽然 MMP 参与肿瘤进展的早期阶段，但 MMP 抑制剂却始终在 Ⅰ / Ⅱ 期临床试验中研究，而这些试验往往基于患有晚期疾病的患者，可能已经超过这些化合物最可能发挥作用的阶段。第三，MMP 抑制剂的副作用曲线令人担忧。令人担忧的是，Marimastat ™和 Batimastat ™等药物的几项临床试验中的患者出现了骨骼肌肉症状，很可能与对胶原酶或其他结构蛋白的作用有关。虽然成人的胶原周转速率较慢（为 50 ～ 300 天），但 MMP 对于维持如肌腱、关节和骨骼等承载负荷组织至关重要。值得注意的是，副作用包括手部和肩部的疼痛，以及关节的全身性疼痛和压痛。

Marimastat ™和 Batimastat ™等药物的失败促使人们远离肽类化合物。例如，拜耳公司发现了一种已知的抗炎剂芬布芬对明胶酶 A 具有适度的抑制活性，并合成了一系列比芬布芬更有效的类似物。还通过筛选合成和天然产物库发现了多种新型非肽类化合物。金属蛋白酶抑制剂存在于多种海洋生物（如鱼类、头足类、软体动物和藻类）细菌中。通过这种方法，从天然产物筛选中得到了具有 MMP 抑制活性的四环素类衍生物和结构类似于 Batimastat ™的异羟肟酸类似物。然而，合成化合物库也提供了最独特的新型抑制剂，诺华制药公司发现了一种新型的非肽类基质分解素 –1 抑制剂，经进一步改造后得到了口服活性实验药物 CGS 27023A。当可获取到抑制剂 –MMP 复合物的 X– 射线晶体结构后，这些研究对抑制剂的设计提供了更为理性的方法。这些研究使得 Agouron 制药公司（后来被辉瑞公司收购）设计出了非肽类异羟肟酸类抑制剂 prinomastat（AG-3340）。该药物在非小细胞肺癌（NSCLC）的 Ⅲ 期临床试验中与吉西他滨联用，然而并未改善患者的整体预后。同样，罗氏公司采用基于结构的方法开发了一种口服活性化合物（RO 32-3555），其对胶原酶具有选择性抑制活性，而不针对明胶酶 A 或基质分解素 –1。

总体而言，未来不太可能有进一步的 MMP 抑制剂进入开发阶段。然而，发展具有选择性的抗转移药物仍然具有巨大的潜力，希望其他靶标抑制剂能继续得到研究。

6.11　热休克蛋白（HSP）抑制剂

蛋白质参与细胞功能的几乎每个方面，而产生具有正确氨基酸序列的蛋白质仅是第一步。在此之后，大部分蛋白质（它们是非常庞大和复杂的分子）需要在发挥正常功能之前精确地折叠成正确的三维结构。折叠不正确的蛋白质会被识别、标记而被蛋白酶体降解。促进和执行折叠过程的分子本身就是蛋白质，被称为伴侣分子或热休克蛋白（HSP）。这类蛋白质中的一种，HSP90，非常重要，因为它是一个主控调节因子，控制着一系列其他的 HSP。它对于多个底物蛋白的折叠至关重要，其中许多底物蛋白在肿瘤细胞的增殖中起着重要作用（图 6.109）。例如，底物蛋白包括突变的 p53（在大多数癌症中重要）、BCR-ABL（在慢性淋巴细胞性白血病中重要）、人表皮生长因子受体 2（HER2）/neu（在乳腺癌中重要）、其他激酶（如 Raf-1、ErbB2、Cdk4、c-Met、Polo-1 和 Akt）、端粒酶 hTERT 和类固醇激素受体。

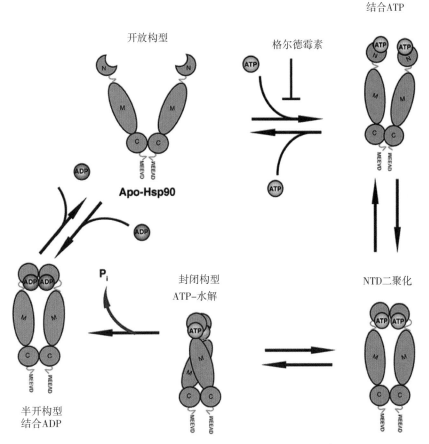

图 6.109　热休克蛋白 90（HSP90）在体内循环的示意图。客体蛋白结合到共同辅助蛋白 HSP70 和 HSP40 上，然后与 HSP90 同源二聚体结合。ATP 结合引起构象变化，稳定了客体蛋白。此外，ATP 水解成 ADP 会释放客体蛋白，然后通过蛋白酶体进行降解［引自 Lackie RE et al.（2017）The Hsp70/Hsp90 Chaperone Machinery in Neurodegenerative Diseases. Front. Neurosci. 11:254. doi: 10.3389/fnins.2017.00254］。

　　由于基因突变，癌细胞通常含有大量折叠不正确的蛋白质，它们常常通过过度表达 HSP90 来进行补偿。结果，即使是突变的蛋白质通常也能够折叠得足够好，以避免被蛋白酶体降解，从而使癌细胞得以存活。因此，抑制 HSP90 的活性应该会导致所有细胞中折叠活性的降低，更多底物蛋白被蛋白酶体降解。然而，由于癌细胞对 HSP90 的依赖性较高（它们需要处理更多突变的蛋白质），HSP90 被认为是药物干预的良好靶点。此外，由于它参与了多种致癌蛋白质和通路的正确功能（包括信号传导和转录），抑制 HSP90 应该能够阻断癌细胞中的多个致癌通路，与针对单个易感靶点相比，这是一种更可取的策略。这种对致癌靶点的"组合阻断"可能会抑制所有恶性特征（见第 1 章），因此具有在多种癌症类型中发挥广泛临床活性的潜力。然而，这类抑制剂存在导致严重不良反应的风险，因为 HSP90 还参与正常细胞的功能。

　　在 20 世纪 60 年代末，Upjohn 公司发现了格尔德霉素（图 6.110），一种从吸水性链霉菌中分离出的天然产物，它具有适合与 HSP90 N– 末端结构域的"口袋"相互作用的形状，从而阻断了其辅助蛋白质折叠的能力。格尔德霉素是苯醌祥霉素，是一类最初被认为具有弱抗生素活性但后来发现具有强效抗肿瘤活性的天然产物。类似活性的天然产物根赤壳菌素也从棕黑腐质菌中分离出来（图 6.110）。

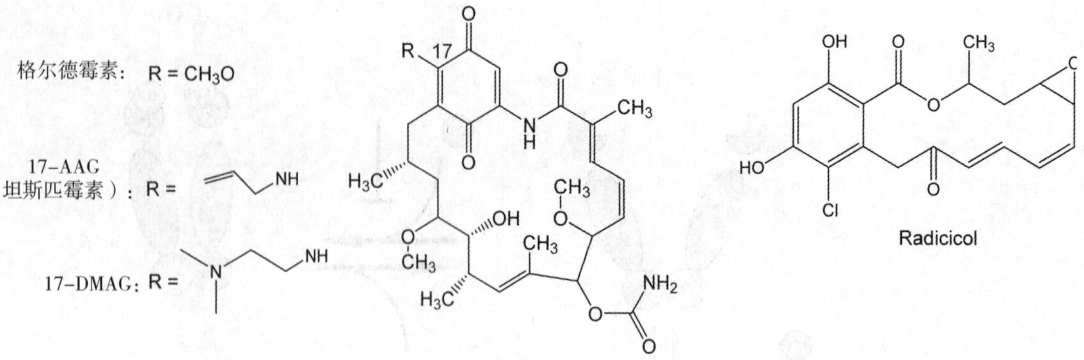

图 6.110　格尔德霉素、17–AAG（坦斯匹霉素）、17–DMAG 和根赤壳菌素的结构式。

最终，X 射线晶体衍射研究提供了 HSP90 的格尔德霉素结合结构域的结构，揭示了一个由第 9–232 残基形成的深度为 15Å 的口袋，这个口袋在不同物种中高度保守。格尔德霉素结合到这个口袋中，形成类似多肽链的转弯构象。这种结合模式，以及口袋与其他底物结合位点的相似之处，表明其可能的功能是结合客体蛋白质底物的一部分，并参与构象成熟和重折叠反应。

然而，尽管格尔德霉素在临床前研究中显示出活性，但由于其溶解度差、不稳定性和在动物模型中的在体毒性，它并不适合进行临床试验。因此，在 20 世纪 80 年代，美国国家癌症研究所（NCI）研究了几种格尔德霉素类似物，以开发更具水溶性和毒性更低的药物。最终，在 1992 年，17– 丙烯氨基去甲基格尔德霉素（坦斯匹霉素，17-AAG）（图 6.110）在与 Kosan 公司合作下制造出来。这种类似物被证明与格尔德霉素以类似的方式特异性结合到 HSP90 上，但亲和力较低。因此，令人惊讶的是，坦斯匹霉素和格尔德霉素对离体肿瘤细胞具有类似的细胞毒性。然而，坦斯匹霉素具有比格尔德霉素更好的毒性特征，并成为首选的临床候选药物，由 BMS 开展了 I／II 期临床试验。初步结果表明，坦斯匹霉素能够达到目标剂量而不出现剂量限制毒性，并且其肝毒性明显较低，可以以较高剂量给药。最常见的副作用包括食欲不振、恶心和腹泻，这些副作用可能成为剂量限制因素。较少见的副作用包括肝毒性、疲劳和血液异常（例如血小板减少症、贫血）。尽管坦斯匹霉素正在进行晚期临床试验，用于多发性骨髓瘤的治疗，但在 2010 年，BMS 无任何解释地终止了坦斯匹霉素的开发。有观察者认为相对较短的专利期和较高的制造成本可能发挥了一定作用。

在 20 世纪 90 年代末，美国国家癌症研究所（NCI）与 Kosan 合作，进一步发现了另一种格尔德霉素类似物，即 17– 二甲氨基乙基氨基去甲基格尔德霉素盐酸盐（17-DMAG）（图 6.110）。这种类似物具有良好的生物利用度，广泛分布于组织中，并且比 17-AAG 代谢速率低。尽管它进入了临床，并在淋巴瘤和实体肿瘤中进行了活性评估，但这些研究也被终止。

最后，值得注意的是，临床前研究结果显示，格尔德霉素及其类似物与传统细胞毒性药物和信号转导途径抑制剂具有协同作用。因此，如果将来能够开发出临床可行的 HSP 抑制剂，它可能有潜力与其他抗癌药物联合使用。

6.12　结论

分子靶向药物现在已经成为最大且最成功的抗癌药物家族之一。它们最初的设计目的是改进上世纪 90 年代后期癌症治疗的主要手段，即抗代谢药物、抗微管蛋白药物和与 DNA 相互作用的药物。这些药物主要通过对细胞分裂产生广泛影响，对肿瘤细胞和健康细胞的作用几乎没有区别，可导致严重的副作用（如骨髓抑制、胃肠道毒性、心脏毒性、肝脏毒性和肾脏毒性、恶心、呕吐和脱发）。分子靶向药物在 20 世纪 80 年代首创，基于靶向特异性失调或突变的生化途径或蛋白质的概念，因为突变的蛋白质或失调的途径不应该存在于健康细胞中，所以这应该能够产生更高的疗效和显著降低毒性。第二个重要的设计概念是抑制剂应该可口服，不同于大多数需要，静脉给药并住院的传统药物家族。至关重要的是，肿瘤细胞选择性毒性和口服给药的设计概念的提出，使将癌症视为慢性病，类似于糖尿病和心脏疾病等情况而非急性疾病的概念成为可能。这个设计概念在伊马替尼（Gleevec ™）的发现中得到了验证。在 20 世纪 90 年代，伊马替尼用于慢性髓系白血病的治疗，实现了上述所有目标。这一成功引发了多种其他分子靶向药物的开发，这些药物已在本章中进行了介绍。各公司继续在这个领域发现和开发新的药物，受到"精准医学"（第 11 章）概念的推动，在治疗开始之前，通过检查肿瘤细胞中相关突变蛋白质或失调途径的存在与否，选择特定的分子靶向药物进行治疗，从而最大限度地提高临床缓解的可能性。可以预计，在未来几十年内，这个领域的研究和开发将持续不断更新，更多这类药物将达到批准阶段。

第 7 章　抗体疗法

7.1　引言

在研发新的抗肿瘤药物和抗肿瘤策略上，实现药物对肿瘤细胞和正常组织细胞的选择性是最大的挑战之一。几乎毫无例外，由于可以对正常组织和细胞产生作用，目前临床使用的所有抗肿瘤药物都有不同程度的副作用（毒性）。因此，已经发明了多种巧妙的方法来将药物靶向于肿瘤细胞。其中一些方法在本书的其他章节有所介绍（例如第 6 章和第 10 章）。在过去十年中，最吸引研发者的抗肿瘤治疗策略是使用抗体（Ab）靶向肿瘤细胞，本章将重点介绍。

自 2000 年以来，单克隆抗体（mAb）疗法的市场呈指数级增长。截至 2019 年，十大最成功的药物中有 6 种是单克隆抗体，包括曲妥珠单抗、贝伐珠单抗、利妥昔单抗、阿达木单抗（最畅销的药物）、帕博利珠单抗和纳武利尤单抗。由于单克隆抗体药物的工业化生产可以满足其快速增长的市场需求，预计未来 10 年，单克隆抗体的收入增长将超过小分子药物，因为相比于小分子药物，单克隆抗体通用型组合潜力更大；更容易实现针对特定靶点的个体化治疗而更好地满足临床需求；可以针对新的治疗靶点进行药物研发，有着更大的创新空间。

单克隆抗体领域的研发起源于 20 世纪 70 年代。1975 年，在剑桥大学工作的 Milstein 和 Koehler 推出了 "小鼠杂交瘤技术"，这是第一个可重复生产具有特异性靶向选择性单克隆抗体的方法，生产数量几乎无限。1984 年，两位科学家也因此获得了诺贝尔奖，他们的工作被视为单克隆抗体作为治疗以及其他用途的关键里程碑。尽管第一个单克隆抗体直到 1986 年才获得 FDA 的上市批准（Orthoclone OKT3），但基于 mAb 的药物现在已成为多种疾病领域的标准治疗方法。mAb 已经被开发用于癌症的诊断（例如原位肿瘤成像）和治疗，并且已经有商业化的 mAb 作为癌症治疗药物。

截至撰写本文时，已有大约 79 种单克隆抗体获得批准，而在研发中的则超过 500 种。其中多种已批准的治疗方法为单一抗体（或裸抗体），针对单一抗原。一些已经取得了成功，例如分别针对 HER2 和 VEGF 靶点的曲妥珠单抗和贝伐珠单抗。在单一抗体中，有一类是针对 CTLA-4、PD-1 和 PD-L1 等抗原的肿瘤免疫学（IO）制剂。免疫检查点抑制剂近十年来引起了广泛关注。2018 年，诺贝尔生理学或医学奖授予了两位癌症免疫治疗研究者（James P. Allison 和 Tasuku Honjo），以表彰他们开发的基于抗体的策略，该策略能够激活免疫系统，从而识别和消灭癌细胞。

由于近期参数的逐步优化，如单克隆抗体的特异性、连接技术、药物负载的类型和效力以及药物负载的连接方式和药物负载的化学计量，抗体药物偶联物（ADC）领域取得了显著进展。临床前的生物分布和药代动力学研究已经显示，有针对性的递送可以使肿瘤内部有高浓度的药物负载，而非靶向组织则基本免于药物暴露。在过去的十年中，正在评估的 ADC 治疗方法显著增加，已有九种方法获得批准，其中，仅在 2019 年就有两种方法获得批准。目前，ADC 产品主要用于治疗血液系统恶性肿瘤，如白血病、淋巴瘤和多发性骨髓瘤，因为这些恶性肿瘤细胞的表面有特异性较强并高度表达的抗原。

获批的治疗方法中也包括结合到放射性核素上的抗体，例如替伊莫单抗与螯合剂 tiuxetan 连接的（Zevalin™），是由 Spectrum 制药公司开发的一种小鼠抗 CD20 抗体，通过连接螯合剂，可以结合放

射性同位素钇 –90 或铟 –111（图 7.40）。2002 年获得批准，用于治疗非霍奇金淋巴瘤中的特定类型——滤泡性淋巴瘤。临床实践中，替伊莫单抗与螯合剂 tiuxetan 和放射性同位素是分开的，在给药前混在一起。

在实验中，抗体也被结合到细胞因子、纳米颗粒、RNAi 和酶上，以产生新的治疗方法。

最后，在癌症治疗中，抗体的设计也取得了重大进展。抗体的两个臂可以被工程化并同时识别同一肿瘤细胞或两个不同肿瘤细胞上的两种不同的抗原。这就是"双特异性单克隆抗体"（bsMAb 或 bsAb）的概念，是由两种不同单克隆抗体的片段组成的人工构建物，可以结合两种不同类型的抗原。例如，在癌症治疗领域中研究最广泛的双特异性单克隆抗体，是通过工程化受体（如 CD3）结合肿瘤细胞和免疫系统天然存在的细胞毒性细胞（与巨噬细胞、NK 细胞和树突状细胞不同，这种类型的细胞不具有抗体 Fc 段可以结合的 Fc 受体，因此无法通过结合抗体的 Fc 段来激活或抑制细胞毒性细胞的功能），有效地激活 T 细胞从而增强其介导的免疫反应。因此，双特异性抗体比不激活 T 淋巴细胞的普通单克隆抗体具有显著优势。另一个潜在的优势是，双特异性抗体似乎可以在有效剂量约为 $0.01mg/m^2 \cdot d$（每平方米体表面积每天 0.01mg）的情况下结合到弱表达的抗原，比普通抗体低几个数量级。

所有这些方法将在本章进行介绍。

7.1.1 抗体抗肿瘤治疗策略

使用单克隆抗体作为抗癌疗法的组成部分主要有三种策略（图 7.1）。首先，抗体可以作为单一制剂使用（称为"裸抗体"）。针对肿瘤细胞表面的 HER–2 和 EGFR 受体的裸抗体，如曲妥珠单抗（Herceptin™）和贝伐珠单抗（Avastin™）已经证实这种策略的可行性。其他知名的单抗包括利妥昔单抗、西妥昔单抗、帕尼单抗、阿仑单抗和奥法妥木单抗，在癌症治疗中的作用也已经得到证实。

第二种策略称为"免疫偶联物"方法，是将"药物载体"附着到抗体上。这个概念使用抗体将药物引导到肿瘤细胞，此时药物被释放并直接杀死肿瘤细胞，或者引发次级杀伤事件。一种被证明特别成功的免疫偶联物的方法是将高效细胞毒素附着到针对肿瘤相关抗原的特异性单克隆抗体上。这种方法允许使用毒性过高而无法单独全身使用的强效细胞毒素。治疗急性髓系白血病（AML）的靶向 CD33 抗体与抗肿瘤抗生素刺孢霉素结合而成的吉妥单抗偶联奥唑米星（Mylotarg™），已经获批和商业化是对这种策略很好的验证。

第二种方法是将单克隆抗体与放射性元素或配体结合（"放射免疫治疗"或"RIT"）。这种方法以高度选择性的方式将放射性元素递送到肿瘤中，也可用于成像。虽然理论上是一种非常有用的方法，但由于生成放射性元素的配体需要特殊的设备和技术，存储和处置需要特殊的设施和程序，卫生保健工作者需要接受专门的培训和遵守严格的安全操作规程以安全使用此类药物，这些问题使得此类药物生产和应用受到了限制。美国 FDA 已批准了两种此类药物，一是与螯合剂 tiuxetan 连接的替伊莫单抗（Zevalin™），用于治疗非霍奇金淋巴瘤，可递送钇 –90 或铟 –111；二是碘 –131– 托西莫单抗（Bexxar™），用于治疗复发或化疗/利妥昔单抗难治的非霍奇金淋巴瘤，可递送碘 –131。后者于 2003 年获批，但因使用量下降，其制造商（GSK）于 2014 年将其撤回。

第三种"免疫偶联物"方法是将已知对肿瘤细胞具有细胞毒性的天然蛋白质或糖蛋白附着在单克隆抗体上。尽管目前还没有获批的相关产品，但已有大量的研究数据。且已有少数候选药物进入了临床试验（例如，Lorukafusp alfa，目前正在进行 II 期临床试验，用于治疗黑色素瘤和神经母细胞瘤）。

另一种免疫偶联物方法被称为"免疫脂质体"，是将抗体附着在纳米颗粒（如脂质体）的表面，这些纳米颗粒可以填充细胞毒性或放射性药物（也可用于成像），甚至是可用于基因治疗的核酸。一旦单克隆抗体将纳米颗粒引导到肿瘤部位，内部细胞毒性或放射性药物就会被释放出来，从而发挥治疗作用。

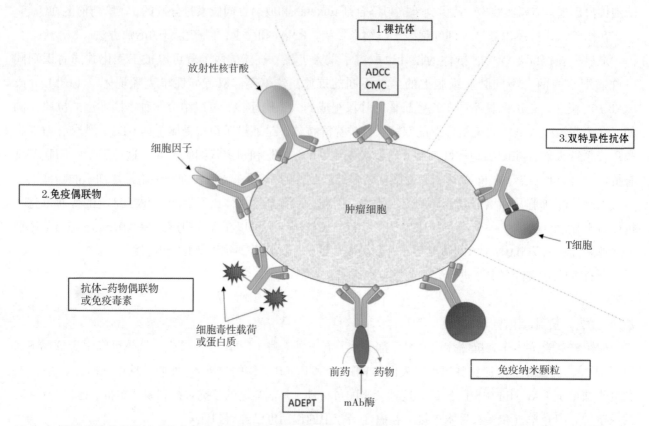

图 7.1 **基于抗体的多种抗癌治疗策略**〔图片改编自 Dobrenkov，K. 和 Cheung，N.–K.V.（2020）. 30 – Therapeutic Antibodies and Immunologic Conjugates.（online）ScienceDirect. Available at：https://www.sciencedirect.com/scien ce/article/pii/B978032347674 400030X#bb0010. Copyright © 2020 Elsevier Inc〕。

　　将 siRNA 与抗体结合，以特异性下调肿瘤细胞中的关键基因也已经得到研究，不过这种方法尚未进入临床试验阶段。此外，抗体导向酶催化前体药物疗法（ADEPT）是一种免疫共轭的方法，使用抗体将酶催化前药物引导到肿瘤细胞中。为避免全身毒性，附着在抗体上的通常为细菌羧肽酶和硝基还原酶等不能在人体宿主中自然产生的酶。在结直肠癌中，使用针对癌细胞表达的癌胚抗原的抗体附着羧肽酶 G2（CPG2）和氮芥类前药（ZD2767P）治疗，尽管尚未获批，但已在临床试验中证明了其有效性。

　　第三种策略，双特异型抗体（bsAb）是一个迅速发展的研发领域，可以实现多种抗癌治疗策略。一种是将双特异性抗体（带或不带有效载荷）定向到单个肿瘤细胞表面的两个相邻抗原上，从而相比单个抗体及其抗原靶标实现极高的选择性。另一种是用双特异性单克隆抗体的一个效价基团识别肿瘤细胞上的抗原，而另一个效价基团识别细胞毒性细胞（如杀伤性 B 细胞或 T 细胞）上的另一种抗原（有时被称为"细胞免疫共轭物"）。这种策略模仿了单克隆抗体的抗体依赖性、细胞介导的细胞毒性（ADCC）机制，其恒定片段（Fc 段）可以通过其表面的 Fc 受体被免疫细胞（T 细胞和自然杀伤细胞）识别。

　　所有这些策略将在后面进行介绍。

7.1.2　抗体的结构

　　抗体是（约 150kDa）球形血浆蛋白质，因一些氨基酸残基上附着有碳水化合物链，故被称为糖蛋白。每个抗体的基本功能单元是一个免疫球蛋白（Ig）单体（只含有一个 Ig 单元）；然而，它们也可以是二聚体（有两个 Ig 单元，如 IgA）、四聚体（有四个 Ig 单元，如鱼类 IgM）和五聚体（有五个 Ig 单元，如哺乳动物 IgM）。图 7.2 显示了典型抗体（示例为 IgG1）的各种结构区域。分子模型（B）显示了两条重链（红色和蓝色）和两条轻链（绿色和黄色），由几个免疫球蛋白结构域组成。这些结构域由 7 个（对于恒定结构域）到 9 个（对于可变结构域）β 链组成。抗体的可变区是其 V（"Fab"）片段，恒定区是其 C（"Fc"）片段。

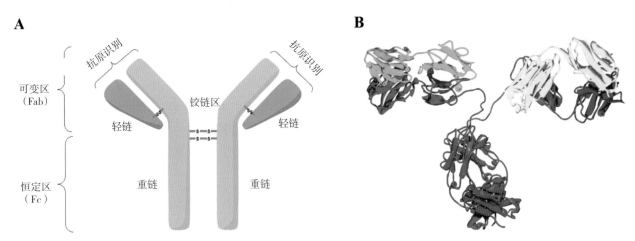

图 7.2　A. 抗体（Ab）的示意图，显示了可变区（Fab）和恒定区（Fc）［改编自 Pysz, I.; Jackson, P. J. M.; Thurston, D. E.Chapter 1 Introduction to Antibody–Drug Conjugates (ADCs). In Cytotoxic Payloads for Antibodyies-Drug Conjugates, The Royal Society of Chemistry: 2019，PP.1–30］；B. 抗体的分子模型，显示了各结构区，即两条重链（红色和蓝色）和条个轻链（绿色和黄色）。

7.1.3　抗体类型

最初抗体治疗的研究是基于小鼠的全长 IgG 抗体，但因此类抗体存在免疫原性、半衰期短、进入肿瘤部位的能力有限和募集宿主效应器功能差的问题而未获成功。随着技术的发展（如杂交瘤方法），嵌合和人源化抗体取代了小鼠源抗体［特殊情况除外，如放射免疫治疗（RIT）］。杂交瘤技术最终被 DNA 重组技术、转基因小鼠和噬菌体展示所取代，以生产人源化抗体及其衍生物。由于鼠源和人源的全长 IgG 抗体存在一些问题，比如组织穿透性差、循环半衰期长，以及对带有 Fc 受体细胞的非特异性靶向，导致非特异性毒性。研究人员开始探索使用 IgG 抗体的片段（称为"其他形式抗体"）来减少这些问题。

7.1.3.1　全长抗体

虽然最初癌症治疗抗体的研发工作是鼠源的，但研究人员很早就认识到这些抗体存在多种问题，主要问题是抗原性和通过肾脏的快速排泄。随着新技术的发展，产生了嵌合抗体（由鼠源和人源抗体组成）、人源化抗体，它们都包含部分人类氨基酸序列，这些问题也因此得到极大解决。目前，通过转基因技术可以生产全人源抗体，它们的抗原性可以被忽略，也成为现在抗体生产的金标准。

7.1.3.1.1　小鼠单克隆抗体

1984 年，Kohler 和 Milstein 因通过杂交瘤技术首次获得小鼠单克隆抗体而获得了诺贝尔奖。因小鼠和人类免疫系统之间存在差异，除特定情况外［例如放射免疫疗法（RIT）］，这种抗体在临床上的应用没有获得成功。主要问题包括细胞毒性的减弱和重复给药后形成的免疫复合物，可能导致过敏反应，在某些情况下甚至会引起过敏性休克。

7.1.3.1.2　嵌合抗体

嵌合抗体是将小鼠抗体的可变区融合到人类抗体的恒定区的抗体。抗体的 kappa 轻链和 IgG1 重链是由人类基因序列表达，整个抗体约 65% 为人源。这使得抗体的免疫原性降低，血清半衰期增加。

7.1.3.1.3   人源化抗体

人源化抗体是将小鼠抗体的互补决定区氨基酸域移植到人源抗体上。使得抗体结构中约 95% 为人源的分子。但研究显示，与母源小鼠单克隆抗体相比，人源化抗体与抗原的结合力减弱，其亲和力降低了数百倍。因此，通过易错 PCR（error-prone PCR）、大肠杆菌突变体库和位点特异性诱变技术生成可变区内带有突变的抗体文库，并在抗体的互补决定区内引入突变可增加与抗原结合的亲和力。在肿瘤学领域中，与嵌合抗体相比，人源化抗体的附加价值（比如，降低免疫原性、提高亲和力和特异性、提高生物稳定性等）受到了质疑。

7.1.3.1.4   人源单克隆抗体

现在，许多用于癌症治疗的抗体完全来源于人类，因此避免了上述问题。常用的策略是使用转基因小鼠或噬菌体展示文库生产抗体。前者是将人类免疫球蛋白基因直接转移至小鼠基因组中，产生转基因小鼠，随后接种所需的抗原，从而产生完全的人源抗体。除小鼠外，如绵羊和山羊等其他动物，也被用于收获人源抗体。

7.1.3.2   其他形式的抗体

目前，几乎所有 FDA 批准的治疗性抗体和大多数临床试验中的抗体都是基于 IgG 形式的全长抗体，大小约为 150kDa。IgG 抗体存在一些根本性问题。首先，相比于血液系统肿瘤，这样的大分子通常难以渗透进入实体肿瘤组织，这就是为什么迄今为止肿瘤学领域中大多数基于抗体的治疗都是针对血液系统恶性肿瘤。其次，与一些抗原载体表面区域的结合较差甚至可以忽略（例如，HIV 包膜糖蛋白上的区域）。第三，因为它们超过了肾脏排泄的大小阈值，导致循环半衰期延长。最后，当抗体与细胞毒素荷载（如细胞毒素或细胞因子）结合时，全长 IgG 抗体可能会导致荷载物不必要地靶向任何带有 Fc 受体的细胞，这可能会导致非特异性毒性。因此，在过去的十年中，大量的研究致力于开发更小、更稳定的新型抗体，特别是缺少 Fc 区的抗体。但这种方法存在潜在的问题，如果抗体片段太小，低于肾小球滤过阈值，它们会被迅速排泄。

目前，已经开发了几种重组抗体形式，用于癌症治疗。这些抗体包括从分子量约为 28kDa 的单链可变片段（scFv）到分子量约为 150kDa 的改良免疫球蛋白 G（IgG），其效价也可能不同。一些其他形式的抗体示例如图 7.3 所示。

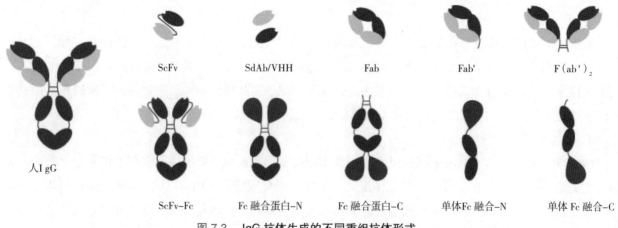

图 7.3   IgG 抗体生成的不同重组抗体形式。

例如，Fab 片段（约 50kDa）通过相应的二硫键连接的同源二聚体 F（ab'）$_2$ 结构，其可能还包含铰链区

（约 110kDa）。scFv 片段为抗体分子中保留结合亲和力的最小部分。scFv 片段可以形成单体或非共价同源二聚体（也称为 "双抗体"），这取决于细胞因子融合模式和连接 VH（可变重链）和 VL（可变轻链）的连接体长度。双抗体的一个抗体片段可以与目标细胞因子结合，另一个抗体片段可以与效应细胞结合，因此双抗体特别适合附着于细胞因子。由于它们的分子量高于肾小球滤过阈值，因此主要通过肝胆系统清除。

值得注意的是，与其他形式抗体相比，靶向肿瘤的双抗体在静脉给药后的早期显示出更有利的肿瘤与器官比率。当 VH 和 VL 域之间使用短肽连接体时，会生成同源二聚体双抗体结构（约 55kDa）。亲本抗体（IgG）的 scFv–Fc 形式包含与 IgG 分子的 Fc 部分融合的 scFv 片段（约 110kDa）。较小的版本有时被称为小型抗体或小型免疫蛋白（SIP），使用 IgG 的 CH3 结构域或 IgE 抗体的 ε CH4 结构域来介导 scFv 的稳定同源二聚体化（约 80kDa）。

结构域抗体一直是最重要的片段抗体方法之一，下面将详细讨论。

7.1.3.2.1 结构域抗体

结构域抗体（dAb）的大小（12 ～ 15kDa）比 IgG1（约 150kDa）小一个数量级。这使得它们相对容易穿透组织，并能够结合到蛋白质靶点的空腔或活性位点，而全长抗体接触可能无法这些位点。此外，相对于全长抗体，dAb 在循环中可能更稳定，并且可以相对容易地工程化以进一步增强稳定性。这使得开发出具有足够稳定性的 dAb，以便口服、经肺递送或使穿过血脑屏障成为可能。此外，可以研发在经过冷冻干燥或热变性等恶劣条件后仍能保持活性的 dAb。dAb 通常是单体形式，因此具有良好的水溶性和低聚集倾向（或可以被工程化以减少聚集）。在生产方面，与传统抗体相比，dAb 在细菌、酵母和哺乳动物细胞系统中表达良好，其较小的体积允许每克产品的摩尔量更高，从而提高了剂量并显著增加效力，而降低了整体制造成本。

第一代 dAb 的主要问题是半衰期相对较短，而被肾脏迅速排泄。后续的 dAb 已被成功改造，其循环中的半衰期已经从几分钟或几小时延长到了数周。

2007 年进入 I 期临床试验的两种 dAb 并不是肿瘤学领域的，但为癌症治疗开辟了新的道路。ALX-0081 是一种 dAb（也称为 "纳米抗体"），它针对 von Willebrand 因子（vWF），旨在降低急性冠状动脉综合征（ACS）患者的血栓形成风险。另一个是 ART621，是针对 TNFα 的人源蛋白，旨在治疗类风湿性关节炎和银屑病。在肿瘤学领域中，现在已研发了多种 dAb。

7.1.4 抗体的命名

抗体的命名法起初看起来很复杂，但规则很简单。小鼠单克隆抗体的后缀总是以 "–omab" 结尾，而嵌合和人源化抗体分别被赋予后缀 "–ximab" 和 "–zumab"。后缀 "–mumab" 为人源单克隆抗体。

7.1.5 抗体治疗临床应用进展缓慢的原因

除了技术挑战之外，多种因素导致基于抗体治疗癌症的进展缓慢。这些因素包括鼠类抗体的免疫原性、实体瘤通常需要通过手术或化疗来缩小体积、由于肿瘤渗透性差而对基于抗体的疗法反应较差，以及 20 世纪 70 年代关于长春碱 – 抗体偶合物的早期研究结果令人失望。在血液系统肿瘤中，肿瘤细胞暴露于抗体环境中，第一批成功治疗的恶性肿瘤是血液系统肿瘤（例如，吉妥珠单抗联合奥佐米星，Mylotar™）。这证明了基于抗体的治疗是可行的策略，过去的 20 年见证了这一领域的显著成效。单克隆抗体的临床应用价值得到了证明，五种重要的产品成功问世：

曲妥珠单抗（Herceptin™，基因泰克 / 罗氏，肿瘤）

贝伐珠单抗（Avastin™，基因泰克 / 罗氏，肿瘤）

利妥昔单抗（Rituxan™，Mabthera™，基因泰克 / 罗氏，肿瘤和自身免疫性炎症疾病）

阿达木单抗（Humira™，雅培，自身免疫性和炎症性疾病）

英夫利西单抗（Remicade™，Centocor，自身免疫性和炎症性疾病）

这五种抗体产品在 2006 年占据了该领域 80% 的收入，而基因泰克 / 罗氏成了抗体治疗领域的主要研发者。2019 年，全球抗体市场收入达到了约 73 亿美元，并预计将在 2024 年进一步增长至约 95 亿美元。

7.1.6 抗体的生产

7.1.6.1 引言

本书不详细讨论抗体的生产和纯化，尤其是全人源抗体的生产和纯化。主要方法概述如下，并提供一个相对较新的技术示例，如 NBE 公司开发的 Transpo-mAb™技术，用于在任何哺乳动物细胞类型中高水平稳定表达全人源抗体库。

7.1.6.2 杂交瘤技术

在 20 世纪 70 年代以前，抗体只能通过从血液和其他体液中提取而少量获得。1975 年，César Milstein 和 Georges J. F. Köhler 开发出了生产大量单克隆抗体的方法，这项发明被称为 "杂交瘤技术"。1984 年，他们因此与其他对免疫学做出贡献的 Niels Kaj Jerne 一起分享了诺贝尔医学奖。这项研究使基于抗体的癌症治疗策略激增。利妥昔单抗作为第一种抗肿瘤单克隆抗体，于 1997 年获批全球使用。此后，超过 35 种单克隆抗体获批用于疾病治疗。

杂交瘤技术是将产生特定抗体的 B 细胞与一种能够在组织培养中生长且没有抗体链合成能力的骨髓瘤（B 细胞癌）细胞融合，形成杂交细胞系（称为 "杂交瘤"）（图 7.4）。杂交瘤产生的抗体具有单一特异性，为单克隆抗体。

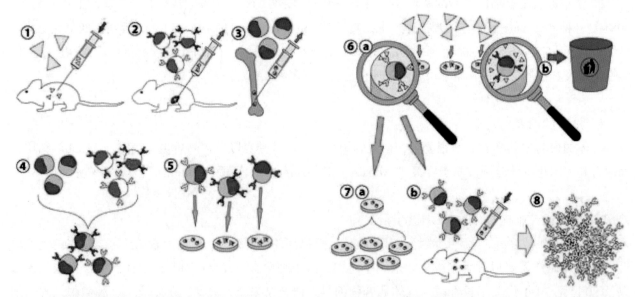

图 7.4　杂交瘤技术示意图：①小鼠免疫，②从脾脏中分离 B 细胞，③培养骨髓瘤细胞，④ B 细胞和骨髓瘤细胞的融合，⑤细胞系的分离，⑥筛选适合的细胞系，⑦离体（a）或在体（b）增殖，⑧收获［图片来自维基百科，"Hybridoma technology"，作者 Martin Brändli，遵循 CCASA2.5 协议）（https://creativecommons.org/licenses/by-sa/2.5/deed. en］。

首先会在几周内为实验动物（通常是小鼠）注射感兴趣的抗原，有时还会通过在体电穿孔的方式补充抗原，以增强免疫反应。然后从脾脏中分离出脾细胞（B 细胞），并使用电融合技术在电场的作用下将其与骨髓瘤细胞排列并融合。骨髓瘤细胞由于缺乏次黄嘌呤鸟嘌呤磷酸核糖转移酶（HGPRT）基因，而对 HAT 培养基敏感。

融合细胞随后在 HAT 培养基（次黄嘌呤 – 氨基蝶呤 – 胸腺嘧啶培养基）中培养 10 ～ 14 天。因缺乏 HGPRT 基因，氨基蝶呤阻断了核苷酸的合成途径，骨髓瘤细胞不能通过新生或回收途径产生核苷酸，只有来自 B 细胞的 HGPRT 基因使得 B 细胞 – 骨髓瘤杂交细胞合成核苷酸而存活，而未融合的骨髓瘤细胞则死亡。B 细胞 – 骨髓瘤杂交细胞具有 B 细胞特性而产生抗体，同时具有骨髓瘤特性而无限增殖。然后将培养的细胞稀释到多孔板中，使得每个孔中平均只有一个细胞。由于同一 B 细胞中的抗体指向相同的表位，因此产生的抗体是单克隆抗体。

接下来是快速的初步筛选过程，它可以识别和选择只生产适当特异性抗体的杂交瘤。然后孵育杂交瘤培养上清液、次级酶标结合物和显色底物，有色产物的形成表明该杂交瘤为目标融合细胞。或者，可以使用免疫细胞化学筛选的方法。克隆产生所需抗体的 B 细胞，形成许多相同的子克隆。建立杂交瘤群落（图 7.5），在培养基中不断地生长，产生所需的单克隆抗体。

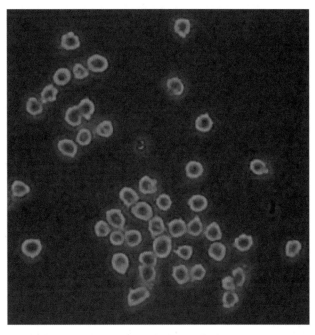

图 7.5　显微镜下在组织培养中生长的杂交瘤细胞，每个克隆细胞都产生大量特定的单克隆抗体。这种抗体被分泌到培养基中，可以轻松地被分离和纯化［图片来自维基百科，由 GerryShaw 创作，遵循 CCASA3.0 协议。（https://creativecommons.org/licenses/by–sa/3.0/deed.en）］。

7.1.6.3　嵌合抗体、人源化抗体和全人抗体

尽管单克隆抗体的生产是一个重大突破，但很快就发现这些抗体存在多种问题，其中主要问题是抗原性和在体经肾脏快速排泄。随着技术的发展，产生了嵌合抗体和人源化抗体（从小鼠和人类抗体中提取），这两种抗体通过融合抗体的各种不同部分，具有显著的改进。此后，转基因技术允许生产人类抗体。本书不涉及嵌合、人源化和人类抗体的详细讨论。但截至本书撰写时，一种可用的生产人类抗体的技术示例如下。因这种抗体生产策略生产的抗体在人体内几乎没有抗原性，而被认为是金标准。

7.1.6.3.1 Transpo-mAb ™

Transpo-mAb ™由 NBE 公司开发，可以在任何哺乳动物细胞类型中高水平稳定地表达完全人源单克隆抗体库。该过程涉及离体哺乳动物细胞表达和筛选，基于由稳定 DNA 转座介导的前体 B 细胞表面上的全长、完全人源抗体复杂库的表达。该技术可用于开发任何针对目标抗原的高质量完全人源抗体，允许抗体构建物稳定地整合到任何哺乳动物宿主细胞类型中，从而实现基因型与表型偶合，且无需病毒载体系统。与基于病毒载体系统技术相比，这种新技术有着重大的改进，例如消除了处理潜在危险性病毒颗粒的需要，并可生产具有良好 CMC 特性（如低聚集）的抗体。

7.1.7 肿瘤相关抗原选择

抗原选择通常基于癌细胞生物学领域多年的基础研究，对于限制毒性和非靶向效应非常重要。已经在临床前模型和临床试验中研究了多种肿瘤相关抗原，包括 B 细胞中过度表达的抗原（例如 CD20、CD22、CD40 和 CD79）、T 细胞中过度表达的抗原（例如 CD25 和 CD30）、癌细胞中过度表达的抗原（例如 HER2、EGFR、EpCAM、EphB2、PSMA 和 Cripto）、内皮细胞中过度表达的抗原（例如内皮细胞素）和基质细胞中过度表达的抗原（比如，成纤维细胞激活蛋白）。选择单克隆抗体（mAb）靶点的一个主要考虑因素是它们被内化的能力，这在药物 – 抗体偶联物（ADC）中尤为重要。这是由于内化可能是抗原本身的内在特征，也可能是由于抗体、ADC 或放射免疫结合物与抗原结合而诱导的。

7.1.8 改进抗体性质的策略

过去 20 年间的几项技术促进了基于抗体的治疗方法的发展和获批。以下是其中几项最重要的技术。

7.1.8.1 GlycoMAb ™技术

GlycoMAb ™技术基于罗氏 Glycart AG 的先驱性研究，证明抗体糖基化可以被改造以增加抗体依赖性细胞毒性（ADCC）效应。在 ADC 技术出现之前，这种免疫效应机制被认为对于抗体对在体细胞的杀伤活性至关重要。基于 GlycoMAb ™技术对产生抗体的细胞进行基因编辑，将一个编码寡糖修饰酶的基因引入其中。修饰后的细胞产生新的抗体分子变体，其 Fc 区含有双分支的非岩藻糖基化寡糖。这些非岩藻糖基化寡糖与免疫效应细胞上的人类 FcγR Ⅲ a 受体以更高的亲和力结合，转化为增强的 ADCC 效应，可更有效地杀伤抗体靶向细胞。

7.1.8.2 双特异性抗体

治疗性抗体技术的一个重大进展是认识到抗体的两个抗原识别区可以被改造为识别两个不同的抗原，而被识别的抗原可以在同一肿瘤细胞上或在两个不同的细胞上。因此，这种新型抗体（称为"双特异性抗体"）可以用于识别单个细胞表面上的两个不同抗原（从而显著增加选择性），或者两种不同类型细胞表面上的不同抗原并拉近这两种细胞（比如，拉近自然杀伤性细胞和肿瘤细胞，从而导致肿瘤细胞死亡）。双特异性抗体将在 7.4 中进行更详细的讨论。

7.2 作为单一药物的单抗（裸单抗）

单克隆抗体（mAb）相对于小分子化疗药物具有一些优势，比如，它们对一些肿瘤细胞表面的生物标志物（抗原）具有高度特异性，并可模拟人体的自然免疫系统。由于具有针对抗原的特异性，与小分子化疗药物相比，可避免药物对正常细胞的毒性。

7.2.1 裸抗体的作用机制

未与任何其他物质结合（如 ADC）的独立抗体（裸抗体）被认为可以通过以下方式选择性地杀死癌细胞。

7.2.1.1 抗体依赖性细胞介导的细胞毒性（ADCC）

抗体依赖性细胞介导的细胞毒性（ADCC）是抗体与靶细胞表面的抗原表位结合而实现的一种免疫系统杀死靶细胞的机制。这与免疫系统针对体内被细菌或病毒等外来病原感染的细胞进行杀伤的机制相同。抗体由结合区（Fab 区）和恒定区（Fc 区）组成，后者可以通过其表面的 Fc 受体被 T 细胞和自然杀伤细胞等免疫细胞检测到。当自然杀伤细胞遇到结合有抗体的细胞时，抗体的 Fc 区与杀伤细胞的 Fc 受体结合，导致杀伤细胞释放化学介质，如颗粒酶 B 和穿孔素，从而导致肿瘤细胞启动程序性细胞死亡（凋亡）。已知能够诱导这种细胞杀伤方式的抗体包括阿仑单抗（Campath™）、西妥昔单抗（Erbitux™）、奥法妥木单抗（Arzera™）、利妥昔单抗（Rituxan™、Mabthera™）和曲妥珠单抗（Herceptin™）。目前正在开发具有改良 Fc 区域的抗体,改造后具有更高的亲和力,以针对特定类型的 Fc 受体（FcγR ⅢA）,从而显著增加 ADCC 效应。

7.2.1.2 补体依赖性细胞毒性（CDC）

补体依赖性细胞毒性（CDC）途径由血液中的一些蛋白质组成,在抗体结合到细胞表面后引起细胞死亡。通常,该途径被激活以摧毁细菌等外来病原体,但也可以通过治疗性抗体结合到肿瘤细胞表面而被激活。在这种情况下,C1 复合物结合到这些抗体,随后在细胞膜中形成跨膜的蛋白质孔,最终导致细胞死亡。这个过程可以被嵌合、人源化或人源抗体以及包含 IgG1 Fc 区的抗体触发。一旦触发,会通过多种机制致细胞死亡,包括激活膜攻击复合物（补体依赖性细胞毒性）、增强 ADCC 和 CR3 依赖性细胞毒性。

7.2.1.3 影响细胞信号通路

与癌细胞表面的受体结合或与血液中的效应分子结合的抗体可以起到拮抗作用,从而减少细胞信号传导。抗体可以结合到受体上,从而阻止与相关的外源性蛋白质、肽或小分子（配体）结合。例如,抗体曲妥珠单抗（Herceptin™）和西妥昔单抗（Erbitux™）可以分别靶向生长因子受体 HER2 和 EGFR（图 7.6）。抗体也可以结合到配体本身,最著名的例子是贝伐珠单抗（Avastin™）,它直接与血管内皮生长因子（VEGF）相互作用,防止与其受体（VEGFR）结合。阻断这种信号通路可以减少肿瘤部位的血管形成,从而减少氧、营养和其他重要生长因子对肿瘤的供应。抗体也可以作为激动剂结合到细胞表面受体来激活信号传导。例如,正在研发的抗体中就可以结合到细胞表面受体并激活程序性细胞死亡（凋亡）途径。

7.2.2 已批准的单（裸）抗体

目前有大量单抗体已被批准用于肿瘤领域以及其他领域,如风湿病。在撰写本文时,多种其他单抗体正在开发中。表 7.1 总结了目前已获批临床应用的最重要的单抗体,其中一些将在下面的章节中进行更详细的介绍。

7.2.2.1 HER2 受体

曲妥珠单抗（Herceptin™）在 HER2 阳性（HER2+）的乳腺癌患者治疗中的应用已有 15 年以上历史,人表皮生长因子受体 2（HER2）是乳腺癌中经过验证的靶点。HER 信号通路在癌症生物学中起着关键作用,这些通路的失调促进了癌细胞的生长和扩散。HER 家族包括四个结构相关的受体：HER1

（EGFR）、HER2、HER3 和 HER4。由于受体过表达或受体激活失调，不适当的信号传导可能会导致细胞增殖增加或失控、增强癌细胞的运动性、抑制凋亡（程序性细胞死亡）和促血管生成。曲妥珠单抗（Herceptin™）是针对 HER 信号传导的药物，在 1998 年获得了用于治疗 HER2+ve 乳腺癌的批准，详见下文。它是最早要求进行药物基因测试(Hercept™测试)以选择适合使用该药物治疗的患者的药物之一。

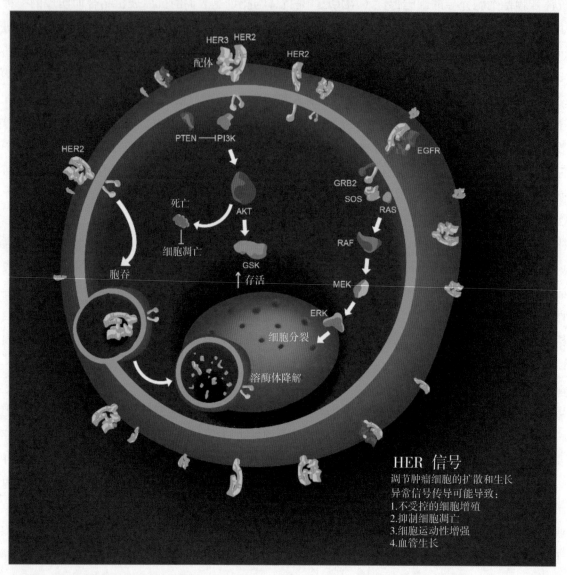

图 7.6 HER2 和 EGFR 受体位于癌细胞表面，分别被曲妥珠单抗（Herceptin™）和西妥昔单抗（Erbitux™）靶向（图像由 Peiqin Jin 绘制并提供）。

帕妥珠单抗（Perjeta™）于 2012 年获得 FDA 批准，用于与曲妥珠单抗和多西他赛联合治疗 HER2+ve 乳腺癌。曲妥珠单抗的主要作用机制涉及结合 HER2 受体并阻止其内化和降解，而帕妥珠单抗通过结合 HER2 受体并抑制其与 HER2 家族其他受体的二聚化，以互补的方式发挥作用。临床前研究已确定无论 HER2 是否过表达，HER 二聚化是细胞独立增殖能力的关键原因，这就是该药物与曲妥珠单抗联合使用效果良好的原因。

表 7.1 目前获批临床应用的最重要的单抗

抗体	商品名	靶点	适应证
阿仑单抗	Lemtrada Campath ™	CD52	白血病
贝伐珠单抗	Avastin ™	VEGF/VEGFR	脑癌、宫颈癌、结直肠癌、肾癌、肺癌和卵巢癌
博纳吐单抗	Blinoyto ™	CD19/CD3	急性淋巴细胞白血病
西妥昔单抗	Erbitux ™	EGFR	结直肠癌和头颈部肿瘤
达雷木单抗	Darzalex ™	CD38	多发性骨髓瘤
地诺单抗	Xgeva ™	RANKL	肉瘤
地妥昔单抗	Unituxin ™	GD2	小儿神经母细胞瘤
埃罗妥珠单抗	Empliciti ™	SLAMF7	多发性骨髓瘤
莫格利珠单抗	Poteligeo ™	CCR4	两种罕见的非霍奇金淋巴瘤，蕈样肉芽肿和 Sézary 综合征
耐昔妥珠单抗	Portrazza ™	EGFR	肺癌
奥妥珠单抗	Gazyva ™	CD20	白血病和淋巴瘤
奥法妥木单抗	Arzerra ™	CD20	白血病
奥拉单抗	Lartruvo ™	PDGFRα	肉瘤
帕尼单抗	Vectibix ™	EGFR	结直肠癌
帕妥珠单抗	Perjeta ™	HER2	乳腺癌
雷莫卢单抗	Cyramza ™	VEGF/VEGFR2	结直肠癌、食管癌、肝癌、肺癌和胃癌
利妥昔单抗	Rituxan ™	CD20	白血病和淋巴瘤
曲妥珠单抗	Herceptin ™	HER2	乳腺癌、食管癌和胃癌
托西珠单抗	Actemra ™	IL-R6	治疗 CAR-T 疗法所致的细胞因子释放综合征
托西莫单抗	Bexxar	CD20	非霍奇金淋巴瘤

7.2.2.1.1 曲妥珠单抗（Herceptin ™）

曲妥珠单抗（Herceptin ™）是由罗氏旗下基因泰克公司发现和开发的，于1998年首次获得FDA批准。是一种 IgG1 人源化重组抗 P185 单克隆抗体，针对人类 HER2/neu（也称为 ErbB2）受体，抑制 HER2+ 乳腺癌细胞的信号通路。

曲妥珠单抗的多种作用机制包括阻断HER2二聚化和细胞外区域裂解、ADCC以及HER2内化和降解，后者被认为是该药物最重要的机制。已经证明它能诱导受体内化，并通过上调p27（CDK2的细胞内抑制剂）等机制抑制细胞周期。曲妥珠单抗在乳腺癌治疗中的应用也存在原发性和获得性耐药。

早期临床试验表明，曲妥珠单抗对 HER2 阳性患者具有显著的抗肿瘤反应。标准化疗联合曲妥珠单抗与单独标准化疗相比，延长了中位疾病进展时间（7.4 个月 vs 4.6 个月），显著提高总体肿瘤缓解率（50% vs 32%），延长中位肿瘤缓解持续时间（9.1 个月 vs 6.1 个月），延长至治疗失败的时间（6.9 个月 vs 4.5 个月），且 1 年死亡率（22% vs 33%）显著更低。2005 年，《新英格兰医学杂志》报道了惊人的临床研究结果，曲妥珠单抗消除了乳腺癌手术后 2 ～ 3 年内的复发高峰，附带的社论还暗示这是肿瘤学领域迄今为止获得的最佳治疗效果。由此产生的宣传使得英国国家卫生服务（NHS）机构表示，即使在获得监管机构批准之前，也会为所有适合的乳腺癌患者提供该药物。在固定的 NHS 预算框架下，这给英国政府带来了重大的问题，因为当时一个患者一年的治疗费用约为 21800 英镑。

基于这些显著的结果，曲妥珠单抗现在已获批适用于治疗 HER2 阳性早期乳腺癌。也被用于联合紫杉醇或多西他赛，或芳香化酶抑制剂，治疗 HER2 阳性的转移性乳腺癌。需要注意的是，曲妥珠单抗与蒽环类药物的同时使用会增加心脏毒性，并且即使在停止使用曲妥珠单抗后使用蒽环类药物也会增加心脏毒性的风险，应该在 24 周之内避免用药。

曲妥珠单抗仍主要通过静脉输注给药，同时应备有复苏设施以防治过敏性休克。罗氏公司开发了一种新的 Herceptin ™ 皮下给药制剂。2013 年，罗氏公司发布了 PrefHer 研究的数据，这是一项国际随机、多中心、交叉设计的 II 期临床试验，结果表明，与静脉给药相比，皮下给药形式更受患者欢迎，因为它将患者在治疗中心的时间减少了一半以上（58%）。它还减少了药剂师、护士和医生治疗患者所需的时间，从而节省了医院资源，提高了医疗效率。

尽管曲妥珠单抗已被证明有效，但因为只有 25% ~ 30% 的患者携带高侵袭性的 HER2 阳性乳腺癌表型，因此只有部分患者受益。这种表型与预后不良、对激素治疗不敏感以及对传统化疗药物的敏感性降低有关。由于在使用曲妥珠单抗之前，必须对 HER2 过表达进行筛查，曲妥珠单抗成为第一个被用于"个性化医疗"方案的抗癌药物。目前，可通过免疫组化（IHC）、染色体原位杂交（FISH）以及 PCR 的方法来筛查 HER2 的表达情况。HercepTest ™，是一种半定量的免疫组化检测 HER2 表达的方法，用于常规处理的乳腺癌组织标本，如福尔马林固定和石蜡包埋的肿瘤切片。图 7.7 显示了 HercepTest ™ 的结果，棕色染色表示 HER2 受体的过表达。

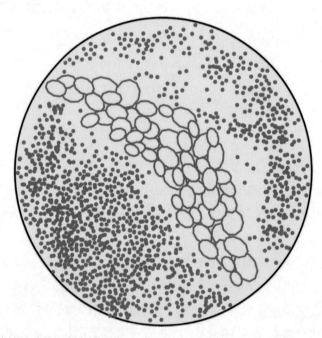

图 7.7　HER2+ 过表达的乳腺癌组织学切片径 HercepTest ™ 染成棕色（图像由 Peiqin Jin 提供并绘制）。

曲妥珠单抗最常见的副作用包括输注相关的发热、寒战、疼痛、虚弱、恶心、呕吐、头痛以及可能的过敏反应，如过敏性休克、荨麻疹和血管性水肿。也可能发生心脏毒性、肺部事件和胃肠道不适，还可能出现胸痛、低血压等，有时会延迟出现。曲妥珠单抗与蒽环类联用会导致心脏毒性，应尽可能避免。

如必须联合使用，应监测心脏功能，慎用于冠心病、高血压、冠状动脉疾病、未受控制的心律失常和严重的静息性呼吸困难的患者。除此之外，还报告了曲妥珠单抗的几种较轻的副作用，包括味觉障碍和脱发。除非潜在的益处超过风险，否则不应在妊娠期间使用曲妥珠单抗，并且在治疗期间和治疗后 6 个月内应避免哺乳。

由于罗氏/基因泰克的专利于 2014 年在欧洲以及 2019 年在美国到期，许多公司，特别是新兴公司，一直在开发曲妥珠单抗的生物类似药。这些生物类似药包括于 2017 年 12 月在美国获批的曲妥珠单抗–dkst（Ogivri™，Mylan GmbH），用于治疗 HER-2 过表达的乳腺癌、胃癌或胃食管结合部腺癌。另一个是 Herzuma™，由 Celltrio 梯瓦开发的曲妥珠单抗生物类似药，于 2018 年获得了美国的批准。

7.2.2.1.2　帕妥珠单抗（Perjeta™或 Omnitarg™）

帕妥珠单抗（Perjeta™）是一种人源化（从小鼠）单克隆抗体，由基因泰克（2009 年被罗氏收购）开发和销售，用于治疗 HER2 阳性乳腺癌。它是 HER 二聚化抑制剂，于 2012 年获得 FDA 批准，与曲妥珠单抗和多西他赛联合治疗 HER2 阳性乳腺癌。

曲妥珠单抗的主要作用机制涉及与 HER2 受体结合并阻止其内化和降解，而帕妥珠单抗具有不同且互补的作用机制。帕妥珠单抗抑制 HER2 与 HER2 家族其他受体的二聚化，从而抑制信号传导和肿瘤生长。临床前研究已确定 HER 二聚化是细胞独立增殖能力的关键，无论 HER2 是否过度表达。此外，抑制 HER2 二聚化可以防止癌细胞中 HER 介导的细胞内级联信号的异常激活。

早期针对乳腺癌、卵巢癌和前列腺癌的帕妥珠单抗临床试验取得了一些成功，在后来的随机双盲、多国临床试验（CLEOPATRA）中，更是发现与安慰剂、曲妥珠单抗联合多西他赛组相比，帕妥珠单抗、曲妥珠单抗联合多西他赛组可作为 HER2 阳性转移性乳腺癌的一线治疗，可以显著延长无进展生存期，而且不增加心脏毒性作用。

因为帕妥珠单抗的副作用包括左心室功能障碍，因此，慎用于有心血管疾病史的患者（如充血性心力衰竭或左心室功能受损）。当与曲妥珠单抗和多西他赛联合使用时，其他可能发生的副作用包括发热性中性粒细胞减少症、胃肠道不适（如食欲减退、腹泻、便秘和消化不良）、水肿、呼吸困难、咳嗽、胸腔积液、鼻咽炎、失眠、周围神经病变、头痛和头晕以及味觉障碍。帕妥珠单抗在妊娠期间应避免使用，并且在治疗期间和治疗后 6 个月内，应使用有效的避孕措施。

7.2.2.2　VEGFR 和 VEGF

血管生成是促进肿瘤生长和存活的重要过程。肿瘤血管生成指肿瘤刺激周围新血管形成的能力，从而促进肿瘤增大、局部侵袭和转移，通过增加氧、营养和细胞因子的输送，改善二氧化碳和代谢废物的清除，产生有益于肿瘤细胞的生长因子以及增强转移的作用。血管内皮生长因子（VEGF）与肿瘤细胞表面的血管内皮生长因子受体（VEGFR）相互作用，刺激血管生成（图 7.8）。

最早在 20 世纪 70 年代初，出现了阻止肿瘤血管生长作为抗癌疗法的概念，但直到 30 年后才出现实际应用。早期研发的抗血管生成抑制剂在关键的 Ⅲ 期临床试验中因未能增加生存率而被淘汰。贝伐珠单抗（Avastin™）通过这种作用机制在结直肠癌临床试验中显示可使患者生存获益，为具有转移性疾病的结直肠癌患者提供了更多治疗选择。尽管最初于 2004 年贝伐珠单抗仅获得 FDA 批准用于治疗结直肠癌，但此后其已获批其他适应证，且到目前它仍然是抗血管生成抑制剂的主导。在抗血管生成的研发思路下，随后开发了针对 VEGF 受体而非 VEGF 的抗体。雷莫芦单抗（Cyramza™）是一种全人源抗 VEGFR-2 抗体，于 2014 年首次获批用于与紫杉醇联合治疗晚期胃癌。目前它已获得了多个其他适应证的批准，包括 2019 年获批用于单药治疗肝细胞癌（HCC）患者，以及 2020 年获批与厄洛替尼联用作为转移性非小细胞肺癌（NSCLC）的一线治疗。下面将更详细地介绍贝伐珠单抗和雷莫芦单抗。其他抗血管生成剂，包括基于抗体和小分子的抗血管生成剂（见第 6 章）正在研发中。另一种策略是使用重组融合蛋白，如阿柏西普（Zaltrap™），作为可溶性诱饵受体结合生长因子 VEGF-A 和 VEGF-B，从而抑制它们的激活（见第 6 章）。

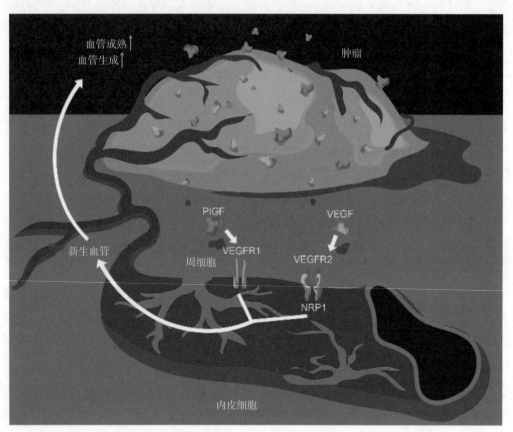

图 7.8　下：VEGF 生长因子接近血管内皮细胞表面的 VEGF 受体（VEGFR），从而上调血管生成途径。上：由于血管生成途径的上调，肿瘤附近新血管生成（图像由 Peiqin Jin 绘制提供）。

7.2.2.2.1　贝伐珠单抗（Avastin™）

　　贝伐珠单抗（Avastin™）是罗氏基因泰克共同开发的人源化 IgG1 单克隆抗体，能够结合生长因子配体 VEGF-A（通常称为 VEGF），并立体干扰阻止其结合并激活 VEGFR，减缓了与肿瘤相关的血管生成（新血管生长）。作为第一个（于 2004 年）进入市场的血管生成抑制剂，最初获批的适应证是与 5-氟尿嘧啶（5-FU）联合用于转移性结直肠癌的一线治疗。贝伐珠单抗后来（于 2009 年）获 FDA 批准用于肾细胞癌和多形性胶质母细胞瘤的治疗。

　　通常情况下，VEGF 会结合血管内皮细胞表面的 VEGF 受体（VEGFR），从而激活信号通路，促进毛细血管生长（图 7.8 下）。肿瘤环境中 VEGF 表达的显著增加刺激了血管生成，这是肿瘤生长所必需的（图 7.8 上）。然而，这些血管通常形成不良，导致肿瘤内血流不畅，并减少抗癌药物递送至肿瘤细胞。通过阻断 VEGF 与内皮细胞表面的 VEGFR 以及 Flt-1 和 KDR 等其他受体的相互作用，可以减少内皮细胞的增殖，减少肿瘤部位新血管的形成，且可能会使现有的微血管退化。这可以减少肿瘤的营养供应并抑制废物的清除，从而抑制肿瘤生长并减少转移的风险。有证据表明，抑制 VEGF 可以使现有的肿瘤血管正常化，因此，贝伐珠单抗在与传统药物联合使用时特别有效，因为这些药物可更有效地被递送到肿瘤细胞。

在药物的研发过程中，人类结肠癌的肿瘤异种移植模型证实贝伐珠单抗可以减少肿瘤部位的微血管生长并抑制转移。随后，一项针对结直肠癌患者的大规模随机安慰剂对照的Ⅲ期临床试验结果显示，当贝伐珠单抗与IFL方案（伊立替康、5-FU和亚叶酸）联合使用时，相比于仅使用IFL，患者的中位生存期可延长约5个月（20.3个月 vs 15.6个月）。这在当时的针对结直肠癌治疗的Ⅲ期随机临床试验中，其报道的患者生存期改善是最长的。因此，在2004年初，FDA批准将贝伐珠单抗静脉给药联合5-FU作为转移性结肠癌或直肠癌患者的一线治疗。并在2005年初，于欧洲获得了类似的适应证批准。

贝伐珠单抗通常以5mg/kg的剂量静脉输注给药，每14天一次，直到出现疾病进展。由于具有抑制VEGF的作用，因此最严重的副作用是创口愈合不良和胃肠穿孔，甚至导致死亡。因此，慎用于存在腹腔内炎症并有胃肠道穿孔风险的患者以及存在瘘管风险增加的患者。此外，在择期手术期间不应使用，且在重大手术后至少28天或创口完全愈合前应避免使用。慎用于高血压、动脉血栓栓塞和（或）心血管疾病病史的患者。孕期不应使用，治疗期间和治疗后6个月内需要避孕。

贝伐珠单抗潜在的严重不良反应包括充血性心力衰竭、肾病综合征、高血压危象和出血。在联合使用贝伐珠单抗和其他类型的化疗药物治疗非小细胞肺癌（NSCLC）患者时，也观察到了咳血症状（咳出血液或痰中带血）。较轻的不良反应包括蛋白尿、剥脱性皮炎、疼痛（包括腹痛）、高血压、胃肠道反应、鼻炎、周围神经病变和皮肤色素沉着。

基于临床实验结果，贝伐珠单抗现已获批用于结肠癌、肾癌、肺癌、卵巢癌、乳腺癌和胶质母细胞瘤的治疗不同国家的批准情况有所不同。在所有这些癌症中，已发现贝伐珠单抗可以增加无进展生存期的持续时间，以及响应率和缓解持续时间。需要注意的是，由于其作用机制，贝伐珠单抗总是与其他药物联合使用。例如，其已被批准与紫杉醇或多西他赛联合用于转移性乳腺癌的一线治疗，与干扰素 α-2a 联合用于晚期或转移性肾细胞癌的治疗，以及与铂类药物联合用于无法切除的晚期、转移性或复发性非小细胞肺癌的一线治疗。除此之外，在其他类型实体瘤中的应用（包括前列腺癌、黑色素瘤和一些血液系统恶性肿瘤）也正在评估之中。

值得注意的是，贝伐珠单抗已超适应证用于治疗年龄相关性黄斑变性（AMD或ARMD），即直接注射到眼内抑制视网膜中血管的进一步增殖以延迟视力下降。基因泰克/诺华开发了一种相关产品Lucentis™（雷珠单抗），专门用于治疗湿性AMD，这是一种常见的年龄相关性视力下降。雷珠单抗是一种人源化单克隆抗体片段（Fab），与贝伐珠单抗源自同一亲本鼠抗体，因此比亲本抗体小得多。它通过"亲和力成熟"的过程研发出来，以提供更高的VEGF-A结合亲和力。最初，尽管临床试验证明两者同样具有治疗效果，但雷珠单抗的价格比贝伐单抗高得多。这使得英国的国民保健服务（NHS）等医疗保健组织出现了政治分歧。尽管将一瓶贝伐珠单抗分装会增加感染风险，但因资金有限，NHS仍鼓励眼科医生继续超适应证使用贝伐珠单抗治疗AMD。目前，Lucentis™的价格已经达到了对于NHS等机构来说更为合理的水平。

7.2.2.2.2 雷莫芦单抗（Cyramza™）

雷莫芦单抗（Cyramza™）是由礼来公司研发的一种全人源抗VEGFR-2抗体。与贝伐珠单抗（Avastin™）不同的是，它结合的是VEGF受体而不是VEGF本身。RAINBOW临床试验显示雷莫芦单抗联合紫杉醇的疗效优于紫杉醇单药。基于此，它首次获得FDA批准的适应证是用于与紫杉醇联合治疗氟尿嘧啶或铂类化疗药物治疗失败的晚期胃癌或食管胃交界处（GEJ）腺癌。基于另一项REVEL临床试验的结果，雷莫芦单抗与多西他赛的联合治疗也于同年获得批准，用于治疗一线含铂化疗后仍进展的转移性非小细胞肺癌（NSCLC）。总的来说，雷莫芦单抗与其他靶向 VEGF / VEGFR 的药物（如贝伐珠单抗）一样具有可靠的安全性。

一项名为 RAISE 的 Ⅲ 期临床试验，证明了雷莫芦单抗联合伊立替康、左亚叶酸和 5- 氟尿嘧啶（FOLFIRI 方案）与单独使用 FOLFIRI 方案在治疗转移性结直肠癌（mCRC）中具有优势。基于此，雷莫芦单抗于 2015 年获得 FDA 批准，用于治疗在贝伐珠单抗、奥沙利铂和氟嘧啶治疗期间或之后存在疾病进展的 mCRC 患者。

在随机、双盲的 Ⅲ 期 REACH 2 临床试验中，雷莫芦单抗显著延长了甲胎蛋白水平 ≥ 400ng/ml 的肝癌患者的总生存期（OS）和无进展生存期（PFS）。在本试验中，雷莫芦单抗表现出良好的耐受性和安全性，大多数与治疗相关的不良事件的严重程度为轻度或中度。基于此，在 2019 年，雷莫芦单抗获得 FDA 批准，作为单药治疗索拉非尼治疗后的甲胎蛋白水平 ≥ 400ng/ml 的肝细胞癌（HCC）患者。目前，雷莫芦单抗是唯一在甲胎蛋白水平 ≥ 400ng/ml（其水平与肝癌较强的侵袭性和不良的预后有关）的肝癌患者中进行临床试验的特定治疗药物。

RELAY（NCT02411448）这项多国双盲临床试验纳入了 449 例表皮生长因子受体（EGFR）19 号外显子缺失（ex19del）或 21 号外显子突变（ex21 L858R）的转移性非小细胞肺癌（NSCLC）患者，结果证实雷莫芦单抗联合厄洛替尼可显著改善患者预后。在 2020 年，FDA 批准了雷莫芦单抗和厄洛替尼联合用于携带 EGFR 19 号外显子缺失或 21 号外显子 L858R 突变的 NSCLC 患者的一线治疗。

7.2.2.3 EGFR

表皮生长因子受体（EGFR；也称为 ErbB-1）、HER2 / c-neu（ErbB-2）、Her 3（ErbB-3）和 Her 4（ErbB-4），是四个密切相关的细胞外受体酪氨酸激酶，它们是 ErbB 受体家族的成员。已知影响 EGFR 表达或活性的突变与某些癌症有关。EGF 及其受体是由美国范德堡大学的 Stanley 发现的，其与 Rita Levi-Montalcini 因发现这些生长因子而获得了 1986 年的诺贝尔医学奖。EGFR 的过度表达常见于多种类型的实体瘤，如头颈部、肺部和结直肠肿瘤，并已知与不良预后相关，包括增加转移风险和降低生存率。过度表达还可以保护癌细胞免受细胞毒性药物和放疗的影响，从而降低这些治疗的有效性。

EGF 受体位于细胞表面，并通过与它们的特定配体［包括 EGF、转化生长因子 α（TGFα）和多种其他配体］结合而被激活（图 7.9）。ErbB2 没有已知的直接激活配体，其激活可能为组成形式或者在与其他家族成员（如 EGFR）异源二聚化后变得有活性。在与配体结合后，EGFR 从无活性的单体形式转变为活化的同源二聚体形式。此外，EGFR 还可以与 ErbB 受体家族的另一个成员（例如 ErbB2/Her2/neu）配对，形成活化的异源二聚体。还有一些证据表明，激活的 EGFR 可以形成聚集体。

细胞外 EGFR 二聚化事件通过 EGFR C- 末端的多个酪氨酸残基的自磷酸化刺激细胞内蛋白酪氨酸激酶级联信号。这种自磷酸化导致下游激活并通过自身的磷酸酪氨酸结合 SH2 结构域与磷酸化酪氨酸结合的几种其他蛋白质实现信号传递。这些下游信号传递蛋白质启动了几个级联信号转导，包括 MAPK、Akt、JNK、PI3K/AKT 和 K-RAS/B-RAF/MEK/ERK 途径，最终导致基因产物 DNA 的合成，并促进细胞增殖、迁移和黏附。

由于基因突变引起的 EGFR 过度表达（或通路过度激活）与多种癌症相关，包括肺癌、肛门癌和多形性胶质母细胞瘤。EGFRvⅢ 常为多形性胶质母细胞瘤的特定突变，并可作为该病的诊断依据。总而言之，EGFR 或相关家族成员的突变、扩增或其他类型的失调与约 30% 的上皮癌相关。这促进了多种针对 EGFR 的抗体（用于结肠癌的西妥昔单抗）和小分子（用于肺癌的吉非替尼和厄洛替尼，见第 6 章）

抗癌药物的研发。西妥昔单抗（Erbitux™）和帕尼单抗（Vectibix™）是已获批准的单克隆抗体抑制剂的例子。由于它们分别是基于 IgG1 和 IgG2 类型的抗体，因此它们具有不同的毒性谱。下面将更详细地介绍这两种抗体以及其他抗 EGFR 抗体。如 2015 年获批用于非小细胞肺癌（NSCLC）的耐昔妥珠单抗（Portrazza™）和研发用于头颈鳞状细胞癌（SCCHN）的扎芦木单抗（HuMax-EGFr）。还有多种小分子抑制剂正在开发中，这些在第 6 章中有进一步介绍。

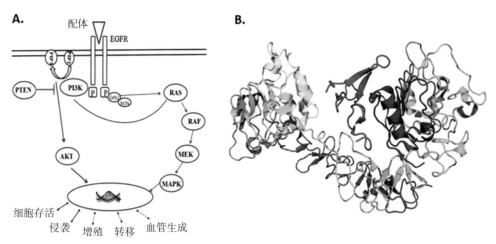

图 7.9　A. 图示激活的同源二聚体 EGFR，及配体结合后伴随的信号级联（摘自 Giovanna Mirone，Arvind Shukla，Gabriella Marfe，Signaling mechanisms of resistance to EGFR– and Anti-Angiogenic Inhibitors cancer，Critical Reviews in Oncology/Hematology，Volume 97，2016，pages 85–95，https://doi.org/10.1016/j.critrevonc.2015.08.012. 版权所有 © 2015 Elsevier Ireland Ltd）；B. EGFR 细胞外区域与 EGF（品红色）复合物的分子模型。

最后，值得注意的是，EGFR 抑制剂作为一类药物在 90% 以上的患者中最常见的不良反应是在面部和躯干散在的丘疹性皮疹。有趣的是，皮疹的存在和进展通常与药物的抗肿瘤效果相关，因此有时被临床医生用于监测治疗效果。10%～15% 的患者伴有严重的皮疹并需要治疗。EGFR 抑制剂用药后可能会产生耐药性，其常见的耐药机制包括已知的 T790M 突变和 MET 癌基因的激活。因此，针对其耐药机制，正在研发的第二代药物，对携带这些突变的癌细胞也具有抗癌活性。

7.2.2.3.1　西妥昔单抗（Erbitux™）

西妥昔单抗（Erbitux™）是一种嵌合（鼠和人）IgG1 抗体，靶向 EGFR 的细胞外区域，EGFR 在大约 35% 的肿瘤中过表达。西妥昔单抗由抗 EGFR 鼠源抗体的 Fv 区、kappa 轻链以及人源 IgG1 重链恒定区组成。西妥昔单抗由 BMS、礼来、默克研发，并于 2004 年首次获批用于结直肠癌。随后又获批用于头颈部晚期鳞状细胞癌（2006 年）、复发性局部或转移性头颈部鳞状细胞癌（2011 年）以及 EGFR 过表达的转移性结直肠癌（2012 年）。西妥昔单抗通过与受体结合竞争性抑制配体结合，从而防止 EGFR 激活和下游细胞信号传导。此外，它还诱导 ADCC 并导致 Bax 蛋白水平增加，激活凋亡信号。

KRAS 是 EGFR 信号通路下游的小 G 蛋白的一个编码基因，在某些癌症中可能发生突变，即使 EGFR 被阻断，KRAS 仍然可以保持活性。因此，西妥昔单抗仅对携带 KRAS 基因为野生型（未突变）的结直肠癌患者有效，这种情况约占 40%。最近的两项研究表明，接受西妥昔单抗联合标准化疗（OPUS 和 CRYSTAL 临床试验）治疗的 KRAS 野生型肿瘤患者，与仅接受化疗患者相比，治疗缓解率和无病生存期显著增加。基于此，2009 年，FDA 要求两种抗 EGFR 的单克隆抗体药物（西妥昔单抗和帕尼单抗）治疗时需提供患者的 KRAS 突变信息。2012 年，FDA 还批准了一种基因检测方法（Therascreen™），用于检测结直肠 KRAS 基因的七种突变，这种检测方法用于筛选转移性结直肠癌患者。如果结直肠癌细

胞中不存在 KRAS 突变，则可以考虑为患者使用西妥昔单抗。携带野生型 KRAS 基因的结直肠癌患者（约 65%）已被证明在一线治疗中使用西妥昔单抗可以获得超过 60% 的缓解率和超过 40% 的减少进展风险。2012 年，Erbitux™ 更新了药物说明书，要求在为转移性结直肠癌患者使用西妥昔单抗治疗之前进行 FDA 批准的 KRAS 检测，如 Therascreen™。

2004 年，美国 FDA 批准了西妥昔单抗的使用是基于三项纳入了伊立替康治疗后进展的转移性结直肠癌患者的临床试验。第一项临床试验纳入 329 例患者，分别接受西妥昔单抗单用或与伊立替康联用治疗。结果表明，单药和联合用药组的中位持续有效时间分别为 4.2 和 5.7 个月；联合用药组的受试者的中位无进展生存时间显著长于单独使用西妥昔单抗的受试者。其他试验也得出了类似的结果。临床前数据表明，西妥昔单抗的作用机制之一可能涉及抑制人类移行细胞癌的血管生成，这表明将西妥昔单抗与放射治疗联合使用可能会提高肿瘤的局部放射治疗效果。

西妥昔单抗被批准用于联合或者单药治疗奥沙利铂和伊立替康化疗失败或者不耐受的 EGFR 阳性的转移性结直肠癌。也被批准与放疗联合治疗局部晚期头颈部鳞状细胞癌，并与基于铂类的化疗联合治疗复发或转移的头颈部鳞状细胞癌。给药方式为静脉输注，并建议患者在第一次输注前接受抗组胺药物治疗。

西妥昔单抗的主要不良反应是皮肤反应，包括皮疹、痤疮、瘙痒、皮肤干燥、脱屑、多毛症和指甲病变。其他常见不良反应为恶心、呕吐、腹泻、腹痛、头痛、虚弱、不适、发热、荨麻疹、气道阻塞、低血压、休克和输注反应。合并心肺和（或）肺部疾病的患者应慎用，如果出现间质性肺病，应立即停止治疗。尽管对胎儿的毒性数据很少，但也只有在治疗获益大于风险的情况下才能允许在孕期使用。

7.2.2.3.2 帕尼单抗（Vectibix™）

帕尼单抗（Vectibix™）是以人类 IgG2 为基础研发的抗体，特异性针对表皮生长因子受体（EGFR）。由 Abgenix 公司研发，通过免疫转基因小鼠（XenoMouse™）制造人类免疫球蛋白轻链和重链。小鼠免疫后，选择性产生针对 EGFR 特异性抗体的 B 细胞克隆，并与中国仓鼠卵巢（CHO）细胞杂交使其无限增殖。然后使用这些细胞进行人类抗体的大规模生产。

帕尼单抗于 2006 年获得 FDA 批准，用于治疗 EGFR 表达的转移性结直肠癌，现由安进公司生产和销售。它还于 2007 年获得欧洲药品管理局（EMEA）批准，作为单药治疗氟尿嘧啶、奥沙利铂和伊立替康化疗方案失败后的表达 EGFR 且携带 KRAS 野生型的难治性转移性结直肠癌。2009 年，FDA 更新了帕尼单抗（以及西妥昔单抗）的说明书，包括对有关 KRAS 突变的要求。

与西妥昔单抗类似，帕尼单抗通过结合 EGFR 的细胞外区来阻止其激活，并导致了依赖于 EGFR 的细胞内级联信号传导停止。尽管两种药物都针对 EGFR，但帕尼单抗（IgG2）和西妥昔单抗（IgG1）在抗体亚型上有所不同，作用机制略有不同。普遍认为，IgG1 亚型的抗体可能更有效地激活补体途径和介导 ADCC。

帕尼单抗通过静脉输注给药，可能会发生常见的输注相关副作用。最严重的药物不良反应（ADR）与皮肤有关，患者在治疗期间必须仔细监测。这些反应可能很严重，包括皮疹、红斑、瘙痒、皮肤干燥、脱屑、黏膜炎症、多毛症和指甲病变。如果出现严重反应，则可能需要暂时或永久停止治疗。对于患有肺部疾病的患者，应慎用，如果出现肺炎或肺部浸润，则应停药。其他 ADR 包括腹泻、口干、鼻干、呼吸困难、咳嗽、疲劳、头痛、低镁血症、低钙血症、低钾血症、脱水和眼部病变（包括结膜炎、泪液增多、干眼症和眼部充血）。故用药时还应监测低镁血症和低钙血症。基于动物毒性研究，建议在治疗期间和治疗后 6 个月内使用避孕措施。

7.2.2.3.3 耐昔妥珠单抗（Portrazza™）

耐昔妥珠单抗（Portrazza™）是由礼来开发的全人源IgG1抗体，旨在阻断EGFR的配体结合位点。2013年，礼来公司宣布其一项名为SQUIRE的Ⅲ期临床研究达到了主要终点，该研究纳入1093例Ⅳ期转移性肺鳞癌患者，发现相比单药治疗，耐昔妥珠单抗与吉西他滨和顺铂联合使用作为一线治疗，患者的总体生存率有所提高。这项研究使得耐昔妥珠单抗在2015年获得FDA批准，成为首个获批用于肺鳞癌患者的生物治疗药物，这是非常有意义的。众所周知，在肺癌中，非小细胞肺癌（NSCLC）比其他类型更为常见，占所有肺癌病例的85%，而肺鳞癌患者约占NSCLC患者的30%。此外，肺鳞癌仍是全球癌症死亡的主要原因之一。这意味着，耐昔妥珠单抗有着众多的潜在获益人群。

在临床试验中，使用耐昔妥珠单抗的患者中最常见的不良反应是皮疹和低镁血症。不太常见的严重不良反应包括血栓栓塞。既往一项耐昔妥珠单抗与培美曲塞联合使用的临床研究（INSPIRE）曾引起对血栓栓塞这种严重不良反应的担忧，但在后续的临床研究中并未观察到这一不良反应的发生。

7.2.2.3.4 扎芦木单抗（HuMax-EGFr）

由Genmab公司开发的扎芦木单抗（HuMax-EGFr）是一种人源IgG1抗体（mAb），针对EGFR并旨在治疗头颈鳞状细胞癌（SCCHN）。超过90%的SCCHN癌症过表达EGFR，且与晚期疾病和不良预后相关。

与其他抗体一样，扎芦木单抗通过结合EGFR的细胞外区并抑制细胞内信号传导通路来发挥作用。它结合于细胞表面的EGFR第三区，将受体锁定为非活性构象。因此，扎芦木单抗是EGF配体的竞争性拮抗剂。在非活性构象中，细胞内酪氨酸激酶残基之间的距离更大，从而抑制了二聚化。随后，磷酸化和相关信号传导被抑制。此外，扎芦木单抗还可通过ADCC机制在低浓度下引起细胞死亡。

扎芦木单抗在286例标准铂类化疗失败的复发或转移性SCCHN患者中成功进行了Ⅲ期临床试验。2011年公布了试验结果，其中191例患者接受扎芦木单抗和最佳支持治疗（BSC）（未同时予甲氨蝶呤姑息治疗），而91例患者则只接受BSC（78%患者同时接受甲氨蝶呤作为姑息治疗）。受试者的药物剂量逐步升高，直到出现被认为是临床活性标志的皮疹。虽然该研究未达到主要终点，但数据显示与仅接受BSC的患者相比，接受扎芦木单抗的患者的无进展生存期增加了61%（$p = 0.0010$）。接受扎芦木单抗治疗的患者的中位总生存期为6.7个月，而BSC组的患者为5.2个月。对于这些没有其他治疗可选择的患者来说，延长了30%的总生存期。试验中的数据表明甲氨蝶呤可能在SCCHN中具有抗肿瘤活性。如此推算，相比于单纯最佳支持治疗（不进行甲氨蝶呤姑息治疗），扎芦木单抗对生存期的改善可能比试验结果所示更高。

扎芦木单抗在临床试验中表现出可接受的毒性，其中皮疹是最常见的不良反应。尽管观察到了一些输注相关的不良反应，但由于抗体是完全人源的，因此药物的过敏反应发生率较低。其他常见的不良反应包括皮肤和指甲病变、电解质紊乱、胃肠道疾病、眼部疾病、感染和头痛。

尽管扎芦木单抗的开发在2015年后没有继续进行，但考虑到治疗SCCHN患者的选择有限，扎芦木单抗在这个临床需求未满足的领域仍具有潜力。

7.2.2.4 CD受体

B细胞是身体免疫系统的组成部分。然而，像身体中的大多数细胞一样，B细胞可以变成癌细胞，导致非霍奇金淋巴瘤（NHL）和慢性淋巴细胞白血病（CLL）等疾病。针对高表达于B细胞来源的恶性肿瘤细胞表面抗原使用单克隆抗体治疗是一种理想的治疗策略，因为肿瘤细胞和抗体在血液中可以立即接触，并且设计的抗体可以对细胞表面抗原具有高度特异性。目前已经研发了多种抗体分别针对相应的细胞表面抗原，包括主要位于B细胞表面的"簇分化"或"CD"糖蛋白（图7.10）。例如，CD20（被奥法妥木单抗和利妥昔单抗靶向）和 CD52（被阿仑单抗靶向）。B 细胞表面抗原也被抗体药物偶联物（ADC）所靶向，例如替伊莫单抗（ibritumomab tiuxetan）、托西莫单抗（靶向 CD20）、维布妥昔单抗（brentuximab vedotin）（靶向 CD30）和奥星 – 吉妥珠单抗（gemtuzumab ozogamicin）（靶向 CD33）（见7.3）。本节所介绍的裸抗体与其相应抗原的相互作用可以通过 ADCC 和 CDC 效应以及直接的凋亡作用导致细胞死亡。

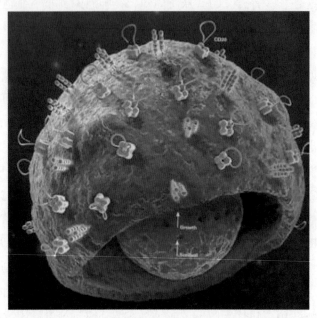

图 7.10　图示 B 细胞及其表面抗原（包括 CD20）。

不足为奇，这些抗体药物会影响免疫系统，甚至可能会由于细胞因子释放综合征（以严重呼吸困难为特征）和（或）肿瘤溶解综合征（大量细胞快速破裂，释放其内容物进入血液）相关的 ADR 而导致给药后死亡。因此，对于肿瘤负荷高、肺功能不全或肺部浸润的患者应密切监测不良反应，并考虑减慢输注速度。与细胞毒性药物一样，在给药期间应始终提供完备的复苏设施。

这些药物通常也可能会出现其他与输注相关的副作用，并且往往主要发生在第一次输注期间。包括发热、发冷、恶心和呕吐、全身疼痛、过敏反应（如皮疹、瘙痒、血管性水肿、支气管痉挛和呼吸困难）和面部潮红。在每次输注抗体之前可以使用镇痛药和抗组胺药，甚至皮质类固醇药物以帮助减轻这些症状。若发生严重不良反应，应暂停用药，并治疗输注相关的不良反应。以下更详细地介绍了撰写本文时五种最著名的靶向"CD"糖蛋白的抗体。其中包括靶向 CD20 的利妥昔单抗、奥法妥木单抗和奥妥珠单抗，以及靶向 CD52 的阿仑单抗和靶向 CD38 的达雷木单抗。

7.2.2.4.1　CD20：利妥昔单抗（MabThera™，Rituxan™）

利妥昔单抗（Rituxan™，MabThera™）由 IDEC 制药开发，是一种针对 CD20 抗原（主要存在于 B 细胞表面）的嵌合抗体。利妥昔单抗通过裂解破坏 B 细胞，主要用于治疗以 B 细胞过多、过度活跃或其他功能障碍为特征的疾病，包括多种淋巴瘤和白血病。还有证据表明该药物对一系列自身免疫性疾病有效，例如类风湿性关节炎、多发性硬化症、系统性红斑狼疮和自身免疫性贫血，有时会超适应证使用该药来治疗这些疾病。此外，还可用利妥昔单抗治疗器官移植后的排斥反应。在肿瘤学领域，利妥昔单抗于 1997 年获 FDA 批准用于治疗 B 细胞的 NHL，于 2010 年获批用于治疗 CLL。2010 年，获 EMA 批准用于滤泡性淋巴瘤初始治疗后的维持治疗。

CD20 在从早期到分化的 B 细胞广泛表达，但在终末分化的浆细胞不表达。抗原不会下调、脱落或内化。尽管 CD20 的功能尚不完全清楚，但它似乎在 Ca^{2+} 跨膜流入、维持细胞内 Ca^{2+} 浓度以及激活 B 细胞方面发挥着作用。CD20 对细胞周期和免疫受体表达具有一定的调节作用。灵长类动物实验表明，抗 CD20 治疗可使外周 B 细胞减少高达 98%，外周淋巴结内和骨髓内 B 细胞减少高达 95%。但在人类多发性骨髓瘤中，即使经过 4 周的治疗，利妥昔单抗治疗也无法完全消除循环血液中的 CD20+ B 细胞或浆细胞，而且某些患者的 B 细胞实际上会增加。

利妥昔单抗与 CD20 的 170 ～ 173 和 182 ～ 185 位氨基酸结合，这是由于 167 和 183 位氨基酸之间存在二硫键拉近了这两个氨基酸区域的距离。利妥昔单抗的 Fc 区介导细胞杀伤的 ADCC 和 CDC 机制，并调节细胞周期杀伤 B 细胞。通过增加 MHC Ⅱ 和黏附分子 LFA-1、LFA-3（淋巴细胞功能相关抗原），引起 CD23 脱落，诱导 CD20+ 细胞凋亡。综合作用导致 B 细胞从体内消除，从而使淋巴干细胞发育成新的健康 B 细胞群。

利妥昔单抗严重的不良反应包括输液反应、肿瘤溶解综合征（可导致急性肾衰竭）、心脏骤停、乙型肝炎病毒再激活、病毒感染、进行性多灶性脑白质病（PML）和肺部毒性。由于 70% ～ 80% 的淋巴瘤患者会出现 B 细胞耗竭，因此也可能出现免疫系统毒性。少数免疫功能低下的系统性红斑狼疮患者因大脑中潜伏的 JC 病毒（一种可引起 PML 的常见病毒）重新激活而死亡。已有报道利妥昔单抗可能会导致心绞痛、心律失常和心力衰竭恶化，接受有心脏毒性的化疗药物或有心血管疾病史的患者应慎用。输注过程中经常发生短暂性低血压，因此输注前 12 小时内可能需要停用降压药物。妊娠期间应避免使用利妥昔单抗，除非对母亲的潜在益处超过胎儿 B 细胞耗竭的风险。治疗期间和治疗后 12 个月内应有效避孕。此外，在一些患者中，利妥昔单抗治疗会使循环血液中 CD20+ B 细胞的数量不降反增，其原因尚不确定。

利妥昔单抗的临床获益促进了其他抗 CD20 单克隆抗体的开发，例如奥法妥木单抗（Arzera ™），一种全人源抗 CD20 抗体，将在下文介绍。奥瑞珠单抗（ocrelizumab）是罗氏 / 基因泰克和渤健开发的另一种人源化抗 CD20 单克隆抗体，由于药物相关机会性感染导致过多死亡，罗氏于 2010 年停止了其研发。目前正在研发第三代抗 CD20 抗体，其基于乙二醇工程化的 Fc 片段，该片段对 Fc γ 受体的亲和力增强，从而增强 ADCC 效果。研究还发现，对可变区的修饰可以增强细胞凋亡效应。

7.2.2.4.2　CD20：奥法妥木单抗（Arzerra ™）

奥法妥木单抗（Arzerra ™），也称为 HuMax-CD20，是 GSK 开发的一种人源靶向 CD20 的抗体。与利妥昔单抗的不同之处在于其可针对 CD20 的不同表位，结合 B 细胞上 CD20 抗原的小环和大环。结合位点更接近细胞膜，理论上可以更有效地沉积补体并随后杀死 B 细胞，通过细胞裂解抑制早期 B 细胞活化。

该药于 2009 年获 FDA 批准用于治疗对氟达拉滨和阿仑单抗耐药的难治性慢性淋巴细胞白血病（CLL），并于 2010 年被 EMA 批准用于难治性慢性淋巴细胞白血病。于 2013 年公布了Ⅲ期临床试验的结果，并在随后，奥法妥木单抗被 FDA 授予"突破性疗法"称号，与苯丁酸氮芥联合用于治疗既往未接受过治疗且不适合氟达拉滨治疗的慢性淋巴细胞白血病（CLL）患者。奥法妥木单抗还显示出治疗弥漫性大 B 细胞淋巴瘤、滤泡性非霍奇金淋巴瘤、复发缓解型多发性硬化症和类风湿关节炎的潜力。此外，奥法妥木单抗是第一个用于治疗难治性 CLL 的靶向 CD20 的人源单克隆抗体。

奥法妥木单抗的不良反应（ADR）与其他靶向 CD20 抗体相似，包括输注相关副作用，如细胞因子释放综合征、PML、乙型肝炎激活和心血管影响。其他不太严重的 ADR 包括低血压和胃肠道紊乱。建议用药前使用镇痛药、抗组胺药和皮质类固醇进行预防。

7.2.2.4.3　CD20：奥妥珠单抗（Gazyva™，Gazyvaro™）

奥妥珠单抗（Gazyva™，Gazyvaro™）是罗氏公司开发的人源化抗 CD20 的单克隆抗体，于 2013 年首次获得 FDA 批准用于治疗慢性淋巴细胞白血病。于 2016 年和 2017 年获得了针对滤泡性淋巴瘤的额外批准，并于 2019 年与伊布替尼联合作为第一个非化疗联合治疗方案用于初治的 CLL 患者。

奥妥珠单抗是一种糖基工程 II 型抗 CD20 单克隆抗体，与利妥昔单抗相比，该抗体的补体依赖性细胞毒性（CDC）较低，但抗体依赖性细胞毒性（ADCC）较强，吞噬作用和直接 B 细胞杀伤作用更强。奥妥珠单抗联合化疗对慢性淋巴细胞白血病（CLL）、既往经过治疗的惰性和侵袭性非霍奇金淋巴瘤以及利妥昔单抗难治性惰性非霍奇金淋巴瘤患者具有显著的疗效。

奥妥珠单抗最常见的不良反应包括与白细胞下降相关的感染风险增加、发热、肌肉酸痛、头痛和流感样症状。由于可能导致血液中血小板数量下降，所以可能发生瘀血和出血。也有报道不良反应为贫血而引起呼吸困难和皮肤苍白。其他不良反应包括肺部问题、鼻窦炎、尿路感染（UTI）、脱发、瘙痒、失眠、头痛、关节和肌肉疼痛、腹泻或便秘以及疲劳。

7.2.2.4.4　CD52：阿仑单抗（Lemtrada™，Campath™，MabCampath™）

阿仑单抗（Lemtrada™，Campath™，MabCampath™ 或 Campath-1H）是一种重组 DNA 衍生的人源化（来自大鼠）全 IgG1 单克隆抗体，靶向成熟淋巴细胞表面糖蛋白 CD52（21～28kDa），但不影响其来源的干细胞。95% 以上的外周血淋巴细胞（T 细胞和 B 细胞）和单核细胞中都有 CD52 的表达，但其功能尚不清楚。与 CD52 结合后，阿仑单抗启动 ADCC 和 CDC 机制，导致细胞裂解。2001 年，阿仑单抗被 FDA 批准用于治疗氟达拉滨治疗失败的难治性 B 细胞慢性淋巴细胞白血病（CLL），在美国以 Campath™ 上市，在欧洲被命名为 MabCampath™。

1983 年，剑桥大学病理学系的 Herman Waldmann 及其同事针对人类淋巴细胞蛋白抗原的大鼠抗体的研究是阿仑单抗的早期研究，并命名为"Campath"。随后通过提取对 CD52 具有特异性的高变区域，将其移植到人抗体框架上，将该抗体人源化（称为 Campath-1H）。

阿仑单抗经 FDA 批准作为单药用于 B 细胞慢性淋巴细胞白血病（B-CLL）的一线治疗。在其他国家，它被批准用于既往接受过烷化剂治疗且对联合氟达拉滨疗法耐药的 B-CLL 患者。阿仑单抗还用于治疗皮肤 T 细胞淋巴瘤（CTCL）和 T 细胞淋巴瘤，并作为 CLL 的二线治疗。在一些国家，阿仑单抗的使用仅限于初治且存在染色体 17p 缺失的 B-CLL 患者。它还用于骨髓和肾脏移植的预处理，目前正在进行用于治疗自身免疫性疾病（包括多发性硬化症和移植物抗宿主病）的临床试验。拜耳公司于 2009 年获得该药的全球许可，并由健赞（2011 年被赛诺菲收购）进行市场推广。2012 年，从美国和欧洲市场撤回 Campath™，以防止在多发性硬化症的超说明书用药，以备用商品名 Lemtrada™（2014 年获得 FDA 批准），以不同剂量重新进入多发性硬化症治疗市场。

阿仑单抗通过静脉输注给药，与利妥昔单抗一样，可引起严重的输注相关不良反应，包括细胞因子释放综合征以及因侵袭性曲霉病和巨细胞病毒重新激活等增加感染风险。因此，患有活动性全身感染或潜在免疫缺陷（例如血清 HIV 阳性）的患者禁用。其他与输注相关的严重不良反应包括晕厥、肺部浸润、ARDS、呼吸骤停、心律失常、心肌梗死和心脏骤停，甚至死亡。该药对 T 细胞群的抑制性影响也有可能引发自身免疫性疾病。不太严重的输注相关不良反应包括低血压、寒战、发热、气短、支气管痉挛、寒战和皮疹。阿仑单抗在妊娠期间应避免使用，并且建议男性和女性在治疗期间和治疗后 6 个月内采取有效的避孕措施。在最近的临床试验中，阿仑单抗以每年输注一次的疗程给药，因此不良反应的发生局限于每年输注后最多 5 天。与利妥昔单抗和奥法妥木单抗一样，建议术前使用镇痛药、抗组胺药和皮质类固醇。

7.2.2.4.5 CD38：达雷木单抗（Darzalex™）

达雷木单抗（Darzalex™）是靶向 CD38 表位的人源化 IgG1 抗体首款新药。用于治疗多发性骨髓瘤和非霍奇金淋巴瘤。CD38 在多种免疫细胞上表达，并且在血液恶性肿瘤（包括多发性骨髓瘤）中高度表达。2013 年，因达雷木单抗在治性多发性骨髓瘤的临床试验中显示出良好的单药活性，获得了 FDA 快速通道认定和突破性疗法认定。2015 年，FDA 批准达雷木单抗用于治疗三线治疗失败的（包括蛋白酶抑制剂和免疫调节剂，或者对蛋白酶抑制剂和免疫调节剂双重耐药）多发性骨髓瘤患者。2018 年，FDA 扩大了达雷木单抗与硼替佐米、美法仑和泼尼松联合使用的批准范围，包括治疗不适合自体干细胞移植的初治多发性骨髓瘤患者。

达雷木单抗治疗相关的副作用包括疲劳、胃肠道紊乱（例如恶心、腹泻、便秘、呕吐）、肌肉痉挛、关节痛、背痛、发热、寒战、头晕、失眠、咳嗽、气短、手脚（包括踝）肿胀，神经损伤导致刺痛、麻木或疼痛，以及类似感冒的症状（类似于上呼吸道感染）。

7.2.2.5 免疫肿瘤抑制剂

众所周知，肿瘤细胞可以被免疫系统识别。但大多数当前的癌症疗法并没有利用人体的先天免疫防御机制。在肿瘤发展的早期，一些证据显示肿瘤表现出自发消退的现象，表明免疫系统可能能够识别和消除早期肿瘤细胞。这奠定了免疫肿瘤学（Immuno-oncological，IO）领域的基础。现在已知，在某些情况下，免疫系统能够完全消除肿瘤。例如，在晚期黑色素瘤、肾腺癌和尿路上皮癌中有可能观察到自发缓解现象（自发缓解是指疾病的体征和症状的严重程度减轻或消失，没有任何明显的原因并且无需治疗）。这种自发缓解现象已在大多数类型的癌症中观察到，但最常见于胚胎恶性肿瘤、乳腺癌、肾腺癌、神经母细胞瘤、黑色素瘤、肉瘤和膀胱癌。在患有急性感染的患者中最常出现自发缓解，尤其是当感染导致发热时，似乎会刺激免疫系统。

William Coley 是第一个研究 IO 潜力的人，并在 19 世纪 90 年代使用免疫刺激成功治疗了恶性肿瘤。他发现术后感染的癌症患者似乎比未感染的癌症患者好转得更快，因此研究了利用细菌刺激和增强人体自然免疫反应来对抗癌症的方法。他开发了基于减毒细菌的科利氏毒素，这被认为是第一种已知的 IO 制剂。卡介苗（BCG）最初是为了对抗结核病（TB）而开发的。但早在 1929 年，当时尸检就发现结核病患者的癌症发病率有所降低。实验表明，卡介苗对单核吞噬细胞系统（也称为网状内皮系统）产生较强刺激，该系统被认为是对抗癌症的重要防御手段。因此卡介苗也被用于癌症的治疗和预防。此外，接种卡介苗的新生儿白血病发病率显著降低。

免疫疗法旨在通过启动或放大人体的自然免疫反应来治疗癌症，从而使其能够杀死肿瘤细胞。许多科学家认为，在未来十年内，IO 制剂可能成为主要的癌症治疗方式。图 7.11 总结了肿瘤和免疫细胞表面存在的一些主要配体和受体，这些配体和受体是已批准和新兴 IO 疗法的靶点。

IO 制剂的分类具有挑战性，这些新兴药物的分类存在交叉和模糊性。例如，一些研究者将"免疫检查点抑制剂（ICPi）"与单克隆抗体（mAb）分开分类。对于 IO 制剂的主要家族，抗 CTLA-4（细胞毒性 T 淋巴细胞相关蛋白 4）、抗 PD-1（程序性细胞死亡蛋白 1）和抗 PD-L1（程序性死亡配体 1）药物，疗效相关的临床数据与靶点表达的关系很复杂。有报道称，无论 PD-L1 表达如何，治疗都会产生反应。用于定义"阳性"和"阴性"的生物标志物表达阈值也存在模糊性。下面将更详细地介绍针对 CTLA-4、PD-1 和 PD-L1 抗原的单一抗体。

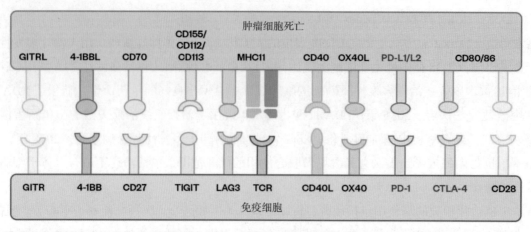

图 7.11　肿瘤和免疫细胞表面存在的主要配体和受体，这些配体和受体是已批准和新兴免疫肿瘤疗法的靶标［经许可转自 Thurston，D.E.2020. Immuno-oncology agents for cancer therapy. Evaluation，14（47），p.19］。

7.2.2.5.1　CTLA-4 受体

癌细胞产生抗原，免疫系统可以利用抗原来识别和消灭它们。CTLA-4 是一种 CD28 家族受体，主要在 T 淋巴细胞上表达，可抑制 T 淋巴细胞功能。这些抗原被树突细胞识别，并将抗原呈递给淋巴结中的细胞毒性 T 淋巴细胞（CTL）。然后，CTL 可以通过这些抗原识别癌细胞并消灭它们。然而，树突细胞还与抗原一起向 CTL 发出抑制信号，通过与 CTL 上的 CTLA-4（细胞毒性 T 淋巴细胞相关抗原 4）受体结合来中断破坏过程，从而关闭细胞毒性反应并允许癌细胞生存。由百时美施贵宝公司开发的抗体伊匹木单抗（ipilimumab，Yervoy™）与 CTLA-4 抗原结合并阻断抑制信号，从而使 CTL 能够破坏癌细胞。辉瑞公司开发了一种全人源 IgG2 抗 CTLA-4 单克隆抗体，称为曲美木单抗（tremelimumab，曾称 ticilimumab，CP-675，206），因为该药物在晚期黑色素瘤治疗中的有效性未得到证明，于 2008 年公司宣布停止针对晚期黑色素瘤患者的Ⅲ期临床试验。对前列腺癌和膀胱癌的其他研究仍在继续，其治疗效果优于标准化疗。2020 年，曲美木单抗被授予治疗肝细胞癌(HCC)的孤儿药资格。伊匹木单抗(ipilimumab，Yervoy™)和曲美木单抗（tremelimumab）详细介绍如下。

7.2.2.5.1.1　伊匹木单抗（Yervoy™）

伊匹木单抗（ipilimumab，Yervoy™）是百时美施贵宝开发的一种全人源单克隆抗体，针对 CTLA-4a，通过激活免疫系统用于治疗黑色素瘤。2011 年获得 FDA 批准，用于治疗已扩散或无法通过手术切除的晚期黑色素瘤患者。2012 年，伊匹木单抗在欧盟被批准用于转移性黑色素瘤的二线治疗。伊匹木单抗与 CTLA-4 受体结合并抑制抗原呈递细胞配体 B7-1 和 B7-2 的相互作用，从而抑制 B7-CTLA-4 介导的 T 细胞活化下调。随后，B7-1 或 B7-2 可以与另一种 T 细胞表面受体蛋白 CD28 相互作用，导致 B7-CD28 介导的 T 细胞激活不受 B7-CTLA-4 介导的抑制作用的阻碍。

2010 年，一项针对 676 例患者的临床研究结果表明，接受伊匹木单抗治疗的晚期黑色素瘤患者的中位生存期为 10 个月，而接受实验性疫苗 gp100 治疗的患者的中位生存期为 6 个月。只接受伊匹木单抗治疗的患者的一年生存率为 46%，而只接受 gp100 治疗的患者的一年生存率为 25%，接受两者治疗的患者的一年生存率为 44%。但这些Ⅲ期临床研究因非常规地使用对照组（不是使用安慰剂或标准治疗）而受到争议。尽管单独使用伊匹单抗的患者存活率较高，但尚不清楚是不是疫苗引起毒性的原因，否则疫苗联合伊匹单抗应表现得更好。2011 年，伊匹木单抗分别获得了 FDA 和 MHRA 的批准，在美国和英国使用。这被认为是治疗晚期黑色素瘤的一个重要进展，因为在维莫非尼（Zelboraf™，见第 6 章）等药物研发出来之前，只有达卡巴嗪等非特异性细胞毒性药物可用。伊匹木单抗还在激素难治性转移性前列腺癌（HRPC）中进行了研究，取得了令人鼓舞的结果。伊匹木单抗针对小细胞肺癌和非小细胞肺癌患者的研究正在进行中。

伊匹木单抗通过静脉给药，每 3 周一次，4 剂为一个疗程。药物因 T 细胞活化和增殖而导致严重且可能致命的免疫不良反应。其他不良反应主要与胃肠道相关，包括胃痛、腹胀、便秘和腹泻。也有发热、呼吸困难或排尿困难的报道。因此，针对伊匹木单抗的临床用药制定了"风险评估和缓解策略"，以告知患者潜在的风险。

7.2.2.5.1.2 曲美木单抗

曲美木单抗（Tremelimumab，原名为 ticilimumab，CP-675206）是辉瑞公司研发的一种全人源抗 CTLA-4 IgG2 单克隆抗体，对黑色素瘤、非小细胞肺癌（NSCLC）和结直肠癌有潜在治疗机会。曲美木单抗阻断抗原递呈细胞配体 B7-1 和 B7-2 与 CTLA-4 的结合，从而抑制 B7-CTLA-4 介导的 T 细胞活化下调。B7-1 或 B7-2 可能与另一种 T 细胞表面受体蛋白 CD28 相互作用，导致 B7-CD28 介导的 T 细胞激活不受 B7-CTLA-4 介导的抑制作用的阻碍。因此，曲美木单抗被认为可以刺激患者的免疫系统攻击肿瘤。

7.2.2.5.2 PD-1 受体

PD-1，即程序性细胞死亡蛋白 1（CD279），是细胞表面的一种蛋白质，通过下调免疫系统和抑制 T 细胞炎症活动来促进自我耐受以调节免疫系统对人体细胞的反应。这可以预防自身免疫性疾病，但也会阻止免疫系统杀死癌细胞。PD-1 是一种免疫检查点，通过两种机制预防自身免疫。它促进淋巴结中抗原特异性 T 细胞的凋亡（程序性细胞死亡），并减少调节性 T 细胞（抗炎、抑制性 T 细胞）的凋亡。PD-1 抑制剂阻断 PD-1，激活免疫系统攻击肿瘤细胞，用于治疗某些类型的癌症。

下面介绍多种 PD-1 靶向抗体。纳武利尤单抗（Opdivo™）、帕博利珠单抗（Keytruda™）和西米普利单抗（Libtayo™）已获得 FDA 和许多其他西方国家的批准，而特瑞普利单抗（Tuoyi™）、替雷利珠单抗、信迪利单抗（Tyvyt™）和卡瑞利珠单抗已获得中国 NMPA 批准。其他几种 PD-1 靶向抗体正处于临床研发的不同阶段，适应证包括多种血液系统疾病和实体瘤，这里不再进一步讨论。其中包括 spartalizumab（PDR001，诺华）、dostarlimab（TSR-042、WBP-285、GSK）、retifanlimab（INCMGA00012、MGA012；Incyte 和 MacroGenics）、AMP-224（阿斯利康 /MedImmune and GlaxoSmithKline）和 AMP-514（MEDI0680；阿斯利康）。

7.2.2.5.2.1 纳武利尤单抗（Opdivo™）

纳武利尤单抗（Nivolumab，Opdivo™）是一种人 IgG4 单克隆抗体，可阻断 PD-1。作为检查点抑制剂，阻断抑制 T 细胞激活的信号而使其攻击肿瘤细胞。纳武利尤单抗用于治疗多种类型的癌症，包括肺癌、肾癌、头颈癌、结肠癌、肝癌，以及黑色素瘤和霍奇金淋巴瘤。通过与 T 细胞上的 PD-1 受体结合而防止其与肿瘤微环境中抗原呈递细胞（APC）和其他相关细胞上的 PD-L1/L2 抗原相互作用。PD-1 是 T 细胞活性的负调节因子，当被抗 PD-1 药物抑制时，会增强 T 细胞增殖和细胞因子分泌。

纳武利尤单抗于 2014 年首次被 FDA 批准用于治疗淋巴结受累或转移性黑色素瘤，并于 2015 年获得 EMA 批准。其于 2015 年获批用于治疗非小细胞肺癌（NSCLC）和转移性肾细胞癌（RCC），2016 年获准于治疗经典霍奇金淋巴瘤，2017 年获批用于治疗转移性 / 复发性头颈鳞状细胞癌（SSCHN）、MSI-H/dMMR 转移性结直肠癌（CRC）和肝细胞癌，并于 2018 年获批用于小细胞肺癌（SCLC）。

纳武利尤单抗常见的副作用包括疲劳、皮疹、肝脏疾病、肌肉疼痛和咳嗽。严重的副作用可能包括免疫相关的肺、肠、肝、肾、皮肤病变和内分泌毒性。

7.2.2.5.2.2 帕博利珠单抗（Keytruda™）

由默克公司开发的 PD-1 靶向抗体帕博利珠单抗（pembrolizumab，Keytruda™）已获得 FDA 和欧盟委员会的批准，用于治疗晚期和转移性癌症，包括非小细胞肺癌、膀胱癌、头颈鳞状细胞癌（HNSCC）、尿路上皮癌、宫颈癌、子宫内膜癌、肝细胞癌、食管癌、胃癌或食管胃交界处（GEJ）癌、霍奇金淋巴瘤和默克尔细胞癌。但这些批准大都需要基因组学检测来证明 PD-L1 的高表达水平，在某些情况下，批准的多是与其他抗癌疗法（包括放疗）的联合应用。

2020 年，FDA 批准了帕博利珠单抗新的适应证，作为不可切除或转移性微卫星不稳定性高（MSI-H）或错配修复缺陷（dMMR）结直肠癌的一线治疗。这标志着免疫疗法首次被批准作为非联合化疗的独立治疗方法。

7.2.2.5.2.3 西米普利单抗（Libtayo™）

西米普利单抗（cemiplimab，Libtayo™）由再生元和赛诺菲联合开发，于 2018 年获得 FDA 批准，用于治疗不适合根治性手术或放疗的转移性皮肤鳞状细胞癌（CSCC）或局部晚期 CSCC 患者。目前正在进行多项临床试验，包括针对宫颈癌和非小细胞肺癌患者的Ⅲ期临床试验。截至撰写本文时，针对基底细胞癌、头颈癌、肝癌、口咽癌、前列腺癌以及胶质母细胞瘤患者的Ⅱ期研究也在进行中。另外，针对卵巢癌、输卵管癌、腹膜癌以及多发性骨髓瘤的Ⅰ期研究也在进行中。

7.2.2.5.2.4 特瑞普利单抗（Tuoyi™）

特瑞普利单抗（Toripalimab，Tuoyi™）是中国君实生物科技有限公司开发的抗 PD-1 单克隆抗体。于 2018 年获得中国 NMPA 条件性批准，用于既往全身治疗失败的不可切除或转移性黑色素瘤的二线治疗，并于 2019 年上市。此次条件性获批是基于一项开放性、单臂多中心Ⅱ期临床研究，在该单臂临床试验中患者的客观缓解率（ORR）获益明显。特瑞普利单抗用于该适应证的完全批准将取决于正在进行的随机对照临床试验是否证实对晚期黑色素瘤患者的长期临床益处。

2020 年，美国 FDA 授予特瑞普利单抗用于治疗鼻咽癌的突破性疗法认定（BTD）。它是中国首个获得 BTD 的抗 PD-1 抗体，FDA 也于 2020 年授予了该适应证的孤儿药资格。BTD 认可了特瑞普利单抗在治疗鼻咽癌方面所表现出的显著临床获益。

特瑞普利单抗单一疗法或联合疗法治疗多种晚期和转移性恶性肿瘤（例如黑色素瘤、鼻咽癌和三阴性乳腺癌）的多项Ⅲ期临床试验正在进行中。此外，截至撰写本文时，中国和美国正在进行其他晚期 / 转移性肿瘤和淋巴瘤的Ⅰ期和Ⅱ期研究。

7.2.2.5.2.5 替雷利珠单抗

百济神州研发的替雷利珠单抗（Tislelizumab）于 2019 年获得中国 NMPA 有条件批准，用于治疗至少经过二线化疗后的复发或难治性经典霍奇金淋巴瘤患者。将根据目前正在进行的验证性随机临床试验结果获得完全批准。目前正在进行治疗鼻咽癌、食管癌和小细胞肺癌的Ⅲ期临床试验。此外，包括慢性淋巴细胞白血病、淋巴瘤和肺癌在内的多项其他适应证的Ⅱ期研究正在进行中，血液系统恶性肿瘤、卵巢癌和肾癌的Ⅰ期试验也已开始。在中国，替雷利珠单抗以"百泽安"品牌进行销售。

7.2.2.5.2.6 信迪利单抗（Tyvyt™）

PD-1 抑制剂信迪利单抗（Sintilimab，Tyvyt™）由信达生物与礼来公司联合开发，用于治疗霍奇金淋巴瘤，并已获得中国 NMPA 批准。截至撰写本文时，该药物正处于非小细胞肺癌的预注册阶段，目前正在进行多项临床试验，包括肢端雀斑样痣黑色素瘤以及胃、肝、鼻咽、食管和其他恶性肿瘤的Ⅲ期研究。

Ⅱ期研究还在评估该药物在结外 NK-T 细胞淋巴瘤、小细胞肺癌和多种其他实体瘤中的作用。

信迪利单抗的常见副作用有发热、甲状腺功能障碍、肝酶升高和肺部炎症。

7.2.2.5.2.7 卡瑞利珠单抗

卡瑞利珠单抗（Camrelizumab）是另一种抗 PD-1 免疫检查点抑制剂，已获得中国 NMPA 有条件批准用于治疗复发或难治性经典霍奇金淋巴瘤。正在进行治疗其他几种恶性肿瘤的临床试验，包括 B 细胞淋巴瘤、食管鳞状细胞癌、胃癌和食管胃交界处癌、肝细胞癌、鼻咽癌和肺癌。

7.2.2.5.3 PD-L1 受体

PD-L1，即程序性死亡配体 1、CD274 或 B7 同源物 1（B7-H1），是人类 CD274 基因编码的蛋白质。PD-L1 是一种 40kDa 的 Ⅰ 型跨膜蛋白，被认为在抑制适应性免疫系统中发挥着重要作用，特别是在妊娠、组织同种异体移植、自身免疫性疾病和肝炎等其他疾病期间。通常，适应性免疫系统会对与外源或内源"危险"信号相关的抗原做出反应。PD-L1 与抑制性检查点受体 PD-1 的结合可通过免疫受体酪氨酸转换基序（ITSM）与磷酸酶（SHP-1 或 SHP-2）相互作用来传递抑制信号。这会减少淋巴结中抗原特异性 T 细胞的增殖，同时减少调节性 T 细胞（抗炎、抑制性 T 细胞）的凋亡。下面介绍三种已批准的 PD-L1 靶向抗体：阿维鲁单抗（Bavencio™）、度伐利尤单抗（Imfinzi™）和阿替利珠单抗（Tecentriq™）。其他几种 PD-1 靶向抗体正处于临床开发的不同阶段，用于广泛的血液系统肿瘤和实体瘤，此处不再进一步讨论。其中包括 cosibelimab（Checkpoint Therapeutics, Inc）和 envafolimab（TRACON Pharmaceuticals Inc）。小分子 PD-L1 抑制剂也在开发中（例如 Aurigene Discovery Technologies/Curis 的 CA-170）。

7.2.2.5.3.1 阿维鲁单抗（Bavencio™）

阿维鲁单抗（Avelumab, Bavencio™）是一种全人源 PD-L1 靶向单克隆抗体，由默克和辉瑞开发。最初用于治疗非小细胞肺癌（NSCLC），但于 2017 年获得 FDA 快速批准用于治疗梅克尔细胞癌。同年获得 EMA 批准该适应证，并获得治疗胃癌的孤儿药资格。

阿维鲁单抗目前正在进行针对乳腺癌、胃癌、头颈癌、非小细胞肺癌和卵巢癌以及弥漫性大 B 细胞淋巴瘤的Ⅲ期试验。针对几种血液系统肿瘤和实体癌的多项Ⅱ期研究也在进行中。

7.2.2.5.3.2 度伐利尤单抗（Imfinzi™）

度伐利尤单抗（Durvalumab, Imfinzi™）由 Medimmune 阿斯利康开发，是一种人 PD-L1 靶向抗体。于 2017 年获得加速批准用于治疗既往接受过治疗的晚期膀胱癌患者，并于 2018 年获得批准用于不可切除的Ⅲ期非小细胞肺癌（NSCLC）。

截至撰写本文时，Ⅲ期研究也正在进行中，以评估度伐利尤单抗在多种其他实体瘤类型中的应用，包括胆道癌、膀胱癌、宫颈癌、子宫内膜癌、输卵管癌、头颈癌、肝癌、卵巢癌、腹膜癌和肾癌。

7.2.2.5.3.3 阿替利珠单抗（Tecentriq™）

阿替利珠单抗（Atezolizumab, Tecentriq™）是由罗氏基因泰克开发的一种 PD-L1 靶向抗体。2016 年，FDA 加速批准用于治疗顺铂化疗失败后局部晚期或转移性尿路上皮癌。然而，验证性试验（将加速批准转化为完全批准）未能达到总体生存的主要终点。2018 年，FDA 将阿替利珠单抗的适应证更改为一线治疗无法接受顺铂化疗但 PD-L1 水平较高的转移性膀胱癌。2016 年，被 FDA 批准用于治疗铂类化疗后疾病进展的转移性非小细胞肺癌（NSCLC）。2019 年，被批准用于治疗三阴性乳腺癌患者。针对非小细胞肺癌，如伴有 EGFR 或 ALK 突变，则必须先接受 FDA 批准的针对这些突变的治疗方案，在疾病进展之后可以接受阿替利珠单抗治疗。

截至撰写本文时，阿替利珠单抗正在进行多项临床试验以进一步扩大适应证。例如，针对膀胱癌、宫颈癌、结直肠癌、输卵管癌、头颈癌、腹膜癌、卵巢癌、肾细胞癌、黑色素瘤和间皮瘤的Ⅲ期研究正在进行中。针对各种血液系统恶性肿瘤和实体癌的Ⅰ／Ⅱ期研究也在进行中。

阿替利珠单抗最常见的不良反应包括疲劳、食欲下降、恶心和感染（尤其是尿路感染）。

7.2.2.6 RANK 受体

核因子 Kappa B 受体激活剂（RANK）存在于破骨细胞前体细胞（称为"前破骨细胞"）的表面。这些受体被成骨细胞表面的 RANK 配体（称为 RANKL）激活，促进前破骨细胞成熟为破骨细胞，其功能是降解骨组织。地舒单抗（Denosumab，Prolia™、Xgeva™）通过结合并抑制 RANKL 来抑制这一成熟过程，从而减少骨质流失。它是第一个获得 FDA 和 EU 批准的 RANKL 抑制剂，下面将更详细地介绍。

7.2.2.6.1 地舒单抗（Prolia™、Xgeva™）

地舒单抗（Denosumab，Prolia™、Xgeva™）由安进生物技术公司研发，是一种全人源单克隆抗体，用于治疗多发性骨髓瘤、骨转移瘤和骨巨细胞瘤。除此之外，地舒单抗被用于治疗骨质疏松症和骨质流失。地舒单抗所抑制的 RANKL（RANK 配体）是骨质流失信号通路中的主要蛋白质。RANKL 会破坏人体骨质的自然防御机制，导致大量的骨质流失。地舒单抗通过与 RANKL 结合，减少骨质流失并改善许多与骨骼相关的疾病的结果。

2010 年 6 月，地舒单抗获 FDA 批准，商品名为 Prolia™，用于有骨质疏松风险的绝经后女性，同年 11 月，商品名为 Xgeva™的地舒单抗也获批准，用于预防实体瘤骨转移患者的骨骼相关不良事件。这两种产品的剂量不同，绝经后骨质疏松症患者每 6 个月皮下注射 60mg（Prolia™），实体瘤患者每 4 周皮下注射 120mg（Xgeva™）。地舒单抗还于 2010 年被欧盟委员会批准上市，用于治疗女性绝经后骨质疏松症和男性前列腺癌患者接受激素去势治疗的骨质流失。2013 年，FDA 批准地舒单抗用于治疗不可手术切除或者手术切除可能导致严重功能障碍的成人和骨骼发育成熟的青少年的骨巨细胞瘤患者。

地舒单抗是第一个获得 FDA 批准的 RANKL 抑制剂，也是第一个获得许可的对骨重塑有影响的抗体。骨重塑是身体不断去除旧骨组织并用新骨替代的过程，这一过程由各种类型的细胞驱动，包括破骨细胞（分解现有骨骼）和成骨细胞（分泌新骨）。其他骨细胞也参与其中，但它们的功能尚不清楚。破骨细胞前体细胞（称为"前破骨细胞"）表达 RANK（核因子 Kappa B 受体激活剂）的表面受体。RANK 受体是肿瘤坏死因子受体（TNFR）超家族的成员，并且是由 RANK 配体（RANKL）激活，RANK 配体存在于成骨细胞的细胞表面。RANKL 激活 RANK 可促进前破骨细胞成熟为破骨细胞，而地舒单抗通过结合并抑制 RANKL 来抑制这一成熟过程。这个过程模仿了内源性 RANKL 抑制剂骨保护素的作用，在骨质疏松症患者中，骨保护素的浓度和功能会降低。因此，地舒单抗可以对抗骨保护素水平下降并保护骨骼免遭降解，从而减缓骨质流失的进程。

地舒单抗获批的适应证均基于针对骨质疏松症、巨细胞瘤、多发性骨髓瘤骨转移、恶性肿瘤高钙血症等疾病的大量临床试验。例如，在肿瘤领域，一项Ⅲ期临床试验纳入 1468 例接受雄激素剥夺治疗的前列腺癌患者，他们在 36 个月的时间内被随机分配接受地舒单抗或安慰剂，每 6 个月治疗一次（所有患者均予补充钙和维生素 D）。在服用安慰剂的患者中，3.9% 的患者在 36 个月内出现骨折，而接受地舒单抗治疗的患者中这一比例为 1.5%。另外两项研究显示，骨折率与使用唑来膦酸和特立帕肽相比有所降低，略高于口服含氮双膦酸盐。

地舒单抗最常见的副作用包括泌尿道、呼吸道和皮肤感染、白内障、便秘、皮疹（包括湿疹）和关节痛。地舒单抗治疗后感染的增加可能与 RANKL 在免疫系统中发挥的作用有关。RANKL 在辅助 T 细胞上表达，并参与树突细胞的成熟。低钙血症患者禁用地舒单抗，并且在患者开始治疗之前必须达到足够的钙和维生素 D 水平。此外，与双膦酸盐类似，地舒单抗会增加拔牙或口腔手术后下颌骨坏死的风险。

7.2.2.7 开发中的抗体

截至撰写本文时，全球范围内正在研发针对现有（见上文）和新靶标的抗体，目前这是肿瘤学药物发现增长最快的领域之一。在仿制药领域，一些最早进入市场的抗体疗法的专利也即将到期，对于准备生产生物仿制药品的公司提供了前景。为了防止销售损失，一些公司正试图通过开发新配方来扩展其专利。皮下注射的曲妥珠单抗 Herceptin™ 就是其中一个例子，它也为患者带来了明显的获益并降低了医疗保健成本。

目前正在研发的抗体太多，无法一一单独讨论，发表于 2019 年的图 7.12 概述了当时 42 个处于Ⅲ期研发的不同靶标抗体数量，其中大多数抗体比较新颖。

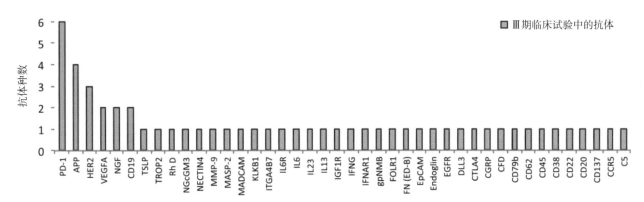

图 7.12　目前处于Ⅲ期临床试验的不同靶标单克隆抗体的数量［**图摘自文献：**Pierre Martineau, Hervé Watier, Andre Pèlegrin & Andrei Turtoi（2019）. Targets for MAbs: Innovative approaches for their discovery & validation, LabEx MAbImprove 6th antibody industrial symposium, June 25‑26, 2018, Montpellier, France, mAbs, 11：5, 812‑825, DOI：10.1080/19420862.2019.1612691］。

除了图 7.12 中的抗体之外，研究人员还在研发针对多种其他靶标的抗体，许多抗体仍处于研发的早期阶段。例如，正在研发的针对 C-Met（与侵袭性肿瘤生长相关）、Dickkopf-1（DKK-1：Wnt 通路内的一种抑制性信号蛋白）、Neuropilin-1（NRP1：一种生长因子受体，对促进血管生长和成熟很重要）、胎盘生长因子（PIGF：在内皮细胞、单核细胞、巨噬细胞以及某些类型的肿瘤细胞上表达的 VEGFR-1 配体）、趋化因子受体（参与转移调节）、血小板衍生生长因子（PDGF：参与各种癌症的增殖和存活以及肿瘤血管和基质的调节和生长）、RON（受体型酪氨酸激酶 1 或巨噬细胞刺激受体 1：α 受体酪氨酸激酶在多种上皮癌细胞类型中过度表达，对细胞增殖、迁移和侵袭很重要）、BUFF（在 B 细胞谱系细胞中表达的 TNFRSF13B/TACI 型受体的细胞因子配体，可作为有效的 B 细胞激活剂）、酪氨酸酶相关蛋白 1（TRP1：也称为 gp75，与免疫反应相关）、整合素 α5β1（在肿瘤相关基质和癌细胞中过度表达，与血管生成、肿瘤存活和转移有关）和 ALK-1［转化生长因子 β（TGF-β）Ⅰ型受体家族的成员，在多种肿瘤类型的内皮肿瘤细胞上过度表达］。

7.3　抗体偶联物（"免疫偶联物"）

使用抗体作为癌症治疗的概念一经确立，研究人员就开始研发通过化学接头附着细胞毒性药物的策略，以便将其高度选择性地递送至抗体靶向的肿瘤细胞（见图 7.13）。20 世纪 60 年代使用小鼠抗体与长春碱作为毒性部分连接的早期研究并不成功，且阻碍了这种方法的进一步发展。由于人源化和人类抗体抗原性的降低，化学接头连接到抗体上的有效方法得到解决，抗体偶联物的发展也取得了重大进展。第一个获得批准和商业化的抗体药物偶联物是吉妥珠单抗－奥佐米星（Mylotarg™），由 American Home Products 开发，并于 2000 年获得 FDA 加速批准，用于治疗 CD33 阳性的急性髓系白血病（AML）。

　　自 Mylotarg™ 推出以来，以基因泰克和 Seattle Genetics 等公司为首开发的新型 ADC 源源不断涌现，这些公司的标志性 ADC 获得了 FDA 的批准，例如用于 HER2+ve 乳腺癌的曲妥珠单抗–DM1（Kadcyla™）和维布妥昔单抗（brentuximab vedotin）（Adcetris™）分别于 2011 年和 2013 年获批用于治疗复发或难治性霍奇金淋巴瘤。目前，已有八种 ADC 获得 FDA 批准，分别是吉妥珠单抗（gemtuzumab ozogamicin，Mylotarg™）、维布妥昔单抗（brentuximab vedotin，Adcetris™）、ado- 恩美曲妥珠单抗（ado–trastuzumab emtansine，Kadcyla™）、奥加伊妥珠单抗（inotuzumab ozogamicin，Besponsa™）、维泊妥珠单抗（polatuzumab vedotin–piiq，Polivy™）、恩诺单抗（enfortumab vedotin，Padcev™）、德曲妥珠单抗（trastuzumab deruxtecan，Enhertu™）和戈沙妥珠单抗（sacituzumab govitecan，Trodelvy™），以及两种免疫毒素，莫塞妥莫单抗（moxetumomab pasudotox，Lumoxiti™）和 tagraxofusp（Elzonris™）（表7.2）。

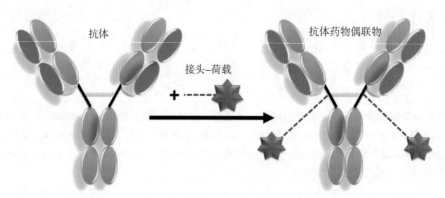

图 7.13　抗体药物偶联物（ADC）的示意图。接头可以是可裂解的或不可裂解的，有效荷载可以是多种不同物质，包括小分子或大分子细胞毒性剂、大分子或放射性核素或包含任何前者的纳米颗粒。

表 7.2　获批的抗体药物偶联物（ADC）和免疫毒素有关开发公司、先导适应证、靶标、有效荷载以及接头类型和成分

ADC	公司	适应证	靶标	荷载	接头类型	接头组成
吉妥珠单抗、奥唑米星（Gemtuzumab ozogomicin，Mylotarg™）	辉瑞	复发或难治性前体 B 细胞急性淋巴细胞白血病	CD33	刺孢霉素	pH 和氧化还原敏感	AcBut- 二硫化物
维布妥昔单抗（Brentuximab vedotin，Adcetris™）	西雅图遗传学	霍奇金淋巴瘤、间变性大细胞淋巴瘤	CD30	奥瑞他汀	可裂解	缬氨酸－瓜氨酸
ado- 恩美曲妥珠单抗（ado-Trastuzumab emtansine，Kadcyla™）	基因泰克	HER2+ve 转移性乳腺癌	HER2	DM1	不可裂解	缬氨酸－瓜氨酸
奥加伊妥珠单抗（Inotuzumab ozogomicin，Besponsa™）	辉瑞	急性淋巴细胞白血病（ALL）	CD22	刺孢霉素	pH 和氧化还原敏感	AcBut- 二硫化物

续表

ADC	公司	适应证	靶标	荷载	接头类型	接头组成
维泊妥珠单抗（Polatuzumab vedotin-piiq，Polivy™）	基因泰克	复发性或难治性弥漫性大B细胞淋巴瘤	CD79b	奥瑞他汀	可裂解	缬氨酸-瓜氨酸
恩诺单抗（Enfortumab vedotin，Padcev™）	安斯泰来/西雅图遗传学	晚期或转移性尿路上皮癌	Nectin-4	奥瑞他汀	可裂解	缬氨酸-瓜氨酸
德曲妥珠单抗（Trastuzumab deruxtecan，Enhertu™）	第一三共	乳腺癌	HER2	德鲁替康	可裂解	基于四肽
戈沙妥珠单抗（Sacituzumab govitecan，Trodelvy™）	IMMU	转移性三阴性乳腺癌	TROP-2	SN-38	可裂解	N/A
莫塞妥莫单抗（Moxetumomab pasudotox，Lumoxiti™）	阿斯利康	毛细胞白血病	CD22	假单胞菌外毒素（假单胞菌外毒素A的片段，PE38）	可裂解	N/A
Tagraxofusp-erzs（Elzonris™）	Stemline	母细胞性浆细胞样树突细胞肿瘤（BPDCN）	CD123	白喉毒素	融合	N/A

为了研发抗体偶联物，制药公司克服了众多难题，其中最重要的问题之一是将细胞毒性药物有效"装载"到抗体上。对于早期的 ADC，附着在单个抗体上的有效负载分子的精确数量是未知的，从而导致批次之间的差异和随后的监管问题。由于几种有效负载偶联物的研发，该问题现已得到解决，允许每个抗体附着精确数量的细胞毒性药物分子。

ADC 是以免疫偶联物策略开发的最成功的药物，但偶联物不仅限于细胞毒性药物，还包括大分子、放射性核素、细胞毒性药物或放射性核素的纳米颗粒（例如脂质体可在肿瘤部位释放其内容物）、RNAi 或封装在纳米颗粒中的 RNAi（选择性地阻断基因表达）、活化酶［附着在抗体上成为抗体导向酶催化前体药物疗法（ADEPT）］、与抗体偶合的脂质体包裹 DNA 构建体（用于基因治疗方法）等。下面更详细地介绍所有这些方法。

7.3.1 抗体–药物偶联物（ADC）

ADC 是将靶向单克隆抗体（MAb）通过化学接头与有效的细胞毒性药物连接而成。该偶联物旨在通过抗体靶向将细胞毒性药物精确地递送至癌细胞来选择性杀死癌细胞，同时最大限度地减少对正常组织的影响（图 7.14）。自 20 世纪 60 年代以来，人们就一直在讨论将强效细胞毒性药物与单克隆抗体偶联的概念，但直到最近十年仍受到技术问题的限制。例如，靶抗原选择不当、连接体稳定性差以及细胞毒活性不足等都导致了早期 ADC 的性能不佳。然而，随着靶点选择、抗体技术、有效负载的选择以及对化学接头的改进，已经产生了最新一代经批准的 ADC，它们在临床中的应用获得了令人鼓舞的结果。

回顾以往，为了实现更大的肿瘤选择性，将细胞毒性药物与有效负载的单克隆抗体偶联的首次尝试是细胞毒性药物长春碱与单克隆抗体的结合。然而，结果令人失望，治疗指数没有明显改善。第一个进入市场的 ADC 是吉妥珠单抗奥唑米星（gemtuzumab ozogamicin, Mylotarg™），于 2000 年获得 FDA 批准。该药物由辉瑞/惠氏研发的靶向 CD33 的抗体（吉妥珠单抗）作为有效负载并偶联刺孢霉素（calicheamicin），用于治疗急性髓系白血病（AML）。该 ADC 存在多种临床问题，包括与单独化疗的患者相比，接受吉妥珠单抗奥唑米星联合化疗的患者发生致命毒性率更高。此外，刺孢霉素的溶剂分子随机连接至有效负载抗体暴露的赖氨酸残基上，因此，吉妥珠单抗奥唑米星实际是非偶联抗体（高达 50%）和偶联抗体（每个 IgG 抗体连接有 0～8 个刺孢霉素，平均为 2～3 个）的异质混合物。2010 年，在距辉瑞公司获得加速审批资格 10 年后，公司自行撤回了 Mylotarg™。原因为一项验证性 III 期试验未能显示出临床获益，并且试验中 Mylotarg™组因治疗相关毒性而导致的死亡率显著升高。尽管存在这些问题，这种首创性药物的临床前和临床数据为当代的 ADC 的研发铺平了道路，也对该领域的研究和治疗应用做出了至关重要的贡献。此后，在 2017 年，辉瑞基于对先前试验和 ALFA–0701 临床试验（一项在 280 例老年 AML 患者中进行的开放标签 III 期临床试验）结果的荟萃分析，重新申请了美国和欧盟的批准。2018 年，吉妥珠单抗奥唑米星再次在美国和欧盟获批使用。

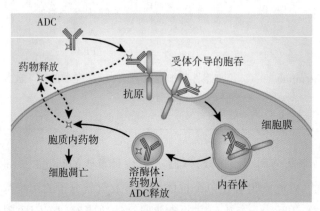

图 7.14 **抗体 – 药物偶联物（ADC）将其有效负载递送到癌细胞内部，导致细胞凋亡**［摘自：Senter，P.，Sievers，E. The discovery and development of brentuximab vedotin for use in relapsed Hodgkin lymphoma and systemic anaplastic large cell lymphoma. Nat Biotechnol 30，631–637（2012）. https://doi.org/10.1038/nbt.2289. Copyright © 2012 Springer Nature］。

在后几代 ADC 中，通过接头的改进，避免了由于接头不稳定（例如 Mylotrag™中相对不稳定的腙接头）而导致的有效负载过早释放，如，Adcetris™中的接头［缬氨酸 – 瓜氨酸（组织蛋白酶可裂解）接头］和 Kadcyla™中的硫酯接头（不可裂解的）。第二代 ADC 中使用的细胞毒性药物也比许多第一代实验 ADC 更有效。例如，Adcetris™中使用的微管蛋白抑制剂（如 MMAE）的细胞毒性比早期 ADC 药物——Mylotarg™前药（例如 BR96 Dox）的多柔比星（DNA 插入剂）高 100～1000 倍。

尽管接头和负载的细胞毒性药物有所改进，但第二代 ADC 仍然存在药物抗体比（DAR）相关的局限性，这是由于制备过程中的随机偶联造成的。通常，化学偶联（仍然用于一些 ADC 产品）是通过将接头 – 有效负载构建体分别与抗体表面上的赖氨酸或半胱氨酸残基的亲核氨基或硫醇官能团偶联来实现，产生的 DAR 值范围较少（硫醇偶联为 1～8，但赖氨酸偶联更高）。因此，化学偶联的 ADC 是异质的，是非共轭、部分共轭（有时是异构体）和完全共轭物质的混合物。这些混合物将会对存在的抗原结合位点进行竞争，导致 ADC 的活性降低。另一个问题是，含有高 DAR 物质的随机混合物可能会导致抗体聚集、稳定性降低、非特异性毒性增加以及循环中 ADC 半衰期缩短。总体而言，这种异质性会影响 ADC 的药代动力学性能，限制肿瘤渗透并降低治疗指数。

为了避免这些异质性问题，第三代 ADC 引入了位点特异性偶联，以实现同质。这是通过创建具有已知数量（通常为 2 个）的放置位点特异性"标签"（例如，半胱氨酸、糖基或多肽）的工程抗体来实现的，以连接接头 – 药物负载。

对于接头来说，需要关注的是应具有足够的稳定性以避免过早释放有效负载。随着更有效的负载的引入，避免系统毒性变得尤为重要。众所周知，整个 ADC 内化到肿瘤细胞中特别重要，因为这可以减少有效负载的细胞外递送的相关毒性。下面更详细地讨论不同的接头类型（例如二肽、腙、二硫化物），包括可抵抗血流中裂解但对肿瘤细胞中的酶（例如半胱氨酸蛋白酶）敏感的例子。

有效负载的重要代表包括海兔毒素（auristatins）、美登素（maytansines）、刺孢霉素（calicheamicin）和吡咯并苯二氮䓬类药物（pyrrolobenzodiazepines），在寻找新的更有效的有效负载方面正在进行大量的研究。在 21 世纪 10 年代初以前，研究者一致认为有效负载应尽可能具有细胞毒性，以杀死肿瘤细胞。然而，过去几年的临床研究表明，高效负载在专为血液系统恶性肿瘤设计的 ADC 中可能有用，其中偶联物可以较低剂量施用，因为癌细胞就在血液。但对于实体瘤，需要更高剂量的 ADC 才能实现肿瘤渗透，这可能会导致高效负载的不可接受的全身毒性。因此，低效负载（例如拓扑异构酶抑制剂）开始用于针对实体瘤的 ADC。

最后，靶标抗原尽可能选择在肿瘤细胞中高度表达，但在健康细胞中不表达或有限表达的。如在 B 细胞表面发现的"分化簇"或"CD"糖蛋白（例如，CD19、CD20、CD30、CD33 和 CD52），现已成功用于开发两种 mAb（例如，CD20：利妥昔单抗、Rituxan™ 或 MabThera™）和 ADC（如例如，CD30：维布妥昔单抗、Adcetris™）用于治疗各种类型的白血病。此外，在一些乳腺肿瘤细胞表面发现的 Her2 已成功用于开发 MAb（例如曲妥珠单抗，Herceptin™）和 ADC（例如 ado- 恩美曲妥珠单抗，Kadcyla™）。

下面将更详细地介绍已获成功的 ADC 产品的不同组件、制造要求和作用机制。

7.3.1.1 抗原 / 抗体选择和内化

众多不同的细胞表面抗原已被考虑和评估用作 ADC 靶标。目前，尽管许多与实体瘤相关的抗原（例如 Her2）已成功地被单一 mAb 和 ADC 靶向，但广泛应用的仍主要为 B 细胞表面发现的"分化簇"或"CD"糖蛋白（例如 CD20、CD30、CD33 和 CD52）。

目前认为，最合适的抗原是那些一旦与 ADC 结合便会迅速内化的抗原，这个过程被称为"受体介导的胞吞作用"，在这个过程中，定位在脂筏或网格蛋白包被的凹坑的抗原与结合的抗体一起被内化。内化对于 ADC 尤为重要，因为毒性有效负载会转移到细胞内，并在细胞内从抗体中释放出来，以发挥其生物效应。对于某些抗原，单个 mAb 和 ADC 被观察到以相同的速率内化，而对于其他一些抗原，ADC 的内化效率比单个 mAb 更高。一旦内化，ADC 通常会被递送到溶酶体（一些除外），由于该细胞器内存在分解代谢环境，药物在溶酶体中释放。从溶酶体释放后，有效负载要么与其药理学靶点结合，要么通过被动或主动运输离开细胞。为了确认这种机制是否有效及特异性程度，在研发的早期，通常在抗原阳性细胞和无抗原细胞中评估所有 ADC，以证明释放的药物仅在抗原阳性细胞中积累。相关测定还可以确定游离有效负载是否扩散或主动转运出细胞，从而引起"旁观者"效应，即释放的有效负载除了杀死 ADC 靶向的细胞外，还可能杀死许多周围的细胞。总的来说，由于涉及多个参数，该领域的研究很复杂。例如，虽然 ADC 内化是一个重要方面，但还需要考虑接头技术（有效负载释放速率）、有效负载药物的作用机制和效力以及有效负载药物释放后的命运。有一些报告称，ADC 还可以靶向内化较差的抗原，并将有效负载的药物释放到肿瘤细胞外部的微环境。

7.3.1.2 有效负载结构和效力

7.3.1.2.1 简介

理想的有效负载应在低浓度下具有良好的细胞杀伤功效，而在较高剂量下具有可接受的安全性，从而使 ADC 具有较宽的治疗窗口和最小的全身毒性。

商业用途中的许多有效负载都基于天然产物，它们的作用机制各不相同，并且通常具有良好的细胞渗透性。例如，基于天然存在的 DNA 剪切剂刺孢霉素家族的烯二炔型分子被用作第一个批准的 ADC 吉妥珠单抗奥唑米星（gemtuzumab ozogamicin，Mylotarg™）的有效负载。其天然来源的有效负载包括抑制微管组装的澳瑞他汀和美登素、通过烷基化 DNA 小沟中腺嘌呤碱基的倍癌霉素，以及插入 DNA 中的多柔比星。交联 DNA 的半合成吡咯并苯二氮䓬二聚体也起源于链霉菌属化合物。

由于知识产权的原因，上述有效负载的可用性有限，因此学术和商业实验室正在进行研究，以找到新型有效负载分子。每个新的有效负载都需要在其作用机制、细胞渗透性、细胞毒性、疏水性（可能影响偶联效率）、稳定性以及与各种接头类型和技术有效偶联的能力方面进行优化。同样重要的是，应尽可能针对正在治疗的癌症优化特定有效负载的细胞毒性。例如，Adcetris™ 和 Kadcyla™ 分别使用 MMAE 和 DM1 有效负载，这两种有效负载对非霍奇金淋巴瘤和 HER2+ 肿瘤细胞都有很高的选择性。值得注意的是，许多合同定制生产机构（CMO）正在大力投资扩大其设施，以生产高细胞毒性有效负载，有些还提供抗体偶联服务。由于处理高细胞毒性有效负载及其中间体所需的制造设备和设施的要求，这对于合同定制研发机构（CRO）来说可能是昂贵的。

7.3.1.2.2 临床使用的细胞毒性有效负载

20 世纪 60 年代早期 ADC 的有效负载的研究利用了基于抗代谢药物（例如甲氨蝶呤和 5-氟尿嘧啶）（参见第 3 章）、微管蛋白抑制剂（例如长春花碱和紫杉烷类）（见第 4 章）、DNA 相互作用剂（例如嵌入剂阿霉素）和 DNA 交联剂（丝裂霉素）（见第 5 章）。这些 ADC 并未在临床上取得成功，部分原因是这些药物的细胞毒效力相对较低，当然也有抗体和偶联质量以及靶点选择在内的多种其他原因。因此，开发了多种更有效的有效负载（例如，奥瑞他汀、美登素、刺孢霉素、双卡霉素和吡咯并苯二氮䓬类制剂），这些有效负载已成为临床应用有效（在某些情况下已获批）的 ADC，下面将更详细地介绍这些有效负载。

7.3.1.2.2.1 澳瑞他汀

在撰写本文时，ADC 的两种最常用的有效负载是澳瑞他汀和美登素，两者都抑制微管蛋白聚合。其中，澳瑞他汀（Auristatins）是最常见的，超过 50% 的临床研发中的 ADC 使用它作为有效负载。例如，Adcetris™ 的开发商和制造商西雅图遗传学公主要使用合成的单甲基澳瑞他汀 E（MMAE）和单甲基澳瑞他汀 F（MMAF）。MMAE-MAB 偶联物中 MMAE 成分的国际非专利名称（INN）是"vedotin"。MMAE 和 MMAF 均基于天然产物尾海兔素 10（Dolastatin 10），它是一种五肽，最初从海洋软体动物尾海兔（Dolabella aurillaryia）中分离出来（图 7.15B）。这种药物最初被作为一种潜在的独立抗癌药物进行研究，但发现毒性太大。尾海兔素通过与微管蛋白结合并抑制微管组装而发挥其生物学作用，导致 G_2/M 细胞周期停滞和微管蛋白聚集体的形成，从而抑制有丝分裂并引起细胞凋亡。它还通过 bcl-2 的机制诱导肿瘤细胞凋亡，bcl-2 在某些癌症中过表达。

MMAE 已被用作各种抗体的有效负载，其中包括商业上成功的 CD30 靶向药物维布妥昔单抗

（brentuximab vedotin，Adcetris ™）。它的分子质量为 717.98，对微管组装的抑制作用比可离子化的（通过其羧酸基团）MMAF 更强。MMAE 通常通过可被蛋白酶切割的二肽接头与单克隆抗体结合，例如，缬氨酸 - 瓜氨酸接头（接头 - 药物复合物简称为 "vcMMAE"），而 MMAF 更常通过马来酰亚胺基己酸接头与单克隆抗体结合（mcMMAF）。

MMAE 还被用作维泊妥珠单抗（polatuzumab vedotin-piiq，Polivy ™）的有效负载，这是一种由基因泰克 / 罗氏开发的抗 CD79b 的 ADC。基于其选择性结合 B 细胞的潜力，该药物目前已被 FDA 批准作为一线 CD79b 靶向药物，与苯达莫司汀和利妥昔单抗（Rituxan ™，基因泰克 / 罗氏）联合使用，用于治疗成人复发性或难治性（R/R）弥漫性大 B 细胞淋巴瘤（DLBCL）。恩诺单抗（Enfortumab vedotin-ejfv，Padcev ™，安斯泰来 / 西雅图遗传学）是基于 MMAE 有效负载的已获批的 ADC 的另一个例子。该药物是一种靶向 nectin-4 的抗体，适用于治疗既往接受过 PD-1 或 PD-L1 抑制剂以及含铂化疗的成人局部晚期或转移性尿路上皮癌患者。

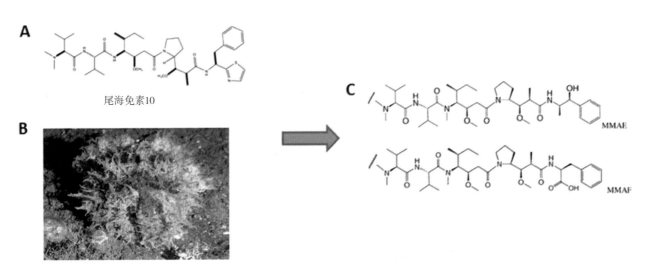

图 7.15 A. 从印度洋尾海兔（Dolabella aricara）（在 B 图展示）中分离得到的抗微管蛋白亲本药物尾海兔素 10 的结构式［图片来源于 Wikipedia，Rickard Zerpe 的 "Blunt-End Seahare（Dolabella auricularia）（41145635260）"，遵循 CCA2.0 协议（https://creativecommons.org/licenses/by/2.0/deed.en）］；C. 合成的尾海兔素 10 类似物单甲基澳瑞他汀 E（MMAE）和单甲基澳瑞他汀 F（MMAF）用作 ADC 的有效负载。

多年来已经产生了多种澳瑞他汀 F 类似物（INN 名称：mafodotin），并且报道了几种实验性 ADC，尽管尚不清楚是否比 MMAE 及其他 ADC 更有优势。2020 年初，葛兰素史克宣布 FDA 已授予 belantamab mafodotin（GSK2857916）优先审评资格，用于治疗既往接受过免疫调节剂、蛋白酶体抑制剂和抗 CD38 药物治疗的复发或难治性多发性骨髓瘤患者。

7.3.1.2.2.2 美登素（Maytansins）

目前，第二个最常用的有效负载家族是美登素类似物（maytansinoids），例如，由 ImmunoGen 研发的美登素（也称为 DM1）（图 7.16）。美登素（USAN）或麦坦辛（INN）属于大环内酯类安莎霉素家族，最初从开花植物的美登木（Maytenus）属中分离出来，例如埃塞俄比亚灌木美登木（Maytenus ovatus，于 1972 年重新命名为 Maytenus serrate）。图 7.16B 显示了产生美登素的 maytenus boaria（Mayten）树，它与该属的其他植物一起分布在中美洲和南美洲、亚洲和非洲。该属植物生长在从热带到亚极地的各种气候条件下。

美登素的分子量为 692.2，通过与根瘤菌素结合位点的微管蛋白结合抑制微管的组装。衍生物 DM1

和 DM4（图 7.16D）可通过形成二硫基团或直接通过异双功能琥珀酰亚胺基 4-（N- 马来酰亚胺甲基）环己烷 -1- 羧酸琥珀酰亚胺酯（SMCC）接头与抗体结合。

ado- 恩美曲妥珠单抗（Ado-trastuzumab emtansine，Kadcyla™）基于不可切割的 SMCC–DM1 接头 - 有效负载结构，被批准用于治疗过表达人表皮生长因子受体 2（HER2）的转移性乳腺癌患者。在大多数小鼠皮下异种移植模型中，观察到基于美登素的 ADC 会产生旁观者杀伤效应，因此在实体瘤中似乎比不产生旁观者效应的同等 ADC 更有效。虽然 ADC 周围的癌细胞、肿瘤基质细胞以及肿瘤脉管系统细胞不是 ADC 直接靶向的目标，但旁观者效应使得 ADC 能够作用于这些细胞。此外，由于携带美登素生物碱的 ADC 释放不带电的美登素分解代谢物，而不带电的物质具有优异的细胞渗透特性，因此可产生最大的旁观者杀伤效果。基于美登素生物碱 ADC 的另一个特点是它们优先杀死分裂细胞而非静止细胞，这有助于提高患者的耐受性，但可能会阻碍杀死缓慢分裂的癌细胞。

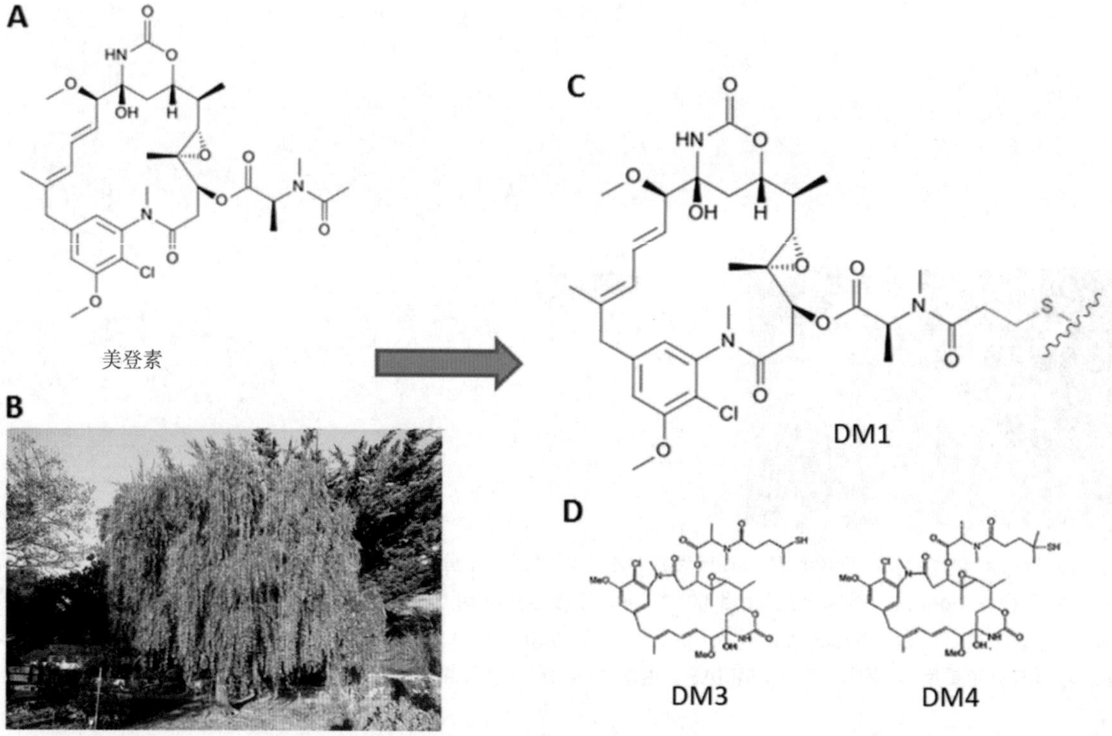

图 7.16　A. 天然产物美登素，从诸如 Maytenus boaria（Mayten）等植物中分离出来，Maytenus boaria 是一种原产于南美洲的卫矛科常绿乔木（如 B 所示）［图片来自维基百科，"Maytenus boaria – San Luis Obispo Botanical Garden – DSC05987" 由 Daderot 编写，遵循 CC0 1.0 协议（https://creativecommons.org/publicdomain/zero/1.0/deed.en）］；C. 美登素的衍生物，称为 "ertansine"（DM1），可以通过接头连接（以红色显示）到抗体；D. 相关的 ertansine 衍生物 DM3 和 DM4 仅在与硫基连接点相邻的甲基数量上有所不同。

ADC mirvetuximab soravtansine（IMGN853）是基于 DM4 偶联物的一个代表，INN 名称 soravtansine 代表 DM4 和 ImmunoGen 的 sSPDB 接头的组合。2018 年，FDA 授予该 ADC 快速通道资格，用于治疗中度至高度 FRα 阳性铂耐药的卵巢癌患者。

7.3.1.2.2.3　刺孢霉素（Calicheamicin）

刺孢霉素（Calicheamicin）（图 7.17A）是烯二炔类抗肿瘤抗生素的一员（刺孢霉素 γ1 最为著名），最初于 20 世纪 80 年代中期从位于得克萨斯州克尔维尔（美国）的白垩土（"卡利奇坑"，见图 7.17B）中分离出来的棘孢小单孢菌（Micromonospora echinospora）中获得。该样本是由 Lederle 实验室的一位科学家收集的。卡利奇是一种沉积岩，一种硬化的天然水泥，由碳酸钙与砾石、沙子、黏土和淤泥等其他材料结合而成，分布在世界各地，通常出现在干旱或半干旱地区。刺孢霉素 γ1 和相关的烯二炔类抗生素埃斯佩拉霉素是已知最具细胞毒性的两种药物，已在第 5 章中进行了更详细的讨论。

刺孢霉素结合在 DNA 小沟中，进行伯格曼环化，产生双自由基物质（1，4- 苯炔），从 DNA 脱氧核糖骨架中夺取氢原子，导致链断裂和细胞死亡。刺孢霉素是第一个获批的吉妥珠单抗奥唑米星（gemtuzumab ozogamicin，Mylotarg™）与 CD33 靶向抗体结合的有效负载，也在另一个获批的 ADC 奥加伊妥珠单抗（inotuzumab ozogamicin，Besponsa™）中用作有效负载。

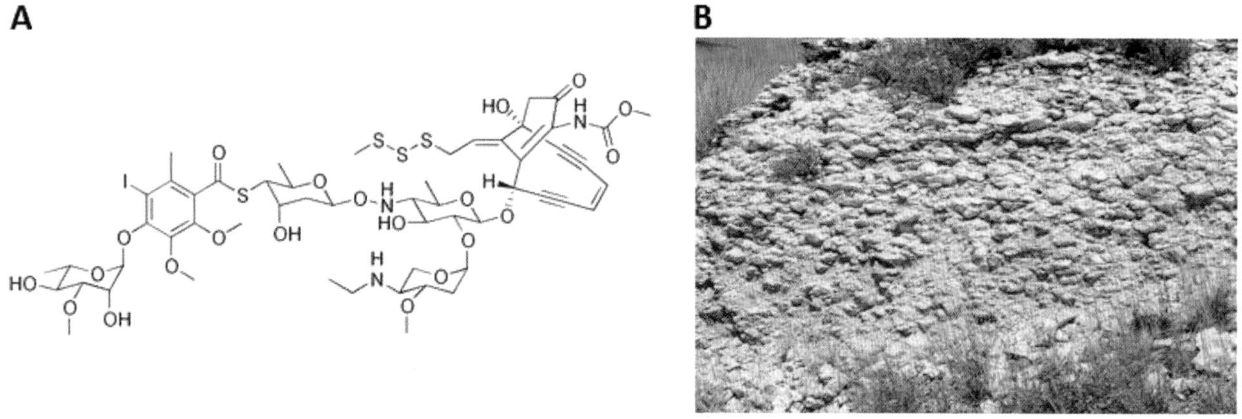

图 7.17　A. 刺孢霉素的结构式；B. 产生刺孢霉素的微生物（Micromonospora echinospora ssp calichensis）最初是从美国得克萨斯州中部发现的黏土中分离出来的［图片来源于维基百科，遵循 CCASA3.0 协议，"Caliche-5731"由 Loadmaster（David R. Tribble）提供（https://creativecommons.org/licenses/by-sa/3.0/deed.en）］。

7.3.1.2.2.4　倍癌霉素

倍癌霉素（Duocarmycins）是 1988 年首次从链霉菌中分离出来的天然产物（见第 5 章）。通过与 DNA 小沟相互作用并在 N3 位置烷基化腺嘌呤碱基来破坏 DNA 螺旋导致肿瘤细胞死亡。倍癌霉素的合成类似物（称为"环丙基吡咯并吲哚"）包括 adozelesin、bizelesin 和 carzelesin（图 7.18），Upjohn 公司已将这些类似物作为潜在的独立抗癌药物进行验证。此外，Dale Boger 教授（美国圣地亚哥斯克里普斯）和 Laurence Hurley 教授（美国亚利桑那大学）的工作有助于更好地了解这些药物的药效和作用机制。

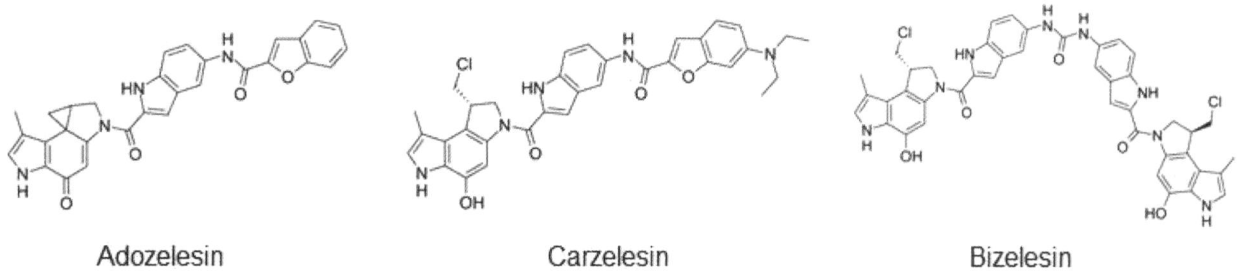

Adozelesin　　　　Carzelesin　　　　Bizelesin

图 7.18　倍癌霉素类化合物的结构式，它们与 DNA 的小沟结合。adozelesin 和 carzelesin 通过在其环丙烷部分的碳原子（在 carzelesin 的情况下是一个 pro- 环丙烷）与腺嘌呤碱基的 N3 位之间建立共价键形成单烷基加合物。bizelesin 含有两个烷基化单元，因此在 DNA 小沟内形成两个腺嘌呤碱基之间的链间交联，对细胞更具致命性。

大多数倍癌霉素类化合物在低浓度（皮摩尔级别）水平即具有离体效力，这使它们能够最大限度地提高与其结合的抗体发挥细胞杀伤效力。另一个重要的好处是，与其他药物类别不同，倍癌霉素可以有效对抗多重耐药的肿瘤细胞。例如，在表达多重耐药转运蛋白（P- 糖蛋白，P-gp）的细胞中已证明具有有效的细胞毒性。多重耐药性是临床的一个重大问题，能够对抗多重耐药的药物是当前研究的热点。

与澳瑞他汀和美登素相比，倍癌霉素类似物可以在细胞周期的任何阶段发挥作用，而微管蛋白结合剂仅在肿瘤细胞处于有丝分裂状态时影响肿瘤细胞。此外，越来越多的证据表明，DNA 损伤剂（例如倍癌霉素）对于实体瘤更有效，并且在在体多重耐药（MDR）模型中更有优势。

目前，尚无基于倍癌霉素获批的 ADC。在现有研发的 ADC 中，Synthon 研发的曲妥珠单抗 – 倍癌霉素（SYD985）走在最前面。它由靶向 HER2 的抗体与刺孢霉素前药 seco–duocarmycin–hydroxybenzamide–azaindole（seco–DUBA）连接组成（图 7.19）。2018 年，FDA 授予其曲妥珠单抗 – 倍癌霉素快速通道资格。

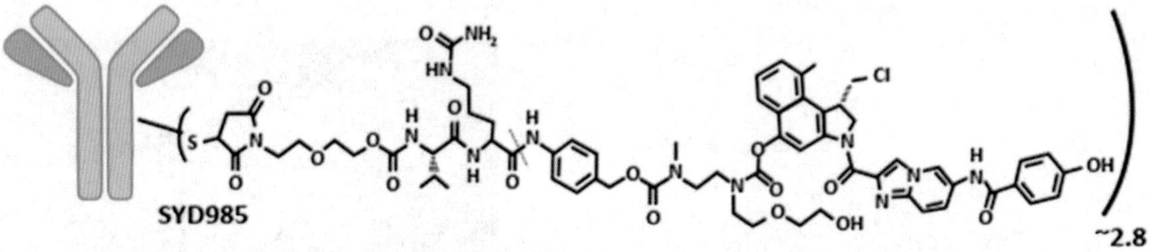

图 7.19　基于倍癌霉素类负载的曲妥珠单抗倍癌霉素（SYD985）的结构式。

7.3.1.2.2.5　吡咯并苯二氮䓬类

吡咯并苯二氮䓬类（Pyrrolobenzodiazepines，PBD）是一类 DNA 小沟结合剂，以序列选择性方式共价结合鸟嘌呤碱基的 C2–NH$_2$ 基团来发挥细胞毒性，从而干扰多种包括转录在内的与 DNA 相关的过程（更多详细信息请参阅第 5 章）。链霉菌和相关菌株产生的基本的三环 PBD 结构跨越三个 DNA 碱基对。目前已经合成了人工类似物，由两个 PBD 单元通过 C8/C8′– 接头连接形成"PBD 二聚体"（图 7.20A）。这些分子仍然以 DNA 小沟为靶标，但因具有两个烷基，形成序列选择性链内和链间交联，细胞很难修复此类损伤，因此 PBD 二聚体具有高强度的细胞毒性，在肿瘤细胞系中的 IC$_{50}$ 值通常在低皮摩尔级。PBD 二聚体由英国朴茨茅斯大学的 David Thurston 及其同事于 20 世纪 90 年代初开发，并催生了该大学的校办企业 Spirogen 公司，该公司于 2013 年被阿斯利康收购，用于生产带有 PBD 有效负载的新型 ADC。

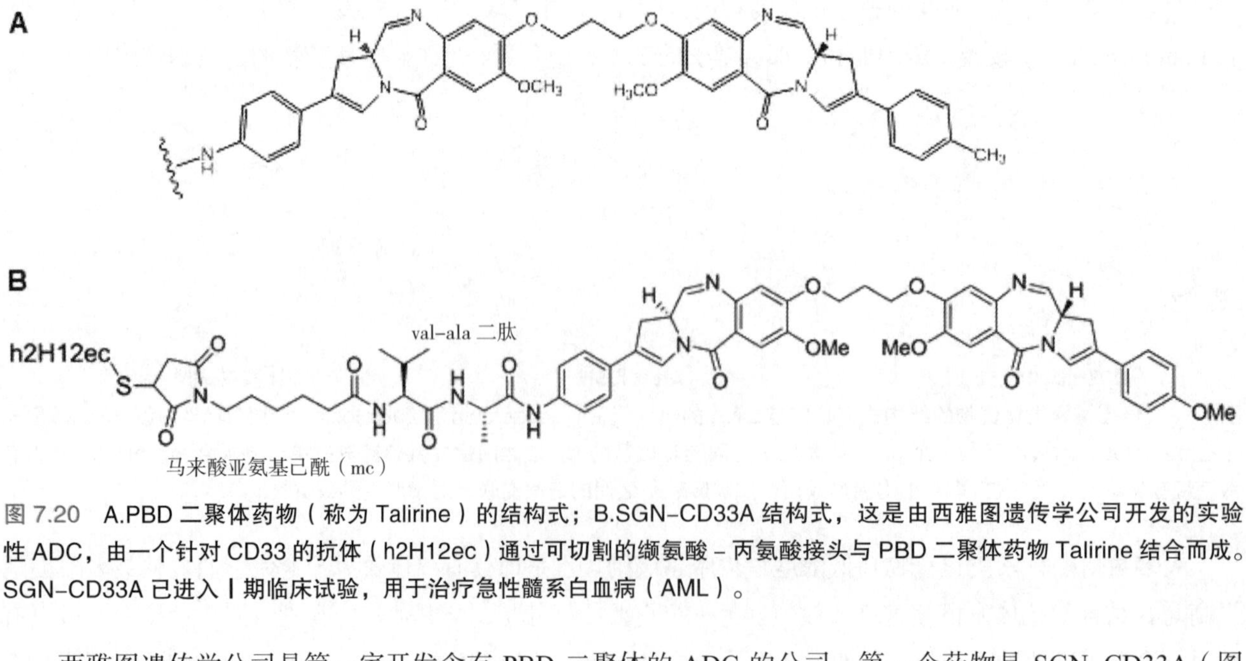

图 7.20　A.PBD 二聚体药物（称为 Talirine）的结构式；B.SGN–CD33A 结构式，这是由西雅图遗传学公司开发的实验性 ADC，由一个针对 CD33 的抗体（h2H12ec）通过可切割的缬氨酸 – 丙氨酸接头与 PBD 二聚体药物 Talirine 结合而成。SGN–CD33A 已进入 I 期临床试验，用于治疗急性髓系白血病（AML）。

西雅图遗传学公司是第一家开发含有 PBD 二聚体的 ADC 的公司。第一个药物是 SGN–CD33A（图

7.20 B），其靶向 CD33，CD33 是一种在大多数急性髓系白血病（AML）细胞上表达的蛋白质。在 SGN-CD33A 中，PBD 二聚体使用位点特异性工程半胱氨酸与抗体稳定连接，使得每个抗体两个 PBD 二聚体均匀负载。在进入 I 期临床试验之前，SGN-CD33A 在广泛的离体和在体 AML 模型以及多药耐药或低风险细胞遗传学模型中均显示出活性。2015 年公布的 I 期临床试验的结果显示，其在抗白血病上表现出一定的功效，但对肝脏和正常造血细胞的毒性阻止了其后续的推进。

Rovalpituzumab tesirine（Rova-T）是另一种利用 PBD 二聚体作为有效负载的 ADC，由 StemCentrx 开发，后来被艾伯维收购。Rova-T 是靶向小细胞肺癌的抗 DLL3 抗体与疏水性较低的 PBD 二聚体类似物（称为 teserine）偶联而成的 ADC。该 ADC 已进入Ⅲ期临床试验，但因总体上的疗效欠佳，停止了后续进展。

目前，正在进行多项含有 PBD 二聚体有效负载的 ADC 的临床试验，其中一些报告了令人鼓舞的临床结果。Therapeutics 公司开发的 loncastuximab teserine（也称为 ADCT-402 或"Lonca-T"）为靶向 CD19 的人源化单克隆抗体与 PBD 二聚体 tesirine 偶联而成。2017 年，FDA 授予 Lonca-T 孤儿药资格，用于治疗弥漫性大 B 细胞淋巴瘤（DLBCL）和套细胞淋巴瘤（MCL）。目前，Ⅱ期临床试验结果表现良好，预计将于 2020 或 2021 年向 FDA 提交生物制剂许可申请（BLA）。

7.3.1.2.2.6 其他正在开发中的有效负载

由于 ADC 在临床上取得的成功，许多学术和工业团体现在正在寻找新的有效负载，以扩大可用的细胞毒性制剂范围，改善疏水性等理化特性，并探索新的知识产权领域。新兴的新型有效负载包括源自海洋被囊动物 Ecteinascidia turbinata（见第 5 章）的海鞘素类似物（也称为 ET-743、曲贝替定或 Yondelis™）、抗上皮细胞黏附分子（EpCAM）、de-bouganin（一种来自九重葛叶子的植物蛋白毒素）和双环肽 α- 鹅膏蕈素（绿色死帽菇中发现的鹅膏毒素的一种成分）。双环肽 α- 鹅膏蕈素是 RNA 生物合成的有效抑制剂，而 RNA 生物合成是细胞生存的关键过程。

例如，2013 年，海德堡制药公司（通过其子公司 Ladenburg）与罗氏签署了开发抗体靶向 α- 鹅膏蕈碱偶联物（ATAC）的许可协议。最初联合研究计划的目标是将新的 α- 鹅膏蕈碱技术应用于多种罗氏抗体，以尝试发现具有良好功效且安全的候选开发药物。

另一个例子是 Femtogenix 公司开发的新型吡啶并苯二氮䓬（PDD）有效负载（图 7.21）。基本的 PDD 单元是使用分子建模方法设计的，与 PBD 结构的五元 C 环相比，在 C 环上添加额外的碳可以改善 DNA 小沟内的形状（图 7.21A）。这些有效负载的独特之处在于能够靶向 DNA 序列，并且可以通过化学修饰以靶向单个转录因子的 DNA 识别位点（图 7.21B）。因此，基于 PDD 有效负载的 ADC 具有两方面的选择性，一方面通过 ADC 的抗体成分将有效负载选择性递送至肿瘤细胞，另一方面是抑制所针对的特定参与肿瘤进展的关键转录因子。

7.3.1.3 接头结构和属性

7.3.1.3.1 简介

接头不仅将有效负载物理连接到抗体上，而且其精确结构可以影响有效负载的释放速率，进而影响 ADC 的整体功效。理想情况下，接头应该足够坚固，以便 ADC 在血流循环时保持完整，从而避免有效负载过早释放所致全身毒性，同时应设计为在肿瘤部位特异性裂解，从而释放细胞毒性药物。例如，当接头暴露于某些类型肿瘤细胞中过度表达的组织蛋白酶时裂解。然而，对于这种类型的构建体来说，ADC 内化并暴露于细胞内的细胞质很重要。如果不发生内化，即使一些药物可能是在肿瘤附近释放，也可能无法实现完全的细胞毒作用。

为了获得最大治疗功效，应尽可能多地将接头药物附着到抗体上，且不影响其抗原识别或药物特性，这在技术上具有一定的挑战性。例如，就吉妥珠单抗奥唑米星（gemtuzumab ozogamicin，Mylotarg™）而言，每摩尔抗体的刺孢霉素负载量为 4 ~ 6mol，超过抗体表面的 50%。出于监管和许可原因以及维持批次间的治疗效果，负载的一致性非常重要。

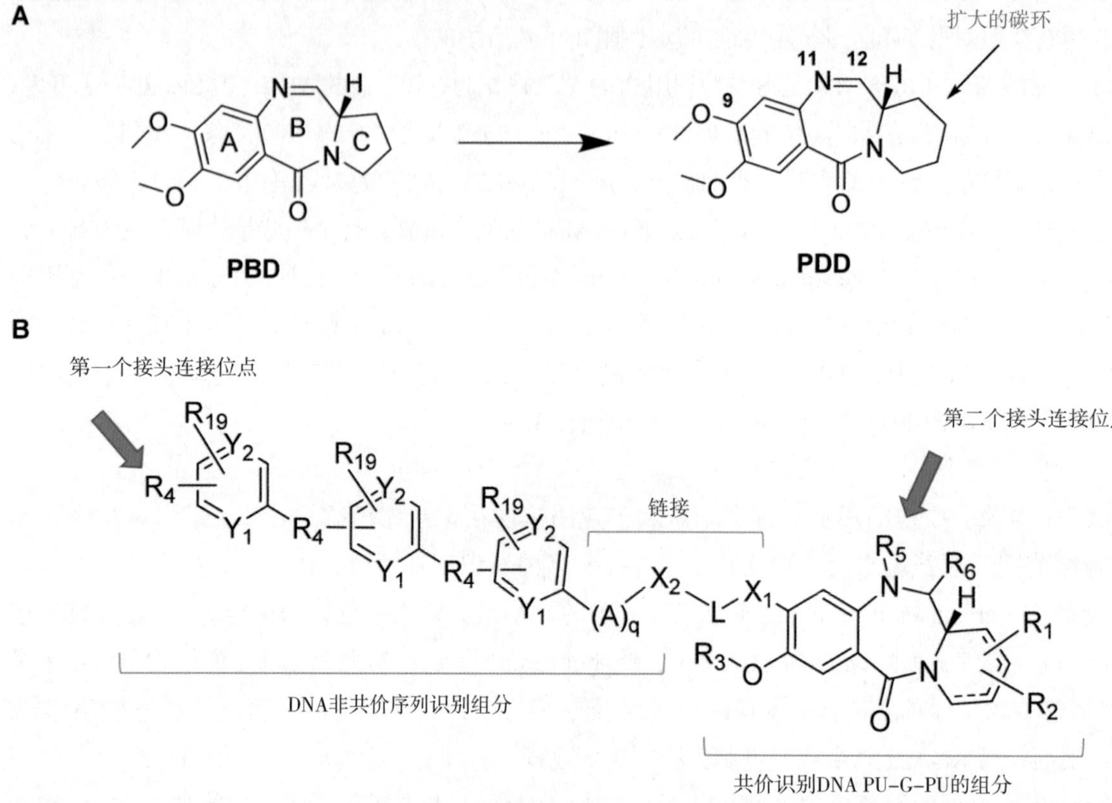

图 7.21　A. PDD 与 PBD 分子相比，扩大了碳环，使其更好地适应 DNA 的小沟；B. PDD ADC 药物的 Markush 结构，可以设计成抑制特定转录因子与 DNA 结合。非共价和共价与 DNA 相互作用的组分被突出显示，还有两个潜在的接头连接位点。

7.3.1.3.2　化学接头的合理设计与优化

第一代 ADC（例如，Mylotarg™）失败的一个原因是在血清中稳定性差（酸敏接头不稳定），有效负载提前释放到血液中导致全身毒性。另一个常见问题是相反的情况，即接头过于坚固，有效负载在肿瘤部位没有完全释放。随着几类"第二代"接头的设计，接头技术取得了显著进步（表 7.3）。例如，其中一类接头为酸不稳定腙接头，由于其 pH 值（5.0）低于全身血液循环（pH 7.4）而被设计为在胞内的溶酶体中裂解，这种方法已用于 ADC 的结构改造，例如奥加伊妥珠单抗（inotuzumab ozogamicin，Besponsa™）。另一类接头是基于二硫键的，它们在细胞质内因更具还原性而被硫醇（谷胱甘肽和半胱氨酸）选择性裂解。肽链接头也已被开发出来，例如"缬氨酸 – 瓜氨酸"接头有可能被溶酶体蛋白酶（例如组织蛋白酶 –B）选择性切割。与腙接头相比，缬氨酸 – 瓜氨酸接头已表现出更高的血清稳定性和更好的功效。在维布妥珠单抗（brentuximab vedotin，Adcetris™）中使用了肽链接头。

表 7.3　接头类型及其释放机制（摘自 www.adcreview.com/the-review/linkers/what-are-stable-linkers/ ）

接头类型	释放机制
腙	专为血清稳定性而设计，可在肿瘤细胞胞浆内的酸性区室中降解。
肽	设计成能够被溶酶体蛋白酶（如半胱氨酸蛋白酶 B）酶解。
二硫化物	设计成能够通过与细胞内硫醇（如谷胱甘肽）进行二硫键取代而被剪切。
硫醚	设计成不可还原，并且用于细胞内蛋白酶降解。

以二硫化物为基础的接头，经过人体代谢后成为亲脂代谢物，相关 ADC 产品取得了令人鼓舞的结果。亲水性接头也被设计用于有多药耐药基因（P- 糖蛋白或 ABCB1）表达的肿瘤细胞。例如，PEG4Mal 接头已被开发用于靶向多重耐药肿瘤细胞。另一种接头是 β- 葡萄糖苷酸。通过这种类型的接头，细胞毒性有效负载会被 β- 葡萄糖醛酸酶（一种存在于溶酶体中的酶，在某些肿瘤类型中过度表达）裂解和释放。β- 葡萄糖苷酸接头的另一个优点是它们具有亲水性，因此可以减少疏水性有效负载的聚集并提高 ADC 的溶解度。

最近开发了不可裂解的硫醚接头，并通过溶酶体中内化 ADC 的简单分解代谢降解来释放有效负载。例如，恩美曲妥珠单抗（曲妥珠单抗 –DM1，Kadcyla™）的设计使用了这种硫醚接头。与可裂解接头相比，不可裂解接头的优点之一是其血浆稳定性增加。研究表明，不可切割接头的 ADC 的在体表现通常优于可切割接头 ADC。此外，ADC 内化后，mAb 在溶酶体内降解是不可裂解接头释放细胞毒性有效负载所必需的。因此，与可裂解接头相比，不可裂解接头可提供更大的治疗窗口。并且，与可裂解连接头偶联物相比，脱靶毒性可能会降低，因为不可裂解接头 ADC 在血流中的稳定性更高，同时不适当的有效负载释放也减少。图 7.22 给出了已获批的和正在研发的 ADC 中使用接头的化学结构式。

优化接头和药物相容性是新 ADC 开发中的重要组成部分，这些技术和供应公司的数量都在不断增加。

7.3.1.3.3　接头的稳定性

因为 ADC 的循环半衰期长导致其在注射后几天内持续暴露于化学和酶的降解中，所以接头在血液循环中的稳定性非常重要。在循环中，连接 ADC 和蛋白酶的可裂解接头通常比二硫化物和腙更稳定。当然，后两者的稳定性也可以通过改变相邻部分的化学结构来实现。例如，已观察到刺孢霉素偶联物中与腙基团相邻的芳香基团上的取代基显著影响刺孢霉素的释放速率和 ADC 效力。另一个例子是含 DM4 的 ADC 中靠近二硫键官能团的双甲基，与仅包含单个相邻甲基的 DM1 的构造相比，增加了二硫键稳定性。

有多种分解代谢过程可以将有效负载从 ADC 中释放。例如，缬氨酸 – 瓜氨酸蛋白酶可裂解的药物接头（例如 vcMMAE）被设计用于在靶细胞中释放 MMAE。有实验表明 MMAE 是抗原阳性癌细胞系中唯一的细胞内释放成分，因此这种策略似乎有效。相反，已观察到直接偶联的 mcMMAF 药物接头在 ADC 分解代谢后释放 cys-mcMMAF，这与 mAb 的蛋白水解一致。

对于美登素，直接交联 SMCC 的 ADC 和二硫键连接的 ADC 均产生 ε – 氨基赖氨酸连接的有效负载。二硫键连接的有效负载可以还原为游离硫醇，随后进行 S- 甲基化或半胱氨酸化。这些化学修饰的有效负载由于尺寸、形状和电荷的改变而具有不同的效力和细胞渗透性。并且，并非所有类型的药物都可以耐受氨基酸修饰，也可能会在氨基酸修饰后丧失活性。

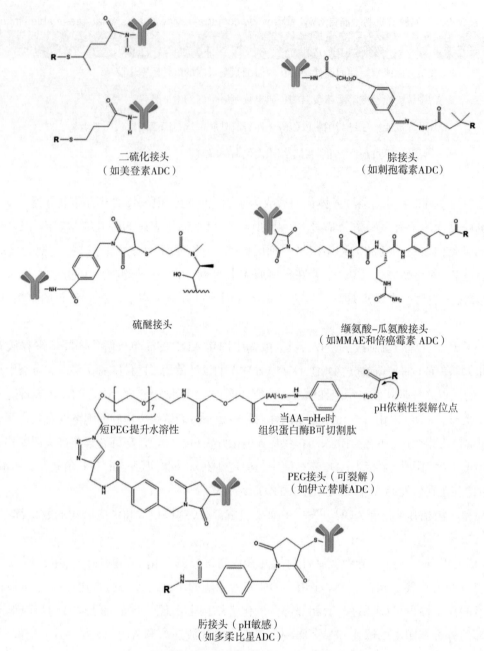

二硫化接头
（如美登素ADC）

腙接头
（如刺孢霉素ADC）

硫醚接头

缬氨酸–瓜氨酸接头
（如MMAE和倍癌霉素 ADC）

短PEG提升水溶性

当AA=pHe时
组织蛋白酶B可切割肽

pH依赖性裂解位点

PEG接头（可裂解）
（如伊立替康ADC）

肟接头（pH敏感）
（如多柔比星ADC）

图 7.22　已获批和正在研发的 ADC 中常用接头的示例。

7.3.1.3.4　商用接头

　　许多公司专门研究接头，并销售接头、预连接到有效负载的接头、以指定和受控的方式将接头（或接头–有效负载构建体）连接到抗体的技术，以确保药物 / 抗体比率（DAR）一致。比如，分别由 Abzena 公司、Mersana 公司和 Quanta 公司提供的 ThioBridge™、Fleximer™ 和 dPEG™接头技术。下面简要介绍 Fleximer™ 和 dPEG™技术。

7.3.1.3.4.1　Fleximer™（Mersana 公司）

　　与将多个接头–有效负载结构偶联到抗体的多个附着点不同，Mersana 公司设计了一种替代策略，将单个柔性扩展接头附着到有多个药物分子的抗体上（图 7.23）。这种方法的一个优点是，可以将具有不同作用机制的不止一种类型的有效负载连接到接头上，这有可能减缓耐药性的进展。另一个优点是，与通常产生 1 ～ 8 DAR 值的标准随机偶联技术相比，可以实现更高的 DAR 值。

该公司声称，Fleximer™ 技术可以生产具有明确且可预测的临床特征的 ADC，包括溶解度和生物利用度提升且具有良好的安全性。

7.3.1.3.4.2 dPEG™（Quanta BioDesign 公司）

dPEG™接头由 Quanta BioDesign 公司开发，名为"Discrete Poly-（Ethryl Glycol）"或缩写为"Discrete PEG"。与传统的聚乙二醇（PEG）一样，接头含有由重复的环氧乙烷组成的亲水性、水溶性主链。与传统的 PEG 产品不同，这些接头是具有独特且特定分子量的单一化合物（图 7.24）。传统 PEG 通过聚合的过程制备，其产品的大小和分子量呈正态分布。对于 dPEG™ 产品，报告的分子量是平均分子量，并用多分散性指数（PDI）体现样品中的分子量范围。

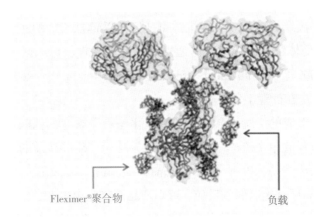

图 7.23　Fleximer™技术的示意图，图示一个单一的柔性接头连接着多个药物负载，附到一个抗体上（经 Mersana Inc 许可引用）。

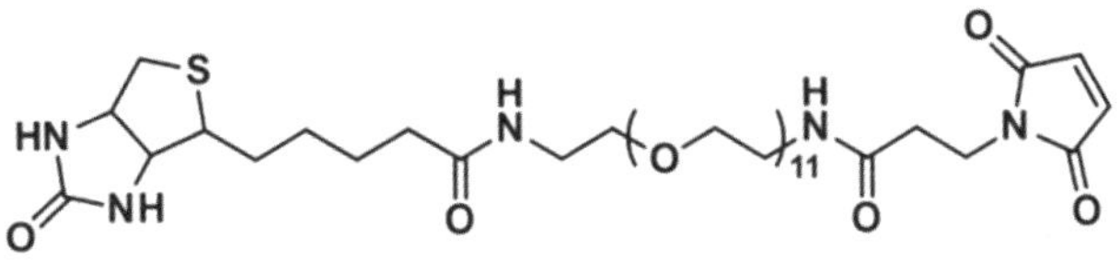

图 7.24　dPEG™接头的结构式，其中一端带有生物素（左侧），另一端带有马来酰亚胺丙基基团（右侧）。

马来酰亚胺基团允许与抗体进行标准的随机偶联，生物素基团则允许与一系列链球菌素的负载物快速偶联，其中许多是商品化的。线性和带有分支结构的 dPEG™产品分别可达 2kDa 和 8kDa，且具有可扩大的生产规模。重要的是，这些 dPEG™ 产品保留了传统 PEG 的有益特性，包括增强水溶性、减少聚集、增加流体动力学体积和降低免疫原性，且没有复杂的多分散性。

7.3.1.4　抗体上有效负载的偶联和加载物

由于有效负载的附着是通过其组成氨基酸的关键组分（通常是赖氨酸或半胱氨酸）来实现的，ADC 的一个早期问题是抗体上的有效负载无法实现均匀负载。这使得 ADC 具有可变的载量和在体活性，并影响其安全性和注册产品的质量控制相关问题。

西雅图遗传学公司的 Peter Senter 及其同事进行的一项开创性研究表明，携带大量有效负载分子的抗体在在体模型或患者体内并不比携带较少有效负载分子的抗体更有效，反而可能会导致更多的副作用。该研究基于一个由 MMAE 与抗 CD30 单克隆抗体 cAC10 结合而成的 ADC，创建每个抗体包含 2 个、4 个或 8 个有效负载（分别为 E2、E4 和 E8）的 ADC。尽管 ADC 的离体效力直接取决于药物负载量（IC_{50} 值：E8 ＜ E4 ＜ E2），但 E4 的在体抗肿瘤活性与相同 mAb 剂量下的 E8 相当，而 E4 每 mAb 含有的 MMAE 为 E8 的一半。E2 也是一种活性抗肿瘤制剂，但需要更高的剂量。E2 在小鼠的最大耐受剂量（MTD）

至少是 E4 的 2 倍，而 E4 又是 E8 的 2 倍。MMAE 负载也影响血浆清除率，因为 E8 的清除速度比 E4 快 3 倍，比 E2 快 5 倍。该研究清楚地表明，通过降低载药量（降低 DAR），可以提高治疗指数。这证实了有效负载 DAR 是 ADC 的关键设计参数。对于经典的 ADC，目前认为 DAR 为 2 是在临床活性和耐受性之间实现平衡的最佳选择。

明确定义的 DAR 一直是 ADC 开发中的主要挑战。目前，将接头 – 有效负载结构与 mAb 偶联的常见方法有三种：（a）赖氨酸残基的酰化，（b）半胱氨酸残基之间形成的还原的链间二硫键的烷基化，（c）位点特异性技术。

赖氨酸偶联被证明是最有问题的，因为药物载体可能会随机地附着在 IgG1 单克隆抗体上分布的多达 100 个暴露的赖氨酸残基上，而这些残基（例如，每个 IgG 抗体平均有 80 ～ 95 个）分布在抗体的轻链和重链上。尽管有时互补决定区（CDR）或抗体可变区的关键框架中的赖氨酸残基会发生反应，从而降低抗体与目标抗原或 Fc 受体结合的能力，但通过微调偶联条件，可以区分不同的赖氨酸残基。已获批的 ADC 吉妥珠单抗奥米唑星（gemtuzumab ozogamicin, Mylotarg™）就是使用的赖氨酸偶联的方法进行生产，表明这种偶联方法在商业上仍然可行。

还原的链间二硫键之间形成的半胱氨酸残基的烷基化是最受欢迎的偶联技术之一（图 7.25）。开发这种方法是为了在温和还原释放单个硫醇基团后，允许与链间二硫键涉及的八个半胱氨酸残基中的一个或多个进行位点特异性偶联。维妥昔单抗（brentuximab vedotin, Adcetris™）就是使用这种偶联方法生产的。但存在的问题是，除非仔细控制偶联反应，否则产品可能是由 DAR 为 1 ～ 8 的偶联物组成混合物，这可能会影响 ADC 的药代动力学、临床活性和耐受性。总体而言，半胱氨酸偶联物比赖氨酸偶联物更均匀。值得注意的是，还有一种并非广泛使用的方法，将抗体表面的聚糖部分进行轻度氧化，然后用于与腙接头的位点选择性偶联。

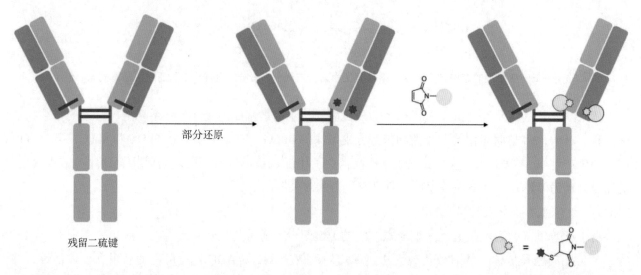

图 7.25   图示一个典型抗体中的四个二硫键，在部分还原后，每个二硫键可以释放出最多八个半胱氨酸残基，每个残基都带有亲核硫醇基团，可以与接头 – 药物构建物发生烷基化反应（上图仅还原了一个二硫键）。除非共轭反应得到精确控制，否则产物可能是药物 / 抗体比例（DAR）为 1 ～ 8 的混合物，这可能会影响 ADC 的药代动力学、临床活性和耐受性。

为了生产 DAR 明确的药物抗体偶联物（ADC）均质产品，以达到临床疗效和监管目的，已经开发了许多专有技术。其中一些是基于化学或酶的方法，例如 ThioBridge™ 或 SMAC™使用转肽酶介导的抗体偶联，而另一些则使用传统的基因工程方法（例如 Thiomabs™）或氨基酸替代策略（例如

Selenomabs ™）生产具有明确偶联位点的新型抗体。下面将详细地介绍这四种技术。值得注意的是，多种位点特异性偶联技术旨在产生 DAR 为 2 的复合物，其是在典型的达到临床活性和耐受性之间平衡的 ADC 的最佳选择。

7.3.1.4.1　ThioBridge ™（二硫化物桥接技术）

Abzena 公司提供了一种偶联技术，允许将有效负载和接头（接头可裂解或不可裂解）组合在单一试剂中。该试剂具有亲水特性以提高溶解度，更高的负载均匀性以减少聚集，有助于提高 ADC 的稳定性，并且可与一系列有效负载和抗体类型（例如 mAb、Fab 和蛋白质支架）一起使用。ThioBridge ™ 工艺的工作原理是将有效负载连接到重新桥接的天然二硫键上，从而保留抗体的三级结构（图 7.26）。

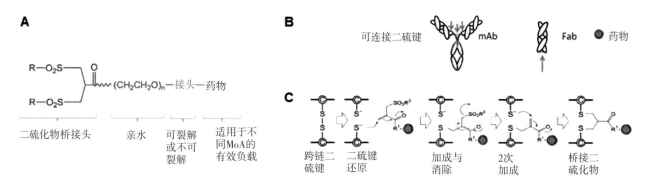

图 7.26　A. ThioBridge ™ 二硫化物桥接剂，可与任何接头或负载一起使用；B. mAbs 或抗体片段（Fabs）与二硫键连接的位置；C. 二硫化物还原后重新桥接以连接接头和负载的过程。

ThioBridge ™ 技术的另一个重要特点是，通过简单的一步反应即可实现 DAR 为 4（抗体覆盖率超过 85%），留下最少量的非偶联抗体并避免高负载物质。

7.3.1.4.2　SMAC ™（转肽酶介导的抗体连接技术）

为了克服小分子细胞毒药物与抗体化学偶联相关的局限性，例如形成具有不同药物抗体比例的异质 ADC，NBE 公司开发了 SMAC ™（转肽酶介导的抗体偶联技术），该技术可以提供位点 - 有效负载与抗体的特异性酶促偶联。使用独特的"转肽"酶来实现药物与抗体的位点特异性偶联，从而产生具有确定的药物抗体比例（DAR）的均质 ADC。由于使用了在生理条件下进行的温和酶反应，这种偶联方法可以保持抗体的完整结构。如图 7.27 所示。

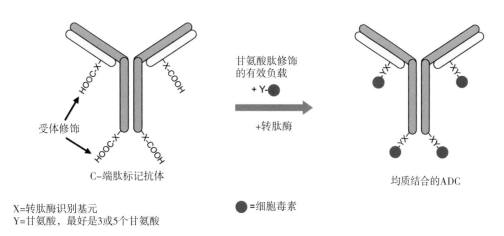

图 7.27　NBE 公司开发的 SMAC ™（转肽酶介导的抗体偶联）方法中酶促接头 - 负载构建物与抗体的酶促附着过程（图像由 Peiqin Jin 绘制并提供）。

据称，该技术的优点包括完全控制偶联位点和 DAR、在温和的生理条件下获得高 ADC 产量，以及在选定的 C 末端进行特异性偶联以优化 DAR。

7.3.1.4.3 ThioMAbs ™

基因泰克的研究人员（William Mallet 和 Jagath Junutula）率先开发了一种名为 Thiomab ™ 的技术，以化学方式将细胞毒性有效负载与抗体上的特定位点连接起来。使用这种方法，他们能够证明，精细控制附着在特定抗体上的有效负载分子的数量可以提升在体实验的耐受性。这一改进转化为临床试验，其中由 Thiomabs ™ 制成的 ADC 与传统偶联策略制备的 ADC 相比，其治疗指数得到相应的改善。

ThioMAb ™ 方法涉及通过单点突变将工程半胱氨酸引入抗体的氨基酸序列中。每个抗体的重链、轻链或 Fc 区上引入两个工程半胱氨酸。在细胞培养以产生抗体的过程中，培养基中的谷胱甘肽或半胱氨酸二硫键封端的工程半胱氨酸掺入抗体。随后用 TCEP/DTT 等试剂还原工程化抗体，以破坏所有链间二硫键并释放两个工程化半胱氨酸的保护帽。然后通过渗滤去除还原剂和释放的帽，并使用 $CuSO_4$ 或 dhAA 等试剂完全氧化抗体，以重新形成所有链间二硫键，此时工程化的半胱氨酸仍然可用于偶联到接头 – 有效负载构建体。最后获得每个抗体与两个有效负载分子偶联的同质 ADC 产品（DAR 为 2）（图 7.28）。

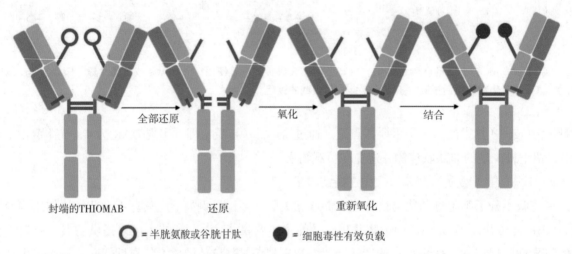

图 7.28　基因泰克研究人员开发的 ThioMAb ™ 技术的示意图。通过基因工程方法，在抗体中引入两个具有半胱氨酸或谷胱甘肽基团的工程半胱氨酸残基，这些残基不参与链内或链间二硫键的形成。经过还原后再氧化，可以在抗体中产生两个自由巯基，而不破坏四个结构性的链间二硫键。这些亲核巯基被用于与接头 – 负载构建物结合，以提供一个具有 DAR 为 2 的精确均一的 ADC。

ThioMAb ™ 工艺的一个潜在缺点是，由于在抗体铰链区形成链内而不是链间二硫键，可能会形成错误折叠的抗体。这种错误折叠的抗体可能占总抗体的 3% ～ 10%，在变性条件下可以在 SDS–PAGE 凝胶上检测到，表现为包含一条重链和一条轻链的 75kD 蛋白质。通过优化再氧化条件（例如抗体与氧化剂的比例、温度和 pH 值）可以最大限度地减少错误折叠抗体的形成，可以将错误折叠减少到大约 2%。

7.3.1.4.4 Selenomab 抗体

Selenomab 抗体是斯克里普斯研究所（美国）开发的工程化单克隆抗体（图 7.29）。它们包括一个或多个翻译掺入的硒代半胱氨酸残基。硒代半胱氨酸残基的硒醇基团的亲核反应性允许与有效负载的高效位点特异性偶联。硒代半胱氨酸具有特别高的反应性，可在接近生理条件下实现快速、单步、高效的反应。

7.3.1.5　化学制造控制（CMC）

从制药角度来看，ADC 的开发比单一抗体和任何类别的小分子抗癌药物都更为复杂。当前和未来几代 ADC 的制造正在解决化学制造控制（CMC）的问题。例如，ADC 的制造需要定制设施来处理高细胞毒性药物，并限制员工和环境的暴露。还需要专门的设备，例如灵敏的质谱仪器，来确认这些大（例如150kDa）而复杂的偶联物的结构，并研究它们的稳定性和批次间的一致性。这些领域已经取得了重大进展，为评估单一抗体而开发的方法已适用于 ADC 的研究。

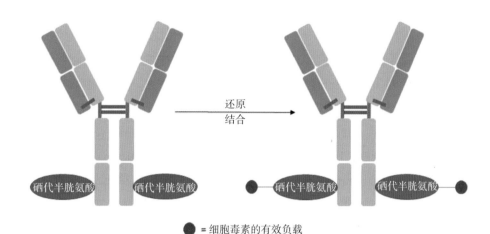

图 7.29　基于亲电反应的接头 – 药物偶联物与硒代半胱氨酸残基发生反应的 Selenomab 药物偶联物的生产过程。

7.3.1.6　ADC 的生物分布

已开展药代动力学和药效学研究，包括代谢研究，用以优化 ADC 负载和给药方案。理想情况下，ADC 充当前药，因为它在循环中为非活化形式，当定位于肿瘤部位并内化到靶肿瘤细胞中时释放其有效负载。但只有少量的 ADC 会到达靶细胞（有人估计约为 1%），这凸显了使用高细胞毒性药物作为有效负载的重要性。然而，其余的 ADC 将在正常组织中分解代谢，这可能会导致正常组织不必要地暴露于高细胞毒性药物中。因此，最佳的 ADC 有效负载在正常组织中释放时具有较短的停留时间，同时在肿瘤中长时间保持高浓度。

已经开发出实验方法来研究 ADC 的生物分布，包括使用独特的放射性标记来独立跟踪抗体和有效负载。例如，使用 ^3H 标记的抗体和 ^{14}C 标记的有效负载创建 ADC，在人类肿瘤异种移植小鼠模型中实现了示踪。在一项此类 ADC 的研究中，使用荧光分子断层扫描（FMT）成像技术观察到肿瘤中两种放射性标记均呈现快速积累的现象，但标记的单抗在给药一天后才检测到，且标记的有效负载在两天后才检测到。总的来说肿瘤与正常组织生物分布和释放的药效动力学的差异表明，在肿瘤释放的有效负载的暴露程度比正常组织高 100 倍。

ADC 的大小也影响其有效负载递送至肿瘤中的效率。例如，双抗体是单链可变结构域片段（scFv），在轻链和重链之间通过化学桥接形成的二聚体。在一项研究中，使用有效负载上的单一放射性标记比较了 vcMMAF 偶联的抗 CD30mAb 与等效双抗体的生物分布。由于双抗体通过肾脏的清除速度比 mAb 快得多，因此双抗体偶联物释放的有效负载在给药后一天内达到峰值浓度，而 mAb 偶联物的有效负载在给药两天后仍在增加。尽管双抗体的清除速度很快，但如果给予较高的双抗体剂量，则肿瘤暴露于双抗体有效负载的水平与 mAb 的有效负载相当，但代价是正常组织暴露于更高浓度的偶联物或已释放的有效负载药物中。因此，与较低分子量的双抗体偶联物相比，基于 mAb 的 ADC 使肿瘤相对于正常组织对释放的有效负载的暴露程度更高。

7.3.1.7　使用生物标志物引导 ADC 治疗

类似于其他靶向抗癌疗法（参见第 6 章），结合分子诊断和生物标志物来选择最佳患者或患者亚群进行治疗对于 ADC 疗法的成功至关重要。恩美曲妥珠单抗（Trastuzumab emtansine，Kadcyla™）就是一个很好的例子，该 ADC 所针对的 HER2 生物标志物的表达或过表达与肿瘤细胞增殖和不良预后密切相关。因此，为每个 ADC 用药提供可靠且经过验证的药物基因组检测以选择适用患者非常重要。但如果生物标记物相对较新，ADC 开发人员可能需要同时开发一种检测方法来配合其 ADC 产品。第 11 章在癌症治疗的精准医学方法中提供了有关药物基因组学测定的更多信息。

7.3.1.8 已获批的 ADC 和免疫毒素

截至撰写本文时，FDA 已批准 9 种 ADC，包括吉妥珠单抗奥米唑星（gemtuzumab ozogamicin，Mylotarg™）、维布妥昔单抗（brentuximab vedotin，Adcetris™）、ado- 恩美曲妥珠单抗（ado-trastuzumab emtansine，Kadcyla™）、奥加伊妥珠单抗（inotuzumab ozogamicin，Besponsa™）、维泊妥珠单抗（polatuzumab vedotin- piiq，Polivy™）、恩诺单抗（enfortumab vedotin，Padcev™）、德曲妥珠单抗（trastuzumab deruxtecan，Enhertu™）、戈沙妥珠单抗（sacituzumab govitecan，Trodelvy™）和 Belantamab mafodotin–blmf（Blenrep™），以及两种免疫毒素，莫塞妥莫单抗（moxetumomab pasudotox，Lumoxiti™）和 tagraxofusp（Elzonris™）。此外，截至撰写本文时，全球正在进行 101 项 ADC 临床试验，其中 21 项处于Ⅲ期阶段。下面将更详细地介绍获批的 ADC。

7.3.1.8.1 吉妥珠单抗奥唑米星（Mylotarg™）

从历史角度来看，吉妥珠单抗奥唑米星（Mylotarg™）作为第一个获得批准和商业化的 ADC 具有重要意义。尽管其功效和安全性受到严格审查，于 2010 年在包括美国在内的一些国家从市场上撤出，但它起到了激发人们对 ADC 领域的兴趣并进一步研究的重要作用，最终出现了现今一代高效的 ADC 药物。2017 年，辉瑞根据先前试验的荟萃分析和 ALFA-0701 临床试验的结果，重新申请美国和欧盟的批准。ALFA-0701 临床试验是一项在 280 例患有 AML 的老年人中进行的开放标签的Ⅲ期临床试验。该产品于 2018 年 4 月获批在美国和欧盟使用。

吉妥珠单抗奥唑米星最初由 American Home Products 公司开发，并于 2000 年获得 FDA 加速批准，用于治疗首次复发的 60 岁及以上患者的 CD33 阳性不适合细胞毒性药物化疗的复发性急性髓系白血病（AML）。但在批准后的第一年内，FDA 要求在该药物的包装上添加黑框警告，因为据观察，在没有骨髓移植的情况下，该药物增加了静脉闭塞性疾病（VOD）的风险。后来显示，在骨髓移植后，吉妥珠单抗奥米唑星治疗的患者中 VOD 的发生频率也有所增加。惠氏公司于 2004 年根据 FDA 加速审批程序启动了一项随机对照Ⅲ期临床试验（SWOG S0106）。但由于吉妥珠单抗奥唑米星联合治疗组的致命毒性率显著高于标准治疗组（吉妥珠单抗奥唑米星组的死亡率为 5.7%，而无该药物组的死亡率为 1.4%），该研究在完成之前就停止了，并且与传统癌症疗法相比，患者的生存获益没有增加。此外，该药成了生物制剂上市后监管不足的普遍批评的焦点，并最终在 2010 年 6 月份应 FDA 的要求被辉瑞公司（该公司在收购 American Home Products 后拥有该药物）从市场上撤回。但部分监管机构不同意 FDA 的决定，例如，日本药品和医疗器械管理局在 2011 年表示，"吉妥珠单抗奥唑米星的风险收益平衡与批准时的状态相比没有改变"。该药物已在日本获得许可，用于治疗 60 岁以上复发性急性髓系白血病患者，缓解率约为 30%。2010 年撤回后，正在进行的吉妥珠单抗奥唑米星临床试验证实了其治疗益处。这一结论基于多项研究者主导的临床试验，包括 ALFA-0701、AML-19 和 MyloFrance-1。

吉妥珠单抗是一种人源化（来自小鼠）全重组 CD33 靶向 IgG4 kappa 的单克隆抗体，分子量为 151 ～ 153kDa，连接有可与 DNA 相互作用的细胞毒性刺孢霉素的半合成衍生物（图 7.30）。吉妥珠单抗中大约 98.3% 的氨基酸序列源自人类，包括可变区和恒定区。CD33 识别互补决定区鼠源 p67.6 抗体。

吉妥珠单抗奥唑米星的单克隆抗体成分在哺乳动物骨髓瘤 NS0 细胞悬浮培养物中表达，然后在去除或灭活病毒的条件下进行纯化。该抗体的早期开发工作是由 Fred Hutchinson 癌症研究中心（华盛顿州西雅图）的研究人员进行的，他们将其授权给了惠氏药厂。随后，Celltech Group 将其人源化，并使用双功能接头将其与 N- 乙酰基 -γ 刺孢霉素连接，在每摩尔抗体表面 50% 以上负载 4 ～ 6mol 刺孢霉素。

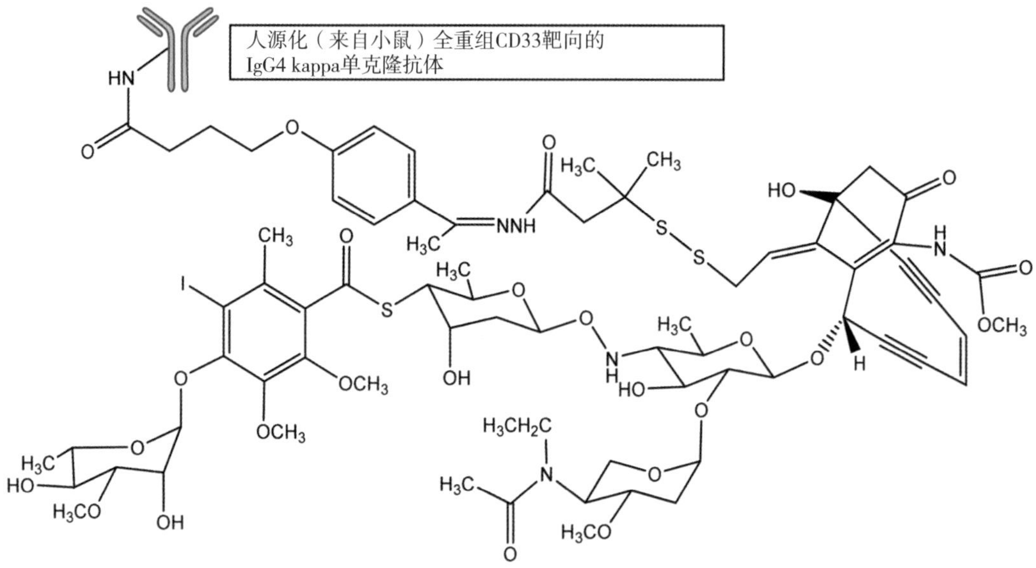

图 7.30　Mylotarg ™（吉妥珠单抗奥唑米星）的结构式，它是基于一个分子量为 151 ～ 153kDa 的人源化（来自小鼠）全重组 CD33 靶向的 IgG4 kappa 单克隆抗体，连接有可与 DNA 相互作用的细胞毒性刺孢霉素的半合成衍生物。

　　吉妥珠单抗奥唑米星通过靶向并结合 CD33 抗原（一种唾液酸依赖性黏附蛋白）发挥作用。这个靶标出现在骨髓单核细胞谱系的未成熟正常细胞的表面和白血病成髓细胞的表面。尽管它由正常造血细胞表达，但强度随着干细胞的成熟而减弱，从而提供了治疗窗口。因此，CD33 在正常和白血病骨髓集落形成细胞上表达，包括白血病克隆前体细胞。超过 80% 的 AML 患者的白血病细胞表达 CD33。当吉妥珠单抗与 CD33 抗原结合时，形成的复合物被内化，随后在细胞溶酶体内释放刺孢霉素。到达细胞核后，刺孢霉素与 DNA 小沟结合，导致 DNA 双链断裂，从而导致细胞死亡（详见第 5 章）。

　　吉妥珠单抗奥唑米星最严重的副作用是通过对正常骨髓前体细胞的细胞毒性作用而导致严重的骨髓抑制，发生率大约 98%。然而，由于多能造血干细胞幸免于难，因此这种毒性是可恢复的。贫血、肝毒性、肿瘤溶解综合征、Ⅲ型超敏反应和静脉闭塞也有报道，一些患者因这些副作用中的一种或多种而死亡。已报告的其他不太严重的副作用包括呼吸道和胃肠道紊乱（例如恶心和呕吐）、过敏反应、流感样症状（例如寒战和发热）、高血压或低血压、口腔疼痛、味觉变化、对感染的抵抗力降低以及瘀斑或出血。

7.3.1.8.2　维布妥昔单抗（Adcetris ™）

　　维布妥昔单抗［Brentuximab vedotin（Adcetris ™）］，以前称为 SGN–35 或 cAC10–vcMMAE，靶向细胞膜蛋白 CD30，该蛋白由系统性间变性大细胞淋巴瘤（sALCL）和经典霍奇金淋巴瘤（HL）中的癌细胞表达。维布妥昔单抗是自 1977 年以来第一个治疗霍奇金淋巴瘤的新疗法，也是第一个专门针对 ALCL 的新疗法，维布妥昔单抗由西雅图遗传学和千年制药 / 武田联合开发，前者拥有美国和加拿大的商业化权利，而武田集团则拥有世界其他地方的商业化权利。2011 年，FDA 加速批准该药物用于治疗复发性 HL 和复发 sALCL，并于 2012 年获得 EMA 有条件营销授权，用于治疗自体干细胞移植后、既往至少两种治疗或接受过治疗后不适合自体干细胞治疗或多药化疗的复发或难治性 CD30 阳性的 HL。

维布妥昔单抗基于分子量为 149.2～151.8kDa 的嵌合（小鼠／人）抗体，通过由对氨基苯甲酸间隔基、组织蛋白酶可裂解的缬氨酸 – 瓜氨酸接头以及由己酸和马来酰亚胺单元组成的抗体连接基团（图 7.31）与 3～5 个单位的抗有丝分裂剂 MMAE（INN 名：vedotin）连接而成。该药物的抗体部分附着在恶性细胞表面的 CD30 上，然后复合物被内化并运输到溶酶体。MMAE 被释放，并通过破坏微管网络发挥其细胞杀伤作用。

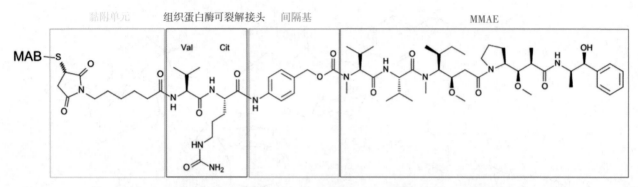

图 7.31　维布妥昔单抗（Adcetris™）的结构式，包括抗体、接头和药物组分。

FDA 于 2011 年加速批准该药物是基于 2010 年披露的一项临床试验结果，其中 34% 的难治性霍奇金淋巴瘤患者获得完全缓解，另外 40% 的患者获得部分缓解，在 94% 的患者中观察到肿瘤缩小。在 ALCL 中，97% 的患者获得了一定程度的肿瘤缩小，87% 的患者的肿瘤缩小了至少 50%。2013 年，一项针对复发或难治性 CD30 阳性 NHL（包括 B 细胞肿瘤）的开放标签、单组 Ⅱ 期研究的中期结果表明，维布妥昔单抗作为单一药物诱导了 42% 的客观缓解率，在晚期弥漫性大 B 细胞淋巴瘤患者中的安全性可控。

迄今为止观察到的最常见（≥ 20%）不良反应之一是周围神经病变，表现为手脚进行性、持久性、有时不可逆的麻木、刺痛或剧烈疼痛，有时累及手臂和腿，这可能与对寒冷过敏有关，另外还观察到脱髓鞘性多发性神经病。其他报告的副作用包括输液相关反应（例如过敏反应）、中性粒细胞减少、头晕、疲劳、贫血、胃肠道紊乱（恶心、呕吐、腹泻、便秘）、发热、皮疹、高血糖、肌痛、关节痛、背痛、上呼吸道感染、血小板减少、咳嗽和呼吸困难。不太常见的是重型多形性红斑和进行性多灶性白质脑病的报道。

7.3.1.8.3　ado- 恩美曲妥珠单抗（曲妥珠单抗 –DM1，Kadcyla™）

ado- 恩美曲妥珠单抗（Ado-Trastuzumab emtansine, Kadcyla™）是一种分子量为 148.5kDa 的 ADC，由已批准的全人源化（来自小鼠）抗 Her2mAb 曲妥珠单抗（Herceptin™）与细胞毒剂美登素（DM1）缀合组成。它是由罗氏基因泰克根据与 ImmunoGen 的合作协议开发的。

FDA 于 2013 年批准恩美曲妥珠单抗用于治疗之前已接受过曲妥珠单抗和紫杉醇类药物（如紫杉醇或多西他赛）治疗，并且已经接受过转移性乳腺癌标准治疗方案或在辅助治疗后 6 个月内出现肿瘤复发的 HER2+ve 的转移性乳腺癌患者。应 FDA 的要求，该药物在美国获得批准，通用名称为 “ado- 恩美曲妥珠单抗”，区别于 2009 年发布的原始 USAN（美国通用名称）“恩美曲妥珠单抗”，以防止配药错误。在临床前开发和临床试验期间，它也被称为曲妥珠单抗 –DM1 或 T–DM1（DM1 为美登素）或曲妥珠单抗 –MCC–DM1（MCC–DM1=emtansine）。

该药物的批准基于一项 Ⅲ 期临床试验（EMILIA），该试验在 991 例既往接受过治疗的不可切除、局部晚期或转移性 HER2+ve 乳腺癌患者中评估了恩美曲妥珠单抗与卡培他滨（Xeloda™）联合拉帕替尼（Tykerb™）的疗效。这些患者既往接受过曲妥珠单抗和紫杉醇治疗（约占乳腺癌患者的五分之一）。试验数据显示，接受恩美曲妥珠单抗治疗的患者的无进展生存期得到改善（9.6 个月 vs 6.4 个月），总生存期（中位生存期为 30.9 个月 vs 25.1 个月）和安全性也得到改善。

恩美曲妥珠单抗的结构式如图 7.32 所示。每个曲妥珠单抗分子可以连接 0～8 个美登素分子（平均 3.5 个）。ADC 使用接头 SMCC（琥珀酰亚胺基 –4–（N– 马来酰亚胺甲基）环己烷 –1– 羧酸琥珀酰亚胺酯）构建，这是一种异双功能试剂，包含两个反应性官能团，琥珀酰亚胺酯和马来酰亚胺。SMCC 的琥珀酰亚胺基团与曲妥珠单抗分子中赖氨酸残基的游离氨基反应，马来酰亚胺部分与美登素的游离巯基连接。研究发现，与使用其他接头构建的类似 ADC 相比，恩美曲妥珠单抗具有最佳疗效和药代动力学，且毒性较低。除了作为 ADC 的预期作用机制外，临床前研究表明，包括抗体依赖性细胞毒性（ADCC）、抑制基于 HER2 的细胞信号传导和诱导细胞周期停滞在内的其他机制也可能发挥作用。

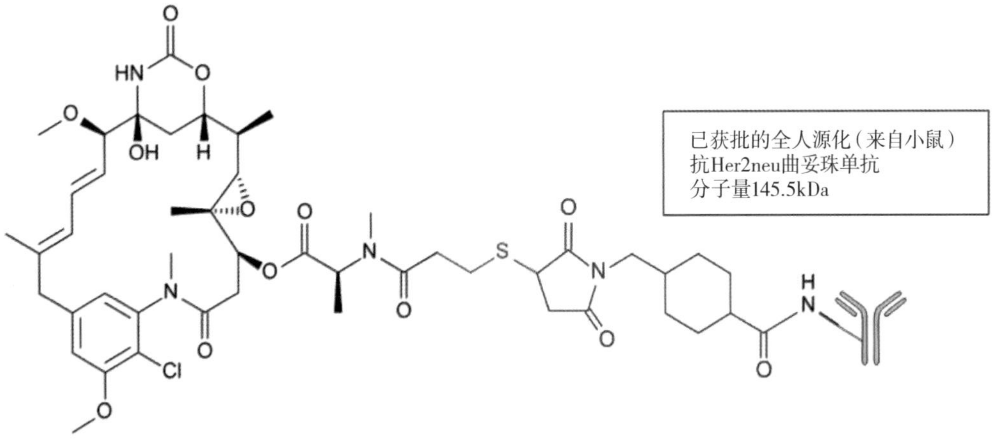

已获批的全人源化（来自小鼠）抗 Her2neu 曲妥珠单抗 分子量 145.5kDa

图 7.32　恩美曲妥珠单抗（Kadcyla™）的结构式，包括药物、接头和抗体组分。左侧为美登素（maytansine）药物成分（黑色），包括硫醚基团（红色）。添加 MCC 接头（蓝色）后，整个药物接头组合被称为 emtansine。emtansine 单元与曲妥珠单抗抗体的赖氨酸残基的氨基（黑色）共价结合。

临床试验中观察到的恩美曲妥珠单抗最严重的不良反应包括肝毒性（罕见肝功能衰竭病例）、肝性脑病、结节性再生性增生、心脏损伤（左心室功能障碍）、间质性肺疾病（例如急性间质性肺炎）、血小板减少症和周围神经病变。轻度的不良反应包括疲劳、恶心、肌肉骨骼疼痛、头痛、肝酶水平升高和便秘。值得注意的是，在 EMILIA 临床试验中，与拉帕替尼和卡培他滨联合用药的对照组相比，恩美曲妥珠单抗的总体耐受性更好，该组中有 43% 的患者出现严重毒性反应，而对照组中的比例为 59%。接受恩美曲妥珠单抗治疗的患者贫血、血小板计数低和周围神经病变更常见，而拉帕替尼 / 卡培他滨治疗中心脏损伤和胃肠道反应（例如呕吐、腹泻和口腔炎）更常见。在美国，Kadcyla™ 带有"黑框"警告，提示孕妇使用会导致肝脏毒性、心脏损伤（左心室射血分数降低）和胎儿损伤。

7.3.1.8.4　奥加伊妥珠单抗（Besponsa™）

奥加伊妥珠单抗［Inotuzumab ozogamicin（Besponsa™）］是一种抗体 – 药物偶联物，用于治疗复发性或难治性 B 细胞前体急性淋巴细胞白血病（ALL）。它的组分包括 N– 乙酰基 γ– 刺孢霉素 1, 2– 二甲基肼二氯化物（NAcγ– 刺孢霉素 DMH）的半合成衍生物组成，这是一种有效的 DNA 剪切剂，通过酸不稳定的 4–（4'– 乙酰基苯氧基）丁酸（乙酰丁酸）共价连接到人源化单克隆 IgG4 抗体 G544（图

7.33）。接头在生理 pH 下保持稳定性，但在溶酶体的酸性环境中成功释放刺孢霉素。奥加伊妥珠单抗是由 Celltech 和惠氏公司的研究人员合作生产的，由辉瑞公司在收购惠氏公司后开发。

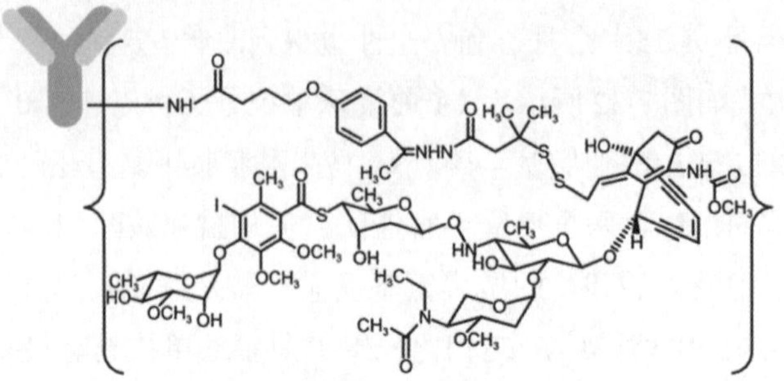

图 7.33　奥加伊妥珠单抗（Besponsa™）的结构式，每个抗体分子平均负载 5 ～ 7 个 γ- 刺孢霉素负载［图片来源于 Jani, Darshana & Nowak, John & Chen, Ying & Boni, Joseph & Gorovits, Boris.（2018）. Assessment of clinical immunogenicity of inotuzumab ozogamicin in patients with non-Hodgkin lymphoma and acute lymphoblastic leukemia. AAPS Open. 4. 10.1186/s41120-018-0021-5］。

　　临床前模型显示，无论是奥加伊妥珠单抗还是等效的未结合人源抗体（G5/44），都显示出与 CD22 结合的亲和力为亚纳摩尔级别，但只有奥加伊妥珠单抗对 CD22 阳性 B 细胞淋巴瘤细胞系在皮摩尔级别就显示出强效的细胞毒性。同样，在体疗效研究中，单一的抗 CD22 单克隆抗体无效，而抗体 - 药物偶联物却具有疗效。

　　美国奥加伊妥珠单抗的使用说明书带有 FDA 黑框警告，涉及肝毒性，特别是肝静脉闭塞性疾病（VOD），对某些患有该疾病的患者用药可致命。在造血干细胞移植（HSCT）前接受 ADC 的患者出现这种情况的风险更高，并且与接受其他化疗期间接受 HSCT 的患者相比，接受该 ADC 治疗后接受 HSCT 的患者死亡人数更多。患者最常见的严重不良反应包括感染（23%）、中性粒细胞减少伴发热（11%）、出血（5%）、胃痛、VOD 和疲倦。

7.3.1.8.5　维泊妥珠单抗（Polivy™）

　　维泊妥珠单抗［Polatuzumab vedotin（Polivy™）］是一种用于与苯达莫司汀和利妥昔单抗联合治疗弥漫性大 B 细胞淋巴瘤（DLBCL）的 ADC。它由基因泰克 / 罗氏开发，并于 2019 年获得 FDA 批准。

　　维泊妥珠单抗是针对 B 细胞表面存在的 CD79b 的人源化单克隆抗体。该抗体使用马来酰亚胺通过蛋白酶可裂解肽（缬氨酸 - 瓜氨酸）接头与 MMAE 有效负载偶联，平均 DAR 为 3.5（图 7.34）。

　　基于Ⅰb/Ⅱ期的 GO29365 研究结果，维泊妥珠单抗获得加速批准，该研究是一项全球随机研究，评估苯达莫司汀和利妥昔单抗或奥妥珠单抗（Gazyva™）联合治疗复发或难治性滤泡性淋巴瘤或 DLBCL 患者的安全性、耐受性和药物活性。这项研究是第一个关键性的随机临床试验，显示对于不适合造血干细胞移植的复发或难治性 DLBCL 患者，与苯达莫司汀和利妥昔单抗相比，维泊妥珠单抗组患者的缓解率更高。结果显示，接受维泊妥珠单抗联合苯达莫司汀 / 利妥昔单抗治疗的患者中有 40% 达到完全缓解（评估时未检测到癌症），而单独使用苯达莫司汀 / 利妥昔单抗治疗的患者只有 18% 达到完全缓解。

　　维泊妥珠单抗组患者中至少 20% 会出现不良反应，但与单独使用苯达莫司汀 / 利妥昔单抗相比，接受维泊妥珠单抗加苯达莫司汀 / 利妥昔单抗治疗的患者发生不良反应的发生率至少高 5%，包括白细胞、红细胞和血小板水平低下、麻木、手脚刺痛或疼痛、腹泻、发热、食欲下降和肺炎。

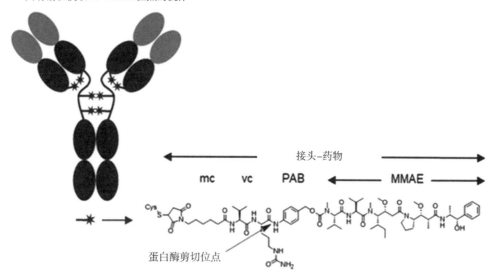

图 7.34　维泊妥珠单抗（Polivy™）的结构式（图片来源于 Li，D，Lee，D，Dere，RC，et al. Evaluation and use of an anti‑ cynomolgus monkey CD79b surrogate antibody‑drug conjugate to enable clinical development of polatuzumab vedotin. Br J Pharmacol. 2019；176：3805‑3818. https://doi.org/10.1111/bph.14784. Copyright © 2019 Genentech Inc. British Journal of Pharmacology）。

7.3.1.8.6　恩诺单抗（Padcev™）

恩诺单抗［Enfortumab vedotin（Padcev™）］由西雅图遗传学和 Astellas 合作开发，旨在治疗表达 nectin-4 抗原的肿瘤。该 ADC 利用可裂解肽接头（vedotin）连接抗体和 MMAE 有效负载，平均 DAR 为 3.8（图 7.35）。内化和蛋白水解后，MMAE 抑制微管蛋白的聚合，从而导致 G₂/M 期停滞并诱导 nectin-4 过表达致肿瘤细胞凋亡。免疫组织化学研究表明，nectin-4 在多种肿瘤细胞类型中具有中到高水平的表达，包括 40%～60% 的膀胱癌、乳腺癌和胰腺癌，以及 30% 的肺癌和卵巢癌。

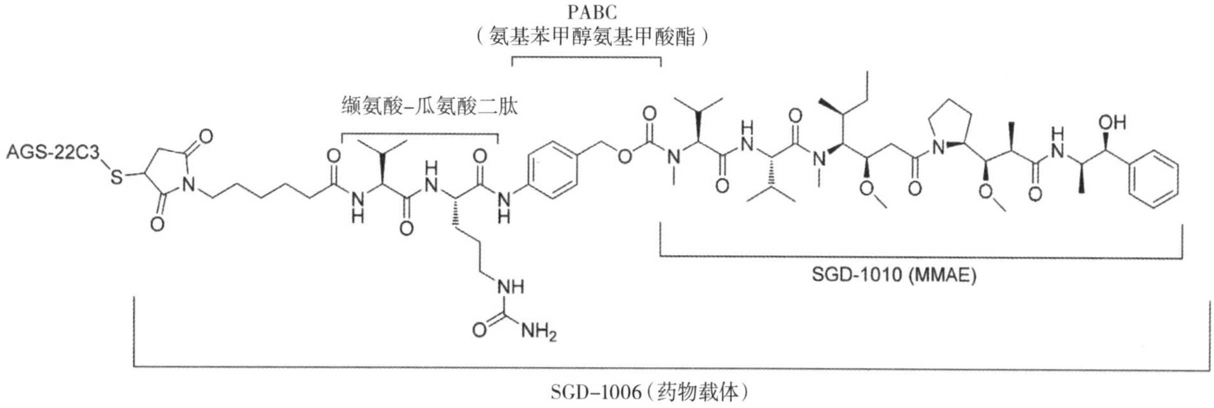

图 7.35　恩诺单抗（Padcev™）的结构式。抗体通过可被蛋白酶剪切的马来酰亚胺己酰–缬氨酰–瓜氨酸–P–氨基苄氧羰基（mc-val-cit-PABC）接头与 MMAE 药物载体偶联，平均 DAR 为 3.8。

2019 年，恩诺单抗被 FDA 批准用于治疗既往接受过 PD-1/PD-L1 抑制剂和含铂化疗的局部晚期或转移性尿路上皮癌成年患者。该药物的批准基于一项临床试验的结果，该试验招募了 125 例局部晚期或转移性尿路上皮癌患者，这些患者既往接受过 PD-1/PD-L1 抑制剂和铂类化疗的治疗。总体缓解率为

44%，其中完全缓解和部分缓解的患者比例分别为 12% 和 32%。

恩诺单抗最常见的副作用是疲劳、周围神经病变（神经损伤导致刺痛或麻木）、食欲下降、皮疹、脱发、恶心、味觉改变、腹泻、眼睛干涩、瘙痒和皮肤干燥。

7.3.1.8.7   德曲妥珠单抗（Enhertu™）

德曲妥珠单抗［trastuzumab deruxtecan（Enhertu™）］由第一三共开发，由阿斯利康注册，获批用于治疗既往接受过两种或两种以上抗 HER2 疗法的不可切除或转移性 HER2 阳性的乳腺癌患者。该 ADC 由 HER2 靶向抗体通过可裂解的肽接头连接到拓扑异构酶Ⅰ抑制剂（德鲁替康，依喜替康的衍生物）组成（图 7.36）。

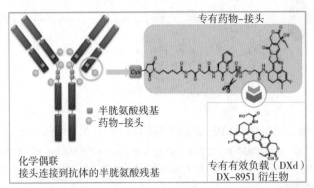

图 7.36   德曲妥珠单抗（Enhertu™）的结构式，它由一个靶向 HER2 的抗体与一个拓扑异构酶Ⅰ抑制剂（即依喜替康的衍生物德鲁替康）通过可切割的肽链接头连接在一起（图像经大塚山口制药公司授权转载）。**参考文献：**[1] Doi et al., Lancet Oncol. 2017；18：1512–1522；[2] Ogitani et al., Cancer Sci. 2016；107：1039‑46；[3] Poon et al., Toxicol Appl Pharmacol. 2013；273：298‑313；[4] Mitsui et al., Jpn J Cancer Res. 1995；86：776‑782。

2019 年，FDA 加速批准 Enhertu™用于治疗既往接受过两种或两种以上抗 HER2 疗法的不可切除或转移性 HER2+ve 乳腺癌患者。考虑了有限但有利的肿瘤缓解率和缓解持续时间，FDA 给予了加速审批。然而，对该适应证的持续批准取决于成功的验证性试验。此次批准是基于Ⅱ期 DESTINY–Breast 试验的结果，该试验显示客观缓解率为 60.3%，其中完全缓解率为 4.3%，部分缓解率为 56.0%。目前，Ⅲ期临床试验正在评估比较德曲妥珠单抗与恩美曲妥珠单抗（Kadcyla™）。它还在 HER2+ve 晚期胃癌、晚期结直肠癌、HER2 过表达或携带 HER2 突变的 NSCLC 中进行评估，并与纳武利尤单抗（Opdivo™）联合用于治疗 HER2 表达的转移性乳腺癌和膀胱癌。

德曲妥珠单抗最常见的副作用是胃肠道症状（例如恶心、呕吐、便秘、腹泻）、疲劳、脱发、食欲下降、贫血、中性粒细胞减少、白细胞减少和血小板计数减少。也有报道间质性肺病和肺炎导致死亡的病例。

7.3.1.8.8   戈沙妥珠单抗（Trodelvy™）

戈沙妥珠单抗［Sacituzumab govitecan（Trodelvy™）］由 Immunomedics 开发，其抗体靶向 Trop-2，用于治疗至少接受过二线治疗的成人转移性三阴性乳腺癌（TNBC）患者。该药抗体为人源化抗 Trop-2 单克隆抗体，通过可裂解肽链接头连接到有效负载拓扑异构酶Ⅰ抑制剂 SN-38（伊立替康的活性代谢物）上，其 DAR 为 7.6（图 7.37）。

基于一项多中心、单臂临床试验（IMMU-132-01）的结果，戈沙妥珠单抗于 2020 年获得 FDA 批准，该试验纳入 108 例二线治疗后的转移性三阴性乳腺癌患者。结果显示，患者的客观缓解率（ORR）为 33.3%，中位缓解持续时间为 7.7 个月。在获得缓解的患者中，55.6% 的患者维持其缓解 6 个月或更长时间，16.7% 的患者维持 12 个月或更长时间。这些结果使该药获得了加速批准、优先审查、突破性疗法和快速通道指定。

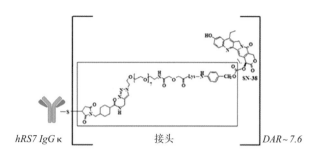

图 7.37　戈沙妥珠单抗（Trodelvy™）的结构式，它由针对 Trop-2 的抗体与拓扑异构酶Ⅰ抑制剂 SN38（伊立替康的活性代谢产物）通过可切割的肽链接头连接在一起而成。

在临床试验中，每 3 周为一个治疗周期，前 2 周各接受一次周剂量治疗，其不良事件是可控的。主要副作用是中性粒细胞减少症和腹泻，由此会限制剂量，并且该产品带有关于严重中性粒细胞减少症和腹泻风险的黑框警告。它还可能对胎儿和新生儿造成伤害，因此必须遵守科学的避孕和母乳喂养指导。

最后，其他临床试验的结果表明，戈沙妥珠单抗在其他实体瘤中也有活性，结直肠癌、食管癌、小细胞和非小细胞肺癌、膀胱癌患者可获得部分缓解。

7.3.1.8.9　Belantamab Mafodotin–blmf（Blenrep™）

Belantamab mafodotin（图 7.38）由 GSK 开发，是一种抗 BCMA 的 ADC，设计用于治疗成人复发性或难治性多发性骨髓瘤。它由抗 BCMA 单克隆抗体通过可裂解的肽链接头连接到微管蛋白抑制剂 MMAF 上构成。于 2020 年获得 FDA 批准作为单一疗法，用于治疗既往至少接受过四种疗法的成人复发性或难治性多发性骨髓瘤患者。

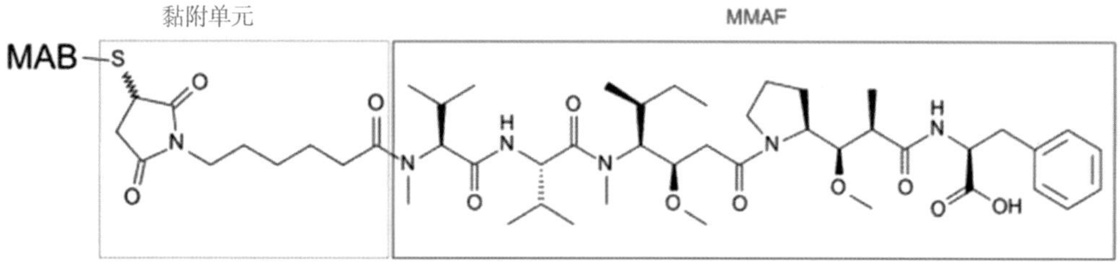

图 7.38　belantamab mafodotin（Blenrep™）的结构式，它由靶向 BCMA 的单克隆抗体通过可切割的肽链接头连接抑制微管蛋白的 MMAF 而成。

2020 年，FDA 授予其优先审查批准用于治疗复发性或难治性多发性骨髓瘤患者，这些患者既往的治疗包括免疫调节剂、蛋白酶体抑制剂和抗 CD38 抗体。向 FDA 提交的生物制剂许可申请（BLA）是基于关键 DREAMM-2（推动多发性骨髓瘤方法卓越）临床试验的数据，该试验纳入大量既往采用当前标准治疗方案治疗的，病情仍然恶化进展的多发性骨髓瘤患者。尽管副作用与其他 ADC 相似，但角膜沉积物形成（角膜病变）仍是需要特别关注的不良反应，FDA 强调了这种副作用的发生率、严重程度及缺乏缓解策略，强调有关问题是否可逆仍需要数据支持。GSK 提出应通过修改或中断治疗过程来应对。2020 年下半年，GSK 收到了欧盟 CHMP（人用药品委员会）的积极意见，建议批准 belantamab mafodotin 用于治疗复发和难治性多发性骨髓瘤。

7.3.1.8.10　莫塞妥莫单抗（Lumoxiti™）

莫塞妥莫单抗［Moxetumomab pasudotox（Lumoxiti™）］是由 MedImmune 及其母公司阿斯利康开发的重组 CD22 靶向免疫毒素莫塞妥莫单抗 –tdfk（以下简称莫塞妥莫单抗）。莫塞妥莫单抗包含与假单孢菌外毒素 PE38 的 38kDa 片段和重组鼠抗 CD22 单克隆抗体的 Fv 片段。于 2018 年 9 月获得 FDA 批准，用于治疗成人复发性或难治性毛细胞白血病（HCL），这些患者既往至少接受过两次全身治疗，包括嘌呤核苷类似物治疗。Lumoxiti™ 的评估是在一项单臂、开放标签临床试验中进行的，该试验纳入 80 例受试者，这些受试者为既往接受过至少两种全身疗法（包括嘌呤核苷类似物）治疗的毛细胞白血病患者。试验结局为持久完全缓解（CR），定义为达到 CR 后维持血液学缓解超过 180 天。试验中 30% 的受试者达到持久 CR，总体缓解率为 75%。

莫塞妥莫单抗常见的副作用包括输液相关反应、身体组织中过多液体引起的肿胀（水肿）、恶心、疲劳、头痛、发热、便秘、贫血和腹泻。Lumoxiti™ 的处方常附有黑框警告，具有发生毛细血管渗漏综合征风险，在这种情况下，液体和蛋白质从微小血管渗漏到周围组织中。需要注意的是，母乳喂养的女性禁用 Lumoxiti。

7.3.1.8.11 Tagraxofusp（Elzonris™）

Tagraxofusp（Elzonris™）是一种融合蛋白，由白喉毒素与白介素 3（IL-3）融合组成，用于治疗母细胞性浆细胞样树突细胞肿瘤（BPDCN）。它于 2018 年获得 FDA 批准。Elzonris™ 是一种针对肿瘤细胞 CD123 的新型靶向疗法。IL-3 与表达 CD123 的肿瘤细胞结合，并向细胞递送细胞毒性白喉毒素。引起细胞中蛋白质合成受阻并导致细胞死亡。Elzonris™ 的批准基于两项多中心、开放标签、单臂临床试验的结果。完全缓解率是试验的主要终点，大约 54% 的患者达到了主要终点。该研究中，1 例患者获得完全缓解，1 例患者获得临床完全缓解。最常见的不良事件包括毛细血管渗漏综合征、恶心、体重增加、疲劳、外周水肿和体温升高。

7.3.2 抗体 – 放射性核素偶联物（放射免疫偶联物）

7.3.2.1 简介

利用抗体的靶向特性和负载能力的另一种方法是附着放射性核素，放射性核素因毒性太大且非选择性而无法全身施用。这种方法进入临床的第一个例子是 pemtumomab（Theragyn™），它在 20 世纪 90 年代末的早期临床试验中显示了令人鼓舞的结果，但由于Ⅲ期结果不满意而没有进一步开发。此后，由于抗体生产和纯化技术以及放射性核素附着策略的改进，其他放射免疫偶联物已获得批准和商业化。例如，含有钇 –90 的替伊莫单抗（ibritumomab tiuxetan，Zevalin™）和含有碘 –131 的托西莫单抗（tositumomab，Bexxar™）都是基于抗 CD20 抗体，并分别于 2002 年和 2003 年成功获批用于治疗非传统化疗和单克隆抗体利妥昔单抗难以治疗的霍奇金淋巴瘤。

放射免疫偶联物的一个重要特征是，通常使用小鼠或基于小鼠的抗体而不是人类抗体来生产（与本章中描述的其他基于抗体的疗法相反）。原因是，对于其他类型的抗体疗法，重点是尽可能长时间地将药物保留在体内，以最大限度地暴露肿瘤。然而，当使用放射性核素作为有效负载时，为了患者和实施治疗的医护人员的安全，优选短暂暴露。因此，通常使用基于小鼠的抗体，因为它们经肾脏快速排泄而半衰期较短。

另一技术挑战是将放射性核素附着到抗体上。大多数放射性核素都是放射性元素（例如，[131] 碘、[90] 钇等），通过简单的共价键将它们直接连接到抗体上可能会出现问题，就像 ADC 中的小分子作为有效负载一样。因此，已经开发了其他方法，例如将螯合或"笼"结构附着到抗体上，用于结合或捕获放射性核素。此外，目前还不清楚哪种放射性核素在与抗体结合时能够提供最佳的治疗效果。例如，Actinium 制药公司正在开发基于 α 粒子放射性同位素（例如，[213] 铋或 [225] 锕）的放射免疫治疗药物，而

不是更常用的 β 或 γ 放射性同位素。

下面将介绍放射免疫偶联物的许多例子，其中一些已获批并投入临床使用，另一些已停产但具有历史意义，还有一些目前正在开发中。尽管诊断用药物超出了本书的范围，但值得注意的是，用于诊断的抗体－放射性核素偶联物也在研发中。例如，与放射性铟偶联的抗 PSMA（前列腺特异性膜抗原）的抗体－放射性核素偶联物是可商购的（ProstaScint™；Cytogen 公司，美国），目前用于前列腺癌的放射免疫显像诊断。

7.3.2.2　直接连接的放射性同位素

下面介绍放射免疫偶联物的代表，其中放射性同位素（在本例中为 ^{131}碘）通过共价键直接与抗体连接。

7.3.2.2.1　^{131}I－托西莫单抗（Bexxar™）

^{131}I－托西莫单抗［tositumomab（Bexxar™）］由 GSK 开发并于 2003 年获得批准，是一种鼠 IgG2a 抗 CD20 抗体共价连接到芳香环的 ^{131}碘原子（图 7.39）。^{131}碘同时发射 β 和 γ 射线，半衰期相对较短，为 8 天。

^{131}I－托西莫单抗

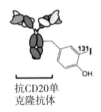

抗CD20单
克隆抗体

图 7.39　CD20 靶向放射免疫偶联物 ^{131}I－托西莫单抗（Bexxar™）的结构式（图片来源于 Hess C., Venetz D., and Neri D., Emerging classes of armed antibody therapeutics against cancer. Med. Chem. Commun., 2014，5，408. DOI：10.1039/ c3md00360d. Copyright © The Royal Society of Chemistry 2014）。

直到最近，^{131}I－托西莫单抗被开发用于治疗复发性滤泡性淋巴瘤和非霍奇金淋巴瘤。在临床中，它与未标记的抗体（单独的托西莫单抗）顺序施用。然而，GSK 公司于 2014 年撤回了该药物，理由是现在有更有益的治疗方法可用于这些癌症类型。

7.3.2.3　螯合放射性同位素

下面介绍的放射免疫偶联物中，放射性同位素通过螯合复合物连接到抗体上。

7.3.2.3.1　Pemtumomab（Theragyn™）

Pemtumomab（Theragyn™）是一种含 ^{90}钇的小鼠单克隆抗体，作为 20 世纪 90 年代开发的第一批放射免疫偶联物（由当时的 AntiSoma 公司）而具有历史意义。它的单克隆抗体针对卵巢肿瘤细胞表面的异常糖基化多态性上皮黏蛋白（PEM）。PEM 的单克隆抗体于 20 世纪 80 年代初开发出来，其中之一（HMFG-1）构成了 pemtumomab 的基础。在开发过程中，还利用了卵巢癌通常局限于腹膜腔的特点，因此将有放射性的抗体置于腹膜内施用。这种策略被称为区域免疫疗法，与全身给药相比，可以增加抗体的定位，从而增加肿瘤的放射剂量。

最初，碘－131 被用作同位素，因为它本身已成功用于治疗其他肿瘤类型（例如甲状腺癌）。然而，碘－131 的主要缺点是，作为 γ 射线发射体，患者必须隔离并住院至少 5 天。此外，医护人员暴露于辐射也是潜在的危险。为了解决这些问题，在开发过程中将放射性同位素改为只发射 β 射线的钇－90。这种同位素本身已被用于治疗肝癌，并且无暴露、隔离或长期住院方面的担忧。从设计角度来看，从

碘 –131 到 钇 –90 的转变需要合成新的化学螯合物，以几乎不可逆的方式将钇 –90 与抗体结合。

钇 –90 标记的单克隆抗体的初步临床试验取得了较好的治疗效果。患者手术后先进行化疗，化疗结束后给与 pemtumomab 治疗。结果表明，相比于仅接受手术和化疗的患者，术后化疗后给予 4 ～ 6 周该药物治疗，患者生存期得到延长。这项 II 期试验中患者的五年生存数据超过了既往报道的任何治疗卵巢癌的疗法，因此该药也被欧盟监管机构指定为"孤儿药"。随后开展了国际 III 期临床试验，以期在更广泛的环境中纳入更多的患者来评估 pemtumomab。然而，2004 年发表的试验结果表明，试验中患者获益较小，以至于终止了该药的继续研发。

7.3.2.3.2 替伊莫单抗（Zevalin™）

替伊莫单抗［Ibritumomab tiuxetan（Zevalin™）］是一种与螯合剂连接的鼠抗 CD20 抗体，该螯合剂可与放射性同位素 钇 –90 或 铟 –111 结合（图 7.40）。它由 Spectrum 制药公司开发，并于 2002 年获得批准，用于治疗一种特定类型的非霍奇金淋巴瘤，即滤泡性淋巴瘤（一种 B 细胞癌症）。从实际角度来看，替伊莫单抗和放射性同位素是分装的，在给药前混合在一起，这减少了产品的储存问题。

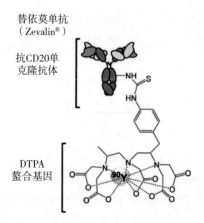

图 7.40　替伊莫单抗（Zevalin™）的结构式，其中显示了被 DTPA 螯合基团捕获的发射 β 射线的钇 –90，该基团与抗体共价连接在一起（图片来源：Hess C., Venetz D., and Neri D., Emerging classes of armed anti– body therapeutics against cancer. Med. Chem. Commun., 2014, 5, 408. DOI: 10.1039/c3md00360d. 版权所有 © The Royal Society of Chemistry 2014）。

抗体靶标 CD20 主要在 B 细胞表面表达，使钇 –90 能够直接向癌细胞发射目标剂量的 β 射线。钇 –90 的半衰期为 64 小时（2.67 天），组织穿透力为 1 ～ 5mm，90% 的能量在 5.3mm 的球体内吸收。因此，它具有非常有效的细胞杀伤特性。2009 年，替伊莫单抗获得 FDA 的额外批准，用于治疗既往未经治疗的滤泡性非霍奇金淋巴瘤（NHL）患者，这些患者经一线化疗可获得部分或完全缓解。

7.3.2.4　其他正在开发的放射免疫偶联物

下面介绍两个例子。

7.3.2.4.1　¹⁷⁷ 镥 –Tetraxetan–Tetulomab（Betalutin™）

¹⁷⁷ 镥 –Tetraxetan–Tetulomab（Betalutin™）基于挪威镭锭医院发现的鼠单克隆抗体，目前由 Nordic Nanovector 开发。它针对成熟恶性和非恶性人类 B 细胞表面上发现的 CD37 糖蛋白，并被用作放射性和细胞毒性有效负载的靶向载体，用于治疗血液系统恶性肿瘤。Betalutin™本身由靶向 CD37 的单克隆抗体 tetulomab 与半衰期较短的发射 β 射线的放射性核素 ¹⁷⁷ 镥组成（图 7.41）。

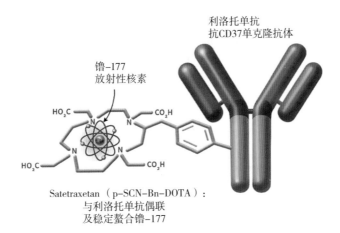

图 7.41　抗体 – 放射性核素偶联物 ^{177}Lu–Tetraxetan–Tetulomab 的结构（Betalutin™）（该图由 Nordic Nanovector 公司授权使用）。

目前，^{177} 镥 –Tetraxetan–Tetulomab 正在 Ⅰ / Ⅱ 期临床试验中进行评估，用于治疗 B 细胞恶性肿瘤，如复发或难治性表达 CD37 的低级别非霍奇金淋巴瘤（NHL）。2020 年，FDA 授予了快速通道资格，用于治疗既往至少接受过两次全身治疗的成人复发或难治性边缘区淋巴瘤（MZL）患者。这基于一项 Ⅰ / Ⅱ 期临床试验（LYMRIT 37–01），其中该药物在 9 例 MZL 患者中表现出良好的抗肿瘤活性，总缓解率（ORR）为 78%，完全缓解率为 44%。

7.3.2.4.2　与 ^{225} 锕或 ^{213} 铋偶联的抗体

Actinium 制药公司目前正在开发发射 α 射线的放射性同位素 ^{225} 锕或 ^{213} 铋偶联的肿瘤靶向抗体。该公司声称，使用 α 粒子（一种他们称之为 α 粒子免疫疗法或 "APIT" 的治疗方法）比 β 粒子具有优势，因为放射性的杀伤力与其能量成正比，但与其射程成反比。α 粒子携带的能量更多（比 β 粒子多 100 倍），但穿透距离更短。这与 β 粒子形成鲜明对比，β 粒子能量较低，但在体内穿透距离更长，会对健康组织造成更多附带损害。另一个潜在优势是 ^{225} 锕及其衍生同位素 ^{213} 铋的半衰期相对较短（分别为 10 天和 46 分钟），并且具有良好的药代动力学特点。然而，出于物流和成本原因，该公司将重点放在 ^{225} 锕偶联抗体上。

从临床角度来看，涉及 α 粒子的疗法可以有效治疗对 β 射线不敏感的癌症。例如，APIT 在 AML 中表现出高癌细胞杀伤水平。通常认为这种癌症对放射不敏感，并且放射疗法通常不用于这种疾病。

7.3.3　抗体 – 细胞因子偶联物（免疫细胞因子）

7.3.3.1　引言

细胞因子是可以调节免疫反应的蛋白质，多年来，人们一直对在治疗中使用它们来增强癌症患者的免疫系统以抑制肿瘤生长和扩散的活性感兴趣。然而，以足够的浓度并选择性地将细胞因子递送到肿瘤部位以产生强大的抗肿瘤反应一直是一个重大挑战，特别是细胞因子在全身浓度较高的情况下可能具有严重的毒性。若抗体靶向技术达到一定的成熟度，利用抗体选择性地将细胞因子作为免疫刺激有效负载递送到肿瘤部位变得可行，就可避免全身毒性。因此，免疫细胞因子由单克隆抗体或抗体片段与细胞因子融合而成，许多早期研究都是以白细胞介素 –2（IL2）作为有效负载进行的（图 7.42）。

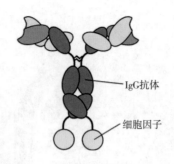

图 7.42　免疫偶联物的广义结构，其中细胞因子（例如白细胞介素 –2）与 IgG 抗体偶联在一起（图片来源：Hess C.，Venetz D. 和 Neri D.，Emerging classes of armed antibody therapeutics against cancer. Med. Chem. Commun.，2014，5，408. DOI：10.1039/c3md00360d. 版权所有 ©2014 年皇家化学学会）。

下面将更详细地讨论细胞因子及其作用机制。由于在撰写本文时尚无免疫细胞因子达到批准阶段，因此只简要介绍目前正在开发的三种免疫细胞因子。

7.3.3.2　细胞因子

第一个用于治疗恶性黑色素瘤的重组细胞因子（干扰素，IFN–α2）于 1995 年获得批准，从那时起，人们对进一步开发细胞因子作为癌症治疗药物的兴趣日益浓厚。目前，许多免疫刺激细胞因子已被证明可以在癌症的临床前动物模型和临床试验中产生抗肿瘤反应，已获得营销授权的产品包括白细胞介素 –2（Proleukin ™、Aldesleukin ™，诺华）、肿瘤坏死因子 –α（Beromun ™，勃林格殷格翰）、干扰素 –α2（Roferon–A ™，罗氏；Intron–A ™™，默克）和粒细胞巨噬细胞集落刺激因子（Leukine ™，健赞；Leucomax ™，诺华 Novartis）。此外，免疫抑制细胞因子（例如 IL–4 和 IL–10）已被研究用于治疗类风湿关节炎、牛皮癣和炎症性肠病。第 9 章将更详细地讨论细胞因子。

在临床前模型中，细胞因子的抗肿瘤作用通常仅在通过肿瘤内或瘤周注射或通过植入表达细胞因子的肿瘤细胞后观察到。然而，从这些实验中可以清楚地看出，细胞因子是免疫系统的有效调节剂，如果在肿瘤部位能够达到足够高的浓度，则可以消除肿瘤。不幸的是，由于大多数癌症类型的播散性，这些给药方法在临床上并不现实。由于大多数细胞因子的药代动力学特征较差，并且在达到临床效果所需的高剂量下存在显著的剂量限制毒性（DLT），因此全身给药也存在问题。研究越来越关注使用重组抗体 –细胞因子融合蛋白（免疫细胞因子）通过将细胞因子靶向疾病部位来提高细胞因子的治疗指数。

7.3.3.3　免疫细胞因子的作用机制

与 ADC 一样，免疫细胞因子的肿瘤选择性定位是通过 mAb 与肿瘤细胞表面抗原或肿瘤微环境中分子结合的能力实现的。因此，免疫细胞因子中的细胞因子成分被选择性地递送到肿瘤部位，通过识别细胞因子的受体激活相应的免疫细胞（图 7.43）。迄今为止，大部分进展是通过将人白细胞介素 –2 与多种肿瘤靶向单克隆抗体连接起来而取得的，这些单克隆抗体已作为裸抗体用于临床。

典型的免疫细胞因子构建体具有一个正常抗体结构，其两个抗原结合臂（Fab）直接连接两个细胞因子（见图 7.43）。一旦免疫细胞因子被结合，它就会从细胞表面延伸出来两个细胞因子分子，与肿瘤附近的局部免疫细胞结合。获得的生物反应取决于所涉及的细胞因子和免疫细胞的类型。在某些情况下，其效果类似于双特异性抗体，细胞因子充当免疫效应细胞的触发器，从而导致直接肿瘤溶解。在其他情况下，它会导致免疫细胞激活和肿瘤特异性 T 细胞增殖，通过肿瘤细胞自身的识别分子（T 细胞受体）间接杀死肿瘤细胞。

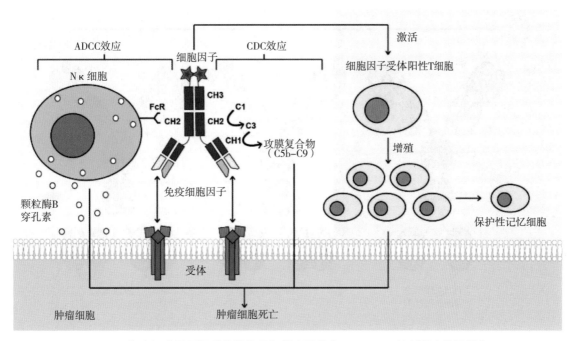

图 7.43　**免疫细胞因子偶联物的作用机制（图片由 Peiqin Jin 绘制并友情提供）。**

7.3.3.4　临床开发中的免疫细胞因子

在撰写本文时，多种不同形式的免疫细胞因子正在开发中（图 7.44）。基于 IL2 和 IL12 的药物是最常见的，举例如下。

F16–IL2（Teleukin™）是一种双抗体形式的 F16 单克隆人抗体，对肌腱蛋白 C 的选择性剪接 A1 结构域具有特异性，在每条轻链的 C 末端与两个人 IL-2 分子进行基因融合。它由 Philogen 公司开发用于治疗乳腺癌和肺癌。L19–IL2（Darleukin™）是一种全人血管靶向免疫细胞因子，每个 scFv 结构域 C 末端与人 IL-2 通过基因融合而成，每个分子共有两个 IL-2。它正在开发用于治疗转移性肾细胞癌（mRCC）。L19–TNF（Fibromun™）是一种处于临床阶段的免疫细胞因子，由 SCFv 形式的 L19 抗体组成，靶向肿瘤新血管系统中的选择性剪接结构域 EDB，并与 TNF 偶联，驱动同源三聚体结构的形成。目前，正在开展 L19–TNF 与多柔比星联合治疗晚期或转移性软组织肉瘤的Ⅲ期临床试验。还有多种其他正在开发的免疫偶联物，例如 NHS–IL2LT（Selectikine™）、抗 CEA–IL2v（Cergutuzumab amunaleukin™）和抗 FAP–IL2v（RO6874281）。

7.3.4　抗体 – 纳米颗粒偶联物（免疫脂质体）

7.3.4.1　引言

这种方法涉及将抗体附着到纳米颗粒上，纳米颗粒可以是基于脂质的（例如脂质体）或非脂质的。纳米颗粒中可以填充与治疗相关的物质（例如细胞毒性分子、放射性同位素、抗原蛋白和基因治疗成分），这些物质可以通过抗体被携带到肿瘤部位，或者通过天然降解纳米颗粒，或通过超声波或升高温度等物理过程在肿瘤部位释放（图 7.45）。第 10 章也将探讨这一概念。

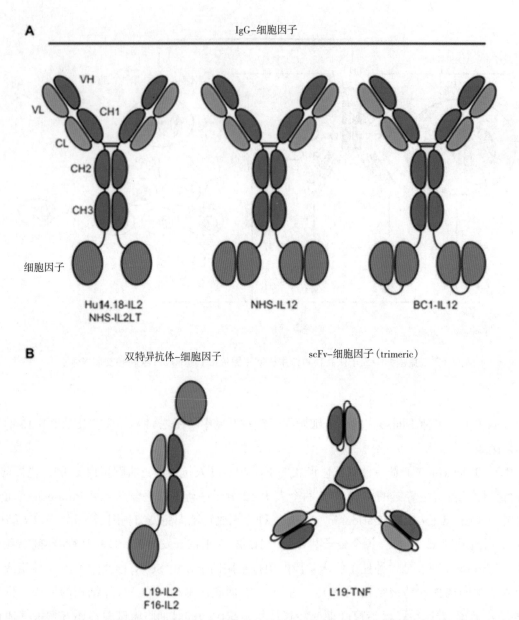

图 7.44　目前在临床试验阶段的一些免疫细胞因子药物的形式：A. 基于 IgG 携带 IL2 的药物，以减少 CD25 结合的 IL2 变体（IL2v）或 IL12（以单链形式）作为负载，B. 基于抗体片段的免疫细胞因子（基于 IL2 和与 TNF 融合的 scFv 片段的双抗结构）［图片来源：List T，Neri D. Immunocytokines：a review of molecules in clinical development for cancer therapy. Clin Pharmacol. 2013；5（Supplement 1）：29‐45，https://doi.org/10.2147/CPAA.S49231，获得 Dove Press 的许可使用］。

　　在撰写本文时，正在探索四种主要的治疗相关成分以填充纳米颗粒。最常用的策略是用 ADC 有效负载类型的细胞毒性剂填充纳米颗粒。这种方法的优点是与标准 ADC 相比可以获得明显更高的 DAR 值。同时，用于基因治疗方法的放射性同位素、治疗蛋白和病毒载体也正在探索中。下面将介绍这些方法的一些示例。

　　尽管超出了本书的范围，但应该指出的是，正在开发用于诊断的抗体－纳米颗粒偶联物，纳米颗粒中含载有显像剂。例如，将 EGFR 靶向抗体附着在金纳米颗粒上形成偶联物，用作光声断层扫描的造影剂。有可能开发出在纳米颗粒中包含两种成分的此类试剂，以实现成像和治疗的双重作用（治疗诊断方法）。

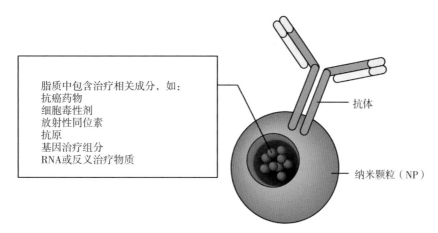

脂质中包含治疗相关成分，如：
抗癌药物
细胞毒性剂
放射性同位素
抗原
基因治疗组分
RNA或反义治疗物质

抗体

纳米颗粒（NP）

图 7.45　**抗体－纳米颗粒偶合物的示意图。纳米颗粒可以含有治疗相关的物质，例如抗癌药物、细胞毒性剂（小分子或大分子毒素）、放射性同位素、细胞因子、基因治疗组分和 RNAi 治疗物质，直接递送到肿瘤部位（图片由 Peiqin Jin 绘制并友情提供）。**

7.3.4.2　细胞毒性剂

该技术与 ADC 方法的不同之处在于，细胞毒性剂（例如多柔比星）被捕获在与抗体偶联的纳米颗粒内，而不是通过化学接头将药物直接连接到抗体上。在肿瘤部位，纳米颗粒内容物可以通过纳米颗粒的自然降解或通过特定的释放机制（例如超声波）释放。这种方法避免了与直接偶联物（ADC）相关的一些问题，例如，其内化到癌细胞的内体 / 溶酶体囊泡中，从共价附着点有效释放细胞毒性有效负载的效率。更重要的是，在 ADC 中，有效负载与抗体（DAR）的化学量比通常为每个抗体 1～8 个有效负载分子，而对于抗体－纳米颗粒偶合物，可以通过纳米颗粒最大化捕获有效负载量来显著提高的 DAR 值。另一个潜在的优势是，对于 ADC 来说，有效负载必须经过化学修饰才能共价连接到接头上，并且可能无法以最佳的细胞毒性形式释放。然而，在本项技术中，任何细胞毒性剂都可以以其天然化学形式被捕获在纳米颗粒中。研究表明，肿瘤细胞中抗体－纳米颗粒偶联物的内化取决于纳米颗粒的大小，最有效的发生在 25～50nm 直径范围内。

多种研究已经验证了这种方法的潜在用途。例如，EGFR 靶向抗体与含有雷帕霉素的纳米颗粒偶联，雷帕霉素是一种具有良好抗增殖特性的 mTOR 抑制剂。离体实验表明，与单独的天然雷帕霉素相比，含有雷帕霉素的纳米颗粒对乳腺腺癌 MCF7 细胞的细胞毒性显著增加。同样，研究表明，抗 Her2 标记的纳米颗粒能够与在培养基中生长的 SKOV-3（HER2+）癌细胞结合并被内化。另一项研究表明，负载紫杉醇的 PLGA 纳米颗粒与曲妥珠单抗偶联后在 SKOV-3（HER2+）异种移植模型中的疗效得到改善，这表明抗体－纳米颗粒偶联物的有效性可能是因为 EPR 效应被动靶向和抗体衍生受体介导的内化。

尽管在撰写本文时还没有获批的免疫脂质体的药物，但多项临床试验正在进行中。例如，含奥沙利铂的构建体（MBP-426）已进入与亚叶酸和氟尿嘧啶联合治疗胃食管癌、胃癌和食管腺癌的 II 期临床试验。据报道，血小板减少症是其主要副作用。另一个例子是用于治疗 HER-2 阴性乳腺癌的，含有多柔比星的免疫脂质体产品（2B3-101），已进入 II 期临床试验并且耐受性良好。

7.3.4.3　放射性同位素

使用抗体－纳米颗粒偶联物选择性地递送放射性同位素来杀死肿瘤细胞是一种有潜力的策略。例如，利用"双重靶向"方法，在人肝 HepG2 异种移植模型中研究了含有 ^{131} 碘的 EGFR 靶向葡聚糖磁性纳米颗粒，并结合应用于肿瘤部位的磁场以增强靶向性。颗粒生物分布分析显示，联合应用组大部分放射性位于肿瘤内，肿瘤生长抑制率（89%）有所改善，而单独施用 ^{131} 碘为 27%，仅由抗 EGFR 抗体靶向的 ^{131} 碘为 77%、单独的葡聚糖磁性纳米颗粒为 81%。试验结果凸显了这种免疫脂质体方法的潜力。

7.3.4.4　抗原蛋白

另一种新方法涉及在抗体标记的纳米颗粒上装载能够激发免疫反应的抗原蛋白。树突细胞（DC）具有内化、处理抗原并将其呈递给 T 细胞的能力，是抗原特异性免疫的关键调节因子。为了增加体内 T 细胞介导的免疫反应，使用针对内吞跨膜受体的抗体将抗原靶向递送至 DC，例如已研究了 C 型凝集素（DC–SIGN 和 CD205）、整合素（MACI 和 CD11c–CD18）和 FcR（FcγRI 和 FcγR Ⅲ）家族。在体实验表明，与抗 CD205 凝集素偶联的负载有抗原的纳米颗粒或脂质体作为免疫疗法产生了令人鼓舞的结果。

7.3.4.5　基因治疗

还有一种方法是将抗体偶联负载基因治疗成分的纳米颗粒，如含有感兴趣基因的病毒载体。例如，在原位肝脏肿瘤模型中，将携带编码萤火虫荧光素酶（Fluc）和绿色荧光蛋白（GFP）组成的双融合（DF）报告基因的 HepG2 细胞植入 NOD/SCID 小鼠的肝脏中，治疗策略涉及抗 CD44 抗体 – 纳米颗粒偶联物，该偶联物负载多柔比星或含有单纯疱疹病毒截短胸苷激酶（HSV–ttk）、海肾荧光素酶（Rluc）和红色荧光蛋白（RFP）的三重融合（TF）基因的纳米颗粒。随后用更昔洛韦治疗 NOD/SCID 小鼠，并通过光学生物发光成像监测肿瘤的生长状态。通过 Rluc 成像追踪脂质体纳米颗粒的靶向性，其结果令人鼓舞。

聚 L– 赖氨酸与 IgM 型单克隆抗体偶联，然后与含有相关质粒 DNA 的阳离子脂质体混合，可靶向产生前列腺特异性膜抗原（PSMA）的前列腺癌细胞。有研究评估了抗体 – 脂质体复合物，以确定它是否可以选择性地将目的基因递送至 PSMA 阳性细胞。根据 β– 半乳糖苷酶报告基因的评估，抗 PSMA–脂质体复合物的转染效率为 13.2%，而对照的不含质粒 DNA 的 IgM– 脂质体偶联物的转染效率为 4%。相比之下，在 PSMA 阴性的 PC–3、DU145 或 T24 细胞实验中没有观察到这种差异。至关重要的是，离体研究证明对 PSMA 阳性 LNCaP 细胞有选择性生长抑制作用，但对 PSMA 阴性细胞系没有选择性生长抑制作用，表明这种方法值得探索。

7.3.5　抗体 RNAi 偶联物（ARC）

利用抗体靶向特性的另一种方法是连接 siRNA 构建体，该 SiRNA 构建体可以在靶细胞释放而下调特定基因（图 7.46），被称为抗体 –siRNA 偶联物（ARC）。这一概念是基于哈佛医学院研究人员 2005 年初进行的工作，他们通过将 siRNA 连接到鱼精蛋白 – 抗体融合蛋白上，成功地在体内递送了 siRNA。此后，基因泰克公司于 2008 年从 Thermo Fisher Scientific 获得了 siRNA 技术许可，在该领域开展进一步研究，最终报告了细胞培养实验和人类癌症啮齿动物模型中选择性靶基因敲除的结果。

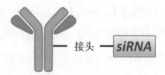

图 7.46　**抗体 –siRNA 偶联物（ARC）示意图**，显示了通过可裂解或不可裂解的接头将 siRNA 分子与抗体连接在一起。

罗氏于 2009 年收购基因泰克后，于 2010 年底宣布，基于公司成本控制计划，停止内部 RNAi 研发。然而，那些对该领域有特定研究兴趣的基因泰克研究人员被允许继续研究 RNAi 和 Ab-siRNA 递送技术。这些研究背后的主要驱动力是与将 RNAi 递送至靶细胞（尤其是肿瘤细胞）相关的众多问题，包括

RNAi 寡核苷酸需要在循环中存活、进入目标细胞、从内体逃逸，然后嵌入活跃的 RISC 复合体中。

最初，基因泰克研究人员制备的构建体倾向于形成大的聚合物，这促使他们探索一系列不同的抗体，包括通过内吞回收机制缓慢内化或快速被溶酶体吸收的抗体。他们还研究了使用可裂解和不可裂解接头将 siRNA 连接到抗体上。

与游离 siRNA 和其他对照相比，ARC 可有效下调靶基因，表明与抗体的连接不会损害 siRNA 的功能。其他研究证实，敲低效应是序列依赖性的，而不是由外来游离的 siRNA 引起的。总而言之，基因的抑制效率取决于 siRNA 序列，偶联 siRNA 与抗体的接头的性质，以及细胞表面相关抗原的表达水平。在啮齿动物异种移植模型评估证实了具有最佳离体活性的 ARC 将 siRNA 递送至肿瘤细胞的能力。结果显示 siRNA 被适度递送到肿瘤细胞中，但没有递送到包括肝脏在内的任何其他组织中。有趣的是，大多数选择性递送是在血管附近观察到的。

该领域的研究仍在进行中，未来可能会出现高度肿瘤特异性的基因敲除疗法。免疫脂质体也正在被研究作为将 siRNA 递送到肿瘤细胞的一种手段。

7.3.6 抗体导向酶前药疗法（ADEPT）

7.3.6.1 引言

Bagshawe 及其在英国伦敦圣乔治医院工作的同事于 20 世纪 90 年代初首次引入了抗体导向酶前药疗法（ADEPT）的概念。在这种两组分或三组分疗法中，首先施用与酶连接的抗肿瘤抗体将酶靶向肿瘤细胞。然后可以选择第二种针对抗体 – 酶偶联物的抗体，以从全身循环中清除偶联物，从而降低全身毒性。然后施用细胞毒性药物的前药，在肿瘤部位通过抗体结合酶选择性地将其转化为活性药物（图 7.47）。理论上可以避免对健康组织的附带损害，因为所选择的酶无人类等效物（例如细菌酶）。

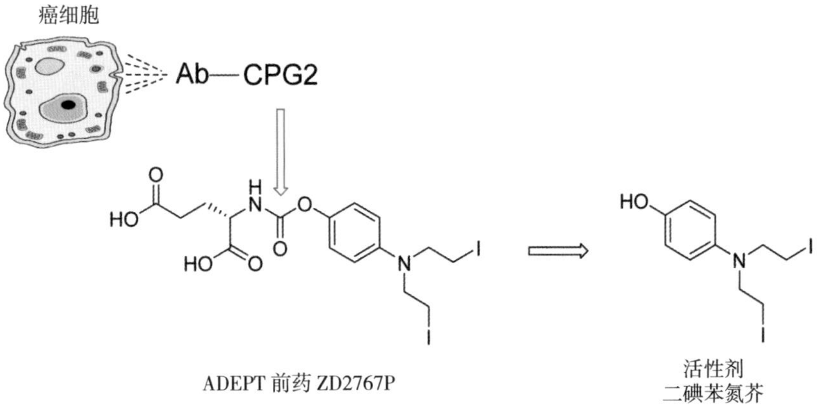

图 7.47　ADEPT 的原理，包括通过抗体 –CPG2 偶联物将二碘芥 ADEPT 前药 ZD2767P 在肿瘤部位转化为活性二碘苯氮芥的过程。

后来建立了这种方法的改进版［例如，基因定向酶前药疗法（GDEPT）和病毒定向酶前药疗法（VDEPT）］，其中激活酶是通过器官特异性基因治疗或其他方式引入，而不是通过抗体 – 酶偶联物引入。GDEPT 是最成功的前药递送方法之一，它利用转基因编码获得将前药转化为活性治疗代谢物的酶。使用病毒载体传递基因的系统称为 VDEPT（病毒导向酶前体疗法）。下面更详细地介绍进入临床试验的基于羧肽酶 G2 的 ADEPT 系统。

7.3.6.2　基于羧肽酶 G2（CPG2）的 ADEPT

Bagshawe 最初提出的 ADEPT 系统利用细菌酶羧肽酶 G2（CPG2），这是一种从假单胞菌属中分离出来的金属酶。它没有哺乳动物中的对应物，可催化还原叶酸和非还原叶酸转化为 pteroates 和 L-谷氨酸。已知 CPG2 可以在苯甲酰谷氨酸键处裂解甲氨蝶呤和叶酸的酰胺键。因此，设计了 CPG2 与适当单克隆抗体连接的偶联物，用于选择性激活化学"掩蔽"的氮芥。最初的实验氮芥前药是双功能烷基化剂，包含氯或磺酸酯离去基团，其中可电离的对酚基团的活化作用已被通过氨基甲酸酯键连接的谷氨酸部分保护而抑制，该氨基甲酸酯键形成 CPG2 的底物（图 7.48）。

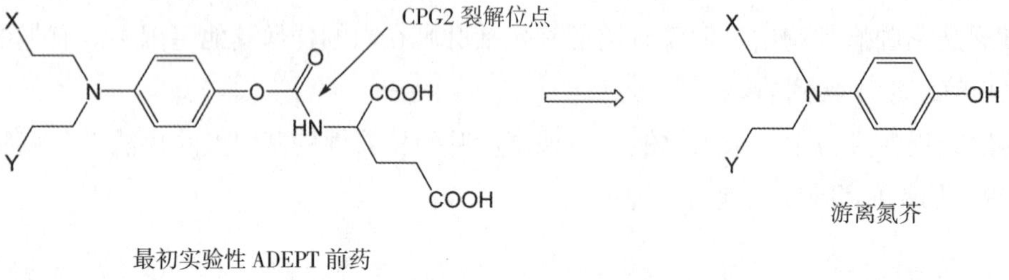

1: X = Y = Cl
2: X = Cl, Y = OSO$_2$CH$_3$
3: X = Y = OSO$_2$CH$_3$

图 7.48　羧肽酶 G2（CPG2）可裂解的氮芥 ADEPT 前药及其转化为生物活性（细胞毒性）药物的示意图。最初的实验性氮芥前药是双功能烷基化剂，其中包含氯或磺酸酯离去基团（1～3）。

为了提高这些前药的临床有效性，进行了广泛的机理和结构活性研究，其中三个因素被认为是重要的：（a）氮芥芳香环对位取代基的电子特征，（b）芳香环中其他取代基的电子特征，（c）氮芥离去基团的性质。因此，进一步合成并评估了新型氮芥，以根据这三个因素的影响优化其性能。这催生了二碘氮芥前药 ZD2767P，该药物在 20 世纪 90 年代末进入了两项 Ⅰ 期临床试验，并产生了令人鼓舞的结果。

在这两项临床试验中，表达癌胚抗原的结直肠癌患者接受了 A5B7 F（ab′）与 CPG2 抗体的偶联物，随后接受针对 CPG2 活性位点（SB43-gal）的半乳糖基化抗体，以清除和灭活循环酶。然后在血浆酶偶联物降至预定的安全水平后接受前药 ZD2767P。通过定量 γ 相机成像（使用标记的抗体偶联物）以及直接测量血浆和肿瘤活检中的酶水平，证明在给予前药之前，肿瘤与血浆的酶偶联物中位数比值超过 10000 ∶ 1。此外，肿瘤中的酶浓度足以产生细胞毒性水平的活性氮芥，因此达到了最佳转化所需的前药浓度。

DNA 链间交联，即由这些类型的氮芥前药产生的细胞毒性损伤，可以通过修改 COMET 测定在单个细胞中观察到，并且可以定义肿瘤或正常群体在任何时间的基因组损伤程度。在组织培养中使用 ZD2767/ADEPT 系统进行的实验表明，结肠癌细胞中以剂量依赖性方式产生交联，该方式与细胞杀伤程度相关。然而，交联在 24 小时内被修复，这表明临床上肿瘤再生的可能性很高。在携带人类结肠癌异种移植物的裸鼠中的类似发现也支持了这一点。因此，利用 ZD2767 的第三项临床试验重点研究 DNA 交联。从患者身上获取肿瘤活检和外周血淋巴细胞，并进行 COMET 测定。一例有肿瘤治疗缓解证据的患者的肿瘤细胞有广泛的交联，但淋巴细胞与对照相比没有增加。正如所预期，没有肿瘤治疗缓解的患者的肿瘤或淋巴细胞中没有显著的交联。患者缓解后肿瘤出现进展这一事实与人类肿瘤异种移植模型显示的 ZD2767 诱导的交联修复一致。

总体而言，尽管第一阶段的结果很有希望，但早期临床试验中抗癌活性的证据不足以支持进一步的第二阶段临床试验。行业分析师表示，ADEPT 过程的复杂性和潜在成本，涉及两个或三个不同成分的治疗阶段，阻碍了进一步的进展。然而，学术界和小型生物技术公司仍在继续进行一些研究，以研发其他抗体 / 酶 / 前药组合。

7.4　双特异性抗体

7.4.1　引言

当发现抗体的两个抗原识别互补位（ Fab 区）可以被设计为同时识别一个肿瘤细胞（图 7.49A ），或两个不同的细胞（图 7.49B）的两种不同的抗原时，癌症治疗中基于抗体的疗法取得了重大进展。这就产生了"双特异性单克隆抗体"（bsMAb 或 bsAb）的概念，它是由两种不同单克隆抗体的片段组成的人工构建体。这种类型的抗体还可用于识别两种不同的蛋白质并将它们结合在一起，这种机制目前仅在非癌症治疗领域得到利用。例如，被批准用于治疗 A 型血友病的 bsMAb emicizumab–kxwh（Hemlimbra™）通过与活化的凝血因子Ⅸ 和Ⅹ结合来发挥作用，介导后者的激活。这种使用 bsMAb 将两种蛋白质结合在一起的策略可能会在未来应用于癌症治疗。

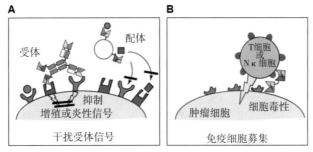

图 7.49　BsMAb 在癌症治疗中的两种主要作用机制。A. 同时激活或失活单个癌细胞表面的两个不同受体、抗原或配体；B. 通过募集 T 淋巴细胞或自然杀伤细胞（ NK 细胞 ）来激活免疫系统[图改编自 Kontermann, R.E., & Brinkmann, U.(2015). Bispecific antibodies. Drug discovery today，20（7）, 838‑847. https://doi.org/10.1016/j.drudis.2015.02.008. 版权所有 © 2015 The Authors. 由 Elsevier Ltd 出版]。

癌症治疗领域研究最广泛的 bsMAb 被设计为通过 CD3 等受体同时结合肿瘤细胞和免疫系统天然存在的细胞毒性细胞（例如 T 淋巴细胞）（图 7.49B）。因此，双特异性抗体比不激活 T 淋巴细胞的普通单克隆抗体具有显著优势，因为与巨噬细胞、NK 细胞或树突细胞不同，这种类型的细胞不具有抗体 Fc 区可以结合的 Fc 受体。另一个潜在的优势是，双特异性抗体似乎可以比普通抗体低几个数量级的有效剂量与弱表达的抗原结合。

目前，三种双特异性抗体已被批准用于治疗不同的疾病。Catumaxomab（Removab™）是第一个被批准用于治疗恶性腹水的药物，但后来因经济原因被撤回。Blinatumomab（Blyncito™）由安进公司开发，于 2014 年通过 FDA 加速审批计划获得批准，用于治疗成人费城染色体（Ph）阴性的复发或难治性 B 前体细胞 ALL。后来，在 2015 年，它被批准用于治疗儿童 ALL，于 2017 年完全批准用于成人。2018 年，FDA 延长了对微小残留病灶阳性的 B 前体细胞 ALL 的批准，blinatumomab 成为第一个被批准用于治疗这种疾病的药物。目前，blinatumomab 是领先的双特异性抗体，针对各种血液系统恶性肿瘤的多项临床试验仍在进行中。2018 年，第三种双特异性抗体 emicizumab–kxwh（Hemlimbra™）被批准用于治疗无Ⅷ因子抑制剂的 A 型血友病，但不用作癌症治疗。

在重组抗体技术获得显著改进的基础上，目前正在开发下一代双特异性抗体。尽管单抗体和ADC目前代表了基于抗体的癌症治疗中增长最快的领域，但许多专家认为，BsMAb最终将变得更加重要，因为它们具有更高的特异性（针对两种抗原而不是一种抗原）、对抗原靶标的亲合力更高以及参与调动免疫系统的治疗策略的潜力。因此，BsMAb市场预计在未来十年将快速增长。

7.4.2   BsMAb 的制造

第一批BsMAb是通过两种单价抗体的氧化重组在实验中产生的，又花了20年才产生具有治疗潜力的BsMAb。1975年杂交瘤技术的建立是一项重大进步，为BsMAb的开发铺平了道路（图7.50）。

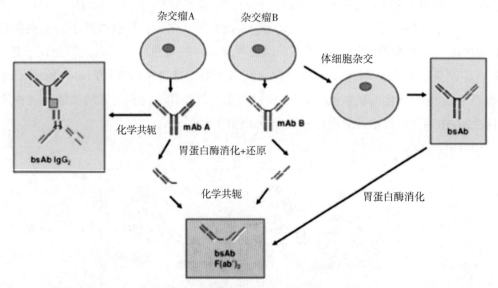

图 7.50   **通过化学共轭和杂交瘤技术制造双特异性抗体的过程** [图来自 Fournier, P., Schirrmacher, V. Bispecific Antibodies and Trispecific Immunocytokines for Targeting the Immune System against Cancer. BioDrugs 27, 35 - 53（2013）. https://doi.org/10.1007/s40259-012-0008-z. 版权所有 © 2012, Springer Nature]。

BsMAb现在主要通过三种方法生产：（a）两种不同杂交瘤细胞系的融合，（b）涉及交联的化学共轭连接，（c）涉及重组DNA技术的遗传方法。在第一种方法中，两种不同杂交瘤细胞的融合产生杂交瘤（四体瘤），其分泌包括双特异性分子在内的异质抗体群。目前第二种化学共轭连接方法的重点是使用同源或异源双功能交联试剂。其他化学方法包括偶联两种不同的完整单克隆抗体和（或）更小的抗体片段。然而，值得注意的是，由于多个天然二硫键重新形成过程中发生的副反应，连接两种不同抗体或抗体片段的氧化重新偶联方法通常效率低下。第三种涉及重组DNA技术的方法通过基因操作产生了最多种类的BsMAb，是目前BsMAb生成的首选方法。例如，在过去20年中已经开发了大约50种不同的BsMAb。

7.4.3   双特异性抗体的类型

第一代BsMAb被称为三功能抗体（Triomab）。它们由两条重链和两条轻链组成，两条轻链分别来自两种不同的抗体，并且具有针对两种不同抗原的两个不同的Fab区（图7.51A）。Fc区由两条重链组成，形成第三个结合位点，Triomab名称由此而来。

其他类型的双特异性抗体旨在克服某些问题，例如半衰期短、免疫原性以及细胞因子释放引起的副作用。它们包括仅由 Fab 区组成的化学连接 Fab[例如 F（ab'）₂]（图 7.51B），以及各种类型的二价和三价单链可变片段（scFvs），其融合蛋白模拟了该可变片段两种不同抗体的结构域。这些较新的形式中最成熟的是双特异性 T 细胞衔接器（BiTE）和 mAb2's，抗体片段经过工程改造，包含 Fcab 抗原结合片段而不是 Fc 恒定区（图 7.51C）。下面将更详细地探讨这些不同的 bsMAb 形式。

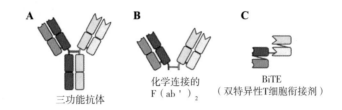

A **B** 化学连接的 F（ab'）₂ **C** BiTE（双特异性T细胞衔接剂）

三功能抗体

图 7.51　三种不同格式的双特异性抗体。A. 三功能抗体，B. 化学连接的 Fab[F(ab')₂]，C. 双特异性 T 细胞衔接剂(BiTE)。结构中两种不同抗体以蓝色和黄绿色着色。

7.4.3.1　三功能抗体（Triomab）

三功能抗体（Triomab）是完整的 IgG 分子，可以同时作用于三种不同的细胞类型，通常是肿瘤细胞、T 细胞和辅助细胞，如巨噬细胞、树突细胞、NK 细胞和其他 Fc 受体表达细胞。三功能抗体具有两种不同的抗原结合特异性，最常见的是 CD3 和肿瘤抗原。完整 Fc 区的存在有利于与触发多种免疫反应的受体相互作用。尽管三功能抗体最初被认为由于保留了 Fc 效应子功能而不利于治疗开发，但仍有一些抗体进入了临床试验，其中一个例子是如下所述的 catumaxomab（Removab™）。

7.4.3.1.1　卡妥索单抗（Removab™）

恶性腹水是由于恶性细胞在腹膜腔内扩散而引起的腹腔积液。它是某些癌症的典型晚期症状，与腹围增加、腹痛、厌食、恶心和呕吐有关。通常的治疗方法是腹腔穿刺放液。

人上皮细胞黏附分子（EpCAM）是一种 I 型跨膜糖蛋白，由两个表皮生长因子样结构域、一个乏半胱氨酸区、一个跨膜结构域和一个短胞质尾组成。在正常细胞和组织中，EpCAM 表达有限，并且糖蛋白受到紧密连接的影响，限制了其可及性。相反，在肿瘤细胞中，EpCAM 在整个细胞表面表达，因此更容易结合。它是多种肿瘤类型中最频繁和高表达的肿瘤相关抗原之一，包括卵巢癌、胃癌、结肠癌、胰腺癌、前列腺癌、肺癌和子宫内膜癌。特别是，EpCAM 在绝大多数引起恶性腹水的上皮癌中表达。

卡妥索单抗（Removab™）是一种通过 Quadroma 技术生产的 EpCAM 靶向双特异性"三功能"抗体，是小鼠 IgG2a 和大鼠 IgG2b 成分的混合体（图 7.52）。它于 2009 年在欧盟获得批准，由德国公司费森尤斯生物科技公司和 TRION 制药公司开发，是第一个获批用于治疗上皮癌所致恶性腹水的药物。由于腹膜中的健康细胞源自间皮并且不表达 EpCAM，因此这是一种有吸引力的靶向免疫治疗方法，因为卡妥索单抗可选择性地破坏腹膜腔中的 EpCAM 阳性肿瘤细胞。

卡妥索单抗由抗 EpCAM 抗体的"一半"（一条重链和一条轻链）和抗 CD3 抗体的一半组成，因此每一个卡妥索单抗分子都可以同时与肿瘤细胞（通过 EpCAM）和 T 细胞（通过 CD3）结合。此外，与其他抗体一样，Fc 区可以与辅助细胞（例如自然杀伤细胞、树突细胞和巨噬细胞）上的 I、Ⅱ a 和Ⅲ型 Fcγ 受体（FcγR）结合（图 7.52）。至关重要的是，卡妥索单抗发挥作用所需的所有免疫细胞都存在于腹水中。因此，卡妥索单抗可通过 T 细胞介导的裂解、抗体依赖性细胞介导的细胞毒性（ADCC）以及通过激活 FcγR 阳性辅助细胞的吞噬作用等过程发挥其抗肿瘤作用。T 细胞分泌的细胞因子如干扰素（IFN）−γ 和肿瘤坏死因子（TNF−α）的诱导也有助于其抗肿瘤活性。一个重要的方面是，有效根除肿瘤不需要额外的免疫细胞激活，因此它是一种自支持的抗肿瘤疗法。

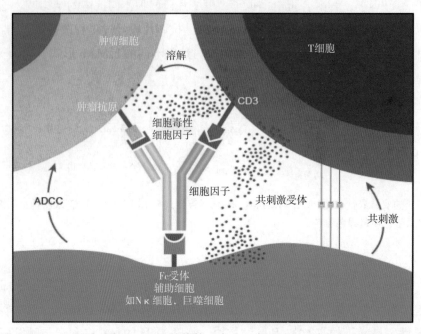

图 7.52　卡妥索单抗（Removvab™）由抗 EpCAM 抗体的一半（一个重链和一个轻链）和抗 CD3 抗体的一半组成，因此每个卡妥索单抗分子可以通过 EpCAM 与肿瘤细胞结合，通过 CD3 与 T 细胞结合。此外，Fc 区可以与辅助细胞（如自然杀伤细胞、树突细胞和巨噬细胞）上的 I 型、II a 型和 III 型 Fcγ 受体（FcγR）结合，从而产生抗体依赖性细胞介导的细胞毒作用（ADCC）（图片经 GenScript 授权使用）。

卡妥索单抗于 2009 年在欧洲获得批准，但由于商业原因，它分别于 2013 年和 2017 年从美国和欧盟市场自愿撤回。

7.4.3.2　双特异性 T 细胞衔接剂（BiTE）

双特异性 T 细胞衔接剂（缩写为"BiTE"）结合了一组独特的性质。BiTE 是最常见和最成功的利用抗体片段的方法，因为它克服了与肿瘤定向双特异性抗体（BsMAb）临床活性相关的几个限制因素。例如，BiTE 将两种不同 mAb 的最小结合域（Fv 片段）通过短的柔性接头融合在一起，允许两个臂自由旋转，从而促进最佳的抗体 – 抗原相互作用。与 BsMAb 一样，它们可以在肿瘤细胞抗原和 T 细胞之间建立联系（例如，通过 CD3 或 CD19 抗原），从而通过包括穿孔素和颗粒酶在内的蛋白质诱导 T 细胞依赖性细胞毒活性，这些蛋白质进入肿瘤细胞并启动不依赖 MHCI 或其他共刺激分子存在的细胞凋亡。第一个基于 BiTE 技术获批的抗癌产品是 blinatumomab（Blincyto™），这是一种靶向 CD19 的 BiTE，由抗人 EpCAM 和 CD3 可变片段组成。它是第二个进入临床试验的 BiTE 药物，也是第一个针对实体癌和血液系统肿瘤的药物。Blinatumomab 最初由 Micromet 公司与 Lonza 合作开发。Micromet 于 2012 年被安进收购，由后者进行了临床开发，并于 2014 年通过加速批准计划获得 FDA 批准，用于治疗费城染色体阴性的复发或难治性急性淋巴细胞白血病。

7.4.3.3　双抗体（Db）

另一种片段方法是双抗体（Db）。双抗体是由 scFv 产生的二价分子，VH 和 VL 片段通常通过短的五残基接头连接。开发双抗体的主要目的是靶向效应肿瘤细胞（EGFR）。双抗体生产相关的问题包括，非功能性同二聚体可能是由于可变域配对不正确而导致的。为了解决这个问题，在可变域之间引入二硫桥以提高稳定性。有多种双抗体正在开发中，其中之一是双亲和力重新靶向（DART）蛋白，它由抗体一个臂的重链与另一个臂的轻链的共价结合组成。DART 比 BiTE 体积大，但具有更好的血清稳定性，这可能是由于通过插入的二硫桥提供了额外的分子稳定性。其他例子包括串联双抗体（TandAb），它们是免疫效应细胞的有效招募剂，可杀死肿瘤细胞，其中多种目前正在进行治疗血液系统恶性肿瘤的临床试验。

7.4.4　已获批的双特异性 T 细胞衔接剂

7.4.4.1　Blinatumomab（Blincyto ™）

Blinatumomab（Blincyto ™）是费城染色体阴性的复发或难治性急性淋巴细胞白血病的二线治疗药物。它是一种双特异性 T 细胞衔接剂（BiTE）抗体，可与母细胞上的 CD19 抗原结合，同时通过 T 细胞的 CD3 受体结合并激活 T 细胞，从而导致癌细胞裂解。Blinatumomab 由安进开发，用于治疗源自 B 细胞系的血液系统肿瘤，于 2014 年通过加速审批计划获得 FDA 批准。

2019 年，安进公布了 blinatumomab 在 ALL 患者中令人鼓舞的长期生存数据。五年总生存期（OS）分析基于 Ⅱ 期 BLAST 研究的数据，该研究纳入了微小残留病（MRD）阳性 ALL 患者。报告称，接受 blinatumomab 治疗的患者的中位 OS 为 36.5 个月，中位随访时间为 59.8 个月。此外，在第一个治疗周期后达到完全 MRD 缓解的患者中有一半以上在五年时间点仍然存活。

blinatumomab 引起的最常见副作用包括发热、头痛、外周水肿、恶心、发热性中性粒细胞减少症、低钾血症和便秘。最常报告的严重不良事件包括发热性中性粒细胞减少症、发热、肺炎、震颤和脑病。

7.4.5　研发中的 BsMAB

目前，已有近 200 种双特异性抗体处于多个治疗领域的临床试验中，还有更多处于临床前阶段。临床上正在评估大约 70 种双特异性抗体用于治疗实体瘤，包括 ERY974(靶向 GPC3/CD3)、cibisatamab（靶向 CEA/CD3)、navicixizumab（靶向 DLL4/VEGF）和 amivantamab（靶向 EGFR/cMet）。还有近 50 种双特异性抗体正在临床中进行评估，用于治疗血液系统恶性肿瘤，包括莫妥珠单抗（靶向 CD20/CD3ε）、伏妥珠单抗（靶向 CD123/CD3）、GEN3013（靶向 CD20/CD3）和 GTB-3550（靶向 CD16/CD33）。

7.4.6　双特异性抗体药物偶联物（ADC）

将高效细胞毒性分子连接到抗体上以产生抗体 – 药物偶联物的概念在过去十年中不断发展，FDA 批准了 8 种基于单靶标抗体的 ADC（参见 7.3.1）。迄今为止，两种 bsAb 药物偶联物 MEDI4276（由 MedImmune 开发）和 ZW49（由 Zymeworks 公司开发）已进入临床试验。在这两种情况下，抗体具有两种特异性，并针对人表皮生长因子受体 2（HER2）的不同表位，用于治疗表达 HER2 的癌症。MEDI4276 具有 FcIgG 样结构（scFv-Ig），并利用微管蛋白抑制剂作为有效负载，而 ZW49 基于另一种 IgG 样结构，使用不同的微管蛋白抑制剂澳瑞他汀作为有效负载。

就 MEDI4276 而言，临床试验在 Ⅰ 期后终止。ZW25 目前正在 Ⅰ / Ⅱ 期临床试验中进行评估，用于治疗表达 HER2 的恶性肿瘤，包括胆道癌、胃食管癌和乳腺癌。ZW25 已获得 FDA 两项快速通道资格认定，一项用于既往治疗或复发性 HER2 阳性的胆道癌，另一项用于与一线标准化疗方案联合治疗胃食管腺癌。它还获得了治疗胆道癌、胃癌和卵巢癌的孤儿药资格。基于 ZW25 的这些结果，未来可能会进一步研究

双特异性抗体 – 药物偶联物。

7.4.7　BsAB 放射免疫治疗

正如研究人员基于现有的 ADC 技术从双特异性抗体制备了双特异性抗体 – 药物偶联物一样，放射免疫疗法也基于双特异性抗体而开发。迄今为止，已开发出五种 bsAb 放射免疫疗法用于癌症的诊断和（或）治疗，表 7.4 总结了这些疗法。

表 7.4　**目前正在临床试验中评估的双特异性放射免疫疗法［数据由 JoseCrisostomo 编制，引自伦敦国王学院理学硕士论文："Advances in the Useof Bispecific Antibodies for Cancer Therapy and Other Diseases"（2019）]**

抗体	特异性抗原 1	特异性抗原 2	具体形式	通用形式	适应证	临床试验
TF2 IMP–288– 碘 / 镥	CEACAM5	HSG	DNL–Fab3	Fc–lessFusionProtein	非小细胞肺癌，小细胞肺癌	Ⅰ / Ⅱ
TFa 和 ^{68}Ga– IMP–288	CEACAM5	HSG	DNL–Fab3	Fc–lessFusionProtein	表达 CEA 的 HER2 阴性乳腺癌	Ⅰ / Ⅱ
Anti–CEA/Anti– DTPA–In（F6–734）	CEA	DTPA–In	DNL–Fab3	Fc–lessFusionProtein	甲状腺癌	Ⅱ
碘标记 IMP–205xm734	未知	未知	未知	未知	结肠癌	Ⅰ
^{89}Zr–AMG211	CEA	CD3	BiTE	Fc–lessFragment	胃癌	Ⅰ

7.5　总结

自 1975 年 Milstein 和 Koehler 公开鼠杂交瘤技术以来，使用抗体治疗包括癌症在内的一系列疾病取得了显著进展。抗体疗法的财务分析显示，2015 年全球单克隆抗体（mAb）市场价值为 854 亿美元，预计到 2024 年将达到至少 1386 亿美元。精准医疗对药物的需求不断增加（第 11 章），这是越来越多的研究人员努力开发治疗性抗体作为针对个体患者的靶向疗法的一个重要因素。此外，抗体疗法由于其精确的选择性而有望减少不良反应。单克隆（"裸"）抗体代表了目前基于抗体的疗法的最大亚家族，众所周知的例子包括曲妥珠单抗（Herceptin™）和贝伐珠单抗（Avastin™）。然而，抗体 – 药物偶联物是一个快速增长的领域，预计到 2025 年市场价值将达到约 100 亿美元，双特异性抗体技术也以类似的速度增长。

第 8 章 内分泌疗法

8.1 引言

很早之前，人们就认识到了来自激素依赖组织的肿瘤，如乳腺、子宫内膜、卵巢、睾丸、前列腺及依赖于激素的各种神经内分泌肿瘤。绝经前乳腺癌在卵巢切除术（外科手术切除卵巢）和前列腺癌者睾丸切除术（外科手术切除睾丸）后观察到的缓解情况明确地证明了这一点。因此，激素治疗在这些肿瘤治疗中发挥着重要的作用。虽然不能治愈，但它们可以极大地缓解患者一些多年的症状，尽管与所有肿瘤类型的治疗一样，最终会发生耐药而肿瘤进展。然而，控制激素水平会对体内的一些正常的生理系统产生重大影响，从而导致明显的副作用。例如，通过部分或完全降低睾酮水平来治疗男性前列腺癌会导致患者女性化（如体重增加和性欲下降）。

乳腺癌、前列腺癌和神经内分泌肿瘤是采用激素治疗的主要癌症类型，分别在 8.2、8.3 和 8.5 中进行阐述。雌激素和孕激素疗法可用于几种不同类型的肿瘤，将在关于性激素的章节中阐述（8.6）。关于治疗肾上腺皮质癌的孤儿药米托坦的介绍见 8.7。虽然其作用机制尚未完全明确，但米托坦是一种类固醇生成抑制剂，可改变类固醇的外周代谢并直接抑制肾上腺皮质。最后，抑制硫酸酯酶途径产生雌激素的硫酸酯酶抑制剂见 8.8。虽然在撰写本文时尚未有此类药物获得批准，但有一些药物已经进入后期临床试验，不过还没有取得进展。值得注意的是，子宫内膜癌、卵巢癌和睾丸癌对内分泌药物的反应不佳，因此其治疗方法为手术、放疗和化疗，最近也在使用一些靶向小分子和生物类制剂治疗。

8.2 乳腺癌

乳腺癌是发达国家最常见的恶性肿瘤之一，确诊时大多数女性患者在 50 岁以上，不过它也发生在年轻女性中。在女性的一生当中约有八分之一的概率会被诊断乳腺癌，但如果及早发现，预后会更好。目前已确定了该病的几个危险因素，包括年龄、乳腺癌家族史、月经初潮早、绝经晚和首次妊娠时年龄较大。使用激素替代疗法（HRT）或口服避孕药也与更高的乳腺癌风险相关。相反，体力活动和母乳喂养可以降低发病风险。虽然非常罕见，但男性也可以发生乳腺癌，通常发生在 60 岁以上的男性，不过也会发生于年轻男性。

大多数情况下，确诊的乳腺癌是具有侵袭性的，有恶性细胞扩散到肿瘤邻近区域以外的风险（转移灶）。恶性细胞扩散到导管以外的浸润性癌症被定义为早期（Ⅰ / Ⅱ期）、局部晚期（Ⅲ期）和晚期（Ⅳ期）。Ⅳ期通常无法治愈，治疗的目的是缓解症状，改善生活质量和延长生存期。非浸润性乳腺癌，也被称为导管原位癌，是指肿瘤局限于导管内。

乳腺癌的治疗包括手术、放疗、药物和（或）生物制剂治疗及这些治疗方式的组合，整体治疗策略将取决于患者的年龄，肿瘤大小和等级，腋窝淋巴结受累程度，绝经状态，是否存在肿瘤细胞相关的关键受体［如雌激素、孕激素或人表皮生长因子 2 受体（HER2）］以及癌症的范围和侵袭性等因素。根据疾病的阶段，通常首先使用手术和放疗来切除肿瘤，然后进行辅助药物治疗（手术后的药物治疗），目的是通过杀死剩余的存活肿瘤细胞来降低发展为侵袭性癌症或癌症复发的风险。新辅助药物治疗（术前药物治疗）有时会用于缩小肿瘤，以限制腋窝淋巴结的受累，并允许进行保乳手术。

辅助药物治疗包括化疗，分子靶向药物，内分泌治疗，双膦酸盐药物或使用生物制剂（如抗体）。是否使用辅助药物通常基于疾病预后，治疗的风险和获益等因素，以及雌激素（ER）和孕激素（PR）受体等关键生物标志物的状态和 HER2 的存在与否等预测因素。这三种生物标志物水平低或极低的患者为"三阴性"乳腺癌（ER-ve/PR-ve/HER2-ve），被认为是最难成功治愈的疾病之一。目前也有越来越多的先进检测方法（例如 Oncotype DX ™，Mammostat ™和 MammaPrint ™），通过分析多个基因的突变谱来帮助临床医生评估患者预后和疾病进展，这些方法的介绍见第 10 章。

最初，用于辅助治疗最常见的细胞毒性化疗方案是环磷酰胺、甲氨蝶呤和 5- 氟尿嘧啶联合用药。然而，无禁忌证（例如存在心脏疾病）时，含蒽环类药物的方案使用得越来越多，并成为标准治疗方案。在英国，NICE 目前推荐蒽环类 – 紫杉烷联合治疗用于有较大复发风险的浸润性乳腺癌患者。难治或蒽环类耐药的患者有时使用其他化疗药物治疗，如抗代谢物（例如 5- 氟尿嘧啶；第 3 章）、微管蛋白抑制剂（如长春花生物碱；第 4 章）或 DNA 相互作用的试剂（如米托蒽醌；第 5 章）。

在过去的几十年里，开发了多种靶向的小分子和生物制剂用于治疗乳腺癌。与传统的细胞毒性药物（例如抗代谢物、微管蛋白抑制剂和 DNA 相互作用剂）相比，这些药物的优势是毒性显著减低，而且通常更有效。激酶抑制剂是小分子靶向药物家族中一个很好的例子，HER2 抑制剂拉帕替尼等化合物在乳腺癌治疗中发挥着越来越重要的作用（第 6 章）。生物制剂包括抗体曲妥珠单抗（Herceptin ™），相关的抗体 – 药物偶联物（ADC）ado- 恩美曲妥珠单抗（Kadcyla ™）和靶向 HER2 受体的德曲妥珠单抗（Enhertu ™），以及靶向 PD-L1 免疫检查点抑制剂的阿替利珠单抗（Tecentriq ™）（见第 7 章）。

最后，对于激素受体阳性（ER+ve、PR+ve）的乳腺癌女性患者，可用内分泌治疗，这是本章的主题。值得注意的是，使用抗雌激素药物如他莫昔芬和来曲唑进行长达 5 年或更长时间的内分泌治疗可以降低适应的 ER+ve 乳腺癌患者的疾病复发的长期风险。在这种情况下，药物的作用是预防，这种方法将在第 12 章中进一步讨论。

8.2.1 雌激素在肿瘤生长中的作用

8.2.1.1 引言

雌激素（17β- 雌二醇）可影响生殖组织的生长和功能，还可以保持骨密度，从而降低骨质疏松症的风险，并通过降低胆固醇水平来保护心血管系统（图 8.1）。雌激素在乳腺肿瘤的发生、发展中起促进而非起始作用，蛋白酶可以降解细胞外基质并促进转移，故还可以通过刺激蛋白酶的产生促进肿瘤的侵袭。

类固醇激素是脊椎动物和一些昆虫中用于控制许多生理过程的重要信号分子。类固醇激素的四个主要家族分别是雌激素、孕激素、雄激素和盐皮质激素，它们分别含有 18、21、19 和 21 个碳。前三种物质主要参与性发育和生殖相关的生理过程，而盐皮质激素主要参与体内水和矿物质的保留和平衡。这些分子家族及其生物合成途径之间的关系如图 8.1 所示。在本章中，由于雌激素和雄激素在某些癌症类型的治疗中的重要性，仅对其进行详细讨论。

如同其他信号分子，类固醇激素是在体内合成的，其为脂溶性，很容易通过细胞膜扩散。一旦进入细胞，它们就会结合并激活受体蛋白，这些受体蛋白会转移到细胞核并结合到 DNA 的特定区域，从而调节多种不同基因的表达。例如，雌激素与雌激素受体相互作用，该受体与特定的 DNA 识别位点结合，从而刺激雌激素反应相关的关键基因的表达。它也被证明可以激活 G 蛋白偶联受体 GPR30。

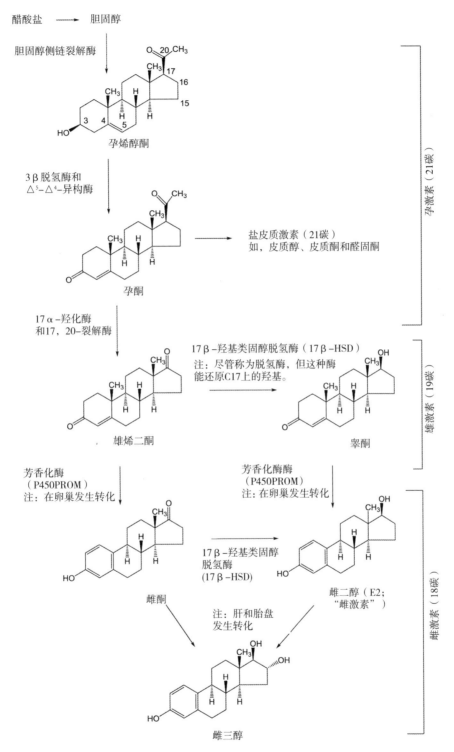

图 8.1　从醋酸盐和胆固醇开始的四大类固醇家族的生物合成示意图（盐皮质激素、雌激素、孕激素和雄激素）。后三种物质主要参与性发育和生殖相关的生理过程，而盐皮质激素则主要参与体内水和矿物质的保留和平衡。

　　雌激素的主要临床用途是用于口服避孕药以及在绝经后女性的雌激素替代疗法中发挥作用。然而，雌激素也可以驱动雌激素敏感性肿瘤的进展。因此，抑制体内雌激素生成或阻断雌激素受体的策略已被证明在某些癌症的治疗中是有用的，这是本章讨论的重点。

8.2.1.2　雌激素的类型和生成

雌激素是女性主要的性激素，以雌性生殖周期命名。天然的雌激素都是甾体结构，而一些用于治疗的合成类似物是非甾体结构。虽然有各种基于雌激素的化合物，但均以"雌激素"来代表这一家族。然而，以英文单数形式（estrogen）使用时，它通常指的是雌二醇。因此，当我们说"雌激素在育龄女性中达到最高水平"时，这里指雌二醇（E2）的活性，而非其他雌激素家族成员。

女性体内天然存在的三种主要雌激素分别是雌酮（E1）、雌二醇（E2）和雌三醇（E3）（图 8.1）。雌二醇是处于月经初潮后和绝经之前的非妊娠女性中最重要的雌激素，而在妊娠期，雌三醇成为主要的雌激素，绝经后雌酮成为雌激素的主要形式。还有第四种类型的雌激素，即雌甾醇（E4），它有第四个羟基团（在 C15 位），仅在妊娠期间产生。雌二醇是雌激素中最有效力的，其效力大约是雌三醇的 80 倍，而雌三醇是所有雌激素中效力最低的，这也许可以解释为什么它比其他雌激素产生得多。所有这些不同形式的雌激素都是通过芳香化酶从雄激素雄烯二酮和睾酮转化来的（图 8.1），而且四个主要的类固醇家族在生物合成过程开始时都起源于胆固醇，而胆固醇来源于醋酸基团。

8.2.1.3　雌激素受体的结构

雌激素受体是 DNA 结合转录因子蛋白质，是细胞内受体核激素家族的主要类别，被雌激素激活。核激素家族的其他成员包括 G 蛋白偶联受体 GPR30。当受体不与雌激素结合时是细胞质受体，但标记研究表明，一部分受体会永久地驻留在细胞核中。一旦雌激素与受体结合并激活它，该蛋白质就会易位到细胞核中，并与特定的 DNA 序列（其识别位点）结合，从而调节各种基因的活性。然而，它有一些不受 DNA 结合影响的附加功能（不依赖配体的调控，见下文）。

雌激素受体蛋白有两种不同的形式，通常被称为 ERα 和 ERβ，都由其各自的基因编码（分别为 *ESR1* 和 *ESR2*）。这些蛋白质在与 DNA 结合之前需要在细胞内形成二聚体。由于这两种形式通常在多种细胞类型中共同表达，因此可能形成三种二聚体：ERα（αα）、ERβ（ββ）同源二聚体，或 ERαβ（αβ）异源二聚体。ERα 和 ERβ 蛋白的结构非常相似，并具有显著的整体序列同源性。两者都包含从 N 端到 C 端的 6 个结构域，A～F（图 8.2A）。

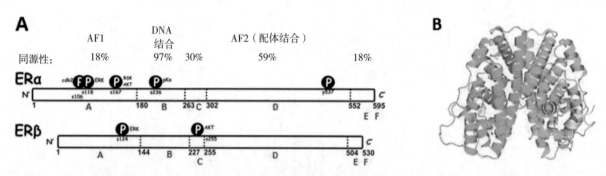

图 8.2　A. ERα 和 β 的结构域，包括一些已知的参与来配体依赖性调控的氨基酸序列磷酸化位点（改编自维基百科，"Er domains"，作者 Steinsky，遵循 CCASA3.0 协议，https://creativecommons.org/licenses/by-sa/3.0/legalcode）；B.ERα 配体结合区二聚体的分子模型（来自蛋白质数据库）。

ERα 和 ERβ 的结构域包括已知的参与配体非依赖性调控的磷酸化位点。例如，N 端 A/B 结构域可以在没有结合雌激素的情况下反向激活基因转录，与 E 结构域相比，其激活较弱且选择性更强。C 结构域，也被称为 DNA 结合结构域，与 DNA 内的雌激素反应元件相互作用。D 结构域是连接 C 和 E 结构域的铰链区域，E 结构域包含配体结合口袋以及共激活蛋白和共抑制蛋白的结合位点。E 结构域在结合配体存在时可激活基因转录。C 末端 F 结构域的长度是可变的，其功能尚不完全清楚。

在人类，雌激素受体的两种形式分别由不同的基因编码，*ESR1* 和 *ESR2* 分别位于第 6 和第 14 号染色体（6q25.1 和 14q23.2）上。由于选择性 RNA 剪接，目前已知还存在几种受体亚型。这两种受体在不同的组织类型中广泛表达，但其表达模式存在显著差异。例如，ERα 主要存在于子宫内膜、卵巢间质细胞、下丘脑和乳腺癌细胞中，也存在于男性睾丸输精小管的上皮细胞中。ERβ 蛋白已被证实存在于肺、肠黏膜、前列腺、肾、脑、骨、心脏，以及卵巢颗粒细胞和内皮细胞中。迄今为止，至少已经鉴定出 3 种 ERα 和 5 种 ERβ 亚型，其中一些具有特定的功能。例如 ERβ 亚型只有在形成具有功能的 59kDa 的 ERβ1 受体的异二聚体时才能反式激活转录，以及 ERβ3 受体在睾丸中高表达。

选择性雌激素受体调节剂（SERM）是指促进雌激素受体与不同蛋白质相互作用的因子，如转录共激活因子或共抑制因子。然而由于共激活蛋白和共抑制蛋白的比例在不同的组织中可能有所不同，因此相同的配体可能在某些组织中作为激动剂（其中共激活蛋白占主导地位）而在其他组织中作为拮抗剂（其中共抑制蛋白占主导地位）。例如他莫昔芬在乳腺组织中作为拮抗剂，因此用于乳腺癌的治疗，而它也是针对骨组织的雌激素受体的激动剂（预防骨质疏松），在子宫内膜中也作为部分激动剂（增加子宫癌的风险）。

8.2.1.4 信号转导

雌激素受体中一个被称为"螺旋 12"结构域的区域，在影响与共激活蛋白和共抑制蛋白的相互作用中起着重要作用，可分别决定配体的激动或拮抗作用。不同的配体对 ER 的 α 和 β 亚型的亲和力可能有所不同。例如 17-β- 雌二醇与两种受体的结合效果相同，雌酮和雷洛昔芬优先与 α 受体结合，雌三醇和金雀异黄素优先与 β 受体结合。SERM 优先与 α 或 β 受体亚型结合。此外雌激素受体组合可能对不同的配体有不同的反应，这可能转化为组织选择性激动或拮抗作用。例如有研究人员认为 α- 亚型与 β- 亚型的比例在某些疾病中发挥作用。

在缺乏类固醇激素的情况下，雌激素受体主要位于细胞质中。激素结合后触发一系列事件，首先是受体二聚化，从细胞质迁移到细胞核（易位），然后与被称为激素反应元件的特定 DNA 序列结合。DNA- 受体复合物募集其他负责下游 DNA 转录的蛋白质到 mRNA 中，并最终翻译成可以影响细胞功能的蛋白质。募集的"激活因子"前体蛋白包括蛋白 1 和 Sp-1，两者均通过若干共激活因子（如 PELP-1）促进转录。

基因转录受雌激素受体上的两个区域控制：AF1 的活性由磷酸化调节；AF2 是配体结合 E2（激活）和抗雌激素（如他莫昔芬，失活）的部位。此外辅助因子与雌激素受体形成复合物，对转录具有激活（COA）或抑制（辅助抑制因子 COR）的作用（见图 8.3）。

休眠的辅助抑制因子 - 雌激素受体复合物募集组蛋白去乙酰化酶，这些去乙酰化酶将构成染色质的组蛋白维持在非乙酰化状态，使相关 DNA 的转录无法发生。E2 结合后活化的辅助抑制因子 -E2- 雌激素受体复合物募集乙酰化组蛋白的乙酰转移酶，导致染色质发生凝聚和转录。E2 在配体结合口袋上的相互作用产生了构象变化，允许雌激素受体上的辅酶 A 结合表面出现。这促进了辅酶 A 在 AF2 位点的相互作用，而抗雌激素药物（例如他莫昔芬）的结合可抑制辅酶 A 的相互作用，从而在一定程度上介导其抗癌作用。

其他已知的调控机制包括 p300 直接使 ERα 在铰链区域的赖氨酸残基乙酰化，从而调节转录激活和激素敏感性。此外，一些雌激素受体可以与细胞膜结合，从而使暴露于雌激素的细胞更快地激活。有一些证据表明，这可能是由于雌激素受体通过小窝蛋白 -1 而与细胞膜结合，或与 G 蛋白、纹状蛋白、受体酪氨酸激酶（如 EGFR 和 IGF-1）或非受体酪氨酸激酶（例如 Src）形成复合物而发挥作用。

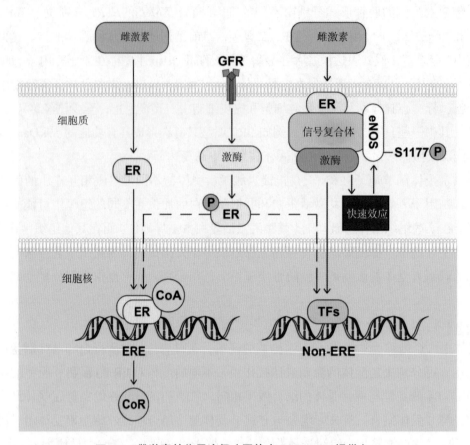

图 8.3　**雌激素的作用途径（图片由 Peiqin Jin 提供）。**

8.2.1.5　雌激素对疾病的影响

　　雌激素受体和雌激素与几种肿瘤类型的特征和行为有关，包括乳腺癌、卵巢癌、结肠癌、前列腺癌和子宫内膜癌。然而，迄今为止它们主要与乳腺肿瘤有关。例如雌激素受体在大约 70% 的乳腺肿瘤中过表达（通过免疫组化证明），这种情况为"雌激素受体阳性"。雌激素受体过表达导致肿瘤的发生和更具侵袭性的确切机制目前尚不完全清楚。然而，总的来说可以证明雌激素与雌激素受体的结合会刺激乳腺细胞的分裂和 DNA 复制，这可能会增加突变率。在这种情况下，已鉴定出不同版本的 ESR1 基因（具有单个核苷酸多态性），并且已知这些基因与不同的乳腺癌的发生风险有关。也有学者观察到 ERα 过表达与分化程度更高的肿瘤相关。晚期结肠癌与 ERβ 的缺失有关，ERβ 是结肠组织中主要的雌激素受体。因此结肠癌可以使用 ERβ 特异性激动剂来治疗。

　　对雌激素在乳腺癌中的作用的认识促使研究人员产生了涉及 SERM 或芳香化酶抑制剂（如阿那曲唑）的内分泌治疗的想法（如他莫昔芬，它在乳腺组织中作为雌激素受体的拮抗剂）。重要的是，这为乳腺癌治疗提供了一种"个性化用药"方法，因为通过活检可以筛查雌激素受体的状态，以确定其乳腺肿瘤对他莫昔芬和芳香化酶抑制剂的敏感性。另一种 SERM，雷洛昔芬，作为一种预防性化疗药物用于具有乳腺癌高风险的女性。还有一种抗雌激素药物，氟维司群，作为完全雌激素拮抗剂发挥作用，也促进雌激素受体降解。

　　与所有类型的抗癌药物一样，肿瘤细胞最终可对竞争性雌激素抑制剂（如他莫昔芬）和芳香化酶抑制剂（如阿那曲唑）产生耐药。基因组测序揭示了驱动这种耐药性的 ESR1 上存在大量点突变（例如

D538G 或 Y537S/C/N 突变），在没有结合配体的情况下促进 ERα 的激动剂构象。

最后，雌激素在诱发和促进乳腺癌中的作用引发了化学预防的概念，即定期给健康女性服用预防性的具有抗雌激素活性的天然产物或合成药物，以降低乳腺癌的风险。例如，一些天然的植物雌激素，如槲皮素可以选择性地与 ERβ 结合。

8.2.2 其他治疗方式

既往也有其他激素药物用于治疗乳腺癌。例如，曲洛司坦是一种类固醇生成抑制剂，已被批准用于治疗库欣综合征。然而，它于 1994 年在美国被停止用于人类。曲洛司坦在英国也可用于治疗库欣病和绝经后乳腺癌，但已不再推荐使用。虽然患者耐受性良好，不良反应包括腹泻和腹部不适，但存在肾上腺功能减退问题，需要糖皮质激素替代治疗。此外转移性乳腺癌患者使用双膦酸盐类药物可预防骨转移的并发症。

8.2.2.1 早期乳腺癌

所有早期乳腺癌女性患者通常在手术切除肿瘤后考虑接受辅助治疗（细胞毒性化疗和激素拮抗剂治疗），因为辅助治疗有助于根除导致复发的微转移。辅助治疗的选择由原发肿瘤的雌激素受体状态、复发风险和患者的绝经状态决定。例如，受体阳性的乳腺癌女性患者可考虑激素拮抗剂治疗，必要时可先进行细胞毒性化疗，而受体阴性的乳腺癌女性患者一般考虑细胞毒性化疗。

芳香化酶抑制剂主要通过阻断外周组织中的雄激素转化为雌激素来发挥作用，不抑制卵巢雌激素的合成。因此，它们不应用于绝经前女性。阿那曲唑和来曲唑是最常用的两种非甾体芳香化酶抑制剂，依西美坦是一种甾体芳香化酶抑制剂；通常用于绝经后受体阳性的肿瘤患者的初始辅助治疗。如果患者不适用芳香化酶抑制剂，则使用他莫昔芬。辅助激素拮抗剂治疗通常在肿瘤切除后持续 5 年。然而，在考虑延长辅助治疗的绝经女性中，使用他莫昔芬 5 年后可再使用来曲唑治疗 2～3 年。

曲妥珠单抗（Herceptin™）已被批准用于过表达人表皮生长因子-2 的早期乳腺癌患者，这些患者接受过手术、化疗和放疗（酌情）。在此之后，当患者对曲妥珠单抗单药耐药时，有两种靶向 HER-2 的抗体-药物偶联物（ado-恩美曲妥珠单抗）和德曲妥珠单抗（Enhertu™）可用于治疗，所有基于抗体的药物已在第 7 章中介绍。拒绝化疗的绝经前受体阳性的乳腺癌患者有时可接受戈舍瑞林治疗。

8.2.2.2 晚期乳腺癌

晚期乳腺癌的治疗取决于患者的用药史和疾病的严重程度。芳香化酶抑制剂（例如阿那曲唑和来曲唑）是绝经后受体阳性患者的首选治疗，这些患者的疾病局限于骨或软组织，并且早期乳腺癌治疗后的无病生存期较长。如果芳香化酶抑制剂不合适，则使用他莫昔芬。在绝经后女性中，醋酸甲羟孕酮等孕激素有时在芳香化酶抑制剂和他莫昔芬之后序贯使用。

对于围绝经期的晚期乳腺癌女性，如果患者既往未接受过治疗，则使用他莫昔芬。在使用了他莫昔芬治疗后但疾病仍进展的绝经前和围绝经期女性中可选择进行卵巢抑制。戈纳瑞林的类似物戈舍瑞林已被批准用于治疗适合激素治疗的绝经前和围绝经期的晚期乳腺癌患者。

对受体阴性的晚期肿瘤和侵袭性疾病（例如肝等脏器发生转移）患者，或者早期乳腺癌治疗后的无病生存期较短者，通常采用细胞毒性化疗。在这种情况下，经常使用蒽环类药物联合氟尿嘧啶和环磷酰胺，有时也可与甲氨蝶呤联合使用。如果蒽环类药物不合适（如患者有心脏病），常联合使用环磷酰胺、甲氨蝶呤和氟尿嘧啶。

对于转移性疾病，药物治疗的选择通常取决于患者既往是否接受过辅助治疗，以及是否伴有并发症（如心脏病）。对于既往没有接受过任何化疗的患者，单独使用蒽环类药物（多柔比星、表柔比星）或联合其他细胞毒性药物是标准的初始治疗。蒽环类难治或耐药的患者，如果肿瘤过表达 HER2，则考虑使用紫杉醇单独治疗或联合曲妥珠单抗治疗。

其他具有抗乳腺癌活性的细胞毒性药物包括卡培他滨、米托蒽醌、丝裂霉素和长春瑞滨。曲妥珠单抗单药治疗是过表达人表皮生长因子 –2 的化疗耐药癌症的一种选择。双膦酸盐药物有时用于乳腺癌转移患者，以减少疼痛和预防骨转移引起的骨骼并发症。

8.2.3 选择性雌激素受体调节剂（SERM）和降解剂（SERD）

8.2.3.1 引言

雌激素类化合物的活性包括完全激动剂（如天然内源性雌激素，它在所有组织中都是激动剂）、混合激动剂 / 拮抗剂（如他莫昔芬，在一些组织中是激动剂，而在其他组织中是拮抗剂）和完全拮抗剂（如氟维司群，在所有组织中均是拮抗剂）。

选择性雌激素受体调节剂（SERM）是一类特异性作用于雌激素受体的药物。SERM 与纯受体激动剂或拮抗剂不同的一个特点是它们在不同组织中的作用不同，因此提供了选择性地抑制或激动不同组织中的雌激素样作用的可能性。

混合激动 / 拮抗剂的作用机制可能取决于 SERM 的化学结构，至少对于某些 SERM，似乎与（a）不同细胞类型中共激活蛋白与共抑制蛋白的比例和（b）药物结合诱导的雌激素受体的构象有关。这反过来决定了药物 – 受体复合物募集共激活因子（从而导致激动剂效应）与共抑制因子（导致拮抗）的强度。类固醇受体共激活因子 1 在子宫中的表达高于乳腺，因此像他莫昔芬这样的 SERM 在乳腺组织中是拮抗剂，但在子宫中是激动剂。相反，雷洛昔芬在这两种组织中都是拮抗剂。它更强烈地募集共抑制蛋白，因此尽管辅助激活因子相对于辅助抑制因子的浓度较高，但在子宫中仍然是一种拮抗剂。

SERM 对不同组织的作用可用于临床治疗。例如，骨转换和绝经后骨质疏松症对大多数 SERM 有良好的反应，但绝经前女性使用一些血清增敏剂（包括他莫昔芬）可能会出现骨质丢失。已知所有的 SERM 都能降低乳腺癌的风险，而他莫昔芬主要用于抑制受体阳性乳腺癌的生长。SERM 似乎也对胆固醇和甘油三酯水平有好的影响。SERM 氯米芬阻断垂体中雌激素的作用导致促卵泡激素和黄体生成素的增加，可用于生育治疗。

缺点是，SERM 与深静脉血栓形成风险的升高和潮热发生率增加有关。一些 SERM 如他莫昔芬，可能会增加子宫内膜癌的风险，但雷洛昔芬和 femarelle 则不会。

多项研究已经发现了新的选择性 SERM 作为他莫昔芬的替代品。理想情况下，SERM 应在 AF2 上具有更高的效力，并对骨和血浆脂质有激动剂作用，但对子宫不应有任何不必要的激动作用。下面详细介绍了已获批的 SERM，以及一些实验制剂。从结构的角度来看，它们一般可分为三类：（a）具有三苯乙烯核心的非甾体化合物，如他莫昔芬；（b）基于苯并噻吩结构的非甾体化合物，如雷洛昔芬；（c）甾体类纯抗雌激素，如氟维司群。

8.2.3.2 三苯乙烯类似物

SERM 中最著名的一类是三苯乙烯类似物，它有一个明确的结构，即连接在乙烯片段上的三个苯环（其中一些有取代基）。这些分子可以几何的 E– 或 Z– 异构体存在。他莫昔芬和托瑞米芬（使用相对较少）是临床常用的两种癌症治疗药物。多年来，人们对多种其他类似物进行了研究试图找到具有更高效力、选择性和毒性特性的三苯乙烯制剂。然而除了托瑞米芬之外，新药较少，他莫昔芬仍然是长期临床应用的首选药物。艾多昔芬和屈洛昔芬在临床试验中没有显示出比他莫昔芬更好的疗效，均未进入批准阶段，在"实验性药物"部分介绍。另外本节还提到两种密切相关的三苯乙烯类似物奥培米芬（Osphena™）和氯米芬（Clomid™），因为它们已经被开发并被批准用于其他雌激素相关的适应证（分别为性交困难和无排卵）。

本节还介绍了以拉索昔芬和奥美昔芬为代表的相关 SERM 家族（图 8.8），因为它们含有三个芳香环，与三苯乙烯类似物（如他莫昔芬和托瑞米芬）具有相似的刚性构型。

8.2.3.2.1　他莫昔芬

他莫昔芬以前叫做 Nolvadex™，自 2002 年以来已有仿制药。他莫昔芬是一种非甾体抗雌激素药，通过与下丘脑中的雌激素受体结合诱导促性腺激素的释放，从而干扰反馈机制。它通过其活性代谢物 4-羟基他莫昔芬拮抗乳腺组织中的雌激素受体（图 8.4）。然而，在其他组织如子宫内膜和骨中，它则作为激动剂，因此常被归类为激动/拮抗剂。他莫昔芬被列入世界卫生组织的"基本药物清单"。

20 世纪 60 年代初，帝国化学工业（ICI）的 Alderley P（英国）研究实验室的研究人员首次合成了一种他莫昔芬的几何异构体混合物，代号为 ICI-46，474。1966 年《自然》杂志报道了几何异构体的鉴定和分离；1985 年发表了第一个立体特异性合成物。一项保护他莫昔芬的专利于 1962 年在英国申请，并于 1964 年公布，但直到 20 世纪 80 年代，美国的专利保护一再遭到拒绝。他莫昔芬最终作为一种生育疗法获得了市场批准，但尽管雌激素和乳腺癌之间的关系多年前就已明确，但癌症治疗在当时并不是 ICI 公司的重点。

他莫昔芬本身是一种前体药物，对雌激素受体的亲和力可忽略不计。在肝内通过几种细胞色素 P450 异构体（如 CYP2D6）代谢为活性代谢物，包括 4-羟基他莫昔芬（阿非莫昔芬）和 N-去甲基-4-羟基他莫昔芬（恩多昔芬）（图 8.4）。

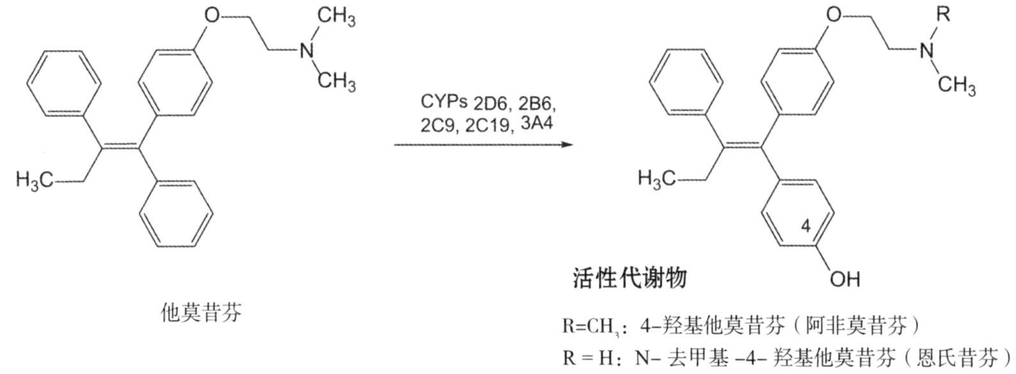

图 8.4　他莫昔芬及其活性代谢物 4-羟基他莫昔芬和 N-去甲基-4-羟基他莫昔芬的结构式（例如阿非莫昔芬和恩多昔芬）。

由于 4-羟基以及蛋白质中的氨基酸残基之间的分子相互作用（图 8.1），这些代谢物对雌激素受体的亲和力是他莫昔芬本身的 30～100 倍，因此在体内与雌激素竞争与受体的结合。特别是，4-羟基他莫昔芬通过与雌激素竞争在 AF2 位点的结合，在乳腺组织中充当雌激素受体拮抗剂。结合后，ER-4-羟基他莫昔芬复合物可募集其他被称为共抑制因子的蛋白质（例如 NCoR 和 SMRT），通过在雌激素应答基因的启动子区域相互作用，下调与肿瘤发生和生长相关的蛋白质的产生。由于他莫昔芬可以在不引起细胞死亡的情况下阻止癌前细胞和癌细胞的分裂，所以它被归类为细胞抑制物而非杀死细胞的药物。PAX2 蛋白也被认为参与了他莫昔芬的作用机制，它的存在似乎是发挥完全抗肿瘤作用的必要条件。例如，在高水平 PAX2 存在的情况下，ER-4- 羟基 – 他莫昔芬复合物能够抑制 ErbB2/HER2 家族的增殖生长因子的表达。因此，在他莫昔芬耐药的肿瘤中可观察到高水平的 ErbB2 表达（图 8.5）。

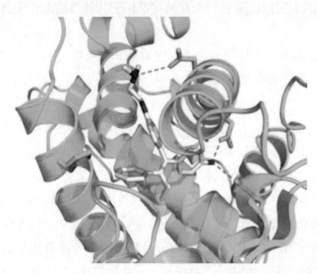

图 8.5　4– 羟基他莫昔芬（碳 = 白色，氧 = 红色，氮 = 蓝色）与 ERα（青色带）配体结合域的分子模型（基于晶体结构）。

因为有组织选择性，他莫昔芬的副作用部分是有益的，比如其激动剂作用可以保持骨密度，并且通过降低血脂保护心血管系统而表现有益的作用。其对女性生殖系统的激动剂作用引发子宫内膜癌的风险虽小但却显著。这被认为是由于无法阻断 AF1 的激活，AF1 是子宫中一个重要的机制途径。纯抗雌激素制剂（如氟维司群）可阻止 AF1 和 AF2 的激活，因此仅具有拮抗作用的现象支持这一观点。

虽然最初由 ICI 制药开发作为避孕药未能进入批准阶段，但在 20 世纪 60 年代末，研究人员越来越认识到雌激素拮抗剂可能有益于乳腺癌患者，这促使 1971 年在英国曼彻斯特克里斯蒂医院进行了他莫昔芬的第一个临床研究。在晚期乳腺癌患者中观察到一些他莫昔芬的益处，在伊丽莎白女王医院（英国伯明翰）进行的第二项临床试验表明，较高剂量水平的他莫昔芬的反应更明确。基于这些结果，他莫昔芬于 1973 年获批上市用于治疗晚期乳腺癌。重要的是要认识到这些早期临床试验并非在雌激素受体阳性的患者中进行，因此观察到的临床活性"信号"证明了他莫昔芬的疗效。此后，又进行了多项其他临床试验，证实了其良好的口服耐受性、疗效，且副作用轻微。因此，在 20 世纪 80 年代确定了 SERM 的药理学和潜在应用，并阐明了治疗或预防绝经后女性许多疾病的临床策略，包括乳腺癌和骨质疏松症。

在英国，他莫昔芬目前被推荐用于治疗绝经前和围绝经期女性雌激素受体阳性的乳腺癌（既往未接受过该药物治疗）；无排卵性不孕；在放疗失败的情况下长期接受比卡鲁胺治疗的男性乳房发育；以及用于中高危女性乳腺癌的为期 5 年的化学预防。

他莫昔芬片剂或口服溶液的已知副作用包括潮、阴道分泌物以及流血、部分绝经前女性月经受抑制、外阴瘙痒、胃肠道紊乱（如恶心、呕吐、腹泻、便秘）、头痛、头晕、脱发、肿瘤发作、血甘油三酯水平升高和血小板计数减少。绝经前女性偶尔会发生卵巢内水肿和囊肿。它还可以抑制泌乳，所以不应在母乳喂养时使用，除非潜在的好处大于风险，同时也应避免在备孕和妊娠期间使用。

他莫昔芬会增加血栓栓塞的风险，特别是在制动期间或在大手术期间和术后短期内。因此，用药患者应注意血栓栓塞的症状，并建议在突发呼吸困难和单侧小腿疼痛时报告。此外，由于他莫昔芬作为子宫内膜组织的部分激动剂，它与一些女性的子宫内膜癌（包括子宫肉瘤）有关。因此，任何子宫内膜的变化，如增生和息肉，都应仔细监测。随着时间的推移，患子宫内膜癌的风险可能会增加 4 倍，这就是他莫昔芬通常只使用 5 年的原因。事实上，美国癌症协会（ACS）将他莫昔芬列为已知的致癌物，它在降低乳腺癌复发风险的同时可增加某些类型的子宫癌的风险。不过有声明指出，在未用该药物乳腺癌复发的风险高于使用该药物后发生子宫癌的风险的情况下，不应避免使用他莫昔芬。因此，他莫昔芬相对轻微但明显和子宫内膜癌风险增加的副作用，使健康女性无法常规预防性使用该药。然而，研究仍在进行中，以寻找新的副作用和风险可忽略不计的雌激素拮抗剂，以便可在普通的健康人群中用作化学预防剂（见第 12 章）。

此外也已经证实，CYP2D6 基因变异的患者可能无法从他莫昔芬中获得完整的治疗益处，因为他们产生他莫昔芬活性代谢物 4- 羟基他莫昔芬的代谢太慢。因此，7% ～ 10% 的乳腺癌女性由于其遗传结构可能不能获得服用他莫昔芬的全部益处。因此，在 2006 年 FDA 建议将该基因的信息纳入他莫昔芬的说明书，以识别 CYP2D6 变异的女性。

最后，已有尝试通过透皮途径给药阿非莫昔芬（4- 羟基他莫昔芬）。在 21 世纪初，Ascend Therapeutics 公司开发了一种含阿非莫昔芬的透皮凝胶制剂（TamoGel™），涂抹在乳房表面，吸收到乳腺组织中，用于治疗周期性乳房痛。这种给药方法背后的理念是经皮给药可能会降低药物的全身水平，从而减少他莫昔芬的一些副作用。尽管 2003 年有报告称，在法国 55 名女性患者中进行的 II 期临床试验表明，在减缓乳腺癌生长方面，涂抹他莫昔芬具有与口服他莫昔芬相同的疗效，但该产品并未进一步开发。

8.2.3.2.2 托瑞米芬（Fareeton™）

托瑞米芬也被称为 4- 氯代他莫昔芬，是一种口服的非甾体 SERM，在结构上与他莫昔芬相似，是在乙基取代基的末端碳上添加了一个氯取代基（图 8.6）。它是一种雌激素受体的拮抗 / 激动剂，在乳腺组织中具有抗雌激素作用，但在骨、肝脏和子宫中具有雌激素作用。托瑞米芬于 1997 年被用于医疗，是自 1978 年他莫昔芬以来被批准的第一个抗雌激素药物。有趣的是，与他莫昔芬相比，添加一个氯原子的微小结构变化使得药效降低了大约三分之一，治疗乳腺癌时每天 60mg 的剂量相当于每天 20mg 的他莫昔芬。

托瑞米芬是柠檬酸盐，最初由芬兰的 Farmos 公司（芬兰猎户座集团的制药部门）首次报道，该公司于 1983 年获得专利保护。托瑞米芬在美国和英国都被批准用于治疗雌激素受体阳性的肿瘤或受体状态未知的绝经后女性的激素依赖性转移性乳腺癌。其疗效与他莫昔芬相当，但副作用较多。据报道，在治疗乳房疼痛方面，托瑞米芬比他莫昔芬更有效，并且对骨密度和血脂（包括胆固醇和甘油三酯水平）的效果更好。和他莫昔芬一样，它也能改善男性乳房发育的症状。

与他莫昔芬不同，托瑞米芬不是一种前体药物，也不依赖于 CYP2D6 的代谢来进行生物激活。因此，它可能用于对 CYP2D6 代谢物反应较差的患者或同时服用其他抑制 CYP2D6 药物的患者。相反，它在肝脏中主要由 CYP3A4 代谢，然后经过二次羟基化产生代谢产物，包括 N- 去甲基托瑞米芬和 4- 羟基托瑞米芬（活性低于托瑞米芬本身）和脱氨基羟基托瑞米芬（ospemifene）。托瑞米芬和 4- 羟基托瑞米芬的半衰期较长，可达 6 天；而 N- 去甲基托瑞米芬的半衰期更长，可达 21 天，其原因可能是肠肝循环。

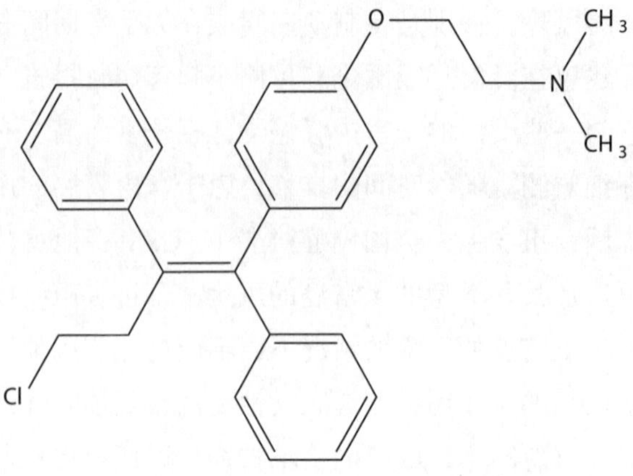

图 8.6　托瑞米芬（Fareeton™）的结构式。

托瑞米芬常见的副作用包括潮热、阴道流血或分泌物、头晕、出汗、恶心和呕吐、水肿、疲劳和抑郁。也可能导致高钙血症，特别是当存在骨转移时，这通常出现在治疗的开始。较少见的副作用包括厌食症、便秘、体重增加、血栓栓塞事件、呼吸困难、失眠、头痛和子宫内膜肥大。很少有黄疸、短暂性角膜混浊和脱发的报道。重要的是，服用托瑞米芬的患者发生子宫内膜变化的风险增加，如增生、息肉和癌症。因此，出现任何腹痛、阴道流血或类似的症状都应立即进行检查。托瑞米芬不应用于有子宫内膜增生、严重肝损害或血栓栓塞病史的女性，并应在受孕、妊娠或母乳喂养期间避免使用。

托瑞米芬的品牌名为 Acapodene™，由 GTx 公司进行了两项Ⅲ期临床试验。首先是研究其对晚期前列腺癌雄激素剥夺疗法（ADT）的显著副作用的改善，如椎体/脊柱骨折、潮热、血脂水平失衡和男性乳房发育。第二项研究了它在预防男性伴有高级别前列腺上皮内瘤变（PIN）前列腺癌中的应用。2008 年，该公司报告称，在第一次试验中，托瑞米芬将骨质疏松性骨折的发生率降低了一半，并对骨密度、血脂平衡和男性乳房发育都有有利的影响。2009 年，美国向 FDA 提交了一份关于缓解 ADT 副作用的新药申请，但由于需要更多的临床数据而被拒绝。

8.2.3.2.3 其他三苯乙烯类似物

多年来，研究者也对多种其他三苯乙烯类似物进行了研究，但尚未进入作为肿瘤药物的批准阶段，但有两种（奥米芬和克罗米芬）已被批准用于非癌症雌激素相关疾病。其他类似物包括艾多昔芬和屈洛昔芬（图 8.7）。

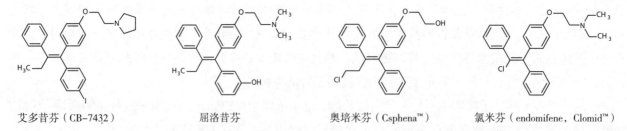

艾多昔芬（CB-7432）　　屈洛昔芬　　奥培米芬（Csphena™）　　氯米芬（endomifene，Clomid™）

图 8.7　其他著名的三苯乙烯类似物艾多昔芬、屈洛昔芬、奥培米芬和氯米芬的结构式。

艾多昔芬在结构上与他莫昔芬相似，最初是在 20 世纪 80 年代末由英国癌症研究所（萨顿）的研究人员合成并申请专利。临床前研究表明，与他莫昔芬相比，它对雌激素受体的结合亲和力更高，且激动剂活性降低。它在 20 世纪 90 年代初在转移性乳腺癌患者中进行到了Ⅱ期临床试验，纳入了他莫昔芬治疗失败的患者。艾多昔芬在他莫昔芬耐药乳腺癌患者中只有微弱的活性，同时毒性与他莫昔芬相似。基于这些结果，艾多昔芬的研究没有取得进展。

屈洛昔芬（3- 羟基他莫昔芬）起源于美国佐治亚大学药学院，于 20 世纪 80 年代初被合成并获得专利，用于治疗乳腺癌、男性和绝经后女性的骨质疏松症和心血管疾病。临床前研究显示，与他莫昔芬相比，它对雌激素受体的亲和力增加了高达 60 倍，但降低了部分雌激素激动活性。在 2000 年停止开发之前，屈洛昔芬已经进入了上述这些适应证的Ⅱ期和Ⅲ期临床试验。总的来说，在两个Ⅲ期临床试验中发现，它在治疗乳腺癌方面的活性明显低于他莫昔芬。

由日本盐野义公司开发的奥培米芬，含有氯取代基，是托瑞米芬的类似物。尽管早期的临床前数据表明它可以开发作为一种抗肿瘤药物，但人们发现它对阴道上皮细胞有类似雌激素样的作用，可促进细胞成熟。因此，在世界上许多地方以 Senshio ™为商品名批准用于治疗女性绝经后不适合接受阴道局部雌激素治疗的外阴和阴道萎缩。

由于该药物会导致阴道壁增厚，人们发现这可以减少与性交困难相关的疼痛。因此，奥培米芬在北美通过杜氏公司批准并开发用于该适应证，批准的产品名为奥培米芬（osphena ™）。它在上市时，被媒体描述为女性的西地那非（viagra ™，伟哥）。然而与他莫昔芬一样，它不是一种纯抗雌激素药物，即它可以在某些组织中激活雌激素通路，而在其他组织中引起阻滞，从而增加子宫内膜癌，卒中和深静脉血栓的风险。Apricus 生物科学公司开发了一种含氯类似物 fispemifene，用于治疗男性性腺功能减退，并达到了Ⅱ期临床试验，但目前无新的进展。

氯米芬（clomid ™），在一个芳香环上有一个二乙基氨基乙氧基取代基，有一个氯原子直接连接在中心双键上，它是最古老的三苯乙烯类似物之一，并于 1959 年由梅雷尔制药公司获得专利。它具有抗雌激素的特性，通过占据下丘脑的雌激素受体，诱导促性腺激素的释放，从而干扰反馈机制。它在英国被批准用于因排卵功能障碍导致的女性不孕症，有时也作为睾酮替代疗法用于治疗男性性腺功能减退和男性乳房发育。最著名的配方由赛诺菲公司销售，商品名为 clomid ™，是顺式（珠氯米芬，zuclomiphene；约 38%）和反式（恩氯米芬，enclomiphene；约 62%）异构体的混合物，这两种异构体都有助于雌激素和抗雌激素的特性，但也已经开发了单异构体制剂。例如恩氯米芬（Androxal ™）被开发用于男性性腺功能减退症，但未获得批准。当第一次被发现时，氯米芬被用于治疗月经稀发（月经量过少或周期过长）。然而后来它被发现可以通过诱导排卵来逆转女性的无排卵，现在它是世界最常用的不孕治疗药物。氯米芬有几种毒性，其中最严重的是如果长期使用 1 年以上，卵巢会发生可逆性增大和增加患卵巢癌的风险。后者阻止了其用于癌症治疗的发展。

值得注意的是，另一个以拉索昔芬和奥美昔芬为代表的 SERM 家族（图 8.8）已被开发用于雌激素相关的治疗。从构效关系（S 雄激素受体）的角度来看，这些药物很有趣，因为它们包含三个芳香环，与三苯乙烯类似物他莫昔芬和托瑞米芬的芳香环具有相似的刚性三维结构。不过，它们是通过一个中心的 1，2，3，4- 四氢萘和色满环实现的，而不是通过双键。

拉索昔芬是辉瑞公司开发的一种非甾体类 SERM，用于预防和治疗骨质疏松症和治疗阴道萎缩。有荟萃分析结果显示，它可以降低女性患乳腺癌的风险。于 2005 年和 2009 年分别被 FDA 和 EMEA 批准用于治疗绝经后女性的骨质疏松症。与之密切相关的奥美昔芬在其四氢萘环系统中有一个氧，在身体的某些部位（如骨骼）具有雌激素作用，但在其他部位（如子宫和乳房）具有抗雌激素作用。自 20 世纪 90 年代初以来，它在印度作为每周使用的非激素口服避孕药，目前以 Saheli ™或 Chhaya ™的商标销售。然而有证据表明，它可能对功能失调性子宫出血（月经过多）、乳腺痛、纤维腺瘤和晚期乳腺癌有效。

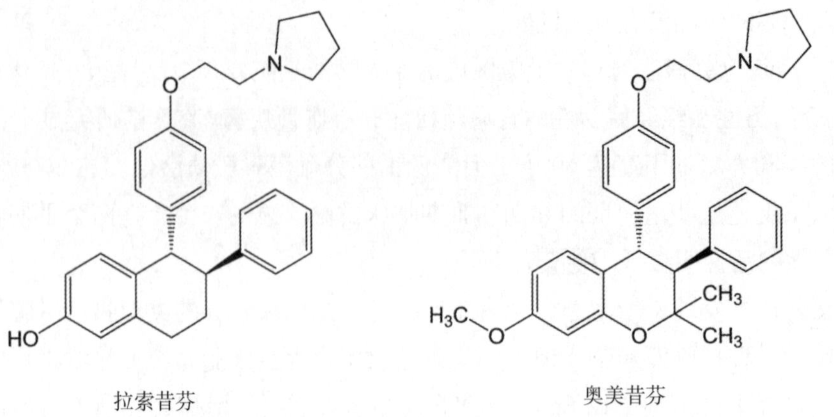

拉索昔芬   奥美昔芬

图 8.8　三苯乙烯相关的 SERMS：拉索昔芬和奥美昔芬的结构式。

8.2.3.3　苯并噻吩类似物

雷洛昔芬（Evista ™）是目前唯一被批准用于肿瘤的基于苯并噻吩的 SERM。作为苯并噻吩衍生物，它在结构上不同于他莫昔芬和托瑞米芬等三苯乙烯 SERM。另一种苯并噻吩类似物阿佐昔芬（LY-353381）由礼来公司开发，但未获得批准（见"实验制剂"部分）。另外两种实验药物巴多昔芬（Duavee ™，vivian ™）和哌多昔芬（ERA-923）在结构上与雷洛昔芬相关。

雷洛昔芬最初用于治疗骨质疏松症，后来发现可以显著降低乳腺癌的发病率，随后在乳腺癌临床试验中进行了研究，之后被开发到批准阶段。礼来公司发现阿佐昔芬（LY353381）是一种可能比雷洛昔芬更有效的药物，副作用更少。然而，在 2009 年，该公司宣布了一项为期 5 年的临床研究的初步结果，该研究显示其未能达到三个重要的次要终点，因此停止了开发。巴多昔芬（Viviant ™，Conbriza ™）由辉瑞公司开发，并已被批准用于预防（而非治疗）绝经后骨质疏松症。然而在撰写本文时，临床试验仍在进行中以研究其在乳腺癌治疗中的可能用途。

8.2.3.3.1　雷洛昔芬

雷洛昔芬（Evista ™）（图 8.9）是一种口服的非甾体类 SERM，对骨骼起雌激素样作用，但对子宫和乳房有抗雌激素作用。它具有与上述三苯乙烯 SERM 不同的化学结构，由一个 6- 羟基取代的苯并噻吩核心组成，在 2 位和 3 位都有芳香取代基。最初的专利是由礼来公司在 1982 年和 1983 年申请，但现在由第一三共株式会社销售，全球有多种仿制药。

根据世界不同地区的监管批准，雷洛昔芬被用于治疗和预防绝经后女性的骨质疏松症，治疗侵袭性乳腺癌并降低其风险，还可用于降低乳腺密度。基于其在骨组织中的雌激素作用，它首次被 FDA 批准用于预防和治疗绝经后女性的骨质疏松症。与其他一些激素替代疗法不同，雷洛昔芬并不能减轻绝经期的血管舒缩症状。后来的临床研究表明，每天服用一次雷洛昔芬在降低患乳腺癌的相对风险方面几乎和他莫昔芬一样有效。研究显示，它可以降低绝经后女性的乳腺密度，而乳腺密度是乳腺癌已知的危险因素。然而，临床试验结果显示与他莫昔芬相比，雷洛昔芬引起的子宫癌病例更少（由于子宫内的雌激素活性可以忽略不计），并且没有增加白内障的风险，白内障是他莫昔芬常见的副作用。此外，尽管与对照组相比，两组患者在静脉和肺部都出现了更多的血凝块，但使用他莫昔芬时这种副作用比雷洛昔芬更常见。

基于这些阳性结果，FDA 于 2007 年批准了雷洛昔芬用于降低患骨质疏松的绝经后女性的浸润性乳腺癌风险，以及用于浸润性乳腺癌高危的绝经后女性。研究还发现，它可以降低患有骨质疏松症的女性患乳腺癌的风险，所以它也被批准用于这一适应证。在英国，NICE推荐雷洛昔芬用于预防和治疗绝经后骨质疏松症，以及用于中至高危绝经后女性乳腺癌的化学预防。

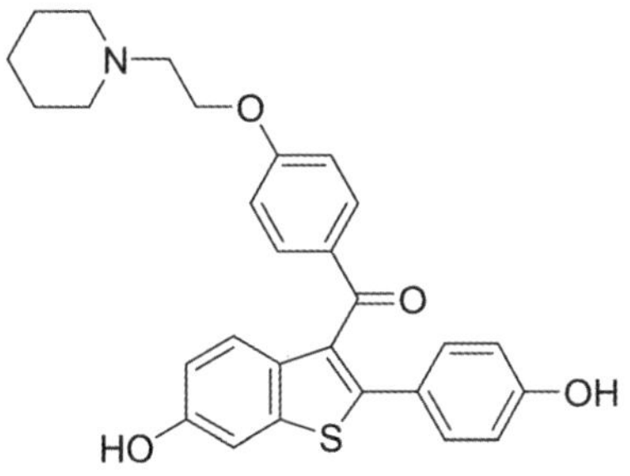

图8.9　基于苯并噻吩的SERM雷洛昔芬（Evista™）的结构式。

雷洛昔芬常见的副作用包括外周水肿、流感样症状、腿部痉挛和血管舒张，较少发生栓塞和血栓形成。罕见的是关于胃肠道紊乱（例如胃肠道不适、恶心、呕吐）、头痛、乳房异常、皮疹和血小板减少的报道。该药在临床前研究中被证明具有致畸作用，因此在受孕、妊娠和哺乳期间应避免使用。

8.2.3.3.2　实验剂

已开发了一些与雷洛昔芬结构相关的类似物，但没有一种达到用于癌症治疗的批准阶段。最著名的实验药物是阿佐米芬（LY-353381）、巴多昔芬（Viviant™，Conbriza™）和哌多昔芬（ERA-923）。

然而，巴多昔芬和哌多昔芬虽然在结构上相关，并具有相似的整体三维结构，但它们以吲哚而非苯并噻吩为核心。

阿佐昔芬（LY-353381）最初是在1996年由礼来公司获得专利的，它是一种SERM，在乳腺和子宫组织中具有强大的抗雌激素活性，同时提供雌激素激动剂作用以维持骨密度和降低血清胆固醇。人们最初对开发阿佐昔芬作为抗癌药物很感兴趣，因为人们发现它比雷洛昔芬能更有效地预防致癌物亚硝基脲在大鼠中诱发的乳腺癌。此外，与他莫昔芬不同的是，研究发现它没有促进子宫生长的作用，这表明长期服用不太可能增加发生子宫内膜癌的风险。一项对绝经后女性的Ⅲ期临床研究发现，阿佐昔芬可增加骨、脊柱和髋关节的矿物质密度，而且对子宫和子宫内膜没有影响。然而，2009年礼来发布的五年临床研究的初步结果表明，虽然阿佐昔芬已满足其主要终点（减少绝经后女性的椎体骨折和乳腺癌），但它未能满足次要终点（减少非椎体骨折和心血管事件以及改善认知功能）。基于这些结果，该药的开发被停止。有趣的是，2015年的一项荟萃分析发现，阿佐昔芬显著降低了乳腺癌的相对风险（0.415），且效果优于雷洛昔芬（0.572）和他莫昔芬（0.708）。

秦哚昔芬、巴多昔芬和哌多昔芬（图8.10）均基于相关的2-苯基吲哚环体系。秦哚昔芬（正式名称为D-16726和NSC-341952）于1984年被ASTA Medica首次报道，是20世纪80年代和90年代开发的第一种用于治疗乳腺癌的基于吲哚的SERN，但在临床中未能证明其对乳腺癌有显著疗效，因此对其的研发没有进展。然而，它是2-苯基吲哚类SERM的先导结构，类似物巴多昔芬来源于秦哚昔芬（D-15414）的主要活性代谢产物。

巴多昔芬（图8.10）起源于惠氏和配体制药公司之间的一次研究合作，最初的专利是在20世纪90年代末由美国家庭产品公司（当时的）申请的。该项目随后在一次收购后被辉瑞公司接管。巴多昔芬是所谓的第三代SERM，在不同组织中发挥雌激素受体的激动剂/拮抗剂作用。2008年，惠氏获得了FDA的批准使用巴多昔芬作为单药，商品名为Viviant™，用于治疗绝经后的骨质疏松症。一年后，它获得了欧盟的批准，并以 Conbriza ™的名字上市。2013 年，FDA 批准了巴多昔芬（20mg）与 0.45mg 普瑞马林（结合雌激素）（在英国为 Duavive ™，在美国为 Duavee ™）联合用药，用于预防（而不是治疗）绝经后骨质疏松症和中度至重度潮热。这是第一个被批准的含有 SERM（巴多昔芬）和雌激素的绝经期激素治疗产品。

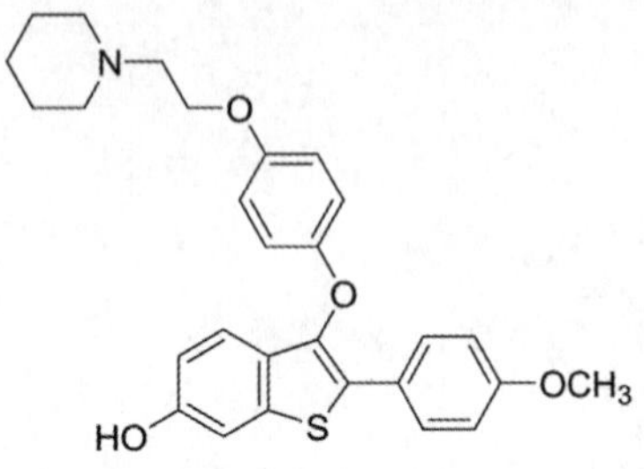

阿佐昔芬（LY-353381）

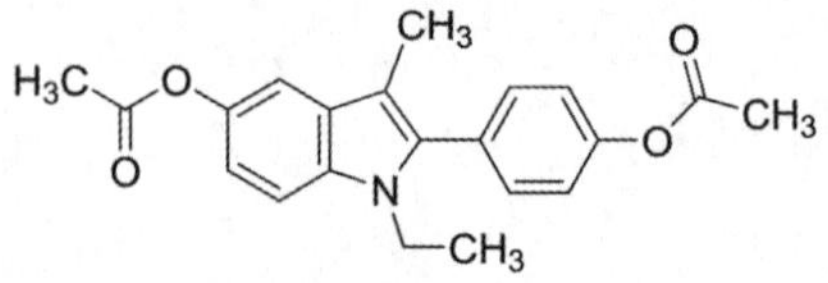

秦哚昔芬（D-16726）

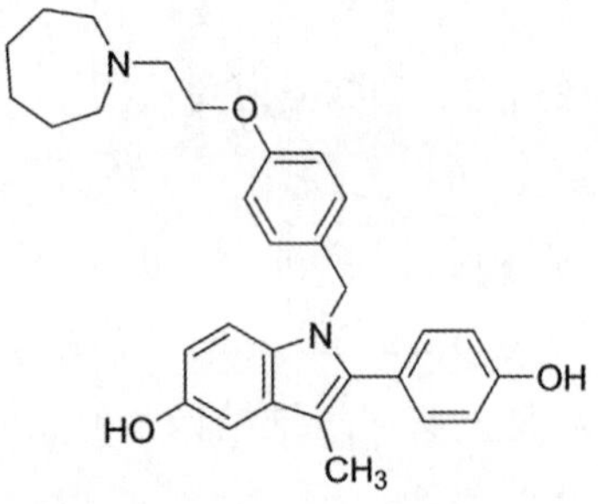

巴多昔芬（Viviant™, Conbriza™）

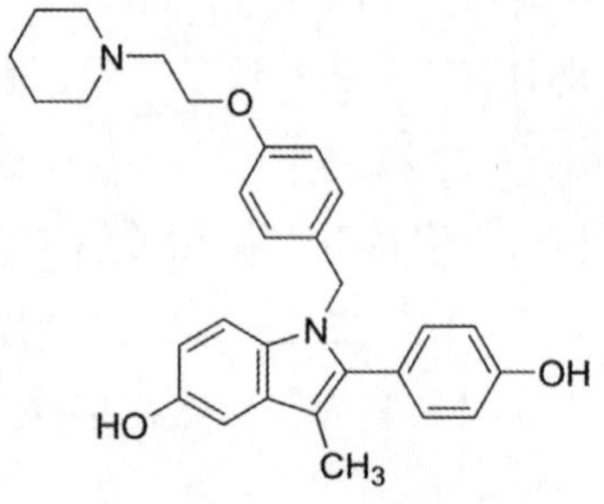

哌多昔芬（ERA-923）

图 8.10　实验剂阿佐昔芬（LY-353381）、秦哚昔芬（D-16726）、巴多昔芬（Viviant ™，Conbriza ™）和哌多昔芬（ERA-923）的结构式。

巴多昔芬作为癌症化学预防药物的潜在用途的临床前研究仍在继续，2019 年发表了一项小型先导性临床试验，在 28 例围绝经期和绝经后高危女性中研究了 Duavee ™对乳腺癌风险生物标志物的影响。在接受治疗的女性中，潮热中位数、绝经期特异性生活质量、血管舒缩和性领域评分均有所改善，因此我们认为有必要开展安慰剂对照的Ⅱ b 期试验。

哌多昔芬（ERA-923）（图 8.10）是惠氏制药公司（现在的惠氏公司）与巴多昔芬同时合成的另一种 2-苯基吲哚类似物，用于治疗乳腺癌。如果巴多昔芬在临床试验中失败，它将被用作备用药物。哌多昔芬已进入Ⅱ期临床试验，但在 2005 年停止开发。

8.2.3.4　甾体类抗雌激素

目前仅有一种已获批准用于乳腺癌的基于甾体结构的抗雌激素药物。这令人非常震惊，因为雌激素（雌激素受体的天然配体）是一种类固醇。这种药物是氟维司群（Faslodex ™）（图 8.11），它同样被归类为 SERM，也被称为选择性雌激素受体降解剂（SERD），因为它与雌激素受体结合后，扭曲雌激素受体，从而通过正常的蛋白质降解过程加速其分解。因此，它也被称为“第三代 SERM”，这种新机制的发现促使了对其他具有 SERD 活性药物的研究。研究者还关注发现具有口服活性的抑制剂，因为氟维司群必须每月进行两次肌内注射。这类药物包括 elacestrant 和 brilanestrant（图 8.12），但这些药物并非基于甾体结构。brilanestrant 的开发已经停止，而 elacestrant 目前正在Ⅲ期临床试验研发中。下面将更详细地介绍氟维司群（Fulvestrant）、brilanestrant 和 elacestrant。

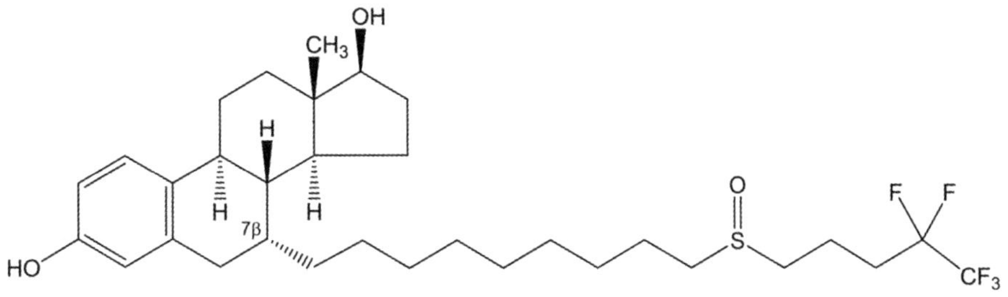

图 8.11 甾体类雌激素受体抑制剂氟维司群（Faslodex™）的结构式。

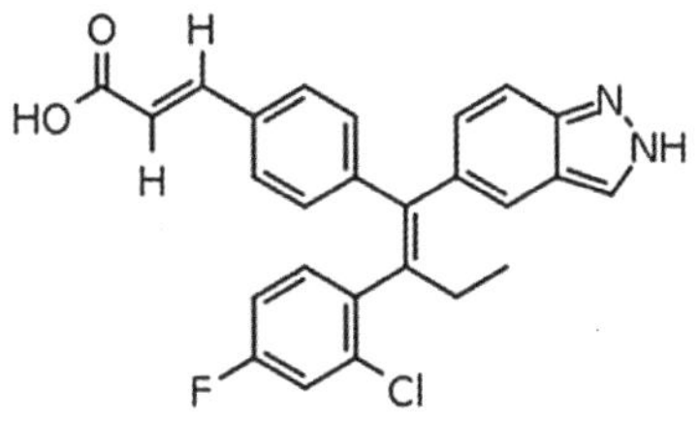

brilanestrant（GDC-0810，RO-7056118） 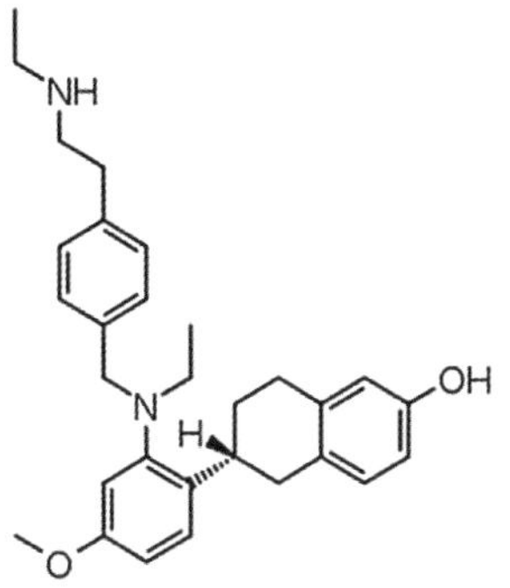　　elacestrant（RAD-1901，ER-306323）

图 8.12 实验选择性雌激素受体降解剂，brilanestrant（GDC-0810，RO-7056118）和 elacestrant（RAD-1901，ER-306323）的结构式。

8.2.3.4.1 氟维司群

氟维司群（Faslodex™）是阿斯利康公司开发的合成甾体雌激素受体（ER）拮抗剂（图 8.11），用于治疗既往抗雌激素治疗后疾病进展的绝经后 ER+ve 转移性乳腺癌患者，是获批的第一种此类分子。它也与哌柏西利联合用于内分泌治疗后疾病进展的 HR+/HER2-ve 晚期乳腺癌。氟维司群也曾在临床中被评估用于治疗子宫内膜癌，但该适应证于 2016 年停止研发。

与他莫昔芬（具有部分激动剂作用）和芳香化酶抑制剂（减少肿瘤细胞可利用的雌激素）不同，氟维司群通过竞争性结合乳腺癌细胞中的 ER 发挥作用，其亲和力与雌二醇相当。其结合后导致 ER 结构的改变，同时增加疏水性，导致其变得不稳定和错误折叠。这降低了雌激素的结合能力，也破坏了蛋白质的稳定性，促进其被细胞的正常蛋白质降解系统降解。因此，它阻断了雌激素的营养作用，而对绝经后女性的子宫内膜无任何激动剂的作用。因此，鉴于抗雌激素作用，有时被称为第三代 SERM，在文献中也被称为选择性雌激素受体降解剂。

氟维司群具有一种不同寻常的结构，其基础是雌二醇型核心与一个长（15 个原子）7β- 疏水链连接。其本质上是雌二醇的衍生物，加入烷基 – 亚硫酰基部分，使其更适合用于注射剂型。其作用机制不仅是影响 DNA 相互作用和激动剂作用所必需的雌激素受体二聚化，而且还下调雌激素受体本身，从而在所有相关组织（例如乳腺、子宫，可能还有骨骼）中提供强效和选择性的抗雌激素活性。值得注意的是，由于与雌激素的结构相似，氟维司群可以干扰用于监测血液雌二醇浓度的免疫测定。这可能导致假阳性和过早停止治疗。此外，根据五倍率法则（Lipinski's Rule），氟维司群作为一种治疗药物具有相对较高的分子量（606.7g/mol），并且含有 5 个氟原子的 15 个原子的 7β- 疏水链使其具有高度亲脂性（log P=7.47），适合每月一次的肌内注射给药。

早期临床前研究表明，氟维司群对离体人乳腺癌细胞以及在伴或不伴对他莫昔芬或来曲唑获得性耐药的人类肿瘤异种移植中均具有抗增殖作用。在动物研究中也确立了良好的毒性特征，这些数据共同为在内分泌治疗后疾病复发或进展的乳腺癌患者中进行临床研究提供了理论依据。在局部晚期或转移性乳腺癌的早期临床试验中，它被证明与其他激素药物具有相似的疗效（他莫昔芬和芳香化酶抑制剂），并具有良好的耐受性。特别是，它所导致的关节疾病发病率较低。氟维司群分别于 2002 年和 2004 年获得了 FDA 和 EMA 的批准。保护它的原始专利可以追溯到 1985 年，由 ICI 在被阿斯利康收购之前申请。这些专利于 2004 年到期，但阿斯利康获得了专利延期至 2011 年 12 月。然而，由于阿斯利康申请的其他专利，其中最迟将于 2021 年 1 月到期，以至于目前还没有氟维司群的仿制药。

2011 年，英国 NICE 表示，没有证据表明氟维司群显著优于现有的抗雌激素疗法，并且当癌症依赖于雌激素生长和（或）抗雌激素药物治疗后复发或恶化时，不推荐氟维司群优于芳香化酶抑制剂用于患局部晚期或转移性乳腺癌的绝经后女性。

氟维司群每月在每侧臀部连续两次以 250mg/5ml 缓慢肌肉注射给药，以构成肌肉内缓释库，使治疗浓度保持在最佳的风险 / 获益比。患者报告的氟维司群的主要副作用包括胃肠道紊乱（恶心、呕吐、腹泻、食欲下降）、静脉血栓栓塞、厌食症、关节痛、头痛、虚弱、尿路感染、潮热、背痛、皮疹、注射部位反应、阴道流血和超敏反应。阴道流血和（或）念珠菌病和白带性肝病较少见。在动物研究中观察到胎儿畸形的发生率增加，因此在受孕、妊娠或母乳喂养期间禁止使用。

8.2.3.4.2　实验性氟维司群抑制剂

多年来，已研究了多种具有氟维司群型活性的实验制剂（选择性雌激素受体降解剂，SERD）。人们尤其关注开发具有这种作用机制的口服活性药物。其中很少是基于氟维司群的传统类固醇（如雌二醇）结构，而单多的是基于他莫昔芬的三苯乙烯结构（如 brilanestrant）或完全新的结构（如 elacestrant）（图 8.12）。

brilanestrant（GDC-0810，RO-7056118）是一种联合 SERD 和 SERM 的非甾体类药物，由阿拉贡制药公司发现，并由基因泰克公司开发用于治疗局部晚期或转移性乳腺癌。该研究进入了 II 期临床试验，但研发在 2017 年停止了。该药物具有口服活性，只有轻至中度的胃肠道症状和疲劳副作用。

elacestrant（RAD-1901，ER-306323）由卫材公司发现，方圆健康和武田制药开发用于治疗雌激素受体阳性的晚期乳腺癌，具有基于四氢萘环的新型结构。该药物具有口服活性与联合 SERD 和 SERM 活性。elacestrant 对骨骼具有激动活性，对乳腺和子宫组织具有拮抗活性。与氟维司群不同，它可以穿过血脑屏障，靶向乳腺癌脑内转移灶。2019 年底在乳腺癌患者中进行了 III 期临床试验。在撰写本文时，另一项针对雌激素受体阳性 /HER2 阴性的晚期乳腺癌的 III 期临床试验（EMERALD）正在进行中。

8.2.3.5　芳香化酶抑制剂

8.2.3.5.1　引言

许多乳腺癌都是由雌激素和孕激素刺激生长的。芳香化酶抑制剂是一类通过阻断细胞色素 P450 芳香化酶（P450$_{AROM}$）来减少体内雌激素含量的药物，而 P450$_{AROM}$ 是人体某些部位合成雌激素的关键。然而，由于它们不能抑制卵巢雌激素的合成（绝经前女性的雌激素的主要来源），所以它们只能用于绝经后的女性，或卵巢已经停止工作或已经被切除的女性。在绝经后女性中，大多数雌激素是通过 P450$_{AROM}$ 将雄激素雄烯二酮和睾酮分别转化为雌酮和雌二醇产生的，这是胆固醇生成类固醇的最后一步（见图 8.1）。这种反应发生在外周组织，如乳腺、肌肉和皮肤的脂肪组织，以及大脑中的某些部位。这样产生的雌激素在合成的外周组织中起局部作用。例如，乳腺组织中的雌激素浓度比其他组织高 20 倍，绝经后女性以及男性的任何循环雌激素都是局部产生的雌激素逃离局部新陈代谢进入循环系统的结果。选择性抑制 P450$_{AROM}$ 将导致体内雌激素水平降低，这可以在不影响类固醇生成途径产生的其他激素的情况下抑制肿瘤生长。

　　不同类型的芳香化酶抑制剂有不同的分类方法。例如，它们通常被称为第一代（氨鲁米特、睾内酯）、第二代（福美坦、法曲唑）和第三代（阿那曲唑、来曲唑、依西美坦、伏氯唑）药物，以反映它们引入临床的时间顺序。另一分类方法是"不可逆"（Ⅰ型）和"可逆"（Ⅱ型）抑制剂。例如，三唑类药物与 P450$_{AROM}$ 形成可逆性竞争性抑制复合物，其结果是酶活性在停止治疗后很快恢复（同时雌激素水平升高）。然而，甾体抑制剂与 P450$_{AROM}$ 的相互作用是非竞争性的和不可逆的，要么是因为药物在酶的对接位点内形成非常紧密的结合，要么是因为药物和酶的活性位点内的官能团之间形成共价键（例如依西美坦），在这种情况下，这种药物被称为"自杀抑制剂"。不可逆的Ⅰ型抑制剂对芳香化酶抑制效果（与此相关的雌激素水平降低）会在治疗停止后持续一段时间。

　　第一代芳香化酶抑制剂氨鲁米特（图 8.13）最初是在抗惊厥药物开发时偶然发现的。在临床试验中，人们发现它会导致肾上腺功能不全，严重到足以阻止其预期用途的进一步发展。随后的研究表明，它抑制了肾上腺类固醇生成途径中的多种细胞色素 P450 酶，因此被重新开发用于晚期乳腺癌，作为一种药物肾上腺切除的形式。遗憾的是，由于多种不良反应（包括抑制醛固酮和皮质醇的产生，皮疹和嗜睡），该用途受到限制。虽然耐受性差，临床疗效有限，但在 20 世纪 80 年代末和 90 年代初，其活性主要是由于对 P450$_{AROM}$ 的抑制这一关键发现刺激了第二代和第三代抑制剂的开发。

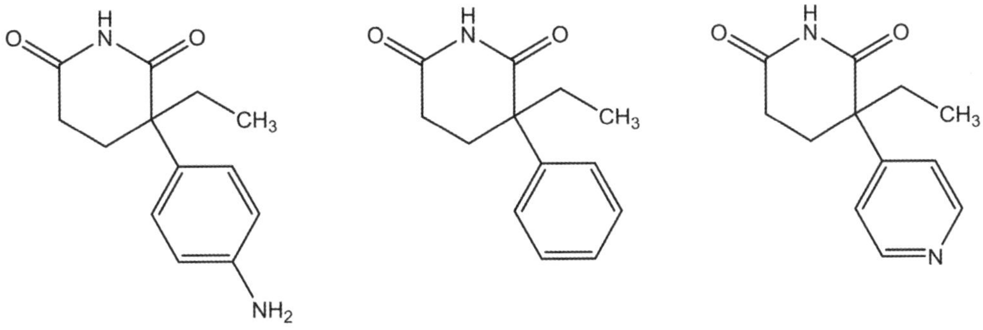

氨鲁米特（Cytadren™）　　　　格鲁米特（Doriden™）　　　　Rogletimide

图 8.13　氨鲁米特的结构式（Cytadren™，Orimeten™），第一个被发现的芳香化酶抑制剂，以及相关类似物格鲁米特（Doriden™）和 Rogletimide 的结构式。

　　第二代抑制剂包括福美坦（4-羟基雄烯二酮）（图 8.16）和法曲唑（图 8.18），这两种药物在临床中均有效。然而，福美坦的缺点是需要肌肉注射给药，而法曲唑的缺点是抑制醛固酮，这使其只能对芳香化酶活性产生约 90% 抑制的水平。已开展了多种其他第二代抑制剂的临床试验，但迄今为止尚未获得批准。

　　最著名的第三代芳香化酶抑制剂是在 20 世纪 90 年代早期发现的，其中包括咪唑类药物（阿那曲唑和来曲唑）（图 8.15）和甾体类药物依西美坦（图 8.16）。目前，这些产品都已被批准在美国和欧洲使用。咪唑类通过三唑环上的碱性氮可逆地与芳香化酶的血红素基团结合（Ⅱ型机制），依西美坦与芳香化酶形成共价键合复合物（Ⅰ型机制）。与氨鲁米特和法曲唑不同，这些第三代抑制剂在临床剂量不会引起任何选择性问题（例如对醛固酮或皮质醇水平的影响可以忽略不计），并且其效力是氨鲁米特的 $10^3 \sim 10^4$ 倍。此外，对于绝经后女性转移性乳腺癌的一线治疗，阿那曲唑和来曲唑至少与他莫昔芬老头

儿 力相当。另一个优点是它们对代谢的有效性和稳定性。例如，每日 2.5mg 和 1mg 剂量的来曲唑和阿那曲唑分别可将血清雌激素水平降低 99% 和 97%，超过很多患者的检测限值。这一活性水平与依西美坦相似（每日 25mg 剂量，降低 97%），但优于氨鲜米特（每日 1000mg 剂量，仅降低 90% 的雌激素）。总的来说，与第二代药物相比，第三代抑制剂的主要优势是耐受性更好，副作用更少，而非显著提高缓解率。

最后，甾体和非甾体芳香化酶抑制剂与 P450$_{AROM}$ 酶的不同区域结合这一事实意味着它们可以联合使用以改善对某些患者的治疗。另外，非甾体类芳香化酶抑制剂治疗期间疾病进展的患者可能对甾体类药物如福美坦和依西美坦有反应，提示这些药物对肿瘤组织中 P450$_{AROM}$ 有不同的影响。

基于本章的主题，芳香化酶抑制剂将按其化学结构分组，而不是按其生成或机制类型进行分组。四种主要类别是氨鲁米特、三唑类、甾体类药物和法曲唑。

8.2.3.5.2　氨鲁米特（Cytadren ™，Orimeten ™™）

氨鲁米特（图 8）是第一个被鉴定的芳香化酶抑制剂，最初作为抗惊厥药物开发并上市，但在 1966 年出现肾上腺功能不全报告后退出临床。随后它被发现可通过阻断胆固醇产生类固醇来抑制参与肾上腺类固醇生成的几种细胞色素 P450 酶。氨鲁米特随后被重新开发为一种"肾上腺切除"药物，用于晚期乳腺癌，然而它产生了许多副作用，包括嗜睡和皮疹，这限制了它的使用。引起嗜睡与其结构与催眠药格鲁米特（Doriden ™）相似有关，后者于 20 世纪 50 年代被开发出来，用作巴比妥类药物的潜在替代品（图 8.13）。然而，在 20 世纪 80 年代和 90 年代初，芳香化酶的有效性主要源于芳香化酶抑制的发现激发了人们对许多新抑制剂的发现和开发的兴趣，最终出现了可用的现代药物，如阿那曲唑（Arimidex ™）。

氨鲁米特于 20 世纪 50 年代合成，并于 1958 年由当时的汽巴公司申请专利。随后，诺华公司以 Cytadren ™和 Orimeten ™的商标在全球范围内销售。它现在很少被用作癌症治疗药物，但仍被用于治疗库欣综合征。由于其显著的肾上腺皮质抑制活性，获得了 FDA 的批准。该药偶尔会被用于激素敏感（雌激素和孕激素）的晚期转移性乳腺癌（通常是二三线选择）、前列腺癌和肾上腺癌。

氨鲁米特有两种主要的作用机制。首先，它阻断了芳香化酶对雄烯二酮的作用，这对雌激素和睾酮生成雌激素至关重要，其次，它通过抑制 P450 酶阻止胆固醇转化为 Δ5- 孕烯醇酮。总的来说，它减少了所有激素活性类固醇的合成，包括肾上腺糖皮质激素、盐皮质激素、雌激素和雄激素。低剂量的氨鲁米特只能有效地抑制芳香化酶，高剂量能有效地阻断 P450 酶。

氨鲁米特主要通过抑制通常由肾上腺（位于肾脏顶部）产生的激素来发挥作用（图 8.14）。这些肾上腺激素刺激体内其他激素的产生，包括雌激素，雄激素和一些皮质类固醇。从临床角度来看，氨鲁米特的一个问题是它阻断天然类固醇的产生（包括雌激素），因此在患者接受治疗期间需要类固醇替代治疗。随着肾上腺皮质醇分泌的减少，垂体促肾上腺皮质激素（ACTH）的分泌增加，ACTH 阻断了氨鲁米特对肾上腺皮质类固醇合成的阻滞。同时给予氢化可的松可抑制 ACTH 分泌的代偿性增加。然而，由于氨鲁米特增加了地塞米松的代谢速率，而不是增加氢化可的松的代谢速率，因此首选氢化可的松作为肾上腺糖皮质激素的替代。此外，虽然氨鲁米特抑制甲状腺合成甲状腺素，但促甲状腺激素（TSH）的代偿性增加通常足以克服其对甲状腺素合成的抑制。尽管 TSH 升高，氨鲁米特与催乳素分泌增加无关。

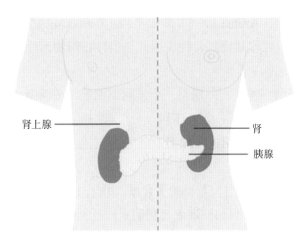

阿那曲唑（Arimidex™）　　　　来曲唑（Femara™）　　　　伏氨唑（Rivizor™）

图 8.15　芳香化酶抑制剂非甾体三唑家族最重要成员阿那曲唑（Arimidex™）、来曲唑（Femara™）和伏氯唑（Rivizor™）的结构式。

由于雌激素和雄激素在某些肿瘤类型的生长中发挥着作用（如激素反应性乳腺癌），用氨鲁米特等药物抑制其生成可降低生长速度。此外，肾上腺肿瘤通常与产生过量的类固醇有关，导致库欣综合征，因此，通过氨鲁米特抑制这些类固醇的产生，可减轻症状。

在停止治疗后，肾上腺合成类固醇的能力通常在 72 小时内恢复。30% 及以上的患者出现的最常见的副作用包括疲劳、嗜睡、恶心、食欲不振和皮疹。较少见的副作用（10% ～ 29% 的患者）包括平衡、协调和活动能力障碍，头晕，低血压，头痛，肝毒性和黄疸，肌肉疼痛，肺损伤，肾脏损害和甲状腺功能减退。

从构效关系分析的角度来看，相关的类似物 Rogletimide（图 8.13）引起了人们的兴趣，因为它具有与氨鲁米特相似的选择性芳香化酶抑制活性，但没有显著的镇静作用。然而，其较低的芳香化酶抑制能力阻止了在临床的进一步研究进展。另一种相关的类似物格鲁米特是一种催眠镇静剂，由汽巴公司在 1954 年推出（销售名称为 Doriden™），作为巴比妥类药物的安全替代品用于治疗失眠。然而，不久之后，人们就发现格鲁米特同样可能导致成瘾，并导致严重程度类似的戒断症状。格鲁米特目前仍可用，但由于其上瘾性而受到严格控制，很少处方。

同样值得注意的是，基于低水平循环皮质醇可以防止肌肉损失，氨鲁米特被健美运动员和其他类固醇使用者滥用。皮质醇在肌肉中分解为蛋白质，因此高剂量氨鲁米特能有效地阻断关键 P450 酶，理论上可以防止肌肉损失。

8.2.3.5.3　三唑抑制剂

芳香化酶抑制剂的三唑家族（图 8.15）包括众所周知的药物阿那曲唑（Arimidex™）、来曲唑（Femara™）和伏氯唑（Rivizor™）。这些也被称为"非甾体"芳香化酶抑制剂，以将它们与基于类固醇的抑制剂区分，如依西美坦（Aromasin™）和福美坦（Lentaron™）。它们都能通过Ⅱ型机制抑制 P450$_{AROM}$，与酶形成可逆的竞争性非共价复合物。因此，当停止药物治疗后，酶活性和正常的雌激素水平会很快恢复。

这些类似物都有一个相同的三唑环，分别与一个（阿那曲唑）或两个（来曲唑）取代的苯环通过亚甲基或甲基桥连接。以伏氯唑为例，有一个苯环和一个 1- 甲基 - 1h - 苯并 [d][1，2，3] 三唑基团，导致中心桥接碳具有手性。下面将详细介绍这三种类似物。

8.2.3.5.4 阿那曲唑（Arimidex™）

阿那曲唑（Arimidex™）首先由 ICI（当时的）合成，并于 1989 年获得专利（图 8.15）。该专利被阿斯利康公司收购，于 2010 年到期，目前阿那曲唑仿制药广泛上市。

它通过竞争性可逆性结合芳香化酶抑制基作用，从而抑制外周组织（性腺外组织）中雄激素向雌激素的转化。因此，不推荐其用于绝经前的女性，因为她们的卵巢仍可产生雌激素。如果绝经状态未知，建议进行实验室检测。研究表明，阿那曲唑在剂量每日 1mg 下对芳香化酶的抑制率为 96.7%，在每日 10mg 下抑制率为 98.1%。每日 1mg 剂量导致的芳香化酶活性的降低，足以使绝经后女性的雌二醇水平至少降低 85%，而糖皮质激素和其他肾上腺类固醇水平不受影响。

2005 年，最终的 ATAC（Arimidex™，他莫昔芬，单独或联合使用）的临床试验结果被公布。这是一项国际随机试验，纳入了 9366 例局部乳腺癌的女性患者，她们接受了 5 年阿那曲唑或他莫昔芬治疗，或接受了 5 年两者联合治疗，之后再进行 5 年随访。结果显示，经过 5 年（平均为 68 个月）的辅助治疗后，阿那曲唑组在各项指标（包括无病生存期）的结局显著优于他莫昔芬组，但在总死亡率方面无获益。总体而言，结果提示阿那曲唑应作为绝经后雌激素受体阳性的局限性乳腺癌患者的首选药物。另一项研究发现，阿那曲唑组患者疾病复发的风险降低了 40%（有一定的骨折风险），而雌激素受体阴性患者也从换用阿那曲唑中获益。另一个关键发现是接受他莫昔芬治疗的雌激素受体阳性患者可从治疗 2 年后换为阿那曲唑获益。另一项试验发现，与安慰剂相比，阿那曲唑显著降低了绝经后女性的乳腺癌发病率。

口服阿那曲唑可用于绝经后女性雌激素受体阳性的浸润性乳腺癌的辅助治疗，建议治疗持续时间为 2 ～ 3 年。对于因血栓栓塞或子宫内膜异常风险高而不能服用他莫昔芬的绝经后女性是有用的。在英国，NICE 推荐阿那曲唑用于辅助治疗 ER+ve 早期和（或）浸润性乳腺癌，适用于有或无他莫昔芬治疗史（2 ～ 3 年）的绝经后女性。它也被推荐用于乳腺癌的化学预防，但尚未获批用于这一适应证。

阿那曲唑的副作用包括阴道干燥和流血、潮热、皮肤反应如皮疹（包括较少的 Stevens-Johnson 综合征）、脱发、胃肠道紊乱（例如恶心、呕吐、腹泻、食欲下降）、厌食症、虚弱、骨痛、骨折、关节紊乱、腕管综合征、肌痛、关节痛、头痛、骨质疏松症、嗜睡、高胆固醇血症和过敏反应。在怀孕和母乳喂养期间应避免使用。对易患骨质疏松症的女性应谨慎使用。因此，有时会同时使用双膦酸盐来预防骨质疏松症。循环雌二醇的水平被认为是导致骨质疏松症的可能原因，而不是阿那曲唑本身。

阿那曲唑可增加男性睾酮水平，因此已被研究作为性腺功能减退男性的雄激素替代治疗方法，不过存在对骨密度的长期影响和其他不良影响的担忧。它也被用于治疗儿童性早熟或青春期男性乳房发育。拜耳公司开发了一种含有阿那曲唑和左炔诺孕酮（BAY 98-7196）的阴道环，用于激素避孕和治疗子宫内膜异位症，但对其的开发已于 2018 年停止。值得注意的是，运动员和健美运动员滥用阿那曲唑来预防和减少雌激素过多的症状——男性乳房发育、水潴留和情绪不稳定。

8.2.3.5.5 来曲唑（Femara™）

来曲唑（Femara™，图 8.15）由当时的 Ciba-Geigy（现在的诺华）于 1986 年合成并获得专利，并于 1996 年获得 FDA 批准。通过竞争性可逆性结合细胞色素 P450 的血红素单位发挥作用。这种作用是特异性的，不会减少盐皮质激素或皮质类固醇的产生。然而，与阿那曲唑一样，它只对主要在外周组织（乳腺脂肪组织）和脑内多个部位产生雌激素的绝经后女性有效。在绝经前的女性中，雌激素的主要来源是卵巢，而不是外周组织，因此来曲唑无效。

FDA 和 EMA 批准其作为绝经后女性激素依赖性晚期乳腺癌的一线治疗，用于绝经后女性雌激素受体阳性的浸润性早期乳腺癌的辅助治疗，以及用于其他抗雌激素治疗失败的绝经后女性（自然或人工诱导绝经）的晚期疾病。也用于已接受标准他莫昔芬辅助治疗 5 年的绝经后女性。最后，它被批准作为新辅助治疗用于不适合化疗和尚未适应手术的绝经后局限性 ER+/HER2+ 的乳腺癌患者。

口服来曲唑会引起一系列副作用，最常见的包括潮热和出汗、胃肠道紊乱（例如恶心、呕吐、消化不良、便秘、腹泻、腹痛、食欲异常）、脱发、厌食（有时体重增加）、呼吸困难、高血压、疲劳、头痛、多汗、肌肉骨骼疼痛、高胆固醇血症、关节痛、外周水肿、虚弱、瘙、，骨痛以及骨折和骨质疏松。来曲唑不宜在孕期和哺乳期使用，对于易患骨质疏松症的女性应慎用。治疗前和治疗后应定期评估骨密度。长期使用来曲唑者，双膦酸盐可于来降低骨质疏松症的风险。

来曲唑也被用于辅助生殖治疗中的卵巢刺激，因为它比克罗米芬（lomid ™）的副作用少，并且导致多胞胎的风险更低。基于抗雌激素作用来曲唑也已与米索前列醇联合用于终止妊娠的预处理。来曲唑有时用于治疗男性乳房发育，也用于治疗子宫内膜异位症。

8.2.3.5.6 伏氯唑（Rivizor ™）

伏氯唑（Rivizor ™）是一种基于咪唑的竞争性芳香化酶抑制剂，在结构上与阿那曲唑和来曲唑密切相关。于 1988 年被首次报道（称为 R–76713），并由杨森获得专利（图 8.15）。与阿那曲唑和来曲唑不同的是，中心碳周围的 4 个基团都是不相同的，除了常见的三唑环外，还包括一个氯化苯环和一个 1–甲基 –1h– 苯并 [d][1，2，3] 三唑环体系。因此，该分子是手性的，1994 年报道了其两种对映体结构。临床前研究结果令人鼓舞，在动物模型中，该分子被证明可以选择性地抑制雌激素的产生，证实其是一种特定的芳香化酶抑制剂。

据 1995 年公布的 II 期临床试验的结果，伏氯唑在口服治疗乳腺癌时具有临床活性且耐受性良好。然而，在同年的 III 期临床试验的数据比较了伏氯唑和促孕药醋酸甲地孕酮以及氨鲁米特作为女性在他莫昔芬治疗后肿瘤进展的二线治疗，它未能显示出生存优势，因此停止了进一步研究。另一个原因是其他芳香化酶抑制剂，如阿那曲唑，来曲唑和依西美坦，在当时临床中提供了更好的结果，所以研究焦点转移到这些分子上。

8.2.3.5.7 类固醇抑制剂

甾体芳香化酶抑制剂是天然产生的雄烯二酮的类固醇类似物（图 8.1），包括依西美坦（Aromasin ™）、福美坦（Lentaron ™）和睾内酯（Teslac ™）（图 8.16）。依西美坦和福美坦通过 I 型机制与 P450$_{AROM}$ 形成一个紧密的非竞争性不可逆复合物来抑制 P450$_{AROM}$。这意味着当药物治疗停止时，与通过 II 型机制发挥作用的抑制剂（如三唑类药物）相比，酶活性和正常雌激素水平的恢复缓慢。

依西美坦（Aromasin ™）是基于雄烷 –1，4– 二烯 –3，17– 二酮（雄烯二酮）的结构，但在 C6 位置有一个甲基烷基，是亲电子的，可以通过迈克尔反应与 P450$_{AROM}$ 酶内的亲核残基反应（图 8.17）。福美坦（Lentaron ™）是雄烯二酮本身的 4– 羟基类似物（见图 8.16），睾内酯（Teslac ™）是雄烷 –1，4– 二烯 –3，17– 二酮的类似物，其中 D 环通过在碳基旁边插入一个氧，从 5 个原子增加到 6 个原子，形成一个内酯。依西美坦是撰写本文时唯一的临床用药。

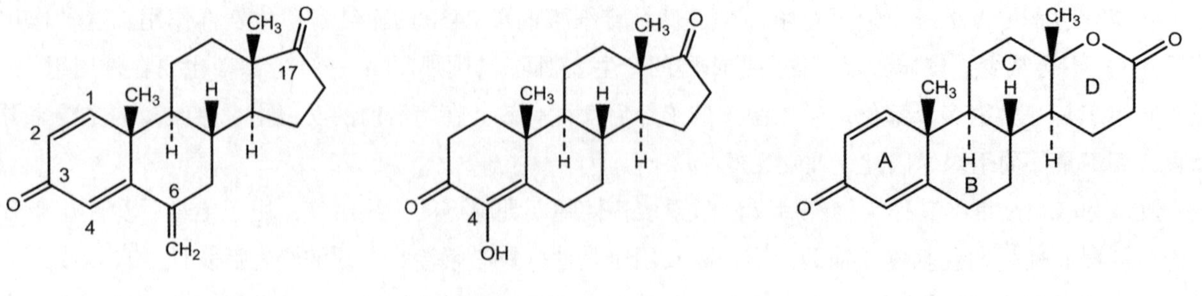

图 8.16 最著名的甾体芳香化酶抑制剂依西美坦（Aromasin™）、福美坦（Lentaron™）和睾内酯（Teslac™）的结构式。

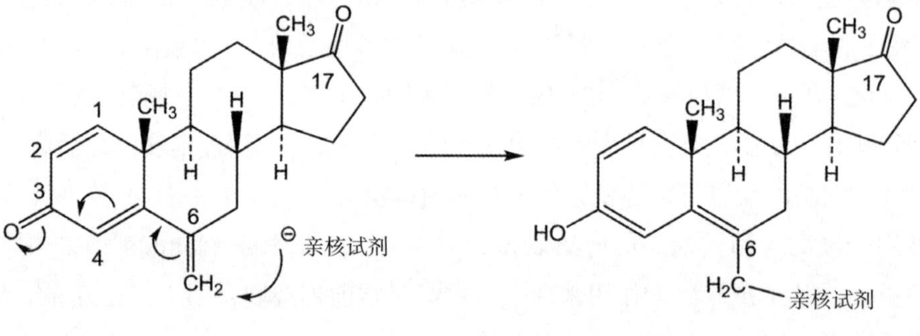

图 8.17 亲核基团攻击依西美坦 C6- 亚甲基上芳香化酶活性位点的示意图。这可能是通过迈克尔加成反应导致抑制剂通过 C6 位置永久性附着在亲核试剂上。

8.2.3.5.7.1 依西美坦（Aromasin™）

依西美坦是与天然底物雄烯二酮在结构上相关的第一个不可逆甾体芳香化酶抑制剂，于 1987 年由意大利农业公司（后来的法玛西亚和厄普约翰公司）首次合成并获得专利（图 8.16）。

依西美坦是作为芳香化酶的假底物发挥作用。其结构与酶的天然底物相似，可永久、不可逆地（即共价）结合到酶的活性位点（这一过程被称为"自杀抑制"），从而阻止雄激素转化为雌激素。虽然这种不可逆结合的确切机制尚未完全阐明，但人们已经提出了几个可能的机制。例如，依西美坦包含了一个亲电中心，因此可以直接与酶的活性位点内的亲核基团反应，而无需进一步激活。6 位的亲电亚甲基，通过 4，5 双键与 C3- 羰基结合，由酶活性位点内的亲核基进行迈克尔加成反应（图 8.17）。另一种说法是依西美坦通过范德华力（例如来自 B′-C 环内的残基 I133 和 F134）与酶的底物结合位点结合，残基 S478 与依西美坦的 C3 - 羰基之间形成氢键。分子可以通过血红素在 C19 位置的羟基化转化为亲电反应中间体，这些中间体可能通过 D309 残基不可逆地与酶结合。

这种酶功能的不可逆丧失可能是给予依西美坦后持续抑制雌激素合成的原因。例如，依西美坦可使总体雌激素合成减少 97% 以上，而雌二醇（E2）减少约 35%，雌酮（E1）减少约 70%。

依西美坦于 2005 年被 FDA 批准用于已接受他莫昔芬 2～3 年治疗的绝经后早期乳腺癌女性的辅助治疗。患者改用依西美坦治疗后完成连续 5 年的辅助激素治疗。该批准是基于一系列临床试验，包括一项涉及 4560 例绝经后女性的Ⅲ期试验。每日 25mg 的依西美坦治疗 35 个月后，浸润性乳腺癌的发生率比安慰剂降低了 65%。另一项大型开放标签试验（TEAM 试验）显示以每日 25mg 的剂量口服依西美坦辅助治疗 2～3 年对于患早期 ER+ve 乳腺癌（或状态不明）的绝经后女性患者，治疗通常比连续 5 年他莫昔芬辅助治疗更有效。在英国，依西美坦现在被 NICE 推荐用于 2～3 年他莫昔芬治疗后绝经后女性的早期乳腺癌的辅助治疗，以及抗雌激素治疗失败的绝经后女性的晚期乳腺癌。目前，它被世界上大多数国家批准用于类似的适应证。

依西美坦的联合治疗也在研究中，2011年的一项Ⅲ期临床试验的中期结果显示，与依西美坦单独治疗相比，在依西美坦治疗的基础上联合依维莫司（Afinitor™）可显著改善晚期乳腺癌的无进展生存期。

依西美坦口服，每日一次，推荐剂量为25mg，耐受性和安全性良好。虽然临床已经评估的剂量高达每日600mg，但临床尚未达到最大耐受剂量（MTD），这增加了对该药物安全性的信心。研究人员认为，其良好的安全性可能是由于其高度选择性的作用机制。依西美坦的主要副作用包括出汗（多汗症）、潮热、头晕、恶心和疲劳，所有这些都与雌激素抑制相符。其他较少观察到的副作用包括皮肤反应（如皮疹）、脱发、感觉异常、胃肠道紊乱（如腹痛、消化不良、呕吐、便秘、腹泻）、头痛、关节痛、外周水肿、厌食、虚弱、嗜睡、骨折。血小板减少和白细胞减少罕见。由于其固有的作用机制，在受孕，妊娠或哺乳期间应避免使用该药物，且不应在绝经前女性中使用。

依西美坦被运动员滥用，可提高黄体生成素（LH）和促卵泡生成素（FSH）水平，从而增加男性性激素与女性性激素的比例，而提高运动成绩。

该药物也被运动员用于抵消男性乳房发育和由于睾酮兴奋剂导致的过量芳香化酶产生造成的脂肪/水潴留。因此，与其他芳香化酶抑制剂一样，依西美坦也被世界反兴奋剂机构列为违禁药物。

8.2.3.5.7.2　福美坦（Lentaron™）

不可逆的甾体芳香化酶抑制剂福美坦来源于雄烯二酮（多了一个C4–羟基），于1973年首次合成，但很晚后才由诺华公司以Lentaron™的商标开发。尽管其在结构上与依西美坦和睾内酯相似（图8.16），其LogP值与睾内酯相似（分别为2.34和2.39），但其口服生物利用度较差，主要通过肌内注射给药。依西美坦具有更高的LogP值（3.39），但口服生物利用度良好，这一结果令人惊讶。福美坦未获得FDA批准，它的注射剂型最初在欧盟上市，但随后被撤回。

尽管福美坦在临床上被证明是一种有效和安全的芳香化酶抑制剂，但由于其他一些安全有效的口服活性芳香化酶抑制剂的开发，使得其应用显著减少。虽然它仍然可以用于治疗绝经后女性的雌激素受体阳性的乳腺癌，但很明显，有越来越多的男性健美运动员和其他运动员非法使用合成代谢类固醇以减少雌激素的副作用，在节食的同时增加肌肉和减少脂肪。

与其他甾体类芳香化酶抑制剂一样，福美坦通过抑制合成代谢类固醇中雌激素的产生来发挥作用。其作用机制主要涉及与芳香化酶的不可逆结合，使其永久失活。虽然亲电部分可以与酶活性位点内的亲核残基形成共价键。但目前还不确定这是通过强的非共价结合还是通过代谢来实现的。在停止福美坦治疗后数天芳香化酶的活性开始恢复。福美坦的C19–羰基的代谢还原也产生4–羟基睾酮，这是一种具有弱雄激素和芳香化酶抑制特性的活性类固醇。

20世纪90年代的几项研究证实了福美坦的临床活性。例如，1994年的一项针对72例绝经后（主要是雌激素受体阳性）晚期乳腺癌患者的Ⅱ期临床试验结果显示，每2周1次肌内注射250mg的给药剂量使19例患者达到了客观缓解，其中8例完全缓解。在这项试验中，研究发现福美坦总体上耐受性良好，只有2例患者在注射部位有局部副作用。

福美坦的长期副作用与其他芳香化酶抑制剂相似，包括疲劳、情绪波动、抑郁、关节疼痛、潮热、头痛、手臂和腿部肿胀、高血压、高密度脂蛋白胆固醇水平下降、骨密度降低、骨质疏松和骨折增加。

8.2.3.5.7.3　睾内酯（Teslac™）

睾内酯（Teslac™）是由BMS公司开发的一种基于萘苯二酚–2,8–二酮环体系的甾体芳香化酶抑制剂。1970年FDA批准其用于治疗晚期乳腺癌，但于2008年停止。它的名字来源于其结构与睾酮的相似性。

最初于 1953 年通过镰刀菌属的微生物 D 环由转化睾酮和孕酮获得，随后通过化学合成产生。睾内酯在结构上与依西美坦和福斯坦不同，六元内酯环来代替通常的五元碳环。

至于其他甾体芳香化酶抑制剂，睾内酯被认为是通过抑制芳香化酶介导的从肾上腺雄烯二酮合成雌酮来发挥其抗癌作用，雄烯二酮是绝经后女性雌激素的主要来源。此外，根据离体研究，芳香化酶的抑制是非竞争性的和不可逆的，这可能解释了为什么在停止治疗后雌激素合成仍被持续抑制。

尽管睾内酮在结构上与睾酮相似，但它没有雄激素的特性，似乎也没有任何其他的激素效应。它已被用于治疗绝经后妇女以及无卵巢功能女性的各种类型的乳腺癌。虽然临床试验的信息很少，但也有研究评估了它与其他药物联合治疗不同类型的肿瘤（例如联合 5-FU 和 MeCCNU 治疗局限性胰腺癌）。因为可以阻止雌激素的产生，它还被用于延缓儿童性早熟，并治疗青春期男性乳房发育。自 2008 年停止于乳腺癌以来，睾内酯仍一直被健美运动员使用。

睾内酯最常见的副作用包括皮肤感觉异常、手臂和腿部疼痛、脱发、食欲不振、舌质红、恶心和呕吐。

8.2.3.5.7.4　法曲唑（Afema™）

法曲唑（图 8.18）具有独特而简单的咪唑吡啶 – 苯甲腈结构，1985 年由（当时的）Ciba-Geigy 公司首次合成并获得专利，并以商品名 Afema™ 开发。目前，它由诺华公司在日本上市，用于治疗转移性乳腺癌。

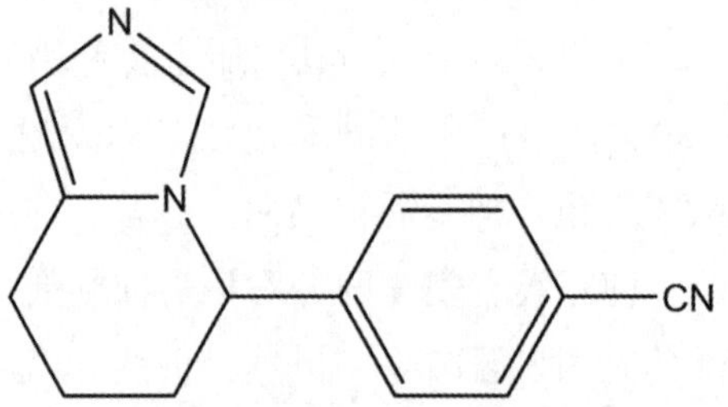

图 8.18　咪唑吡啶基苯甲腈芳香化酶抑制剂法曲唑（Afema™）的结构式。

法曲唑口服给药，由于其在临床上不如他莫昔芬有效，因此尚未在世界范围内推广使用。例如，20世纪 90 年代初进行的一项随机临床试验在 80 例未经治疗的绝经后转移性乳腺癌患者中比较了法曲唑（每日 2mg）和他莫昔芬（每日 20mg）。虽然两组在客观缓解率，至治疗失败时间（TTF）或生存期方面无统计学显著性差异，但他莫昔芬组的完全缓解率较高，客观缓解持续时间显著延长。两个治疗组之间的毒性相似，包括轻至中度潮热（37%）、头痛（6.5%）和轻度疲劳（2.6%）。这些结果意味着法曲唑的进一步应用将仅限于二线治疗。

与他莫昔芬和其他一些咪唑芳香化酶抑制剂相比，法曲唑的临床活性较差，原因是法曲唑的半衰期较其他药物短。选择性不足是该药物的另一个问题，因为除芳香化酶抑制活性外，它还抑制皮质醇和醛固酮的合成。这就限制了可施用的剂量，使其只能对芳香化酶活性产生约 90% 的抑制作用。

8.3　前列腺癌

8.3.1　引言

与肺癌和结直肠癌一样，前列腺癌是男性最常见的三种肿瘤类型之一，它们共占所有癌症的44%（不包括非黑色素瘤皮肤癌）。前列腺癌是生长最慢的肿瘤类型之一，在诊断后，65%～90% 的男性至少能存活 10 年。它主要影响老年男性（诊断时平均年龄约 66 岁），在 40 岁之前很少见。由于前列腺癌男性的年龄较大，而且癌症增长缓慢，许多早期前列腺癌患者最终死于其他与癌症本身无关的疾病。

尽管多种因素会影响特定个体的疾病结局，但其中最重要的是由病理学家通过活检确定的肿瘤的"分级"。根据最近对大量患者进行的一项研究，在低或中级别癌症患者中，约 98% 的患者可生存 5 年以上，而在高级别癌症患者中，约 67% 的患者可生存 5 年以上。此外，由于低级别癌症可能进展缓慢，所以无论处于何种阶段，临床医师都可能采取"观察等待"策略，以避免患者面临与治疗相关的挑战。然而，由于有转移的风险，高级别癌症患者更有可能立即接受治疗。

近年来，由于前列腺特异性抗原（PSA）血液检测的使用越来越多，被诊断为前列腺癌的男性数量显著增长。PSA 是一种由正常的、完全转化的或介于两者之间的前列腺细胞产生的蛋白质。PSA 蛋白在血液循环中表达，可以通过静脉或毛细血管（手指穿刺）的血液样本进行检测。根据年龄，血液中的 PSA 浓度可以（但并不总是）代表前列腺的健康状况。因此，对 60 岁以下的男性，血 PSA ≤ 3ng/ml 是正常值，60 ～ 69 岁年龄组为 4ng/ml，70 岁以上为≤ 5ng/ml。在这些年龄组中，良性前列腺增生（BHP）也会产生较高的 PSA 数值，但通常不大于 10ng/ml。对于高于此的读数，虽然仍然可能是由前列腺增生引起的，但更有可能源于前列腺中的癌细胞，需进一步的临床检查（如前列腺体格检查、活检和病理学、磁共振成像等）。例如，一些男性在诊断时的 PSA 水平达到数百（甚至数千）ng/ml。进一步观察发现，诊断时 PSA 水平越高，则癌症越容易迅速转移。然而，这里有一个问题，有些 PSA 读数在正常范围内的男性也可能被诊断出前列腺癌，因此人们普遍认为没有哪个 PSA 读数可以被认为是"正常"的。因为 PSA 水平升高并不总是表明存在肿瘤，导致较高的假阳性率，因此 PSA 水平作为生物标志物的可靠性一直有争议。

PSA 水平也可在治疗期间进行常规检测，可以为临床医师提供有用的支持信息，提示肿瘤是否在缩小，或者是否由于对治疗的抵抗而重新生长。PSA 水平保持稳定是癌症没有生长或扩散的迹象。目前正在研究多种其他生物标志物包括蛋白质、DNA（包括表观遗传变化）和前列腺肿瘤细胞脱落到血液或尿液中的 RNA。例如，PCA3（前列腺癌基因 3）是最近受到重点关注的蛋白质生物标志物。该生物标志物由正常和前列腺癌细胞产生，但在后者过度表达，可以在血液和尿液中检测到。因此，研究人员正试图开发一种简单的尿液检测方法，用于筛查老年健康男性人群的前列腺癌。关于这种"精准医学"方法诊治前列腺癌的更多细节见第 11 章。

如果早期诊断，就有可能通过手术切除前列腺，尽管可能会导致尿失禁和性功能障碍等并发症，但患者术后生活相对正常。如果肿瘤在诊断时已为晚期，通常情况下不建议手术切除，可以通过各种抗雄激素治疗来控制激素敏感的前列腺肿瘤多年，使患者享受合理的生活质量。在老年男性患者中，这种方法往往会延缓肿瘤的进一步显著生长，直至患者死于其他非癌症相关的原因。

在 20 世纪 60 年代，人们发现晚期前列腺癌依赖于男性激素睾酮后，在 20 世纪 70 年代，许多患有这种疾病的男性通过手术去势来降低睾酮水平。捷利康（现在的阿斯利康）发现的戈那瑞林类似物醋酸戈舍瑞林改变了治疗方法，允许通过简单的注射进行非手术去势。阿斯利康继续开发了口服活性抗雄激素药物比卡鲁胺，它通过阻断雄激素受体发挥作用。与睾酮去势术相比，比卡鲁胺在维持患者的性功能方面具有显著的优势。这一发现导致了最近开发的抗雄激素药物阿比特龙、恩扎卢胺、阿帕他胺和达罗他胺，这些药物可以延长最初激素治疗后复发的癌症患者的生命，而且只有轻微的副作用。以紫杉醇为基础的化疗也被开发用于对一线激素治疗没有反应且癌症已经扩散的男性患者。现在外科手术方法已经发展到只要肿瘤仍然局限于腺体内，并且没有扩散到淋巴结或骨骼，就可以进行手术完全切除前列腺。已经发展出来保留神经的手术技术，可以有效地治愈许多男性的前列腺癌，同时成功地保留他们的性功能。已发展了机器人技术，以协助所需的精细手术，"达芬奇"手术机器人的引入促进了这些手术从开放手术到微创手术的过渡。

与睾酮本身不同，前列腺癌主要由双氢睾酮（DHT）驱动，DHT 主要在前列腺、睾丸、毛囊和肾上腺中产生，是通过 5α- 还原酶作用于睾丸产生的睾酮产生（图 8.19）。在男性中，大约 5% 的睾酮通过 5α 还原反应成为 DHT，DHT 对雄激素受体的亲和力比睾酮高 2～3 倍，比肾上腺雄激素高 15～30 倍。据此治疗方式是去除 DHT 刺激，通过消融其前体（睾酮）或阻断其对受体的作用来实现。前者通常通过手术切除睾丸（双侧被膜下睾丸切除术）来实现，目前在不适合其他治疗的患者中仍采用这一方法。然而，睾丸切除术在很大程度上已被内分泌疗法所取代，包括戈那瑞林激动剂（例如戈舍瑞林、布舍瑞林、亮丙瑞林、曲普瑞林或组氨瑞林）和拮抗剂（例如 degerelix），抗雄激素药物和雌激素，下文将介绍所有这些药物。值得注意的是，5α- 还原酶抑制剂并不用于治疗前列腺癌，因为即使可以去除双氢睾酮，睾酮本身仍然会驱动肿瘤。然而，这些抑制剂［例如度他雄胺（Avodart™）和非那雄胺（Proscar™）］用于缩小良性前列腺增生（BPH）患者的前列腺大小，以改善尿流率和其他梗阻性症状。

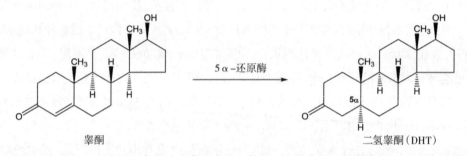

图 8.19　前列腺癌细胞内的 5α- 还原酶将睾酮（由睾丸产生）转化为双氢睾酮。双氢睾酮与雄激素受体的结合具有比睾酮本身更高的亲和力。

双氢睾酮在癌细胞中的作用如图 8.20 所示。一旦双氢睾酮在细胞内产生，它就会与雄激素受体结合（图 8.20B），雄激素受体是一种分子量为 120kDa 的单体蛋白，由 X 染色体上的基因编码（图 8.20A）。人雄激素受体有两种异构体（AR-A 和 AR-B），这两种异构体的结构域包括配体结合域和 DNA 结合域。

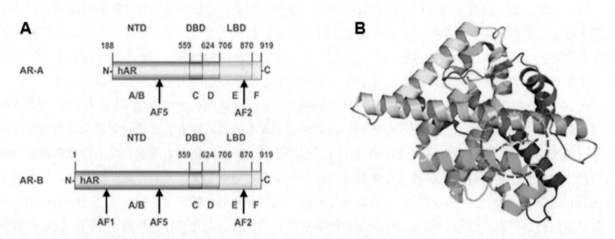

图 8.20　A. 人雄激素受体的两种异构体（AR-A 和 AR-B）的结构域。条形图上的数字是指分离结构域的氨基酸残基，从左 N 端开始到右 C 端（NTD=N 端结构域，DBD=DNA 结合结构域，LBD = 配体结合结构域，AF = 激活功能）；B. 雄激素受体的配体结合域（LBD）模型显示蛋白质（红色圆圈）内的睾酮（白色）导致构象变化。双氢睾酮以类似的方式结合，但具有更高的亲和力。

　　在其非激活状态下，雄激素受体与几个蛋白"伴侣"结合，包括热休克蛋白 hsp70 和 hsp90。当双氢睾酮（或睾酮）在末端羧基附近的配体结合结构域位点与雄激素受体结合时，它会诱导构象变化，导致热休克蛋白的释放，并暴露 4.4S 受体的 DNA 结合位点。在类固醇结合之前或之后也会发生磷酸化，触发受体易位到细胞核和二聚化，通过与 DNA 结合结构域结合到其 DNA 识别位点（雄激素反应元件）。在募集共激活因子后，导致与生长、存活相关的靶基因的转录和前列腺特异性抗原产生（图 8.21）。抗雄激

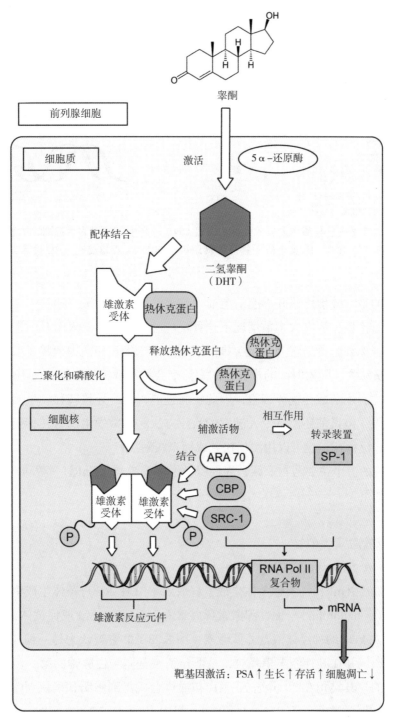

图 8.21　前列腺癌细胞中雄激素受体的功能示意图。睾酮进入细胞，通过 5α- 还原酶代谢为双氢睾酮。与雄激素受体结合后，导致其发生构象变化，从而释放结合的热休克蛋白（hsp70 和 hsp90）。在类固醇结合前后发生磷酸化，触发复合物易位到细胞核，发生二聚化，DNA 结合和共激活蛋白的募集。这导致与生长、存活和前列腺特异性抗原生成相关的靶基因的转录（图像由 Peiqin Jin 绘制提供）。

素药物通过竞争性地阻止双氢睾酮（或睾酮）与雄激素受体结合而发挥作用，因此雄激素受体 – 抗雄激素复合物形成的异常构象抑制二聚化，也抑制与基因启动子中的抗氧化反应元件结合，从而阻止转录。

雄激素受体的两个锌指（图 8.22A），每个锌指由四个半胱氨酸残基和一个锌原子组成，分别负责识别抗氧化反应元件和雄激素受体二聚体形成区。锌指插入到两个六碱基对序列中，这些碱基对序列由一个三碱基间隔区分开（图 8.22B）。通过这种机制确定的两个雄激素受体结合 DNA 序列分别为 ATAGCAtctTGTTCT 和 AGTACTccaAGAACC。

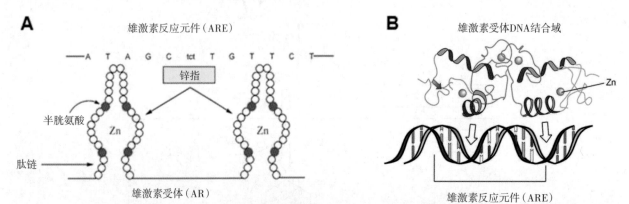

图 8.22　A. 雄激素受体的锌指成分与雄激素反应元件内关键 DNA 碱基相互作用的示意图，这些基因的启动子区域对前列腺癌细胞的生长和生存非常重要；B. 整个雄激素受体转录因子与 DNA 双螺旋在 ARE 位点结合的分子模型（图像由 Peiqin Jin 提供）。

最后，需要注意的是，激素疗法并不能治愈前列腺癌，因为肿瘤最终通过一个尚未完全了解的过程对治疗产生耐药性（难治性）。在大多数情况下这种反应会持续 12 ～ 18 个月，但在某些患者中反应可能更长。典型的前列腺癌细胞群通常同时包含雄激素敏感性（生长和活力依赖于双氢睾酮）和雄激素不敏感细胞。有研究人员认为，随着时间的推移，激素治疗会抑制敏感的细胞，使不敏感的细胞继续增殖。这些细胞抵抗细胞凋亡，逐渐成为优势细胞，因此疾病进展，最终导致转移。虽然在这个阶段对抗雄激素药物的反应可能有限，但目前还没有令人满意的治疗方法。通常发生的骨转移瘤的疼痛和不适可以通过照射来缓解，如果广泛存在，也可以用泼尼松龙或锶来缓解。

用于治疗前列腺癌的三个主要药物家族，促性腺激素释放激素（GnRH）激动剂、GnRH 拮抗剂以及抗雄激素，详细介绍如下。

8.3.2　促性腺激素释放激素类似物

8.3.2.1　促性腺激素释放激素（GnRH）

促性腺激素释放激素（GnRH），又称黄体生成素释放因子（LH–RF）、黄体生成素释放激素（LH–RH）、促性腺激素释放因子（gonadorelin）、促性腺激素释放素（gonadoliberin）或促黄体素释放素（luliberin），是一种分子量为 1182.29kDa 的神经体液营养肽激素（图 8.23）。它被认为是一种神经激素，因为它由下丘脑的特定神经细胞产生并在其神经末梢释放，是下丘脑 – 垂体 – 性腺轴的第一步。它最早是从猪下丘脑提取物中分离出来的，其结构在 20 世纪 70 年代初通过合成得到阐明和确认。GnRH 在体内的功能由 1977 年诺贝尔生理学和医学奖获得者 Roger Guillemin 和 Andrew V. Schally 阐明。

$$\underset{1}{\text{5-oxoPro}}\text{-}\underset{2}{\text{His}}\text{-}\underset{3}{\text{Trp}}\text{-}\underset{4}{\text{Ser}}\text{-}\underset{5}{\text{Tyr}}\text{-}\underset{6}{\text{Gly}}\text{-}\underset{7}{\text{Leu}}\text{-}\underset{8}{\text{Arg}}\text{-}\underset{9}{\text{Pro}}\text{-}\underset{10}{\text{Gly}}\text{-}\text{NH}_2$$

图 8.23　GnRH 的十肽结构。

目前已知这种激素是位于 8 号染色体上的 GnRH1 基因的产物，该基因编码 GnRH 前体，这是一种在视前区下丘脑前部发现的含有 92 个氨基酸的前激素。根据需要转化为线性十肽终产物。肽链通常被绘制为线性序列，如图 8.23 所示，除非另有说明，所有的氨基酸都是 L 型。

因此，羧基端的 –NH₂ 基团（如图 8.23 右侧所示）表明 GnRH 的末端为甲酰胺而不是游离的羧酸盐。该十肽的 N 端还含有非标准氨基酸 5-oxoPro（5- 氧脯氨酸或 L- 焦谷氨酰）。下面介绍的 GnRH 类似物也含有非标准氨基酸，以及一些具有 D- 立体化学性质的标准氨基酸。

GnRH 分泌到血液后，通过门脉系统到达垂体后作用于其受体，即 GnRH 受体（一种七跨膜 G 蛋白偶联受体）（图 8.24）。这刺激了磷酸肌醇磷脂酶 C 的 β – 亚型的产生，随后动员钙和蛋白激酶 C。这导致了参与两种垂体激素合成和分泌的蛋白质，即黄体生成素和卵泡刺激素的激活。这些激素诱导在女性卵巢中产生雌激素和黄体酮，在男性睾丸中产生睾酮。这反过来又诱导雌性排卵和雄性精子发生。GnRH 是下丘脑 – 垂体 – 性腺轴内各种调节过程的靶点，分别被女性和男性中雌激素或睾酮水平的升高所抑制（通过反馈回路）。

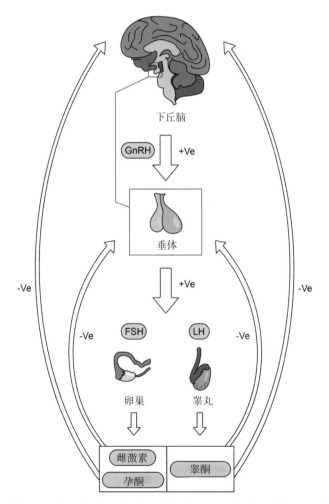

图 8.24 GnRH（GnRH）在男性和女性中的作用机制。虽然它的功能是增加男性的睾酮合成（+ve），但长期使用 GnRH 或激动剂类似物最终会通过对下丘脑和垂体的反馈机制减少并消除睾酮产生的能力。GnRH 拮抗剂可直接降低 GnRH 的产生（图像由 Peiqin Jin 绘制提供）。

由于 GnRH 在其合成的几分钟内就会被蛋白质降解，由这种十肽控制的调控反应可以非常精确。例如，研究人员们认为控制机制取决于 GnRH 脉冲的大小和频率，以及来自该通路末端产生的雄激素和雌激素水平的反馈。目前已知，低频和高频 GnRH 脉冲分别导致黄体生成素与卵泡刺激素的释放。在男性中，GnRH 以恒定的频率以脉冲方式分泌；而在女性中，脉冲的频率在月经周期中发生变化，而且在排卵前 GnRH 激增。此外，GnRH 活动在儿童时期非常低，但在青春期被激活。在女性生育期，脉冲活动受到反馈回路的精细调控，对生殖成功至关重要，尽管一旦受孕，就不再需要 GnRH 活性，因此关闭。有趣的是，有动物研究表明 GnRH 是一种社会调节激素，可以影响某些动物群体的行为，特别是性行为。

GnRH 被发现和合成后，当时以多种商品名如 Factrel ™（盐酸戈那瑞林）和 Cystorelin ™（二乙酸酯四水合戈那瑞林）注射用于非癌症用途。它既往和现在都被用于评估下丘脑 - 垂体促性腺激素功能，并被兽医用于诱导排卵，但其半衰期短，临床使用时需要输液泵。由于其固有的不稳定性对制造、储存和给药的影响，人们合成了多种类似物以提高其效力和稳定性（延长半衰期），改变作用的持续时间，并创造出了具有拮抗剂特性的类似物。虽然大多数开发的类似物都是 GnRH 激动剂，但临床经验显示，由于上述反馈控制循环，这些类似物在长期给药后反而降低了雌激素和睾酮水平。虽然还没有证明可开发口服 GnRH 类似物用于肿瘤领域的长期给药，但下面介绍的现代配方涉及各种植入技术，其中一种类似物给药效果可持续 3 个月。

基于这些结果，研究人员认识到有可能开发出 GnRH 拮抗剂来阻断垂体中的 GnRH 受体（图 8.24），从而直接抑制垂体中黄体生成素和卵泡刺激素的释放，从而抑制睾酮产生。目前正在开发的第一个 GnRH 拮抗剂（地加瑞克，Firmagon ™），证明是非常成功的。它在治疗 3 天内导致睾酮完全阻断，另一个显著优势是避免 GnRH 激动剂导致的肿瘤暴发效应，因此在治疗开始时不需要抗雄激素药物。

GnRH 激动剂和拮抗剂将在下面进行更详细的介绍。

8.3.2.2　GnRH 激动剂类似物

虽然在自然状态下 GnRH 半衰期较短且以脉冲方式作用于受体，但通过取代在第六位的氨基酸（从 N 端），在第九位脯氨酸残基添加一个乙酰胺功能团，并删除第十位的氨基酸，可获得有临床效用的类似物亮丙瑞林（Lupron ™）（图 8.25）。这是第一个合成的类似物，它与 GnRH 本身相比，显著提高了效力，同时对 GnRH 受体有延长的活性和非脉冲作用。最初认为激动剂类似物如亮丙瑞林可以长效刺激垂体促性腺激素释放，但很快发现，在它们最初的刺激作用之后，分别导致男性和女性体内 GnRH 分泌的持续下降，从而导致男性和女性的睾酮和雌激素 / 孕酮水平下降。这种次级效应被称为"下调"，现在已知是由于 GnRH 受体的显著减少，从而减少了促性腺激素的释放（女性的 FSH 和男性的 LH），导致抑制雄激素和雌激素的产生。这种影响可在给药后 10 天左右被观察到。当停药后，第二阶段是可逆的，但持续应用 GnRH 激动剂可以使作用维持很长一段时间。使用这种方法治疗前列腺癌和乳腺癌的成功促使了多种其他类似物的研发，这些类似物为雌激素的使用和 / 或睾丸切除术治疗晚期前列腺癌提供了重要的替代方法，且没有明显的副作用。这些药物现在被称为 GnRH 激动剂，即使它们在长期使用时发挥了持续的抑制作用。GnRH 拮抗剂如 Firmagon ™也已被开发出来，介绍如下。

5-oxoPro–His–Trp–Ser–Tyr–D-Leu–Leu–Arg–ProNHC$_2$H$_5$

图 8.25　亮丙瑞林（Prostap ™）的结构式。

促性腺激素释放激素激动剂被用于多种治疗领域，包括前列腺癌、乳腺癌、子宫内膜异位症、性早熟、不孕症、男性性欲亢进、子宫肌瘤引起的贫血以及子宫内手术前。在前列腺癌中，GnRH 类似物与睾丸切除术或己烯雌酚治疗一样有效。在治疗的初期阶段（1 ～ 2 周）血清睾酮水平升高（3% ～ 17%

的患者在几天内达到基础水平的 140% ～ 170%），即睾丸激素分泌的增加，通常与前列腺癌的进展有关（"肿瘤暴发"），这可显著加重患者的症状。例如，在易感患者中，肿瘤"暴发"可能导致脊髓压迫、骨痛增加或输尿管梗阻。然而，抗雄激素治疗（例如醋酸环丙孕酮、比卡鲁胺或氟他胺）通常在 GnRH 类似物治疗前三天开始，并在注射后持续三周以改善这个问题。如果预期这些问题可能妨碍 GnRH 的使用，那么可以考虑替代治疗方法，如睾丸切除术或使用抗雄激素醋酸环丙孕酮或氟他胺。在男性中，由于 GnRH 激动剂只能导致睾丸雄激素的减少，而不影响肾上腺雄激素的产生，因此研究了使用抗雄激素联合 GnRH 激动剂治疗，发现比单独使用 GnRH 激动剂可提供更高的总生存率。

　　GnRH 激动剂的副作用主要与男性和女性的睾酮和雌激素的抑制有关。对女性来说，这包括类似更年期的症状（潮热、出汗增加、性欲丧失、阴道干燥和性交困难）和骨小梁骨密度下降。在男性中，睾酮去势通常会导致性欲丧失，体重增加和其他女性化症状。男性和女性的其他副作用包括过敏反应（例如皮疹、瘙痒、哮喘和很少出现的过敏反应）、注射部位反应、头痛（很少出现的偏头痛）、视觉障碍、头晕、关节痛和脱发、肌痛、外周水肿、胃肠道紊乱、体重变化、睡眠障碍和情绪变化。有"肿瘤暴发"风险的男性应在治疗的第一个月密切监测。禁忌在妊娠和哺乳期使用 GnRH 类似物。喷雾剂制剂会刺激鼻黏膜，包括引起鼻出血。

　　在肿瘤应用中最常用的 LH–RH 激动剂是醋酸亮丙瑞林（Prostap SR ™）、戈舍瑞林（Zoladex ™）、布舍瑞林（Suprefact ™）、曲普瑞林（Decapeptyl SR ™）和组氨瑞林（Vantas ™）（图 8.25 至图 8.29），下面将进行更详细的介绍。那法雷林（Synarel ™），是由辉瑞公司开发的一种鼻喷雾剂，用于子宫内膜异位症和体外受精（IVF）促性腺激素诱导排卵前的垂体脱敏，目前没有进一步讨论。GnRH 拮抗剂地加瑞克（Firmagon ™），当用于晚期激素依赖性前列腺癌时，不会引起最初的"肿瘤暴发"，下面也将进行讨论。

5-oxoPro–His–Trp–Ser–Tyr–D-Ser(t-Bu)–Leu–Arg–Pro–NHNHCONH$_2$

图 8.26　戈舍瑞林（Zoladex ™）的结构。

5-oxoPro–His–Trp–Ser–Tyr–D-Ser(t-Bu)–Leu–Arg–ProNHCH$_2$CH$_3$

图 8.27　布舍瑞林（Suprefact ™）的结构。

5–oxoPro–His–Trp–Ser–Tyr–D-Trp–Leu–Arg–Pro–GlyNH$_2$

图 8.28　曲普瑞林（Decapeptyl SR ™ Gonapeptyl Depot ™）的结构。

8.3.2.2.1　亮丙瑞林（Prostap ™）

　　亮丙瑞林（Prostap ™）（最初的销售名称为 Lupron ™），是一种合成的非肽类 GnRH 激动剂（分子量 1209.40），武田公司于 1975 年首次合成并获得其专利（图 8.25）。FDA 于 1985 年首次批准该药以 Lupron ™的商品名用于晚期前列腺癌的治疗（每日皮下注射的 5mg/ml 制剂）。此后研发出了多款，包括每月 1 次，每三个月 1 次的微球植入物，既方便了患者，同时也延长了公司的专利寿命。

　　在英国，醋酸亮丙瑞林被武田公司以 Prostap SR ™（3.75mg 预充注射器，每月注射）和 Prostap 3 ™（11.25mg 预充注射器，3 个月注射）销售，联合放疗用于局部晚期前列腺癌，以替代手术去势，或局部晚期或转移性前列腺癌患者的根治性前列腺切除术。它还被批准用于治疗子宫内膜异位症，子宫内手术前使得子宫内膜变薄，子宫肌瘤缩小，术前相关出血和保留女性卵巢功能。亮丙瑞林也被用于治疗性早熟和其他与性别相关的疾病，并在体外受精过程中控制卵巢刺激。

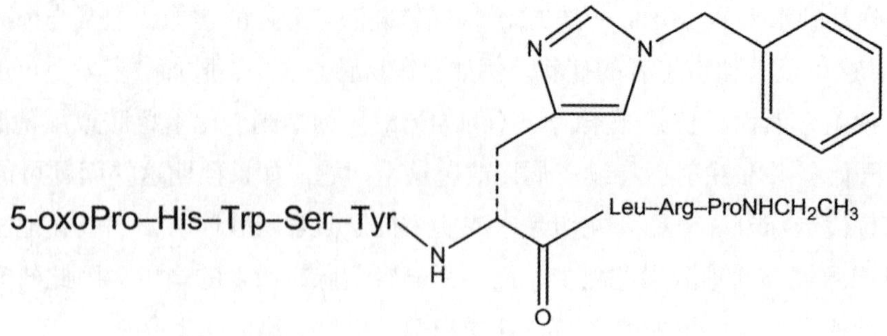

5-oxoPro–His–Trp–Ser–Tyr   Leu–Arg–ProNHCH₂CH₃

组氨端林（Vantas™）

图 8.29   GnRH 类似物组氨瑞林（Vantas™）的结构式。

与其他 GnRH 激动剂类似物一样，亮丙瑞林常见的副作用包括疲劳、肌无力、感觉异常、潮热、关节痛、多汗症、心悸、外周水肿、骨痛、高血压、抑郁、男性乳房发育、黄疸、性功能障碍、睾丸萎缩以及糖耐量和血脂的改变，也有报道血小板减少和白细胞减少。

8.3.2.2.2   戈舍瑞林（Zoladex™）

戈舍瑞林是一种合成的十肽促性腺激素释放激素激动剂类似物（分子量，1269.41），1977 年首次由 ICI 合成并申请专利，现在由阿斯利康作为 Zoladex™上市（图 8.26）。它在 1989 年被 FDA 批准用于前列腺癌的治疗，现在在世界范围内用于治疗激素敏感的前列腺癌和乳腺癌（ER+ve 的绝经前和围绝经期女性）和一些良性妇科疾病（例如子宫内膜异位症、子宫肌瘤和子宫内膜变薄）。在局部高风险或局部晚期前列腺癌患者局可替代手术去势治疗、放疗的辅助治疗或根治性前列腺切除术，在高危或局部晚期前列腺癌和转移性疾病患者可用于放疗前的新辅助治疗。它也用于晚期乳腺癌和 ERtve 的早期乳腺癌以及辅助生殖和变性治疗。戈舍瑞林现在已经过了专利期，有几个仿制版本。

与这里介绍的其他 GnRH 类似物一样，戈舍瑞林的作用原理是首先刺激睾酮和雌激素的产生，然后破坏内源性激素反馈系统，导致睾酮和雌激素的下调。

戈舍瑞林（醋酸盐）可作为 3.6mg 植入物，每 28 天皮下注射到前腹壁，用于治疗前列腺癌和乳腺癌。更为长时间释放的版本（10.8mg）为每 12 周植入用于治疗前列腺癌。在肾功能正常的患者中，给药后该药物蛋白结合较差，血清消除半衰期为 2 ～ 4 小时，因此生物利用率近乎百分之百。它可迅速与垂体中的 LH–RH 受体结合，导致最初 LH 产生增加和相应的性激素产生增加。这种早期的激素水平明显增加，可能在治疗的最初几周（治疗的前 14 ～ 21 天）引起骨痛和前列腺癌的症状，可以通过联合使用雄激素受体拮抗剂如比卡鲁胺（Casodex™）来改善。在此之后，由于受体下调，LH 的产生大大减少，性激素通常降低到去势水平。使用的副作用和注意事项与亮丙瑞林相似（见上文）。

8.3.2.2.3   布舍瑞林（Suprefact™）

布舍瑞林是一种合成的 GnRH 的非肽类激动剂类似物（分子量为 1239.42）（图 8.27）。1976 年，赫斯特公司首次合成并获得了专利，不过它目前作为一种注射剂和鼻喷雾剂由赛诺菲安万特上市。布舍瑞林现在已经没有专利保护，所以有几种仿制药。与本章中介绍的其他 GnRH 激动剂一样，布舍瑞林用于治疗晚期前列腺癌、子宫内膜异位症、促性腺激素诱导排卵前的垂体脱敏，以及其他一些与性激素相关的疾病。与布舍瑞林相关的副作用与本节中介绍的其他 GnRH 激动剂相似。此外，使用鼻喷雾剂会导致鼻刺激、鼻衄，以及味觉和嗅觉的改变。糖尿病、高血压和抑郁症患者慎用布舍瑞林。

8.3.2.2.4 曲普瑞林（Decapeptyl SR ™）

曲普瑞林（Decapeptyl SR ™）是一种合成的 GnRH 的十肽激动剂类似物（分子量，1311.45），于 1976 年首次报道并获得专利（图 8.28）。它被用于治疗晚期前列腺癌（作为高危前列腺癌放疗的直接或辅助治疗，或根治性前列腺切除术）、子宫内膜异位症、子宫肌瘤缩小、绝经前乳腺癌和伴有严重性偏差的男性性欲亢进（Salvacyl ™）。它也被用于体外受精过程。Decapeptyl SR ™由艾普生制药公司上市，目前已无专利保护，其他仿制药也可上市。

曲普瑞林（作为醋酸酯）以水相共聚微球悬浮液的形式（例如 Decapeptyl SR ™）通过肌内注射或皮下注射给药。它具有类似于本节中介绍的其他 GnRH 激动剂类似物的副作用。

8.3.2.2.5 组氨瑞林（Vantas ™）

组氨瑞林是一种有效的合成非肽类似物，由猎户座制药公司以品牌名 Vantas ™销售（图 8.29）。与其他 GnRH 类似物不同的是，它含有一种不寻常的 n- 苄基 – 组氨酸残基，并在 1981 年由美国索尔克研究所的研究人员合成并申请了专利。组氨瑞林用于治疗男性激素敏感的晚期前列腺癌和女性子宫肌瘤。它对治疗儿童中枢性性早熟（CPP）也很有效。

在 2005 年被 FDA 批准后，研发了一种可持续 12 个月的皮下植入物（Vantas ™）可用于晚期前列腺癌的姑息治疗。尽管 NICE 不推荐，但 Vantas ™仍于 2010 年在英国获得批准。另一个类似的产品以不同的商品名称（Supprelin LA ™）于 2007 年获得了 FDA 的批准。

组氨瑞林的副作用与上述其他 GnRH 类似物相似。制造商建议慎用于代谢高危患者（例如骨病、糖尿病恶化）或心血管疾病患者。

8.3.2.3 GnRH 拮抗剂类似物

8.3.2.3.1 引言

GnRH 拮抗剂可以通过阻断 GnRH 受体，阻断其刺激作用从而抑制垂体黄体生成素和促卵泡素的释放。因此与 GnRH 激动剂相比，GnRH 拮抗剂的作用非常快，GnRH 激动剂可能需要数周才能降低睾酮到去势水平。例如 GnRH 拮抗剂地加瑞克（Firmagon ™）的临床试验已证明在治疗后 3 天内可完全使睾酮达到去势水平。另一个显著的优点是这种作用机制避免了在 GnRH 激动剂中观察到的肿瘤暴发，因此可避免在治疗开始时使用抗雄激素药物。

这一领域的初步研究令人失望，产生了相对低效力的修饰肽，并且由于组胺释放而产生了显著的副作用。这使得将可用的药物引入临床实践推迟了一段时间。在全球肿瘤学实践中最有效的促 GnRH 拮抗剂是地加瑞克（Firmagon ™），由 Ferring 制药公司开发，下文将详细介绍。第二种用于治疗前列腺癌的拮抗剂 abarelix（Plenaxis ™）由 Praecis 制药公司开发和销售，但仅在德国上市，在临床实践中使用有限。另外两种 GnRH 拮抗剂西曲瑞克（Cetrotide ™）由默克雪兰诺和加尼雷公司销售，加尼瑞克（Antagon ™，Fyremadel ™）由 Ferring 制药上市，被批准用于妇科疾病和女性不孕症治疗，但未用于肿瘤治疗，因此下文不作详细介绍。

目前仍有研究试图发现小分子非肽类口服活性 GnRH 拮抗剂，在撰写本文时尚未达到商业化阶段。例如，武田公司的研究人员试图使用小分子来模拟涉及 GnRH 十肽 5 ～ 8 残基的 II 型 β- 转角的形状（Tyr-Gly-Leu-Arg）。他们的方法之一是筛选一个针对 G 蛋白促 GnRH 受体的化合物库。默克公司的研究人员使用类似筛选活性发现了一些非肽类拮抗剂。

8.3.2.3.2 地加瑞克（Firmagon ™）

地加瑞克是目前用于治疗前列腺癌的 GnRH 拮抗剂中最著名的药物。它由 Ferring 制药开发，

Firmagon™现在正在销售。它像GnRH本身一样包含了10个氨基酸残基，但其中多个经过化学修饰（图8.30）。它于2008年被FDA批准用于晚期前列腺癌患者的治疗，随后在2009年被EMA批准。在英国，NICE推荐它用于治疗晚期激素依赖性前列腺癌。在瑞典，它也被研究用作性侵犯者的化学阉割剂。

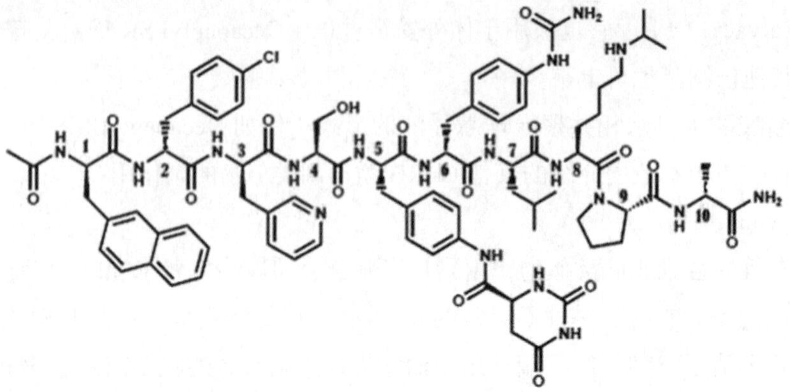

Ac-D-2Nal-D-4Cpa-D-3Pal- Ser-4Aph(L-Hor)-D-4Aph(Cbm)-Leu-Lys(iPr)-Pro-D-Ala-NH$_2$

(Ac = Acetyl, 2Nal = 2-naphthylalanine, 4Cpa = 4-chlorophenylalanine, 3Pal = 3-pyridylalanine, Ser = serine, 4Aph = 4-aminophenylalanine, Hor = hydroorotyl, Cbm = carbamoyl, Leu = leucine, Lys(iPr) = N6-isopropyllysine, Pro = proline, Ala = alanine).

图8.30　GnRH拮抗剂地加瑞克（Firmagon™）的结构与GnRH本身一样，它仍然是十肽，但有多个化学修饰的氨基酸残基。

地加瑞克能迅速阻断从下丘脑到垂体的信号通路，该信号通路通常会诱导睾丸中睾酮的产生。它能立即与垂体中的GnRH受体结合，并阻断它们与GnRH的相互作用。这导致黄体生成素和卵泡刺激素快速、强劲且持续地减少，进而导致睾丸睾酮快速释放和持续抑制（3天内达到去势水平），从而降低大多数前列腺癌的大小和生长速度。

至关重要的是，GnRH激动剂通常会引起下丘脑-垂体-性腺轴（HPGA）的初始刺激，从而导致睾酮水平激增和肿瘤发作（包括骨痛、尿道梗阻和脊髓压迫）。与其不同，GnRH拮抗剂如地加瑞克并不会引起这个问题。因此，患者不需要额外接受抗雄激素药物作为的保护。此外，尽管GnRH激动剂在每次再注射后诱导睾酮水平增加，但这不会发生在GnRH拮抗剂地加瑞克的使用中。

在早期临床试验地加瑞克用于晚期前列腺癌患者非常有效。例如，在一个为期12个月的随机Ⅱ期临床试验（"CS21"）中比较两种剂量水平的地加瑞克与GnRH激动剂亮丙瑞林，2008年报道的研究结果显示，两种地加瑞克剂量均可抑制睾酮至去势水平（≤0.5ng/ml），效力与标准亮丙瑞林剂量相当。对于地加瑞克，在试验的第三天即可达到去势水平，而亮丙瑞林治疗的患者必须等待更长的时间才能达到。此外，与81%的亮丙瑞林治疗的患者最初出现导致肿瘤暴发相比，地加瑞克并没有出现睾酮水平激增。此外，与亮丙瑞林治疗的患者相比，地加瑞克还能更快地降低PSA水平，从而更快地控制癌症。

地加瑞克（醋酸盐）腹部皮下注射，初始负荷剂量为240mg（分为2×120mg注射），然后每28天注射80mg。有趣的是，它的药代动力学受到注射溶液浓度的强烈影响。初始负荷剂量240mg给药以40mg/ml浓度提供的终末半衰期为43～53日，而随后的维持剂量80mg（20mg/ml溶液）提供的半衰期较短，约为28日。地加瑞克约90%与血浆蛋白结合，在肝胆系统中发生肽水解，之后主要以肽碎片的形式随粪便排出。20%～30%经肾排泄。

与所有的激素消耗疗法一样，地加瑞克治疗常伴有潮热、出汗（包括盗汗）、胃肠道紊乱（例如恶心和腹泻）、男性乳房发育、贫血、头痛、肌肉骨骼不适和疼痛、疲劳、皮肤反应、体重增加和性功能障碍等副作用。它还可导致注射部位反应，如疼痛、红斑或肿胀，通常为轻度或中度，主要发生在第一次注射后，而在后续注射中的发生概率降低。

8.3.2.3.3　Abarelix（Plenaxis™）

Abarelix（Plenaxis™）（图 8.31）由 Praecis 制药公司开发，在 2005 年获得用于治疗有症状的前列腺癌的上市许可后，由德国欧洲制药专业公司在德国上市。Abarelix 于 2003 年引入美国，但 2 年后由于严重过敏反应的发生率高和销售不佳而停止。

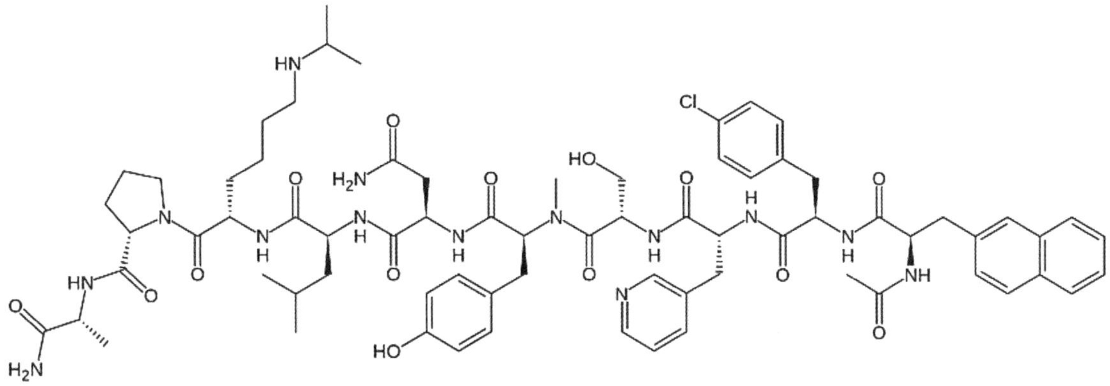

图 8.31　Abarelix（Plenaxis™）的结构式。

8.3.3　抗雄激素

抗雄激素（或雄激素拮抗剂）抑制睾酮、DHT 和其他雄激素与靶组织中的雄激素受体的结合，这些靶组织位于身体所有依赖于雄激素的区域。例如前列腺、男性生殖器皮肤、精囊、脂肪组织、乳房组织以及下丘脑和脑垂体。抗雄激素与雄激素受体结合，形成配体-雄激素受体复合物，复合物不能与 DNA反应元件结合或引起反应元件的反应，因此雄激素依赖的基因转录和蛋白质合成受到抑制。因此，抗雄激素不仅在外周（如前列腺），而且在中枢（如下丘脑和垂体）阻断所有雄激素的促进作用。它们通常与 GnRH 类似物联合使用，以减少最初的“肿瘤暴发”，也可以减少不受黄体生成素控制的肾上腺产生的雄激素的影响。因此，抗雄激素是激素反应性前列腺癌的重要治疗药物，但也用于治疗非癌症疾病，如良性前列腺增生（BHP）、脂溢性皮炎、多毛症、痤疮和雄激素相关性脱发。此外，研究表明，雄激素受体可能参与了三阴性乳腺癌的进展，因此在既往研究的基础上进行了抗雄激素研究。

其他能降低睾酮水平的治疗方法，如睾丸切除术或 GnRH 拮抗剂，可能会引起明显的副作用。与这些疗法相比，抗雄激素治疗产生的潮热更少，对性欲和肌肉萎缩的影响较小，个性改变、骨量流失更少，所有这些都是对患者有益的。因此，尽管单独的抗雄激素治疗不如手术有效，但许多男性患者选择这种治疗以获得更好的生活质量。已经有研究发现了手术睾丸切除术或 GnRH 拮抗剂治疗联合抗雄激素的益处。然而现已经证实睾丸切除术联合抗雄激素没有任何临床益处，而联合 GnRH 类似物治疗仅提供较小获益。

第一个抗雄激素药物是在 20 世纪 60 年代发现的，当时人们发现通过睾丸切除术或使用雌激素的雄激素阻断作用对晚期前列腺癌的长期治疗不满意。在 20 世纪 60 年代末，雄激素受体被发现和鉴定，这使得筛选雄激素受体抑制物成为可能，从而发现了甾体抑制剂醋酸环丙孕酮（图 8.32），并于 1973 年获得批准。随后在 20 世纪 70 年代又发现了非甾体抑制剂氟他胺（图 8.34），该药物在 1989 年被美国 FDA 批准用于治疗前列腺癌。

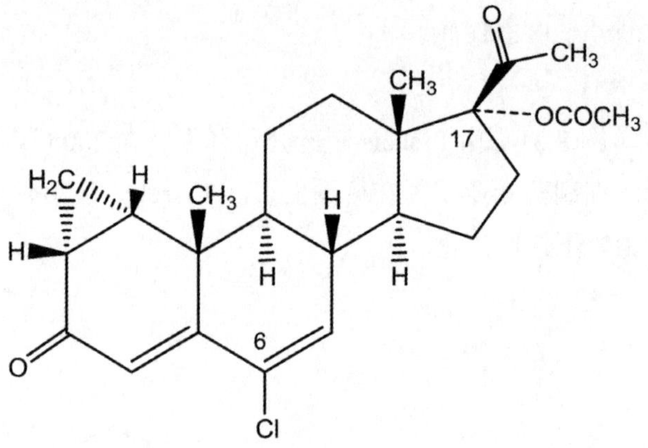

图 8.32   醋酸环丙孕酮（Cyprostat™，Androcur™）的结构式。

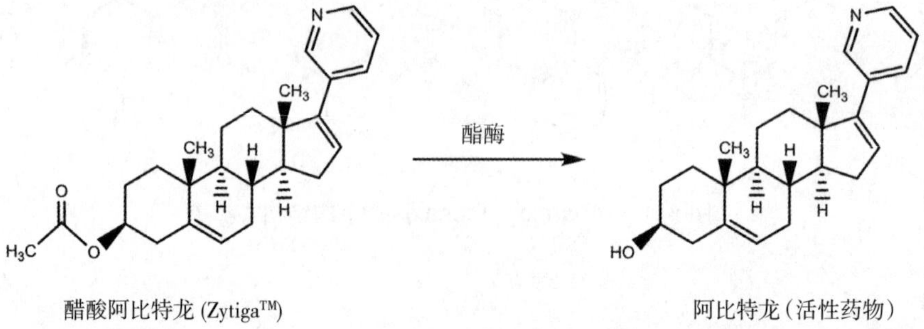

醋酸阿比特龙 (Zytiga™)   阿比特龙（活性药物）

图 8.33   抗雄激素药物醋酸阿比特龙（Zytiga™）的结构式，通过酶解醋酸基团形成活性药物阿比特龙。

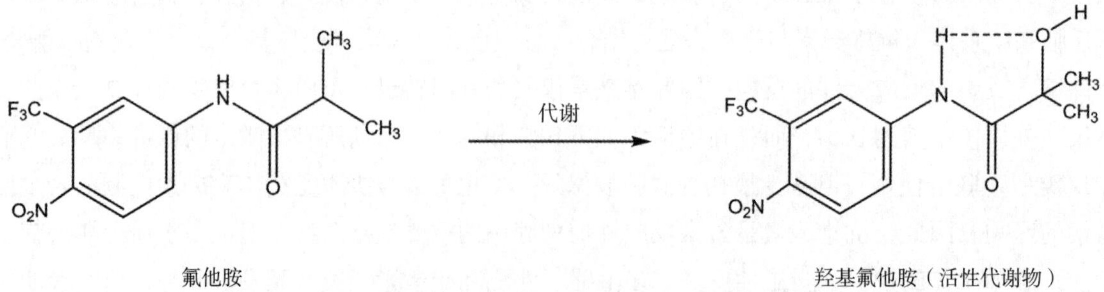

氟他胺   羟基氟他胺（活性代谢物）

图 8.34   氟他胺（Drogenil™，Eulexin™）及其活性代谢物羟基氟他胺的结构式。

随后相关的非甾体抑制剂比卡鲁胺（图 8.35）被开发并于 1995 年获得批准，一年后又开发了尼鲁米特（图 8.36）。随后，在 2012 年、2018 年和 2019 年分别批准了第二代非甾体抑制剂恩扎卢胺（图 8.37）、阿帕他胺（图 8.38）和达罗他胺（图 8.39）。2011 年，另一种甾体抗雄激素药物阿比特龙（图 8.33），加入了醋酸环丙孕酮家族。

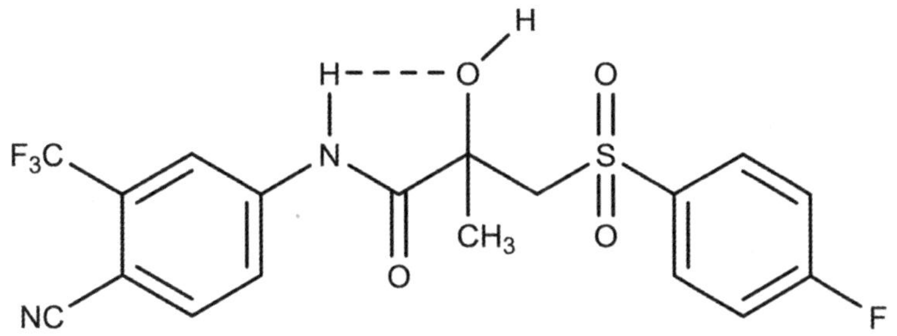

图 8.36　比卡鲁胺（Casodex™）的结构式：中心氢键伪五元环形成了与氟他胺（羟基氟他胺）活性代谢物类似的三维结构。

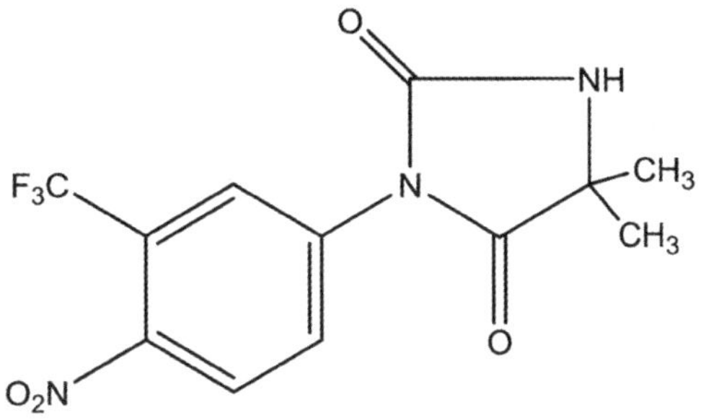

图 8.36　尼鲁米特（Nilandron™）的结构式。

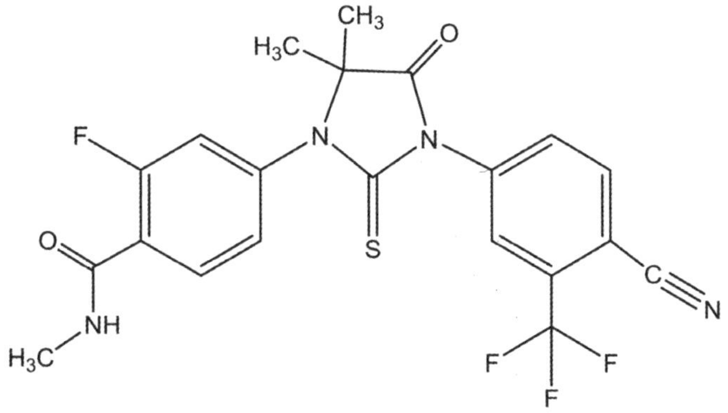

图 8.37　第二代非甾体抗雄激素药物恩扎卢胺（Xtandi™）的结构式。

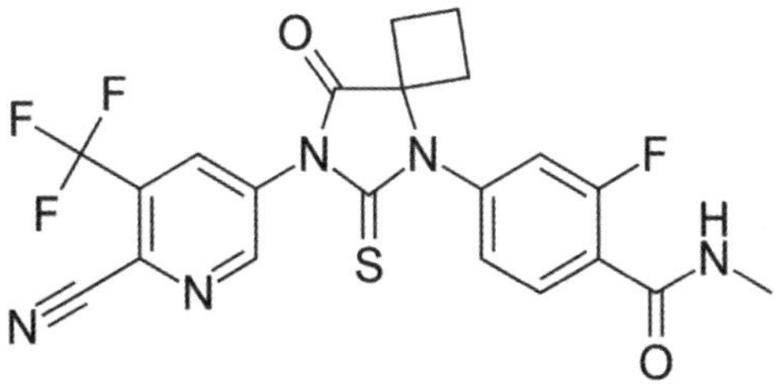

图 8.38　阿帕他胺（Erleada™）的结构式。

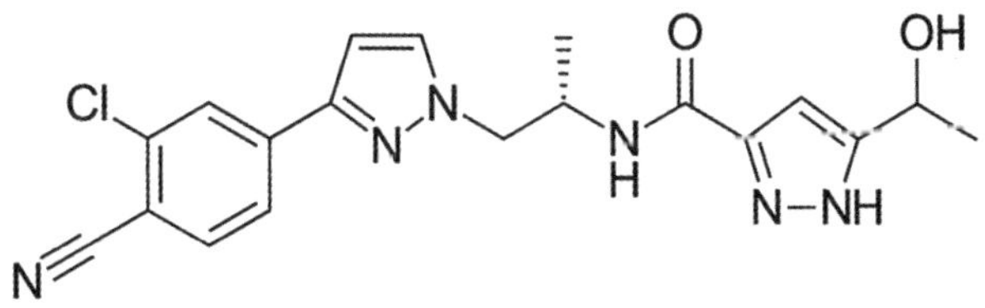

图 8.39　达罗他胺（Nubeqa™）的结构式。

将在下面的前两个部分中更详细地介绍这些甾体（SAA）和非甾体（NSAA）药物。一些制药公司仍在开发新的甾体和非甾体药物，在下面的第三部分中介绍了一些实验性抑制剂。

8.3.3.1 甾体抗雄激素（SAA）

1961年发现的醋酸环丙孕酮（Cyprostat™，Androcur™）（图8.32）被认为是基于甾体结构框架的原型抗雄激素药物。随后又发现了醋酸阿比特龙（Zytiga™）（图8.33）。这两种药物仍然是最重要的甾体抗雄激素（SAA），在全球临床实践中用于治疗前列腺癌，详细介绍如下。多年来也研究了其他甾体抗雄激素药物（例如用于良性前列腺增生的扎诺特隆），但尚未进入批准阶段。

8.3.3.1.1 醋酸环丙孕酮（CPA，Cyprostat™，Androcur™）

醋酸环丙孕酮（Cyprostat™，Androcur™），也被称为CPA，于1961年被发现，是典型的抗雄激素。虽然它最初是作为第一代孕酮开发的，但其抗雄激素活性在1965年被发现。1973年，CPA成为第一个被批准的抗雄激素药物，目前仍是临床应用的主要合成甾体抗雄激素药物（图8.32）。1978年，它被作为孕酮纳入避孕药中。

CPA分子基于1α，2α-亚甲基孕酮-4，6-二烯-3，20-二酮骨架，具有6-氯和17-乙酰氧基取代基。游离的C17-OH形式（环丙孕酮）于1965年由先灵集团公司首次申请专利，但从未上市。有趣的是，从结构活性分析角度来看，游离的C17-OH分子只有抗雄激素活性，而C17-醋酸酯形式（CPA）具有大约三倍的抗雄激素效力和一些孕激素活性。对于前列腺癌的治疗，CPA通过竞争性地抑制睾酮和DHT与雄激素受体的结合来发挥作用。它还有一个抑制促皮质轴的中枢作用，从而通过其孕酮样活性和激动剂活性降低血浆睾酮水平（大约是睾酮效力的1/10）。CPA也作为一些联合口服避孕药的组成部分发挥其孕激素作用。

在英国，NICE推荐CPA用于预防初始抗性腺激素治疗期间的肿瘤暴发，用于抗性腺激素治疗或睾丸切除术不耐受的前列腺癌的长期姑息治疗，以及治疗抗性腺激素治疗期间或睾丸切除术后的潮热。临床试验表明，33%的晚期前列腺癌患者可以获得客观缓解，40%的患者可获得疾病稳定。它也被用来治疗男性的性欲亢进和性偏差。在一些国家，它被用于治疗良性前列腺增生，雄激素相关的皮肤病（如痤疮、脂溢性皮炎、多毛症和雄激素性脱发）和一些与性别相关的疾病（例如性早熟和变性女性激素替代疗法）。自1997年以来，一种与炔雌醇（如co-cyprindiol）联用的制剂作为避孕药上市（如Dianette™），它还用于治疗外用或口服抗菌药物无效的育龄女性痤疮以及多毛症。然而，英国不再推荐它用于避孕。由于担心CPA的肝毒性，FDA未批准其在美国使用。

在分子水平上，CPA作为竞争拮抗剂和非常弱的部分激动剂与雄激素受体相互作用。它也是孕酮受体（PR）和孕烷X受体（PXR）的激动剂，并作为拮抗剂与糖皮质激素受体（GR）相互作用。它还抑制多种参与甾体合成和代谢途径的酶，包括3β-羟基类固醇脱氢酶（3β-HSD）、21-羟化酶、17α-羟化酶和17，20-裂解酶。3β-羟基类固醇脱氢酶和21-羟化酶是生物合成内源性皮质类固醇如皮质醇和醛固酮所必需的，因此它们的水平可能会降低。CPA对5α-还原酶也有较弱的直接抑制作用，因此它与非那雄胺（一种选择性5α-还原酶抑制剂）联合治疗多毛症。最后，CPA被发现可非选择性地与阿片受体（包括μ-、δ-和κ-亚型）结合，这可以解释有时在CPA治疗中观察到的镇静作用和（或）CPA在治疗丛集性头痛过程中的有效性。

CPA在临床层面的作用机制复杂。在雄激素受体中，它直接阻断内源性雄激素，如睾酮和双氢睾酮（DHT），与受体结合并激活受体从而抑制雄激素作用，并通过与下丘脑和垂体中表达的雄激素受体结合发挥中枢性作用。这抑制了促皮质激素轴，并降低了血浆睾酮水平，因为其孕酮样活性以及其自身的低激动剂活性，约为睾酮的 1/10。因此，环丙孕酮阻断下丘脑 - 垂体水平雄激素的负反馈（图 8.24），会导致血清黄体生成素水平升高，进而导致血清睾酮升高，最终降低环丙孕酮与雄激素受体竞争性结合和阻断雄激素刺激的能力。然而，它不是一种纯的雄激素受体拮抗剂，而是一种非常弱的部分激动剂。临床上将其作为一种抗雄激素，因为它取代了更有效的内源性雄激素，如睾酮和 DHT 与受体结合，具有降低生理雄激素活性的净效应。

与氟他胺等雄激素受体拮抗剂不同，由于 CPA 在受体上有轻微的内在活性，所以 CPA 不能完全消除体内的雄激素活性。因此，它可以在没有其他雄激素的情况下刺激雄激素敏感的肿瘤细胞，这种作用可以通过与氟他胺联合治疗来阻断。因此，CPA 在治疗某些雄激素敏感疾病时，可能不如氟他胺类抗雄激素如氟他胺、比卡鲁胺、恩扎卢胺、阿帕他胺或达罗他胺有效，因为它们对雄激素受体有直接拮抗作用。CPA 还具有强大的抗促性腺激素作用，能减少 GnRH 诱导的促性腺激素的分泌，从而抑制血浆中黄体生成素和卵泡刺激素的水平。因此，雄烯二酮、睾酮、DHT、孕酮（P4）和雌二醇（E2）水平也降低，而催乳素和性激素结合球蛋白（SHBG）水平升高。这些抗促性腺激素的作用被认为是由于 PR 的过度刺激，另外 CPA 抑制类固醇生成酶也可能有助于其抑制性激素水平。

由于 CPA 的亲脂性，其具有复杂的药代动力学特征。它的平均消除半衰期约为 40 小时，主要是由于它在脂肪细胞中的积累，食物摄入量可能影响其浓度。然而，它在血液中浓度下降的速度明显更快。因此，建议将 CPA 每日剂量分为 2 ～ 3 次给予或以长效注射剂的形式给药。

CPA 最严重的潜在副作用是肝毒性（包括黄疸、肝炎和肝衰竭），这些副作用可能会发生在治疗几个月后，特别是在每天服用 200 ～ 300mg 的患者中。因此，应监测患者肝酶的变化，特别是如果服用高剂量（例如超过每日 50 ～ 100mg）。不推荐该药物用于患有任何类型肝脏疾病的患者，除非判断其获益超过风险。有报道称该药物所致的致命心血管事件的发生率略高于己烯雌酚（DES）。其他常见的副作用包括呼吸困难、男性乳房发育、潮热、抑郁、多汗症、皮肤反应、贫血、体重变化、糖尿病发作和血栓栓塞性疾病。此外，熟练的或基于性能的任务如驾驶，可能会受到由 CPA 所引起的疲劳的影响。

8.3.3.1.2 醋酸阿比特龙（Zytiga™）

醋酸阿比特龙（Zytiga™）（图 8.33）是阿比特龙的一种酯型前药形式，是一种通过抑制 CYP17A1（17-α- 羟化酶和 C17，20 裂解酶）发挥作用的抗雄激素药物。CYP17A1 是一种在前列腺、睾丸和肾上腺组织中表达的酶。醋酸阿比特龙用于无雄激素剥夺或其他抗雄激素治疗无效的去势抗性前列腺癌。

CYP17A1 酶催化两个连续反应，首先通过其 17-α- 羟化酶活性将孕烯醇酮和孕酮转化为 17-α- 羟化衍生物，然后通过 C17，20 裂解酶活性形成脱氢表雄酮（DHEA）和雄烯二酮（图 8.1）。DHEA 和雄烯二酮是睾酮的前体，均具有雄激素活性。因此，阿比特龙对 CYP17A1 活性的抑制导致循环中睾酮水平降低，从而减缓前列腺癌的进展。

阿比特龙是在 20 世纪 90 年代早期由英国癌症研究所的 Mike Jarman 及其同事领导的一项旨在发现和开发治疗前列腺癌的新药物的研究中发现的。1993 年，申请了该分子专利保护，商业化权利被授予英国技术集团（BTG）。该公司是一家总部位于英国的药物研发公司。BTG 将阿比特龙授权给美洲狮生物技术公司，美洲狮随后被强生公司收购，所以由强生公司进行后期开发工作，现在由詹森 - 西拉格（强生集团的一部分）销售。

虽然早期临床试验开始于 2004 年，但在 5 年后的一个关键的Ⅲ期临床中，阿比特龙被发现可延长前列腺癌患者平均生存期 14.8 个月，而安慰剂组为 10.9 个月（两组均联合泼尼松或泼尼松龙），由于试验的成功，该试验于 2010 年 9 月停止。一个独立的专家组发现，在既往接受过多西他赛治疗的患者中，中期结果如此积极，以至于让一半的受试者继续接受安慰剂是不可能的，因此所有患者都开始接受阿比特龙治疗。在其他 II 期临床试验中，患者报告他们的生活质量有了显著改善，并且有一些患者能够停止服用控制骨痛的阿片类镇痛药。前列腺特异性抗原也出现下降，同时影像学可见肿瘤缩小，患者症状改善。这促使 FDA 加快进行了为期 6 个月的审查，并于 2011 年批准。在英国，虽然 EMA 于 2011 年批准阿比特龙联合泼尼松或泼尼松龙用于治疗转移性去势抗性前列腺癌，但由于 NICE 裁定阿比特龙不符合成本效益，该药物最初未在 NHS 内使用，但这一决定在 2012 年被推翻。目前，它已被批准用于治疗在多西他赛类药物治疗期间或之后发生疾病进展的转移性去势抗性前列腺癌患者、雄激素剥夺治疗失败后的患者，或者新诊断的高危转移性激素敏感性前列腺癌患者。

醋酸阿比特龙每日单次口服给药，与泼尼松或泼尼松龙联用。据认为它是通过酯酶而不是 CYP 酶转化为活性形式（阿比特龙）。所以随着食物吸收的增加，可能导致吸收量不稳定，因此阿比特龙应该空腹服用。其最常见的副作用包括心血管疾病（例如心绞痛、心力衰竭、心律失常、心室功能障碍和高血压）、胃肠道症状（例如腹泻、消化不良）、骨折、血尿、肝脏疾病、高甘油三酯血症、低钾血症、骨质疏松症、外周水肿、皮疹、败血症和尿路感染。尽管醋酸阿比特龙具有抗雄激素和雌激素的特性，但它对男性乳腺发育无显著的促进作用。对于那些伴侣可能怀孕的患者，建议在治疗期间采取避孕措施。

人们对醋酸阿比特龙用于治疗女性乳腺癌和卵巢癌一直很感兴趣，因为它可以降低雌激素水平。醋酸阿比特龙在 2018 年针对这些适应证达到了 II 期临床试验，在撰写本文时，一些试验仍在进行中。

8.3.3.2　非甾体抗雄激素（NSAA）

正如其家族名称所示，非甾体抗雄激素（有时被称为"NSAA"）如氟他胺、尼鲁米特、比卡鲁胺、恩扎卢胺、阿帕他胺和达罗他胺（图 8.34 至图 8.39）具有非甾体化学骨架。它们的作用方式与甾体抗雄激素药物（SAA）类似，即在前列腺中取代雄激素受体（AR）中的睾酮和 DHT，若能穿过血脑屏障，则在下丘脑中也发挥同样的作用。不过一些 NSAA 不能穿透中枢神经系统。一些 NSAA 能抑制 CYP17A1 酶，从而抑制雄激素和雌激素的生物合成。

与甾体类抑制剂一样，当这些药物中的大多数单独使用时，CNS 中的中枢阻断效应可通过反馈调节导致 GnRH 释放增加，随后 LH 生成增加，从而导致血清睾酮水平缓慢逐渐上升，以克服阻断作用（见图 8.1）。这显然对治疗不利，因为可以刺激前列腺肿瘤的生长。因此，一些后续开发的非甾体抗雄激素药，如被称为第二代抑制剂的恩扎卢胺、阿帕他胺和达罗他胺，它们对中枢神经系统的穿透是有限的，特别是达罗他胺。

氟他胺是 1983 年进入临床的第一个非甾体抗雄激素药，随后在 1989 年和 1995 年分别推出了尼鲁米特和比卡鲁胺。这些药物通常被称为第一代抑制剂，从药物化学的角度来看，它们很有趣，因为比卡鲁胺和氟他胺（羟氟他胺）的活性代谢物都含有一个通过环状 NH-O 氢键稳定的伪五元环。然而，尼鲁米特含有一个三维结构相似的完全形成的生物等效咪唑烷二酮环。这一代的另一类似物 Topilutamide（也称为氟罗地尔）具有类似的结构和三维结构，但仅作为治疗脱发的局部抗雄激素，这里不再作进一步介绍。

第二代非甾体抗雄激素药恩扎卢胺和阿帕他胺在结构上更接近第一代化合物。例如恩扎卢胺是比卡鲁胺的一种类似物，其中连接两个苯基的链被环化成一个 5,5-二甲基-4-氧-2-硫氧咪唑烷单位。在阿帕他胺中，恩扎卢胺的咪唑烷环的 5,5-二甲基团被环化形成螺旋环丁烷环，其中一个苯环被吡啶取代。

达罗他胺是最新获批的非甾体抗雄激素药，与该家族的其他药物相比，它具有独特的化学结构，包括一个苯环附着在两个由乙酰胺基链分开的吡唑环上。与其他药物相比，该抑制剂具有多种优势，包括对雄激素受体具有更强的亲和力以及在离体实验中与恩扎卢胺和阿帕他胺相比，达罗他胺对雄激素受体具有更强的亲和力，这一优势被认为可以转化应用于临床。在前列腺癌的所有突变雄激素受体中，它具有可忽略不计的中枢神经系统穿透性和临床活性。

下面的章节将更详细地介绍这六种非甾体抑制剂。其他非甾体抑制剂，如已开发但未取得进展的 orteronel，以及在撰写本文时仍在开发中的分子，proxalutamide 和 seviteronel，会在下面的实验性抗雄激素药物部分中介绍。

8.3.3.2.1 氟他胺（Drogenil ™）

氟他胺（图 8.34）是第一个被开发用于治疗前列腺癌的口服活性非甾体抗雄激素。它最初是于 1967 年被先灵葆雅公司作为一种抑菌剂合成的，在开发的后期偶然观察到它具有抗雄激素特性。它具有简单的 2- 甲基 – 苯基丙酰胺结构，在芳香环上有硝基和三氟甲基取代基。

氟他胺于 1967 年首次在科学文献中报道，随后在 1972 年至 1974 年由先灵申请专利，先灵以多个商标开发并销售这种药物，包括 Drogenil ™和 Eulexin ™，现在已有仿制药。

它于 1983 年首次被引入医疗实践，并于 1989 年被 FDA 批准在美国使用，特别用于与 GnRH 类似物联合治疗转移性前列腺癌。现在氟他胺在临床上已被较新的类似物所取代，如比卡鲁胺和恩扎卢胺，它们不仅提高了疗效、耐受性和安全性，而且与每日给药三次的氟他胺相比，它们只需要每日给药一次。因此，氟他胺现在已很少使用。

氟他胺是一种低分子量（276.21）前药，吸收后迅速被 α- 羟基化为其主要活性形式羟基氟他胺（图 8.34）。这种代谢物与睾酮和 DHT 竞争它们在雄激素受体上的结合位点。因此，它在这些细胞中作为雄激素受体的"沉默"拮抗剂，阻止它们的生长。至关重要的是，羟基氟他胺体积小，全身分布良好，对所有外周和中枢雄激素靶细胞都具有活性。

氟他胺的分子模型研究显示，羟基氟他胺与雄激素受体的结合亲和力高于氟他胺本身的原因在于 NH– 质子与叔羟基团形成氢键结合的主要构象（见图 8.34）。相关药物比卡鲁胺能够形成类似的内部氢键，从而形成类似的三维结构。而尼鲁米特，该结构包含一个完全形成的具有类似三维结构的咪唑烷二酮环。

氟他胺在英国被批准用于晚期前列腺癌，单药治疗性腺激素类似物难治性的转移性前列腺癌。它也可以用来抑制患者开始使用 GnRH 拮抗剂后可能发生的"肿瘤暴发"。氟他胺与雌激素如炔雌醇磺酸盐的联合治疗已被用作联合雄激素阻断的一种形式，并作为氟他胺与手术或药物去势联合治疗的替代方法。值得注意的是，大多数晚期前列腺癌患者最终会对比卡鲁胺治疗产生耐药性，其机制尚未明确。该药物也用于治疗女性高雄激素水平的疾病，如多囊卵巢综合征、毛发过度生长和痤疮。

氟他胺的作用持续时间相当短，因此，必须每天服用三次。氟他胺最严重、可能致命的副作用之一是肝毒性，它可能引起转氨酶异常、肝性脑病和肝坏死等。也有胆汁淤积性黄疸和偶尔导致死亡的报告。因此，当出现肝脏症状的第一个指征时或对于那些正在接受长期治疗的患者，定期进行肝功能检查是很重要的。这些检查通常在治疗前四个月每月进行一次，然后在出现肝病的第一个症状时进行定期检查（例如流感样症状、尿色加深、瘙痒、持续性厌食、黄疸、腹痛）。其他副作用包括胃肠道紊乱（例如恶心、呕吐、腹泻、食欲异常）、溢乳、虚弱、失眠、疲劳和嗜睡。另一个常见的副作用是乳房异常（例如男性乳房发育，会影响大约 60% 的患者，其中 10% 病情严重）。由于这个原因，其他非甾体抗雄激素药现在的使用范围更广泛，因为它们的副作用更少。

8.3.3.2.2 尼鲁米特（Nilandron ™）

尼鲁米特（Nilandron ™，Anandron ™）于 1977 年被 Roussel–UCLAF 发现并申请了专利（图 8.36），是第二个被批准的非甾体抗雄激素药，于 1987 年在法国进入临床使用。它直到 1996 年才在美国上市。

尼鲁米特可与 GnRH 类似物联合用于前列腺癌，但未被批准作为单药治疗。它也被用于预防 GnRH 类似物治疗开始时的肿瘤暴发。现在尼鲁米特在临床上很少使用，主要是被非甾体抗雄激素药取代，因为非甾体抗雄激素药具有更好的疗效，耐受性和安全性，如比卡鲁胺和恩扎卢胺。在美国（由安万特公司以 Nilandron™ 的商标销售）和其他一些国家（例如加拿大的 Anandron™）仍然可以买到它，在这些国家其主要用于对氟他胺不耐受的前列腺癌患者。在英国，NICE 不建议在 NHS 中使用它。它也被研究作为变性女性的女性化激素的组成部分，并治疗女性的脂溢性皮炎和痤疮。

尼鲁米特与含有乙内酰脲环的氟他胺的活性代谢物（羟基氟他胺）的结构相似。然而，与由氢键稳定的羟基氟他胺和比卡鲁胺的伪五元环不同，尼鲁米特（不需要代谢激活）包含一个具有类似三维结构的完全形成的五元咪唑烷二酮环。

与其他非甾体抗雄激素药一样，尼鲁米特与雄激素受体结合，并阻断随后与包括睾酮和 DHT 在内的类固醇效应物的相互作用，从而减少了对前列腺肿瘤细胞生长和生存的刺激。它吸收良好，半衰期比氟他胺长得多（尼鲁米特为 45 小时，而氟他胺为 5～6 小时），使其可以方便地每日一次给药。尼鲁米特在中枢和外周都很活跃，因此与血浆黄体生成素（LH）水平的初始上升有关，并通过中枢反馈机制随后导致睾酮水平增加。

尼鲁米特完全通过代谢消除，这是芳香硝基团初始还原的主要途径。虽然也会发生咪唑烷二酮环中一个羰基功能团的水解，但其程度远小于羟基氟他胺中等效酰胺键的裂解。这有助于延长尼鲁米特在人体内的半衰期至大约 2 天。在硝基还原过程中形成的硝基阴离子自由基被认为与在人类中观察到的肝毒性有关，特别是在高剂量水平下。

尼鲁米特有两种明显的副作用，间质性肺炎和对黑暗的延迟适应，这两种副作用都限制了它的使用。虽然罕见，但由于在上市后观察到可导致住院和死亡的肺间质改变，使 FDA 在市售产品中添加了"黑框警告"。大多数肺部病变发生在治疗的前 3 个月内，停药后逆转。因此，在开始治疗前应常规进行胸部 X 线检查，同时进行基线肺功能检查。此外，应指导患者报告新的或恶化的症状，包括呼吸急促、胸痛、喘息或干咳，出现这些症状应立即停止治疗。黑暗适应时间延迟是本药物特有的副作用，对于需开车或夜间活动可能危及自身安全的患者非常重要。其他可能的副作用包括胃肠道症状（例如食欲不振、胃痛、恶心、呕吐、陶土色便）、发热、流感样症状、皮肤苍白和（或）瘙痒、疲劳、尿色加深和黄疸。

8.3.3.2.3　比卡鲁胺

现在由阿斯利康公司销售，比卡鲁胺（Casodex™）是氟他胺的类似物，其中添加了 4- 氟苯磺酰基团，原苯环上的硝基被氰基取代（图 8.35）。它于 1982 年由 ICI（当时的）申请专利，1995 年被批准用于晚期前列腺癌的联合治疗（与手术或药物去势），随后被用作早期前列腺癌的单一疗法。口服后可很好地吸收，其吸收不受食物影响，半衰期长（人体约 6 天），并可通过血脑屏障，从而阻断躯干和脑内的雄激素受体。可每日一次给药。此外，其安全性优于氟他胺和尼鲁米特，已取代氟他胺和尼鲁米特成为前列腺癌的首选非甾体类治疗药物之一。

从结构活性关系的角度来看，其 2- 羟基 -2- 甲基丙酰胺结构允许氢键伪五元环以类似于氟他胺活性代谢物的方式形成，这也被认为是其活性的基础。比卡鲁胺的另一个有趣的特征是中心手性碳被羟基和甲基取代。尽管是外消旋体，研究表明抗雄激素活性几乎完全存在于（R）- 对映体中，其对雄激素受体的亲和力比羟基氟他胺高近 4 倍。虽然比卡鲁胺与氟他胺具有芳基丙酰胺结构，但酰胺键的水解速度比氟他胺中的等效官能团要慢得多，这可能解释了其半衰期延长的原因。另一个关键的分子特征是用丁腈取代氟他胺和尼鲁米特中的对芳香族硝基，通过避免代谢性硝基还原产生肝毒性中间体，显著降低了肝毒性。

比卡鲁胺通过与雄激素受体结合，可阻断雄激素和DHT等雄激素与受体的相互作用，发挥纯抗雄激素的作用。这阻止了雄激素受体的激活和随后的雄激素应答基因的上调。它选择性地阻断外周雄激素受体，与中枢作用药物如GnRH类似物相比具有潜在的优势，因为DHT的合成不受下丘脑释放的LH-RH的刺激。此外有证据表明比卡鲁胺能加速细胞内雄激素受体的降解。重要的是，比卡鲁胺阻断大脑中的雄激素受体，从而抑制了涉及睾酮的负反馈循环，黄体生成素释放，可导致睾酮和雌激素水平的增加。尽管比卡鲁胺可有效地阻断了全身睾酮水平上升导致的生理效应，但雌激素水平上升的影响仍然不受限制，可导致女性化效应，如男性乳房发育。解决这个问题的一个方法是将比卡鲁胺与GnRH激动剂或睾丸切除术联合使用，这两种方法都能防止雌激素水平的升高。然而这种策略也会导致其他问题，因为睾酮和雌激素都是正常骨代谢必不可少的。因此，减少雄激素（刺激成骨细胞并增加骨形成）和雌激素（抑制破骨细胞和减少骨吸收）的合成代谢会导致骨质丢失增加和骨质疏松风险的增加。

比卡鲁胺通常与GnRH类似物或睾丸切除术一起用于治疗晚期前列腺癌。在英国，NICE推荐其用于进展风险高的局部晚期前列腺癌，单独或作为前列腺切除术或放疗的辅助治疗。对于不适合手术去势或其他药物干预的局部晚期非转移性前列腺癌，以及晚期前列腺癌联合戈那瑞林类似物或手术去势，也推荐使用该药物。它也被用于治疗女性的多毛症，作为变性女性的女性化激素治疗的一个组成部分，并用于治疗青春期男孩的性早熟。

比卡鲁胺的副作用包括乳房疾病（例如乳房压痛、男性乳房发育）、潮热、体重增加、肝脏变化（例如转氨酶水平升高、黄疸、胆汁淤积）、胃肠道紊乱（例如胃肠道不适、恶心、腹泻、便秘、食欲下降）、皮肤疾病（皮肤干燥、瘙痒）、抑郁、嗜睡、性功能障碍、多毛症、水肿、脱发、虚弱和贫血。由于潜在的肝毒性，使用时建议定期进行肝功能检查。比卡鲁胺是一种致畸剂，会对胎儿造成损害，所以不能用于正在或可能妊娠的女性。

比卡鲁胺的结构已被用作设计选择性雄激素受体调节剂（SARM）的基础，如andarine和ostarine，这些药物正在被开发用于治疗骨质疏松和肌肉萎缩等疾病。

8.3.3.2.4 恩扎卢胺（Xtandi™）

口服活性恩扎卢胺（Xtandi™）（图8.37）是一种抗雄激素制剂，它作为雄激素受体的拮抗剂，阻断雄激素，如睾酮和DHT的作用，从而阻止它们在前列腺和身体其他部位的作用。它是由纪念斯隆凯特琳癌症中心和加州大学洛杉矶分校（UCLA）的研究人员通过合成尼鲁米特的硫代乙内酰脲类似物发现的。

恩扎卢胺于2006年获得专利，随后由制药公司麦迪韦逊医疗开发，用于治疗转移性去势抗性前列腺癌。它分别于2012年和2018年被FDA批准用于转移性和非转移性去势抗性前列腺癌的治疗。恩扎卢胺是第一款第二代非甾体抗雄激素药，也是继1995年比卡鲁胺进入临床之后，超过15年来获得批准的第一个新的雄激素受体拮抗剂。它现在在世界各地被广泛使用，有多款仿制药。在英国，NICE推荐它用于治疗去势抗性前列腺癌。

恩扎卢胺是一种人工合成的二芳基硫代乙内酰脲衍生物，在结构上与较早的第一代非甾体抗雄激素药（氟他胺、尼鲁米特和比卡鲁胺）以及较新的第二代NSAA（如阿帕他胺）相关。其三维结构整体与比卡鲁胺相似，但其与雄激素受体的结合亲和力约为比卡鲁胺的5倍。然而与比卡鲁胺不同的是，它不促进AR向细胞核移位，抑制AR与DNA和共激活蛋白的结合。

在临床前研究中显示，当LNCaP细胞（来自晚期前列腺癌患者的表达雄激素受体水平升高的前列腺癌细胞系）用恩扎卢胺治疗时，雄激素依赖基因 PSA 和 TMPRSS2 的表达下调。令人惊讶的是，在同一实验中，比卡鲁胺上调了这些基因的表达。此外在过表达雄激素受体的 VCaP 细胞系中，恩扎卢胺诱导了细胞凋亡，而比卡鲁胺则没有。其他研究也强调了这两种药物在药理学上的细微差异。

在早期的临床试验中，恩扎卢胺被证明对转移性去势抗性的前列腺癌具有良好的临床活性。例如，在一项试验中，在 40/65 化疗患者和 38/75 化疗患者中 PSA 水平降低了 50%，延长了疾病进展时间。基于这些令人鼓舞的结果，麦迪韦逊开始了一项国际Ⅲ期临床试验（该研究的目的是确定恩扎卢胺在既往使用多西他赛治疗失败的患者中的安全性和有效性）。2011 年，一项中期分析显示，服用恩扎卢胺的患者比服用安慰剂患者的存活期大约长了 5 个月，随后该试验被终止。基于此，恩扎卢胺于 2012 年获得 FDA 批准。一项Ⅱ期临床试验评估恩扎卢胺用于治疗三阴性雄激素受体阳性乳腺癌，但未被批准用于这种适应证。它还被用作变性女性的女性化疗法。

恩扎卢胺常见的副作用包括心血管症状（例如急性冠状动脉综合征、缺血性心脏病、冠状动脉粥样硬化、高血压）、妇科乳房发育、潮热、骨折、虚弱、头痛、记忆丧失、多动腿综合征和皮肤反应。动物研究证明其具有致畸性，因此在治疗期间和之后，需要避孕。

8.3.3.2.5　阿帕他胺（Erleada™）

阿帕他胺是一种口服活性的第二代非甾体抗雄激素药，用于治疗前列腺癌，可减少肿瘤细胞增殖和增加细胞凋亡。它于 2007 年首次报道，并于 2018 年被批准用于前列腺癌。阿帕他胺是第一种被批准专门用于治疗非转移性去势抗性前列腺癌（NM-CRPC）的药物，并与睾丸切除术或 GnRH 类似物联合用于雄激素去势治疗。它在转移性去势抗性前列腺癌（mCRPC）的治疗中也显示出了希望。在英国，NICE 推荐它用于所有类型的前列腺癌。

阿帕他胺是由加州大学的研究人员发现的，后由强生旗下的杨森公司开发。2007 年首次公开专利，2012 年完成了Ⅰ期临床试验，结果令人鼓舞。Ⅲ期临床研究（如 ATLAS、SPARTAN 和 TITAN）的结果已公布，杨森公司于 2017 年向 FDA 提交了新药申请。

阿帕他胺是恩扎卢胺的结构类似物，有两个关键的变化。首先，将含有丁腈和三氟甲基取代基的芳香环转化为吡啶环。第二，恩扎卢胺中心环中的偕二甲基转化为生物电子等排的螺旋 – 环丁烷基团。

阿帕他胺通过配体结合域作为雄激素受体的选择竞争性沉默拮抗剂，其对雄激素受体的亲和力比第一代非甾体抗雄激素药比卡鲁胺高 10 倍。然而它在药理学上与卡鲁胺是相似的，但阿帕他胺具有较高的抗雄激素效力和显著降低中枢神经系统分布的优势。与其他非甾体抗雄激素药物相比，阿帕他胺导致癫痫发作和其他中枢副作用的相对风险较低。

阿帕他胺口服后，常见的副作用包括自身免疫性甲状腺炎、关节痛、骨折（骨、软骨、骶骨或肋骨）、血脂异常、疲劳、皮肤反应（例如生殖器皮疹或脓疱性皮疹）、甲状腺功能减退、口腔疾病和体重下降。由于可能致畸，男性应在治疗期间和治疗后 3 个月内使用避孕措施。

有趣的是，在一些晚期前列腺癌细胞中发现携带雄激素受体的 F876L 突变可对阿帕鲁胺和恩扎鲁胺均产生耐药性。较新的非甾体抗雄激素药达罗他胺不受这种突变的影响，也不受任何其他已知的雄激素受体突变的影响。此外，阿帕他胺可能对醋酸阿比特龙获得性耐药的前列腺癌患者有效。

8.3.3.2.6　达罗他胺（Nubeqa™）

达罗他胺（Nubeqa™）（图 8.39）由猎户座公司和拜耳医疗保健公司开发，是最新的一个将被批准的非甾体抗雄激素药。它在结构上不同于其他已获批的非甾体抗雄激素药，被称为第二代或第三代非甾体抗雄激素药。达罗他胺于 2010 年获得专利，2011 年进入Ⅰ期临床试验，并于 2019 年被 FDA 批准为优先审查。2020 年初，欧洲 CHMP 批准其用于治疗具有转移高风险的非转移性去势抗性前列腺癌（nmCRPC）的男性患者。在撰写本文时，NICE 仍在评估其在 NHS 中的潜在用途。

FDA 的批准是基于一项多中心、双盲、安慰剂对照临床试验（ARAMIS），其中 1509 例患者同时接受了 GnRH 类似物或以其他方式切除了睾丸。接受达罗他胺治疗的患者的中位无转移生存期为 40.4 个月，而接受安慰剂治疗组的中位无转移生存期为 18.4 个月。对于一些患者，PSA 水平降低了 90% 以上。也在研究达罗他胺用于治疗女性乳腺癌，并于 2019 年进入该适应证的 II 期临床试验。

与其他获批的非甾体抗雄激素药相比，达罗他胺具有一种新的化学结构。与这些试剂一样，它包含一个具有两个邻位取代的吸电子基团的苯基基团，分别为氯基团和丁腈基团。然而，分子的其余部分是独特的，基于两个由乙胺链分开的吡唑环。

达罗他胺作为雄激素受体的选择性竞争性沉默拮抗剂，阻断雄激素的作用，如睾酮和双氢睾酮的作用。主要代谢物达洛鲁胺具有与达罗他胺相似的抗雄激素活性。然而，尽管母分子的消除半衰期比恩扎卢胺要短得多（例如小鼠中 1.6 小时 vs 18.3 小时），每日一次给药可获得良好的临床效果。除了作为雄激素受体拮抗剂的作用外，达罗他胺还作为孕酮受体（PR）的沉默拮抗剂，其效力约为其雄激素受体拮抗剂的 1%。

从临床角度来看，达罗他胺比其他两种第二代非甾体抗雄激素药的恩扎卢胺和阿帕他胺有三个主要优势。首先，在离体实验中，它比恩扎卢胺和阿帕他胺在雄激素受体上具有更高的亲和力和抑制能力，这一益处被认为可以应用于临床。其次，它通过血脑屏障的能力可以忽略不计，因此降低了 GABAA 受体抑制的脱靶作用导致的癫痫发作和其他中枢神经系统副作用的风险。此外，由于较低的中枢神经系统穿透能力，下丘脑 – 垂体反馈不会使睾酮水平增加。第三，达罗他胺已被发现可以阻断前列腺癌中所有已知的突变雄激素受体基因的活性，包括与恩扎卢胺和阿帕他胺耐药性相关的 F876L 突变。

达罗他胺最常见的副作用包括疲劳、虚弱、四肢疼痛和皮疹。它还与缺血性心脏病和心力衰竭的高发生率，中性粒细胞计数减少，天冬氨酸转氨酶和胆红素水平升高有关。因此，对于已经患有心脏或肝脏疾病的患者需要谨慎使用。最后，达罗他胺是一种潜在的致畸剂，因此在治疗期间和治疗后都需要避孕。

8.3.3.3 实验性抗雄激素药物

目前研究人员仍对开发新型甾体（SAA）和非甾体抗雄激素药物（NSAA）感兴趣，下面列出了两个实验药物。

Galeterone（也称为 TOK-001 或 VN/124-1）是 Tokai 制药公司开发的用于治疗前列腺癌的新型 SAA（图 8.40）。它具有与阿比特龙相似的结构，不同之处只是以 N 连接 – 苯并咪唑基团在 C17 位取代 3- 吡啶环，以及在 C3 位去除乙酰基团（阿比特龙代谢中发生的转变）。

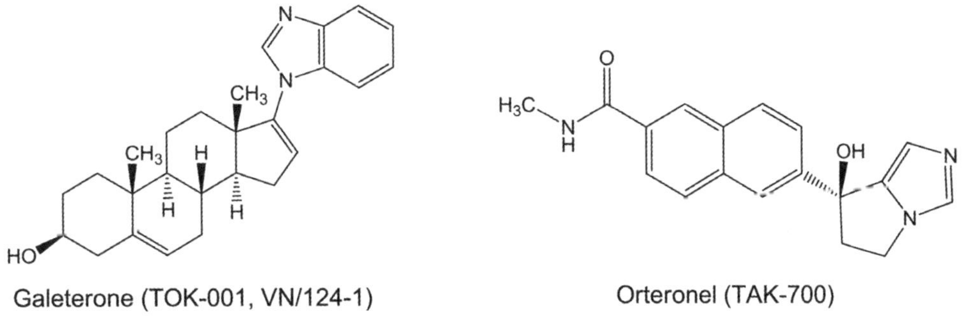

Galeterone (TOK-001, VN/124-1)   Orteronel (TAK-700)

图 8.40 实验性抗雄激素药物 Galeterone（TOK-001，VN/124-1）和 Orteronel（TAK-700）的结构式。

该药具有独特的双重作用机制，既可以作为雄激素受体拮抗剂，又可以作为 CYP17A1 的抑制剂，CYP17A1 是雄激素生物合成所需的一种酶。2014 年，该公司宣布了其在 II 期临床研究（ARMOR2）的积极中期结果，数据显示 PSA 水平的降低有临床意义。

继而进行的 III 期临床试验（ARMOR3-SV），对表达 AR-V7 的转移性去势抗性前列腺癌患者进行了研究，比较了 Galeterone 和恩扎卢胺。然而该试验于 2016 年终止，当时一个数据监测委员会确定试验不太可能达到临床终点。2018 年，该公司宣布将继续通过教育与科学有限责任公司（ESL）和马里兰大学风险投资公司的合作来开发该药物。

已开发了其他新型非甾体抗雄激素药，但目前尚未达到临床水平。例如 orteronel（TAK-700）（图 8.40）是由武田制药公司与千年制药公司联合开发的。它的作用机制与 Galeterone 相似，可结合并抑制睾丸和肾上腺中的 17-α-单加氧酶，从而抑制雄激素的产生。细胞色素 P450 酶 CYP17A1（P450C17）同时具有 17-α-羟化酶和 17，20-裂解酶的活性，并在产生雄激素、孕激素和雌激素等甾体激素的生物合成途径中发挥关键作用。然而，尽管已经完成了两项针对转移性激素难治性前列腺癌的 III 期临床试验，但与现有的抗雄激素药物相比，患者的总生存率并没有显著提高，因此该公司于 2014 年终止了该药的开发。

在撰写本文时，其他的非甾体抗雄激素药也正在开发中。例如，普克鲁胺是与恩扎卢胺（GT-0918）很相似的类似物，目前由苏州开拓药业开发，用于治疗前列腺癌。据报道，它在抑制雄激素受体介导的基因转录方面较比卡鲁胺和恩扎卢胺更有效，并且对中枢神经系统的穿透能力较低。普克鲁胺于 2017 年进入前列腺癌 II 期临床试验。另一种非甾体抗雄激素药 seviteronel（VT-464），具有一种与其他非甾体抗雄激素药无关的新结构，正在由越南制药公司和英诺克林制药公司开发，用于治疗前列腺癌和乳腺癌。它是一种 CYP17A1 抑制剂，通过抑制雄激素和雌激素的生物合成发挥作用。2017 年，该药物进入了前列腺癌和乳腺癌的 II 期临床试验。

8.4 神经内分泌肿瘤（NET）

神经内分泌肿瘤起源于神经和激素（内分泌系统）系统的细胞（例如肠嗜铬细胞或类似的肠嗜铬样细胞）。这种细胞不仅存在于内分泌腺中，而且也存在于其他一些对激素有反应的器官和组织中（例如胃肠道和呼吸系统）。多种神经内分泌肿瘤是良性的，但也有一些是恶性的，最常位于胃肠道和肺，也可发生在身体的其他部位，如胰腺、胸腺、甲状腺、甲状旁腺、垂体、肾上腺髓质、肝脏、胆囊、乳腺、泌尿生殖道和皮肤（例如梅克尔细胞癌）。

虽然 NET 有不同的类型，但它们被作为同一组疾病来处理，因为这些肿瘤的细胞有一些共同的特征，如外观，存在特殊的分泌颗粒，以及产生类似的肽类激素和（或）生物胺。这些肿瘤类型（特别是类癌）受各种激素释放因子刺激，其中最重要的是下丘脑产生的生长激素释放因子可刺激垂体产生生长激素和其他次级激素以刺激目标腺体、器官和组织（例如甲状腺、肝脏、骨骼、胃肠道、肾上腺皮质、乳腺）的细胞分裂和蛋白质合成。这与生长抑素相平衡，生长抑素与垂体中的 G 蛋白偶联的生长抑素受体相互作用，抑制次级激素的产生。进一步的调控方式是，垂体产生的次级激素可以对下丘脑产生负反馈作用，从而减少相关释放激素的产生（图 8.41）。

因此，生长抑素本身对调节 NET 中内分泌系统的活动和最终的细胞增殖起着至关重要的作用。NET 治疗的最初设想是使用生长抑素以诱导抑制作用，从而减缓肿瘤的生长速度和改善症状。然而，生长抑素是一种自然产生的信号激素，它在血液中迅速降解。

因此，研究人员开始研发具有提高稳定性和类似药物性质的合成类似物。总的来说这种方法是成功的，下面介绍的三种合成类似物兰瑞肽、奥曲肽和帕西瑞肽可使患者显著获益。

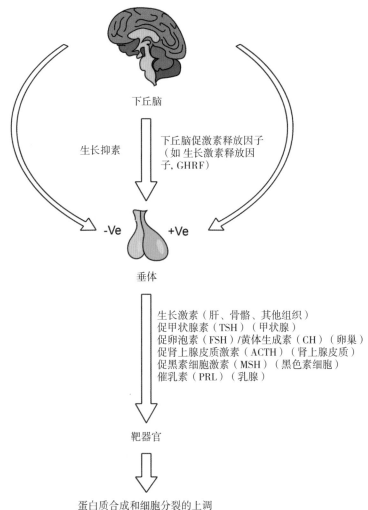

图 8.41　生长抑素抑制内分泌系统的机制。调节内分泌腺体和细胞功能的次级激素（例如 TSH、FSH、LH、ACTH）被称为促激素，而那些刺激非内分泌腺体和细胞的激素 [例如催乳素（PRL）和 MSH] 被称为非促激素（TSH = 使甲状腺素，ACTH = 促肾上腺皮质激素，MSH = 促黑素细胞激素）（图片由 Peiqin Jin 提供）。

8.4.1　生长抑素类似物

生长抑素，又称下丘脑释放抑制激素（HRIH）、生长激素抑制激素（GHIH）、生长激素释放抑制因子（SRIF）或生长激素释放抑制激素（SRIH），是一种分子量为 1637.91kDa 的环状十四肽（图 8.42）。它从绵羊的下丘脑提取物中首次分离出来，在 20 世纪 70 年代早期进行了结构鉴定和合成。

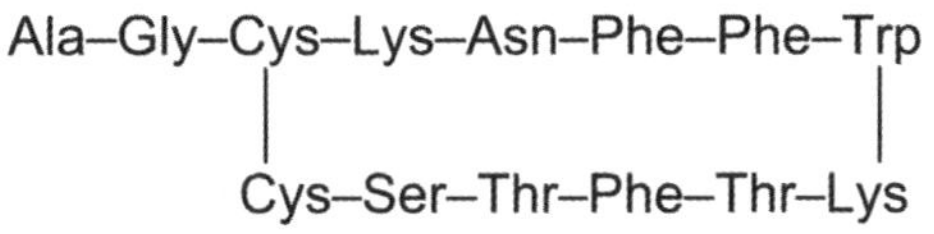

$$\text{Ala–Gly–Cys–Lys–Asn–Phe–Phe–Trp}$$
$$\text{Cys–Ser–Thr–Phe–Thr–Lys}$$

图 8.42　生长抑素（下丘脑释放抑制激素）的结构式。

生长抑素有两种活性形式，其中包含 14 或 28 个氨基酸，由单个蛋白前体的差异裂解产生。在人类由一种被称为 SST 的生长抑素基因产生，但其他脊椎动物中可以有多达 6 个生长抑素基因（SS1 到 SS6）和 5 种不同的生长抑素受体，从而精细调控其功能。在人类主要为十四肽的形式（图 8.42）。

在大脑中，生长抑素是由多种细胞产生的，如下丘脑腹内侧核的神经内分泌神经元。这些投射到正中隆起，生长抑素从神经元轴突的神经末梢释放到下丘脑 – 垂体系统。然后被输送到垂体前叶，在那里与生长抑素受体相互作用，发挥一系列作用，包括抑制生长激素［对抗生长激素释放激素（GHRH）的作用］、促甲状腺素（TSH）和催乳素（PRL）的释放。生长抑素受体在大脑的多个不同部位表达，包括海马体和孤立束的脑干核，所以对激素系统有广泛影响。此外，脑室周核中的生长抑素神经元介导了生长激素释放的负反馈效应。

生长抑素也在消化系统中分泌，它可以通过门静脉系统进入心脏，然后进入体循环，通过 G 蛋白偶联受体作用于产酸的壁细胞，使其减少分泌，从而发挥对消化系统的作用。它还可以通过阻止其他激素的释放（例如胃泌素、分泌素和组胺），有效地减缓消化过程。

在发现和阐明其作用机制后，研究人员试图合成和评估在血液中半衰期较长并具有优化的药物特性的生长抑素激动剂类似物（生长抑素可迅速降解）。这一策略获得了成功，三种合成类似物（兰瑞肽、奥曲肽和帕西瑞肽）已被批准用于临床，下文将详细介绍。

最后，与 GnRH 类似物通常发生的"肿瘤爆发"现象类似，分泌生长激素的垂体肿瘤在使用生长抑素类似物治疗期间最初会扩张，导致严重的并发症，如视神经受压。因此，应仔细监测患者的肿瘤扩张征象，如视野缺损。胆囊也可能受到影响，因此建议在治疗前和治疗期间每隔 6 ～ 12 个月对胆囊进行超声检查。胰岛素瘤是一种非常罕见的胰腺神经内分泌肿瘤，对于这类患者，生长抑素类似物会影响低血糖的程度和持续时间，因此在开始治疗或改变剂量时需要仔细监测。同样，对于糖尿病患者，可能需要较低剂量的胰岛素或口服降糖药。

8.4.1.1 奥曲肽（Sandostatin™）

奥曲肽（Sandostatin™），是由诺华公司开发的一种长效八肽，可模拟生长抑素的药理作用，但与天然激素相比，对生长激素、胰高血糖素和胰岛素有更强的抑制作用，并具有更长的半衰期（大约为 90 分钟，而生长抑素为 2 ～ 3 分钟）。它于 1979 年由 Wilfried Bauer 和他的同事首次合成，并于 1981 年由（当时的）山德士公司申请了专利（图 8.43）。

1988 年，FDA 批准了其盐型药物醋酸奥曲肽，作为治疗产生生长激素肿瘤的注射制剂（例如肢端肥大症和巨人症）、分泌促甲状腺激素的垂体肿瘤（例如促甲状腺素瘤）以及血管活性肠肽分泌肿瘤（VIPomas）患者的腹泻和与类癌综合征相关的腹泻。在英国，NICE 推荐奥曲肽用于治疗类癌、VIPomas 和胰高血糖素瘤（通过皮下注射），以及中段肠道的晚期神经内分泌肿瘤，或原发性来源不明但已排除非中段肠道起源部位的肿瘤（通过深层肌内注射长效制剂）。奥曲肽也用于治疗肢端肥大症，作为垂体和胰腺手术的辅助手段，在姑息治疗中用于减少肠道分泌物和因肠梗阻引起的呕吐。

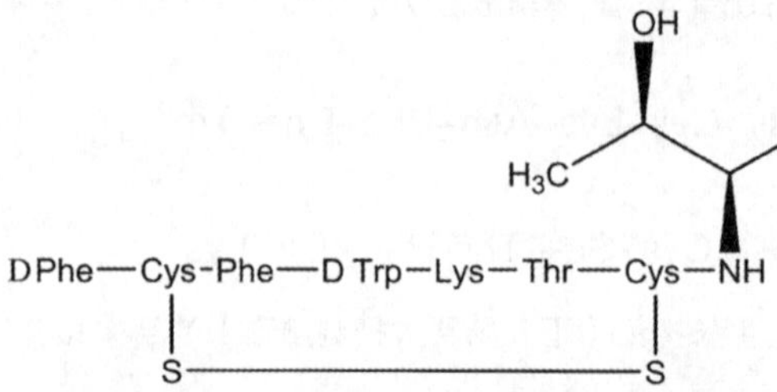

图 8.43 奥曲肽（Sandostatin™）的结构式。

因为奥曲肽是一种相对较大的肽（分子量为 1019.24g/mol），肠道吸收不佳，必须通过皮下注射、肌内注射或静脉注射。皮下注射给药后被迅速和完全吸收，约 30 分钟后达到最大血药浓度。奥曲肽通过肝脏途径代谢，32% 通过尿液排出，其半衰期为 1.7 ～ 1.9 小时。

1998 年，一种用于重建储存制剂的微球粉末被批准，称为 Sandostatin LAR™，通过向臀部肌肉深层注射给药。作为长效制剂被批准用于治疗神经内分泌肿瘤和肢端肥大症。

以上介绍的所有三种生长抑素类似物的副作用都是相似的。超过 10% 的患者最常见的症状包括头痛、头晕、脱发、脱水、甲状腺功能减退、呼吸困难、肌痛、心脏病变（心律失常、心动过缓、心脏传导阻滞、窦性心动过缓）、胃肠道紊乱（例如不适、痉挛、恶心、呕吐、腹泻或便秘）、胆囊炎、食欲减退、虚弱、胆结石、胰岛素释放减少、高血糖或低血糖以及皮肤反应（瘙痒症）。应避免突然停用皮下注射奥曲肽，因为可能导致胰腺炎和胆道绞痛。由于奥曲肽可能影响胎儿生长，在整个治疗过程中应避孕。

奥曲肽在用铟 -111 进行标记后，也被用作核医学中的显像剂（Octreoscan™）来成像显示表达生长抑素受体的神经内分泌和其他肿瘤。它可用碳 -11 和镓 -68 标记，使其能够用于正电子发射断层扫描（PET）成像，从而提供更高的分辨率和灵敏度。用多种其他放射性核素进行标记，包括钇 -90 和镥 -177，使肽受体放射性核素治疗（PRRT）成为可能，可通过直接向含有生长抑素受体的细胞传递放射性核素，用于治疗不可切除的神经内分泌肿瘤。

8.4.1.2 兰瑞肽（Somatuline™）

与奥曲肽一样，兰瑞肽是一种生长抑素的长效八肽二硫桥接类似物，于 1987 年首次报道（图 8.44）。它也被称为血管抑肽，于 1987 年由杜兰教育基金（美国）申请专利。兰瑞肽（醋酸兰瑞肽）由 Ipsen 生产，以商品名 Somatuline™销售，但目前仿制药已很常见。它于 2007 年获得 FDA 批准，目前已在全球范围内上市。兰瑞肽与生长抑素结合的受体相同，具有相似的药理学活性，但对外周受体的亲和力更高。然而，生长抑素在体内迅速降解（几分钟内），而兰瑞肽的半衰期长得多，发挥更持久的作用。

兰瑞肽用于治疗由垂体和非垂体生长激素分泌肿瘤引起的肢端肥大症，并用于治疗其他神经内分泌肿瘤，如类癌（类癌综合征）和 VIPomas。在美国和加拿大，兰瑞肽仅用于治疗肢端肥大症。在英国，NICE 推荐兰瑞肽治疗神经内分泌肿瘤（特别是类癌）和甲状腺肿瘤（肌内注射）、神经内分泌肿瘤（特别是类癌）、中肠肿瘤、胰腺或未知来源肿瘤的转移性胃肠胰腺神经内分泌肿瘤（深层皮下注射）。

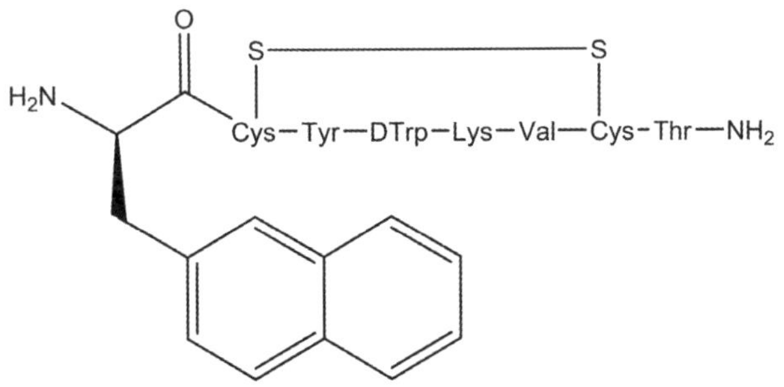

图 8.44　兰瑞肽（Somatuline LA™）的结构式。

兰瑞肽有两种剂型：第一种是醋酸盐共聚物微粒的缓释配方，以悬浮液形式重溶（Somatuline LA™），肌内注射给药；另一种是乙酸盐的缓释制剂（Somatuline Autogel™，Somatuline Depot™），皮下注射给药。

兰瑞肽主要在胃肠道代谢，并通过胆汁排出，速释制剂和缓释制剂的半衰期分别为 2 小时和 5 天。兰瑞肽的主要副作用与奥曲肽相似。此外，与奥曲肽一样，该药物不应在妊娠期间使用，除非其获益超过风险，因此应在整个治疗过程中使用避孕措施。在母乳喂养时也建议谨慎使用。

有趣的是，兰瑞肽的分子量为1096.33g/mol（乙酸盐为1156.380g/mol），已被证明可以自发地自组装成直径为24.4nm的单分散纳米管，因此已被用作生物物理研究的模型系统。

8.4.1.3 帕西瑞肽（Signifor™）

帕西瑞肽（Signifor™）（图8.45）由诺华公司开发，是最新获批的生长抑素类似物。与奥曲肽和兰瑞肽一样，它被用于治疗神经内分泌肿瘤（特别是类癌）和甲状腺肿瘤，以及由垂体肿瘤引起的肢端肥大症。与其他两种药物相比，它对生长抑素受体5的亲和力增加了40倍。帕西瑞多肽主要用于不能通过手术切除或对其他生长抑素类似物无反应的肿瘤。

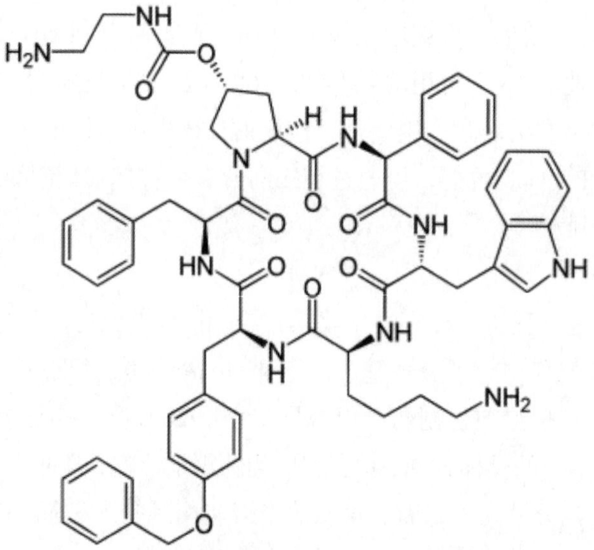

图8.45 帕西瑞肽（Signifor™）的结构式。

2012年，EMEA和FDA批准其用于治疗手术失败或不符合手术条件的库欣综合征患者，由垂体肿瘤致肾上腺皮质醇过表达引起的疾病。它的批准部分基于一项临床试验（试验B2305）的结果，该试验中纳入了162例患者每天接受该药物的治疗。6个月后患者的尿游离皮质醇（UFC）降低了47.9%，此结果与血压、胆固醇水平的降低以及体重减轻率相关。

在英国，NICE推荐帕西瑞肽用于治疗无法手术的库欣综合征（皮下注射），用于手术失败且使用另一种生长抑素类似物控制不佳的肢端肥大症（深层肌肉注射）。

帕西瑞肽（Signifor™品牌）有注射用盐溶液，也有注射用双羟萘酸盐的粉剂重溶剂型。2014年，长效剂型Pasireotide LAR™获得了美国FDA和欧盟的批准用于治疗肢端肥大症。帕西瑞肽的副作用与奥曲肽和兰瑞肽相似，制造商建议糖尿病、肝病和心脏疾病（包括心动过缓）患者慎用。禁止在妊娠期或哺乳期间使用，由于可能有致畸作用，建议在整个治疗过程中采取避孕措施。

8.5 性激素

8.5.1 引言

使用雌激素和孕激素类似物的直接激素调控在乳腺癌、前列腺癌和子宫内膜癌的治疗中具有重要作用，而在肾细胞癌（RCC，或肾上腺样瘤）的治疗中则作用较小。虽然大多数现代激素治疗策略试图阻断激素到癌细胞的信号，但在某些情况下，补充一种特定的激素激动剂可以对肿瘤细胞发挥生长抑制或细胞毒性作用。这是因为一些激素可以通过反馈抑制其他激素的分泌。这种治疗方法不能治愈疾病，但可以缓解对治疗有反应患者的症状，有时作用可以持续多年。此外在离体和在体内研究中，一些抗雌激素和抗孕激素药物已被证明对肿瘤细胞具有直接的细胞毒性作用，但其机制尚不清楚。

尽管雄激素类似物（如睾酮酯）过去曾用于治疗乳腺癌，但它们已被更有效的方法和药物所取代，因此已很少使用。例如，在一些国家，氟甲睾酮偶尔被用于治疗晚期乳腺癌，但在英国或美国却没有被批准使用（因可能被滥用于合成类固醇，氟甲睾酮是一种受管制的药物）。因此，这里不再进一步介绍雄激素药物。

8.5.2　雌激素治疗

雌激素本身由于其副作用而很少用于治疗前列腺癌，但雌激素药物如己烯雌酚（DES）和炔雌醇已被批准用于此适应证。它们通过负反馈机制抑制下丘脑 – 垂体系统来发挥作用。这导致垂体分泌的黄体生成素下降，及睾丸的睾酮合成减少（图 8.24）。如果没有其他选择，雌激素偶尔也被用于治疗绝经后女性的乳腺癌。

己烯雌酚（DES）和炔雌醇是用于前列腺癌治疗的主要雌激素药物，详细介绍如下。应该注意的是，它们并不是一线治疗药物，往往是用于在所有其他治疗策略失败后的姑息治疗。这两种药物的副作用都与男性相关，较为常见且与剂量相关（例如静脉和动脉血栓形成、恶心、液体潴留、女性化、阳痿和男性乳房发育）。在过去，己烯雌酚也被用于治疗绝经后女性的乳腺癌，但可能导致出血、高钙血症和骨痛等副作用。由于现在已有更加特异性的治疗方式，所以很少再用于此适应证。与其他雌激素不同，炔雌醇是最有效的雌激素生成剂，因为它在肝脏中代谢缓慢，因此半衰期更长。

还有多种其他的雌激素药物，但它们主要被用于与女性雌激素缺乏有关的非癌症疾病（例如阴道萎缩、更年期症状、骨质疏松症），这里不再进一步讨论。

8.5.2.1　己烯雌酚（DES）

己烯雌酚（DES，也被称为 DHS 或 stilbestrol）（图 8.46）是一种合成的非甾体雌激素，于 1938 年由 Leon Golberg 合成，他是牛津大学（英国）Dyson Perrins 实验室 Sir Robert Robinson 小组的研究员。己烯雌酚于 1939 年被引入医疗用途。这项研究是由英国医学研究委员会（MRC）资助的，该委员会当时有一项政策，即不为使用公共资金发现的新药物申请专利。因此，由于 DES 没有获得专利，它最终被全球 200 多家不同的制药公司仿制生产。

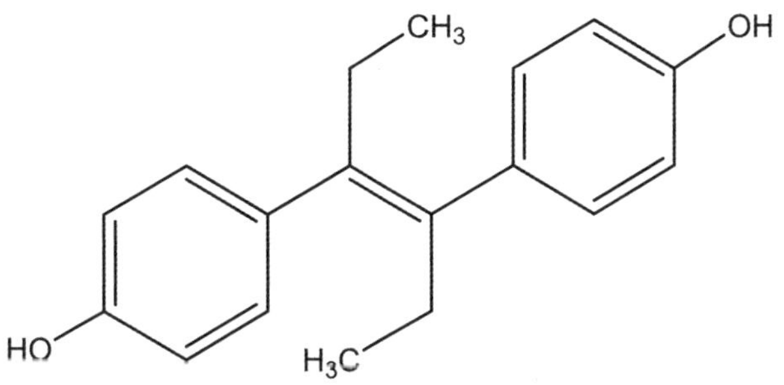

图 8.46　**己烯雌酚（DES）的结构式。**

与雌二醇相比，DES 具有更优越的口服生物利用度，对代谢具有更强的抵抗力，对肝脏、子宫等某些器官有更大的影响。然而，它导致血栓、心血管问题和包括出生缺陷在内的多种其他副作用的风险也增加，其中也包括致畸的风险。尽管如此，DES（5mg 片剂）在 1941 年被美国 FDA 批准用于萎缩性和淋病性阴道炎，抑制产后泌乳以防止乳房充血，及治疗更年期症状。然而从 DES 被发现的早期开始，就因其毒性而备受争议。此外，当抗生素青霉素可用时，己烯雌酚在淋病性阴道炎这一适应证中的使用减少。目前在英国 NICE 只推荐它用于治疗绝经后女性的乳腺癌。

从药物化学的角度来看，DES 的结构是很有趣的，其两个乙基和两个酚类取代基排列在中心双键周围，成为类似于雌激素抑制剂他莫昔芬的甾体四环系统。

DES 已不在前列腺癌中使用，因为它可能导致心血管并发症，包括血栓栓塞以及其他副作用，如男性女性化、钠潴留伴水肿和黄疸等。

然而，如果没有其他可用的治疗方案，DES 偶尔也在前列腺癌中使用，剂量为每日 1～3mg。对于乳腺癌，以高剂量每天 10～20mg 使用。在妊娠的前 3 个月应避免使用 DES，因为高剂量与阴道癌、泌尿生殖系统异常、女性后代的生育能力降低以及男性儿童尿道下裂（尿道出生缺陷）的风险增加有关。

导致出生缺陷的风险一直是使用 DES 的一个主要问题，特别是在研究表明人类可通过多种途径接触这种物质，如通过牛饲料以及通过药物治疗从膳食摄入。在 1940—1971 年，人们错误地认为 DES 可降低妊娠并发症和流产的风险，因此将 DES 用于孕妇。然而，自从 1971 年，研究显示 DES 可能导致母亲所分娩的女童和女性发生罕见的阴道肿瘤（透明细胞癌），FDA 撤销了对孕妇使用 DES 的批准。此后的随访研究表明，DES 有可能在暴露者（通常被称为"DES 儿子"或"DES 女儿"）的一生中引起各种其他严重的不良医疗并发症。因此，在美国，国家癌症研究所建议服用 DES 的母亲所分娩的女性定期接受医疗检查，以筛查药物引起的并发症。

DES 口服吸收良好，女性常见的副作用包括乳房异常、骨痛、宫颈黏液增加、高钙血症、子宫紊乱和撤退性出血。在男性中，可发生女性化、男性乳房发育、睾丸萎缩和勃起功能障碍。其他可能发生在男女人群中的副作用包括恶心和呕吐、头痛、钠和液体潴留、高血压、抑郁、皮肤病变（例如结节性红斑）、胆石症和血栓形成的风险增加。由于已知的对胎儿发育的影响，在整个治疗过程中强制避孕。

最后，值得注意的是，著名的密码学家、计算机科学和可编程计算机的创始人，二战期间领导了英国布莱切利公园（Bletchley Park）的研究，制造了"超级智能"的艾伦·图灵（Alan Turing），他在 20 世纪 50 年代早期被迫服用 DES，以诱导化学阉割作为对同性恋的惩罚性"治疗"以替代监禁。

8.5.2.2　炔雌醇（EE）

炔雌醇（EE，17α- 乙炔雌二醇）是 E2（人体主要内源性雌二醇基因）的 17α- 乙炔基类似物，是第一种获批的口服活性半合成类固醇（图 8.47）。其口服吸收良好，在肝内代谢非常缓慢，是可用的最有效的雌激素。C17－乙基提供了对代谢失活的抗性，正是这一发现为每日口服避孕药的开发铺平了道路。炔雌醇于 1938 年由柏林先灵制药的研究人员合成，并于 1943 年获得 FDA 批准，商标名为 Estinyl™，但该产品已于 2004 年停产。它现在作为一种非专利药物广泛使用。

它的作用原理是模拟雌激素与雌激素受体复合物结合，进入细胞核后与 DNA 结合，并激活参与雌激素细胞反应基因的转录。它还可抑制附睾组织中的 5α- 还原酶，从而降低睾酮水平，而正是这种效应被认为有助于延缓前列腺癌的进展。炔雌醇还可预防骨质疏松。在动物模型中，该药物的短期治疗已被证明可通过妊娠期引入的抗癌效应而提供长期抗乳腺癌作用。

在英国，NICE 推荐炔雌醇用于前列腺癌的姑息治疗，雌激素缺乏症状的短期治疗，预防其他药物不能使用时的骨质疏松症以及治疗女性性腺功能减退和月经失调。它也被用于一些联合激素避孕配方和激素替代疗法。

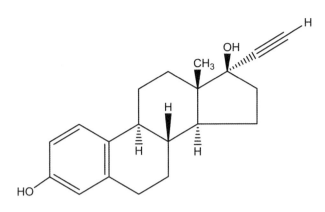

图 8.47 **炔雌醇（EE）的结构式。**

炔雌醇在小肠吸收良好，口服约 2 小时后可达到血清峰值。炔雌醇的主要副作用是胃肠道症状（例如恶心、呕吐）、电解质失衡和液体潴留、头痛、高血压、情绪改变、皮肤反应（例如结节性红斑）、血栓形成和胆囊结石。在接受前列腺癌治疗的男性中，主要应关注心血管不良反应、钠潴留伴水肿、血栓栓塞、女性化、阳痿和乳房发育。在避孕女性中，主要担心心肌梗死和子宫内膜癌。有趣的是，女性用于非癌症目的的透皮制剂比天然产生的 17β- 雌二醇有更大的导致静脉血栓栓塞的风险，其原因被认为是由于吸收后肝脏代谢的差异。

值得注意的是，EE 从 20 世纪 60 年代开始用作避孕药，并且今天仍在多种联合避孕药中。EE 是目前最常用的类固醇之一，多年来，它在多种口服避孕药中的含量从每天 100μg 下降到每天 10μg，这也反映了它的效力变化。

8.5.3 孕激素治疗

孕激素药物，如醋酸甲羟孕酮（Provera ™）、醋酸甲地孕酮（Megace ™）和炔诺酮（Primolut N ™，Utovlan ™）已被用于治疗对激素有反应的晚期乳腺癌、前列腺癌、肾细胞癌和子宫内膜癌，以及子宫内膜增生（子宫内膜腺癌的前期）。然而近年来，由于有更好的治疗选择，它们在乳腺癌和肾细胞癌中的应用有所减少，而且现在很少用于治疗前列腺癌。已酸孕酮（Depstat ™）过去被用于子宫内膜癌，但现在仅在除美国和英国外的少数国家用于这一适应证。下文将更详细地介绍这些药物。

这些孕激素的确切作用机制尚不清楚，可能涉及对肿瘤细胞的直接作用（例如直接细胞毒性、激素代谢改变、雌激素受体水平抑制等）和间接的内分泌效应（抑制血浆硫酸雌酮的形成和肾上腺雄激素的产生）。对于子宫内膜癌，有离体和在体研究的良好证据表明，孕激素可以直接减缓子宫内膜癌细胞的生长。

这些药物的副作用通常是轻微的，包括胃肠道紊乱（例如恶心）、心血管症状（高血压、心悸、充血性心力衰竭）、抑郁、液体潴留、脱发和性功能障碍。此外，对于糖尿病患者，孕激素会增加血糖水平，但很少会导致严重的血栓形成。

还有多种其他已获批的孕酮类药物，包括地诺孕素（用于子宫内膜异位症）、去氧孕烯炔雌醇、依托孕烯和左炔诺孕酮（用作避孕药的组成部分）和孕酮（用于不孕症治疗、经前综合征、产后抑郁症和激素替代疗法）。这里不再进一步讨论这些药物。

8.5.3.1 醋酸甲羟孕酮

醋酸甲羟孕酮（Provera ™），也称为 17α- 羟基 -6α- 甲基孕酮醋酸酯，有时缩写为 MPA，是孕酮的合成甾体类似物（图 8.48）。它在 1956 年由 Upjohn 公司（现在的 Pharmacia）和日本先达独立发现，并于 1958 年首次报道。从 1961 年起，它受到了（当时的）Upjohn 公司和 Farmitalia 公司的专利保护，现在辉瑞公司以片剂（Provera™）和长效注射剂（Depo-Provera™）两种形式销售，但现在也有仿制药。MPA 是一种比母体分子（甲羟孕酮）更有效的无醋酸基衍生物。

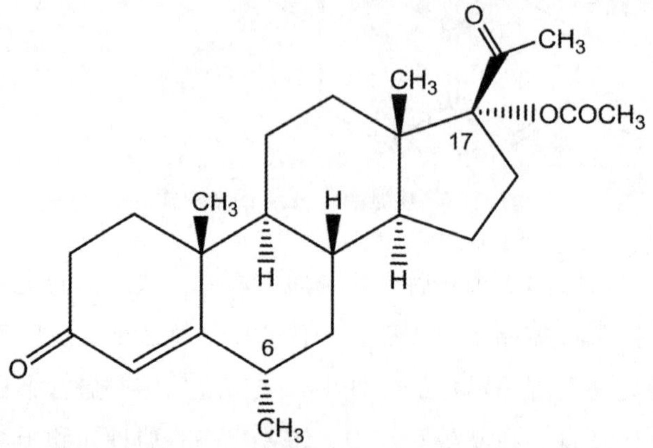

图 8.48　醋酸甲羟孕酮（Provera™）的结构式。

　　醋酸甲羟孕酮既往的主要用途之一是与其他类固醇联合使用作为口服避孕药。它也被用于激素替代疗法和子宫内膜异位症的治疗，目前在肿瘤治疗中也有使用。因为自然产生的孕激素不能口服（在微量化配方工艺发明之前），与其他孕激素一样，MPA 最初是专门为口服避孕目的而开发的。

　　从药理学的角度来看，MPA 可发挥多种作用机制。例如，已知它可作为孕酮、雄激素和糖皮质激素受体的激动剂发挥作用，分别以约 0.01nmol/L、1nmol/L 和 10nmol/L 的 EC_{50} 值激活它们。MPA 十分有效，尽管 EC_{50} 值相差达三个数量级，但在使用相对高剂量时，它很可能刺激孕酮、雄激素和糖皮质激素受体。有趣的是，MPA 对雌激素受体（ER）和盐皮质激素受体（MR）的亲和力并不强。其激活 PR 和 AR 受体的内在活性至少分别相当于孕酮和双氢睾酮（DHT），这表明它是这些受体的完全激动剂。除直接作用于类固醇受体外，足够大剂量 MPA 还可抑制下丘脑 - 垂体 - 性腺轴（HPG）和下丘脑 - 垂体 - 肾上腺轴（HPA），导致促肾上腺皮质激素（ACTH）、皮质醇、促性腺激素、雄激素和雌激素水平以及性激素结合球蛋白（SHBG）水平显著降低。HPG 轴的下调可能与垂体中 PR 和 AR 的激活有关。

　　在肿瘤治疗领域，MPA 被英国 NICE 推荐用于治疗乳腺癌、子宫内膜癌和肾细胞癌，以及对抗男性前列腺癌中长期雄激素抑制引起的潮热。它也被推荐用于治疗功能失调性子宫出血、痛经、轻中度子宫内膜异位症、雌激素 HRT 的孕激素拮抗作用以及用于女性避孕。在男性中，MPA 还被用于治疗良性前列腺增生（BPH），用于变性医学，以及（以长效注射的形式）用于化学治疗性犯罪者。它也被用作男、女性癌症患者的姑息性食欲刺激剂。

　　MPA 口服吸收良好，血液水平在 2～4 小时后达到峰值，半衰期为 12～17 小时。它也可以缓释形式给药（Depo-Provera™），通过深层肌肉注射（通常选择臀肌），半衰期可达 40～50 天。与大多数孕激素一样，MPA 的副作用包括胃肠道紊乱、心血管异常（例如高血压、心悸、充血性心力衰竭）、抑郁、液体潴留、乳房反应、月经周期不规律、脱发、性功能障碍、皮肤反应和体重变化。除了这些一般的不良反应外，与 MPA 相关的糖皮质激素作用在更高剂量下可导致库欣综合征。此外，较少患者可发生视力障碍，如视网膜血栓形成，在这种情况下，治疗应立即停止。因可能会发生胎儿生殖器畸形，在受孕或妊娠期间应避免使用醋酸甲羟孕酮。

8.5.3.2 醋酸甲地孕酮（Megace™）

醋酸甲地孕酮，缩写为 MGA 或 MA，不同于醋酸甲羟孕酮（Provera™），只在 C6- 碳上存在双键，从而导致该位置甲基失去的立体化学特性（图 8.49）。醋酸甲地孕酮通常被认为是"第一代"黄体酮，在 1959 年首次被报道。同年由 British Drug Houses 的 Searle 获得专利，1968 年由 Syntex 获得专利。

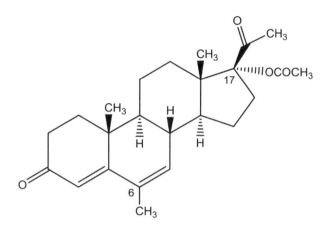

图 8.49　醋酸甲地孕酮（Megace™）的结构式。

醋酸甲地孕酮现在由博士伦英国有限公司以片剂和口服液形式销售，但也有仿制药。过去常与其他类固醇联合作为口服避孕药使用，但现在主要用于乳腺癌和子宫内膜癌的姑息性治疗。

醋酸甲地孕酮作为孕酮受体(PR)的强效激动剂，在适当剂量下产生强大的抗雄激素和抗雌激素作用，导致男性和女性循环中的雄激素和雌激素水平降低（至去势水平）。与甲羟孕酮一样，它也可下调下丘脑 – 垂体 – 性腺（HPG）轴，导致性激素及其相关酶载体（如性激素结合球蛋白）和受体水平降低。醋酸甲地孕酮通过抑制下丘脑 – 垂体 – 肾上腺轴介导的抗雄激素和抗雌激素作用被认为是其分别对雄激素和雌激素敏感的癌症产生有益作用的原因。醋酸甲地孕酮也是一种高亲和力的弱 AR 部分激动剂 / 拮抗剂，它与 AR 的亲和力较 PR 略低（约 75%）。值得注意的是，在剂量高达每日 1600mg 的情况下，在男、女患者中均未观察到醋酸甲地孕酮的雄激素副作用，并且该药物对 ER 没有显著的亲和力。此外与传统的抗雄激素药物（如醋酸环丙孕酮和氟他胺）不同，醋酸甲地孕酮间接介导的雌激素副作用（如男性乳房发育）的风险相对较小。这是因为传统的抗雄激素只能抑制雄激素活性，而雄激素和雌激素活性通常是成反比的，导致雌激素水平升高，而醋酸甲地孕酮可同时抑制雄激素和雌激素水平。醋酸甲地孕酮也是一种糖皮质激素受体激动剂，与 PR 和 AR 受体具有相似但较低的亲和力。

在英国，醋酸甲地孕酮被 NICE 推荐用于治疗乳腺癌。然而，在其他国家，它也被用于治疗子宫内膜癌和前列腺癌，并作为一种食欲兴奋剂用于各种疾病。对于恶病质（食欲不振）癌症患者，它被用于促进体重增加。醋酸甲地孕酮增强食欲的机制尚不清楚，但已知其可诱导多种下游生化变化，包括刺激下丘脑神经肽 Y 的释放，调节下丘脑腹内侧钙通道，抑制促炎细胞因子（如 TNF-α、IL-1α、IL-1β 和 IL-6）的分泌，所有这些均与食欲增强有关。醋酸甲地孕酮也以相对较低的剂量（5mg）与雌激素联合用于避孕。

醋酸甲地孕酮可引起与其他孕激素类似的副作用，包括胃肠道紊乱（例如恶心、呕吐、腹泻、便秘、体重增加）、虚弱、脱发、肾上腺机能不全、液体潴留、阴道流血、高血压、高血糖、嗜睡、月经过多、库欣综合征、糖尿病、血栓形成、高钙血症、水肿、皮肤反应和肿瘤暴发。已知它有导致胎儿发育异常的风险，禁止在受孕或妊娠期间使用。

8.5.3.3 炔诺酮（Primolut N™, Utovlan™）

炔诺酮，也称为17α-乙炔基-19-去甲睾酮，是第一种强效口服孕激素，由美国墨西哥城 Syntex 公司的 Carl Djerassi 及其同事于 1951 年合成（图 8.50）。1954 年至 1958 年在化学和专利的文献报道，1957 年首次作为单独的药物用于医疗，1963 年与雌激素联合作为避孕药使用。它有时被称为第一代孕激素，是首个被使用的三种获准临床使用的口服避孕药的同类药物。两个最知名的炔诺酮品牌 Primolut N™和 Utovlan™现在分别由拜耳和辉瑞销售，不过也有多种仿制药。为类似的适应证开发了相关酯质物（醋酸炔诺酮）。

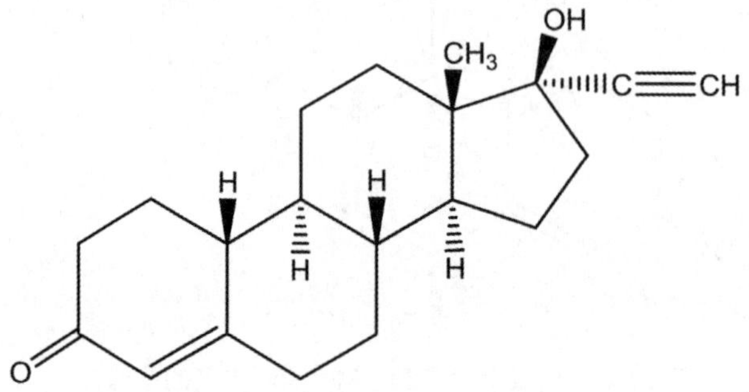

图 8.50　**炔诺酮（Primolut N™，Utovlan™）的结构式。**

与本节中介绍的其他孕激素药物一样，炔诺酮通过模仿孕酮发挥作用。它是一种孕激素受体的激动剂，高剂量下也具有微弱的雄激素和雌激素活性，没有其他显著的激素活性。在英国，炔诺酮被 NICE 推荐用于治疗乳腺癌、子宫内膜异位症和功能失调性子宫出血（例如痛经、月经延迟和避孕）。

炔诺酮的生物利用度为 64%，半衰期为 7 小时。该药物的副作用与本节中介绍的其他孕激素相似，但在用于非避孕目的的剂量水平下很常见，月经周期不规则、乳房压痛、恶心、体重增加、头晕、头痛、超敏反应、多毛和皮肤反应（如痤疮）。据报道，在较高剂量水平下，可导致女性胎儿的男性化和其他出生缺陷，因此在治疗期间需要避孕。

8.5.3.4 己酸孕酮

己酸孕酮（Depostat™, Primostat™）也被称为己酸孕醇或去羟基孕酮，是 17α-羟基孕酮的己酸酯衍生物（图 8.51）。它与本节中介绍的其他孕激素具有类似的活性，但它在肿瘤治疗中的应用目前仅限于在少数国家用于治疗子宫内膜癌和良性前列腺增生。在美国和英国，它已不再用于肿瘤治疗。

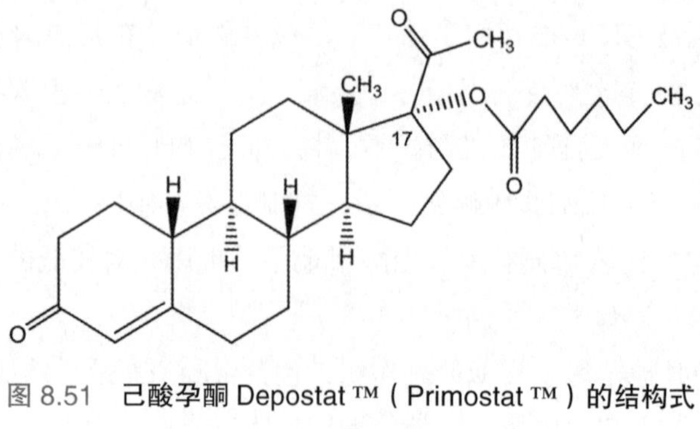

图 8.51　**己酸孕酮 Depostat™（Primostat™）的结构式**

该药物于 1960 年由（当时的）先灵葆雅公司申请专利，并于 1969 年首次出现在化学文献中。1965 年，它被 FDA 批准用于一系列与孕激素相关的适应证，并以 Delalutin ™的商品名由斯奎布公司上市。1970 年，针对晚期子宫体腺癌的额外适应证，提交了补充新药申请。尽管该药物于 1999 年退出在美国上市，但 FDA 批准了 Makena ™的配方（之前命名为 Gestiva ™），用于在有早产病史的女性中预防早产。孕酮过去在欧洲被广泛使用，目前在包括捷克共和国、日本、墨西哥和俄罗斯在内的一些国家仍被用于治疗良性前列腺肥大和子宫内膜癌。

己酸孕酮是一种长效的纯孕酮受体激动剂，对任何其他甾体受体都没有影响，也没有致畸作用。在动物中的生物测定中，它的效力大约是孕酮或己酸羟基孕酮的 20 ～ 25 倍。

该药肌肉注射，通常每周 1 次，副作用包括葡萄糖耐量恶化、男性性欲下降和注射部位反应。值得注意的是，Mekena ™肌肉注射制剂中含有的蓖麻油被怀疑具有致畸作用。

多年来，许多临床试验调查了己酸孕酮对其他肿瘤的潜在活性，包括乳腺癌和卵巢癌，其适应证包括月经周期相关疾病和激素替代疗法，以及收缩子宫。但它在这些领域都没有取得进展。

8.6 米托坦

米托坦（图 8.52）以 Lysodren ™的商标销售，是一种类固醇生成抑制剂和细胞抑制剂，被批准用于治疗晚期或不能手术的肾上腺皮质癌。它也用于治疗库欣综合征，既往由百时美施贵宝上市，但由于需要它的患者数量较少，目前作为孤儿药由英国 HRA 制药公司生产。米托坦于 1960 年被引入医学使用，它有一个简单而有趣的化学结构。米托坦是被禁止的杀虫剂 DDT 的衍生物，DDT 和类似的有机氯化合物由于与雌激素的三维结构相似而具有雌激素活性，米托坦和 DDT 均可引起类似的肾上腺萎缩。

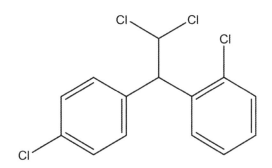

图 8.52 米托坦（Lysodren ™）的结构式。

在英国，米托坦被 NICE 推荐用于晚期或不能手术的肾上腺皮质癌的对症治疗。它主要用于那些手术切除后肿瘤仍持续存在的患者，以及那些转移性或不适合进行手术的患者。它也被兽医用于治疗狗的垂体依赖性库欣综合征。

在本章介绍米托坦是因为它是一种类固醇生成抑制剂，不过它可能通过多种其他机制发挥作用。例如它可以改变类固醇在外周的代谢，也可以直接抑制肾上腺皮质，从而改变可的松的代谢，导致低皮质醇血症。研究表明，它可以改变人类皮质醇在肾上腺外的代谢，导致 17- 羟糖皮质激素的减少，6β- 羟基皮质醇的形成增加，而血浆糖皮质激素水平一般不会下降。其他研究表明它可以抑制多种代谢酶，包括胆固醇侧链裂解酶（P450scc，CYP11A1）、3β- 羟基类固醇脱氢酶（3 β –HSD）、11β- 羟化酶（CYP11B1）和 18- 羟化酶（醛固酮合酶，CYP11B2）。总的来说，米托坦具有适当的选择性，因为在适当的剂量下，它会引起肾上腺皮质的抑制而无细胞死亡。

米托坦被批准作为治疗药物部分依据是 2007 年的一项纳入 177 例患者的临床试验，试验表明与单独手术相比，术后接受米托坦治疗可以显著延长患者的无复发间期。在临床研究中，米托坦被证明具有 40% 的生物利用度，6% 与蛋白结合。

"疾病晚期每天给予米托坦最多 6g，分 2 ～ 3 次口服，确切的剂量取决于对患者的反应和毒性。"如果没有获得足够的缓解，通常在 3 个月后停止给药。该药常见的副作用包括胃肠道症状（例如黏膜炎、恶心、腹泻、呕吐、厌食症）、神经毒性（例如肌肉无力、认知功能障碍、共济失调、虚弱）、内分泌功能障碍（例如肾上腺功能不全、性腺功能减退、男性乳房发育）、肝脏病变（例如高胆固醇血症、高甘油三酯血症）、血液系统病变（例如白细胞减少、血脂异常、血小板减少、贫血）、皮疹和关节痛。由于米托坦可引起明显的肾上腺抑制，有时有必要启动皮质类固醇替代治疗，特别是在感染、创伤或休克的情况下。最后，由于米托坦的潜在遗传毒性，在整个治疗过程中都需要避孕。

8.7　硫酸酯酶抑制剂

尽管上面介绍的一些内分泌疗法（例如他莫昔芬和芳香化酶抑制剂）可对激素敏感的乳腺和子宫内膜肿瘤有显著作用，但在许多女性患者中会出现耐药性后复发或进展，是这类治疗的主要限制因素。因此，研究人员继续寻找新的内分泌疗法，通过新的作用机制，以规避耐药性的发生。

在发生于绝经后女性的乳腺癌中，约 70% 依赖雌激素生长，因此内分泌治疗可能有效。例如，芳香化酶抑制剂通过阻止产生雌激素来发挥作用。目前，如果一名患有局部晚期或转移性乳腺癌的女性患者在这种情况下出现进展，可以换用另一类芳香化酶抑制剂治疗。这是因为癌细胞可以对一类芳香化酶抑制剂产生耐药性，但可能对其他类别的芳香化酶抑制剂仍然敏感。然而，雌激素在体内通过两种途径生成，而芳香化酶抑制剂只阻断依赖芳香化酶的途径（图 8.53）。

一种替代途径涉及硫酸酯酶，它可以分别从硫酸脱氢表雄酮和硫酸雌酮中产生脱氢表雄酮和雌酮，两者都可作为中间产物生物合成雌二醇。这两种硫酸酯酶途径都与内分泌抵抗有关，因此硫酸酯酶抑制剂被认为是芳香化酶抑制剂的一种潜在可行的替代药物。尽管迄今为止尚无硫酸酯酶抑制剂获得批准，但一些实验药物已经到达临床试验阶段，取得了令人鼓舞的结果。下面介绍一个例子：irosustat。

硫酸酯酶抑制剂的第一个例子是可口服的不可逆类固醇硫酸酯酶抑制剂 irosustat，也称为 STX64、BN83495，667 Coumate 或 oristusane（图 8.54），分别由巴斯大学（英国）和伦敦帝国理工学院的 Barry Potter 和 Mike Reed 发现。它由 Sterix 有限公司进一步开发，在 2004 年被益普生收购。

从药物化学的角度来看，irosustat 的体积较小，结构简单，可口服。构效关系（SAR）研究表明 7 ～ 11 个原子使庚烯环增大增加了其抑制能力，这些扩展环结构的类似物在离体对硫酸酯酶抑制剂敏感的 JEG-3 细胞的 IC_{50} 的浓度值在 0.015 ～ 0.025nmol/L 范围内。其他的化学修饰，如磺胺酸基团的 N，N-二甲基化，将其重新定位到另一个位置或添加侧翼取代基，可明显降低或完全抑制其活性。同样，喹啉和其喹啉 −2（1H）衍生物的活性较低或不活跃。

益普生在 ER+ve 局部晚期或转移性乳腺癌的绝经后女性中进行了一项临床试验，这些女性患者经芳香化酶抑制剂治疗不能控制病情。除芳香化酶抑制剂之外，患者还接受了每日 1 次的 irosustat 治疗。该药物在 I 期试验中具有良好的耐受性，并已进入大量临床试验，包括欧洲子宫内膜癌的 II 期单药治疗试验以及转移性乳腺癌和前列腺癌的进一步 I / II 期试验。然而，单药治疗试验期间的结果分析表明无法达到主要临床终点（接受治疗超过 6 个月的患者无进展）。因此，益普生在 2011 年宣布停止 irosustat 单药研发，但将继续关注长期联合试验的结果，不过在撰写本文时这些研究尚未获得批准。

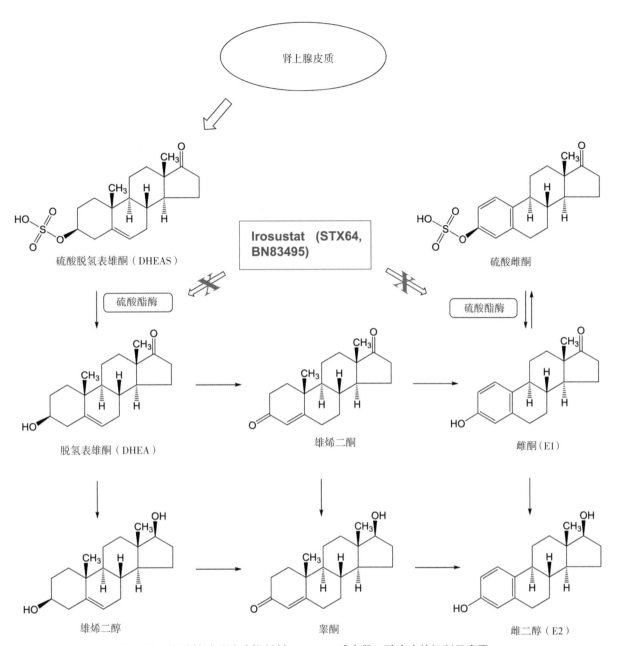

图 8.53　实验性硫酸酯酶抑制剂 irosustat 减少雌二醇产生的机制示意图。

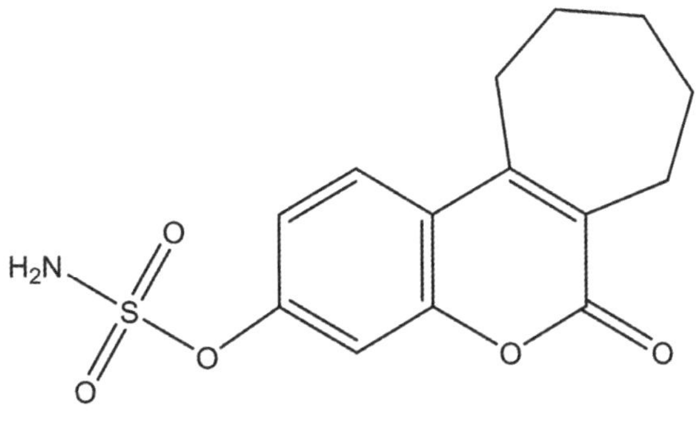

图 8.54　实验性不可逆硫酸酯酶（STS）抑制剂 irosustat（也称为 STX64、BN83495、667 Coumate 或 oristusane）的结构式。

8.8 结论

内分泌疗法起源于早期在动物和人类中观察到切除卵巢或睾丸可分别减缓乳腺和前列腺肿瘤的生长。这导致了抗雌激素和抗雄激素疗法的发展，从而避免了手术切除这些器官。这些内分泌疗法现在是临床医师治疗激素依赖性乳腺癌、子宫内膜癌、卵母细胞癌、睾丸癌和前列腺癌以及各种神经内分泌肿瘤的重要组成部分。虽然不能治愈，但在最终发生耐药和肿瘤进展之前，它们可以在较长时间内很好地缓解一些患者的症状。

目前，因为现有疗法有效，相对安全且成本低廉，这是一个成熟的癌症治疗领域。多种药物现已出专利期，可获得仿制药。因此，制药公司在这一领域开发新疗法的兴趣相对较低，研究人员更倾向于使用他们的资源开发可用于"精准医学"方法的新型靶向治疗（见第 6 章和第 7 章）上述硫酸酯酶抑制剂是近期内分泌治疗领域创新的一个相对罕见的代表。然而，经过多年的研究还没有一种药物达到批准阶段，限制了在这一领域的进一步研究。

第9章 免疫调节疗法

9.1 引言

免疫调节疗法包括多种方法，如基于蛋白质、小分子、抗体和疫苗的疗法，以及通过提取人体细胞进行基因工程和再输注而产生的基于细胞的疗法。自现代医学诞生以来，人们就一直在尝试使用免疫疗法治疗癌症，在过去的几十年里，尝试了多种不同的方法，但取得的成功有限。多年临床实践表明，黑色素瘤和肾癌已经显示出对免疫靶向生物制剂的全身给药产生反应，并能够对某些治疗性疫苗产生反应。这些现象支持了长期以来的观点，即黑色素瘤和肾癌可能具有独特的免疫原性，但其他类型肿瘤可能不适用于免疫疗法。然而，近期观察到基于抗体的检查点抑制剂在某些类型的癌症（例如非小细胞肺癌）中有着显著且持久的作用，对上述观点形成了挑战。为开发针对其他类型肿瘤的免疫疗法提供了参考。

临床医生和研究人员对这些最新进展表现出极大的兴趣有两个原因。首先，尽管过去 20 年来在激酶抑制剂等靶向药物的开发方面取得了重大进展，但这些药物作用于特定的蛋白质或受体，在治疗开始时可能效果很好，但随着肿瘤细胞的迅速发展，可通过突变改变这种特定的蛋白质或受体并产生耐药性。免疫系统参与的优势是，它能够发现并杀灭新出现的变异耐药性细胞。更重要的是，免疫系统具有记忆功能，如果同类型肿瘤细胞多年后再次出现，它应该能够识别并杀灭它们。

与其他癌症治疗一样，免疫疗法和生物制剂可能会引起多种明显的副作用，这些副作用因人而异。主要不良反应是对含有蛋白质或糖蛋白的产品过敏，以及发生严重过敏反应的可能性。还可能引起类似流感的症状，包括发热、寒战、恶心和食欲不振。

本章主要分为四个部分：细胞因子、疫苗、过继细胞疗法和小分子免疫调节剂。第一部分包括多样化且不断增长的疗法，包括干扰素、白细胞介素和粒细胞 – 巨噬细胞集落刺激因子。第二部分介绍已开发的预防性和治疗性疫苗。第三部分讨论过继性细胞抗癌疗法。最后一部分介绍小分子免疫调节剂。

9.2 细胞因子

细胞因子（cytokines）（来自希腊语，Cyto 代表细胞，Kines 代表运动）是一类对细胞信号转导很重要的小蛋白和糖蛋白（5 ~ 20kDa），包括干扰素、白细胞介素、淋巴因子、趋化因子和肿瘤坏死因子，但不包括激素和生长因子（尽管有一些术语相似）。细胞因子也称为生物反应调节剂（BRM）。在这一领域的研究仍然非常活跃，未来可能会开发出更多基于这种策略的抗癌疗法。

这些蛋白质和糖蛋白对于维持健康非常重要，参与各种疾病的过程。例如，它们参与免疫反应、炎症、癌症、败血症、创伤、生殖以及宿主对感染的反应。几乎所有有核细胞，特别是内皮细胞、上皮细胞以及定居的巨噬细胞（许多靠近与外部环境的界面），都是细胞因子的有效产生者，产生如白细胞介素（例如 IL-1 和 IL-6）和组织坏死因子（例如 TNF-α）。

细胞因子由细胞特异性释放，对体内其他细胞产生影响，并可参与自分泌信号传导。在体内，它们由多种细胞产生，包括巨噬细胞、B 淋巴细胞、T 淋巴细胞和肥大细胞等免疫细胞，以及成纤维细胞、内皮细胞和各种基质细胞。一种细胞因子可以由一种以上类型的细胞产生。它们通过受体发挥作用，在免疫系统的调节中发挥重要作用，调节体液免疫反应和细胞免疫反应之间的平衡，并调节特定细胞群的生长、成熟和反应性。一些细胞因子通过复杂的抑制和反馈机制增强或抑制其他细胞因子的作用。

激素也是重要的细胞信号分子，但与细胞因子不同，因为激素的循环浓度变化幅度要低得多，并且是由特定类型的细胞产生的（例如，来自胰腺 β 细胞的胰岛素）。激素的循环浓度为纳摩尔（10^{-9}mol/L）水平，通常变化不到 10 倍数量级；而某些细胞因子（例如 IL-6）的循环浓度为皮摩尔（10^{-12}mol/L）水平，但在创伤或感染期间可增加至 1000 倍。

第一个被发现的细胞因子是 α 干扰素（一种 1 型干扰素），于 1957 年被确定为一种干扰病毒复制的蛋白质。1965 年又报道了 γ 干扰素（2 型干扰素的唯一成员），它是第一个被确定的淋巴细胞衍生的介质。1966 年发现了巨噬细胞迁移抑制因子（MIF）。1969 年，术语"淋巴因子"被用来描述淋巴细胞分泌的蛋白质，"单核因子"被用来描述巨噬细胞和单核细胞分泌的蛋白质。随着研究深入，研究人员意识到这些相关蛋白质是自我防御中的一类更广泛的蛋白质的一部分，因此"细胞因子"这个总称诞生了。尽管在某些领域，这些术语仍然令人困惑，但细胞因子现在一般被称为"免疫调节剂"。并且普遍认为需要做更多的工作来正确定义和命名细胞因子和激素的各个家族。

区分细胞因子和激素的部分挑战是细胞因子的一些免疫调节作用是全身性的而不是局部的。假设使用描述激素的术语来描述细胞因子，细胞因子的作用在趋化性或趋化作用中可以是自分泌或旁分泌，但作为致热原时是内分泌的。定义和命名中的另一个问题是细胞因子不仅限于免疫调节作用。根据细胞因子的作用靶标、假定功能以及分泌的细胞类型，细胞因子也可分为白细胞介素、趋化因子和淋巴因子。众所周知的名称包括淋巴因子（由淋巴细胞产生）、单核因子（仅由单核细胞产生）、通过抗病毒反应产生的干扰素、促进半固体培养细胞生长的集落刺激因子（支持细胞生长的因子）和趋化因子［介导细胞之间化学吸引（趋化性）的蛋白质］。

9.2.1　干扰素

干扰素（IFN）是一类信号蛋白，由宿主细胞合成并释放，以应对细菌、病毒、寄生虫等病原体的感染或与肿瘤细胞的接触。例如，被病毒感染的细胞会释放干扰素，从而刺激邻近细胞增强其抗病毒防御能力。干扰素归属于细胞因子这一大类蛋白质，细胞因子是用于细胞间通信的信号蛋白，可触发免疫系统帮助根除病原体。干扰素是第一个在实验室合成的用于治疗癌症的细胞因子。其主要有三种形式：α、β 和 γ。

"干扰素"这个名字来源于它们通过来"干扰"病毒复制保护细胞免受病毒感染的能力。干扰素还具有其他功能，包括激活免疫细胞（例如自然杀伤细胞和巨噬细胞）以及通过增强主要组织相容性复合体（MHC）抗原的表达来上调抗原呈递以增强宿主防御。一些感染症状，例如流感样症状（发热和肌肉疼痛），是由干扰素和其他细胞因子引起的。在使用干扰素治疗癌症方面，有一些证据表明其可以改善免疫系统对癌细胞的反应方式。除此之外，干扰素还可以对肿瘤细胞产生直接作用，减缓生长或促进分化为具有正常行为的细胞。

第一个干扰素是由英国国家医学研究所的科学家于 1957 年发现的。他们的发现具有挑战性，因为干扰素是一种糖蛋白，仅在病毒感染时被诱导，并且通常仅在产生干扰素的物种中有效。最初仅对其抗病毒活性进行了研究，直到 1981 年，南斯拉夫的临床医生发现将人干扰素制剂直接注射到肿瘤后，头颈癌的病情得到了显著改善，甚至完全缓解。尽管这一发现引起了研究者的强烈兴趣，但开发任何形式用于临床治疗的干扰素都经历了很长的时间，主要是难以商业化生产足够数量的纯干扰素。治疗需要相对较大的剂量，并且最初通过人体组织培养方法只能产生微量的不同纯度的药物。在 20 世纪 80 年代初，生产技术取得了重大进展，包括重组 DNA 技术的发展，使得高纯度的生物合成干扰素能够用于临床。

目前已在动物和人类中鉴定出 20 多种不同的 IFN 基因和蛋白质。它们通常分为三类：Ⅰ 型干扰素、Ⅱ 型干扰素和Ⅲ型干扰素，这三类干扰素对于对抗病毒感染和免疫系统调节都很重要。Ⅰ 型 IFN（其中用于癌症治疗的 IFN-α 是其中的一员）与特定的细胞表面受体复合物结合，该受体被称为 IFN-α/β 受体（IFNAR），由 IFNAR1 和 IFNAR2 链组成。人类产生的 Ⅰ 型干扰素包括 IFN-α、IFN-β、IFN-ε、IFN-κ 和 IFN-ω，通常在身体识别到病毒感染时产生。它们由单核细胞和成纤维细胞产生，而 IFN-α 的产生受到另一种细胞因子白细胞介素 10 的抑制。一旦被激活，Ⅰ 型干扰素就会发出产生的分子信号，这些分子可以阻止病毒生产和复制其 RNA 和 DNA。因此，IFN-α 也用于治疗乙型和丙型肝炎病毒感染。IFN-β 用于治疗多发性硬化症而不是癌症。IFN-γ-1b（Immukin™）用于治疗严重的恶性骨硬化症以及慢性肉芽肿病，如下所述。

干扰素 α 与许多传统抗癌药物（如多柔比星、顺铂、长春碱、美法仑和环磷酰胺）的联合用药已在卵巢癌、宫颈癌、结直肠癌和胰腺癌等癌症患者中进行了评估，并取得了可喜的结果。

9.2.1.1 α 干扰素（IFN-α）

α 干扰素（IFN-α）存在于人类血液的白细胞中，是多种蛋白质的混合物，所有蛋白质都具有独特的功能、血清学和结构特征。主要亚型包括 IFN-α1、IFN-α2、IFN-α8、IFN-α10、IFN-α14 和 IFN-α21，其中一些亚型（例如 IFN-α2 和 IFN-α14）是糖基化的。这些蛋白质具有不同的药理活性。例如，IFN-α8 可增强人 B 细胞的增殖并在一定程度上激活 NK 细胞，而 α2、α8 和 α10 亚型是最有效的 NK 细胞激活剂。α2 和 α21 亚型可增强树突状细胞中 IFN-γ 诱导蛋白 10（IP-10）的表达，刺激后者启动免疫反应并诱导趋化因子（例如 IP-10）的表达，从而促进炎症反应。

干扰素 α1 最初用作癌症治疗药物的部分原因是观察到 IFN-α1 可增强 HLA-Ⅱ（人类白细胞抗原Ⅱ）的表达，并且可以在离体直接抑制肿瘤细胞的生长。但其 NK 细胞激活作用较弱，抗病毒活性较低，并且不会诱导 B 细胞增殖或增强 HLA-Ⅰ 或肿瘤抗原表达。另一个潜在的机制是 HLA-Ⅰ 分子的表达增强，这与 IFN-α 介导的记忆型 CD8 细胞的激活以及通过增加细胞毒性 CD8 细胞对病毒感染的细胞和肿瘤细胞的溶解作用相关。

α 干扰素的药物制剂基于天然干扰素 α（IFN-α），天然干扰素 α（IFN-α）是在仙台病毒诱导后从人血液的白细胞中获得的。其包含几种天然存在的 IFN-α 亚型，通过亲和层析纯化而来。IFN-α 含量以每毫升国际单位（IU）表示，该产品在 pH=7.2 的等渗磷酸盐缓冲溶液中配制，并补充人白蛋白。尽管药物制剂有时使用与内源性蛋白质相同的拼写并被标记为 "干扰素 alpha"，但它们应该被命名为 "干扰素 alfa"（"alfa" 与 "f" 的拼写），以符合 INN 命名惯例。

在临床实践中，重组 IFN-α 制剂存在 3 种亚型（alfa-2a、alfa-2b 和 alfa-2c）。聚乙二醇干扰素 alfa-2a（商品名为 Pegasys™）被批准用于完全切除的Ⅲ期或Ⅳ期高危黑色素瘤患者的辅助治疗，以及与贝伐珠单抗联合用于 mRCC（alfa-2a 和 alfa-2b）患者的一线治疗、艾滋病相关卡波西肉瘤（alfa-2b）、滤泡性淋巴瘤（alfa-2b）、HCL（alfa-2a、alfa-2b）、慢性粒细胞白血病（费城染色体阳性，alfa-2a）、尖锐湿疣（alfa-2b）以及宫颈和腹膜内肿瘤（alfa-2b）。聚乙二醇干扰素 alfa-2b（商品名为 ViraferonPeg™）被批准用于治疗丙型肝炎。两种皮下或肌肉注射给药的非聚乙二醇化制剂（IntronA™、Roferon-A™）也已获批。α 干扰素的聚乙二醇（"聚乙二醇化"）衍生物由于其聚乙二醇包被而增强了在血流中的持久性，这些产品通常与利巴韦林联合主要用于治疗慢性乙型和丙型肝炎。在一些国家，干扰素 alfa-2a（rbe）也用于局部眼部制剂中，用于治疗眼表鳞状细胞瘤（OSSN）（一种眼癌）。IntronA™含有干扰素 alfa-2b（rbe），被批准用于毛细胞白血病和慢性粒细胞白血病（CML），可作为单一疗法或与阿糖胞苷联合使用，也可用于治疗类癌的淋巴或肝转移、滤泡性淋巴瘤、多发性骨髓瘤的维持缓解以及作为恶性黑色素瘤手术后的辅助治疗。其还被批准用于治疗慢性丙型肝炎。Roferon-A™含有干扰素 alfa-2a（rbe），用于治疗艾滋病相关的卡波西肉瘤、复发性或转移性肾细胞癌、毛细胞白血病、慢性粒细胞白血病（CML）、进行性皮肤 T 细胞淋巴瘤和滤泡性非霍奇金淋巴瘤、慢性乙型和丙型肝炎以及恶性黑色素瘤术后辅助治疗。

与干扰素相关的最常见的副作用包括流感样症状、嗜睡、胃肠道症状（例如恶心、腹泻和厌食）。其他不良反应包括眼部副作用、抑郁（包括自杀行为）、骨髓抑制（特别是影响粒细胞计数）、心血管病变（包括低血压、高血压、心悸、心律失常）、肾毒性和肝毒性。不太常见的副作用包括过敏、甲状腺异常、高血糖、高甘油三酯血症、脱发、牛皮癣样皮疹、精神错乱、昏迷和癫痫发作。不建议在受孕或妊娠期间使用。

目前，已有 30 多项临床试验正在进行，涉及使用干扰素 α 作为细胞疗法、检查点抑制剂和疫苗的辅助免疫激活剂。

9.2.1.2　干扰素 γ-1b（IFN-γ-1b，Immukin™）

尽管最初受到热烈欢迎，但 IFN-γ 并未在肿瘤患者中表现出疗效，并且 FDA 批准其仅用于非肿瘤适应证。造成这种功效缺乏的原因包括骨髓源性抑制细胞（MDSC）的激活和狭窄的治疗指数。

干扰素 γ-1b（Immukin™）被批准用于降低恶性骨硬化症和慢性肉芽肿病中严重感染的概率。通过皮下注射给药，主要副作用包括胃肠道症状（例如恶心、呕吐、腹泻、腹痛）、头痛、疲劳、发热、寒战、抑郁、肌痛、关节痛、皮疹和注射部位反应。意识混乱和系统性红斑狼疮的发生较少见，肝酶升高、血小板减少、中性粒细胞减少和蛋白尿也有报道。不建议在受孕或妊娠期间使用。

9.2.2　白细胞介素

白细胞介素（IL）是一组天然存在的蛋白质和体内分泌的信号分子，首先观察到由白细胞表达。目前已鉴定并研究了几类在免疫调节和炎症过程中的作用。已知免疫系统的功能在很大程度上取决于白细胞介素，并且已经发现了其中几种罕见的缺陷，所有这些缺陷都会导致自身免疫性疾病或免疫缺陷。

大多数白细胞介素由辅助 CD4T 淋巴细胞以及单核细胞、巨噬细胞和内皮细胞合成。它们促进 T 淋巴细胞、B 淋巴细胞以及造血细胞的发育和分化。目前，已鉴定出超过 36 种亚型，从 IL-1 到 IL-36，每一组都具有明确的生理特性。部分药物在免疫调节和炎症过程中的作用已被广泛研究。例如，IL-1 已被证明具有直接和间接的抗肿瘤作用，并已确定其可以释放一系列造血生长因子保护骨髓细胞免受放疗和化疗的不利影响。

"白细胞介素（interleukin）"这个名称源于 1979 年，旨在统一不同研究小组使用的指定白细胞介素 1 的各种名称（例如淋巴细胞激活因子、促有丝分裂蛋白、T 细胞替代因子Ⅲ、B 细胞激活因子、B 细胞分化因子和"Heidikine"）。这个词源自"inter-"（与"通信"相关）和"leukin"（基于白细胞产生多种蛋白质以及它们可以作用于白细胞的事实）。然而，这个名称可能会产生误导，因为现在已知白细胞介素是由多种细胞产生的，而不仅仅是白细胞。

9.2.2.1 白细胞介素 –2（IL–2，Aldesleukin，Proleukin™）

对于癌症治疗，IL–2 是重要的亚型之一，用于治疗转移性肾细胞癌。T 淋巴细胞通过释放分泌性蛋白因子（包括来自凝集素或抗原刺激的 T 细胞的 IL–2）来调节 T 细胞和某些 B 细胞的生长和分化。IL–2 是一种淋巴因子，可诱导反应性 T 细胞增殖，还通过受体特异性结合作为生长因子和抗体产生刺激剂作用于某些 B 细胞。这种糖蛋白作为单一糖基化多肽分泌，其活性需要信号序列的切割。通过高场核磁共振研究发现其以四个螺旋（A ～ D）束的形式存在，两侧是两个较短的螺旋和几个定义不明确的环。二级结构分析表明其结构与 IL–4 和粒细胞 – 巨噬细胞集落刺激因子（GM–CSF）相似。

IL–2 的重组形式（Aldesleukin、Proleukin™）是唯一被批准用于癌症治疗的白细胞介素，并被许可用于治疗转移性肾细胞癌。然而，有效率低于 50%，且会引起毛细血管渗漏，导致低血压和肺水肿，而限制了其使用。白细胞介素 –1（IL–1）还被证明具有直接和间接的抗肿瘤作用，并因其可保护骨髓细胞免受放疗和化疗有害影响的能力而受到研究。确定 IL–2 是否可以增强癌症疫苗功效的研究也在进行中。自重组细胞因子首次用于临床以来，已评估了 IL–2 治疗的多种不同的剂量范围、时间表和给药途径，以期提高疗效并最大限度地降低毒性。虽然只有高剂量 IL–2 静脉推注方案获得 FDA 批准，但在以较低剂量连续静脉输注（CIV）长达 90 天的临床试验中已经看到了积极的结果。IL–2 在癌症免疫治疗试验中仍然很重要，截至撰写本文时，已有 70 多项临床试验研究 IL–2 作为刺激和扩增 T 细胞或 NK 细胞的药物。

IL–2 主要的不良反应是骨髓、肝脏、肾脏、甲状腺和中枢神经系统（CNS）毒性。不建议在备孕、妊娠或哺乳期间使用。

9.2.2.2 IL–12

IL–12 参与幼稚 T 辅助细胞（Th0）细胞向 Th1 细胞的分化，并刺激浆细胞样树突细胞和 T 细胞产生 IFN–γ。IL–12 增强细胞毒性 T 细胞的活性并提高 B 细胞的存活率。它还诱导趋化因子诱导蛋白 10（IP–10 或 CXCL10）的产生，从而介导抗血管生成作用。临床前模型已经证明了 IL–12 作为免疫治疗药物的潜力，并且仍在临床试验中进行研究。

NHS–IL–12 是一种新型免疫因子，由两个与人 IgG1 融合的 IL–12 分子组成，对肿瘤坏死区域暴露的单链和双链 DNA 具有亲和力。NHS–IL–12 在临床前模型中具有更长的半衰期、改善的功效和毒性特征。截至撰写本文时，有多项临床试验正在进行以评估该药物。

9.2.2.3 IL–21

IL–21 的抗肿瘤活性已在多项临床前研究中得到证实，这些研究表明 IL–21 可以抑制 B16 黑色素瘤和 MCA205 纤维肉瘤的生长，并提高荷瘤小鼠的存活率。然而，转移性肾细胞癌患者的临床研究表明，患者在有效剂量下会出现严重的甚至是致命的肝脏炎症。IL–21 还与西妥昔单抗［一种针对表皮生长因子受体（EGFR）的抗体］联合使用，以增强其针对肿瘤的 ADCC 作用。在 I 期临床试验中，IL–21 与西妥昔单抗联合治疗 IV 期结直肠癌可使 60% 的患者病情稳定。然而，当 IL–21 被证明在慢性炎症性肠病和促进炎症诱导的结肠癌的发展中发挥作用时，临床试验被终止。最终，由于严重的肝脏或胃肠道毒性以及缺乏一致的临床活性，停止了 IL–21 的临床评估。

9.2.2.4 IL–15

IL–15 是一种在转录水平上受到调控的细胞因子，但在翻译水平上更受到调控，因此虽然 IL–15 信息分布广泛，它主要由树突细胞、上皮细胞和单核细胞产生。其功能包括刺激活化 T 细胞的增殖、CTL

的产生以及用 IgM 特异性抗体或激动性抗 CD40 刺激的 B 细胞合成免疫球蛋白（Ig）。IL-15 已被证明是多种小鼠癌症模型的有效治疗方法。在多种情况下，抗肿瘤作用可能取决于 NK 细胞毒性的增强和 NKG2D 介导的 NK 细胞激活。

在一项重组 IL-15 治疗成人难治性转移性恶性黑色素瘤和转移性癌症的 I 期试验中，每日推注给药，持续 12 天。所有 9 例接受每日 0.3μg/kg IL-15 治疗的患者均接受了 12 次剂量，未出现剂量限制性毒性。总体而言，在 22 例接受 IL-15 治疗的患者中，以每天 2.0μg/kg 剂量给药时仅出现 1 例严重不良事件（短暂性 2 级胰腺炎）。

进一步的研究表明，与单独使用 IL-15 相比，IL-12、IL-15 和 IL-18 预激活后的 NK 细胞在预激活后数周至数月内表现出对细胞因子激活受体刺激的增强反应。目前，正在进行多项临床试验，评估 IL-15 刺激肿瘤沉积部位效应淋巴细胞的能力。

9.2.3　粒细胞巨噬细胞集落刺激因子（GM-CSF）

粒细胞巨噬细胞集落刺激因子（GM-CSF）是一种糖蛋白，能与由配体特异性 α 链和 IL-3、IL-5 共享 β 链组成的 2 亚单位受体结合。GM-CSF 由单核细胞、T 细胞、成纤维细胞、内皮细胞、巨噬细胞和基质细胞产生，刺激中性粒细胞、嗜酸性粒细胞、巨噬细胞、巨核细胞和红细胞系的造血集落形成细胞的存活。最著名的已批准 GM-CSF 产品是沙格司亭（Leukine™），如下所述。

9.2.3.1　沙格司亭（Leukine™）

沙格司亭（Leukine™）是一种重组粒细胞巨噬细胞集落刺激因子（GM-CSF）药物，作为免疫刺激剂，主要用于自体或同种异体骨髓移植后的骨髓重建。还用于治疗急性髓系白血病治疗过程中化疗引起的中性粒细胞减少症。该药物于 1991 年获得 FDA 批准，但在 2008 年初，制造商（拜耳）通知医疗专业人员，由于报告的不良反应（包括晕厥）呈上升趋势，沙格司亭的液体制剂将被撤回。这似乎与 2007 年 4 月对配方进行的更改［添加依地酸二钠（EDTA）］有关。以前的沙格司亭冻干制剂没有观察到这些额外的不良反应，因此该原始制剂于 2008 年 5 月返回美国市场。2009 年，健赞从拜耳公司收购了 Leukine™。

9.3　疫苗

传统上，疫苗是一种用于刺激抗体产生并提供针对传染病免疫力的治疗制剂。它通常是由修饰的致病传染源、其产品或其合成替代品制备而成，这些替代品可以充当抗原而不引起疾病。最近，人们认识到某些肿瘤细胞在其表面产生独特的抗原，这些抗原不存在于健康细胞表面，或在健康细胞表面上的水平较低，从而使疫苗接种方法可能用于癌症预防（预防性疫苗）或治疗（治疗性疫苗）。

世界上第一次疫苗接种可以追溯到 1796 年，当时 Edward Jenner 从一名挤奶女工手上的牛痘病变中取出脓液，并用它给一名 8 岁男孩接种。6 周后，当他尝试在男孩手臂上的两个部位接种天花病毒时，男孩没有感染天花（图 9.1）。

天花疫苗是第一种在人类中广泛应用的疫苗，天花也成为 20 世纪 80 年代初通过疫苗接种在全球范围内根除的第一种传染病。自这一里程碑以来，疫苗已成为预防传染病的最有效方法之一，并通过常规疫苗接种保护人们免受多种危及生命的疾病，包括麻疹、破伤风、脊髓灰质炎、白喉和流感。

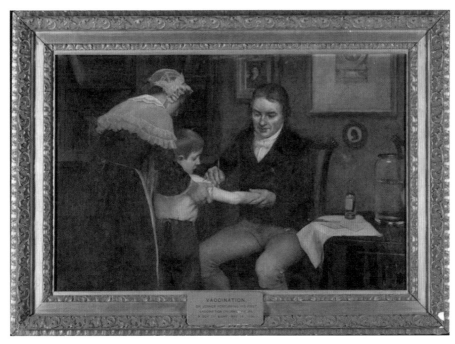

图 9.1　Edward Jenner 用牛痘病患者手上的脓液给一名 8 岁男孩 James Phipps 接种疫苗（图片摘自"Edward Jenner – the Man Who Changed Life on Earth"）。

　　根据世界卫生组织（WHO）的资料，目前有四种类型的疫苗可供使用：（a）减毒活疫苗，由弱化（减毒）形式的活传染性生物体制备而成，可以产生强大、持久的免疫能力。（b）由杀死（例如通过加热或化学物质）的传染性生物体制备的灭活疫苗，提供较弱的免疫反应，需要额外的加强注射。（c）仅由重组技术生产的生物体的抗原成分组成的亚单位疫苗，提供较弱的免疫反应。（d）类毒素疫苗，其中含有灭活的致病生物体产生的毒素（例如白喉和破伤风毒素）。然而，多种其他类型的疫苗也得到认可，例如结合疫苗和 DNA 疫苗。疫苗制剂中经常添加佐剂以刺激针对抗原的抗体产生。可以起到加速、增强和延长对疫苗抗原的免疫反应的作用，铝盐是当今临床使用最古老和最常见的佐剂。

　　为了使用疫苗接种方法来预防或治疗癌症，疫苗通常针对肿瘤细胞表面上明确的蛋白质抗原，因此亚单位疫苗一直是该领域多项研究的重要组成部分。然而，肿瘤细胞通常会进化出多种机制来逃避免疫系统，以不受控制地分裂，从而对组织和器官造成损害。因此，疫苗接种方法非常具有挑战性，因为肿瘤细胞可以快速进化出对目标抗原的修饰，或下调其产生，以逃避通过疫苗接种治疗产生的增强免疫反应。这将在下面更详细地讨论。

9.3.1　癌症疫苗的类型

　　基于疫苗治疗传染病的成功，人们对癌症预防疫苗和治疗疫苗的开发产生了浓厚的兴趣。迄今为止，预防性疫苗取得的成功更多，宫颈癌 HPV 疫苗是该领域的金标准，尽管目标是病毒而非癌症本身。对于这两种疫苗类型，可以根据其生产平台进一步分类。例如，常见平台包括肽 / 蛋白质、遗传和细胞疗法。

　　肽 / 蛋白质疫苗是由从肿瘤细胞获得的肽或蛋白质（抗原）开发的。当给患者施用肿瘤相关抗原（TAA）肽疫苗时，TAA 与抗原呈递细胞（APC）表达的限制性主要组织相容性复合物结合。形成的复合物被 T 淋巴细胞表面的 T 细胞受体识别，激活 T 淋巴细胞并引发针对抗原和表达抗原的肿瘤细胞的特异性免疫反应。尽管目前还没有蛋白质 / 肽疫苗获得批准，但目前正在进行 100 多项临床试验，正在取得重大进展。

例如，其中一项试验正在评估基于肽的癌症疫苗治疗转移性神经内分泌肿瘤的用途。

　　基因疫苗包括 DNA 或 RNA 疫苗，利用与肿瘤抗原相关的 DNA 或 RNA 在肿瘤部位产生抗原，从而刺激免疫反应。这些疫苗使用病毒或质粒 DNA 载体来递送含有特定抗原编码区的表达盒。这种遗传物质被常驻细胞吸收，导致特定抗原的内源性产生。对此类疫苗的研究也在不断增加，目前已有 40 多项临床试验正在进行。例如，一项试验是在辅助化疗和手术切除后的胰腺癌患者中使用新抗原 DNA 疫苗。

　　基于细胞疗法的进展，例如基于树突细胞的癌症疫苗，是新型癌症疫苗的另一个平台。这些方法包括从患者血液中提取树突细胞（DC），然后将其与 TAA 源一起培养，然后再输回患者循环中。这些疫苗可以使用完整的肿瘤细胞，这样做的优点是可以将多种肿瘤相关抗原呈递给免疫系统，从而引发针对多种抗原的免疫反应，并有可能诱导更持久的免疫反应。然而，多种抗原相对缺乏特异性有时会削弱免疫反应。用粒细胞巨噬细胞集落刺激因子（GM-CSF）等佐剂对免疫系统进行额外刺激可能对该治疗方法更有利。基于细胞的癌症疫苗可以进一步分为自体和同种异体治疗。前者涉及使用患者自身的肿瘤细胞来开发疫苗，称为自体肿瘤细胞疫苗。将一名患者的肿瘤细胞用于第二名患者即可产生同种异体肿瘤细胞疫苗。自体肿瘤细胞疫苗是最早开发和评估的癌症疫苗之一。早期研发的疫苗将卡介苗（BCG）与肿瘤细胞混合，并使用这种混合物治疗患有内脏微转移的小鼠，取得了成功。有一种观点认为，同种异体疫苗更有可能在商业上取得成功，因为它们可以被生产出来，然后供应给多名患者，与生产自体疫苗所需的时间和费用相比，这是一种更快、更便宜的疫苗。

　　由于树突细胞是强大的抗原呈递细胞，在诱导免疫反应中发挥着关键作用，因此这类疫苗目前受到了极大的关注，截至撰写本文时已有 90 多项临床试验正在进行。例如，一项临床试验正在评估树突细胞疫苗在前列腺癌患者中的使用。

　　下面介绍已批准的预防性和治疗性疫苗的示例，以及一些仍处于研究和（或）临床阶段的实验疫苗。

9.3.2　获批的癌症疫苗

9.3.2.1　预防性疫苗

　　预防性癌症疫苗（图 9.2）旨在消除或避免健康个体的癌症风险，从而避免癌症的发生和发展。到目前为止，该领域的成功仅在于间接预防癌症，因为目前批准的两种预防性癌症疫苗可产生针对已知会导致特定癌症的病毒的免疫力。这两种疫苗是人乳头瘤病毒（HPV）和乙型肝炎（HBV）疫苗，分别用于降低宫颈癌和肝癌的风险，下面将更详细地讨论。

　　癌症从早期癌前病变发展为晚期癌前病变，然后进展为恶性癌症。癌症的免疫监视可以产生三种结果：“消除”，即所有癌细胞被免疫系统完全清除；“平衡”，即免疫系统与癌症之间存在“僵局”；或“逃逸”，即癌症不受阻碍地进展（图 9.3）。如果没有预先存在的免疫力，癌症的进展就不会受到阻碍（逃逸）。有些患者会有一些抗肿瘤抗体和相关的靶向 T 细胞（预先存在的免疫力），这可能会导致平衡或逃逸，具体取决于免疫的强度。然而，如果使用预防性癌症疫苗增强这种预先存在的免疫力，结果可能是平衡甚至消除肿瘤细胞，并通过疫苗引发的免疫记忆提供潜在的终生保护。

9.3.2.1.1　人乳头瘤病毒疫苗（HPV 疫苗）

　　HPV 是一种影响口腔、喉或生殖器的常见病毒。其可以通过生殖器的任何皮肤接触获得，如通过阴道、肛交或口交。HPV 有 100 多种不同类型，已知其中大约 14 种具有致癌性。大多数 HPV 感染具有自限性，而其他类型感染则被称为高危类型，如果不治疗，可能会导致癌症。HPV 与某些癌症之间的关联已明确，超过 70% 的宫颈癌病例与高危 HPV16 型和 18 型有关。感染其他类型的 HPV 会导致肛门、生殖器癌症以及头颈部癌症。

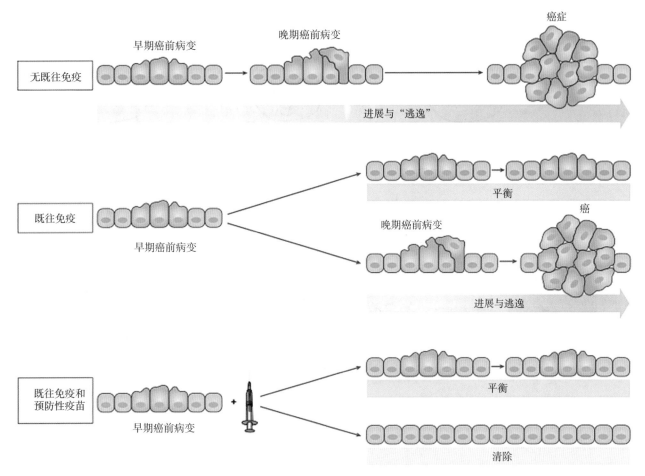

图9.2 **预防性癌症疫苗防止肿瘤发展的示意图**（引自 Finn，O. The dawn of vaccines for cancer prevention. Nat Rev Immunol 18，183‐194（2018）. https://doi.org/10.1038/nri.2017. copyright©2018 Macmillan Publishers Limited，Springer Nature）。

高危 HPV16 型和 18 型病毒会导致宫颈癌、某些肛门生殖器癌症以及头颈癌。目前，已有三种疫苗获批用于预防这两种病毒的感染，分别是 Cervarix ™、Gardasil ™ 和 Gardasil-9 ™。Cervarix ™ 是一种二价疫苗，仅可预防 HPV16 和 18。Gardasil ™ 是一种四价疫苗，还可预防 HPV 6 型和 HPV 11 型病毒株，这两种病毒株是 90% 尖锐湿疣的病因。Gardasil-9 ™ 是一种九价疫苗，还可以预防 6 型、11 型、31 型、33 型、45 型、52 型和 58 型病毒株，这些病毒株被认为是高风险病毒株，是导致宫颈癌病例的主要原因。

这三种疫苗都是蛋白质亚单位疫苗，主要由模仿目标 HPV 毒株的病毒样颗粒（VLP）组成。这些 VLP 基于 HPV-L1 亚基的主要衣壳蛋白，能够形成类似 L1 的结构，从而允许其诱导的抗体与实际的 HPV 发生反应并使其失活。VLP 可安全用于疫苗，因为它们缺乏病毒基因组，因此无法在受者体内复制并引起感染。Cervarix ™ 的 VLP 在感染 L1 重组杆状病毒的 Trichoplusiani（昆虫细胞）中产生，通过将吸附的各 HPV 类型的 VLP 与氯化钠、磷酸二氢钠二水合物和注射用水中的 AS04 佐剂系统混合来制备疫苗。尽管 Cervarix ™ 的作用机制尚不完全清楚，但动物研究表明，L1VLP 疫苗接种后会重新生成 HPV-L1 衣壳蛋白，其作用机制可能是通过针对 HPV-L1 衣壳蛋白的 IgG 中和抗体介导的。

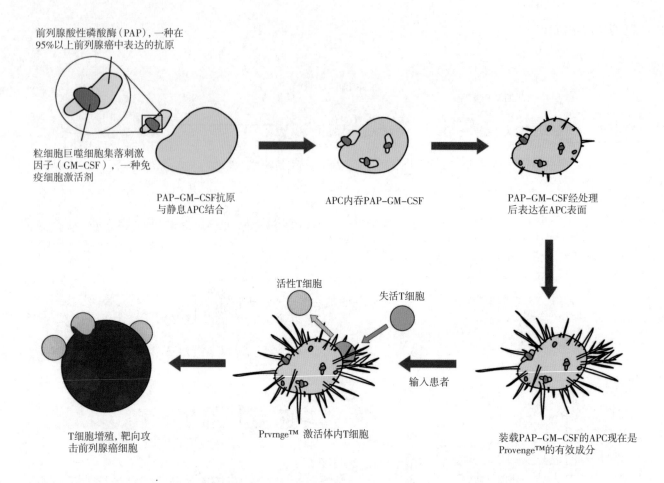

前列腺酸性磷酸酶（PAP），一种在95%以上前列腺癌中表达的抗原

粒细胞巨噬细胞集落刺激因子（GM-CSF），一种免疫细胞激活剂

PAP-GM-CSF抗原与静息APC结合

APC内吞PAP-GM-CSF

PAP-GM-CSF经处理后表达在APC表面

活性T细胞

失活T细胞

输入患者

T细胞增殖，靶向攻击前列腺癌细胞

Prvrnge™ 激活体内T细胞

装载PAP-GM-CSF的APC现在是Provenge™的有效成分

图 9.3　Sipuleucel-T（Provenge ™）的作用过程和机制的示意图（图片由 Peiqin Jin 绘制并提供）。

　　Gardasil ™和 Gardasil-9 ™的 VLP 都是在表达 HPV-L1 的面包酵母（酿酒酵母）中产生的，疫苗本身是通过将每种 HPV 类型的吸附 VLP、额外量的含铝佐剂和最终纯化缓冲液混合来制备的。对动物乳头瘤病毒类似物的动物研究表明，Gardasil ™和 Gardasil-9 ™的功效均涉及疫苗诱导的体液免疫反应。然而，确切的保护机制仍然未知。表 9.1 提供了所讨论的 HPV 疫苗的更详细比较。

表 9.1　三种获批 HPV 疫苗的比较（改编自 "Immunization Awareness Month：Gardasil 9"）

区别	Cervarix ™	Gardasil ™	Gardasil-9 ™
制造商	GSK	默克	默克
接种者性别	美国的女性和男性	英国和美国的女性和男性	美国的女性和男性
FDA 获批年份	2009	2006	2014
疫苗接种年龄	英国 12～13 岁；美国 11～12 岁	英国 12～13；美国 11～12	美国 11～12
预防 HPV 毒株类型	16 和 18	16，18，6，11	16，18，6，11，31，33，45，52，58
预防癌症的类型	宫颈、肛门、生殖器、头颈	宫颈、肛门、生殖器、头颈	宫颈、肛门、生殖器、头颈
预防其他疾病	否	生殖器疣、呼吸道乳头状瘤病	生殖器疣、呼吸道乳头状瘤病

　　两项Ⅲ期研究（女性单方面应用疫苗减少宫颈内/宫颈外疾病发生；FUTURE Ⅰ/Ⅱ）评估了Gardasil ™对于预防与HPV 6、11、16和18型相关的肛门、生殖器疾病（FUTUREI）和预防与HPV-16和HPV-18相关的高级宫颈病变（FUTURE Ⅱ）。这两项研究都是双盲、随机、安慰剂对照临床试验，招募了超过17000名15～26岁的女性。Gardasil ™显著降低了HPV相关的肛门、生殖器疾病的发生率。FUTURE Ⅱ研究结果表明，与安慰剂相比，疫苗显著降低了HPV-16或HPV-18相关的高危人群的高级宫颈病变的发生率。此外，FUTUREI试验结果表明，疫苗保护效力为100%。在一项意向治疗分析中，纳入了患有HPV感染或疾病的患者，无论致病性HPV类型如何，接种疫苗均可将宫颈病变率降低20%（95%CI，8～31），并将外阴或阴道、肛周病变率降低34%（95%CI，1～549）。在该意向治疗人群中，估计疫苗针对所有高级宫颈病变的保护效力为17%（95%CI，1～31）。基于这两项研究，Gardasil ™获得FDA批准。

　　两项Ⅲ期关于HPV疫苗的研究，即HPV疫苗在年轻人的抗癌试验（PATRICIA）和CostaRica试验（CVT），评估了Cervarix ™的保护效力。这两项研究都是双盲、随机、安慰剂对照试验，招募了超过25000名女性。在PATRICIA研究中，针对HPV16和18病毒株的疫苗对CIN2+的疫苗保护效力为90.4%（95%CI：53.4～99.3；$P < 0.0001$）。CostaRica研究表明，疫苗对HPV16/18 CIN2+的保护效力为89.8%（95%CI：39.5～99.5）；另外无论HPV类型如何，疫苗对CIN2+的保护效力为61.4%（95%CI：29.5～79.8）。Cervarix ™针对HPV感染以及与HPV16/18和其他致癌HPV类型相关的宫颈疾病的高效性和免疫原性，使其获得了FDA批准。

　　FDA对Gardasil-9 ™的批准基于四项临床试验，包括两项Ⅱ期试验和两项Ⅲ期试验，也称为FUTURE Ⅰ和Ⅱ。所有四项临床研究均为安慰剂对照、双盲、随机试验，共纳入了20541名16～26岁的女性。研究发现，它与Gardasil ™一样有效，并且几乎可100%有效地预防由另外五种HPV病毒（31、33、45、52和58）引起的宫颈、外阴和阴道疾病。

　　2019年的一项荟萃分析纳入了来自14个高收入国家6000万HPV疫苗接种者的数据。与疫苗接种前相比，它有力地证明了HPV疫苗的有效性。研究发现，接种疫苗8年后，13～19岁女性中HPV16和18株病毒感染的患病率下降了83%，20～24岁女性中则下降了66%。此外，15～19岁女性的肛门、生殖器疣患病率下降了67%，20～24岁女性的肛门、生殖器疣患病率下降了54%。15～19岁男性的肛门、生殖器疣的患病率下降了48%，20～24岁男性的肛门、生殖器疣的患病率下降了32%。在此期间，15～19岁女性中2+级宫颈上皮内瘤变（CIN2+）发生率显著下降51%，在20～24岁女性中显著下降31%。基于这些有利的结果，接种HPV疫苗可能会在未来几十年内带来全球宫颈癌的根除。

　　值得注意的是，在个体性行为活跃之前接种HPV疫苗效果最佳，这就是在未成年时期（例如11～13岁）接种疫苗的原因。在英国，2008年开始使用Cervarix ™对12～13岁女孩进行HPV疫苗接种。2012年9月，该产品改为Gardasil ™，因为疫苗为另外两种可引起绝大多数尖锐湿疣的HPV毒株（6和11）也提供了保护。此外，有证据表明，与Cervarix ™（至少9年）和Gardasil-9 ™（至少6年）相比，Gardasil ™的保护持续时间更长（至少10年）。

　　过去11年，英国只对12～13岁的女孩常规接种HPV疫苗；然而，由于对肛门、生殖器癌和头颈癌的额外保护，男孩显然也将从疫苗接种中受益。因此，在HPV疫苗接种11年后（2019年9月），依据英国独立疫苗接种机构和免疫联合委员会（JCVI）的建议，疫苗接种计划扩展到了该年龄段的男孩。卫生部门负责免疫接种。但由于"群体免疫"效应，自从在女孩中启动HPV疫苗接种计划以来，男孩也受益于间接保护。

Gardasil ™在英国使用，但在美国已不再使用，而是首选 Gardasil-9 ™，它涵盖了额外 5 种高危 HPV 毒株。尽管存在这种差异，世界卫生组织认为这三种批准的疫苗对宫颈癌具有同等的保护作用，因为它们能够交叉保护那些引起宫颈癌的较不常见的 HPV 类型。

9.3.2.1.2 乙型肝炎病毒（HBV）疫苗

乙型肝炎是一种影响肝脏的病毒感染，通过血液和体液（例如精液或阴道液）传播。可能通过性接触、共用针头或分娩过程中母亲与婴儿之间的接触而发生。肝细胞癌（HCC）是肝癌的一种主要形式，已被证明与乙型肝炎病毒（HBV）密切相关。全球约 75% 的 HCC 归因于慢性 HBV 感染以及慢性丙型肝炎病毒（HCV）感染，并成为肝癌的主要原因。

乙型肝炎疫苗是第一种可用的癌症疫苗，由 Blumberg 及其同事于 1969 年在发现 HBV 四年后开发出来。它最初是病毒的热处理形式，默克公司在 1981 年开发了更先进的血浆衍生疫苗，以 Heptavax ™上市。这是 FDA 批准的第一种商业乙型肝炎疫苗，从乙型肝炎病毒感染的捐赠者采集血液，然后灭活样本中的病毒颗粒。由于病毒可能不完全灭活，理论上存在通过该疫苗感染乙肝病毒的风险，因此在 1990 年推出后不久就停产了。

RecombivaxHB ™是一种基因工程（DNA 重组）乙型肝炎疫苗，于 1986 年上市，并于 2008 年在欧洲获得批准，商品名为 HBvaxPRO ™。此后，多个品牌的乙型肝炎基因工程疫苗获得批准，这三个品牌的乙型肝炎疫苗的详细情况比较见表 9.2。

表 9.2　英国目前提供并由国家健康与护理卓越研究所（NICE）推荐使用的三种乙型肝炎疫苗品牌的详细信息比较

区别	Engerix B ™	HBvaxPRO ™	Fendrix ™
适应证	乙肝病毒感染的免疫接种	乙肝病毒感染的免疫接种	乙肝病毒感染的肾功能不全患者免疫接种
生产商	GSK	Merck	GSK
获批时间	FDA 于 1989 年批准	欧洲药品机构于 2001 年批准	欧洲药品机构于 2005 批准
接种年龄	1 月龄以上	所有年龄	15 岁及以上

大多数商业乙型肝炎疫苗产品是蛋白质亚单位疫苗，主要包含病毒包膜蛋白，即乙型肝炎表面抗原（HBsAg）。HBsAg 是通过培养基因工程化的酿酒酵母细胞而获得的。通过一系列物理化学步骤纯化 HBsAg，并配制成悬液。根据疫苗品牌的不同，HBsAg 会被吸附到不同的材料上。比如，被吸附到 EngerixB ™中的氢氧化铝、HBvaxPRO ™中的羟基磷酸硫酸铝和 Fendrix ™中的磷酸铝上。此外，Fendrix ™还含有佐剂 AS04C，AS04C 含有 3-O- 去酰基 -4′- 单磷酰脂质 A（MPL）。

HBsAg 抗体浓度≥ 10mIU/ml 被证明可以对乙型肝炎病毒的感染提供保护作用。多项临床试验已证明所有乙型肝炎疫苗均具有高效能。在一项试验中，对于 HBsAg 和 HBeAg 阳性母亲（HBV 核心抗原复合物与感染率相关）所分娩的 58 名新生儿，EngerixB ™能够保护 95% 的新生儿在生命的前 12 个月不出现慢性乙肝病毒携带者状态。该临床试验还证明了抗体浓度≥ 10mIU/ml 时的保护性免疫原性。在 0、1 和 2 个月大时接受 EngerixB ™接种，96% 的婴儿在第 4 个月时抗体浓度具有保护性血清水平，即≥ 10mIU/ml。

另一项临床试验，在 HBsAg 和 HBeAg 阳性母亲所分娩的 130 名新生儿中，出生时接受一剂乙型肝炎病毒免疫球蛋白（HBIG），然后接受推荐的三剂 RecombivaxHB ™，经过 9 个月的随访，96% 的新生儿没有发生慢性乙型肝炎病毒感染。对婴儿进行的研究表明，预防慢性乙型肝炎病毒感染的保护效率估计为 95%。在免疫原性方面，接受推荐的三剂方案的 92 名健康婴儿的抗体水平 100% 达到了保护水平，1213 名健康成人的抗体水平 96% 达到了保护水平。

在一项对 165 名血液透析前和血液透析患者（15 岁及以上）进行的临床研究中，第三次剂量后一个月，相比于对照组（接种双倍剂量市售乙型肝炎病毒疫苗）的 52.4%，74.4% 的 Fendrix ™接种者拥有保护水平的特异性抗体。完成四剂初级疗程后（7 个月后），90.9% 的 Fendrix ™接种者获得了乙型肝炎病毒血清抗体保护水平，而接受市售乙型肝炎疫苗的对照组为 84.4%。

最初，乙肝疫苗接种并不是为了预防原发性肝癌（PLC），直到 1983 年，世界卫生组织的一个科学小组建议在乙肝病毒感染和肝癌患病率较高的人群中进行乙肝疫苗接种试验。台湾是最早实施这项试验的地区之一，当时该地区超过 90% 的 40 岁以下人口感染了乙型肝炎病毒。其中，15% ～ 20% 患有慢性乙肝病毒感染，慢性肝病患者中乙肝病毒携带率高达 80% 以上。基于此，台湾于 1984 年在全地区范围内开展了针对所有婴儿的乙型肝炎疫苗接种。在最初的两年内，对高危 HBsAg 母亲的新生儿进行了疫苗接种，从 1986 年起，该计划扩展到所有新生儿、早期未接受疫苗接种的学龄前儿童以及易感卫生工作者。预防接种计划实施前后多次进行的儿童 HBsAg 患病率调查显示，自计划实施以来，台湾地区儿童 HBsAg 血清阳性率已大幅下降。

许多研究还表明，实施乙型肝炎疫苗接种计划后，婴儿暴发性肝炎和儿童肝癌的发生率有所下降。在 1981—1994 年间进行的一项研究显示，每 10 万名 6 ～ 14 岁儿童中，肝细胞癌的平均年发病率从 1981—1986 年的 0.70（范围为 0.65 ～ 0.78），降至 1990—1994 年的 0.36（范围为 0.23 ～ 0.48）（$P < 0.01$）。6 ～ 9 岁儿童的肝细胞癌发病率（每 100000 名儿童）从 1974—1984 年出生儿童的 0.52 下降到 1984—1986 年出生儿童的 0.13（$P < 0.001$）。这些数据表明，接种乙型肝炎病毒疫苗不仅可以保护儿童免于成为慢性乙型肝炎病毒携带者，还可以防止发展为肝癌。此外，Lee 和 Ko 根据 1974—1993 年的健康统计数据中肝癌死亡数据进行的分析发现，1984 年以后肝癌死亡率显著下降。

继台湾乙型肝炎疫苗接种计划取得成功后，世界卫生组织和美国疾病预防与控制中心（CDC）于 2009 年建议所有婴儿和 18 岁以下儿童接种乙型肝炎疫苗。在英国，现在已作为英国国民保健服务（NHS）疫苗接种计划的一部分，分别在婴儿 8 周、12 周和 16 周时接种。特别是，注射吸毒者所分娩的婴儿、经常更换性伴侣的人、从事有接触血液或体液风险的职业的人员如护士和医生，以及前往高风险国家的人被认为乙型肝炎风险增加。一旦接种疫苗，个人将受到终生保护。

近期，Heplisav-B ™于 2017 年被批准用于 18 岁及以上成年人提供乙型肝炎免疫保护。由于其他品牌的疫苗需要在六个月内注射三剂，Heplisav-B ™这种在一个月内接种两剂的疫苗方案可提高患者的依从性，从而促进乙型肝炎的消除。此外，在纳入 6665 名参与者的最大规模的Ⅲ期试验中，相比 EngerixB 81% 的保护率，Heplisav-B ™显示出更高的保护率（95%）。

总之，由于 HBV 和 HCC 之间的密切相关性，乙型肝炎疫苗接种有可能消除大多数肝癌病例。

9.3.2.2 *治疗疫苗*

治疗性癌症疫苗引起了人们的极大兴趣，因为它们可以利用患者自身的免疫系统来识别和对抗癌症。研究表明，尽管尚未产生显著的免疫反应，患者的免疫系统也通常能够识别癌细胞上的肿瘤相关抗原（TAA）。治疗性疫苗有可能增强免疫反应并破坏癌细胞，从而延长患者的生存期。最近 FDA 批准了名为普罗文奇（Provenge ™）的自体树突细胞疫苗，治疗性疫苗获得了更高的可信度。下面将对此及其他获批的疫苗进行介绍，卡介苗（BCG）疫苗（TICE ™ BCG）、溶瘤病毒（T-VEC）疫苗（Imlygic ™）以及一些处在实验阶段的疫苗。

9.3.2.2.1 普罗文奇（Provenge™）

普罗文奇（Provenge™）是一种自体树突细胞（DC）癌症治疗疫苗，于2010年被FDA批准用于治疗无症状或症状轻微的转移性去势抵抗的前列腺癌（mCRPC）。该疫苗是由通过白细胞分离术从患者身上获得的自体外周血单核细胞（PBMC）和重组人蛋白PAP-GM-CSF（也称为PA2024）组合而成。PAP-GM-CSF包含前列腺酸性磷酸酶（PAP）（一种在前列腺癌组织中表达的抗原）和粒细胞-巨噬细胞集落刺激因子（GM-CSF），可诱导抗原呈递细胞（APC）的激活并介导参与免疫反应的树突细胞的分化。

从患者的PBMC中分离出的APCs在与PAP-GM-CSF的离体培养过程中成熟并被激活。这些激活的APC内吞PAP，然后将其转移至细胞表面，并激活和诱导PAP特异性免疫T细胞的复制，免疫T细胞能够识别并杀死PAP阳性前列腺癌细胞。孵育约40小时后，洗涤细胞以去除PAP-GM-CSF，然后输回患者体内（如Provenge™），以诱导针对前列腺癌细胞的长期免疫反应。整个过程如图9.3所示。

前列腺癌是免疫疗法的可行目标，因为它不仅过度表达包括前列腺酸性磷酸酶（PAP）在内的许多肿瘤相关抗原（TAAs），而且也是一种长久性疾病，因此机体能够产生强大的免疫反应来对抗癌细胞。这两个因素被认为是Provenge™产生疗效的主要原因。

2007年Provenge™最初被FDA拒绝批准，因为两项III期临床试验（D9901和D9902A）未达到无进展生存期（PFS）的主要终点。研究人员整合了这两项试验的数据以评估安全性和有效性，共纳入225例患者，随机分成普罗文奇组（总共147例）或安慰剂治疗组（总共78例），给药方式为间隔两周给药一次，共三次静脉输注。患者在死亡或随机分组后3年的预定截止点之前进行生存观察。对两个数据集的综合分析表明，普罗文奇组的死亡风险降低了33%（HR，1.50；95%CI，1.10～2.05；P=0.011；log-rank），研究人员认为与安慰剂相比，使用普罗文奇存在生存获益。总体而言，生存获益加上可耐受的毒性表明普罗文奇在治疗晚期前列腺癌患者中具有良好的风险-效益比。随后进行了第三项III期临床试验（D9902B），以确认获益（IMPACT试验），其主要终点是总生存期。IMPACT是一项双盲安慰剂对照试验，共纳入512例患者以2∶1的比例随机分配至普罗文奇组（总共341例）或安慰剂组（总共171例）。与安慰剂组相比，治疗组的死亡风险降低了22%（HR，0.78；95%CI，0.61～0.98；P=0.03）。与安慰剂相比，治疗组中位生存期延长了4.1个月。得出的结论是普罗文奇延长了mCRPC患者的总生存期，最终，普罗文奇分别于2010年和2013年获得FDA和欧洲药物协会（EMA）批准。

尽管取得了成功，在英国，国家卫生与临床优化研究所（NICE）认为Provenge™的价格过高，无法与其可能带来的潜在益处相匹配，因此在2015年拒绝了其在国民保健服务中的使用。

9.3.2.2.2 卡介苗（BCG）疫苗（TICE™ BCG）

用于膀胱内注射的BCG疫苗于1990年获得FDA批准，用于治疗和预防膀胱原位癌（CIS），以及预防经尿道切除术（TUR）后原发性或复发性Ta和（或）T1期乳头状肿瘤。目前，TICE™ BCG是该疫苗的主要品牌，在许多国家都有销售。这种卡介苗疫苗最初是作为预防结核病（TB）的疫苗而开发的；然而，Pearl在1929年观察到，尸检时结核病患者的癌症发病率较低，这促使人们设想用卡介苗治疗膀胱癌。

BCG疫苗由牛分枝杆菌BCG菌株（TICE™菌株）的活减毒制剂制成，该菌株由伊利诺伊大学从巴斯德研究所的菌株开发而来。将疫苗通过导管经尿道插入膀胱长达两个小时，以确保其与膀胱内壁良好接触。一旦卡介苗与膀胱癌细胞接触，免疫系统的细胞就会被吸引到膀胱并攻击膀胱癌细胞。卡介苗引发抗肿瘤反应的机制尚不完全清楚，尽管有人认为卡介苗的作用是通过免疫激活产生的。最可能的作用机制如图9.4所示，涉及活BCG最初附着于尿路上皮细胞，然后被膀胱癌细胞内化。此后，膀胱癌细胞可能上调ICAM-1和MHC II类的表达，并分泌细胞因子，与树突细胞一起触发免疫介导的细胞毒性。

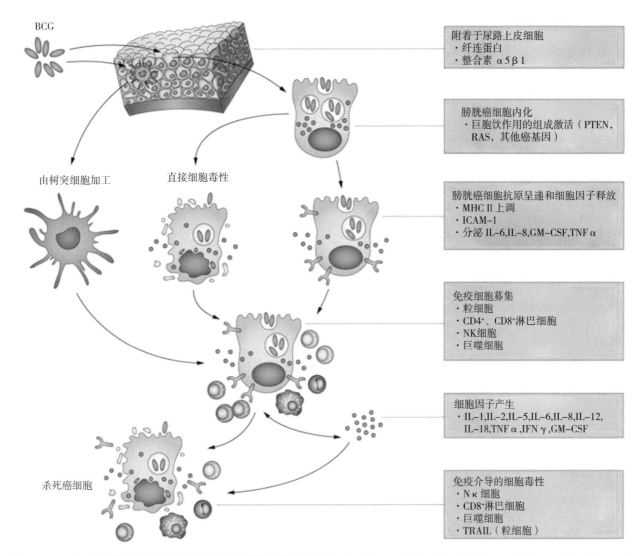

附着于尿路上皮细胞
· 纤连蛋白
· 整合素 α5β1

膀胱癌细胞内化
· 巨胞饮作用的组成激活（PTEN，RAS，其他癌基因）

膀胱癌细胞抗原呈递和细胞因子释放
· MHC II 上调
· ICAM-1
· 分泌 IL-6,IL-8,GM-CSF,TNFα

免疫细胞募集
· 粒细胞
· CD4⁺、CD8⁺淋巴细胞
· NK 细胞
· 巨噬细胞

细胞因子产生
· IL-1,IL-2,IL-5,IL-6,IL-8,IL-12,IL-18,TNFα,IFNγ,GM-CSF

免疫介导的细胞毒性
· Nκ 细胞
· CD8⁺淋巴细胞
· 巨噬细胞
· TRAIL（粒细胞）

BCG

由树突细胞加工

直接细胞毒性

杀死癌细胞

图 9.4　BCG 疫苗治疗膀胱癌的可能机制示意图（图片来源：Redelman-Sidi, G., Glickman, M., and Bochner, B. The mechanism of action of BCG therapy for bladder cancer-a current perspective. Nat Rev Urol 11, 153‒162(2014). https://doi.org/10.1038/nrurol.2014.15. 版权所有 © 2014 Macmillan Publishers Limited ）。

　　一项随机、多中心、开放标签的Ⅲ期临床试验评估了膀胱内注射卡介苗疫苗与多柔比星的疗效。试验中膀胱原位移行细胞癌或快速复发的 Ta 期和 T1 期肿瘤患者被随机分配接受膀胱内注射多柔比星或膀胱内和经皮注射卡介苗。对于没有原位癌的 Ta 和 T1 患者，多柔比星治疗后 5 年后无病生存率估计为 17%，而 BCG 免疫治疗后为 37%（P=0.015）。此外，膀胱内 BCG 疫苗注射的 5 年无病生存率为 45%，高于多柔比星组（18%）。随后的荟萃分析证实了这一获益，该分析显示膀胱内 BCG 疫苗治疗组的疾病进展风险降低了 27%。

9.3.2.2.3　溶瘤病毒（T-VEC）（Imlygic™）

　　溶瘤病毒（Imlygic™）是第一个也是唯一一个直接注射到黑色素瘤中的转基因溶瘤病毒，于 2015 年获得 FDA 批准，用于初次手术后复发的不可切除的皮肤、皮下和淋巴结病变的黑色素瘤患者的局部治疗。

　　Imlygic™是 1 型单纯疱疹病毒（HSV-1）的减毒活疫苗形式，经过基因改造可表达 GM-CSF。根据 NICE 指南，仅在不适合全身免疫疗法的情况下才建议使用。此外，由于成本高昂，NICE 强制要求公司必须通过 NHSPatientAccess 计划提供折扣。

将 Imlygic ™ 直接注射到复发性黑色素瘤患者的皮肤、皮下或淋巴结，疫苗毒株经过基因改造，可在人类肿瘤内复制并产生 GM-CSF，导致肿瘤内的细胞裂解，释放肿瘤源性抗原，与病毒源性的 GM-CSF 一起，被认为可以促进抗肿瘤免疫反应。其作用机制的示意图如图 9.5 所示。

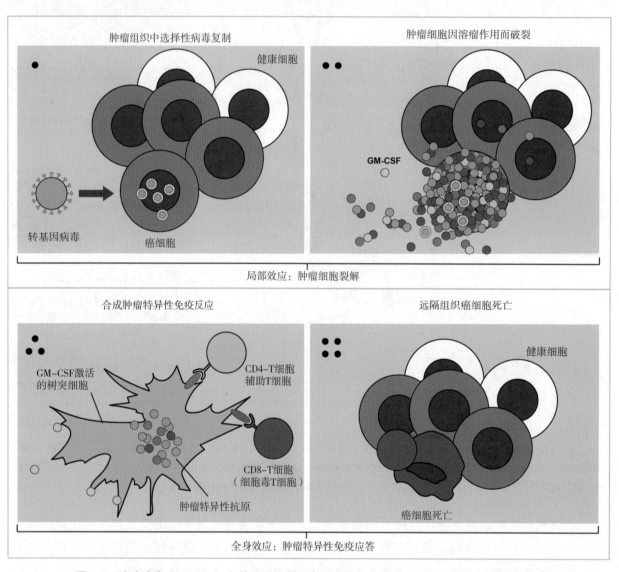

图 9.5　溶瘤病毒（Imlygic ™）的作用机制示意图（图片由 Peiqin Jin 绘制并友情提供）。

FDA 对 Imlygic ™ 的批准基于一项名为 OPTiM 的随机、开放标签 Ⅲ 期临床试验，该试验比较了局部注射的 T-VEC 和皮下注射的 GM-CSF。主要研究终点是持久缓解率（DRR），定义为完全缓解或持续部分缓解至少维持 6 个月的患者百分比。将 436 例患者按 2 ∶ 1 比例随机分配到局部注射 T-VEC 组和皮下注射 GM-CSF 组。结果显示，T-VEC 组患者有较高的 DRR，为 16.3%（95%CI，12.1% ~ 20.5%）。而 GM-CSF 组为 2.1%（95%CI，0% ~ 4.5%），$P < 0.001$。

9.3.3　研发中的疫苗

截至撰写本文时，ClinicalTrials.gov（拥有全球 200 多个国家的注册数据的最大临床试验数据库）列出了约 2000 个癌症疫苗试验，其中超过 90% 的试验处于Ⅰ期或Ⅱ期，不到 10% 的试验处于Ⅲ期和Ⅳ期。值得注意的是，有时在早期临床试验中显示出的希望通常只涉及少数患者，而这种希望在更大规模的后期临床试验中往往无法持续。2019 年Ⅰ期（约 966 项）和Ⅱ期（约 914 项）疫苗与Ⅲ期（约 171 项）和Ⅳ期（约 33 项）疫苗数量之间的巨大差异就说明了这一点。Ⅲ期和Ⅳ期的疫苗涵盖了多种癌症类型，包括实体肿瘤（如乳腺癌、脑癌、食管癌、胃癌、结直肠癌、腹膜癌、肝癌、肾癌、头颈部肿瘤、肺癌、卵巢癌、胰腺癌、前列腺癌、宫颈癌、输卵管癌、肉瘤和黑色素瘤）和血液系统肿瘤（如各种类型的白血病、滤泡性淋巴瘤、B 细胞淋巴瘤、非霍奇金淋巴瘤和骨髓瘤）。其中一些实验性癌症疫苗适用于多种疾病，包括非癌症疾病，如生殖器疣。下面将介绍一些最重要的预防和治疗实验性疫苗。

9.3.3.1 预防性疫苗

迄今为止，针对可用于癌症一级预防的预防性癌症疫苗的研究仍然有限。造成这种情况的原因之一可能是难以确定与健康细胞转化为癌细胞直接相关的病原体。根据过去的经验，最可能的病原体是病毒，尽管一些细菌也与癌症的形成有关（例如幽门螺杆菌与胃肿瘤相关）。与癌症相关的病毒包括 Epstein-Barr 病毒（EBV），会增加患鼻咽癌和伯基特淋巴瘤的风险，以及人类 T 淋巴细胞病毒 -1（HTLV-1），它与成人 T 细胞白血病 / 淋巴瘤（ATL）和某些类型的淋巴细胞白血病有关。此外，人类疱疹病毒8（HHV-8），也称为卡波西肉瘤相关疱疹病毒（KSHV），已在几乎所有卡波西肉瘤中发现。尽管有这些发现，但尚未全部将这些可能的致病因子转化为预防性癌症疫苗。有一些已转化为治疗性疫苗，例如，目前正在进行一项Ⅱ期试验，评估重组 Epstein-Barr 病毒疫苗对鼻咽癌患者的治疗效果。

除了病毒和细菌之外，可以想象的是，未来可能会发现其他引起细胞转化的病原体，例如蛋白质（内源或外源产生的）。此类蛋白质也可能适用于从体内根除受影响细胞的疫苗方法。

目前，Ⅲ期或Ⅳ期临床试验中尚无用于一级预防的实验性预防性癌症疫苗。一项Ⅰ期临床试验正在研究黏蛋白 1（MUC1）肽 – 聚 ICLC 疫苗在高风险吸烟者（包括已戒烟者）中预防肺癌的潜在用途。然而，将这种疫苗引入常规临床实践的可能性引起了争议，因为如果吸烟者认为疫苗降低了风险，这可能会鼓励吸烟者继续他们的习惯，从而使其他与吸烟有关的健康问题长期存在。

大量Ⅳ期临床试验涵盖的病种与 HPV 相关，并且是基于已批准的 HPV 疫苗。这些疾病包括宫颈癌、HPV 感染、尖锐湿疣、肛门癌和 HPV 相关恶性肿瘤。

9.3.3.2 治疗性疫苗

目前许多治疗性疫苗的临床试验要么研究癌症疫苗作为单一疗法的使用，要么评估其与化疗或放疗等其他治疗方式的联合使用，以寻找免疫反应增强的可能性或标准疗法与疫苗之间的差异。

黑色素瘤是一种高免疫原性的肿瘤类型，因此已有几种疫苗进入了针对这种特定癌症的Ⅲ期临床试验。此外，三种已获批的治疗性癌症疫苗之一，Imlygic ™也适用于黑色素瘤，这凸显了通过疫苗接种治疗这种疾病的潜力。M–Vax 是一种实验性自体半胱氨酸修饰疫苗，正在进行Ⅲ期临床试验，也旨在治疗晚期黑色素瘤。其目的是诱导细胞介导的免疫应答，从而延迟炎症反应。癌细胞与半抗原二硝基苯基（DNP）结合，使其更易被免疫系统识别。一项Ⅱ期临床试验评估了 M–Vax 在具有可测量转移的Ⅳ期黑色素瘤患者和通过淋巴结切除手术无肿瘤的Ⅲ期患者中的疗效，取得了令人鼓舞的结果。在 83 例患者中，Ⅳ期黑色素瘤患者中有 11 例患者观察到抗肿瘤反应。此外，在共 214 例患者中，5 年总生存率为 44%，优于手术组 20% ～ 25% 的生存率。M–Vax 的一个重要优势是，为生产它而开发的技术平台也适用于生产其他恶性肿瘤的疫苗。例如，早期临床试验表明卵巢癌和肾细胞癌细胞也具有免疫原活性。

实验性治疗疫苗的另一个例子是 Hepcortespenlisimut–L（Hepko–V5）（正式名称为 V5），这是一种口服治疗性癌症疫苗，被 FDA 指定为治疗 HCC 的孤儿药，目前正在进行Ⅲ期临床试验，并正在晚期 HCC 患者中进行评估。该疫苗是由诊断为肝癌的乙型和丙型肝炎病毒捐献者的混合血液制成的，其确切的作用机制尚未明确。在涉及 75 例患者的Ⅱ期临床试验中，在 50 例患者（66.7%；P=0.006）中观察到肿瘤标志物甲胎蛋白（AFP）的血清水平下降，影像学断层扫描观察到肿瘤的消退或清除。被诊断出肝癌的患者通常只有几个月的寿命，然而，在此项Ⅱ期临床试验中超过 90% 的患者在 1 年后仍然存活，突显了 Hepko–V5 的显著生存优势。

最后，研究人员还开发了基于多种抗原的实验性治疗疫苗，认为这可能比仅针对一种抗原更有效。例如，Artemis Project™（美国国家乳腺癌联盟的研究人员联盟）开发了一种基于改良牛痘病毒安卡拉株（MVA）的疫苗，可针对多种新抗原，包括 –2/neu、MUC1、乳腺球蛋白 –A、端粒酶逆转录酶（hTERT）、生存素和黑色素瘤相关抗原 3（MAGEA3）。

9.4　过继性细胞疗法

过继细胞疗法（ACT）是将肿瘤内或外周血免疫细胞经静脉注射给癌症患者，以达到抗肿瘤效果的治疗方法。ACT 可分为两大类：利用 T 细胞的细胞疗法和利用其他免疫细胞（树突细胞、自然杀伤细胞和巨噬细胞）的细胞疗法。这两个主要类别将在下面的两节中讨论。

9.4.1　基于 T 细胞的过继细胞抗癌疗法

基于 T 细胞的过继性细胞疗法可以进一步分为三个不同的组，每个组都有自己独特的作用机制。这些是基于肿瘤浸润淋巴细胞（TIL）、T 细胞受体（TCR）修饰的 T 细胞或嵌合抗原受体（CAR）修饰的 T 细胞的 ACT（图 9.6）。

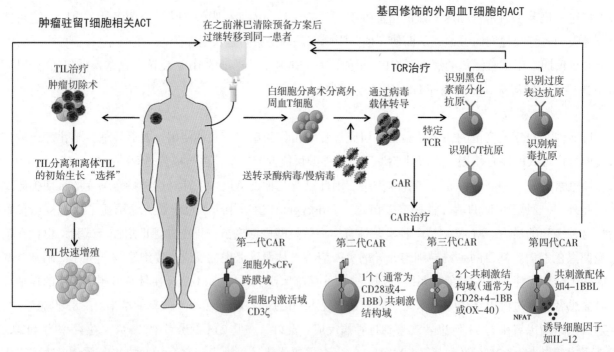

图 9.6　基于肿瘤浸润淋巴细胞（TIL）、T 细胞受体（TCR）基因治疗或嵌合抗原受体（CAR）修饰的 T 细胞的过继性细胞疗法（ACT）的示意图［图片来源：Rohaan MW，Wilgenhof S，Haanen JBAG。Adoptive cellular therapies: the current landscape. Virchows Arch. 2019；474（4）：449–461. doi: 10.1007/ s00428–018–2484–0. 版权所有 © 作者 2018］。

对于使用 TIL 进行 ACT 的治疗，需要在肿瘤手术切除后将肿瘤内的 T 细胞分离并在体外扩增。相比之下，使用基因修饰 T 细胞的 ACT 需要通过白细胞分离来获取外周血细胞，然后对分离的 T 细胞进行转导，使其表达特定的受体（如 TCR 或 CAR）。下面将更详细介绍这三种方法，患者在细胞回输前需要进行淋巴清除。

9.4.1.1　使用肿瘤浸润淋巴细胞（TIL）的过继细胞抗癌疗法

1988 年报道了第一个采用 TIL 移植治疗人类转移性黑色素瘤的案例，随后针对该疾病的临床研究获得了令人印象深刻的结果，客观缓解率（ORR）超过 50%。癌症组织中肿瘤浸润淋巴细胞（TIL）的存在最初被认为是由于组织破坏引起的慢性炎症。然而，后来推测这些细胞的存在可能表明宿主的抗肿瘤反应。这个假设得到了研究的支持，发现在肿瘤组织中有中度到明显的淋巴细胞浸润的患者比没有或有限 TILs 的患者有明显更好的预后。

现在人们了解到，TIL 疗法利用了 T 细胞浸润的多克隆性质以及对多种肿瘤相关抗原（TAA）的识别。对 TAA 进行分类的方法之一是基于所讨论的 TAA 是恶性细胞共有的还是独有的。共享的 TAA 包括许多过表达的抗原，例如黑素细胞分化抗原和肿瘤睾丸（CT）抗原。大多数 TIL 能对目前未知的抗原做出反应，但主要是来自突变蛋白的表位，这些抗原在 T 细胞分化过程中不会受到中心耐受（比如胸腺缺失）的影响。

T 细胞识别抗原的能力取决于其与肽主要组织相容性复合物（pMHC）的相互作用。$CD4^+T$（辅助 T/Th）细胞识别 MHC Ⅱ 类分子呈递的抗原肽，其中 MHC Ⅱ 的表达通常仅限于抗原呈递细胞。尽管 MHC Ⅰ 类分子在包括恶性肿瘤细胞在内的所有有核细胞上表达，但恶性肿瘤细胞上也可能异常表达 MHC Ⅱ 类分子。$CD8^+T$ 细胞（细胞毒性 T 细胞/CTL）负责识别与 MHC Ⅰ 分子结合的肽段。

TIL 疗法的研究首先在小鼠模型中进行，这些初步研究构成了最初且仍然最常用的 TIL 治疗方案的基础。符合条件的患者的合适肿瘤被切除并随后将肿瘤转移到专业实验室，并被分成小块组织（$3 \sim 5mm^2$），然后转移到含有生长培养基和高剂量白介素 –2（IL–2）的培养板或烧瓶中。这些小块组织的 TIL 扩增平均需要 5 周的时间，并且要定期更换新鲜的含 IL–2 的生长培养基，以确保 T 细胞持续增殖和存活。从这个过程中产生的 TIL 可以进一步扩增或冷冻保存以备后续使用。在输注这些 TIL 之前，患者必须接受非骨髓抑制性（NMA）淋巴细胞清除。标准 NMA 方案包括 2 天静脉注射环磷酰胺（60mg/kg）和 5 天氟达拉滨（$25mg/m^2$）。输注后不久，患者可能会接受高剂量的 IL–2 以提高临床疗效。

多项研究表明，输注 TIL 的数量与临床疗效之间呈正相关。目前，针对 TIL 的研究分别有 21% 和 22% 处于 Ⅰ 期和 Ⅰ/Ⅱ 期，只有 3 项试验处于临床 Ⅲ 期。值得注意的是，Iovance Biotherapeutics 在黑色素瘤患者中使用 TIL 疗法 LN–144 进行的 Ⅱ 期试验的 ORR 和 PR 分别为 36.4% 和 33.3%。大多数试验目前正在招募或仍在进行中，如果结果继续像 Iovance Biotherapeutics 的实验结果一样有利，那么接下来的几年里可以预见，经过关键的 Ⅱ 期或 Ⅲ 期临床试验可能最终使得 FDA 批准 TIL 疗法用于治疗黑色素瘤。

然而，TIL 疗法仍然是一个漫长、复杂且昂贵的过程，这往往导致大量患者由于疾病快速进展、费用问题或副作用而退出临床研究。另一个问题是，对于一些患者来说，他们的 TIL 无法扩增到静脉治疗所需的数量。这凸显了需要开发方法来识别最适合 TIL 治疗的患者。为此，已经提出了使用生物标志物的方法；然而，这也存在许多具有挑战性的问题，因为患者对 TIL 疗法的反应似乎受到多种因素的影响，包括肿瘤微环境、全身性炎症因子和遗传因素。

值得注意的是，一些研究人员采用了组合方法，试图提高与转移性黑色素瘤相关的 ORR。多项临床试验研究了 TIL 疗法与检查点抑制剂（例如 PD–1 和 CTLA–4 抑制剂）联合使用的疗效，因为 PD–1 已被证明在 TAA 反应性 TIL 上高表达。截至撰写本文时，一项由 Bristol–MyersSquibb 和 Iovance

Biotherapeutics 赞助的早期临床试验正在进行中，该试验使用纳武利尤单抗（一种抗 PD-1 抗体）和乌瑞卢单抗（一种抗 4-1BB/CD137 抗体）与 TIL 疗法联合治疗黑色素瘤患者。

除黑色素瘤外，也已成功从其他实体肿瘤（如乳腺癌、宫颈癌、胃肠道肿瘤、头颈部肿瘤、卵巢癌和非小细胞肺癌）中获得了 TIL。因此，对于开发其他肿瘤类型的 TIL 疗法而言，挑战不在于获取和扩增 TIL，而在于突变和新抗原负荷的异质性。这凸显了开发准确选择和富集 T 细胞亚群工具的必要性。大量临床试验正在进行中，以研究 TIL 治疗膀胱癌、肺癌和卵巢癌的疗效。例如，Iovance Biotherapeutics 最近公布了一项正在进行的研究 TIL 治疗宫颈癌的 II 期临床试验结果，结果表明入组患者的 ORR 和 PR 分别达到了 44.4% 和 33.3%，其中 78% 的患者实现了肿瘤负荷的减少。

9.4.1.2　使用转基因外周血 T 细胞的过继细胞抗癌疗法

并非所有患者都能接受基于 TIL 的治疗，因为他们的 TIL 可能无法扩增到治疗所需的数量。鉴于此，研究者在技术开发方面做出了巨大的努力，以对表达针对一系列人类癌症抗原的受体的 T 细胞进行基因改造。用 TCR 或 CAR 分子对 T 细胞进行基因转导就是一种很有前景的方法。

首先通过白细胞分离术收集外周血单核细胞（PBMC），然后进行细胞清洗以去除红细胞和血小板等污染物，这些污染物已被证明会影响最终细胞产品的临床效果，并可能导致细胞聚集。此后，收集的 T 淋巴细胞要么立即培养用于转导，要么冷冻保存以备用。与 TIL 方法一样，可以通过使用 CliniMACS 系统等方法来富集（或消除）特定细胞亚群，该系统是基于与顺磁珠连接的相关靶向抗体。接下来，T 细胞被激活，与基于 TIL 的细胞治疗一样，可能涉及添加抗 CD3 单克隆抗体和 IL-2。

受体的基因传递方法是 TCR-T 和 CAR-T 细胞疗法的区别。外周血 T 细胞由 γ- 逆转录病毒或慢病毒载体转导，导致最终细胞产物中引入的受体高表达。然而，对于病毒载体，存在插入潜在癌基因的担忧。此外，该制备过程价格昂贵，目前正在探索基于 Crispr/Cas9 技术的可能更便宜的方法，后一种方法不需要生产病毒载体，为基因转导提供了更灵活、更便宜的平台。最后，转导的 T 细胞被扩增。整体流程如图 9.7 所示。

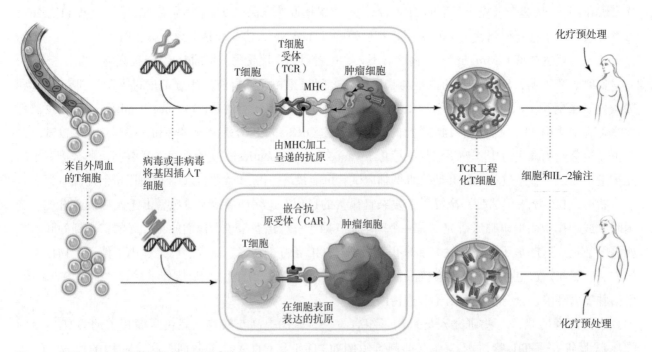

图 9.7　**外周血淋巴细胞基因修饰示意图**［转自 Rosenberg and Restifo，Adoptive cell transfer as personalized immunotherapy for human cancer. Science 3 April 2015：Vol. 348，Issue 6230，pp. 62–68（DOI：10.1126/science.aaa4967）］。

　　另一个挑战是，与 TIL 疗法一样，在使用细胞产品之前，患者必须接受淋巴细胞清除。这通常包括 2 天的静脉注射环磷酰胺和 2 天的氟达拉滨，并辅以高剂量的 IL-2 以进一步增强临床疗效。虽然这可能会导致短暂但严重的淋巴细胞减少和中性粒细胞减少，但骨髓通常会在 7 ~ 10 天内完全恢复，并且不需要造血干细胞支持。一项临床研究表明，接受预处理方案的者的缓解率为 50%，而未接受预处理方案的患者的缓解率为 39%，这被认为是由于通过消除淋巴细胞而改善了体内 T 细胞的持久性。否则这些淋巴细胞会与输注的淋巴细胞竞争体内稳态细胞因子（例如 IL-7 和 IL-15）而影响后者的持久性。此外，据报道，淋巴细胞清除可以从宿主中消除 T 调节细胞（Treg），这些细胞可以抑制效应 T 细胞功能并破坏输注细胞的体内增殖。已研究了其他的预处理方案，例如化疗与全身照射（TBI）的组合。美国国家癌症研究所（NCI）的研究表明，在化疗方案的基础上接受 2Gy 或 12Gy TBI 的患者的缓解率分别为 52% 和 72%，而单独化疗的缓解率为 49%。尽管有这些令人印象深刻的临床效果，但也需要考虑与强化治疗相关的风险，例如神经毒性、EB 病毒淋巴瘤和器官损伤。此外，与标准方案相比，这种强化方案需要造血干细胞支持来进行骨髓恢复，这增加了该方案的总成本和时间。另一种毒性可能是由支持性 IL-2 输注引起的，可能会导致寒战、低血压、高热和毛细血管渗漏综合征，但这些可以通过辅助治疗来控制。

　　基于转基因 T 细胞受体（TCR）或嵌合抗原受体（CAR）的两种主要 ACT 类型将在下面两节中进行更详细的介绍。

9.4.1.2.1　使用 T 细胞受体基因修饰的细胞过继疗法（TCR）

　　在这种方法中，肿瘤抗原识别是通过基因工程方法将新型 T 细胞受体（TCR）引入 T 细胞中来实现的。通过植入编码 TCR-α 和 TCR-β 链的基因，自体 T 细胞可以重新定向以识别肿瘤抗原。与所有 T 细胞表达的内源 TCR 一样，这种基因转导的 TCR 识别来自主要组织相容性复合体凹槽内的胞质或膜相关蛋白的蛋白水解加工肽。

　　这种方法由 NCI 的研究人员首创，并已被证明对实体瘤有效。第一种疗法采用从 TIL 疗法已得到客观缓解的黑色素瘤患者身上获得的天然 TCR。这一疗法的限制是从患者身上获得的 TCR 很少对自身抗原具有高亲和力，因为表达自身抗原受体的淋巴细胞通常在胸腺缺失过程中发生凋亡。由于分离天然存在的 TCR 存在困难，人源 TCR 现在被用作支架，可以使其在离体条件下进一步成熟，以增加其对抗原的亲和力。这是通过互补决定区（CDR）内的逐步氨基酸替换来实现的，并在每个替换步骤后针对目标抗原进行亲和力测试。这种方法催生了一种实验性疗法（c259TCR），该疗法在表达种系抗原 NY-ESO-1 的癌症患者中成功进行了评估。获得 TCR 的另一种方法是使用免疫原性转基因小鼠，该小鼠表达针对癌细胞的人类主要组织相容性复合物（MHC）。这可以生成具有同源 TCR 的 pMHC 复合物，以避免胸腺缺失。然后分离这种小鼠 TCR 并将其转导到人类 T 细胞中，从而产生表达肿瘤特异性小鼠 TCR 的人类 T 细胞。图 9.8 总结了这两种方法。

　　TCR 工程化 T 细胞具有单克隆特异性，其受体仅针对给定抗原具有特异性。因此，TCR 疗法的成功取决于对合适靶抗原的识别。理想的靶抗原是一种专门在恶性细胞上表达的抗原，可降低 "on-target, off-tumor, 脱靶" 副作用的风险。很少有抗原符合这些标准，因为大多数研究的靶抗原恶性细胞上的表达只是显著高于健康细胞，但并非特异性识别。然而，即使亲和力相对较低的 TCR 也可以选择性杀死高抗原表达的恶性细胞，同时保留低抗原表达的细胞。TCR 疗法靶向的抗原可分为三大类：种系、分化、病毒和肿瘤新抗原。

　　肿瘤胚系，又称为肿瘤睾丸（C/T）抗原表达，通常仅限于胎儿组织和生殖细胞。这些抗原缺乏 HLA1 类表达，因此可以逃避 T 细胞的攻击。在过继免疫细胞疗法中，最常被靶向的 C/T 抗原包括：

NY-ESO-1、MAGE-A10、MAGE-A4 和 PRAME。这些抗原通常不会在成人组织的细胞中被正常加工成肽段，尽管 PRAME 有时可以在低水平下检测到。然而，令人惊讶的是，许多肿瘤细胞类型显著表达 C/T 抗原。由于在健康成人组织中相对低的表达水平，这使得这些抗原成为免疫疗法有吸引力的靶点。

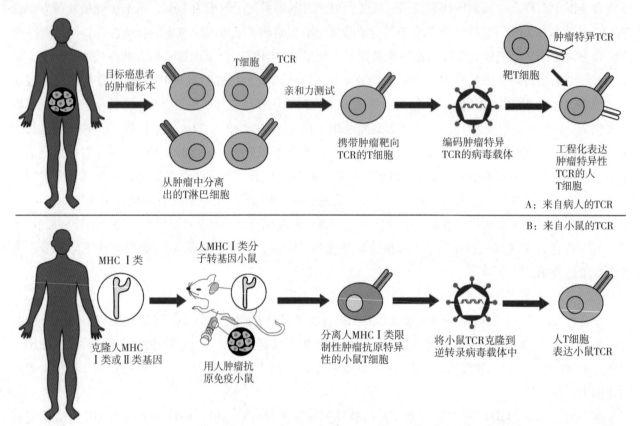

图 9.8　用于免疫治疗的基因修饰 T 细胞疗法包括：A. 直接从患有特定肿瘤的患者获得的 T 细胞受体；B. 通过对表达针对癌细胞抗原的人类主要组织相容性复合物（MHC）的转基因小鼠进行免疫而获得 T 细胞受体（图像 Peiqin Jin 绘制并友情提供）。

　　靶向黑色素瘤分化抗原的 TCR-T 细胞也产生了显著的临床效果。分化抗原由以组织特异性方式表达的基因编码，因此在对应组织起源的恶性肿瘤细胞和正常细胞之间是共同存在的。分化抗原通常在恶性肿瘤细胞中过度表达，但在正常细胞中表达水平较低。黑色素瘤分化抗原包括 gp-100、MART-1 和酪氨酸酪氨酸酶。首个临床试验证明了此类 TCR 疗法的临床疗效，该疗法以 MART-1 为靶点，MART-1 在大约 80%～95% 的黑色素瘤中表达。初始试验只有 13% 的患者出现了部分缓解。然而，在随后的研究中，患者接受了针对 gp100 或 MART-1 的工程化 T 细胞治疗，分别实现了 19% 和 30% 的客观缓解率。尽管黑色素瘤分化抗原仍然是一个有吸引力的靶点，但因为在健康细胞和恶性靶细胞上都有表达，因此也与"脱靶"副作用相关。例如，在针对 MART-1 的 TCR-T 细胞试验中，20 例患者中有 14 例出现了红斑性皮疹。

　　一些临床试验还针对在一系列癌症类型包括宫颈癌、外阴癌和阴茎癌中表达的病毒抗原。此外，TCR-T 细胞靶向因个体肿瘤特异的随机体细胞突变（肿瘤新抗原）而形成的抗原，但这是一个非常具有挑战性的策略。例如，当在不同部位或时间分离时，来自同一患者体内的肿瘤细胞之间的这些抗原可能有所不同。针对这些抗原应该可以减少"脱靶"副作用的发生率。为了有效地靶向这些抗原，需要像个体基因组测序这样的工具，并且由于肿瘤具有异质性，需要对多个新抗原进行测序并靶向单个肿瘤。这是一个昂贵的过程，再加上淋巴细胞基因工程和个体患者再输注方案的成本，从成本效益的角度来看，这种方法目前没有吸引力。

正在探索的另一种途径不是将新抗原作为单一疗法，而是将 TCR-T 细胞与其他免疫肿瘤药物（例如免疫检查点抑制剂）联合使用（参见第 7 章），以获得更好的临床疗效。例如，GlaxoSmithKline 公司正在进行基于针对抗原 NY-ESO-1（GSK3377794）的 TCR-T 细胞联合帕博利珠单抗治疗多发性骨髓瘤和 NSCLC 的 Ⅱ 期临床试验。这种联合治疗在滑膜肉瘤的 Ⅰ 期试验中也显示出前景，部分缓解率为30.8%。基于这些结果，GSK3377794 已被欧洲药品管理局授予 PRIME 认可，并被 FDA 授予突破性疗法称号。

还有一些新的方法正在被用于 TCR 的设计。例如，EurekaTherapeutics 最近开发了一种 Ab-TCR 疗法，是将抗体的 Fab 区与 TCR 的 γ 和 δ 链结合起来。他们发现这种结构可以识别 MHC 限制性抗原。这一策略的前导制剂 ET140202 作用于甲胎蛋白（AFP），目前正在进行肝癌的 Ⅰ / Ⅱ 期临床试验。

尽管 TCR 基因治疗具有明显的潜力，但也存在多种局限性。例如，交叉反应可能会发生"脱靶"毒性。这是由于内源表达的 TCR 和引入的转基因 TCR 的 α 链和 β 链之间错配而发生的。其结果是降低了TCR-T 细胞的功能亲合力，降低了它们与所需靶标相互作用的能力。由于 TCR-T 细胞识别自身抗原，错配还可能导致移植物抗宿主病（GVHD）。人们已经采用了多种策略来最大程度地减少错配的风险，例如将点突变插入 α 和 β 链 C 末端结构域，以改善内源性和基因工程 α 和 β 链之间的特异性配对。正在探索的一种替代策略是通过减少内源 TCR 链表达来限制 TCR 错配。值得注意的是，人类 TCR 错配的风险比小鼠 TCR 更大，因此容易混淆基于小鼠的临床前体内研究的结果。

TCR-T 细胞也有局限性，因为它们只能识别 MHC 分子呈递的肽链。数据表明，尽管 HLA-A*02 仅存在于 30% ～ 35% 的黑色素瘤患者中，但该领域 84% 的临床试验以其为目标。针对其他 HLA 亚型的试验相对缺乏可能性，因为这首先需要鉴定新的表位。为了完全规避对 MHC 的需要，开发了 CAR 疗法（见下文）。另一个问题是 TCR-T 细胞本质上是单克隆的，因此肿瘤细胞通常通过下调相关靶抗原而产生耐药性。

总之，该领域的大量临床试验以及与 TCR-T 细胞相关的传统技术和新技术的发展表明，一些相关的限制可能在未来几年内得到克服，因此 TCR-T 仍然是一种有潜在用途的细胞治疗。

9.4.1.2.2 使用嵌合抗原受体基因修饰的 T 细胞进行基于细胞的过继治疗（CAR）

CAR-T 细胞疗法是在上述 TIL 和 TCR 疗法之后开发的，已被证明对一些复发或难治性 B 细胞癌症如急性淋巴细胞白血病（ALL）和弥漫性大 B 细胞淋巴瘤（DLBCL）患者有效。

CAR 构建体由三个主要结构域组成：胞外域、跨膜域和胞内域。胞外域是 CAR 分子的胞外部分，由抗原识别结构域和定向到内质网的信号肽组成。跨膜结构域负责将 CAR 分子锚定到 T 细胞的质膜上。它对于受体的稳定性至关重要，通常由胞内结构域的近端成分组成。例如，CD28 显示可产生高表达且稳定的受体。最后，胞内结构域是 CAR 部分的细胞内部分，有助于信号转导并在抗原识别过程中激活 T细胞。

随着时间的推移，通过后续几代 CAR-T 细胞的研发，工程化 CAR 受体的复杂性不断提高。第一代 CAR 构建体的设计与内源性 TCR 复合物相当。整合了 CD3z 链或 FceRIy 胞内结构域以及胞外抗原识别结构域。然而，由于缺乏第二刺激信号，这些构建体未能有效激活 T 细胞。因此，第一代 CAR-T 细胞经常因细胞凋亡而丢失。第二代 CAR 构建体通过整合 T 细胞激活所需的两种信号来克服这个问题。CD3z 胞内结构域用于产生第一信号，胞内共刺激结构域以产生第二信号。这些第二代结构被证明是成功的，目前 FDA 批准的 CAR-T 疗法都是基于这种第二代技术。基于此，研究人员继续研发利用多个共刺激结构域的第三代 CAR，以及利用细胞因子进一步增强抗肿瘤功效的第四代 CAR。后者也称为TRUCK（通用细胞因子杀伤 T 细胞）。体内异种移植模型的研究表明，后几代 CAR 疗法具有更大的抗肿瘤功效和持久性。

CAR-T 细胞以不依赖 MHC 的方式靶向恶性肿瘤细胞的表面抗原，因此下调 MHC 分子来逃避肿瘤抗原对其疗效不会产生影响。迄今为止，进行的大部分 CAR-T 细胞疗法的临床试验都是在血液系统肿瘤进行的。例如，抗 CD19 CAR-T 细胞在临床上研究最多，因为 CD19 的表达仅限于健康 B 细胞及其前体和恶性 B 细胞。最先进的临床试验，包括已完成、已批准治疗试验，已经评估了抗 CD19CAR-T 细胞用于治疗复发性和难治性 B 细胞恶性肿瘤（例如慢性淋巴细胞白血病）。据美国宾夕法尼亚大学的一项初步研究报道，3 例入组患者中的 2 例在治疗后前 6 个月内得到迅速的完全缓解。且在此之前，这些患者已经用尽了所有其他治疗方案。对这些患者的后续研究显示，他们的 B 细胞再生障碍保持持续完全缓解超过 5 年，这表明输注的 CAR-T 细胞可以持续发挥作用。这一结果，加上涉及年轻人的另一项临床试验的成功，提高了诺华等制药公司对 CAR-T 疗法商业化的兴趣，并导致司利弗明 tisagenlecleucel（Kymriah ™）获得批准用于治疗 25 岁以下的难治性或复发性 B 细胞急性淋巴细胞白血病（ALL）。之后，在一项针对成人复发 / 难治性 DLBCL 患者的临床试验中观察到 53.1% 的客观缓解率。基于这些结果，司利弗明于 2017 年成为 FDA 批准的第一个包含基因治疗过程的治疗方法。同年，由 KitePharma 开发的第二种 CAR-T 疗法阿基仑赛 -axicabtagene ciloleucel 的临床研究结果表明，其治疗复发 / 难治性 DLBCL 患者的客观缓解率为 82%。因此，阿基仑赛（Yescarta ™）也获得 FDA 批准，用于治疗复发 / 难治性 DLBCL 患者。

尽管这些 CAR-T 疗法在临床上取得了令人瞩目的成果，但它们在成本和毒性方面仍然存在问题。就成本而言，美国最近公布的 Kymriah ™和 Yescarta ™的价格分别为 47.5 万美元和 37.3 万美元。在英国，由于对其成本效益比的不确定性，NICE 决定不推荐在国民保健服务中使用这些产品，但通过癌症药物基金寻求支持仍然有一定的可用性。NICE 已宣布将继续审查这些疗法的临床应用，并将在 2022 ~ 2023 年作出进一步的公告。

同时，CAR-T 产品的安全性也值得关注。大多数与 CAR-T 细胞治疗相关的不良反应（例如免疫相关和细胞因子相关毒性）在其他 T 细胞疗法中都很常见。因为目标抗原并不是肿瘤特异性的，免疫相关毒性还包括"脱靶"效应。短暂的 B 细胞再生障碍是此类毒性的一个例子，因为健康细胞也表达 CD19。这是一种潜在的严重毒性，但在临床上通过静脉注射免疫球蛋白进行预防性抗感染治疗可在一定程度上进行控制。另一个问题是 CAR-T 治疗后患者的复发。然而，有证据表明 CAR-T 输注后的造血干细胞移植（HSCT）可以预防复发。一项研究表明，输注 CAR-T 后未接受 HSCT 患者的复发风险（80%）比接受 HSCT 的患者（13.5%）更高，但其他研究提供了相互矛盾的结果，这是一个热门的研究领域。

尽管已批准的治疗方法取得了令人瞩目的临床成功，但目前正在进行大量研究，以提高输注细胞的整体功效和持久性，并减少毒性。实现这一目标的一种潜在方法是使用替代共刺激结构域，百时美施贵宝（BMS）基于这种方法开发了利基迈仑赛 lisocabtagene maraleucel（Liso-Cel ™）。该产品是一种抗 CD19 第二代 CAR，具有 4-1BB 共刺激结构域，设计用于治疗复发或难治性弥漫性大 B 细胞淋巴瘤（DLBCL），FDA 将于稍后做出是否批准的决定。2020 年，Liso-Cel ™已经在临床上取得的疗效令人印象深刻。在一项涉及 250 例患者的临床试验中，获得了 53% 的 CR，优于 Kymriah ™和 Yescarta ™在类似临床试验中获得的结果。然而，与其他两种产品一样，复发仍然是一个问题，这可能是由于 CD19

可靶向健康 B 细胞表面，无论患者的肿瘤细胞是 CD19+ve 还是 CD19-ve，这种情况都会发生。因此，复发可能是由于 T 细胞功能不佳或输注产品的持久性降低所致。有研究者提出，后者可能是由于 CAR 构建体的鼠类成分，特别是 scFv 所致，它可能具有免疫原性，导致宿主免疫反应消除 CAR-T。重要的是，Liso-Cel™、Kymriah™ 和 Yescarta™ 都使用相同的鼠单链 Fv 抗体，因此如果患者失去对其中一种抗体的持久性，他们不太可能对其他抗体产生反应。目前正在努力降低 CAR-T 疗法的免疫原性，例如，通过利用不含鼠源成分的 scFv 构建体。

所有 CD19 靶向 CAR-T 疗法的另一个问题是肿瘤可通过两种不同的机制下调抗原：抗原逃逸或谱系转换。抗原逃逸是指患者因表型相似的疾病复发，由于这种疾病缺乏 CD19 在表面表达，因此对抗 CD19CAR-T 细胞攻击具有抵抗力。谱系转换是指患者因遗传相关但表型不同的疾病（最常见的是 AML）而复发。为了防止表位扩散并对抗免疫逃逸，有研究者建议将 CAR-T 细胞与其他疗法联合使用。例如，KitePharma 目前正在评估 Yescarta™ 与乌托鲁单抗 utomilumab（一种抗 4-1BB 单克隆抗体）或 atezolimumab（一种抗 PDL1 抗体）联合用于治疗成人难治性大 B 细胞淋巴瘤，以改善 ORR 和 CR。

对抗 CD19 下调后果的另一种策略是开发针对不同表面抗原的新型 CAR。例如，BCMA（B 细胞成熟抗原）、间皮素、CD22、CD20 和 CD123 正在成为 CAR-T 细胞的热门靶点。使用抗 CD20CAR-T 细胞的临床试验已经在非霍奇金淋巴瘤中获得了类似于抗 CD19CAR-T 疗法的令人鼓舞的缓解率。在评估抗 CD22CAR-T 细胞治疗抗 CD19CAR-T 细胞疗法产生耐药的 B-ALL 患者的疗效时，也观察到类似的反应。评估 CAR-T 疗法治疗 AML 的临床试验正在进行中，其中多项试验以 CD123 为靶点，并正在产生令人鼓舞的结果。正可在多发性骨髓瘤（MM）患者中进行抗 BCMACAR-T 细胞研究。

CAR-T 疗法的新方法，例如能够同时靶向多种抗原的 CAR-T 细胞，这一策略可以降低抗原下调的风险。另一种新颖的设计方法涉及分泌白细胞介素的 CAR-T 细胞的制造。这些细胞被称为"装甲细胞"。这种设计背后的基本原理是额外的白细胞介素，如 IL-12，可以改善 T 细胞增殖和抗肿瘤活性，并克服与肿瘤微环境相关的任何抑制因素。研究表明，分泌 IL 的 CAR-T 细胞可增强抗肿瘤活性。

然而，尽管临床和评估阶段的药物取得了令人鼓舞的临床结果，但 CAR-T 疗法仍存在许多挑战和限制：一是为患者个体制备自体产品的成本昂贵；二是制备所需的时间可能会导致不可避免的治疗延迟，这对于疾病快速进展的患者来说是有害的。尽管使用同种异体 CAR-T 细胞可以克服这些障碍，但它们会增加移植物抗宿主病（GVHD）的风险。目前正在进行多项临床试验，以评估同种异体 CAR-T 细胞的临床疗效，截至撰写本文时，最新的试验处于 I／II 期阶段。

CAR-T 细胞疗法的一个更严重的局限性是它们对实体瘤缺乏疗效，其原因是实体瘤中相对缺乏独特的 TAA。CAR-T 细胞在实体瘤治疗上的临床试验常导致严重的毒性，因为目标抗原的表达通常也存在于健康组织的细胞上。例如，一项用于治疗转移性结直肠癌的抗 ERBB2 CAR-T 细胞的临床试验由于肺上皮的抗原表达而导致多器官衰竭和急性肺毒性。已经鉴定出几种对实体瘤更具特异性的抗原，并且针对这些抗原的 CAR-T 细胞临床试验正在进行中。例如，针对肉瘤的抗 HER2 CAR-T 细胞、针对结直肠癌的抗 CEA CAR-T 细胞、针对胶质母细胞瘤的抗 EGFRv Ⅲ CAR-T 细胞均已在临床进行研究。然而，这些研究表明，虽然针对这些抗原显示了更安全的毒性特征，但患者的临床缓解没有改善。

最后，CAR-T 疗法开发的另一个挑战是发现了一些与靶向抗原无关的毒性。例如，细胞因子相关毒性，也称为细胞因子释放综合征（CRS），是由响应肿瘤抗原结合的 T 细胞扩增和激活引起的，这会导致细胞因子的大量释放，包括 IFN-γ、IL-1 和 IL-6。CRS 的典型症状包括低血压、心动过速和发热，这些症状可能是致命的。1 级 CRS 通常可以通过支持性护理来治疗，而更高级别的 CRS 可以通过托珠单抗来改善，托珠单抗可以逆转 CRS 症状，而对 T 细胞没有或几乎没有抑制作用。在严重的情况下，还可以给予短期皮质类固醇治疗。输注 CAR-T 细胞后还可观察到神经系统并发症。这些影响被称为 CAR-T 相关脑病（CRES），包括意识模糊、谵妄和偶尔癫痫发作。尽管神经毒性的确切机制尚不清楚，但研究表明细胞因子的释放和随后血脑屏障的破坏可能发挥了作用。

9.4.2 使用其他免疫浸润细胞的过继细胞抗癌疗法

已经开发了基于其他免疫细胞的过继细胞治疗策略，例如自然杀伤（NK）细胞、树突细胞（DC）和巨噬细胞的过继细胞抗原疗法，这些策略如下所述。

9.4.2.1 使用自然杀伤（NK）细胞的过继细胞抗癌疗法

在 CAR 型抗癌疗法中，自然杀伤（NK）细胞比 T 细胞具有多个潜在优势。它们比 T 淋巴细胞更容易分离，降低了污染风险，从而最大限度地降低了移植物抗宿主病（GVHD）发生的可能性。NK 细胞的寿命也较短，降低了过度扩增的风险。此外，NK 细胞释放的细胞因子似乎比 CAR-T 细胞释放的细胞因子更安全，因为它们不太可能引起细胞因子释放综合征（CRS）。最后，与 T 淋巴细胞不同，NK 细胞以不依赖 MHC 的方式触发靶细胞裂解，这意味着 NK 细胞不太可能发生 CAR 靶抗原的下调。

与 T 淋巴细胞相反，自然杀伤（NK）细胞可以识别并杀死缺乏 MHC 表达的异常细胞。其效应器的功能基于通过种系编码的激活或抑制受体接收信号的整合，这些受体可以识别其细胞靶点上的配体。抑制性受体可以识别 HLA-1（由所有有核细胞表达）或类似分子，其由两个不同的类型组成：杀伤性免疫球蛋白样受体（例如 KIR2DL、KIR3DL）和 C 型凝集素受体（例如，CD94、NKG2A/B）。在正常情况下，抑制过程发挥作用，作为"自我"的识别，减少 NK 细胞的激活并防止"自我"裂解攻击。PD-1、CTLA-4 和黏蛋白结构域 -3（TIM-3）等免疫检查点在与其配体结合时也会传递抑制信号。因此，自身 HLA-1 的缺乏会增强对异常细胞的清除。

人们认为 NK 细胞对靶细胞的直接细胞毒性依赖于穿孔素和颗粒酶等溶细胞颗粒的释放。此外，NK 细胞上表达的死亡受体（DR）可介导异常或应激细胞内的凋亡过程，是另一种直接杀伤机制。诱导细胞凋亡的半胱氨酸蛋白酶 caspase 级联是由 DR（例如 FasL）与其靶细胞上的配体之间的相互作用触发的。NK 细胞的另一种直接杀伤机制与抗体有关，称为抗体依赖性细胞介导的细胞毒性（ADCC）。在此过程中，抗体的 Fab 和 Fc 段与恶性细胞上的 TAA 和 NK 细胞上的激活受体（例如 CD16A）结合。在形成这种紧密结合后，活化的 NK 细胞释放预先形成的溶细胞颗粒以诱导恶性细胞的细胞裂解。最后，NK 细胞还可以产生趋化因子和细胞因子来杀死异常细胞。

与其他免疫细胞一样，NK 细胞作为潜在治疗策略的一部分也有多种局限性，包括向实体瘤的过继转移能力较差。此外，恶性细胞表面的 NK 细胞激活受体及其配体的突变，或其表达水平的变化，可能导致治疗反应降低。例如，在结直肠癌的早期阶段，可以检测到高水平的 NKG2D 配体，但随着疾病的进展，其表达会降低。最后，肿瘤微环境仍然是一个关键屏障，所有浸润性免疫细胞（例如抑制性 / 耐受性巨噬细胞、调节性 T 细胞和树突细胞）都嵌入到细胞外基质中，会通过分泌免疫抑制细胞因子或干扰受体表达来阻碍 NK 细胞激活。例如，TGF-β 已被证明可以限制 NK 细胞的数量和抗转移功能。

自体离体扩增 NK 细胞的过继转移已在结肠癌、乳腺癌和淋巴瘤的一系列临床试验中进行了研究。然而，仅观察到有限的抗肿瘤效果。有人提出，这可能是由于 NK 细胞与肿瘤细胞上表达的"自身"MHC 1 类相匹配，这种对"自身"的识别抑制了 NK 细胞的激活。研究还表明，来自癌症患者的 NK 细胞由于处于免疫抑制状态，其杀伤功能可能会降低。在血液系统肿瘤研究领域，2002 年进行了一项使用 NK

细胞的关键临床研究，研究确定同种异体 NK 细胞可以降低各种类型白血病复发的风险，并可保护患者在不匹配的造血移植中免受 GVHD 的影响。该试验的结果随后引起了人们对血液系统肿瘤和实体恶性肿瘤中同种异体 PBMC 衍生的 NK 细胞进一步研究的兴趣。

在临床研究中，NK 细胞通常与抗体、细胞因子或化疗联合以增强体内效应器功能。有研究者提出化疗可能会刺激恶性肿瘤细胞上激活配体的表达，从而诱导对 NK 细胞介导的细胞毒性的敏感性增强。迄今为止，NK 细胞过继转移与小分子免疫调节剂来那度胺（参见第 9.5 节）的联合似乎是最有效的策略之一。重要的是，它克服了 TME 相关 IL-6 和 TGF-β 对 NK 抗肿瘤功能的抑制。此外，它还能降低 NKG2D 介导的 NK 细胞激活的 MHC Ⅰ类阈值。目前，基于该联合治疗的多项临床试验正在进行中。

CAR-NK 细胞的主要局限性之一是它们无法在缺乏细胞因子支持的情况下持续存在。为了解决这个问题，研究人员开发了一些策略，通过基因操作 NK 细胞来表达自分泌增殖的细胞因子。实验表明，与那些缺乏产生这些细胞因子能力的小鼠相比，使用逆转录病毒构建体工程化表达 IL-2 和 IL-15 的 NK 细胞在荷瘤小鼠中具有优异的体内生长和抗肿瘤特性。

总之，对 NK 细胞效应器功能和生物学研究的最新进展表明，它们可能是 CAR-T 细胞的有用替代品。然而，需要进一步改进涉及的各种技术，以提高 NK 细胞的持久性和抗原特异性，以增强其作为细胞毒性细胞的效应功能。然而，随着技术的进步，以及 CRISPR/Cas9 等新型基因操作策略的采用，CAR-NK 细胞研究可能会获得助力。

9.4.2.2 使用树突细胞的过继细胞抗癌疗法

树突细胞（DC）是专门的抗原呈递细胞，在诱导免疫反应中发挥着关键作用。它们支持已激活的 T 细胞的存活和效应功能，同时维持免疫系统不同组分之间的相互作用。但癌症患者的内源性 DC 通常伴有不同程度的功能障碍，包括由于肿瘤微环境中存在的免疫抑制因素而导致的 DC 活性降低。然而，从患者的单核细胞离体生成的 DC 可以绕过内源性 DC 的局限性，恢复免疫监视并诱导肿瘤消退。离体 DC 可以从大量血液或骨髓祖细胞中产生，使这些细胞成为治疗应用的潜在候选者。使用体外培养的 DC 的另一个优势是可以培养成熟的 DC 并使其获得对肿瘤抑制因子的抗性。

树突细胞（DC）最常见的治疗应用是作为癌症"疫苗"。与传统疫苗不同，传统疫苗将突变或灭活的病原体传递给患者，而基于 DC 的疫苗涉及在注射前体外给予可诱导特定免疫反应的活细胞。在离体产生 DC 疫苗的过程中，疫苗诱导的免疫反应可能会在多个阶段受到影响。此外，DC 保留了从环境中摄取、加工和交叉呈递蛋白质的能力。因此，可以使用各种手段来获取抗原以加载到 DC 上，例如来自自体或同种异体来源的肿瘤细胞。与其他免疫疗法不同，树突细胞对已知肿瘤抗原的依赖较少，并且可以诱导对未确定的患者特异性抗原的免疫反应。

目前，基于树突细胞的临床试验大多处于 Ⅰ / Ⅱ 期。其中约 90% 的研究探讨 DC 在治疗实体肿瘤（包括胃肠道肿瘤、前列腺癌和黑色素瘤）中的应用。此外，其中 13 项试验基于 DC 与细胞毒性 T 淋巴细胞的联合使用。DC 是从外周血中诱导出来的，然后装载抗原并回输，这称为多靶点抗原刺激细胞疗法（MASCT-1）。最近，一项 Ⅰ / Ⅱ 期试验评估了阿帕替尼（一种受体酪氨酸激酶抑制剂）与 MASCT-1 联合治疗晚期骨和软组织肉瘤患者的安全性和有效性。研究人员发现，接受由 PD-1 阻断激活 MASCT 联合阿帕替尼治疗的患者比单独接受 MASCT 治疗的患者获得了更高的客观缓解率。此外，使用阿帕替尼并不会增加晚期实体瘤患者的免疫治疗相关毒性。

普罗文奇 Sipuleucel-T（Provenge™）疫苗由负载抗原的树突细胞和 T 细胞组成，是 FDA 批准的第一个治疗晚期转移性前列腺癌（见第 9.3 节）的细胞疗法，由于其研发的相对成功，使得 DC 疫苗的研发成为热点，目前正在进行的涉及树突细胞疫苗的临床试验数量较多。树突细胞可能会成为未来细胞治疗的选择，特别是考虑到它们在宿主免疫反应中的广泛作用。

9.4.2.3 基于巨噬细胞的过继性细胞抗癌疗法

过继细胞疗法的另一种方法是使用巨噬细胞，巨噬细胞被主动招募到肿瘤部位，并渗透到肿瘤组织中。由于肿瘤抑制微环境的影响，募集到肿瘤部位的巨噬细胞更有可能促进肿瘤生长。理论上，分离单核细胞，然后在转移前使用天然刺激因子控制其离体分化为成熟表型，会产生巨噬细胞，如果重新输注到患者体内，会对肿瘤细胞产生细胞毒性作用。免疫设计分子公司开发了一种基于巨噬细胞激活自然产生的刺激分子（MAK）的产品（Bexidem™）。目前正在进行一项Ⅱ/Ⅲ期临床试验，比较 Bexidem™与 BCG 治疗浅表乳头状膀胱癌患者的疗效。截至撰写本文时，这是唯一一项研究巨噬细胞用于过继性免疫疗法的临床试验。如果被证明有效，它可能为其他基于巨噬细胞的过继细胞疗法铺平道路。

9.5 小分子免疫调节剂

免疫调节是指改变免疫反应以获得所需反应的任何过程。肿瘤细胞所谓的免疫原性较差，部分是由于其 MHC 抗原、黏附分子和 T 细胞完全激活所需的共刺激信号表达较弱所致。肿瘤还可能分泌免疫抑制分子，如 IL-10、TGF-β 和 PGE2，并且它们通常无法表达激活局部免疫反应的细胞因子。这些逃避策略可以通过给患者施用小分子免疫调节剂来克服，具体如下所述。

在确定了沙利度胺（thalidomide）的抗血管生成和免疫调节活性后，Celgene 公司重新营销沙利度胺用于各种癌症治疗，并随后研发了其他几种类似物。其中，来那度胺（lenalidomide）的效力更强，副作用更少，但骨髓抑制作用更大。Celgene 于 2005 年获得 FDA 对来那度胺（Revlimid™）的批准，作为第一个商业上沙利度胺衍生物。然而，它只能在严格受控的限制条件下使用，禁止在妊娠期使用。为此，进一步的研究催生了类似物泊马度胺（Pomalidomide），该药物于 2013 年被 FDA 批准用于治疗复发性和难治性多发性骨髓瘤。

9.5.1 沙利度胺类药物

目前，研发能够刺激免疫系统攻击和杀死肿瘤细胞的小分子药物已成为研究的热点。在 20 世纪 60 年代，沙利度胺因其致畸性可导致新生儿出生缺陷而臭名昭著。21 世纪后，因其可作为免疫调节剂而再次受到关注，并以 Thalomid™的商品名上市。该药物商业化后，开发并批准了两种类似物，来那度胺（Revlimid™）和泊马度胺（Pomalyst™，Imnovid™），所有这些都在下面进行了更详细的介绍。需注意，这三种药物应在严格控制限制下使用，禁止在孕期使用。

9.5.1.1 沙利度胺（Thalomid™）

沙利度胺（图 9.9）以商品名 Thalomid™或 Talidex™出售，是一种手性谷氨酸衍生物，由 ChemieGrünenthal 于 1957 年首次报道。它在水中的溶解度非常差，并且以两种对映异构体混合物形式存在。1957 年，沙利度胺在欧洲多个国家被批准作为镇静剂，并在世界其他地区广泛使用，特别是针对孕妇。到 1961 年底，人们已经认识到沙利度胺与胎儿畸形之间的关联。尽管沙利度胺此时已被撤回商业用途，并支付了历史性的补偿金，但仍在继续研究沙利度胺用于治疗其他疾病，包括结节性红斑狼疮、艾滋病患者的消瘦、非微生物性口腔和咽喉溃疡（与艾滋病相关）、难治性或复发性多发性骨髓瘤以及其他恶性肿瘤。

沙利度胺目前主要用于治疗多发性骨髓瘤。其主要药理活性是免疫调节，但在多发性骨髓瘤中的确切作用机制尚未完全确定。除了对骨髓瘤细胞生长和存活的直接影响外，其他可能的机制包括对白介素

和干扰素 –γ 的影响、抑制有助于白细胞迁移的细胞表面黏附分子、改变 CD8$^+$T 细胞（细胞毒性 T 细胞）与 CD4$^+$T 细胞的比率（辅助 T 细胞），抑制 TNFα 的产生，并可能对血管生成产生影响。在某些情况下，沙利度胺还可以表现出部分免疫刺激和抗炎作用。

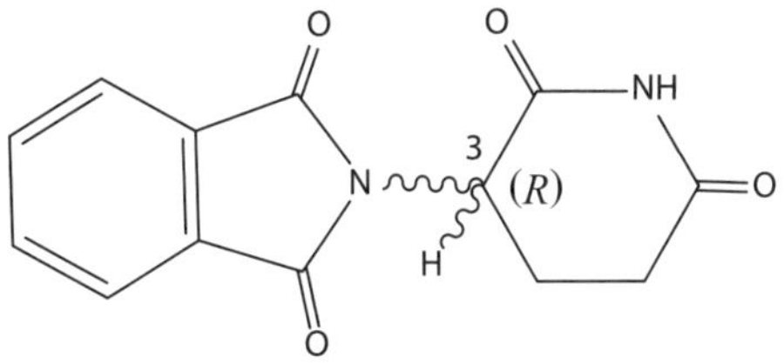

C3-(R,S)-沙利度胺
（Thalomid™, ThalidomideCelgene™）

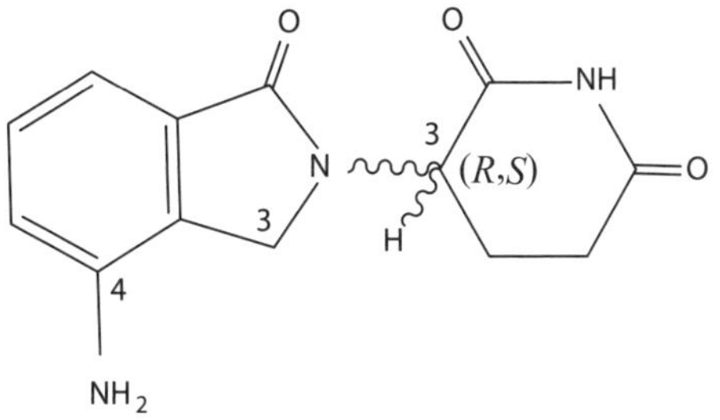

来那度胺（Revlimid™） 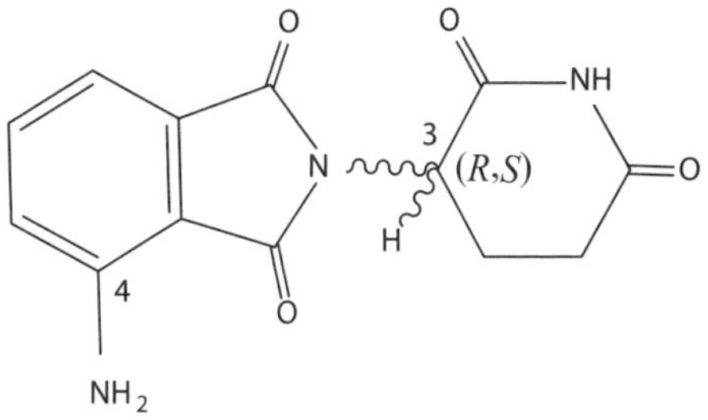　　　　　　　　　　泊马度胺（Pomalyst™, Imnovid™）

图 9.9　沙利度胺（Thalomid ™，Talidex ™），来那度胺（Revlimid ™）和泊马度胺（Pomalyst ™；Imnovid ™）的化学结构式。

需注意的是，沙利度胺以外消旋混合物的形式合成、纯化和给药。然而，（R）– 和（S）– 对映体与外消旋混合物有所不同，每个对映体的水溶性约高 3 倍。间接证据表明，对映体相比纯沙利度胺更容易被吸收，并且更快地水解裂解。其立体化学结构的另一个有趣方面是，（R）– 对映体具有镇静作用，而（S）– 对映体具有致畸性。体外和体内研究表明，在生理条件下，外消旋作用非常迅速，因此无论给予哪种对映体，都会迅速建立类似的外消旋混合物。

鉴于有趣的临床试验结果，正在进行一项重大研究工作，以充分研究沙利度胺的作用机制并开发更有效且毒性更低的类似物。沙利度胺与美法仑和泼尼松龙联合使用，作为未经治疗的多发性骨髓瘤的一线治疗，适用于 65 岁及以上的患者，或不适合接受大剂量化疗的患者（患有严重合并症如心脏病等风险因素的患者）。2011 年 NICE 指南建议硼替佐米和沙利度胺联合用于多发性骨髓瘤的一线治疗。沙利度胺联合烷化剂和皮质类固醇也被推荐作为那些被认为不适合进行高剂量化疗和干细胞移植的多发性骨髓瘤患者的一线治疗。

该药最常见的副作用包括嗜睡、便秘和多发性神经病，会导致疼痛、刺痛和麻木感。此外，还可能会出现过敏反应，并伴有斑丘疹等症状和可能的发热、心动过速和低血压等症状。

9.5.1.2　来那度胺（Revlimid ™）

来那度胺（图 9.9）是沙利度胺的类似物，不同之处仅在于去除了 C3– 羰基并添加了 C4– 氨基团。与沙利度胺一样，也是外消旋混合物。它具有与沙利度胺相似的特性，是一种具有抗肿瘤、抗血管生成和促红细胞生成特性的免疫调节剂。来那度胺与地塞米松联合用于治疗已接受过至少一种治疗的多发性骨髓瘤患者。当其他治疗方案不足或不适当时，其也可用于治疗伴低或中度骨髓增生异常综合征（MDS）

风险的输血依赖性贫血，该综合征与孤立的细胞遗传学 5q 缺失相关。

来那度胺最严重的副作用是静脉血栓栓塞、严重中性粒细胞减少、血小板减少和可能致命的肝损伤。由于其结构与沙利度胺相关，因此存在周围神经病变和致畸风险，需要同样严格的药物分布和避孕措施。除了胚胎－胎儿毒性外，来那度胺还带有血液学毒性和血栓栓塞的黑框警告。据报道，骨髓抑制是主要的剂量限制性毒性，而沙利度胺则不然。2011 年，由于一些证据表明急性髓系白血病（AML）和 B 细胞淋巴瘤等血液系统恶性肿瘤的发生风险增加，FDA 启动了对临床试验的持续审查，尽管并没有建议现有患者停止来那度胺治疗。

目前，来那度胺正在进行多项临床试验，包括针对慢性淋巴细胞白血病、弥漫性大 B 细胞淋巴瘤和滤泡性淋巴瘤的 Ⅲ 期研究。还正在急性髓系白血病、膀胱癌、组织细胞增多症、霍奇金病和骨髓纤维化的 Ⅱ 期临床试验中进行评估。非小细胞肺癌（NSCLC）的 Ⅰ／Ⅱ 期研究也在进行中。

9.5.1.3　泊马度胺（Pomalyst™，Imnovid™）

泊马度胺（Pomalidomide）（图 9.9）是沙利度胺的另一种衍生物，由 Celgene 以 Pomalyst™ 和 Imnovid™销售。其结构比来那度胺更接近沙利度胺，区别仅在于添加了一个 C4- 氨基。与沙利度胺和来那度胺一样，其也是一种外消旋混合物，是一种有效的抗血管生成剂和免疫调节剂，对骨髓细胞也有直接杀伤作用。泊马度胺于 2013 年获得 FDA 批准用于治疗复发性和难治性多发性骨髓瘤，并于同年获得欧盟委员会的类似批准（商品名为 Imnovid™）。在欧洲，它被许可与地塞米松联合使用，用于治疗至少两种既往治疗方案（包括来那度胺和硼替佐米）无效的难治性和复发性多发性骨髓瘤患者。

1994 年发现沙利度胺能够抑制血管生成后，美国波士顿儿童医院于 1995 年进行泊马度胺的研究。开发该药物是基于其对肿瘤细胞和骨髓瘤型癌症的血管环境具有直接抑制作用的双重机制。这种双重活性可能是其在临床前体外和体内以及临床试验中比沙利度胺更有效的原因。与来那度胺和沙利度胺的最高规格分别为 25mg 和 50mg 相比，Celgene 公司销售的泊马度胺最高规格为 4mg 的胶囊，体现了其更强大的效力。

在开发过程中，泊马度胺在 Ⅰ 期临床试验中显示出可耐受的副作用，并在 Ⅱ 期研究中的多发性骨髓瘤患者中获得了有希望的结果。Ⅲ 期结果表明，与单独使用地塞米松的患者相比，服用泊马度胺和地塞米松的患者的无进展生存期（中位 PFS 为 3.6 个月 vs. 1.8 个月；$P < 0.001$）和总生存期显著延长。

泊马度胺被认为通过三种作用机制发挥作用：直接抑制骨髓瘤细胞、抗血管生成作用以及激活免疫系统杀伤肿瘤细胞。这些机制不太可能依赖于 TNFα 的抑制作用，因为强效 TNFα 抑制剂（如己酮可可碱和咯利普兰）不会抑制血管生成或骨髓瘤细胞生长。此外，据报道，泊马度胺可下调 IL-6，上调 INF-γ、IL-2 和 IL-10，这有助于其发挥抗血管生成和抗骨髓瘤的作用。

由于泊马度胺与沙利度胺和来那度胺一样，具有潜在的致畸性，因此禁止将其用于可能妊娠的女性，并且需要严格的治疗方案。此外，在接受该药物的男性患者的精液中检测到泊马度胺，因此男性在治疗期间以及停止治疗后 28 天内与具有生殖潜力的女性发生性接触时必须承诺使用安全措施。

Celgene 公司开发和商业化的沙利度胺类似物的定价存在争议。在撰写本文时，1mg、2mg、3mg 和 4mg 泊马度胺胶囊在英国可通过 NHS 购买，21 粒胶囊包装的价格为 8884 英镑。尽管 Celgene 开发这种药物的成本很高，但鉴于分子较简单以及合成和配方的低成本，许多人对这种定价提出了质疑。

9.5.2　普乐沙福（MozoBIL™）

免疫刺激剂普乐沙福（plerixafor，Mozobil™，图 9.10）是一种小分子趋化因子受体拮抗剂，通常在粒细胞集落刺激因子（G-CSF）治疗 4 天后给药，可动员造血干细胞进入外周血以进行收集，并随后自体回输患者体内以治疗淋巴瘤或多发性骨髓瘤。该药物由 AnorMED 开发，随后于 2006 年被 Genzyme 收购。Plerixafor 在美国和欧盟具有孤儿药地位，分别于 2008 年和 2009 年被批准用于造血干细胞动员。

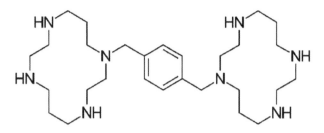

图 9.10　普乐沙福（Mozobil ™）的分子结构式。

普乐沙福分子量相对较大，为 502.8g/mol，由两个大环组成，其中一个氮原子通过 1，4- 二甲基苯基间隔连接。所有 8 个氮原子都很容易质子化，因此该分子是强碱性。这两个大环是螯合剂，可与许多二价过渡金属阳离子，特别是铜、镍和锌，以及铑和钴强力结合。在体内，锌络合物被认为是该分子的生物活性形式。

该药物于 1987 年首次合成，用于双金属配位络合物的基本氧化还原反应研究。然而，后来偶然发现，这种类型的分子可能在治疗 HIV 方面具有潜在用途，因为它们可以阻断 CXCR4（一种趋化因子受体，对于某些菌株而言，它与主要 HIV 细胞受体 CD4 一起充当辅助受体）。尽管不能口服以及其具有一些心脏毒性阻碍了其用于治疗 HIV 的进一步研究，但发现了其在治疗肿瘤方面具有新适应证。

在肿瘤学领域，普乐沙福通过抑制 α-CXCR4 趋化因子受体，从而阻断其与同源配体基质细胞衍生因子 -1α（SDF-1α）的结合而发挥作用。SDF-1α 和 CXCR4 已被证明在造血干细胞（HSC）运输和归巢到骨髓中发挥作用。普乐沙福以锌复合物的形式充当 CXCR4 的拮抗剂或部分激动剂，以及相关 CXCR7 的变构激动剂，对促使造血干细胞从骨髓进入血液作为外周血干细胞有较强作用。这种动员过程在采集造血干细胞用于移植之前非常重要。也可以单独使用粒细胞集落刺激因子（G-CSF）进行动员，但对大约 15% ～ 20% 的患者无效。然而，普乐沙福和 G-CSF 的组合增加了对治疗有反应的患者百分比，并允许产生足够的干细胞用于移植。因此，它被用于淋巴瘤和多发性骨髓瘤患者的治疗。

一项随机、双盲、安慰剂对照的 III 期试验纳入 298 例接受造血干细胞移植（HSCT）治疗的非霍奇金淋巴瘤的患者，比较了接受普乐沙福联合标准治疗（G-CSF）的受试者与接受 G-CSF 联合安慰剂治疗患者造血干细胞的产量。普乐沙福组中有 59% 的患者达到了至少采集到 500 万个 CD34$^+$ 细胞 /kg 体重的目标阈值（在 4 天或更少的分离治疗过程中），而 G-CSF/ 安慰剂组中只有 20% 的患者达到了该目标。该临床试验于 2007 年完成，基于此研究结果，普乐沙福获得上市批准。

普乐沙福最常见的副作用包括胃肠道紊乱（如恶心、腹泻、口干、口腔感觉减退）、出汗、头晕、头痛、失眠、疲劳、关节痛、肌肉骨骼疼痛、红斑和注射部位反应。不太常见的不良反应包括过敏反应，如呼吸困难和眶周肿胀。肾功能不全患者应减少剂量，治疗期间应采取避孕措施。

值得注意的是，已经证明普乐沙福在几种人类癌症的小鼠模型中能够减少肿瘤转移，它还被证明可以减少放疗后小鼠模型中胶质母细胞瘤的复发。有趣的是，在该模型中，幸存的肿瘤细胞被观察到严重依赖于骨髓来源的细胞生成血管，而这种依赖性是通过 SDF-1/CXCR4 相互作用介导的，而普乐沙福正是阻断了这种相互作用。

9.5.3　米伐木肽（Mepact™）

米伐木肽（Mifamurtide，Mepact™）也称为三肽磷脂酰乙醇胺（muramyl tripeptide phosphatidy-lethanolamine，MTP-PE）（图9.11），由武田（Takeda）公司销售，用于治疗骨肉瘤（这是一种主要影响年轻人和儿童的骨癌，大约1/3的病例是致命的）。它是在20世纪80年代初由当时的Ciba-Geigy（后来并入诺华公司）开发的，并在1990年代出售给JennerBiotherapies公司。2003年，米伐木肽的开发权被IDM Pharma接管，该公司随后于2009年被武田公司收购。

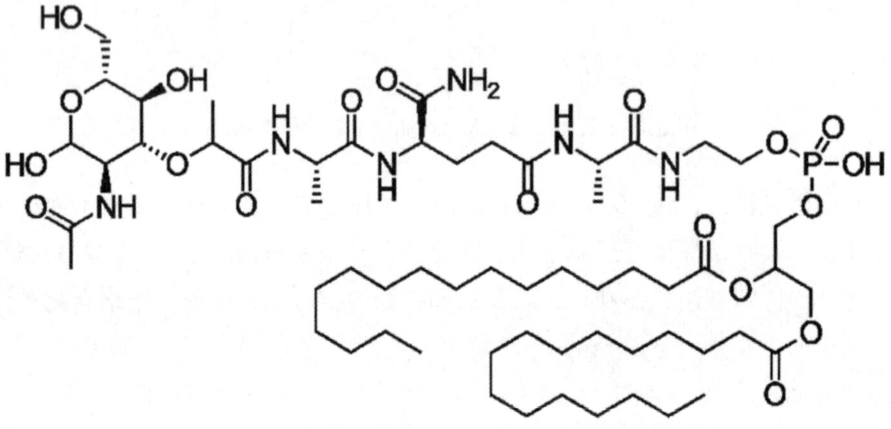

图9.11　米伐木肽（Mepact™）的分子结构式。

米伐木肽是胞壁酰二肽（MDP）的全合成磷脂类似物，MDP是分枝杆菌属细胞壁中最小的天然免疫刺激成分。它与天然存在的MDP具有相似的免疫刺激作用。与天然胞壁酰二肽相比，该分子的侧链使其具有更长的血浆半衰期。它以粉末形式提供，用于重组成米伐木肽包封脂质体（L-MTP-PE），通过静脉输注给药。由于米伐木肽的磷脂结构，它驻留在脂质体的脂质双层中。

米伐木肽的作用机制为通过与白细胞表面的NOD2受体结合来模拟细菌感染，从而引起其激活，包括增加TNF-α、白细胞介素1、6、8和12以及其他细胞因子，以及ICAM-1（细胞间黏附分子1）的产生。激活的白细胞似乎对攻击癌细胞具有一定程度的选择性，尽管确切的机制尚不完全清楚。NOD2是一种模式识别受体，存在于多种类型的白细胞上，但主要存在于单核细胞和巨噬细胞上。其功能之一是识别胞壁酰二肽（细菌细胞壁的一种成分）并启动免疫反应。米伐木肽具有类似的受体结合和激活特性，同时具有较长的血浆半衰期和易于以脂质体形式给药的优点。

米伐木肽于2009年在欧洲获得批准，此前分别于2001年和2004年被FDA和EMA批准为孤儿药。然而，它在2007年被FDA拒绝完全批准。米伐木肽被批准用于初次诊断时年龄为2～30岁、经完全手术切除的高级别、非转移性骨肉瘤患者，通常与多药化疗联合使用，以杀死剩余的癌细胞并提高总体生存率。米伐木肽的批准基于一项对大约800例新诊断骨肉瘤患者进行的Ⅲ期临床试验，这些患者接受米伐木肽或安慰剂联合甲氨蝶呤和多柔比星，联合或不联合异环磷酰胺和顺铂治疗。与化疗加安慰剂相比，治疗组的死亡率降低了30%，并且78%的患者在治疗6年后仍然存活，总体死亡风险降低了8%。

米伐木肽通过输注给药时间大于1小时。众所周知，高剂量非甾体类抗炎药（NSAID）在体外会阻断米伐木肽的作用机制，因此这些药物在米伐木肽治疗期间是禁用的，尽管有时仍联合使用低剂量的治疗方案。有自身免疫病、炎症或胶原病、哮喘、慢性阻塞性肺病（COPD）以及多种其他疾病病史的患者也禁用米伐木肽。受孕、妊娠或哺乳期间也禁用。

大多数与米伐木肽相关的副作用为轻度至中度，并且患者在后续给药中经历的不良事件较少。最常见的副作用包括发热、呕吐、心动过速、疲劳、腹泻、便秘、感染、贫血、厌食和头痛，尽管也有一些其他轻微副作用的报道。

9.5.4 咪喹莫特（ALDARA™，ZYCLARA™）

咪喹莫特（Imiquimod，Aldara™、Zyclara™）是一种低分子量（240.30g/mol）咪唑喹啉化合物，可作为免疫反应调节剂（图9.12）。通常用于治疗手术后的浅表基底细胞癌，但也用于光化性角化病（被认为是癌前病变）和疣（包括生殖器疣）。咪喹莫特是由3M公司的研究人员在研究以腺嘌呤结构为基础的疱疹病毒复制抑制剂时发现的。3M公司咪喹莫特于1997年首次获得FDA批准，以Aldara™品牌用于治疗外生殖器和肛周疣。在确定咪喹莫特的局部抗癌特性后，3M于2004年第二次获得批准将其用于治疗浅表基底细胞癌。自2015年起，咪喹莫特成为通用药物，并以多个品牌在全球范围内销售。

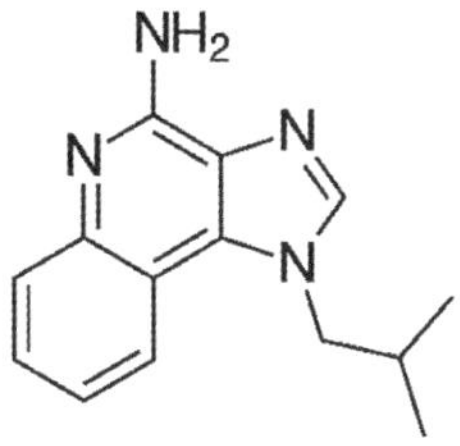

图9.12　咪喹莫特（Aldara™）的分子结构式。

咪喹莫特的抗肿瘤活性被认为涉及多种机制，这些机制可以协同作用以产生更大的效果。首先，有证据表明，当应用于皮肤时，咪喹莫特可以激活朗格汉斯细胞（皮肤的抗原呈递树突状免疫细胞），该细胞随后迁移到局部淋巴结并激活适应性免疫系统。其次，咪喹莫特可能通过与Toll样受体7（TLR7，一种通常与病原体识别相关的受体）相互作用来激活免疫系统。咪喹莫特通过TLR-7激活的细胞可分泌细胞因子，包括白细胞介素6（IL-6）、α干扰素（IFN-α）和肿瘤坏死因子α（TNF-α）。还有一些证据表明，咪喹莫特可以直接激活B淋巴细胞、自然杀伤细胞和巨噬细胞。

咪喹莫特，配方为5%乳膏（Aldara™），通常由患者自己使用，与局部氟尿嘧啶联合使用，用于治疗浅表基底细胞癌（BCC）。经典的给药方案包括每周七个晚上中的五个晚上将药物涂抹到病变部位及其周围1cm的区域，持续6周。对于基底细胞癌和光化性角化病，将其涂抹于皮肤表面，并在治疗区域停留8小时，然后用温和的肥皂水清洗。因此，夜间给药最适合这种8小时的暴露治疗。通常在最后一次给药后12周评估治疗效果。

有趣的是，局部给药时咪喹莫特的生物半衰期约为30小时，而如果通过皮下注射给药，则半衰期显著降低（约2小时）。因此，对于咪喹莫特，局部给药途径优于其他给药途径。咪喹莫特（Zyclara™）较低浓度的配方（3.75%）可用于治疗免疫系统正常的成人面部或头皮的光化性角化病，并且应用持续时间更长（每天睡前一次，持续两个为期2周的治疗周期，间隔两周）。

局部应用咪喹莫特引起的副作用可能包括局部炎症反应，例如烧灼感、肿胀、发红、红斑、起疱、结痂、瘙痒、干燥（例如剥落和鳞屑）和液体排出。除了这些局部反应外，与其激活免疫系统的能力一致，咪喹莫特还会引起全身反应，如流感样症状、发热、肌痛、头痛和疲劳。不太常见的副作用包括永久性色素沉着过度或色素沉着不足、局部溃疡、脱发、皮肤红斑狼疮样效应和女性排尿困难。患有自身免疫性疾病的患者、服用免疫抑制药物或接受过器官移植的患者以及患有内生殖器疣的患者禁用咪喹莫特。

在受孕、妊娠和哺乳期间也应避免使用。

值得注意的是，使用 5– 氨基戊酮酸甲酯膏进行光动力疗法也被专科中心用于治疗浅表性结节状基底细胞癌，这将在第 10 章中有所介绍。

9.6   结论

使用免疫疗法治疗癌症的概念已经尝试了几十年，既往已经尝试了几种不同的方法，但取得的成功有限。但多年来，两种类型的癌症，黑色素瘤和肾癌，已经显示出对免疫靶向生物制剂产生反应的迹象，并获得了对某些治疗性疫苗产生反应的信号。这一有限的成功为开发针对其他类型肿瘤的免疫疗法提供了参考，而此前人们认为这些肿瘤不适合这种类型的治疗。例如，最近在抑制检查点的抗体（参见第 7 章）以及本章中介绍的癌症治疗疫苗和基于细胞的 CAR–T 疗法方面取得了重大成功。在某些病例中，临床效果非常显著，可延长生存期甚至完全缓解。然而，与所有类型的癌症疗法一样，毒性可能是个问题，临床医生仍在研究如何改善这些问题。

治疗性疫苗和细胞治疗的一个缺点是治疗的个体化，这些治疗是基于患者自身独特的肿瘤抗原，使得治疗非常昂贵。如果能够发现适用于多个患者的抗原，这种情况可能会改变。另一个挑战是，由于治疗的个体化特性，治疗的准备过程（例如，从患者身体中取出细胞，然后进行离体基因工程和再回输）可能需要很长时间，在此期间患者的疾病可能会进展。因此，研发者对开发更多小分子免疫调节剂非常感兴趣，因为它们使用方便、成本较低，并且有适用于多个患者的可能性。

基于 HPV 疫苗在预防宫颈癌方面的成功，研发者对预防性疫苗也有着相当大的兴趣，但现在面临的挑战是生产能够引发对癌细胞抗原而非病毒抗原产生有意义免疫反应的疫苗。

总体而言，制药行业目前在这些领域投入了大量资金，未来几年应该会有一些令人期待的进展。

第 10 章　肿瘤靶向策略

10.1　引言

在新抗肿瘤药物的研发和新抗肿瘤治疗策略的发展过程中，面临的一个巨大挑战是实现肿瘤细胞和健康组织之间的选择性。除极少数例外，目前临床上使用的所有小分子和生物制剂，包括基于抗体的疗法（见第 7 章和第 9 章）和其他类型疗法（例如放射治疗），由于同时作用于健康细胞和组织，都存在不同程度的副作用（毒性或药物不良反应）（图 10.1A）。经典化疗药物（第 3 ～ 5 章中描述的抗代谢药物、抗微管蛋白药物和 DNA 相互作用药物）的选择性最低，由于它们对健康组织（如胃肠道膜和毛囊）的影响，会引起恶心、呕吐、脱发和疲劳等副作用。新一代的小分子的靶向药物，如激酶抑制剂（见第 6 章），因为具有更高的选择性，有时可针对肿瘤细胞独有的突变蛋白质和异常信号通路，从而保护健康细胞并减少副作用。内分泌治疗（第 8 章）的选择性高，且副作用少，但这些治疗仅限于少数对激素敏感的肿瘤类型（例如乳腺癌、前列腺癌和神经内分泌肿瘤）。

因此，研究人员设计了多种巧妙的方法将药物靶向肿瘤细胞或肿瘤组织（图 10.1B），未来也将持续进行相关的研究。实现靶向的一个经典方法是采用肿瘤细胞表面标志物的抗体，这部分在第 7 章（抗体药物治疗）中有详细介绍。另一种实现选择性的方法是靶向肿瘤血管。抗血管生成药物通过阻断肿瘤形成新生血管来发挥作用，新生血管对肿瘤的生长和生存至关重要，而健康组织由于血管系统已经形成而相对不受影响。这种方法已经通过贝伐珠单抗（Avastin ™）的开发得到了验证，并在下文各节中进行介绍。另一种策略是针对肿瘤现有的血液供应，其在功能上与健康组织的血管系统不同，这类药物称为血管破坏剂（vascular disrupting agents，VDA）。与健康组织和器官相比，肿瘤的血管系统通常不那么成熟，由于缺乏肌动蛋白和相对暴露的微管蛋白，对 VDA 更敏感。虽然目前还没有 VDA 药物被批准，但已有试验性药物［如考布他汀（combretastatin）类似物］进入临床，如下所述。

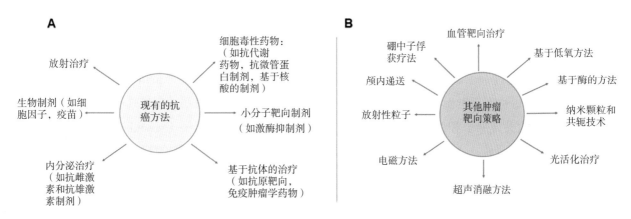

图 10.1　A. 抗癌治疗的主要模式；B. 可供选择的肿瘤靶向策略。

对其他诱因（如氧气浓度）也进行了相关研究，以期在肿瘤部位选择性释放药物。与健康组织相比，由于肿瘤的血管系统异常，大多数肿瘤组织的中心是缺氧的。因此，设计了在这些缺氧（生物还原）条件下被激活的前药，试验试剂 AQ4N 就是一个案例，它是一种在生物还原过程中可产生 DNA 相互作用剂（AQ4）的前药。

聚乙二醇类聚合物倾向于在肿瘤组织异常的血管系统中积聚，这一现象已被运用在纳米粒子的开发中，这种纳米粒子可以通过增强渗透与滞留（enhanced penetration and retention，EPR）效应在肿瘤部位积聚。酶也被用于各种肿瘤靶向策略。例如，试验性的双相 X-DEPT 疗法涉及一个多组分系统，在该系统中，酶可以通过抗体、病毒或聚合物载体定位于肿瘤。一旦定位，酶可以选择性地激活持续给药的前药。关于 X-DEPT 方法的各种研究工作仍在进行中，但到目前为止还没有成功商业化。另一种基于酶的策略仍处于研究阶段，是依赖于一种由肿瘤细胞（而不是健康细胞）持续性结构性表达的酶来激活前药，不需要进一步的干预或者全身性给予酶辅因子。另一种方法是使用天冬酰胺酶（例如 Erwinase™）和精氨酸酶分别分解血流和组织中的天冬酰胺和精氨酸。这种靶向形式是由于天冬酰胺和精氨酸是某些癌细胞（例如白血病细胞）生存所必需的，而这些癌细胞无法像健康细胞一样自身合成。

通过集中于肿瘤病灶的光源选择性地激活全身性给药的前体药物，这种方法是基于治疗牛皮癣的类似方法，即补骨脂素紫外线 A（Psoralen Ultraviolet A，PUVA）疗法，已经使用了一段时间。这种方法最初仅限于皮肤的光疗（如黑色素瘤），随着激光技术的进步和外科微孔手术技术的引入，这种方法近年来发展迅速，可以将灵活的激光光源引入胃肠道（gastrointestinal，GI）和气管等体腔中。硼中子俘获疗法（Boron Neutron Capture Therapy，BNCT）是一种类似的策略，使用中子束来激活特定肿瘤部位（通常在大脑中）的前体药物。

在过去的二十年里，新的药物输送技术取得了重大进展，包括基因治疗、颅内输送、超声波、近红外和放射性玻璃微珠等技术，这些技术已进行试验性治疗，可以在不损害健康组织的情况下针对肿瘤部位进行治疗。这一领域最令人兴奋的发展之一是自推进纳米颗粒技术（纳米机器人技术），其可以定位于肿瘤部位并在肿瘤中积累，然后触发微囊化抗癌剂的释放，但这项技术还处于早期研究阶段。下文将对以上技术进行介绍。

10.2　血管靶向策略

实体肿瘤的生长和扩散，需要一个正常运作的血管网络来供应氧气和营养物质以及清除有毒的代谢副产物来维持生长。因此，如果能够有选择地破坏这些血管或者减少一部分，肿瘤的生长可能会受到抑制。这一概念已持续存在了 60 多年，在 20 世纪 70 年代初，临床科学家 Judah Folkman 发现肿瘤新生血管由现有血管系统的内皮细胞形成，这一观察结果引发了靶向肿瘤血管生成药物这一想法。现在人们认识到，任何肿瘤要生长到超过 $1\sim2\text{mm}^3$ 的体积，必须存在所谓的 "血管生成开关（angiogenic switch）"，促使新血管的形成（也称为新生血管）（图 10.2 和图 10.3）。自从 Folkman 最初观察发现肿瘤新生血管以来，血管生成过程中的关键分子和信号通路逐渐被发现，如血管内皮生长因子（vascular endothelial growth factor，VEGF）及其受体，人源化单抗贝伐珠单抗（Avastin™）靶向 VEGF 治疗结直肠癌已在临床上得到证明。自此，陆续开发了其他抗体以及血管内皮生长因子受体的小分子抑制剂（见第 6 章）和下游的 BRAF 家族激酶（例如索拉非尼）。

抗血管生成药物的另一种替代补充策略是靶向已生成的肿瘤血管（图 10.3）。这种方法早在 20 世纪 20 年代就被提出，这一领域的研究在 20 世纪 80 年代初由 Denekamp 推动，并催生了一类试验疗法，现在被称为血管破坏剂，可导致快速和选择性地破坏现有的肿瘤血管。这类药物的第一个已知药物是考布他汀及其衍生物，随后出现了相关的前药，如 Oxi4503。

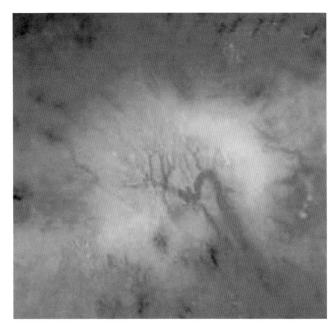

图 10.2　**血管生成过程的显微照片。图像显示在人肺表面的转移灶形成大量新的血管。**

抗血管生成药物　　　　　　　　　　　血管破坏药物

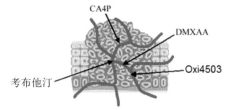

具有新生血管的小实体瘤，抗血管生成药物主要影响肿瘤周围组织，抑制内皮的增殖和迁移

已形成血管网的大实体瘤，血管破坏药主要作用于肿瘤组织中心部位，使血管闭塞和坏死

图 10.3　**抗血管生成药物和血管破坏药物（VDA）的作用机制。**

　　这种方法吸引临床医生的一个地方是，VDA 可以在几分钟到几个小时内在肿瘤中快速且选择性地破坏血管，因此可以间歇给药，通过将传统化疗药物定位到肿瘤部位来增强药效。下面将对抗血管生成药物和 VDA 进行更详细的介绍。

10.2.1　抗血管生成药物

　　肿瘤的进展依赖于新生血管的形成，提示可以通过开发抗血管生成药物来抑制新生血管形成或破坏现有的肿瘤血管，两者都可能导致缺血缺氧性肿瘤细胞死亡。人单克隆抗体贝伐珠单抗（Avastin™）是第一个成功上市的抗血管生成剂，这一方法的疗效在结直肠癌患者中得到了验证，也为结直肠癌转移疾病患者提供了一种新的治疗选择（图 10.4）。

　　然而，肿瘤细胞可发展出治疗逃避策略，如使用未被抗血管生成药物靶向的其他新生血管机制和旁路，可能会发展为临床耐药性，这会导致出现更恶性的表型，为了解决这个问题，可以联用不同家族的抗血管生成药物来改善。

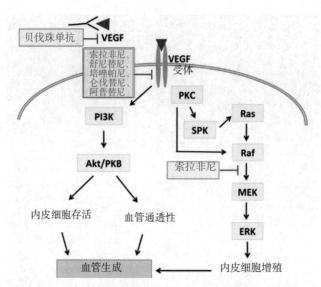

图 10.4　血管生成抑制剂的作用机制：贝伐珠单抗与血管内皮生长因子结合，可抑制其与细胞表面的血管内皮生长因子受体结合和激活的能力。小分子激酶抑制剂（如索拉非尼、舒尼替尼、培唑帕尼、仑伐替尼和阿昔替尼）与各种类型的血管内皮生长因子受体相互作用，下调癌细胞中的血管内皮生长因子信号转导。索拉非尼还能够抑制 RAF 家族激酶，从而增强血管内皮生长因子的信号抑制过程（摘自维基百科 Biolprof 的 "Angiogenesis Inhibitors Image"，符合知识共享归属许可协议，https://creativecommons.org/licenses/by–sa/3.0/legalcode）。

　　在第 6 章和第 7 章中分别详细介绍了贝伐珠单抗（Avastin ™）和酪氨酸激酶抑制剂（Tyrosine Kinase Inhibitors，TKI）单抗（如索拉非尼单抗 Nexavar ™），但由于它们与抗血管生成相关，下面将进一步讨论这两类治疗方法。沙利度胺和相关类似物也可以抑制血管生成，也将在下文中介绍。

10.2.1.1　单克隆抗体

　　2004 年，贝伐珠单抗（Avastin ™）成为首个获得 FDA 批准的用于治疗转移性结直肠癌的一线药物（与 5–FU 联合使用），是癌症化疗方面的重大进展。它由 Roche 公司和 Genentech 公司联合开发，是一种针对血管内皮生长因子的人源化单克隆抗体，而血管内皮生长因子是肿瘤血管生成和维持的重要生长因子。贝伐珠单抗通过与血管内皮生长因子结合，阻断其与血管内皮细胞表面的血管内皮生长因子受体（VEGFR）的相互作用，如内皮细胞表面的 Flt-1 和 KDR，这一过程可触发内皮细胞的增殖和新生血管的形成，干扰肿瘤的血液供应，从而抑制肿瘤生长，并潜在地抑制了转移过程。

　　在临床前研究中，结肠癌模型上进行的人肿瘤异种移植实验初步证实，贝伐珠单抗能够减少肿瘤部位的微血管生长，并抑制转移。这推动了一项关于结直肠癌患者的大型、随机、安慰剂对照的Ⅲ期临床试验，该试验显示，与单用 IFL 方案相比，贝伐珠单抗与 IFL 方案（伊利替康 /5– 氟尿嘧啶 / 亚叶酸钙）联用时，患者的中位生存期明显延长约 5 个月（分别为 20.3 个月和 15.6 个月）。这是在随机Ⅲ期试验中报告的直肠癌患者存活率的最大改善之一，促使 FDA 在 2004 年初批准将贝伐珠单抗 /IFL 联合用于转移性结肠癌或直肠癌患者的一线治疗。随后于 2005 年，欧洲也批准了这项方案。

　　正如所预期的那样，抑制血管内皮生长因子的药物最严重的副作用是影响伤口愈合和胃肠道穿孔，严重时可能致命。其他潜在的严重不良反应包括充血性心力衰竭、肾病综合征、高血压危象和出血。接受贝伐珠单抗治疗的非小细胞肺癌（non–smallcell lung cancer，NSCLC）患者也会出现咯血。

　　自最初批准以来，已完成贝伐珠单抗其他类型的实体肿瘤中的评估，包括肾细胞癌、乳腺癌、非小细胞肺癌、前列腺癌、卵巢癌、黑色素瘤和脑瘤。FDA 现已批准贝伐珠单抗单独用于其他治疗方法无法改善的胶质母细胞瘤，并与其他抗癌药物联合使用治疗转移性结直肠癌、非小细胞肺癌和转移性肾细胞癌。

贝伐珠单抗还通过眼部直接注射来治疗"湿性"老年性黄斑变性（Age-Related Macular Degeneration，AMD，ARMD），这是一种常见的年龄相关的由血管在视网膜中过度生长引起的视力丧失疾病。一种相关抗体药物雷珠单抗（ranibizumab，Lucentis™）已被批准为治疗 AMD 的特定产品，它是由与贝伐珠单抗相同的亲本小鼠抗体产生的单抗片段。

由 ImClone Systems 公司开发的雷莫芦单抗（ramucirumab，Cyramza™）是一种人源性单抗，通过结合 VEGFR-2 的胞外结合结构域而发挥作用，可阻止配体如血管内皮生长因子 A、血管内皮生长因子 C 和血管内皮生长因子 D 的结合，从而抑制了血管生成途径。在英国，NICE 推荐其单药治疗或与化疗药物联合使用治疗进展期胃癌或胃食管结合部癌、转移性结直肠癌以及局部进展期或转移性非小细胞肺癌。在美国，它也被批准用于类似的适应证。雷莫芦单抗的副作用与贝伐珠单抗相似，包括胃肠道紊乱、心血管症状、肝功能障碍、血液系统紊乱、低蛋白血症、外周水肿和皮疹。

10.2.1.2　酪氨酸激酶抑制剂

在过去几十年里，研究人员已经开发出与血管内皮生长因子受体相互作用的小分子抗血管生成剂（图 10.5A）。第一个开发的小分子激酶抑制剂是索拉非尼（sorafenib，Nexavar™）（图 10.5B），其他小分子抑制剂，包括舒尼替尼（sunitinib，Sutent™）、培唑帕尼（pazopanib，Votrient™）、仑伐替尼（lenvatinib，Lenvima™，Kisplyx™）、阿昔替尼（axitinib，Inlyta™）、卡博替尼（cabozantinib，Cabometyx™，Cometriq™）和瑞戈非尼（regorafenib，Stivarga™）。此外，由 Regeneron Pharmaceuticals 开发的阿柏西普（aflibercept，Eylea™，Zaltrap™）是一种重组融合蛋白，可作为可溶性诱饵受体与血管内皮生长因子 A 和 B 以及胎盘生长因子（placental growth factor，PLGF）结合（见第 6 章），抑制血管内皮生长因子受体的激活，而血管内皮生长因子受体通常会促使肿瘤附近和肿瘤内新生血管的形成。此外，m-TOR 抑制剂如依维莫司（everolimus，Afinitor™）也可以抑制血管生成。

除了抑制 VEGFR 外，小分子激酶抑制剂如索拉非尼（Nexavar™）还抑制一些其他的生化靶点，如 PDGFR 和 RAF 家族激酶。这种相对缺乏选择特异性可能是有益的，因为抗 RAF 活性增强了对 VEGF 信号下游的抑制作用（见图 10.4）。此外，由于肿瘤血管生成是一个复杂的过程，除 VEGF 途径外，还涉及多种信号通路（例如 FGF、PDGF、SCF 和 HGF），由于肿瘤细胞可以激活一条或多条途径，可能对 VEGF 抑制剂产生耐药性。因此，缺乏对酪氨酸激酶抑制剂的选择性也有助于降低耐药性的发展，因为这样会使肿瘤细胞难以激活其他的替代途径。

10.2.1.3　沙利度胺及其类似物

1999 年，通过对多发性骨髓瘤患者的临床试验，首次确定了沙利度胺（thalidomide）的抗癌效果和抗血管生成活性。基于这些结果，FDA 在 2006 年加速批准了沙利度胺联合地塞米松治疗新诊断的多发性骨髓瘤患者。随后，结构相似的来那度胺（lenalidomide，Revlimid™）和泊马度胺（pomalidomide，Pomalyst™，Imnovid™）也被批准与地塞米松联合用于相同的适应证（图 10.6）。

沙利度胺和相关类似物在分子水平上的具体作用机制仍未阐明，但关于这一分子家族的致畸作用已经发表了 2000 多篇研究论文。截至 2015 年，其抗癌活性的一个主要假说是可通过诱导新生血管中内皮细胞凋亡来阻断肿瘤新生血管的生成。这可能是通过抑制骨髓瘤细胞增殖的关键生长因子白介素 6（interleukin-6，IL-6）的产生而发挥作用。此外，沙利度胺及其类似物可能通过 Caspase8 介导的细胞死亡来激活毛细血管上皮细胞的凋亡途径。此外，沙利度胺类化合物可以作为免疫系统调节剂，帮助免疫系统攻击和摧毁癌细胞（见第 9 章）。

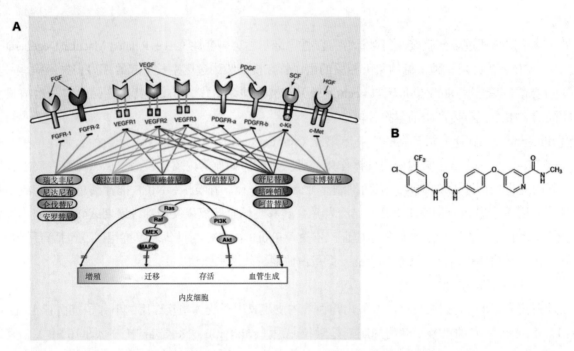

图 10.5　血管生成途径中涉及的各种酪氨酸激酶和 FDA 批准的针对这些信号通路的药物［Qin，S.，Li，A.，Yi，M. et al. Recent advances on anti-angiogenesis receptor tyrosine kinase inhibitors in cancer therapy. J Hematol Oncol 12, 27（2019）. https://doi.org/10.1186/s13045-019-0718-5］；B. 首个血管内皮生长因子抑制剂索拉非尼（Nexavar™）的结构式。

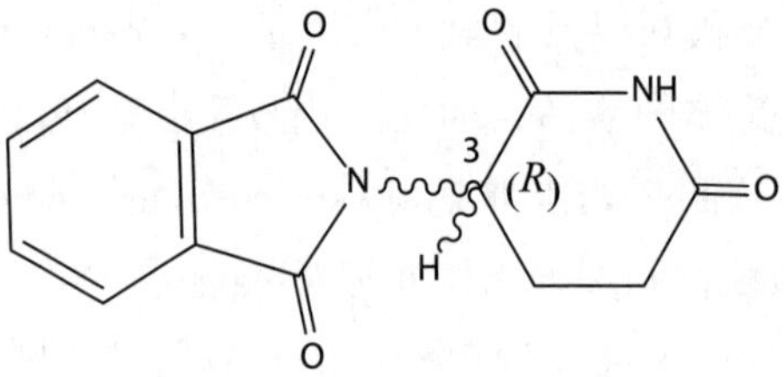

C3-(R,S)-沙利度胺
(thalidomide, Celgene™)

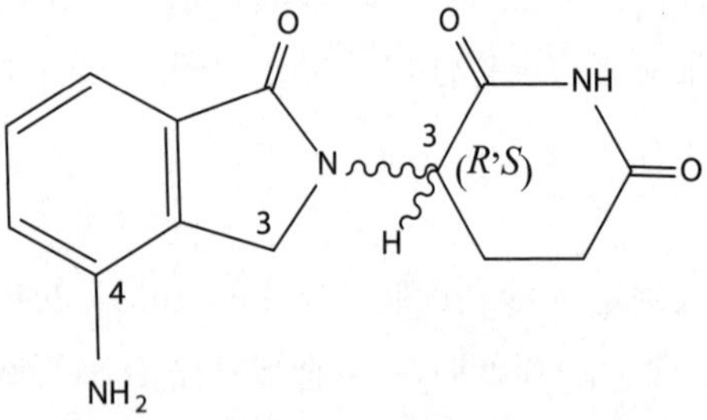

来那度胺（Revlimid™） 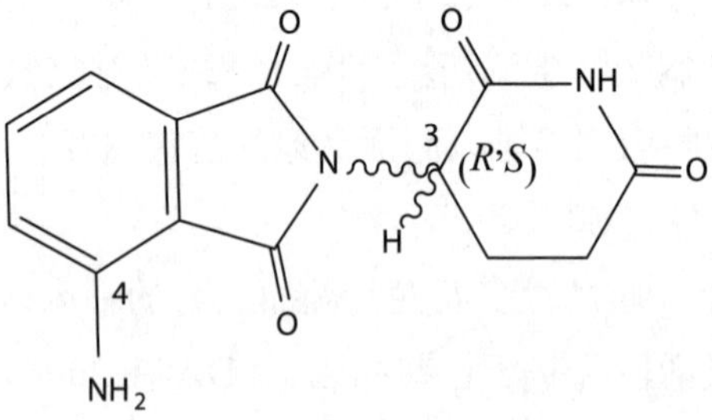　　　　　　泊马度胺 (Pomalyst™, Imnovid™)

图 10.6　沙利度胺（Talidex™）、来那度胺（Revlimid™）和泊马度胺（Pomalyst™，Imnovid™）的结构式。

　　研究揭示了沙利度胺及其相关化合物多种其他潜在的作用机制，包括抑制泛素连接酶（例如 Cereblon）、产生活性氧、降解转录因子 SALL4 以及抑制雄激素受体（androgen receptor，AR）。此外，沙利度胺及其相关化合物可以通过激活 T 细胞产生 IL-2，改变自然杀伤（NK）细胞的数量和功能，从而增强 NK 依赖的细胞毒作用。在线粒体水平上，它们还与 c-Jun 氨基末端激酶（JNK）依赖的细胞色素 C 和 Smac（线粒体衍生的 Caspase 第二激活剂）在细胞胞浆中的释放相关，它们在胞浆中可以调节细胞凋亡相关分子的活性。

10.2.2　血管破坏剂（VDA）

血管破坏剂的作用原理是选择性地破坏现有的肿瘤血管。它们不仅可以作为单一药物治疗，还可以与传统的细胞毒性药物联合使用。例如，一种策略是将 VDA 与细胞毒性药物或放射治疗联合，VDA 可以通过肿瘤的血液供应靶向肿瘤的中心区域，而细胞毒性药物或放射治疗则优先影响肿瘤氧气充足的外缘部分。另一种策略是在给予细胞毒药物后使用 VDA 破坏肿瘤血管，从而在药代动力学上将细胞毒药物"捕获"在肿瘤中。最知名的试验性 VDA 试剂是基于天然产品考布他汀（combretastatin），将在下文中进行更详细的讨论。

10.2.2.1　考布他汀

考布他汀（combretastatin）（图 10.7）是从非洲灌木柳树（Combretum caffrum）的树皮和树干木材中分离出来的一种顺式二苯乙烯类化合物，可以抑制微管蛋白聚合。构效关系（SAR）研究表明，Z- 构型对其抗肿瘤活性具有重要作用，在结构上，考布他汀分子通过乙烯桥以顺式（或 Z-）构型由联芳基连接。此外，烯烃桥的限制性旋转及两环之间的距离对生物活性至关重要。

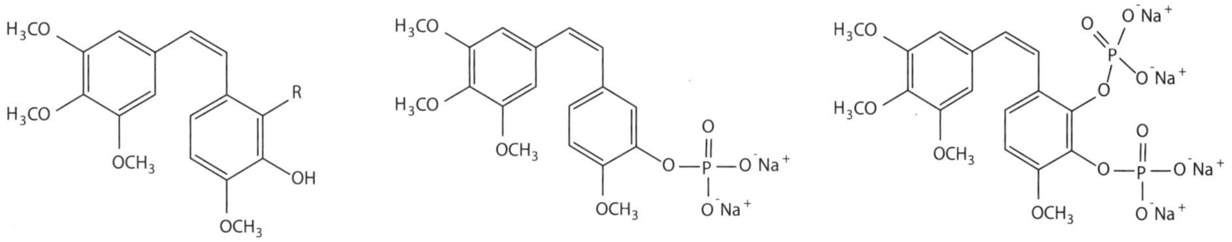

考布他汀A-1:(Oxi4500):R=OH
考布他汀A-4:R=H

CA4P

Oxi4503

图 10.7　考布他汀 A-1 和 A-4 以及相关前体药物 CA4P 和 Oxi4503 的结构式。

考布他汀类药物的特点是它们对肿瘤血管具有选择性，而不影响健康组织。考布他汀 A-1（CA-1）与 β- 微管蛋白的亲和力高于秋水仙碱，可以在秋水仙碱结合位点或位点附近与微管蛋白结合，从而破坏微管蛋白细胞骨架的稳定性。当这种微管蛋白结构被破坏时，内皮细胞的形状从扁平的流线型变圆、变肿胀，因为内部的微管蛋白骨架不再能支撑原本的细长形状。由于这种形状的变化，细胞堵塞了毛细血管，从而限制了肿瘤的血流。此外，在肿瘤血管的细胞中启动了凋亡过程，会首先杀死肿瘤核心的癌细胞，伴随着凋亡效应向外辐射，从而使肿瘤缺乏营养。接着会导致基底膜外露，出血、凝固（肿瘤坏死）。这种选择性是由于，与正常组织中线状排列的血管成熟内皮细胞相比，肿瘤血管通常是新形成且未成熟的，只有这种类型的血管才会受到考布他汀的影响。因为肌动蛋白是一种未成熟内皮细胞中缺失的蛋白质，它能保护成熟内皮细胞中的微管蛋白免受考布他汀的影响，所以其形状保持不变。肌动蛋白在新的内皮细胞形成后的几天内不会出现，为肿瘤微血管的选择性毒性提供了时机。

除了未成熟和成熟内皮细胞之间的这些基本差异外，肿瘤微循环的特点，如肿瘤间质液压增高、促凝状态、血管曲折和不均匀的血流分布，都会促进药物的选择性。血流减少会使肿瘤内明显缺氧，导致细胞死亡和退化。通过正电子发射断层扫描（positron emission tomography，PET）和磁共振成像（magnetic resonance imaging，MRI）等成像技术，可以在治疗期间监测患者的肿瘤血流量，从而可进一步完善这些药物的临床研究。

需要注意的是，临床使用考布他汀治疗期间或治疗后，虽然不会出现白细胞减少或脱发（细胞毒性药物的两种最常见副作用），但会引起肿瘤疼痛，这也是其最严重的副作用之一。在高剂量使用时，有时还会产生心肺毒性。其他较轻微的不良反应包括心血管紊乱（例如面色潮红、一过性血压变化、心动过缓和心动过速）、胃肠道紊乱（例如腹痛、恶心、呕吐和腹泻）、发热、头晕和头痛。

最初针对考布他汀及其类似物进行的大量临床研究结果显示，临床疗效令人失望。这推动了对其他类似物的相关研究，包括 AstraZeneca 开发的 ZD6126，但最终因意外的心脏毒性而停止了临床试验。另一类似物是由 Sanofi-Aventis 开发的 AVE8062（ombrabulin），于 2011 年被 EMA 授予孤儿药物地位。然而，其Ⅲ期临床试验的结果令人失望，因而停止了开发。

这类药物在临床上表现不佳的部分原因是其水溶性较差，因此设计了磷酸盐形式的前药，如康普瑞汀（Fosbretumin，考布他汀 -A4 的磷酸盐，CA4P），后文中将进行更详细的介绍。由于康普瑞汀对多种类型的肿瘤细胞具有广谱的细胞毒性，它作为最有效的前导分子被广泛研究。

10.2.2.2　康普瑞汀

康普瑞汀（Fosbretumin，考布他汀 -A4 的磷酸盐，CA4P）是由当时的生物技术公司 OXiGENE 开发的考布他汀 -A4 的前药。它通过两种机制发挥抗肿瘤活性。首先，与母体考布他汀 -A4 类似，它通过快速且选择性地与 β- 微管蛋白的秋水仙碱结合部位相互作用，可针对已形成的肿瘤血管发挥直接的抗血管作用。这会破坏微管的稳定性，并导致未成熟内皮细胞的三维结构发生变化，使内皮细胞缺乏保护。因此，使肿瘤血管的血流量减少，导致肿瘤核心部分细胞的缺血和坏死。第二种作用机制是阻断血管内皮细胞钙粘附素 VE-cadherin 在 VE-cadherin/β-catenin/Akt 信号通路中的结合，从而抑制内皮细胞的迁移和毛细血管的形成。康普瑞汀通过这两种机制导致肿瘤血管的破坏，导致肿瘤血流量减少及肿瘤组织缺血性坏死。临床前动物研究表明，在康普瑞汀治疗后，肿瘤通过募集循环内皮祖细胞到肿瘤外围边缘重新生长。这表明联合应用康普瑞汀与抗血管内皮生长因子抗体（如贝伐珠单抗）会减少存活肿瘤边缘的血管再生，从而显著提高抗肿瘤活性。

2012 年报道了一项Ⅰ期临床试验的结果，在该试验中，在纳入的 15 例晚期实体恶性肿瘤患者联合使用康普瑞汀和贝伐珠单抗（Avastin™），9 例患者病情稳定，1 例卵巢癌患者的 CA125 反应持续 12 个月以上。此外，MRI 扫描显示，在接受康普瑞汀和贝伐珠单抗治疗后，肿瘤的血流灌注和血管通透性在统计学上显著降低，但单独使用康普瑞汀没有这种效果。剂量限制性毒性是无症状房颤和肝出血，其他较不明显的毒性包括头痛、发热、高血压、淋巴细胞减少和瘙痒。这项研究证明，康普瑞汀与贝伐珠单抗联合使用安全且耐受性良好，可以协同贝伐珠单抗获得临床治疗需要的肿瘤血管抑制。

这也推动了Ⅱ期临床试验（GOG-0186I）的进行，这是一项针对 107 例复发卵巢癌、输卵管癌或腹膜癌患者的多中心研究，其结果于 2014 年公布。贝伐珠单抗 / 康普瑞汀联合用药组（53 例患者）的无进展生存期（Progression-Free Survival，PFS）显著延长，联合用药组为 7.3 个月，而贝伐珠单抗单药治疗的患者只有 4.8 个月，差异具有统计学显著性。2015 年，OXiGENE 报告了另一项Ⅱ期临床试验的中期数据，在该试验中，前 9 例患者接受了康普瑞汀单药治疗，患者的生活质量（quality of life，QOL）和生物标志物指标得到了改善。这些结果非常鼓舞人心，推动了其在胰腺和胃肠道神经内分泌肿瘤（PNETs 或 GI-NETs）、卵巢癌和多形性胶质母细胞瘤的后期临床试验。在撰写本章时，临床试验仍在进行中，康普瑞汀联合抗血管生成酪氨酸激酶抑制剂培唑帕尼（Votrient™）治疗晚期复发性卵巢癌的 IB/Ⅱ期临床研究目前正在招募患者。

10.3 乏氧治疗

氧在癌症治疗（特别是放射治疗）中的重要性在很多年前就已引起人们的重视。低氧水平（乏氧）使细胞对放射和化疗具有抵抗力，从而降低了治疗效果。此外，与健康组织相比，较大的实体肿瘤（特别是其中心）的含氧量较低，超过一定大小的肿瘤（约大于$2mm^3$）会出现血管系统紊乱，并产生乏氧（图10.8）。体外研究表明，与正常氧合细胞相比，当肿瘤中存在低氧时，对放射治疗和常规化疗药物的反应会大大降低（约为正常的三分之一）。

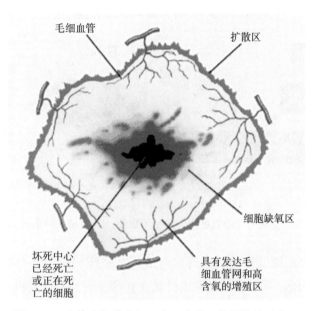

图 10.8 实体瘤切片中坏死中心和微血管网络的形成。

研究表明，异源二聚体转录因子缺氧诱导因子−1（Hypoxia Inducible Factor−1，HIF−1）与肿瘤细胞对低氧环境的适应性密切相关。在低氧条件下，通常存在于细胞质中的 HIF−1 二聚体会移位到细胞核，与关键基因启动子区域的同源序列结合，刺激蛋白质的表达，帮助细胞应对新的恶劣环境。其中一些基因也会导致对某些抗癌药物家族的耐药性。

与血液系统恶性肿瘤相比，实体肿瘤的治疗更复杂，因为它们往往缺乏血管，因此限制了肿瘤与所有类型抗癌药物的接触。人们尝试设计一种药物来利用由此产生的低氧环境，这种药物只有在缺氧组织中被还原后才会发挥活性，从而提高了药物的选择性。

替拉扎明（Tirapazamine）（图10.9）是第一个接受临床评估的缺氧激活前药。该分子含有两个电中性的 N−氧化物部分，当还原时带正电荷，这一点也被用于 AQ4N 的设计（见下文）。然而，当与常规化疗联合使用时，它的临床活性一般。这一令人失望的结果一种解释是，替拉扎明可能对低氧区域的肿瘤血管没有很好的渗透性。另一种可能的解释是，与有氧细胞相比，低氧细胞通常是静止的（不进行复制），因此更不容易受到抗增殖剂（如破坏 DNA 的药物和抗代谢药物）的影响。

设计低氧靶向药物的一种方法是将"生物还原触发器"作为前药的一部分，以便只有在低氧条件下才能使连接物断裂并释放活性药物（图10.10）。如果活化过程中的中间体是氧化型，这种生物还原前药可以在低氧水平下优先发挥作用。健康细胞和组织中相对较高的氧水平通过与中间体（通常是短暂的"自由基"）反应来保护前药不被还原，从而保持药物的原始（前药）形式。

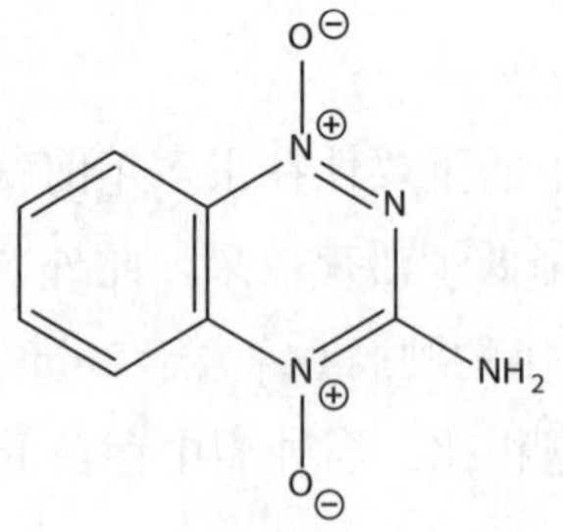

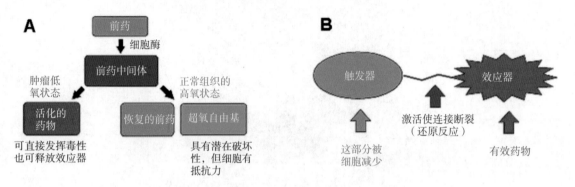

替拉扎明 (SR-4233)

图 10.9   替拉扎明（SR-4233）的结构式。

A

前药

↓ 细胞酶

前药中间体

肿瘤低
氧状态 ↙   ↘ 正常组织的
                    高氧状态

活化的
药物   恢复的前药   超氧自由基

可直接发挥毒性
也可释放效应器   具有潜在破坏
                    性，但细胞有
                    抵抗力

B

触发器 ——— 效应器

激活使连接断裂
（还原反应）

↑ 这部分被   ↑ 有效药物
细胞减少

图 10.10   A. 生物还原前药激活途径示意图；B. 生物还原前药的设计。

已成功开发了一些生物还原前体药物，其中有的正在临床使用中，有的正在进行临床前或临床研究。第一类药物含有苯醌基团，其中最知名的成员是含有吲哚醌核的丝裂霉素 C（mitomycin C），试验试剂 EO9 也是此家族的成员。第二类生物还原剂包括芳香族 N- 氧化物（例如替拉扎明）和脂肪族 N- 氧化物（例如 AQ4N）。后者已经在临床上进行了评估，药效学和药代动力学数据表明，它通过生物还原机制发挥作用，但临床疗效不足以支持其进一步的开发。第三类试验药物具有硝基杂环结构，如 CB-1954、SN-23862、NITP、SR4554 和哌莫硝唑（pimonidazole），后者已被临床评估为缺氧标志物。丝裂霉素在世界各地被批准广泛用于临床，是最重要的生物还原剂。AQ4N 是最知名的实验性生物还原剂之一，但它还没有达到批准阶段。下面将更详细地介绍这两种药物，因为它们分别是这类已批准药剂和试验药剂的最佳代表。

10.3.1   丝裂霉素

丝裂霉素 C（Mitomycin C，MMC）需要酶生物还原（图 10.11 中的第一步）才能发挥其生物学效应，因此对治疗缺氧性肿瘤非常有效。还原后，MMC 被转化为一种高活性的双亲电中间体，能够使 DNA 烷基化和形成交联。这种药物及其作用机制与临床应用在第 5 章中有更详细的介绍。

研究表明，除了 DNA 烷基化和形成交联外，氧化还原循环和抑制 rRNA 加工也可能促进丝裂霉素的生物活性。此外，丝裂霉素可以使硫氧还蛋白还原酶（Thioredoxin Reductase，TrxR）失活，其机理是通过 TrxR 活性位点上的硒硫醇基团对醌环的还原作用，然后活化的丝裂霉素使活性位点发生烷基化反应。

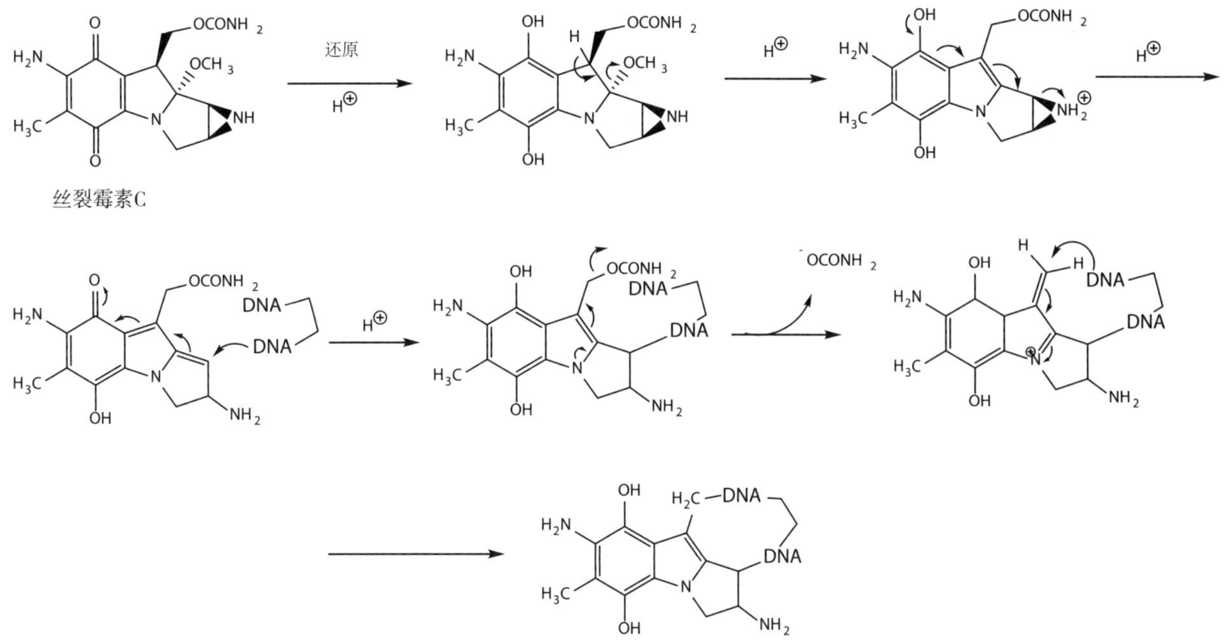

图 10.11 **丝裂霉素的结构和作用机理。**

10.3.2 AQ4N（Banoxantrone）

AQ4N（Banoxantrone）是一种二氮氧杂蒽衍生物，在有氧的健康细胞中具有低细胞毒性，但在较大肿瘤的细胞缺氧环境中选择性地被生物还原为细胞毒性代谢物（AQ4）（图 10.12）。它是唯一一种进入临床且取得显著效果的生物还原前药拓扑异构酶 II 抑制剂。临床前数据表明，作为生物还原药物，它的表现优于替拉扎明。AQ4N 是由德蒙福特大学药学院（英国莱斯特）的 Laurence Patterson 及其同事发现的，并授权给当时的 KuDOS Pharmaceuticals。Novacea 后来获得了北美地区开发 AQ4N 及商业化的权利。

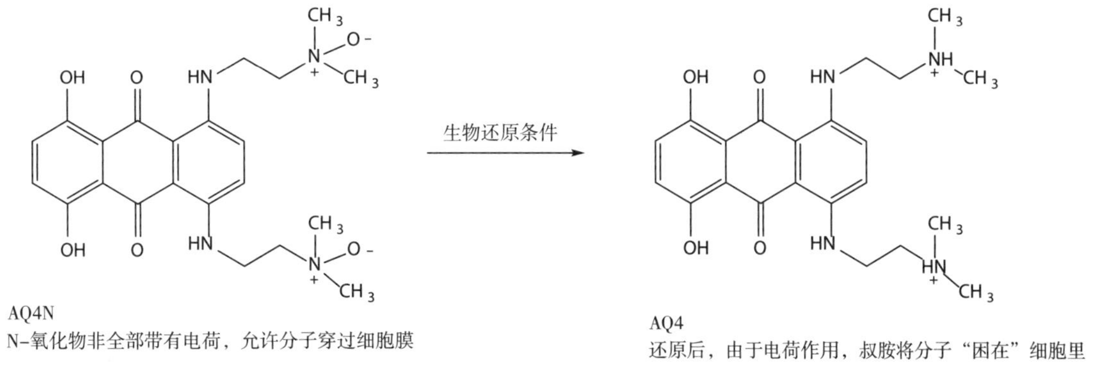

图 10.12 **生物还原剂 AQ4N 及其生物活性代谢物 AQ4 的结构，AQ4 由于其带有两个带正电荷的叔胺基团而被"困在"细胞内，叔胺基团抑制了跨膜运输及胞外运输。**

AQ4N 是一种水溶性极高的分子，由于不带电荷，很容易穿过细胞膜。然而，一旦它进入缺氧的肿瘤细胞，就被选择性且不可逆转地还原为双季铵盐形式（AQ4），由于它的双正电荷抑制了膜向细胞外的运输，AQ4 会被困在细胞内（图 10.11）。AQ4 在结构上与米托蒽醌相似，一旦形成就会以高亲和力嵌入 DNA，抑制拓扑异构酶 II，从而阻止快速分裂的肿瘤细胞的复制。当放疗或化疗杀死较大肿瘤外缘部分的含氧细胞时，位于中心部分更为静止的含 AQ4 的细胞会变得重新充氧。当这些细胞恢复复制时，它们会被 AQ4 抗拓扑异构酶Ⅱ的活性迅速杀死。

正如Ⅰ期临床试验显示，这种方法将药物全身毒性降低到低水平（该药物具有较高的最大耐受量），因为前药形式（AQ4N）相对无毒，只有在缺氧的肿瘤细胞内才转化为活性物质（AQ4）。

一组代谢细胞色素 P450 亚型的药物的早期临床前研究证明，在低氧条件下，AQ4N 可以被多种类似于实体瘤中发现的 CYP 类的酶还原。然而，2010 年的研究表明，CYP2S1 和 CYP2W1 是还原激活 AQ4N 最有效的酶，肿瘤组织中这两种酶的过度表达可能是决定 AQ4N 活性的最重要因素。此外，诱导型一氧化氮合酶（inducible nitric-oxide synthase，iNOS）也可能在将 AQ4N 还原为 AQ4 的过程中发挥作用。因此，细胞色素 CYP2S1 和 CYP2W1 和（或）iNOS 的过度表达可作为决定患者是否采用 AQ4N 治疗的一个生物标志物。至关重要的是，对多形性胶质母细胞瘤（glioblastoma multiforme，GBM）脑肿瘤患者的早期临床研究证实，AQ4N 在肿瘤的缺氧区选择性地转化为 AQ4，而对邻近的正常组织无影响。

2006 年，Novacea 公司宣布已经启动了 AQ4N 联合放射治疗和替莫扎胺的多中心Ⅰb/Ⅱa 期开放临床试验，以研究对新诊断的 GBM 患者的安全性、耐受性和临床活动性。通过静脉给药，确定了其安全性和耐受性，并观察了一些临床疗效。其他临床试验同时在非霍奇金淋巴瘤、慢性淋巴细胞性白血病（CLL）、小淋巴细胞性白血病和其他晚期实体肿瘤患者中启动。在这些临床试验中观察到 AQ4N 的一个较为特殊的副作用是，接受治疗的患者的黏膜呈蓝色，尿液和唾液等体液也出现一样的情况。出乎意料的是，这一效果受到了许多患者的肯定，他们认为这种药物在他们体内的可见性可能与临床效果相关。

基于有前景的Ⅰ期临床试验结果，Novacea 公司于 2007 年底宣布启动 AQ4N 在复发或难治性急性淋巴细胞白血病（ALL）患者中的Ⅱ期临床试验。然而，Novacea 在 2008 年被 Transept Pharmaceuticals 收购，后者又在 2014 年被 Paratek Pharmaceuticals 收购，其侧重于抗生素的发现和发展，因此没有对 AQ4N 进行进一步的临床研究。

10.4　酶疗法

酶是健康细胞和肿瘤细胞生长的基础，其功能范围从信号转导（例如激酶）到分解代谢和新陈代谢。已经开发了一些针对特定肿瘤细胞的酶疗法，为了增加选择性，制定了几种不同的策略。

氨基酸剥夺疗法（Amino Acid Deprivation Therapy，AADT）是基于氨基酸耗竭酶的使用。例如，门冬酰胺酶（asparaginase，Spectrila™）、Cristanaspase（Erwinase™）和培门冬酶（pegaspargase，Oncaspar™）会消耗体内的 L-天冬酰胺，从而使某些类型的肿瘤细胞（特别是淋巴细胞性白血病细胞）处于饥饿状态，缺乏一些无法自行合成的必要营养物质。此外，Pegargiminase（ADI-PEG 20）能够将精氨酸分解为 L-瓜氨酸，已处于临床开发的晚期。精氨酸酶能够将 L-精氨酸分解为 L-鸟氨酸和尿素，处于临床开发的早期阶段。

已经开发出基于 ADEPT 的方法，涉及酶附着到抗体或聚合物上，或通过病毒以基因疗法的方式传递，但仍处于实验阶段。另一种方法是基于某些类型的肿瘤细胞与健康细胞相比，会过度表达特定的酶，可以将前药设计成接触到过度表达的酶时，特异性地在肿瘤部位释放活性物质。这种治疗策略正在开发中，但还没有达到批准阶段。另一个正在发展的研究领域是利用肿瘤细胞表达的酶从脂质体等载体中释放治疗药物。此外，还研究了一种利用共底物将活性治疗药物从产物中释放出来的实验方法，但目前在这一领域几乎没有进一步的研究。下面将详细介绍这些方法。

10.4.1　氨基酸剥夺疗法（AADT）

这种治疗方法涉及利用酶分解，从而降低肿瘤细胞特别需要的某些氨基酸的总体浓度。健康的细胞通常能够为自己合成这些营养物质，而由于遗传异常，肿瘤细胞可能缺乏特定的生物合成途径，因此会缺乏一种或多种营养物质而对肿瘤细胞有选择性毒性。

这种方法最知名的例子是天冬酰胺酶在治疗中的应用，它可以降低循环中氨基酸天冬酰胺的浓度，而用于治疗患有急性髓系白血病（AML）的患者。在天冬酰胺酶成功应用的基础上，还研究了其他的氨基酸剥夺策略，如将重组人精氨酸酶（rhArg）用于精氨酸剥夺疗法，目前正在进行临床试验。精氨酸脱亚胺酶（Arginine Deiminase，ADI）也采用了类似的方法，可将精氨酸分解为 L- 瓜氨酸。下面将更详细地介绍这些方法。

微生物赖氨酸氧化酶(lysine oxidase，LO)、谷氨酰胺酶、蛋氨酸酶和L- 苯丙氨酸解氨酶(phenylalanine ammonia lyases，PAL)也是潜在的 AADT 酶。对这些酶已经进行了一些早期研究，但下面不会进一步讨论。

10.4.1.1　天冬酰胺酶（Spectrila ™，Erwinase ™，Oncaspar ™，Elspar ™）

天冬酰胺酶（又称 L- 天冬酰胺氨基水解酶或半胱氨酸氨基转移酶）是一种 133kDa 的四聚体蛋白，用于治疗急性淋巴细胞白血病（ALL）。自 20 世纪 60 年代以来，它一直用于治疗儿童白血病，副作用在可接受范围内，因其重要性已被列入世界卫生组织的"基本药物清单"。1978 年，它首次在美国被批准用于医疗用途。

天冬酰胺酶（Asparaginase，Cristanaspase ™，Erwinase ™）疗法利用了某些类型的肿瘤细胞（特别是淋巴细胞性白血病细胞）无法自身合成天冬酰胺的特点，而健康的细胞可以自身合成天冬酰胺，因此为选择性提供了基础。全身性应用天冬酰胺酶可将天冬酰胺转化为天冬氨酸和氨，从而将其从蛋白质合成循环中移除，从而显著降低天冬酰胺的全身浓度（图 10.13）。癌细胞因缺乏天冬酰胺，最终导致细胞死亡，而健康的细胞则能够继续自身合成天冬酰胺而不受影响。

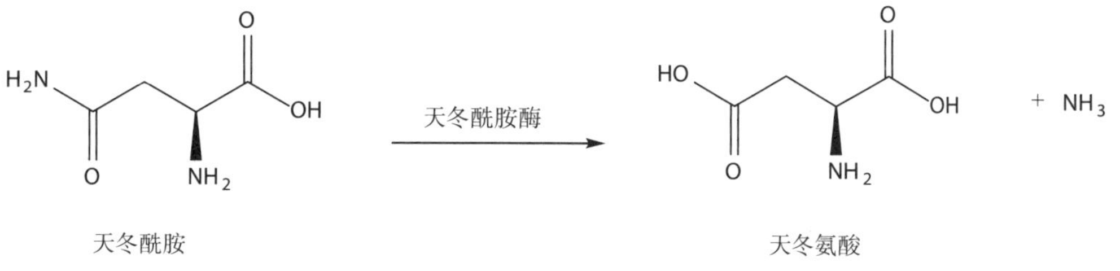

图 10.13　**天冬酰胺在天冬酰胺酶作用下分解为天冬氨酸和氨。**

天冬酰胺在癌症治疗中的使用可以追溯到 20 世纪 50 年代初，当时研究人员首次观察到，用豚鼠血清治疗后，小鼠和大鼠的淋巴瘤可以被诱导消退。后来发现，是豚鼠血清中存在的天冬酰胺酶起到了治疗作用。进一步的研究证实，这些特定的肿瘤细胞合成的天冬酰胺水平显著低于生长所需的水平，因此必须从外源获得这种氨基酸，而健康的细胞可以自身合成天冬酰胺，从而为选择性提供了基础。

随后，研究人员比较了几种不同天冬酰胺酶的活性，发现来自大肠杆菌（Escherichia coli）和菊欧文氏菌（Erwinia chrysanthemi）的天冬酰胺酶最有效。大肠杆菌已成为全球天冬酰胺酶的主要来源，因为它的生产成本较低，更容易大量生产。例如，Oncaspar ™、Spectrila ™和 Elspar ™都是以大肠杆菌为基础的，而 Spectrila ™来源于较新的重组大肠杆菌，Cristanaspase（Erwinase ™）是由另一种植物细菌性病原菌 Dickeya dadantii（前身为菊欧文氏菌）产生的。一般来说，非聚乙二醇化产品的成本低于聚乙二醇化产品（如聚乙二醇胺），但由于半衰期较短，需要更频繁地注射，导致整体的成本更高。

在英国，三种以天冬酰胺酶为基础的产品，天门冬酰胺酶（asparaginase，Spectrila™）、cristanaspase（Erwinase™）和聚乙二醇化产物聚乙二醇酯酶（Oncaspar™）被 NICE 批准并推荐用于治疗急性淋巴细胞白血病（与其他抗癌药物联合使用）。在其他国家，它们也被用于治疗急性髓系白血病（AML）和非霍奇金淋巴瘤。例如，Elspar™被批准用于 ALL 和一些肥大细胞肿瘤治疗方案。静脉注射、肌肉注射或皮下注射后，它们都以相同的方式将 L- 天冬酰胺降解为天冬氨酸和氨，从而扰乱肿瘤细胞的蛋白质合成，而健康细胞则可以根据需要自身合成 L- 天冬酰胺而不受影响。

当使用天冬酰胺酶相关产品时，由于可能产生过敏反应，需要注意的副作用是过敏或超敏反应。此外，由于它会减少蛋白质合成，可能导致出血或血栓事件，如卒中和骨髓抑制。其他常见副作用包括胃肠道症状（如恶心、腹泻、呕吐）、心血管疾病（如血栓形成、栓塞、低血压、血管水肿、血小板减少、贫血、白细胞减少、水肿、出血）、支气管痉挛、呼吸困难、疲劳、神经系统反应（如神志不清、头晕）、胰腺炎、皮肤反应、过敏和寒战。其中一些副作用可能是由于天冬酰胺酶的双重活性，即能够将谷氨酰胺水解成谷氨酸和氨。此外，制造商建议在治疗期间和治疗后 6 个月内，男性和女性患者都应该使用有效的避孕措施。当肿瘤细胞开始合成自己的天冬酰胺时，就会产生对天冬酰胺酶的耐药性。

由于天冬酰胺酶可以引起患者的过敏反应，研究人员努力研发出了降低这种风险的配方。其中一种方法是将酶聚乙二醇化，这也催生了培门冬酶（Oncaspar™）的开发。该配方由 Enzon Pharmaceuticals 开发，目前由 Servier Laboratories 公司分销，于 2006 年获得 FDA 批准，用于所有对天然天冬酰胺酶过敏患者的一线多药化疗。天然天冬酰胺酶的其他制剂以 Kidrolase™、Erwinaze™和 Elspar™的商标销售，后者在注射或输注时引起的组织刺激性较低。

10.4.1.2　Pegargiminase（ADI-PEG 20）

精氨酸脱亚胺酶（Arginine Deiminase，ADI）也采取了类似的策略，它能将精氨酸转化为 L- 瓜氨酸和氨（图 10.14）。这种方法是由 Polaris Group 开发的，该集团的主药聚乙二醇化精氨酸脱亚胺酶 pegargiminase（ADI-PEG 20）于 2015 年进入了治疗肝细胞癌的关键Ⅲ期临床试验。

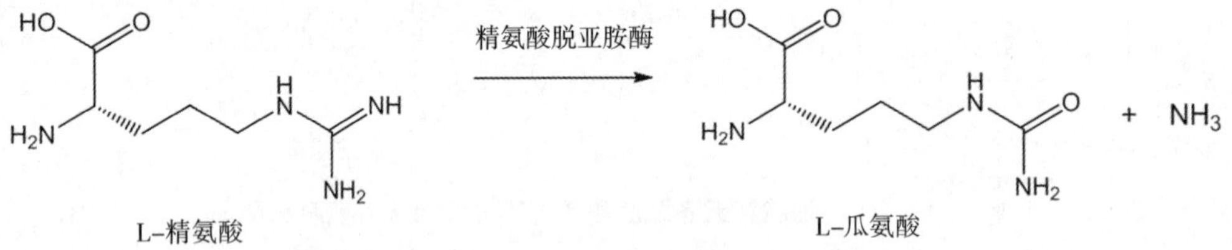

图 10.14　精氨酸脱亚胺酶（ADI）将 L- 精氨酸分解为 L- 瓜氨酸。

ADI 由细菌产生，它降解对某些肿瘤细胞新陈代谢和生长至关重要的精氨酸，而正常细胞可以通过尿素循环从代谢前体合成精氨酸。该途径涉及精氨酸琥珀酸合成酶（argininosuccinate synthase，ASS）催化的瓜氨酸转化为精氨酸琥珀酸的过程。一些肿瘤细胞如黑色素瘤、间皮瘤、肝细胞癌、胰腺癌和前列腺癌缺乏 ASS，必须从血液中获得精氨酸才能生存和生长。因此，从血液和组织中消耗精氨酸可以控制肿瘤的生长，并可能在不损害健康细胞的情况下摧毁依赖精氨酸的癌症。

ADI-PEG 20 是一种应用聚乙二醇（PEG 20）修饰的精氨酸脱亚胺酶（arginine deiminase，ADI），平均分子量为 20kDa，这种配方增加了药物的循环半衰期，降低了抗原性，还可以通过肌肉注射给药，避免了多次静脉给药。

在转移性黑色素瘤或肝细胞癌患者的 I 期和 II 期临床试验中，证明了 ADI-PEG 20 其具有抗肿瘤活性和安全性。ADI-PEG 20 已经在美国和欧洲获得了治疗肝细胞癌的孤儿药物地位，在美国也获得了治疗黑色素瘤的孤儿药物地位。在撰写本章时，FDA 和 EMEA 已分别提供了特殊评估 / 协助协议，该产品正处于一系列癌症的后期临床开发阶段，包括肝细胞癌、间皮瘤、胰腺癌、非小细胞肺癌、黑色素瘤和急性髓系白血病，其中有一些已经达到 III 期试验，有的是作为单一药物治疗（例如肝细胞癌），有的是与其他治疗药物联合使用。

10.4.1.3　精氨酸酶

基于天冬酰胺酶在治疗急性髓细胞白血病方面的成功，已开发了重组人精氨酸酶（rhArg）用于癌症的精氨酸剥夺治疗，目前正在进行早期临床试验。

精氨酸酶是一种在肝脏和其他哺乳动物组织中产生的酶，负责尿素循环的第五步也是最后一步，涉及 L- 精氨酸转化为 L- 鸟氨酸和尿素的过程（图 10.15）。已知存在两种同工酶，一种是精氨酸酶 I，参与尿素循环，主要位于肝脏的细胞质中；另一种是精氨酸酶 II，负责调节细胞中精氨酸 / 鸟氨酸的浓度。在其他物种中，精氨酸也可以被精氨酸脱羧酶和精氨酸脱亚胺酶（ADI）降解，这两种酶在哺乳动物细胞中都不表达。在人体组织和器官中，精氨酸是通过蛋白质降解和饮食摄入获得的，健康细胞也可以通过鸟氨酸氨基甲酰转移酶（ornithine carbamoyl transferase，OCT）、精氨酸琥珀酸合成酶（argininosuccinate synthetase，ASS）和精氨酸琥珀酸裂解酶（argininosuccinate lyase，ASL）由瓜氨酸在细胞内合成精氨酸。当精氨酸供应充足时，OCT 在肿瘤和健康细胞中的表达通常都会下调。

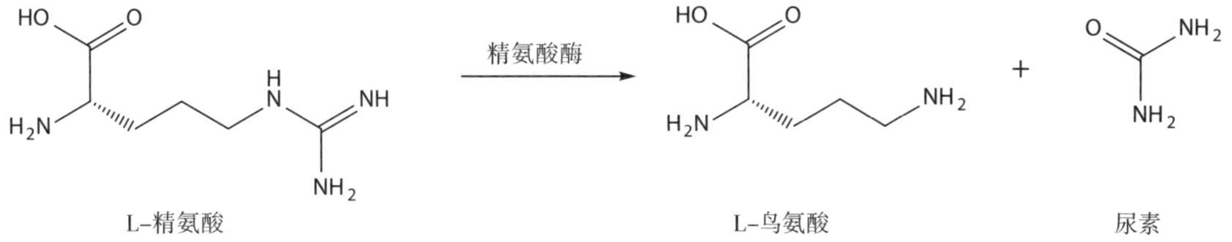

图 10.15　精氨酸酶将 L- 精氨酸分解为 L- 鸟氨酸和尿素。

L- 精氨酸是多功能信使分子一氧化氮（NO）的前体，这一发现促使科研人员致力于研究精氨酸在许多生理过程及在癌症等疾病中的作用，在多种肿瘤细胞中，精氨酸的浓度都相对较低。精氨酸还参与了多种与癌症发生和肿瘤生物学相关的生物合成途径。例如，某些肿瘤（营养缺陷性肿瘤）生长需要精氨酸，而健康细胞可以由瓜氨酸合成精氨酸。此外，还发现一些人类癌症，如黑色素瘤和肝细胞癌，不表达精氨酸琥珀酸合成酶（ASS），因此不能由瓜氨酸合成精氨酸。

因此，体内消耗精氨酸是对这些肿瘤细胞产生选择性毒性的一种策略，这一想法也得到了实验数据的支持。实验表明，精氨酸的耗竭在一些肿瘤细胞系中具有抗增殖作用，在一些动物模型中也具有抗肿瘤作用。最近研究表明，ASS 或 OCT 表达的缺陷会导致前列腺癌、黑色素瘤和肝细胞癌的精氨酸营养不良，提示可以通过药物基因组类型的分析，筛选适合此类治疗的患者。

因此，正在开发的重组人精氨酸酶（rhArg）目前已进入早期临床试验。截至 2018 年，一项 I / II 期临床试验正在进行中，以评估聚乙二醇化的重组人精氨酸酶（BCT-100）治疗儿童和年轻人复发 / 难治性癌症的安全性和活性，包括白血病、神经母细胞瘤、肉瘤和高级别胶质瘤。在撰写本章时，另一项临床试验正在进行中，以评估聚乙二醇化的人重组精氨酸酶与多柔比星联合治疗肝癌患者的临床疗效。

开发精氨酸酶作为癌症治疗方法的一个挑战是，它在人体内的循环半衰期非常短（$T_{1/2} < 30$ 分钟），

使得在不频繁服用大剂量酶的情况下很难维持足够低的血液精氨酸浓度，由于有效性、成本和患者舒适性等多方面原因，这种方法是难以持续的。这个问题催生了将酶连接到载体蛋白质和聚合物（如聚乙二醇）上以延长半衰期的想法。实验表明，聚乙二醇化的精氨酸酶不仅通过减少肾脏清除来延长蛋白质在体内的半衰期，而且通过直接掩蔽表面抗原来抑制与抗体的相互作用，并通过空间位阻保护蛋白质免受降解，从而显著降低其免疫原性。

10.4.2　基于抗体导向酶前体药物疗法（ADEPT）的方法

ADEPT 是在特定肿瘤部位将灭活形式的抗癌药物（前体药物）转化为活性药物的方法。最知名的 ADEPT 策略是依赖于一种通常在人类中不存在的非免疫原性前药激活酶，例如细菌酶羧肽酶，该酶通过与抗体结合而靶向肿瘤细胞表面。一旦活性药物被释放，会扩散到邻近的肿瘤细胞，这一过程称为"旁观者效应"。

10.4.2.1　抗体导向酶前体药物疗法（ADEPT）

Bagshawe 和他的同事在 20 世纪 90 年代初首次引入了抗体导向酶前体药物疗法的概念。在这种两组分或三组分的方法中，首先给药的是与酶相连的抗肿瘤抗体，以将酶靶向肿瘤细胞。然后，可任选地引入针对抗体 – 酶结合物的第二抗体，以从体循环中清除任何未与肿瘤结合的药物，从而降低全身毒性。然后给予前药形式的细胞毒剂，它能被肿瘤部位的抗体结合酶选择性地转化为活性药物（图 10.16）。由于所选择的酶在人体中没有等价物（例如细菌酶），并且仅限于肿瘤部位，理论上可以避免对健康组织的损伤。

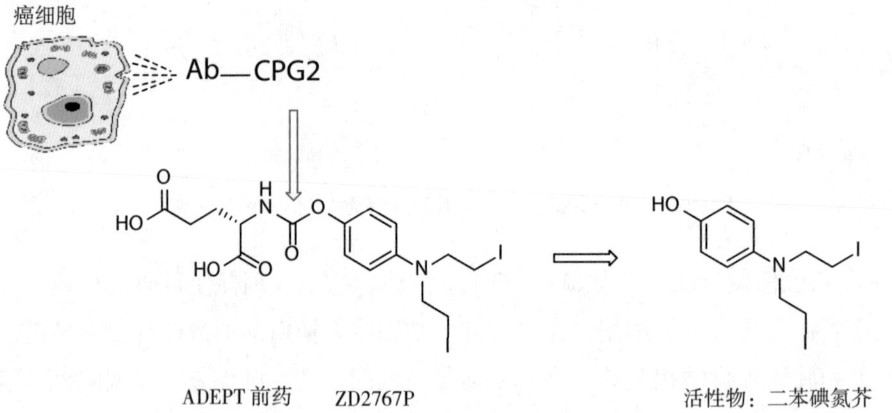

图 10.16　**ADEPT 的原理：在肿瘤部位通过抗体 –CPG2 结合物将二碘氮芥的 ADEPT 前药 ZD2767P 转化为活性二碘苯氮芥的过程。**

以这种方法为基础，后来又建立了基因导向的酶前体药物疗法（Gene–Directed Enzyme Prodrug Therapy，GDEPT）和病毒导向的酶前体药物疗法（Virus–Directed Enzyme Prodrug Therapy，VDEPT）等方法，其中活化酶是通过器官特异性基因疗法或其他方法引入的，而不是通过抗体 – 酶结合物。下面将更详细地介绍各种方法。

10.4.2.1.1　基于羧肽酶 G2（CPG2）的 ADEPT

ADEPT 系统最初是由 Bagshawe 和他的同事提出，它利用了细菌酶羧肽酶 G2（CPG2），一种从假单胞菌（Pseudomonas）中分离出来的金属酶。它在哺乳动物中没有类似物，可以将还原和非还原叶酸转化为蝶酸和 L– 谷氨酸。CPG2 还能够在苯甲酰谷氨酸键上切断甲氨蝶呤和叶酸的酰胺键。因此，设计了一种 CPG2 的偶联物与适当的单抗相结合，以选择性激活化学"掩蔽"的氮芥。最初的氮芥前药是双官能团烷基化试剂，含有氯基或磺酸基等离去基团，其中可电离的对酚基的活化作用被谷氨酸的保护所抑制，谷氨酸通过氨基甲酸键连接形成 CPG2 的底物（图 10.17）。

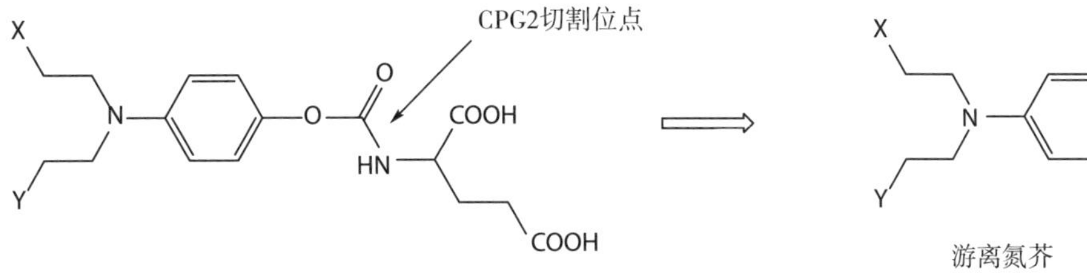

最初的实验性ADEPT前药
1: X = Y = Cl
2: X = Cl, Y = OSO$_2$CH$_3$
3: X = Y = OSO$_2$CH$_3$

图 10.17　对羧肽酶 G2（CPG2）敏感的氮芥前体药物及其转化的活性药物（游离氮芥）。最初的实验性氮芥前药是双官能团烷基化试剂，含有氯基或磺酸基等离去基团（1–3）。

为了提高这些前药的临床疗效，人们进行了广泛的机理和构效关系研究，其中三个因素被认为是重要的：①氮芥对位环到芳香环上取代基的带电性，②芳香环上其他取代基的带电性（2– 和 3– 位），以及③氮芥部分离去基团的性质。在这三个因素的基础上，进一步合成并评价了新的氮芥，以优化其性能。这推动了二碘氮芥前药 ZD2767P 的合成（图 10.16），该药物于 20 世纪 90 年代末进入 Ⅰ 期临床试验。

在这两个试验中，表达癌胚抗原的结直肠癌患者首先接受了与 CPG2 结合的 A5B7 F(ab')$_2$抗体治疗，随后注射针对 CPG2 活性位点的半乳糖化抗体（SB43–gal）以清除和灭活循环酶。在血浆酶结合物水平下降到预定的安全水平后，给予前药 ZD2767P。事实证明，通过定量伽马相机成像（使用标记的抗体结合物）以及血浆和肿瘤活检的直接测量，可以测量肿瘤酶水平。结果显示，在给药前肿瘤与血浆酶的中位数比率超过 10000∶1。此外，肿瘤中的酶浓度显示活性药物足以产生细胞毒性。通过检测血浆中的酶水平来确认药物的释放，观察到 1 例患者有部分反应，另外 6 例患者在之前的肿瘤进展后，病情稳定的中位数为 4 个月。这满足了有效抗肿瘤治疗的条件，并获得了治疗结直肠癌的数据。

通过改进的彗星试验，可以在单个细胞中观察到 DNA 链间交联，这是此类氮芥前药产生的细胞毒性损伤，还可以在任一时刻判断一组肿瘤细胞或正常细胞基因组损伤的程度。用 ZD2767/ADEPT 系统进行组织培养的实验表明，结肠癌细胞中产生的交联物呈剂量依赖性，这与细胞杀伤程度有关。然而，数据显示足够比例的细胞可在 24 小时内可修复交联，表明临床上很可能发生肿瘤的再生。在携带人类结肠癌异种移植的小鼠身上也得到了类似的结果。因此，利用 ZD2767 进行的第三项临床试验主要研究 DNA 交联。对少数患者的肿瘤活检和外周血淋巴细胞进行彗星试验，结果显示，1 例有肿瘤反应的患者在肿瘤细胞中存在大量的交联，但在淋巴细胞中没有增加。与预期结果一致，1 例无肿瘤反应的患者在肿瘤或淋巴细胞中都没有发生显著的交联。初期有反应的患者发生肿瘤进展与人类肿瘤移植模型中 ZD2767 诱导的交联修复的研究结果一致。

遗憾的是，虽然 Ⅰ 期临床试验的结果很有前景，但早期临床试验中的抗癌活性不足以说服 Astra Zeneca 或其他投资商为这一研究计划提供进一步的 Ⅱ 期临床试验资金。行业分析人士认为，最有可能的原因是 ADEPT 流程的复杂性和潜在的成本问题，因为该流程涉及三个不同成分的三个治疗阶段。学术界和小型生物技术公司正在继续进行一系列研究，以研究其他抗体／酶／前体药物组合。

10.4.2.2　GDEPT 和 VDEPT

基因导向酶前体药物疗法（Gene-Directed Enzyme Prodrug Therapy，GDEPT）和相关的病毒导向酶前体药物疗法（Virus-Directed Enzyme Prodrug Therapy，VDEPT）是与 ADEPT 相关的策略，也涉及靶向肿瘤的抗癌药物，在靶细胞中选择性地传递能够将无毒前体药物转化为细胞毒剂的酶的编码基因。在 ADEPT 中也可能产生旁观者效应。

与健康细胞相比，编码这些酶的基因的一个重要特征是只在肿瘤细胞中表达，或者在肿瘤细胞中具有相对较高的丰度。然而，虽然进行了几十年的研究、开发和临床试验，尚未有基于 GDEPT 的产品获得批准。非病毒和病毒方法都被用于将酶表达基因携带到肿瘤中。在前者中，纳米颗粒和聚合物被用于基因的选择性传递，最近的研究还涉及干细胞的使用。对于后者，大多数研究都集中在病毒载体的使用上，这种疗法被称为 VDEPT。

已经为 GDEPT 开发了多种酶系统，这些系统对各自的前药具有理想的高催化活性，而不需要限速辅助因子。另一个关键因素是，它们必须在肿瘤中达到足够的浓度，以便在生理条件下激活前药。合适的酶分为两种，第一种是非哺乳动物来源的酶，它们可能在人类中有对应的酶，例如病毒 TK（例如单纯疱疹病毒胸苷激酶）、羧肽酶 G2（CPG2）、其他细菌或酵母酶；第二种是人类或哺乳动物来源的酶，这些酶只在肿瘤细胞中低表达，或可能完全不存在，如细胞色素 P450、β-葡萄糖醛酸酶或羧肽酶 A（CPA）。

在受体肿瘤细胞中，酶编码基因既可以在细胞内表达，也可以在细胞外表达。对于细胞内的表达，前体药物不仅必须穿透细胞才能被激活，而且激活的药物必须能够扩散回细胞膜，才能引起旁观者效应。如果酶在细胞外表达，就不存在这种问题，因为前体药物在细胞外被激活，可能产生更强的旁观者效应。然而，在这种情况下，活性物质可能会泄漏回全身循环，导致毒副作用，从而降低治疗指数。酶的激活机制包括裂解反应（例如 CPG2、CE、CPA、PNP、PGA、MDAE、TP、β-GAL、β-L 和 β-Glu）、还原反应（例如硝基还原酶和 DT-心肌黄酶）、磷酸化（例如 HSV-TK、VZV-TK 和 dCK）、羟化（例如 CYP4B1）、官能团取代（例如—NH_2 取代—OH；CD）、脱氧核糖化（例如 XGPRT）和氧化反应（例如 DAAO）。

理想的用于 GDEPT 和 VDEPT 的前体药物的特点是在生理条件下具有良好的化学稳定性，在激活之前细胞毒性有限，激活后既能杀死增殖细胞又能杀死静止细胞，并能诱导旁观者效应。良好的药物代谢动力学特征也很重要，活性物质的最佳半衰期尤其重要，它应该足够短以防止药物从肿瘤部位泄漏，同时也应该足够长以诱导局部旁观者效应。此外，对于细胞内的激活，前体药物应该具有足够的亲脂性以穿透细胞膜，或者以其他方式利用活跃的转运机制。到目前为止，GDEPT 实验中使用的大多数前体药物都是通过被动扩散进入细胞，如抗代谢药物 5-氟胞嘧啶（5-FC）、DNA 烷化／交联剂 CB-1954 和苯甲酸氮芥（benzoic acid mustard，CMDA）。

用于临床研究的前体药物通常是基于获得许可的已知的抗癌药物。其中，自分解前体药物被激活时，会形成不稳定的中间体，通过一系列后续的降解步骤产生活性物质。最初的活化步骤一般是酶促的，与通常是化学的"挤出"步骤不同，后者依赖于 1，4-／1，6-消除或环化等机制自发碎裂。自分解方式的一个主要优点是活性药物的结构与所使用的酶的底物无关，因此可以通过修饰成自分解前体药物来探索结构多样化的各种不同药物。

这一领域的研究最初集中在四种酶／前药组合：硝基还原酶（nitroreductase）/CB-1954、单纯疱疹病毒胸苷激酶（herpes simplex virus thymidine kinase）/更昔洛韦、细胞色素 P450（cytochrome P450）/

环磷酰胺（oxazaphosphorines），以及胞嘧啶脱氨酶（cytosine deaminase）/5-氟胞嘧啶（5-fluorocytosine）。CB-1954（5-（1-氮丙啶基）-2，4-二硝基苯甲酰胺）是用于 GDEPT 和 VDEPT 方法的最知名的前体药物之一（图 10.18）。它被大鼠 DT-心肌黄酶或大肠杆菌硝基还原酶转化为 DNA 活性物质。硝基还原酶（NR）将 CB-1954 激活为 5-氮丙啶基-4-羟氨基-2-硝基苯甲酰胺中间体，然后进一步发生酶促反应转化为 5-氮丙啶基-2，4-二羟基氨基-2-硝基苯甲酰胺，这是一种可以使 DNA 烷化和交联的强亲电体。人 DT-心肌黄酶也可以进行这种还原，但速度较慢，这解释了为什么在啮齿动物细胞系的激活高达 10 000 倍，而在人类细胞系的激活只有 670 倍。这也在一定程度上解释了为什么 CB-1954 作为一种单独的药物在人体内缺乏抗肿瘤活性。大肠杆菌 NR 能有效地还原 2-硝基团和 4-硝基团，这为 GDEPT 的研究提供了一个酶的好选择。

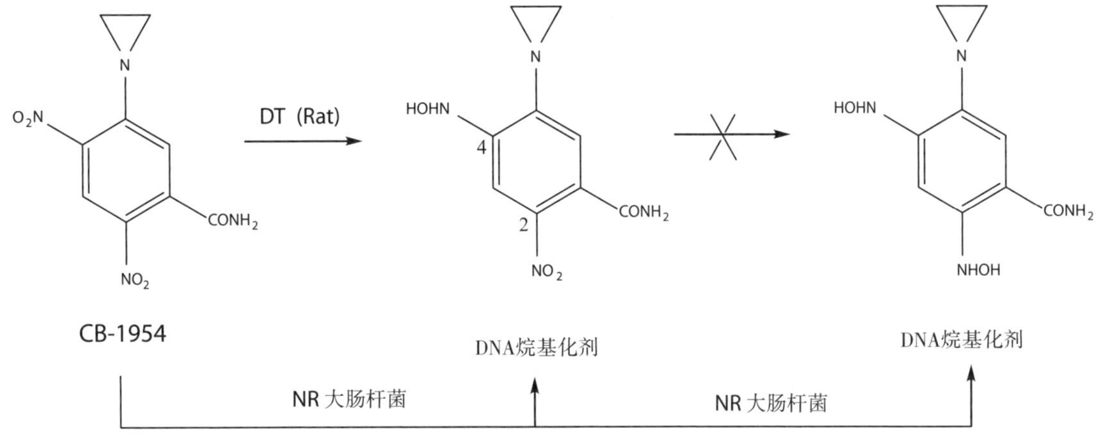

图 10.18 大鼠 DT-心肌黄酶或大肠杆菌硝基还原酶激活 DNA 相互作用的前体药物 CB-1954，这两种酶都是在实验性 GDEPT 和 VDEPT 方法中使用的非人类来源的酶。

一项临床试验利用复制缺陷腺病毒载体（CTL102）表达其巨细胞病毒（cytomegalovirus，CMV）启动子的 NR，在可手术的原发性或转移性肝癌患者进行根治性手术前采用单次肿瘤内注射递增剂量 CTL102 治疗，验证了患者对载体的耐受性和 CTL102 在肿瘤中诱导剂量依赖性 NR 表达的能力。在病毒的最高剂量（5×10^{11} 粒子）下，可在高达 50% 的肿瘤细胞中检测到 NR 的表达。多次前列腺内注射 CTL102 与静脉 CB-1954 给药相结合，还被用于前列腺癌的试验性临床试验。这些研究证明了治疗的安全性，并提供了其生物活性的初步证据。

在撰写本章时，有一项 Ⅰ 期临床试验，使用腺病毒载体的硝酸还原酶 /CB-1954 酶 / 前体药物组合治疗前列腺癌，正在招募患者。还有一项 Ⅰ / Ⅱ 期临床试验正在进行中，用逆转录病毒载体的胞嘧啶脱氨酶 /5-氟胞嘧啶组合治疗实体瘤。

10.4.3 酶前体药物疗法

越来越多的证据表明，与健康细胞相比，某些肿瘤细胞可结构性地过表达某些酶。多年来，研究人员一直致力于使用这些酶在肿瘤部位选择性地激活全身给药的前体药物。要实现这一目标，第一个挑战是寻找合适的酶或酶家族，第二个挑战是设计对正常组织无毒但能被肿瘤部位的相关酶转化为细胞毒物质的前体药物。

在酶的选择方面，进行研究的两个家族是基质金属蛋白酶（matrix metallopeptidases，MMPs）和 P450s。MMPs 是一种钙依赖的含锌内肽酶，能降解细胞外基质成分和重塑组织，在癌症的进展和转移中发挥重要作用。P450 是反映选择性芳香族羟基酶活性的混合功能氧化酶。该家族成员 CYP1B1 在各种人类肿瘤中过表达，但在正常组织中不表达。目前正在寻找对这两种酶敏感的前体药物，因此临床评估刚开始进行。

MMP 敏感的前体药物 ICT2588 由英国 Bradford University 癌症研究所（Institute for Cancer Research，ICR）的研究人员开发。它是以血管破坏剂（VDA）秋水仙碱为基础的，通过与微管蛋白相互作用而发挥作用，秋水仙碱是一种从秋水仙（Colchicum autumnale）中提取的天然产物。ICT2588 是秋水仙碱的半合成类似物氮杂甲基秋水仙碱，它与一个保护性多肽片段相连，阻止分子与微管蛋白的相互作用，使其在全身给药时相对无毒。一种特定的蛋白酶（MT1–MMPs）在肿瘤部位裂解多肽片段，释放出游离的氮杂甲基秋水仙碱，从而发挥强大的 VDA 效应（图 10.19）。

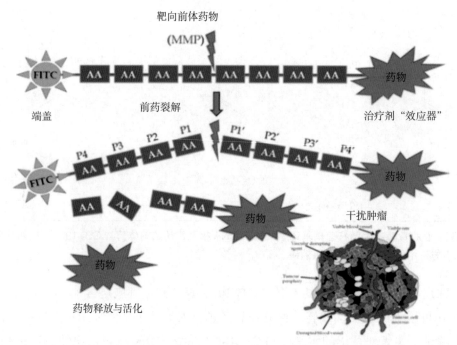

图 10.19　对基质金属蛋白酶敏感的前体药物 ICT2588 的结构和激活机制。

在对人类结直肠癌、乳腺癌、肺癌和前列腺癌小鼠模型的临床前研究中，已证明 ICT2588 可向肿瘤组织提供比健康组织浓度高 10 倍的活性物质氮杂甲基秋水仙碱。此外，由于 ICT2588 在血浆和正常组织中的代谢稳定性，与其他 VDA 相比，ICT2588 的心脏毒性较小。ICT2588 原计划于 2019 年进入临床试验。

由学术研究团队开发的几个由 CYP 家族酶激活的前体药物如下所述。倍癌霉素（duocarmycin）是一种 DNA 小沟烷基化剂，它必须在分子内的某个位置存在羟基时才能作为亲电试剂被激活。已经合成的倍癌霉素的类似物，不携带羟基，不能与 DNA 共价结合，因此相对无毒。然而，当在肿瘤部位遇到 CYP 酶时，就会添加羟基，然后发生重排以产生亲电的环丙烷，通过与 DNA 小沟内的腺嘌呤碱基的 3 位 N 形成共价键，产生很强的细胞毒性。同样，由英国诺丁汉大学的 Malcolm Stevens 及其同事开发的一种新型试剂 Phortress，可被 CYP 家族酶激活，产生一种自发裂解成 DNA 破坏物的中间产物。在 21 世纪末的 I 期试验中，对 Phortress 进行了评估，但由于缺乏疗效而没有进展。

这种治疗方法的主要缺点是，鉴于肿瘤的异质性，肿瘤中的所有癌细胞都不太可能强烈地过表达所选的酶并被释放的药物杀死。然而，有研究者认为这个问题可以通过旁观者效应得到改善，在旁观者效应中，释放的细胞毒剂扩散到邻近的细胞群中，能够同时杀死表达酶和不表达酶的细胞。第二个缺点是，所选择的酶不太可能在肿瘤细胞中特异性表达，而很可能也在一些健康组织中表达。综上所述，这种疗法的治疗指数在实践中可能比预期的范围要窄。

10.4.4 辅因子介导的前体药物治疗

这种治疗策略类似于前面介绍的策略，但需要系统地给予辅因子来激活肿瘤细胞中结构性表达的酶，从而引入第二重选择性。原则上这是一个有说服力的想法，然而目前还没有这种类型的疗法达到批准阶段，但至少有一种疗法达到了Ⅰ期临床试验阶段，在这里作为一个例子进行介绍。

NAD（P）H醌氧化还原酶2（NQO2）是一种含黄素的氧化还原酶，催化多种醌化合物的两电子或四电子还原反应。重要的一点是，它被称为"潜伏酶"，因为它有一种独特的依赖于电子供体共底物二氢烟酰胺核糖（NRH）的激活机制，而NRH通常是从饮食中摄入的（图10.20A）。该酶的另一个关键特征是，它在某些类型的肿瘤细胞中上调。此外，DT-心肌黄酶（NQO1），一种已知在某些人类肿瘤中高度表达的酶，可能与NQO2的底物特异性有关。

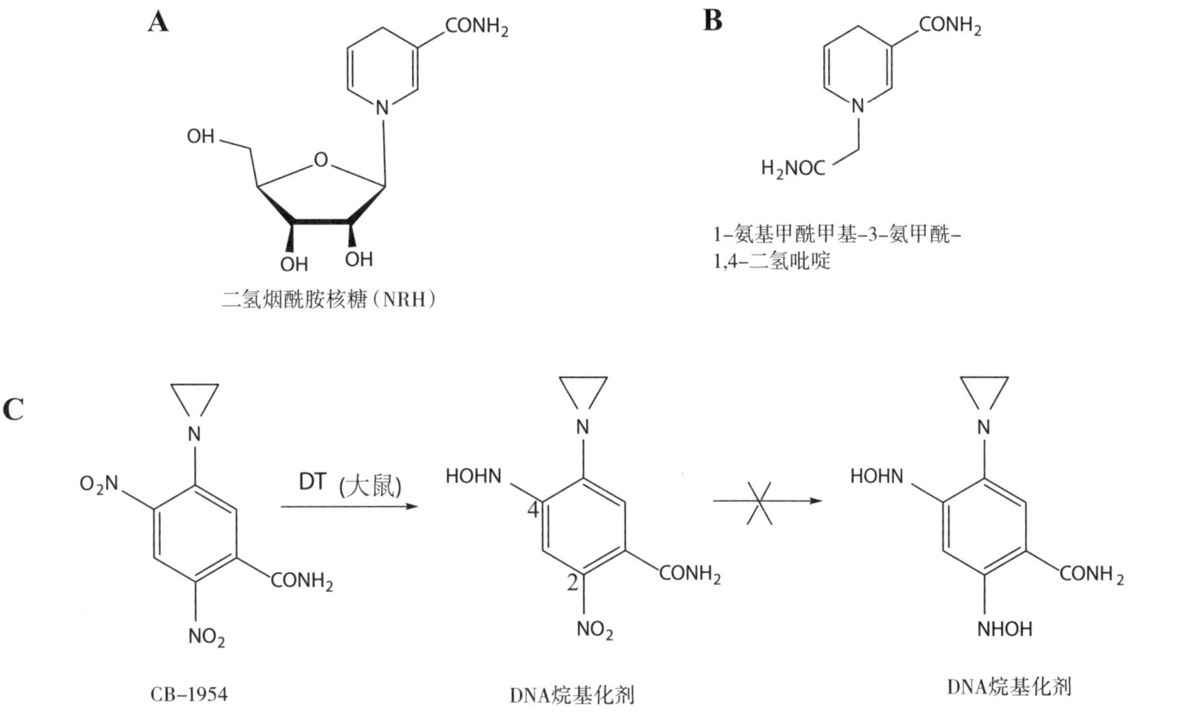

图 10.20 A. 天然存在的NQO2激活辅因子二氢烟酰胺核糖（NRH）的结构式；B.合成的NQO2激活辅因子1-氨基甲酰甲基-3-氨甲酰-1，4-二氢吡啶的结构式；C.DNA烷基化前体药物CB-1954的结构和激活机理。

通过一个药物化学项目，英国癌症研究所的Knox及其同事证实其他还原型吡啶类化合物可以作为NQO2的共底物，并确定了关键的构效关系特征。一种特别的衍生物，1-氨基甲酰甲基-3-氨甲酰-1，4-二氢吡啶（图10.20B），被认为是NQO2的良好共基质，但与NRH相比有几个关键的优势，包括更高的稳定性和细胞穿透特性，以及大规模合成用于治疗的可能性。

随后，Knox及其同事确定了一种合适的DNA烷基化前体药物CB-1954，它需要被NQO2激活（图

10.20C）。这一过程将两个带电子的硝基还原为给电子的羟胺部分，从而允许氮丙环上的氮原子质子化，促进合适的亲核 DNA 碱基的亲电攻击。虽然 CB-1954 可以在大鼠身上被激活，但人类不能进行这种转化，这意味着在没有二氢烟酰胺核糖（NRH）或 1- 氨基甲酰甲基 -3- 氨甲酰 -1，4- 二氢吡啶的情况下，CB-1954 仍然以无毒的前体药物形式存在。

在对人类肿瘤细胞系和 NQO2 转基因啮齿动物细胞的临床前研究中，虽然 CB-1954 具有非常低的毒性，但 NRH 或 1- 氨基甲酰甲基 -3- 氨甲酰 -1，4- 二氢吡啶的引入允许 NQO2 激活 CB-1954，两种细胞的细胞毒性都显著增加（100～3000 倍）。2004 至 2008 年该疗法使用激活分子 EP-0125R 进行了临床试验，然而，疗效不足以进一步支持研究往下进行。

10.5　纳米粒子和共轭技术

有效的药物输送和靶向仍然是癌症管理中的一个挑战。如果能够开发一种技术，在避开健康组织的同时，选择性地将现有药物输送到肿瘤部位，那么现有的药物可能会更加有效。目前正在利用纳米技术、先进聚合物化学和电子工程等领域的知识和经验来帮助开发新型药物输送系统。下面举例介绍了纳米技术和共轭技术领域的药物。

第一个被开发的基于纳米颗粒的药物是 Doxil ™，这是一种由 FDA 于 1995 年批准的多柔比星的脂质体制剂。虽然与非脂质体多柔比星相比，它没有提供任何显著的疗效改善，但能够减少副作用。长期使用多柔比星治疗的患者通常会出现心肌病（心肌变弱），而使用 Doxil ™治疗的患者中这种副作用的发生率较低，这一改善是由于将该药物包裹在保护心肌的脂质体中。随后，FDA 在 2005 年批准 Abraxane ™上市，这是一种基于白蛋白的另一种化疗药物紫杉醇的纳米制剂，用于治疗乳腺癌、肺癌和胰腺癌等不同癌症。生产这种脂质体制剂是由于紫杉醇的水溶性较差，因此在原始制剂（Taxol ™）中使用有机溶剂（聚氧乙烯蓖麻油 EL 和乙醇），从而导致显著的副作用。最近，聚乙二醇化的伊立替康脂质体（Onivyde ™）于 2015 年被 FDA 批准用于治疗转移性胰腺癌，柔红霉素和阿糖胞苷的组合脂质体制剂（Vyxeos ™）于 2017 年获得批准，用于治疗急性髓系白血病。

下面的第一部分介绍了高通透性和滞留（Enhanced Permeation and Retention，EPR）效应，这是提出的被动靶向纳米颗粒制剂的机制。接下来是对四种获批的纳米颗粒产品的详细介绍。最后一节介绍了处于研究阶段的改进纳米颗粒靶向性的新方法。例如，正在研究多种新的药物释放机制，这些机制可能会进一步增加 EPR 效应的选择性。正在开发的纳米颗粒能够响应内部触发（例如肿瘤过度表达的酶或肿瘤细胞中的低 pH）或外部触发（例如外部施加的热、声波、超声波、磁场或光）来释放其药物负荷。没有讨论到的其他方法包括使用碳纳米管、纳米晶体、无机和环糊精纳米颗粒以及聚合偶联物。将小分子、多肽、适配子、抗体或粘附体附着到纳米颗粒表面以提高对肿瘤细胞的靶向性，这也是一个越来越引起人们兴趣的领域。此外，一个被称为"纳米机器人"的新兴研究领域正在发展，利用充满药物的纳米颗粒配备推进系统，以促进药物渗透到肿瘤中。

10.5.1　高通透性和滞留效应

高通透性和滞留（Enhanced Permeation and Retention，EPR）效应被认为是纳米颗粒在肿瘤组织中积累的可能机制（图 10.21）。EPR 效应的基础是，供应肿瘤的血管往往并不完善，因而会发生渗漏，因此相对较大的纳米颗粒和结合物可以离开血管并到达肿瘤部位，但无法回到健康的血管，这一理论在研究人员中存在一些争议。

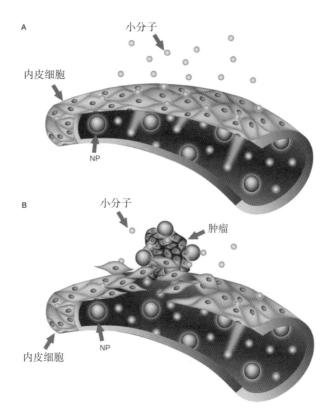

图 10.21　**通过高通透性和滞留（EPR）效应解释纳米颗粒的肿瘤靶向性。A.** 在内皮细胞完好的健康毛细血管中，小分子可以穿透毛细血管，但较大的纳米颗粒（nanoparticles，NP）保留在毛细血管中；**B.** 供应肿瘤的毛细血管壁的结构往往不完善，存在一些孔洞，纳米颗粒可以通过它们离开毛细血管到达肿瘤部位。由于淋巴引流不良，它们可能滞留在肿瘤部位［摘自维基百科 Giuseppina Bozzuto、Agnese Molinari 的 "Targeting of nanomedicines by the enhanced permeability and retention（EPR）effect"，符合知识共享归属许可协议，https://creativecommons.org/licenses/by-sa/3.0/legalcode］。

　　肿瘤细胞为了快速生长，必须刺激血管生成，这是通过上调血管内皮生长因子（Vascular Epithelial Growth Factor，VEGF）和其他与癌症血管生成有关的生长因子来实现的。小到 $150 \sim 200\mu m$ 的肿瘤细胞聚集体将依赖新生血管提供营养和氧气，并消除垃圾。因此，随着肿瘤的生长，血管网络需要迅速扩张，以适应肿瘤对营养和氧气迅速增长的需求。这种异常且调节不佳的毛细血管生长过程（血管生成）可能会在毛细血管壁上留下大的孔洞（$40nm \sim 1\mu m$），从而允许相对较大的纳米颗粒（$8 \sim 100nm$）渗入肿瘤组织。这种异常的血管系统还缺乏平滑肌层，通常也含有功能受损的血管紧张素 II 受体。最重要的是，由于快速生长的肿瘤缺乏功能正常的淋巴系统，只有有限的清除能力，因此这些纳米颗粒开始积累。

　　然而，许多研究人员仍然对 EPR 效应是否能带来有效的临床治疗方法持怀疑态度，一些研究表明，通常只有总剂量中的一小部分（< 1.0%）纳米颗粒会到达实体肿瘤。

　　尽管 EPR 效应是生产 Doxil ™等原始脂质体制剂的主要原理，但显而易见，这些制剂可能更适用于其他制药目的，例如避免对心肌的毒性（例如 Doxil ™）、避免溶解性问题（例如 Abrexane ™）或改善药代动力学。最近，研究人员正在研究更复杂的纳米颗粒设计，以期实现"主动靶向"，这将在下文中进行讨论。

10.5.2　已批准的基于纳米技术的产品

　　已经获批的四种基于脂质体的产品，分别是基于多柔比星（Doxil ™）、紫杉醇（Abrexane）、伊立替康（Onivyde™）和柔红霉素 / 阿糖胞苷药物组合（Vyxeos™）的制剂，将在下文详细介绍。

10.5.2.1 多柔比星脂质体（Caelyx™、Doxil™、Myocet™）

DNA 嵌入剂多柔比星盐酸盐既有传统制剂，也有脂质体制剂，这两种制剂的许可适应证、剂量、给药方式和药代动力学特征各不相同，因此不能互相替代。

在英国，传统的静脉制剂被推荐用于治疗急性白血病、霍奇金淋巴瘤和非霍奇金淋巴瘤、软组织肉瘤和一些其他实体肿瘤，包括乳腺癌（静脉注射）和各种类型膀胱癌（膀胱内灌注）。而 Caelyx™脂质体制剂被推荐用于艾滋病相关的卡波西肉瘤、铂类化疗失败后的晚期卵巢癌、多发性骨髓瘤（与硼替佐米联合使用），以及心脏风险较高的转移性乳腺癌患者的单一疗法。

如上所述，脂质体制剂的原始设计概念是通过 EPR 效应增强肿瘤对包埋抗癌剂的暴露。然而，在一项涉及 509 名女性的临床研究中，Caelyx™与标准多柔比星制剂具有相同的疗效，但应用 Caelyx™的患者心脏副作用发生率较低。一种与其类似的脂质体制剂 Doxil™（由 Baxter 公司开发）于 1995 年首次获得 FDA 批准，许多其他国家目前正在生产该商标的仿制药。

Janssen-Cilag 有限公司销售的 Caelyx™制剂是含有多柔比星的聚乙二醇膜包被的脂质体（这一过程称为"聚乙二醇化"）。它最初是为了治疗卡波西肉瘤而开发的，这种肉瘤会在皮下、鼻、口腔和喉部以及其他器官中造成损害，人们认为聚乙二醇会使多柔比星在皮肤中更好地聚集。在某种程度上，这一假设在掌跖感觉丧失性红斑（Palmar Plantar Erythrodysesthesia，PPE）的副作用中得到了验证，PPE 也被称为手足综合征，涉及手足压痛、发红和皮肤脱皮，引起患者不适，有时还会引发疼痛。人们认为这一副作用是由于多柔比星从手掌和脚底的毛细血管中泄漏，而聚乙二醇化的脂质体能够促进这一过程。与类似方案中提供的常规非脂质体制剂不同，这种副作用可以影响多达 50% 的患者，且这种副作用是剂量限制性的。

已开发了多柔比星脂质体的非聚乙二醇化制剂，它的手足综合征发生率较低。制剂的商品名为 Myocet™，在欧洲和加拿大被批准与环磷酰胺联合治疗转移性乳腺癌，但在美国和欧盟并未广泛使用。由于其手足综合征的副作用被降至最低限度，因此在类似的治疗方案中可作为多柔比星的替代品，且疗效没有降低，安全性有所改善（特别是在心脏方面）。临床研究表明，该制剂与曲妥珠单抗联合使用有更好的抗癌效果，但会增加充血性心力衰竭（congestive heart failure，CHF）的风险，因此美国对其发出黑三角警告。

10.5.2.2 nab™ – 紫杉醇（Abrexane™）

紫杉醇是待开发的最有效的化疗药物之一，对乳腺癌、卵巢癌和肺癌等多种肿瘤都有效。然而，它有一个主要缺点是水溶性差，这使得难以生产适合静脉注射的水基制剂。因此，紫杉醇最初的商业制剂 Taxol™，是基于有机溶剂无水乙醇和聚氧乙烯蓖麻油 EL（50∶50，v/v）的混合物。遗憾的是，聚氧乙烯蓖麻油 EL 和乙醇会产生严重的副作用，需要预先用药来预防潜在的过敏反应。因此，为了生产更好的制剂，进行了大量的研究。

开发的一种基于纳米技术方法，将紫杉醇包裹在可生物降解和无毒的纳米给药系统中，这可以解决溶解度的问题，保护药物在循环过程中不被降解（从而增加其循环半衰期并提供更好的药代动力学特征），且可以通过 EPR 效应被动靶向肿瘤部位，从而增加治疗指数。

与白蛋白结合的紫杉醇制剂 nab™ – 紫杉醇（Abraxane™）由 Abraxis BioScience 公司（前身为 VivoRx 公司）开发，该公司于 2010 年被 Celgene 公司收购。该产品分别于 2005 年和 2008 年获得 FDA（美国）和 EMA（欧盟）的批准，用于治疗对其他治疗无效的或经其他治疗后复发的乳腺癌患者。由于这种以白蛋白为基础的配方不含聚氧乙烯蓖麻油 EL 和乙醇，过敏性反应的风险大大降低，因此不需要预先用药来降低此风险。白蛋白是包括人类在内的哺乳动物中天然存在的一种蛋白质，其功能之一是在血液中携带某些营养物质、激素和维生素等不溶于水的分子，它还能通过 EPR 效应选择性地积聚在肿瘤组织中。

Abraxane™是在血清白蛋白存在的情况下，通过高压均质紫杉醇制备的，得到白蛋白浓度为 3%～4% 的纳米胶体混悬液，与血液中的浓度相似。这些纳米颗粒的平均大小约为 130nm，使得静脉输液不会有毛细血管堵塞的风险。此外，Abraxane™可以在浓度为 2～10mg/ml 的生理盐水中重组，而非脂质体聚氧乙烯蓖麻油 EL 制剂仅为 0.3～1.2mg/ml，因此显著减少了输液量和输液时间（nab- 紫杉醇需 30 分钟，而聚氧乙烯蓖麻油 EL- 紫杉醇需 3 小时）。另一个优点是，因为不存在聚氧乙烯蓖麻油 EL，不会使增塑剂从输液袋或输液管中渗出，可以安全地使用传统的输液设备。

FDA 对 Abraxane™的批准在一定程度上是基于 2010 年一项Ⅲ期临床试验的阳性结果，该试验评估了 Abraxane™作为非小细胞肺癌的一线治疗药物的治疗效果。2013 年的进一步临床试验数据促使其获批作为标准 FOLFIRINOX 疗法（叶酸、5-FU、伊立替康和奥沙利铂的组合）的毒性较低（但临床效果较差）的替代疗法。

Abraxane™最显著的副作用与未经修饰的紫杉醇相似，包括胃肠道症状（例如恶心、呕吐、腹泻和口腔溃疡）、白细胞和红细胞计数减少、感染、四肢麻木、刺痛以及肌肉和关节疼痛。较轻的不良反应包括疲劳、体液潴留、视力障碍、脱发和肝肾功能障碍。

2015 年，英国 NICE 最初拒绝将 Abraxane™用于晚期胰腺癌患者，由于当时考虑到成本上的巨大差异，并没有足够的证据表明其疗效与标准紫杉醇制剂相比有显著的改善，但现在英国国家医疗服务体系（National Health Service，NHS）已许可其使用。

10.5.2.3 伊立替康脂质体（Onivyde™）

Merrimack Pharmaceuticals（现已授权给 Servier Laboratories 公司）开发了一种聚乙二醇化伊立替康脂质体（Onivyde™），并分别于 2015 年和 2016 年获得 FDA 和欧盟的批准，用于治疗转移性胰腺癌。与本节介绍的其他脂质体制剂一样，与非脂质体制剂相比，其具有不同的药代动力学特性，剂量大小和给药频率也有所不同。

在英国，NICE 建议将其与 5- 氟尿嘧啶和亚叶酸钙联合使用，用于吉西他滨治疗失败的患者。一项临床试验表明，其将患者的总生存期从 4.2 个月（5- 氟尿嘧啶 / 亚叶酸钙）延长到 6.1 个月（Onivyde™）。

10.5.2.4 柔红霉素 / 阿糖胞苷脂质体（Vyxeos™）

由 Jazz Pharmaceuticals 开发的柔红霉素 / 阿糖胞苷脂质体（Vyxeos™）是脂质体封装的固定剂量组合的阿糖胞苷和柔红霉素，这两种药物的摩尔比为 5∶1。2017 年，FDA 批准其用于治疗急性髓系白血病或伴有骨髓发育不良相关变化的急性髓细胞白血病（AML with myelodysplasia-related changes，AML-MRC）。

10.5.3 新的纳米技术方法

人们正在开发多种新的纳米技术方法，以期改善包埋的抗癌药物对肿瘤部位的靶向性。例如，纳米颗粒已被设计为通过内部响应（例如酶的存在、较低的 pH、低氧、高谷胱甘肽水平）或外部触发（例如磁、近红外、光或超声波）而释放其活性物质。下面介绍了这些新方法的案例，并简要介绍了纳米机器人研究的新兴领域。在这一领域，研究人员正尝试为纳米颗粒提供推进系统，使颗粒能够被推入更深的肿瘤部位，以达到最好的治疗效果。

10.5.3.1　内部触发器

10.5.3.1.1　酶

在这一策略中，药物递送系统（例如脂质体等纳米载体）在某些肿瘤过度表达的酶的反应下释放其细胞毒性物质。因此，该方法类似于上述酶的前体药物疗法（第 10.4.3 节），但前体药物被包含母体药物的纳米载体所取代。这种方法的一个优点是，一旦确定了特定酶家族和纳米载体，任何类型的治疗药物都可以被包裹在纳米载体中，因而成为一种潜在的通用方法。已研究了与此相关的多种不同聚合物和酶的触发机制，但到目前为止还没有一种治疗方法达到批准阶段。

已确定的在这一方法中有潜在作用的酶家族包括蛋白水解酶（在几种肿瘤中过表达的基质金属蛋白酶）、P450s（例如 CYP1B1）、水解酶、氧化还原酶［在前列腺癌、肺癌、乳腺癌和胰腺癌等癌症中，NAD（P）H：醌氧化还原酶 1（NQO1）过表达］、脂肪酶（磷脂酶 A2 在进展期胃癌中过表达）、组织蛋白酶 B（在癌前病变中过表达）和糖苷酶（例如，β- 甘露聚糖酶）。

为了解释这种治疗方法，在此提供了两个案例。第一种方法是使用基质金属蛋白酶来触发细胞毒剂从脂质体中释放。在这项研究中，复旦大学的研究人员利用一种短的 8 聚体多肽 GPVGLIGK 作为药物释放触发的基础，而 GPVGLIGK 对基质金属蛋白酶 -2 和基质金属蛋白酶 -9 的切割很敏感。他们将这一肽序列作为多嵌段共聚物化学结构的一部分插入其中，从而构建了填充细胞毒剂紫杉醇的脂质体，其中紫杉醇是一种有效的微管蛋白抑制剂（图 10.22）。以聚乙二醇二丙烯酸酯（PEGDA）前体和 D-α- 生育酚聚乙二醇琥珀酸酯为基础，制备反相乳状液，构建脂质体。经 N- 羟基丁二酰亚胺激活，引入 GPVGLIGK 作为 α- 生育酚琥珀酸酯和甲醇聚乙烯乙二醇的间隔物，合成了对基质金属氧化物敏感的嵌段共聚物 mPEG2K-（GPVGLIGK）-α-TOS。

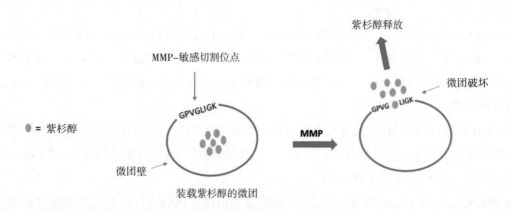

图 10.22　由嵌段共聚物制成的装载紫杉醇的脂质体，该嵌段共聚物含有多个拷贝的 MMP 敏感的 8 肽序列 GPVGLIGK 作为其结构的一部分。纳米粒子通过 EPR 效应在肿瘤部位聚集后，微团壁上的 GPVGLIGK 序列被基质金属蛋白酶切割，导致纳米粒子崩解并释放紫杉醇。

体外研究表明，当暴露于基质金属蛋白酶时，脂质体壁内的多肽序列被切割，导致紫杉醇有效释放。在 HT1080（人纤维肉瘤）肿瘤荷瘤小鼠的人肿瘤异种移植模型中，微团成功在肿瘤中积聚，与单独使用紫杉醇相比具有相似的抗肿瘤效果，同时具有稍好的毒性特征。

第二个例子是酶触发法的一种变体，涉及一种活性药物的前体药物形式。在 2017 年报道的一项研究中，对活性氧（ROS）敏感的多柔比星前体药物（BDOX）和 β- 拉帕醌（β-lapachone）被包裹在聚合物纳米粒子中。纳米粒子在过度表达 NAD（P）H：醌氧化还原酶 1（NQO1）的肿瘤内积累，导致这两种成分的局部释放。β-拉帕醌随后被 NQO1 生物激活，使 ROS 水平升高，进而激活对 ROS 敏感的多柔比星。在动物模型中，这种方法对多药耐药（MDR）肿瘤疗效更显著，与单独使用多柔比星相比，其全身毒性更低。

基于这些案例，纳米粒子中药物的酶促释放或激活可能成为未来临床上提供更有效的疗法，而不是仅仅依靠 EPR 效应。

10.5.3.1.2　pH 差

有证据表明，与健康组织相比，一些肿瘤微环境的 pH 值较低，因为肿瘤细胞中的酸碱平衡可能会受到干扰。这是由于葡萄糖分解代谢增加，导致乳酸水平升高。然而，尽管肿瘤细胞的产酸水平较高，但其通过将乳酸输送到细胞外来维持相对正常或比正常细胞偏碱性的 pH 值，而由于血管系统不佳以及缺乏淋巴引流，乳酸在细胞外的清除效果不如健康组织。因此，由于细胞外空间的缓冲能力有限，使环境变为呈酸性。肿瘤细胞也许能够适应这种酸性环境，体外研究表明，某些肿瘤细胞的最大增殖发生在 pH 值 6.8 时，而健康细胞更偏好的 pH 值为 7.3。已设计了通过 pH 激活的前体药物或通过 pH 触发的纳米粒子释放抗癌药物来针对这种肿瘤中的较低 pH，下面将介绍两个例子。

在第一个例子中，研究人员构建了一种 pH 敏感的纳米载体，含有 EGFR 抑制剂厄洛替尼（erlotinib）和细胞毒性 DNA 嵌入剂多柔比星，是肺癌的潜在治疗方法。为了构建这种纳米载体，用人工合成的两性离子寡肽脂构建了 pH 敏感的双层脂质（HHG2C18-L），并将其包覆在氨基化的介孔二氧化硅纳米颗粒上。厄洛替尼和多柔比星分别被掺入到 pH 敏感双分子层和介孔二氧化硅纳米颗粒中。在较低的细胞外 pH 下，纳米颗粒表面的 Zeta 电位从负变为正，从而促进其内化进入癌细胞。由于这两种活性物质被隔离在纳米颗粒内的不同位置，它们首先与厄洛替尼一起循序释放。此外，HHG2C18-L 双分子层在细胞内 pH 较低时更具正电荷，增强了库仑斥力，导致厄洛替尼和多柔比星的释放增加。A549 人肿瘤细胞的体外研究证实了细胞杀伤的协同作用，体内实验证实其能够抑制 Lewis 肺癌小鼠的肿瘤生长。

在第二个例子中，研究人员使用对 pH 敏感的磷脂——琥珀酸半胆固醇酯（cholesteryl hemisuccinate，CHEMS）来制备含有阿法替尼（afatinib）的脂质体，用于将这种 EGFR/Her2 抑制剂输送到肺癌细胞。体外研究表明，与含有阿法替尼的常规脂质体和阳离子脂质体相比，该脂质体对 H-1975 和 HCC-827 肿瘤细胞的促凋亡作用明显更强。

10.5.3.2　外部触发器

10.5.3.2.1　磁场

在这种方法中，纳米颗粒被设计成具有磁性响应，这是通过在其结构中嵌入氧化铁等材料来实现的（图 10.23A）。在一些实例中，肿瘤靶向抗体（例如 EGFR 靶向）被结合在纳米颗粒的表面，以通过受体介导的内吞作用促进目标肿瘤细胞的有效内化，现已经证明施加 233kHz 的交变磁场可以促进这种内化过程（图 10.23B）。

一旦被内化，纳米颗粒就会积聚在溶酶体内。第二次施加交变磁场会使困在溶酶体内的纳米颗粒旋转，从而破坏溶酶体膜的稳定性，最终撕裂溶酶体膜，引发细胞凋亡。

其他被研究的方法，例如使用高频交变磁场在磁性纳米颗粒内产生热量以杀死肿瘤细胞（所谓的"热疗"）。然而，这一过程可能会对周围的健康组织造成重大的连带损伤。

10.5.3.2.2　近红外线（NIR）

这一策略涉及对近红外线有反应的纳米载体，当受到近红外线能量照射时，这些载体会被破坏并释放包裹的抗癌剂。例如，研究人员通过在脂膜中加入光致变色基团来构建近红外线响应微团。当暴露在近红外线时发生光反应，将组成微团的分子的疏水尾部转变为亲水性，从而增加膜的极性，改变亲水 – 疏水平衡，导致微团破坏，使包封的有效载荷释放。

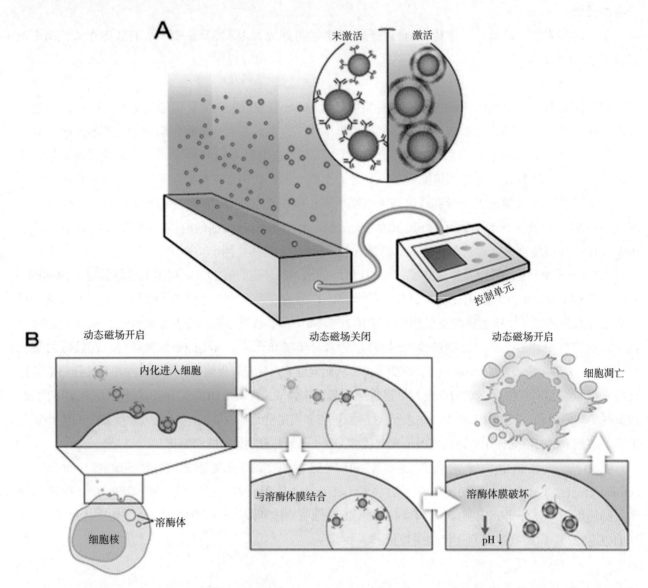

图 10.23　A. 施加外加磁场前后的磁性纳米颗粒；B. 施加磁场后磁性纳米颗粒导致细胞凋亡的示意图。（图片摘自 ACS Nano 2014，8，4，3192 – 3201，Publication Date：5 March 2014，https://doi.org/10.1021/nn406302j. Copyright © 2014 American Chemical Society. 重复使用的许可应由 ACS 授权）。

　　zhao 及其同事开发的这种方法的一个例子使用了两种类型的聚合物微团，这些微团由两种不同的两亲性嵌段共聚物（Block Co–Polymers，BCPs）制成，其中疏水的嵌段是含有邻硝基苄基或香豆素分子的聚甲基丙烯酸酯，这些分子表现出对近红外光的双光子吸收。结果表明，在近红外光照射下，发色团发生了吸收光解，使其从聚甲基丙烯酸酯转变为亲水性更强的聚甲基丙烯酸，导致微团不可逆性破坏以及药物的释放。

10.5.3.2.3　光

　　这种方法遵循与上述近红外线触发药物释放相同的原理，但触发采用的是波长为 254nm 的紫外光，释放发生的机制称为光交联。在这种情况下，紫外光导致位于磷脂双分子层疏水区域的碳 – 碳双键聚合，使磷脂双分子层在不饱和键区域收缩，触发自然的构象变化，导致膜中局部孔洞的形成。这增加了膜的通透性，并导致所包裹的细胞毒剂的释放。

Yavlovich 及其同事在 2010 年报道了这种方法的研究实例。他们制备了由三种不同的光聚合磷脂按特定摩尔比例组成的脂质体。在 254nm 的光照射下，脂质体发生光交联，导致脂质体膜的破坏，使多柔比星和荧光染料钙黄绿素释放。

10.5.3.2.4 超声波

超声波已被用作从纳米颗粒中释放包裹的细胞毒剂的外部触发器，这种策略被称为超声辅助药物传递（Ultrasound-Assisted Drug Delivery）或聚焦超声（Focused Ultrasound，FUS）。在这种方法中，细胞毒性抗癌剂被包裹在纳米颗粒中，如脂质体、微团或微泡（图 10.24A），可实现全身给药。通过 EPR 效应在肿瘤组织中积累后，超声波能量集中在肿瘤上，导致局部压力变化、空化和升温，纳米颗粒破裂以及药物释放（图 10.24B）。FUS 引起的体温升高（高热）也可以改善肿瘤内的血液供应，从而改善药物分布。

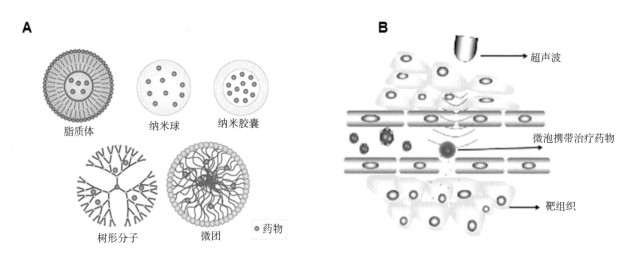

图 10.24　A. 各种类型的纳米颗粒被用来包裹抗癌剂，通过 EPR 效应输送到肿瘤，然后通过超声波释放［图片摘自 Orive，G.，Anitua，E.，Pedraz，J. et al. Biomaterials for promoting brain protection, repair and regeneration. Nat Rev Neurosci 10，682－692（2009）. https://doi.org/10.1038/nrn2685. Copyright © 2009，Springer Nature］。B. 利用超声波能量从图 A 所示的纳米颗粒中选择性地释放抗癌剂的示意图［图片摘自 Chen，Z.，Lin，Y.，Yang，F. et al. Gene therapy for cardiovascular disease mediated by ultrasound and microbubbles. Cardiovasc Ultrasound 11，11（2013）. https://doi.org/10.1186/1476-7120-11-11］。

微泡引起了人们的强烈兴趣，因为它能够在血脑屏障中诱导小孔形成（声孔效应），使分子能够穿过屏障，治疗脑肿瘤。然而，一直以来脂质体是研究最多的颗粒。为此，其被设计为温敏性脂类，并在 42℃时变为多孔，从而立即释放药物。

事实证明，低强度和高强度的超声波都能有效地引发药物从纳米颗粒中释放。然而，超声治疗的优化设计取决于肿瘤的大小和位置，其最佳功率密度是通过控制超声换能器的能量输出来实现的。

活体实验已经证明了这项技术的可行性。例如，图 10.25 显示了近红外荧光（Near Infrared Fluorescent，NIRF）标记的热敏托泊替康脂质体在小鼠卵巢癌模型中的积聚（图 10.25A 和 B），在应用聚焦超声（FUS）后托泊替康释放（图 10.25C）。这项技术的有效性（肿瘤缩小）也在类似的实验中得到了证明。

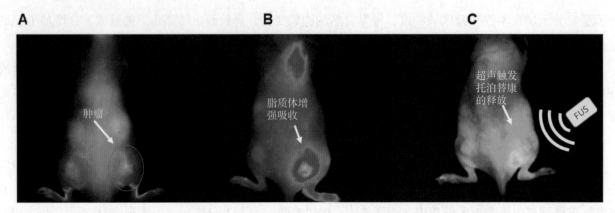

图 10.25　在人类肿瘤异种移植小鼠模型中，卵巢肿瘤中载药脂质体的选择性摄取和超声触发的释放：A. 小鼠侧肢可见的肿瘤；B. 通过 EPR 效应在肿瘤中累积的近红外荧光（NIRF）标记的热敏脂质体（来自脂质体的荧光：品红）；C. 聚焦超声（FUS）引发包裹的细胞毒剂托泊替康（绿色）的释放（图片由伦敦国王学院的 Maya Thanou 博士友情提供）。

在过去的十年中，图像引导药物传递或"治疗"领域（"治疗"和"诊断"的结合）在不同的医疗保健学科中引起了极大的关注，非常适合于超声辅助药物传递。伦敦国王学院的 Maya Thanou 及其同事在制备含有药物的纳米颗粒方面取得了重大进展，这些纳米颗粒的结构中包括适合于磁共振和近红外荧光（NIRF）成像的配体，这些纳米颗粒已经在人类肿瘤移植小鼠模型中得到了验证。在撰写本章时，临床试验正处于计划阶段，但对于患者而言，成像组件将基于磁共振成像，而不是近红外荧光技术（一种被称为"MRgFUS"的策略）。

10.5.3.3　纳米机器人技术

近年来，"纳米机器人"一词被用来描述基于纳米粒子的递送系统，这种系统包含某种形式的推进和（或）导航系统，可以帮助纳米粒子到达肿瘤部位，穿透肿瘤组织，然后释放包裹的细胞毒剂。"纳米马达"被用于描述基于生物（例如酶）、化学（例如过氧化氢）、磁或声推进系统而研发的各种推进系统。目前还没有基于纳米机器人的疗法达到批准阶段，但这一领域的相关研究正在积极开展，下面介绍两个例子。

在最近的一项研究中，已经设计出了酶动力纳米机器人，它可以随着肿瘤环境的自我推进，促进包埋的抗癌药物的释放。这些纳米粒子由基于介孔二氧化硅的核心和外壳组成，外壳负载多柔比星，并包覆尿素酶（图 10.26）。基于尿素酶的纳米马达的工作原理是，在含有尿素的水环境中，将化学能转化为机械能（运动）。尿素水解产生的氨（NH_3）和二氧化碳（CO_2）会导致纳米颗粒的移动和多柔比星外壳的破坏，导致药物释放。在体外实验中，光学跟踪和动态光散射分析表明，与同等被动的含有多柔比星的纳米粒子相比，多柔比星的释放量增加了 4 倍。此外，在 HeLa（宫颈癌）细胞系中的体外研究表明，与被动的多柔比星纳米粒子相比，其细胞毒作用更强。

在第二个例子中，研究人员构建了负载多柔比星的纳米机器人，其中含有一个超顺磁性材料核心，以及作为推进系统催化剂的铂。外加磁场使纳米机器人在肿瘤附近以链的形式进行组装。然后，铂将由于氧化应激而普遍存在于肿瘤部位的过氧化氢（H_2O_2）催化分解为 H_2O 和 O_2，导致纳米颗粒的自我推进及多柔比星包装的破坏，最终使药物释放。

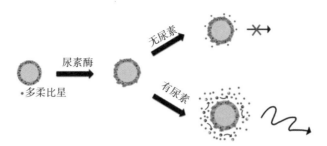

图 10.26　负载多柔比星的尿素酶纳米机器人的结构和作用示意图。多柔比星（Dox）被负载到介孔二氧化硅外壳上，然后附着在尿素酶上。在含尿素的水环境中，尿素酶将尿素水解为氨（NH₃）和二氧化碳（CO₂），从而导致纳米颗粒的自我推进及外壳的破裂，最终释放多柔比星（图片摘自 Hortelão, A. C., et al. Adv. Funct. Mater. 2018, 28, 1705086. https://doi.org/10.1002/adfm.201705086. Copyright © 2017 WILEY - VCH Verlag GmbH & Co. KGaA, Weinheim）。

10.6　光激活疗法

光激活疗法，也称为光动力疗法（PDT），涉及使用一种无毒的前药，该前药可以通过特定波长和能量的光在肿瘤部位选择性激活。自 20 世纪 40 年代以来，开罗大学医学院的 Abdel Monem El Mofty 教授给患者服用 8- 甲氧基补骨脂素（图 10.27），然后暴露在阳光下治疗皮肤病白癜风，这种一般策略一直在使用，现已发展成为一种治疗方法，称为 PUVA 疗法（补骨脂素和紫外线 A），用于治疗白癜风、牛皮癣和其他皮肤疾病。8- 甲氧基补骨脂素（也称为甲氧沙林）经患者口服并分布到体内所有组织，它是相对无毒的，直到暴露在紫外线下。治疗牛皮癣时，外用涂在皮肤表面的牛皮癣病变部位。光激活的 8- 甲氧基补骨脂素随后在受影响的银屑病细胞的胸腺嘧啶位点引起 DNA 交联，导致 DNA 螺旋扭曲和细胞死亡。

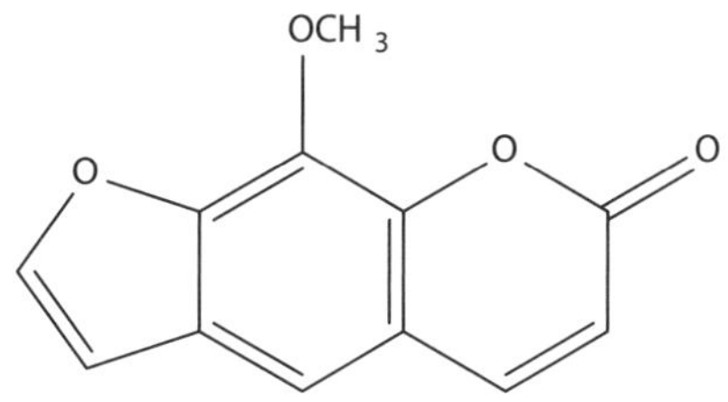

OCH₃

8-甲氧基补骨脂素（甲氧沙林）

图 10.27　用于 PUVA 治疗银屑病的 8- 甲氧基补骨脂素（甲氧沙林）的结构式。

这种前药光激活的概念在 20 世纪 90 年代初被扩展到癌症治疗中，当时发现卟啉类分子可被一些肿瘤类型选择性摄取（图 10.28），尽管这种选择性摄取的机制尚不清楚。这促进了卟吩姆钠（Photofrin ™）和替莫卟芬（Foscan™）的研发，它们现在被用于各种类型的肿瘤的光动力治疗，包括膀胱、肺和食管癌，可以借助柔性发光内窥镜引入光纤，用特定波长的激光直接照射肿瘤组织。在全身给药后，这些药物在恶性肿瘤中积累，被激光激活后，产生细胞毒性作用。

卟吩姆钠和替莫卟芬的化学结构是基于卟啉和密切相关的二氢卟酚结构（图10.28），卟啉（porphyrin）是一组天然存在的强染色化合物，其名称源于希腊语中的紫色（porphura）。这类分子在植物、动物和细菌中发挥着重要的生物学作用，包括光合作用。卟啉是四吡咯分子，整个杂环大环称为卟啉。基本的卟啉框架由四个吡咯亚基组成，通过四个甲基（CH）桥连接在相对的两侧，称为内消旋碳原子 / 位。所得到的共轭平面大环可以在中央或其他位置上被取代。

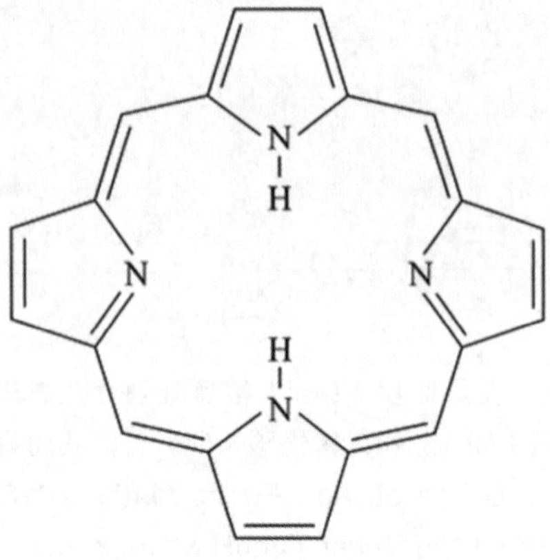

卟啉 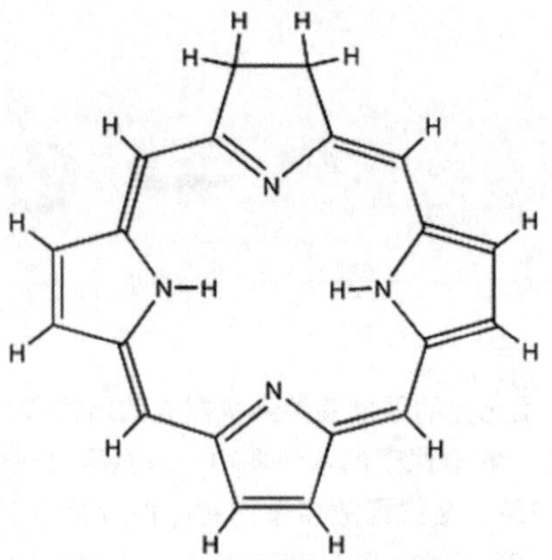   二氢卟酚

图 10.28   卟啉和二氢卟酚的结构式。

相关的二氢卟酚结构由三个吡咯和一个二氢吡咯通过四个 =CH– 键偶联而成。不像卟吩，卟啉的中心芳香环结构，二氢卟酚主要是芳香族的，但未贯穿整个大环的圆周。在植物和细菌叶绿体中提供中心光敏色素的叶绿素大环是含镁二氢卟酚。对于卟啉类 PDT 试剂，如卟啉钠和替莫卟吩，在适当波长和能量的光照射后，卟啉分子的激发态以及随后的电子自旋转移到分子氧中，产生单线态氧原子（自由基），发挥细胞毒性作用。

尽管氨基乙酰丙酸（ALA）和氨基乙酰丙酸甲酯（Metvix ™）与卟啉基光敏剂处于一个完全不同的结构家族中，然而，它们作为前药，经过代谢转化为光活性卟啉（protoporphyrin IX），应用后可在皮肤病变中积累。

有效光敏剂的两个关键特征是在适当波长和能量的光照射下，能够优先在肿瘤组织中积累，然后通过产生细胞毒性物质诱导肿瘤细胞死亡。为了实现这一目标，理想情况下，该剂应具有强的光吸收特性，在电磁波谱的红 / 近红外区域（600 ～ 850nm）具有高旋光系数。其原因是波长较长的光（700 ～ 850nm）对生物组织的穿透性更强，允许更深的组织穿透。不幸的是，目前的大多数 PDT 试剂都是在相对较短的波长下激活的，组织穿透的效率不高。因此，需要能够在更长的波长下激活的新药物，以便实现更深的组织穿透。对于光敏剂来说，也需要低的光漂白耐受性，这样可以在整个治疗期间继续产生单线态氧。因此，在考虑设计用于 PDT 的新型光敏剂时，较长组织穿透波长的激活和良好的光漂白特性至关重要。此外，作为一种具有良好表征的单一化合物，具有较高的化学稳定性是其优点，这就是为什么替莫卟芬的结构被认为优于卟吩姆钠的原因。

最近，先进的手术内窥镜技术取得了进展，这种带有柔性光纤的手术内窥镜可以将激光传输到肺部等难以到达的地方（图 10.29），这进一步引起了人们对 PDT 的兴趣，例如，在实验中应用此方法以抵达局部胃肠道和卵巢，在某些情况下，也可将此作为锁孔手术方法的一部分来应用。强烈的非激光光源也被开发用于这类治疗，新型的前药正在研究中。

关于两种已获批准的基于卟啉的 PDT 药物，卟吩姆钠（Photofrin ™）和替莫卟芬（Foscan ™），详细介绍如下。这两种药物在世界上大多数国家都被批准，在英国，NICE 推荐用于癌症。结构类似的药物维替泊芬（Visudyne ™）被批准用于年龄相关的黄斑变性的光动力治疗，但并未推荐用于癌症，尽管在撰写本文时，正开展其在一些癌症适应证的临床研究。氨基乙酰丙酸和氨基乙酰丙酸甲酯（Metvix ™; Metvixia ™）也将在下面介绍，它们被 FDA 和 EU 批准用于光化性角化病（一种癌前皮肤病变）、基底细胞癌和脑肿瘤成像。最后，介绍了一种新的抗体－药物偶联（ADC）技术，目前处于第三阶段，该技术由靶向 EGFR 的抗体西妥昔单抗化学偶联到 IR 活化染料上作为细胞毒性的有效载荷。

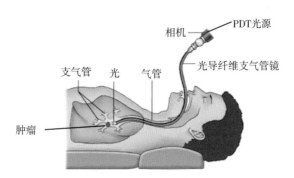

图 10.29　柔性内窥镜和光源技术的最新发展使光能够递送到体腔（如肺部）的肿瘤［图片经 MD Guidelines 许可转载（www.mdguide.com）］。

10.6.1　卟吩姆钠（PHOTOPHRIN™）

卟吩姆钠（Photofrin™）是 20 世纪 90 年代初引入的一种血卟啉衍生物。作为第一代光敏剂，主要用于阻塞性支气管内非小细胞肺癌和食管癌的姑息性治疗。由 Pinnacle Biologics BV 销售，为粉末状溶解后静脉给药，它不是单一成分，而是由多达八个卟啉单元通过醚和酯连接而形成的深红褐色低聚混合物（图 10.30）。

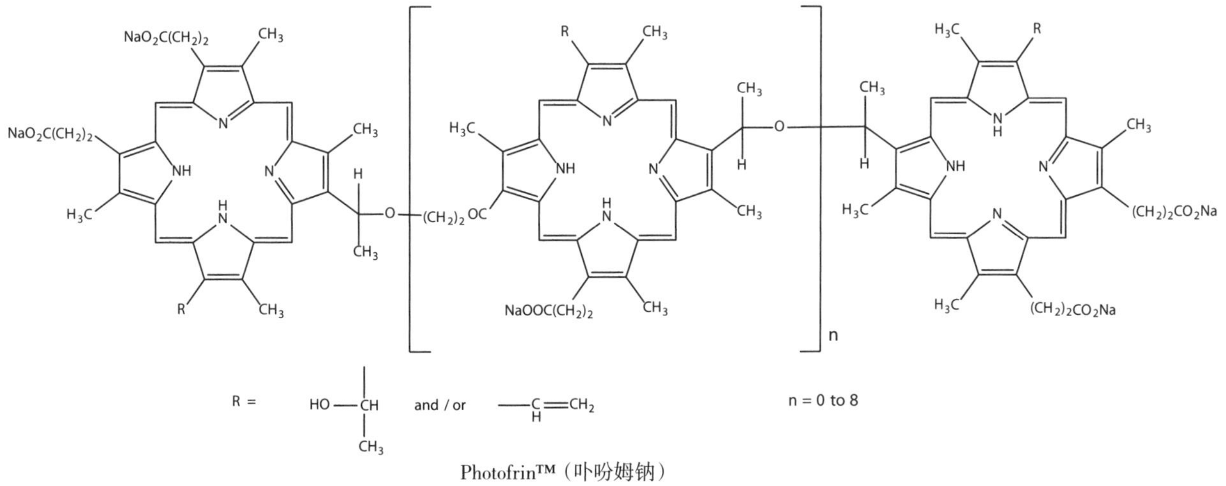

图 10.30　卟吩姆钠的结构式（Photofrin™）。

作为两阶段治疗过程的一部分，第一阶段静脉输注卟吩姆钠 3～5 分钟，之后它在恶性组织中积累（可能通过 EPR 效应，尽管尚不清楚）。治疗的第二阶段在 40～50 小时后进行，包括用 630nm 的红光光源照射肿瘤，通常采用基于内窥镜的激光方法。

考虑到需要光源来激活这种药物，卟吩姆钠主要被推荐用于激光内窥镜可到达的肿瘤。它于 1993 年首次在加拿大被批准用于治疗膀胱癌，1994 年在日本被批准用于治疗早期肺癌，1995 年、1998 年和 2003 年分别被 FDA 批准用于治疗食管癌、非小细胞肺癌和 Barrett 食管。卟吩姆钠还被实验性地用于皮肤和体腔的其他肿瘤（例如，胃、结肠、卵巢），这些肿瘤可以用柔性光源照射。在英国，NICE 推荐卟吩姆钠用于非小细胞肺癌和梗阻性食管癌的光动力治疗。

卟吩姆钠的细胞毒性及其抗肿瘤作用依赖于光和氧。经静脉注射后，药物在 40 ～ 72 小时内从大多数组织中清除，尽管网状内皮系统的器官（包括肝脏和脾脏）、皮肤，以及最重要的肿瘤组织保留药物的时间更长。因此，选择性是通过肿瘤对药物的优先吸收和保留，以及激光的精确传递而引起的光化学效应共同导致的。

当暴露于氧气和适当波长和能量的光中时，积累的卟吩姆钠跃迁到激发态，随后电子自旋转移到分子氧中，生成单线态氧原子（自由基）。进一步反应形成超氧化物和羟基自由基，从而发挥细胞毒性作用。继发于血管闭塞的肿瘤缺血性坏死，被认为部分是通过血栓素 A2 释放介导的，也可能是肿瘤缩小的原因。从患者护理的角度来看，重要的是要注意坏死反应和相关的炎症反应可能持续数天，肿瘤溶解综合征是已知的副作用。

卟吩姆钠的副作用包括严重的光敏性，防晒霜几乎不能提供保护。虽然有些患者在给药后 90 天或更长时间内对卟吩姆钠具有光敏性，但由于药物残留在皮肤的所有区域，一般建议患者在治疗后至少 30 天内避免将皮肤和眼睛暴露在明亮的室内光线或阳光直射下。因此，需要对接受治疗的患者进行仔细监测，重要的是在治疗后立即将小块皮肤暴露在阳光下，以评估可能发生的光敏程度。其他报告的不良反应包括胃肠道反应（如恶心、呕吐、便秘、口腔黏膜炎）、呼吸系统疾病（如呼吸困难）、心血管问题（如心律失常、心力衰竭、水肿、高血压、低血压、血栓栓塞）、贫血、脱发、骨髓抑制、高尿酸血症、肿瘤溶解综合征和外渗。制造商还建议孕妇、哺乳期和伴有严重肝功能损害患者应避免使用卟吩姆钠。这些副作用（尤其是皮肤敏感性）和 630nm 的光吸收相对较弱，限制了卟吩姆钠的临床应用，促使了第二代药物如替莫卟芬（Foscan™）的引入。

10.6.2　替莫卟芬（FOSCAN™）

替莫卟芬（Foscan™）是 20 世纪 90 年代中后期推出的基于二氢叶酚氯化学骨架（图 10.28）的第二代光敏剂（图 10.31），用于 PDT，它在 652nm 的红光下被光激活。与卟吩姆钠相比，替莫卟芬的主要优点是它是一种含有一个二氢卟酚单元的离散化学片段，而不是聚合混合物（如卟吩姆钠）。

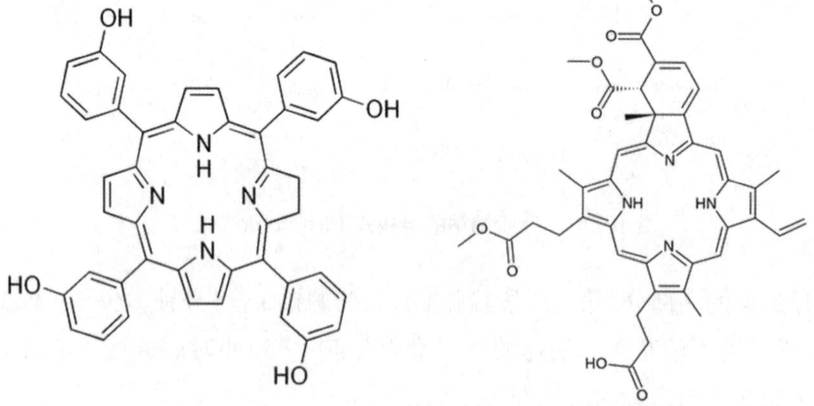

替莫卟芬（Foscan®）　　　　　　　维替泊芬（Visudyne®）

图 10.31　替莫卟芬（Foscan™）和维替泊芬（Visudyne™）的结构式。

早期临床试验结果不够积极，不足以支持其用于减少头颈部癌症，尽管在后来的一项基于症状改善的 128 例患者的试验中，22% 的患者有显著改善，约 25% 的患者肿瘤缩小。虽然 FDA 在 2000 年拒绝批准替莫卟芬，但它在 2001 年在欧盟获得批准，在英国，NICE 现在推荐替莫卟芬用于其他治疗难治性或不适合其他治疗的晚期头颈部鳞状细胞癌的 PDT 治疗。

替莫卟芬的作用机制与卟吩姆钠类似，涉及产生超氧化物和羟基自由基，这些自由基具有细胞毒性作用。替莫卟芬需缓慢静脉输注至少 6 分钟，可发生注射部位疼痛、外渗、局部出血、皮肤坏死和注射部位附近的瘢痕。与所有 PDT 药物一样，光敏性是主要问题，患者在治疗后几周仍可保持光敏性。与卟吩姆钠一样，防晒霜不能提供保护，因此在治疗后至少 15 天内，应避免使眼睛和皮肤暴露在明亮的室内光线或阳光直射下。此外，建议在治疗后 6 个月内避免注射部位手臂长时间暴露在阳光直射下，如果发生外渗，该区域的皮肤必须完全避光 3 个月。同时建议用药后 30 天内不要进行眼裂隙灯检查。替莫卟芬是卟啉症或其他因光照加重的疾病患者的禁忌证。

其他不良反应包括胃肠道紊乱（如恶心、呕吐、吞咽困难、便秘、口腔黏膜炎）、皮肤反应（如水疱、红斑、色素沉着）、心血管反应（如血栓栓塞、水肿）、中枢神经系统反应（如面部疼痛、感觉异常、头晕）、贫血、骨髓抑制、脱发、吞咽困难、发热、出血、高尿酸血症、张口受限和肿瘤溶解综合征。基于动物研究，制造商建议在受孕、妊娠和哺乳期间应避免使用替莫卟芬。

值得注意的是，维替泊芬（Visudyne ™）（图 10.31）具有与替莫卟芬相似的化学结构，但目前仅被批准用于年龄相关性黄斑变性的光动力治疗。然而，它在 2009 年进入了胰腺癌的临床试验，但没有在这一适应证上取得进展。从那时起，它已经成为多种肿瘤类型的大量体外和体内研究的目标，未来可能会进行更多的临床试验。

10.6.3　δ- 氨基乙酰丙酸

δ- 氨基乙酰丙酸，也称为 5- 氨基乙酰丙酸（图 10.32），是 DUSA Pharmaceuticals 开发的一种光动力药物，商品名为 Levulan ™。它于 1999 年被 FDA 批准用于治疗光化性角化病（AK），这是一种面部或头皮皮肤的癌前病变。2007 年，FDA 授予其治疗食管发育不良（Barrett 食管症的一种并发症）的孤儿药资格，尽管该药物在这一适应证上并未取得进展。此外，2017 年，FDA 批准了名为 Ameluz ™的δ- 氨基乙酰丙酸药物（由 Biofrontera Bioscience Gmbh 开发），用于神经外科手术过程中肿瘤组织的可视化，2006 年的研究表明，这种术中指导方法可以减少恶性胶质瘤患者的肿瘤残留体积并延长无进展生存期。为此，口服 δ- 氨基乙酰丙酸，以 375 ～ 440nm 光波照射大脑中的肿瘤组织，可在 620 ～ 710nm 处观察到荧光。为了治疗光化性角化病，δ- 氨基乙酰丙酸可作为 20% 的局部溶液应用（即 Levulan ™或 Kerastick ™），并由同公司销售的 BLU-U ™ Blue Light Photodynamic Therapy Illuminator ™发出的约417nm 的蓝光激活。

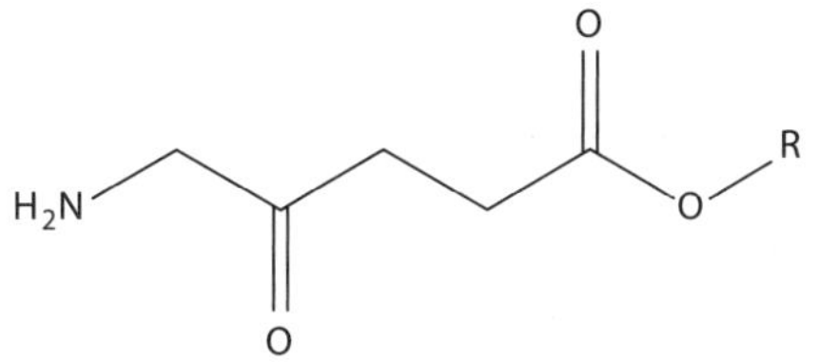

氨基乙酰丙酸（Levulan™）：R=H
氨基乙酰丙酸甲酯（Metvix™, Metvixia™）: R=CH$_3$

图 10.32　δ- 氨基乙酰丙酸（ALA；Levulan ™、Ameluz ™、Kerastick ™）和氨基乙酰丙酸甲酯（MAL、Metvix ™、Metvixia ™）的结构式。

2020 年，Ameluz ™凝胶（10% δ- 氨基乙酰丙酸）获得 EMA 的扩展适应证批准，用于因治疗相关的病变或由于潜在不良美容效果而不适合手术治疗的浅表和（或）结节性基底细胞癌。治疗中使用 BF-RhodoLED™（同一家公司销售的光源）对凝胶处理区域进行照射（约 635nm）。截至撰写本文时，该适应证的Ⅲ期临床试验仍在进行中。

　　尽管与上述基于卟啉的药物（例如卟吩姆钠和替莫卟芬）相比，δ- 氨基乙酰丙酸盐是相对较小的分子（分子量 =131.13），但它本质上是一种前药，可代谢转化为光活性卟啉［例如原卟啉 IX（PpIX）］，它们在治疗的皮肤损伤中积累。有趣的是，氨基乙酰丙酸是一种内源性非蛋白氨基酸，是卟啉生物合成途径中的第一个中间体，在植物中产生叶绿素，在哺乳动物中产生血红素。当暴露于氧气、适当波长和能量的光（通常为约 37 J/cm² 的 630nm 窄带红光）时，积累的 PpIX 转变为激发态，随后电子自旋转移到分子氧以生成单线态氧原子（自由基）。这些可以进一步反应形成超氧化物和羟基自由基，从而发挥细胞毒性作用。这一过程与卟吩姆钠和替莫卟芬的细胞毒性作用机制相似。

　　由于氨基乙酰丙酸通常局部应用，因此没有全身副作用。然而，在光疗过程中，它可能会在激活部位产生刺痛或烧灼感，尽管这些症状通常会在 24 小时内消失。治疗部位周围发红、肿胀、鳞屑、瘙痒和出血也很常见（特别是当较大区域接受光化性角化病治疗时），但这些情况通常会在四个星期内消失。然而，治疗后皮肤可能仍会出现一些变色。此外，治疗后可能需要几周时间才能观察到皮损的改善，并且患者可能需要接受多次治疗。偶尔会出现过敏反应，最初表现为荨麻疹。与卟吩姆钠和替莫泊芬一样，治疗后皮肤的光敏性可能会出现问题。因此，治疗后至少 48 小时内应避免使接受治疗的皮肤暴露在阳光或其他强光下，并且在户外时应穿戴防晒服。建议在受孕、妊娠或哺乳期间避免治疗。

10.6.4　氨基乙酰丙酸甲酯（Metvix™、Metvixia™）

　　氨基乙酰丙酸甲酯（图 10.32）也称为"MAL"，是 δ- 氨基乙酰丙酸的甲酯类似物，以商品名 Metvix™（在欧洲）和 Metvixia™（在美国）销售。上市的制剂是一种 16% 的外用乳膏，被批准用于光化性角化病（一种癌前病变）和浅表基底细胞癌的光动力疗法。该产品最初由 Photocure 公司开发，随后授权给 Galderma。它现已在许多国家被批准用于治疗光化性角化病和非黑色素瘤皮肤癌（包括基底细胞癌）。尽管在英国，并非所有 NHS 医疗保健信托基金都推荐使用这种药物，但在美国，当手术切除被认为不太合适时，它被批准用于治疗原位鳞状细胞癌（鲍文氏病）。据称，由于存在额外的甲基，氨基乙酰丙酸甲酯在皮肤和细胞渗透性方面优于 δ- 氨基乙酰丙酸，logP 值略高（−1.61 与 −1.87）。然而，据报道该产品有更严重的局部副作用，包括应用部位疼痛，这可能是由于皮肤的渗透性更强。

　　与 δ- 氨基乙酰丙酸盐一样，与卟啉类药物相比，氨基乙酰丙酸甲酯是相对较小的分子（分子量 =145.16），并且是一种前药，可代谢转化为光活性卟啉（例如原卟啉 IX），光活性卟啉在病变皮肤中积累。用适当能量和波长的光（例如约 37 J/cm² 的 630nm 窄带红光，通常来自 Aktilite CL128 灯）照射后，会损伤病变皮肤并产生细胞毒性超氧化物和羟基自由基。

　　治疗后可能需要几周时间才能观察到皮肤病变的改善（对于 δ- 氨基乙酰丙酸盐），并且可能需要重复治疗。至于其他 PDT 药物，治疗后可能会出现皮肤光敏性问题，因此每次外出时都应穿戴防晒服。治疗的局部副作用与上述 δ- 氨基乙酰丙酸盐相同，在受孕、妊娠或哺乳期间应避免治疗。

10.6.5　光活化抗体药物偶联物（ADC）

　　抗体药物偶联物（ADC）通过化学接头将抗体的肿瘤细胞靶向能力与细胞毒性剂（或"有效负载"）（例如破坏微管蛋白的 auristatin 或美登素类化合物）结合起来（参见第 7 章）。一旦到达肿瘤部位，ADC

通常通过内化过程进入肿瘤细胞，然后细胞毒性有效负载与抗体（通常在溶酶体中）中裂解，释放的有效负载导致细胞死亡。ADC本身的设计具有相对较低的全身毒性，因为有效负载应保持附着直至到达肿瘤部位。然而实际上，临床上观察到的全身毒性可能部分是由于有效负载在到达肿瘤之前从抗体上过早裂解所致。因此，光活化ADC的概念在不断发展，通过引入光活性有效负载（在发挥细胞毒性之前需要被光激活）来潜在地增强选择性并降低系统毒性，从而提供进一步选择性。

Aspirion公司（现为Rakuten Medical）率先推出了一种水溶性二氧化硅–酞菁染料和连接剂（IR700），可以连接到抗体上，然后通过红外光激活（图10.33A）。该公司生产了一种基于IR700有效负载连接器和西妥昔单抗的ADC（ASP-1929），西妥昔单抗是一种针对表皮生长因子受体（EGFR）的抗体，EGFR广泛表达于多种癌症类型，包括头颈癌、食管癌、胰腺癌、前列腺癌、肺癌、胃多形性胶质母细胞瘤和鳞状细胞癌。

将ASP-1929定位在肿瘤部位后，用波长690nm的近红外光照射，通过导致富含水溶性磺酸的侧臂损失来激活IR700染料。一旦侧臂丢失，酞菁环就会变得非常疏水，并诱导结合在细胞表面上的mAb聚集和沉淀。这会损害细胞膜，水流入细胞内并随后出现起泡和细胞裂解，导致坏死和免疫原性细胞死亡（图10.33B）。体外研究表明，该过程具有高度细胞特异性，对紧邻靶细胞的未表达EGFR的细胞没有毒性作用。此外，小鼠模型的体内研究已证明其对表达EGFR的肿瘤具有强大的抗肿瘤活性。截至撰写本文时，ASP-1929已进入晚期鳞状细胞头颈癌患者的Ⅲ期临床试验，患者招募处于跨国扩展阶段。此外，Rakuten Medical正在计划对表达EGFR的肿瘤患者进行ASP-1929联合抗PD1疗法的ⅠB/Ⅱ期试验。

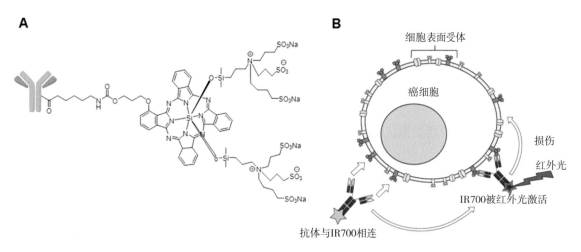

图10.33 A.光活化抗体–药物偶联物（ADC）的结构式，其中抗体与IR700染料偶联；B.图表显示Ab-IR700 ADC与癌细胞结合，然后通过红外光照射激活产生细胞毒性自由基（图片由Peiqin Jin绘制并友情提供）。

10.7 超声消融方法

癌症化疗的功效通常受到较旧的和当前一些抗癌药物的毒性限制，从而导致治疗指征狭窄。人们设计了多种巧妙的方法将有毒的抗肿瘤药物直接递送至肿瘤，从而最大限度地减少其对健康组织的影响。一个很好的例子是最近人们对抗体药物偶联物（ADC）的研发，ADC是将有效的细胞毒性剂与针对肿瘤细胞而非健康细胞抗原的抗体进行化学连接。而且已经开发了几种通过非药物方法来选择性根除肿瘤细胞的方法，其中之一是使用本节所介绍的高强度聚焦超声（HIFU）。也已经开发了基于电磁波（近红外和微波）的其他非药物方法，这些方法将在下一节中进行介绍。

超声波已经成为医学上一种有用的成像工具，可用于诊断各种疾病和监测妊娠进展。由于其可接受的安全性、非侵入性、低成本和易于管理，超声检查是继传统 X 射线照相之后第二大最常用的诊断成像技术。然而，除了诊断应用之外，超声波在癌症治疗方面也越来越受到人们的关注，它使用一种称为超声波热疗的方法，该方法使用超声波能量直接加热肿瘤中的细胞以杀死它们。此前已尝试用电磁波和激光达到此目的，但超声波具有聚焦到体内任何深度的固有优势。目前基于超声的热消融手术使用 HIFU 装置诱导较小组织区域中的细胞快速死亡，用于治疗良性病变（例如子宫肌瘤和良性前列腺增生）以及某些癌症类型（例如前列腺癌、乳腺、胰腺）的实验性治疗。

超声热消融的优点包括它是非侵入性的，并且其能量可以容易地控制和聚焦，能够深入组织至预定深度。特别是，大量的超声波能量可以精确地到达肿瘤组织深处。此外，可以通过改变超声频率以及探头的类型和形状来控制能量沉积区域的穿透深度和形状。可以通过调节超声探头的输出功率来获得目标位置处的最佳功率密度。然而，由于超声场焦点区域中被消融的组织体积较小，必须延长暴露时间才能治疗较大的肿瘤，这可能会导致周围健康组织出现不必要的热损伤。

目前，世界各地正在进行多项临床试验，以评估超声热消融在几种不同癌症类型（包括前列腺癌、乳腺癌和胰腺癌）中的应用。在英国，研究人员正在对早期前列腺癌或对放射治疗无反应的前列腺癌进行评估，尽管研究人员认识到现在需要更大规模的临床试验来确认总体疗效，但迄今为止的结果令人鼓舞。该治疗方法还可用于消融良性甲状腺结节以及非侵入性面部除皱等整容手术。

最后，值得注意的是，造影剂的开发取得了重大进展，可以改善超声消融肿瘤的成像，从而确保邻近的健康组织不会受到伤害。例如，造影增强超声检查（CEUS）通过静脉施用中空纳米颗粒、气体发生颗粒或充气微泡（称为纳米气泡）的造影剂，超声造影剂通过 EPR 效应作用于肿瘤部位，放大超声信号，增强超声图像的分辨率，并改善肿瘤的显影。这反过来又提高了 HIFU 热消融治疗的准确性。

10.8 电磁方法

与上述 HIFU 热消融治疗类似，也可以使用近红外光或微波等电磁能在肿瘤部位产生热量。两种方法的介绍如下所述。

10.8.1 近红外光激活纳米壳

美国生物技术公司 Nanospectra Biosciences 公司基于莱斯大学（美国得克萨斯州休斯敦）的研究工作，正在开发一种基于光热技术的靶向癌症疗法。它被称为 AuroLase Therapy™，涉及使用无毒的金纳米壳与近红外光相结合，可无害地穿过软组织。利用位于可见光谱之外的近红外光，通过 EPR 效应来升高肿瘤中选择性积累的纳米壳的温度，从而用热量破坏癌细胞，但不会影响周围的健康细胞。

多层纳米壳（图 10.34A）由 Naomi Halas（莱斯大学）于 20 世纪 90 年代发明，是由薄金壳覆盖的二氧化硅核心组成，直径为 150nm，大约比红细胞小 20 倍（图 10.34B）。纳米壳的成分、形状和尺寸都会影响其独特的光学特性。特别是，制造过程中可以改变金壳的厚度和核的尺寸，以便它们在照射时对特定波长的光做出响应。对于这种抗癌治疗，纳米壳设定近红外光照射后提高的温度。该公司还开展了旨在将抗体附着到纳米壳上的研究，作为将其靶向肿瘤的替代方法（图 10.34C）。

治疗功效最初是在体内小鼠模型中确定的。在全身施用纳米壳后，暂停6小时以允许在肿瘤部位积累，将来自激光的窄束近红外光照射到每个肿瘤上方的皮肤，之后这些部位的表面温度显著升高。然而，在光处理的非肿瘤位置或单独使用激光处理的对照实验中没有观察到温度升高，这证实了纳米壳已经在肿瘤中积累。至关重要的是，经过纳米壳和光处理的模型中的所有肿瘤在 10 天内都消失了。

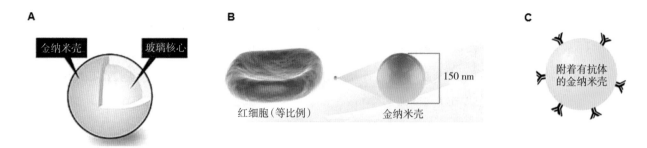

图 10.34　A. 金纳米壳的结构；B. 金纳米壳与红细胞大小的比较；C. 附着有抗体的实验性金纳米壳以增强对肿瘤的靶向性（经 Nanspectra 许可转载）。

最初的临床试验是在原发性和转移性肺癌患者中进行的，但因没有观察到临床获益，不足以推动进一步研究。然而，近红外光激活纳米壳治疗前列腺癌的早期临床试验更为成功。一项研究显示治疗 1 年后，在目标消融区域进行活检时，15 例接受治疗的患者中有 13 例没有检测到前列腺癌发生迹象。基于这些结果，一项针对前列腺癌患者的关键多中心临床试验于 2020 年初启动。

10.8.2　微波消融

微波在世界各地主要用于烹饪，可以在活体组织中产生大量热量。可以使用称为天线的成形金属片来集中热效应。基于此的试验性治疗方法，即经尿道微波热疗（TUMT），最初是为治疗良性前列腺增生（BHP）而开发的，但最近已适用于前列腺癌。在 TUMT 中，传输微波能量的小型金属天线通过导管插入尿道中邻近前列腺的位置（图 10.35）。然后，从天线发射的微波能量加热并杀死前列腺内的组织细胞。装置中的气囊在膀胱中充气，以确保天线的最佳定位，冷却液在导管内循环，以防止尿道壁受到热损伤。此外，为了防止前列腺外部的温度过高，直肠内装有温度传感器，如果周围组织的温度升至预设水平以上，该传感器会自动关闭治疗。对于 BHP 来说，热量会杀死一些前列腺组织，但随着前列腺愈合，它会收缩，从而减少 BHP 患者所经历的尿流阻塞。对于前列腺癌患者来说，原理是一样的，即 TUMT 可杀死肿瘤组织并缩小前列腺的大小。

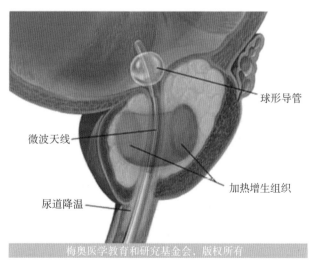

图 10.35　在微波消融治疗之前将微波天线放置在邻近前列腺的尿道中。用于放置天线的导管有一个在膀胱中膨胀的气球，以确保天线的正确定位，导管内有冷却通道，以保护尿道内壁（经梅奥医学教育和研究基金会许可使用，保留所有权利）。

　　研究使用 TUMT 治疗前列腺癌的早期临床试验表明，由于微波无法到达前列腺周围区域，疗效有限。然而，人们发现，雄激素剥夺疗法（ADT）预处理可以通过缩小前列腺尺寸来提高 TUMT 疗效。例如，在 2019 年报告的一项针对 123 例患者的研究中，ADT 预处理和 TUMT 相结合的治疗效果更为成功。这是由于 ADT 导致前列腺体积显著减小（～ 35%），从而提高了腺体周围区域和顶端的 TUMT 功效，以至于在 123 个活检组织中的 102 个找不到癌细胞。目前，一项正在进行的 II 期临床试验正在研究使用生物医学 TATO3 ™ TUMT 系统治疗局部前列腺癌。

10.9　放射性纳米颗粒

　　几十年来，放射线一直被用来杀死癌细胞，放疗所使用的各种方法和放射性同位素的详细讨论超出了本节的范围。目前，研究人员已经使用放射性纳米颗粒来治疗癌症，下面介绍其中一些治疗方法。

　　针对无法手术的肝癌患者的放射性纳米颗粒治疗最初是由西北纪念医院（美国伊利诺伊州芝加哥）的研究人员基于微型放射性玻璃微球开发的。这些微球直径为 15 ～ 35μm（大约人类头发直径的 1/3），可将高剂量的 β 射线（钇 -90）输送到肝脏以杀死肿瘤细胞（图 10.36）。这种疗法在美国和欧盟被批准用于治疗肝癌，包括肝细胞癌。它延长了患者的生存期，同时提高了生活质量。

　　该过程包括将微球体在核反应堆内储存几天，以产生放射性钇 -90。然后，放射科医生使用 X 射线成像技术将一根小导管插入肝动脉（为肝脏供血的动脉），然后将数百万个放射性微球注入肝肝肿瘤的滋养血管，在病灶处照射肝肿瘤，直到失去放射性（大约 12 天）。所获得的令人鼓舞的结果是由于微球能够向肿瘤输送比外部放射治疗技术所能达到的更大剂量的辐射。尽管肝肿瘤受到了高水平的辐射，但健康组织并未受到损害，因为辐射仅穿透到周围组织 2.5mm。

　　这种疗法是对肝癌现有治疗方法的有用补充，因为尽管手术切除肝肿瘤是最好的干预措施，但只有 15% 或更少的癌症患者适合手术，通常是因为他们的肿瘤当时已经处于晚期或由于其他医疗考虑。此外，虽然全身化疗仍然是大多数肝癌患者的一线治疗方法，但效果并不理想。因此，这种可以在门诊进行的放射性微球手术提供了有效治疗的可能性，并且没有恶心、疲劳、脱发等常见副作用。

　　这种放射性微球技术由多家制药公司进一步开发，例如 Biocompatibility UK 公司生产了一种名为 TheraSphere ™（现为 Boston Scientific 所有）的产品，这些治疗方法被称为经动脉放射栓塞（TARE），或选择性体内放射治疗（SIRT）。作为全球 EPOCH 肠癌临床试验的一部分，2015 年，英国牛津大学医院 NHS 信托基金开始招募肠癌已扩散至肝脏并对化疗产生耐药性的患者。EPOCH 试验旨在评估 TheraSphere ™技术，该技术基于直径为 0 ～ 30μm 的玻璃微球，含有 β 放射线的同位素钇 -90。在一项包括 43 例患者的试验中，20 例患者（47%）仅根据肿瘤大小的减小获得了客观肿瘤缓解，但如果使用肿瘤缩小和（或）坏死作为缓解指标时，34 例患者（79%）出现了缓解。

　　基于这些令人鼓舞的结果，这种疗法很可能在未来变得更加普遍，在撰写本文时，临床试验仍在进行中。这种通过导管输送放射性微球的方法也有可能应用于其他器官，包括肾脏和大脑。此外，未来这一策略可能利用经过改造的玻璃微球来携带和释放化疗药物，而不是提供放射性。这是一种特别有吸引力的方法，因为目前涉及放射性玻璃微球的治疗方法的缺点是，诊所必须位于合适的核反应堆附近，安装和操作成本高昂，这些都限制了该方法的广泛采用。

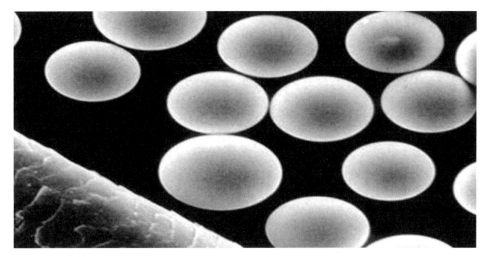

图 10.36　钇 –90 微球的尺寸与一根人类头发的比较的显微照片（图片由波士顿科学公司提供。©2020 波士顿科学公司或其附属公司保留所有权利）。

10.10　颅内输送

当大多数类型的抗癌药物通过静脉注射或口服时，它们通常会到达体内的大部分组织和器官，但通常会被血脑屏障（BBB）阻止，无法以较高浓度进入大脑，这一机制被认为是防止饮食中摄入的毒素影响神经功能的进化结果。这意味着，尽管脑肿瘤可能对某些抗癌药物敏感，但全身或口服给药通常难以获得临床益处。然而，也有一些例外，例如替莫唑胺（口服）和亚硝基脲（静脉注射）可以穿过血脑屏障，尽管后者由于其显著的毒性（特别是骨髓毒性）而不再全身使用。

针对血脑屏障问题，发展了几种新方法，这些新方法旨在将抗癌药物直接输送到大脑内的肿瘤。其中，Gliadel ™晶圆已经商业化，并且正在研究使用纳米颗粒方法来实现相同的目标。然而，这些药物输送系统只能在手术切除脑肿瘤时，在经手术创建的空腔中植入。另一种方法是使用 MRI 等成像技术引导导管穿过颅骨上的小孔植入晶圆，该技术由美国公司 ClearPoint Neuro ™（ClearPoint ™系统）开发。这项技术的优点是可以将抗癌药物准确地输送到脑肿瘤的中心，而不需要通过手术在完整的颅骨上凿出更大的孔径。下面分别介绍这三种技术。

10.10.1　Gliadel ™晶圆植入物

卡莫司汀（BCNU 或 BiCNU）是一种高细胞毒性 DNA 相互作用交联剂，过去曾通过静脉输注用于治疗脑肿瘤、霍奇金病、非霍奇金淋巴瘤和多发性骨髓瘤。尽管它对各种类型的脑肿瘤具有显著的活性，但由于其严重的全身副作用（例如骨髓抑制、急性白血病、癫痫、骨髓增生异常综合征、呼吸系统疾病、肝毒性、贫血、脱发、恶心、呕吐、腹泻和视网膜出血），使其静脉使用目前受到限制。Gliadel ™晶圆（图 10.37）最初上由 Guilford Pharmaceuticals 开发的，但现在由 Eisai 公司分销，其开发目的是在手术切除后在肿瘤部位植入可生物降解的凝胶聚合物（Polifeprosan 20）以局部控制性输送卡莫司汀。这使得卡莫司汀的有效浓度能够到达任何残余的肿瘤细胞，而不会出现静脉注射后发生的剂量限制性全身毒性（特别是骨髓抑制）。在切除部分或全部肿瘤的脑部手术期间，外科医生最多可将 8 块 Gliadel ™晶圆放入切除肿瘤后的空腔中（图 10.37）。在接下来的几天里，晶圆慢慢地将卡莫司汀释放到局部区域，并在 2 ～ 3 周内完全溶解。

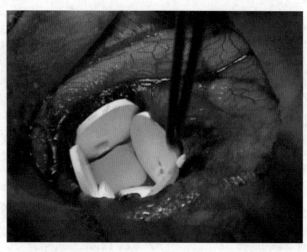

图 10.37　Gliadel Wafers ™植入手术切除脑肿瘤后形成的空腔中的照片。这些晶圆含有高细胞毒性 DNA 交联剂卡莫司汀，它会慢慢地从晶圆中释出，杀死手术后残留的任何癌细胞。这些晶圆可生物降解，并在 2 ～ 3 周内完全溶解（图片来自 Kleinberg L. Polifeprosan 20，3.85% carmustine slow release wafer in malignant glioma：patient selection and perspectives on a lowburden therapy. Patient Prefer Adherence. 2016；10：2397－2406https://doi.org/10.2147/PPA.S93020，经多芬医学出版社许可转载）。

　　Gliadel ™于 1996 年获得 FDA 批准用作手术的辅助药物，以延长需要手术切除的复发性多形性胶质母细胞瘤患者的生存期。该批准基于一项 222 例患者的临床试验结果，该试验显示，接受 Gliadel ™治疗的神经胶质瘤患者在 6 个月的时间点上生存率提高了 50% 以上（从 44% 提高到 64%）。重要的是，副作用与此类手术后通常遇到的副作用一致。特别是两组的癫痫发作发生率相同，尽管 Gliadel ™组往往更早出现癫痫发作。经过多年的临床使用经验，目前已知卡莫司汀可渗入体循环，部分患者会出现恶心、呕吐、脱发等轻度不良反应。另一个问题是，脑部手术本身的已知副作用（例如，身体一侧虚弱或瘫痪以及癫痫发作）在植入 Gliadel ™晶圆后似乎更频繁，并且脑部手术伤口也可能需要更长的时间才能愈合，但造成这些影响的原因尚不清楚。

　　在英国，NICE 建议仅在切除 90% 或更多新诊断的高级别神经胶质瘤（例如 3 级或 4 级）后，才将 Gliadel ™晶圆用作手术和放疗的辅助手段。值得注意的是，Gliadel ™晶圆联合口服替莫唑胺已被证明对某些类型的脑肿瘤（包括新诊断的高级别神经胶质瘤）特别有效，并且可以提高患者的生存率。

10.10.2　纳米技术方法

　　学术界和制药行业正在进行大量研究，以开发基于纳米技术的制剂，以能够在脑肿瘤内或附近释放抗癌药物。与 Gliadel ™晶圆技术相比，纳米颗粒方法具有三个潜在优势。首先，纳米粒子足够小，可以在 MRI 引导下通过导管输送，与使用 Gliadel ™晶圆相关的大型手术相比，只需在头骨中切开相对较小的切口。其次，通过针或套管输送纳米颗粒有可能成为一线治疗方法，而不是大手术的辅助方法。这种通用方法也正在开发中，用于通过导管输送非纳米颗粒制剂，以确定肿瘤细胞对不同药物的敏感性（见下文第 10.10.3 节）。第三个潜在优点是药物释放曲线可以基于药物的物理化学性质和纳米粒子的结构［例如，使用的材料和（或）窍 / 孔的数量］来调节。例如，在一项研究中，将替莫唑胺掺入纳米颗粒中，将其颅内插入实验性啮齿动物神经胶质肉瘤模型中。释放测量表明，单孔纳米粒子的替莫唑胺流速为 36 μg/h，多孔纳米粒子的流速为 88 μg/h，动物模型的存活时间明显延长。未来几十年，在 MRI 引导技术改进的推动下，这一领域可能会取得重大进展，使用这些技术可在大脑中准确放置导管。

10.10.3 MRI引导导管

美国公司 ClearPoint Neuro™ 开发了一种技术，可以在 MRI 引导下将细导管通过颅骨插入肿瘤，通过该技术可以输送抗癌药物或药物组合。该技术被称为 ClearPoint™ 系统，由 MRI 兼容的硬件、软件和一次性组件组成，神经外科医生可在标准 MRI 扫描仪内将抗癌药物直接输送到患者脑肿瘤（图10.38）。该系统可以实时可视化导管，以实现它们在肿瘤内的精确定位。该系统还可用于非癌症治疗，例如植入电极进行深部脑刺激（DBS）以缓解帕金森病的症状。

该公司的 SmartFrame™ 轨迹引导器（图10.38A）安装在麻醉患者的头部，并具有四个运动方式（例如，俯仰、滚动以及 x 和 y 运动）。它充满了 MRI 可见液体，有助于 MRI 扫描仪感知该设备（图10.38B）。软件可指导外科医生调整 SmartFrame™ 的轨迹，直到其与计划轨迹共线，然后插入导管以0.2 ～ 0.6 毫米径向误差的精度输送药物（图10.38C）。

除了药物输送之外，ClearPoint™ 系统还用于直接向脑肿瘤输送基因疗法药物的临床试验。例如，Toca-511/Toca-FC 治疗（vocimagene amiretrorepvec）是包含编码胞嘧啶脱氨酶（CD）的基因的复制型非裂解性逆转录病毒载体和前药 Toca FC（一种抗真菌剂 5- 氟胞嘧啶的缓释剂）的组合。后者是 5- 氟尿嘧啶的前药，5- 氟尿嘧啶是一种已知的抗癌药物，不会穿过血脑屏障，而 5- 氟胞嘧啶却可以。在脑肿瘤切除后，使用 ClearPoint™ 系统将 Toca-511 注射到切除肿瘤后的空腔内衬组织中。该病毒仅在正在分裂的细胞中复制，例如手术后留下的任何癌细胞，而健康的脑细胞要么不分裂，要么分裂非常缓慢。然后口服 5- 氟胞嘧啶前药，在穿过血脑屏障并到达肿瘤部位后，在表达胞嘧啶脱氨酶的分裂细胞中转化为细胞毒性 5- 氟尿嘧啶。截至撰写本文时，Toca-511/Toca-FC 疗法仍处于临床试验阶段。

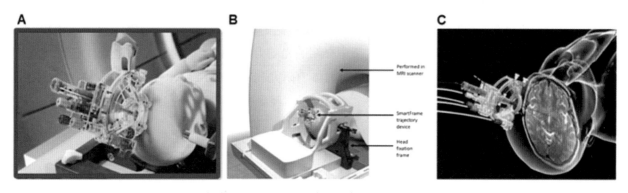

图10.38 ClearPoint Neuro™ 公司开发的 ClearPoint™ 系统的图像，该系统允许在 MRI 引导下将导管插入脑肿瘤中心，通过该导管可以准确地输送抗癌药物：A. 所安装的一次性与 MRI 兼容的 SmartFrame™，显示颅骨内导管进入点的轨迹装置；B. 患者置于装有 SmartFrame™ 设备的常规 MRI 扫描仪中；C. 基于软件的 MRI 扫描和 SmartFrame™ 设备叠加，以显示导管在大脑中的定位，临床医生可以从 MRI 扫描仪外部进行控制。

10.11 硼中子捕获疗法（BNCT）

硼中子捕获疗法（BNCT）是一种靶向双相癌症疗法，其中含有非放射性硼 10（^{10}B，约占天然元素硼的 20%）的小分子输送剂，通过静脉给药并被肿瘤吸收。一旦达到最大的肿瘤吸收量，目标区域就会受到低能中子（1 ～ 10000eV 能量范围内的超热中子）的照射，这些中子在一定的组织深度处热化，然后被 ^{10}B 原子捕获，由此产生的反应会产生 α 粒子（^{4}He）和锂 7（^{7}Li）离子，从而损伤并杀死肿瘤细胞。

$$^{10}\text{B} + \text{neutrons} \rightarrow ^{13}\text{B} \rightarrow ^{7}\text{Li} + ^{4}\text{He} + 2.79 \text{ MeV}$$

尽管这些粒子的能量足以引起肿瘤细胞损伤，但它们在正常组织中的作用范围有限，小于 9 μm，因此可优先将辐射瞄准肿瘤，同时不伤害周围组织。与 X 射线和伽马射线相比，BNCT 还具有高线性能量转移（LET）特性，因此，组织氧合水平对其发挥作用的影响不太重要，如果肿瘤含有缺氧细胞，作用效果会更好。也正在研究其他非放射性同位素（例如钆）作中子捕获剂。

BNCT 相对于传统放射治疗的一个主要优点是，它能够照射相对大量的正常组织，同时降低不良反应的风险。尽管低能中子的传递无法集中，但中子捕获剂的存在确保了对肿瘤的辐射剂量明显高于对周围正常组织的辐射剂量。例如，通过一两次应用即可将高达 60～70 Gy 的剂量输送到肿瘤细胞，而传统的外部光子束照射则需要 6～7 周。然而，这一优势取决于肿瘤对中子捕获剂的成功选择性摄取，以及 ^{10}B 在其中的相对均匀分布。由于这两个因素的限制，加上缺乏合适的中子束源，对该疗法进行更广泛的评估仍然存在困难。

设计和合成硼递送剂的主要障碍是需要选择性靶向以在肿瘤中实现 20 μg/g 范围内的硼浓度，这样才足以实现递送治疗剂量的放射且最小健康组织毒性具有的目的。尽管用于 BNCT 的 ^{10}B 递送剂的开发始于 50 多年前，但目前只有两种处于实验性临床使用。第一种是多面体硼卡钠（$Na_2B_{12}H_{11}SH$；BSH），主要在日本使用，并且在相对少数患者（约 150 例）的临床试验中显示其有效性有限。在这些试验中，患者使用该药物后，接受热中子照射，那些患有相对较小的浅表高级脑肿瘤（深度小于 6cm）的患者 5 年生存率接近 60%。相比之下，接受传统放疗治疗的类似肿瘤患者的 5 年生存率低于 3%。然而，使用组织中穿透特性有限的热中子是这项研究的主要限制因素。

使用的第二种 BNCT 药物是对硼苯丙氨酸（BPA），它通常溶解在果糖溶液中并静脉给药（图 10.39）。例如，该技术已用于美国布鲁克海文国家实验室（BNL）的一项临床试验，初步结果显示的肿瘤反应令人鼓舞，没有放射引起脑毒性的相关证据。

改进的中子捕获剂的开发可能使其未来能够治疗更广泛的肿瘤类型。一种称为硼化卟啉（BOPP）的化合物已被开发出来，据称它会以与第 10.6 节中介绍的光动力治疗剂类似的方式在肿瘤中积累。此外，基于抗体的 ^{10}B 递送方法也在研究中，一项报道的体内研究利用与 ^{10}B 偶联的抗 EGFR 单克隆抗体标记的树状聚合物来治疗患有 F98 EGFR 神经胶质瘤的大鼠。经硼中子俘获疗法治疗后的大鼠，与未经治疗的对照组相比，寿命延长了 107%，为未来的临床应用奠定了基础。

由于中子束源的可用性也是 BNCT 更广泛应用的一个重要限制因素，因此许多研究都集中在开发具有更深穿透性的超热中子束上。目前，超热束设施主要基于经过特殊改造的核反应堆，全球仅有有限数量的地点可用。

关于 BNCT 使用的实验和临床研究主要（但不完全）集中在脑肿瘤（特别是多形性胶质母细胞瘤）、头颈癌和黑色素瘤。特别是，高级别神经胶质瘤通常无法手术，如果不进行治疗，患者可能会在诊断后几个月内死亡，死亡原因是由于广泛的肿瘤占位和局部转移扩散所致。神经胶质瘤很少通过血液转移，仅偶尔沿脑脊液通路扩散。因此，能够控制原发性疾病和局部转移扩散的治疗可能会给患者带来显著的益处。此外，高级别神经胶质瘤对常规或增强放射方法或传统化疗药物反应不佳，因此，这种疾病一直是 BNCT 的一个有吸引力的靶点，当然 BNCT 也被研究用于恶性黑色素瘤、血管肉瘤和结直肠癌。

2016 年，住友重工业株式会社和 Stella Pharma Corporation 在日本启动了针对复发性胶质母细胞瘤的 II 期临床试验。该试验在南东北神经科学研究所进行，使用了一种新型硼基药物（SPM-11）。这项试验的意义在于它利用回旋中子辐照系统而不是核反应堆来产生中子束。试验取得了成功，回旋加速器（NeuCure™系统）和相关剂量计算程序（NeuCure™剂量引擎）于 2019 年获得日本厚生劳动省批准作为医疗器械。这不仅是世界上第一个被批准用于 BNCT 的医疗设备，而且是全球该疗法的一个重要发展，因为回旋加速器设备比改良核反应堆更容易安装在医院中，这将有助于未来 BNCT 在全球范围内的推广应用。

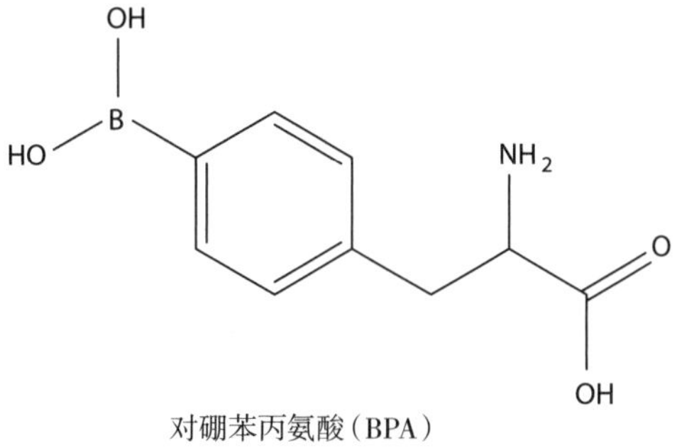

对硼苯丙氨酸（BPA）

图 10.39　BNCT 试剂对硼苯丙氨酸（BPA）的结构式。

该试验的另一个重要特点是，它将 BNCT 与图像引导调强放射治疗（IG-IMRT）相结合，用于治疗既往接受过放射治疗且局部复发的头颈癌患者。此外，在撰写本文时，Cancer Intelligence Care Systems 公司与 Stella Pharma Corporation 合作，正在日本东京中央区国家癌症中心医院进行一项积极的 I 期临床试验，该医院使用 BNCT 治疗恶性黑色素瘤和血管肉瘤。

10.12　结论

目前已经开发了多种不同的方法来实现选择性杀死癌细胞，本章探讨了其中最著名的方法。虽然所介绍的所有方法都有一定的潜力，但到目前为止，只有少数方法为癌症患者带来了明显的益处。值得注意的例子包括血管靶向疗法，如贝伐珠单抗（Avastin™），已被证明对结直肠癌非常有效，以及氨基酸剥夺疗法，如天冬酰胺酶（Erwinase™），对急性淋巴细胞白血病有效。将 Gliadel™ 晶圆植入物在手术后植入切除脑肿瘤后的空腔，对患有多形性胶质母细胞瘤等脑肿瘤的患者有帮助。MRI 引导下将细导管经过颅骨上的小孔插入脑肿瘤，通过导管可以输送抗癌药物或药物组合，也使既往难以治疗的癌症获得了良好的临床效果。其他一些研究领域在未来也具有巨大潜力，例如"纳米机器人"技术。这涉及基于纳米颗粒的递送系统，该系统包含某种形式的推进和（或）导航系统，可以帮助纳米颗粒到达肿瘤部位，穿透肿瘤块，释放封装的细胞毒剂。然而，这些技术可能需要几十年的时间才能到达批准阶段。

第11章 精准医学在肿瘤中的应用

11.1 引言及背景

精准医学（PM），也被称为个性化或分层医学，是一个广义的学术用语，指利用药物基因组学和生物标志物科学以及新的给药技术，为每位患者选择最合适的治疗剂量，监测个体治疗结果和副作用，以及发现和开发具有改善疗效的新治疗药物。该方法的总体目标是利用基因组测序和生物标志物测定技术的最新发展，根据患者独特的基因型和表型进行针对性治疗，从而确保治疗药物的最佳疗效，同时最大限度地减少副作用。精准医学在过去十年中发展迅猛，大多数制药公司现在已经采用了这种整体理念，或者正在向这个方向发展。

肿瘤学是开发和应用精准医学最先进的治疗领域，部分原因是出于临床需要，以确保抗癌治疗对每位患者有效（确保不浪费时间）且副作用最小（确保患者舒适和降低风险）。随着对肿瘤遗传学理解的不断加深，现已在预测疾病发展和复发的风险、判断预后和分期、治疗方案的选择和副作用的预测以及促进新药的发现和临床试验等多个方面取得了进展。精准医学方法在其他治疗领域也取得了相应进展，包括中枢神经系统、心血管和代谢疾病（如糖尿病）的治疗中，因超出了本书的范畴，不再赘述。

任意个体的肿瘤，随着肿瘤的发生发展，通常会包含越来越多的基因改变，拥有越来越多与"癌症标志物"相关的特征（见第1章）。早期的基因变化可以用来预测患者发展为晚期疾病的可能性，以及他们是否可能对特定的治疗有反应。此外，健康个体中某些突变基因的存在可用于预测癌症发生的风险。因此，基因组学（研究复杂的基因集合）和蛋白质组学（研究它们的表达和功能）变得越来越重要。研究人员正在开发和提供新的遗传服务，在核酸或蛋白质水平上提供临床验证的个体肿瘤概况。在未来，这些信息可能会显著提高癌症患者治疗决策的质量（见图11.1）

这些领域的科学技术发展速度惊人，这意味着必须在医生和药剂师等相关保健专业人员的本科和研究生课程中教授相应的科学和技术知识。

11.2 基因组学信息的应用

在常规医学背景下，目前对精准医学的临床兴趣主要集中在参与药物代谢的基因变异上，这些变异可能会影响药物的疗效和副作用，从而影响药物的安全性。因此，精准医学策略的引入被视为提高处方有效性和安全性的良好契机。而且，现在人们对将精准医学应用于从药物发现到患者选择和分层临床试验的整个治疗过程越来越感兴趣，其总体目标是确保患者接受有效药物治疗，而不是20世纪后半叶占主导地位的"一刀切"方法。

癌症相关基因的遗传差异的一个重要用途是预测疾病的风险。在20世纪90年代的人类基因组测序期间，强大的基因分型技术被开发出来，可以识别出个体之间的共同变异，这些变异可能与患各种疾病的风险有关。这些变异可以小到基因中单个核苷酸碱基的改变。当一种变异在一个群体中显著存在（例如＞1%）时，它被称为单核苷酸多态性（Single-Nucleotide Polymorphism，SNP）。研究表明，常见的遗传变异在决定许多普通疾病的易感性方面作用有限，而在普通人群中非常罕见的基因变异却对易感性有实质性影响。例如，导致部分基因组丢失的罕见突变可能使癫痫、自闭症或精神分裂症等中枢神经系统疾病的风险增加20倍。SNP、更严重的变异，或基因序列突变与疾病风险增加相关时，被称为"易感性疾病生物标志物"。随着这些基因变异作为风险因素被识别和验证后，不可避免地将出现胚胎检查或其他筛选项目。其中在鉴定精神分裂症、癫痫和某些癌症的遗传生物标志物方面已经取得了重大进展。尽管社会可能会接受识别导致癌症等严重健康状况突变的筛查技术，但仍可能会有更多关于筛查胚胎对于不太严重疾病的易感性的伦理问题的争论，例如，筛查使精神疾病的风险增加20倍的变异。

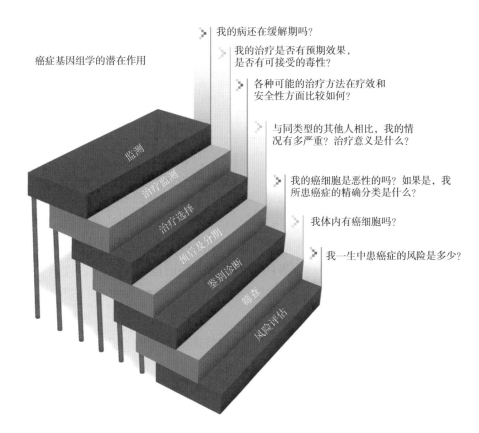

图11.1　基因组学的潜在作用，及"精准医学"在癌症风险评估和治疗中的作用（图源自 Genomic Health，Inc.）。

这些飞速发展技术的另一个应用是开发针对这些遗传差异（或生物标志物）量身定制的"个性化"治疗药物。如用于治疗慢性髓系白血病（CML）的激酶抑制剂伊马替尼（Gleevec™）就是一个很好的例子。最初发现 CML 是由易位突变引起的，其中两个不同染色体部分融合在一起，导致一种独特的突变激酶蛋白（BCR-ABL），与健康细胞相比，该蛋白仅在这些患者的肿瘤细胞中被发现。诺华制药公司进一步设计出可以适应 BCR-ABL 蛋白的 ATP 结合口袋的药物，从而提供一种非常有效和高度选择性的治疗（见第6章）。因此，在选择伊马替尼处方之前，可对白血病患者进行药物基因组学分析，以确认他们有 BCR-ABL 突变。基于此，临床医生越来越倾向于在开始治疗前要求进行预测性处方前基因检测，以识别潜在的应答者（或无应答者）或可能遭受药物不良反应的患者。表11.1 显示了与不同癌症类型相关的若干基因。

虽然目前有可能确定单个基因的上调与癌症侵袭性密切相关（见表11.1），但未来有可能研究一系列关键相关基因及其相互作用的方式，这应该可为预后和治疗决策提供更可靠的方法。关于基因相互作用的方式，以及这种方式对正常细胞和癌细胞的影响，已经产生了新的研究领域，如系统生物学和基因网络研究，这些领域涉及使用被统称为生物信息学的计算技术。

表 11.1 与各种肿瘤类型相关的基因

癌症类型	相关基因
乳腺癌	*BRCA1*，*BRCA2*，*ATM*，*Her2/neu*
伯基特淋巴瘤	*c–MYC*
结肠癌	*MLH1*，*MSH2*，*MSH6*
肺癌	*EGFR(ErbB–1)*，*HER2/neu(ErbB–2)*，*HER3(ErbB–3)*，*HER4(ErbB–4)*
慢性髓系白血病	*BCR–ABL*
恶性黑色素瘤	*CDKN2*，*BCL–2*，*B–RAF–V600*
内皮癌	*VEGFR*，*VEGFR2*

为了在癌症诊断、预后和治疗中发挥基因组学的功能，有必要确定在不同类型和亚型的癌症中哪些基因组和基因的相互作用是重要的。可以通过分析将肿瘤细胞中的基因表达模式与个体对治疗的反应或癌症复发的可能性联系起来。这种类型的研究结果可以用来创建个体肿瘤的基因组图谱（或特征），未来，它可以让临床医生更好地预测最有益的治疗方法，并深入了解癌症可能如何发展。这导致了诸如 MammaPrint™之类的产品，用于评估癌症患者的多种基因并帮助指导治疗（见 11.5 节）。然而，由于肿瘤的异质性，在实体瘤活检材料中筛选单基因或多基因生物标志物（在核酸或蛋白质水平上）时需要谨慎。

精准医学的第三个用途是在患者基因组中搜索与个体代谢酶相关的 SNP，这有助于预测患者对给定剂量药物的反应（例如，快速或缓慢的代谢），或发生不良反应的可能性。例如，携带 *UGT1A1* 基因（"*28变体"）纯合多态性（携带两个基因拷贝）的个体不能像携带正常基因的个体那样有效地代谢抗癌剂伊立替康。因此，药物在这些携带非突变 *UGT1A1* 患者中积累的剂量水平被认为是正常水平。这可能导致显著的可能致命的骨髓抑制（中性粒细胞减少）。因此，在 2005 年，FDA 对伊立替康的使用进行了修正，指出在伊立替康处方前应进行药理学试验，并且携带 *UGT1A1* 多态性的患者应减少剂量（表 11.2）

精准医学的第四个应用是分析体液（如尿液、血液或唾液）中代谢过程的化学"指纹"。这种被称为"代谢组学"的分析方法，试图将特定的代谢图谱与特定的疾病相匹配，或者预测个体对某一种特定的治疗药物产生不良反应（ADR）的可能性。此外，人体代谢在很大程度上受到肠道微生物和宿主基因之间的相互作用，以及饮食和环境因素的影响。这种代谢相互作用可以直接影响人体对疾病的易感性，这一领域正在被广泛研究。例如，自身免疫性疾病、肥胖、糖尿病、溃疡性结肠炎和克罗恩病都与肠道健康状况不佳（即微生物失衡）有关。代谢组学方法筛查可与蛋白质组学或基因组分析和成像相结合，且越来越多的技术手段被用于癌症的早期筛查。一旦确诊，即可开始手术和（或）靶向治疗，广泛使用预后和预测性生物标志物已经成为精准医学的一部分。

预计未来还会有更多这种类型的筛选和检测。大多数人认为这是一种科技进步，是为每位患者量身定制治疗方法以提高疗效和减少副作用的机会。然而，也存在相反的观点认为，这对患者的好处几乎是微乎其微的，只不过是制药公司通过销售昂贵的筛查试剂盒和药物来获利的手段。制药公司对这种说法做出的回应是，这种个性化的治疗方法将导致个体代理商的药物销售减少，因为医学界正在改变现代治疗学出现以来一直使用的"一刀切"的方法。

表11.2 FDA 公布的基因组生物标志物，包括药物标签和推荐的相关测试（1＝需要测试，2＝推荐测试，3＝仅限信息）

生物标志物	代表标签	测试	药物	其他与生物标志相关的药物
Her2/neu 过表达	*Her2/neu* 过表达是选择适合药物治疗的患者的必要条件（乳腺癌）	1	曲妥珠单抗（Herceptin ™）	目前无
EGFR 表达	EGFR 存在或缺失（结直肠癌 SCCHN：头颈部、鳞状细胞癌、NSCLC 胰腺癌）	1（Ctux）	西妥昔单抗（Erbitux ™）厄洛替尼（Tarceva ™）	吉非替尼
UGT1A1 变体	*UGT1A1* 突变使患者更易发生骨髓抑制（结直肠癌）	2	伊立替康（Camptosar ™）	目前无
硫嘌呤甲基转移酶变体	与硫嘌呤甲基转移酶缺乏或活性较低相关的骨髓毒性风险增加	2	硫唑嘌呤（Imuran ™）	目前无
C–Kit 表达	胃肠道间质瘤 *C–Kit* 表达	3	甲磺酸伊马替尼（Glivec ™）	目前无
二氢嘧啶脱氢酶（DPD）缺乏	与 DPD 缺乏有关的严重毒性（口炎、腹泻中性粒细胞减少与神经毒性）	3	卡培他滨（Xeloda ™）	5– 氟尿嘧啶
Ph1 染色体缺乏	费城（Ph1）染色体存在，白消安对缺乏 Ph1 染色体的 CML 患者疗效较差	3	白消安	目前无
PML/RAR–α 基因表达（视黄酸受体反应者和不反应者）	*PML/RAR–α* 融合基因的存在是药物活性所必需的	3	维甲酸（Avita ™，Renova ™，Retin-A ™）	砷氧化物

随着人类基因组测序技术变得更快、更便宜，每个人的基因组序列可能会成为他们出生时医疗记录的关键组成部分，并确定任何易感性疾病生物标志物。这将使每个人能够避免这些疾病的风险因素（例如，环境、生活方式），并在必要时接受适当的治疗。例如，可以采用健康生活方式和化疗药物（见第12章）来降低风险。然而，在这成为现实之前，还有许多道德界限需要跨越。一些观察人士担心，疾病（尤其是癌症）风险增加的知识可能对某些人有害，而有些人可能并不想知道未来会发生什么。此外，还有人担心保险公司可能会拒绝为具有高风险基因档案的个人投保。

总之，在未来，药物基因组学有望在癌症管理过程的每一步发挥作用，包括风险预测和治疗。

11.3 遗传变异和单核苷酸多态性 SNP

基因变异的检测可用于建立遗传变异与疾病之间的联系，并预测患者对药物的治疗反应以及潜在的毒理学结果。人类基因组计划（HGP）在 2000 年至 2003 年间完成后，下一个重要步骤是发现了新的非冗余遗传标记，即单核苷酸多态性（SNP）。采用的方法包括 DNA 分离，随后核酸扩增和产物检测。最初，这是一个费力的过程，涉及 Southern Blots 和手动双脱氧测序。第一次技术革命是基于聚合酶链反应（PCR），包括 PCR 限制性长度片段多态性（PCR– RLFP）、PCR 连接酶检测、PCR 荧光共振能量转移（PCR–FRET）和非扩增 FRET 试验（入侵试验）。进一步的改进来自自动化测序仪器（DNA 测序仪），它允许高通量核苷酸测序和焦磷酸测序。后来，SNP 芯片和伴随的生物信息学软件的发展带来了 SNP 分析的革命，能够以低成本、高通量的方式大规模研究相关性，并促进了关联和拷贝数研究。基于这些发展，现在有大量的商业仪器可以使用标准方案、试剂和数据分析系统同时测量众多样品中的数千个 SNP。

值得注意的是，用于各种平台识别 SNP 的标准可能会有所不同，选择最合适的平台可能具有挑战性。尽管随着高度自动化技术和生物信息学软件的发展，这一问题变得越来越少，但遗传变异关联研究中最重要的因素是建立适当的样本量以获得足够的统计能力。数以百万计的 SNP 已被存入公共数据库，这一过程由诸如人类基因组单体型图计划（HapMap）之类的国际联盟继续进行。最近，高密度 SNP 基因分型技术（例如，SNP 芯片）的使用允许对数百个 SNP 进行大规模分析，包括 DNA 拷贝数、杂合性损失（LOH）和整个基因组的染色体修饰。在未来，很可能在出生或胚胎发育过程中获得基因组序列和 SNP 相关信息，并储存起来供将来使用。

正在进行的各种 SNP 筛选项目的目标是明确基因变异与特定疾病（如哮喘、糖尿病、动脉硬化、精神疾病和癌症易感性）的相关性。SNP 分析的另一个重要应用是预测每位患者的药物安全性和有效性。首先要探索的应用之一是评估药物代谢酶（如细胞色素 P450）的状态，以预测药物暴露和剂量。华法林仍然是世界上使用最广泛的抗凝血药物，经常被引用为精确医学中这种方法的例证。虽然华法林的活性与其血液中的浓度密切相关，但病人对这种药物的反应差异很大。因此，在治疗的最初几天必须密切监测，以便根据凝血酶原的国际标准化比率（INR）优化剂量。事实上，华法林的血药浓度在摄入、代谢和消除之间是一个动态平衡过程。它在肝脏中由 CYP2C9 酶代谢，这种酶的活性在 35% 的白人人群中存在遗传差异。因此，特别是当患者开始使用华法林时，检测 *CYP2C9* 基因变异可以为剂量调整提供临床支持，并可以降低危及生命的出血风险。

在肿瘤领域，基因诊断测试可以直接和具体地提供治疗的选择。例如，在慢性髓系白血病（CML）患者中检测到 *BCR–ABL* 易位，或在胃肠道间质瘤（GIST）患者中检测到 C–Kit 酪氨酸激酶受体的激活突变，均提示可选择伊马替尼（Glivec™）进行治疗。然而，用于医疗的常规基因检测仍然受到社会、政治、伦理和成本问题的限制。此外，人们普遍认为，遗传信息只是一系列复杂因素的一个组成部分，其他因素包括环境、饮食和生活方式，也会影响个体易患疾病、疾病的严重程度和后果，以及他们对药物疗效和副作用的反应。

11.4   精准医学疗法的组成部分

精准医学包括若干子领域，这些领域从药物发现、研发和使用，贯穿整个疾病的预测和监测。这些领域包括药物遗传学 / 药物基因组学、生物标志物、药物代谢和代谢组学，下面将更详细地讨论这些领域。

11.4.1   药物遗传学和药物基因组学

药物基因组学是通过将单核苷酸多态性（SNP）或基因表达与药物的功效或毒性联系起来，研究遗传变异对药物反应的影响。目的是通过最大化疗效和最小化副作用来开发一种合理的方法来优化每位患者的药物治疗。"药物基因组学"和"药物遗传学"这两个术语经常互换使用，目前尚未能就精确的定义达成一致。然而，药物遗传学通常被认为是对引起药物不同反应的遗传变异的研究或临床试验，而药物基因组学则是更广泛的全基因组分析，将基因组技术应用于新药物的发现和旧药物的进一步表征。换句话说，药物基因组学是药物遗传学的应用，它研究单基因与药物的相互作用。

11.4.2 代谢及其对药物疗效和毒性的影响

生物标志物的另一个应用是预测每位患者的代谢和药物使用。大多数推荐用于检测的有效标志物，如硫嘌呤甲基转移酶（TPMT）或 UDP– 葡萄糖醛酸基转移酶 1A1（UGT1A1），可用于评估对毒性的敏感性。这一技术的应用可以在 AmpliChip CYP450 中看到，该产品由 DNA Vision 公司和罗氏公司合作生产，是一种基于两种 CYP450 酶（2C9 和 2D6）对患者进行基因分型的诊断测试。

总部位于比利时的 DNA Vision 公司是欧洲精密医学诊断服务的领先供应商之一。该公司对编码药物代谢酶、靶标、转运体和受体的基因进行基因分型，并在治疗开始前提供这些信息，以便医生做出最佳治疗选择。这一策略可以避免对药物无反应、药物不良反应和停药。大多数研究都是针对抗抑郁药、神经抑制剂和肿瘤药物进行的。特别是，DNA Vision 公司提供了与药物相关的基因分型结果（经比利时当局验证并通过 ISO17025 认证），这些药物在其标签上带有药物遗传学警告，如下表 11.3 所示。

表 11.3　在精准医学方法中，可以预测治疗结果的代谢酶示例

药物	代谢酶
5– 氟尿嘧啶	DPYD
醋硝香豆素（Sintrom ™）	CYP2C9/VKORC1
托莫西汀（Strattera ™）	CYP2D6
伊立替康（Camptosar ™）	UGT1A1
奥美拉唑（Losec ™ /Logastric ™）	CYP2C19
他莫昔芬	CYP2D6
华法林（Coumarin ™）	CYP2C9/VKORC1

11.4.3 代谢组学

代谢组学是通过对生物体液（血清、血浆、尿液、脑脊液、泪液、支气管肺泡灌洗液）或组织中内源性代谢物的分析，以表征代谢表型及其对刺激的反应。根据定义，它是包括基因表达在内的生物事件的最终的终点测量。尽管在技术上取得了重大进步，但代谢组学领域仍处于起步阶段。目前进一步发展的瓶颈包括缺乏全面的代谢物数据库和自动结构分配，以及对数据分析和解释的限制。因此，尽管代谢组学在未来基于分子的医学诊断和治疗方法中具有重要的潜力，但目前它主要用于生物标志物的发现。

11.4.4 生物标志物

美国国立卫生研究院（NIH）工作组将"生物标志物"定义为"作为正常生物过程、病理过程或治疗干预反应（药理学或其他）指标客观检测和评估的特征"。因此，生物标志物的范围可包括从患者的状态到基因和（或）蛋白质表达谱，随着更先进的分析技术的发展，更复杂深入的检测正在加快实施。实践中检测的参数可能因环境、可用技术、权威指南和道德方面的不同而有很大差异。生物标志物的主

要类别和亚类的示例如图 11.2 所示。

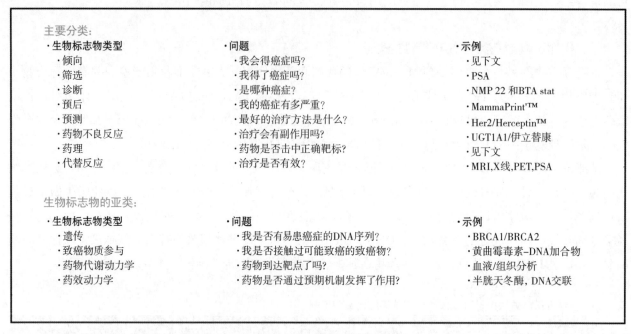

主要分类：

·生物标志物类型	·问题	·示例
·倾向	·我会得癌症吗？	·见下文
·筛选	·我得了癌症吗？	·PSA
·诊断	·是哪种癌症？	·NMP 22 和BTA stat
·预后	·我的癌症有多严重？	·MammaPrint'™
·预测	·最好的治疗方法是什么？	·Her2/Herceptin™
·药物不良反应	·治疗会有副作用吗？	·UGT1A1/伊立替康
·药理	·药物是否击中正确靶标？	·见下文
·代替反应	·治疗是否有效？	·MRI,X线,PET,PSA

生物标志物的亚类：

·生物标志物类型	·问题	·示例
·遗传	·我是否有易患癌症的DNA序列？	·BRCA1/BRCA2
·致癌物质参与	·我是否接触过可能致癌的致癌物？	·黄曲霉毒素–DNA加合物
·药物代谢动力学	·药物到达靶点了吗？	·血液/组织分析
·药效动力学	·药物是否通过预期机制发挥了作用？	·半胱天冬酶, DNA交联

图 11.2　肿瘤生物标志物的主要分类和亚类。

　　自医学诞生以来，包括患者状态在内的生理参数一直是众所周知的生物标志物，用于跟踪疾病进展和治疗效果。这些可能包括患者的信息，如医疗或家庭背景，甚至是神经或精神疾病的行为测试。对于肿瘤，可以包括简单的触诊，以评估肿块大小；对于其他疾病（如黄疸），则是观察患者的外观。自从X 射线发现以来，成像技术也被用作生物标志物，如今的复杂成像技术包括计算机辅助断层扫描（CAT），磁共振成像（MRI）和正电子发射断层扫描（PET）。生化生物标志物是可以在生物液体或细胞表面检测到的化学实体，通常是蛋白质，在过去十年中它们的的核测变得越来越重要。众所周知，血液中的PSA（前列腺血清抗原）可用于预测前列腺癌的风险和进展；细胞表面受体，如 Her–2，可用于确定乳腺癌的最佳治疗方法（如 Herceptin™）。

　　细胞水平的生物标志物包括血液、淋巴、尿液或唾液等体液中的全细胞或细胞片段（如细胞膜）。这一方法用于检测大多数白血病患者血液中的循环癌细胞已有几十年的历史，且近年来已开发了可检测由实体肿瘤释放到血液、尿液和唾液中的循环癌细胞的更为灵敏的方法。

　　在基因水平上，已有各种技术可在细胞 DNA 中检测基因突变水平（如 SNP），已鉴别出了众多生物标志物，例如与遗传性乳腺癌相关的 BRCA1 和 BRCA2 突变。在过去的二十年中，由于"基因组分析"（转录组分析）和"蛋白质表达分析"（蛋白质组分析）的问世，更为复杂的分析方法开始用于肿瘤领域，以预测癌症发生的风险，肿瘤的侵袭性，治疗后疾病复发的风险，并建议最佳治疗方法。这些基因型分析技术包括检测突变、甲基化（表观遗传学）、杂合子缺失（LOH）、数量性状位点（QTL）、基因表达模式的扰动和蛋白质水平的变化。一种被称为"代谢组学"的相关方法描述了患者生物体液中各种代谢物的存在和范围，其模式可以指示疾病的存在和进展，并提示对治疗的可能反应（见第 11.4.3 节）。

　　就上述各种生物标志物的临床用途而言，该领域的两位知名研究人员（Marrer 和 Dieterle）评论说，代谢组学检测表明"已经发生的事情"，蛋白质组学检测表明"现在正在发生的事情"，遗传和基因组检测表明"可能发生的事情"。图 11.3 概述了生物标志物技术的发展历史。

生物标志物在药物开发的每个阶段都很重要，包括从药物的发现到批准上市，这将在第 11.6.7 节进一步讨论。直至最近，传统和成熟的临床试验仍然是监管决策的支柱（如通过血清肌酐水平监测肾功能）。然而，在基于 2004 年 FDA"白皮书"的"关键路径倡议"中，呼吁使用药物发现和开发的现代化工具和方法，以提高疗效和安全性，这导致 FDA、MHRA 和 EMA 等监管机构将生物标志物视为药物发现和开发过程的关键组成部分，生物标志物现在已经成为药品标签的重要要求。

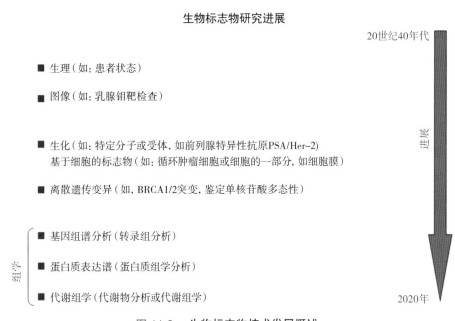

图 11.3 生物标志物技术发展概述。

11.4.5 表观遗传学

表观遗传学这一领域的重要性正在日益增加，并已在第 5 章中详细讨论了以核酸为基础的治疗。该术语基本上是指基因上是否存在甲基化模式以及组蛋白上甲基化和乙酰化或去乙酰化的模式。DNA 螺旋及其相关组蛋白的这些化学变化现在被理解为可直接影响个体基因的表达，值得注意的是，它们可以在个体的一生中被修改，并传递给下一代。基于逆转 DNA 甲基化过程和抑制组蛋白去乙酰化的新治疗策略开始出现。这些方法得到了快速筛选和评估人类基因组中 DNA 甲基化和组蛋白乙酰化模式的新方法的支持（见第 11.5.3.5 节）。

在肿瘤领域，越来越多的证据表明，肿瘤细胞找到了改变整个基因组中甲基化和组蛋白乙酰化模式的方法，以有利于它们的生存。现在认为，识别癌前病变的表观遗传改变可能会有利于发现生物标志物，为癌症风险评估和早期检测认识，并可能为化疗药物预防干预提供分子靶点。癌细胞的遗传和表观遗传变化之间的一个重要区别是，后者可能更容易通过治疗干预逆转。目前的新疗法包括抑制 DNA 甲基化和组蛋白去乙酰化，如第 5 章所述。

11.5 个性化医疗技术

11.5.1 简介

药物基因组学的研究涉及四种主要技术，用于检测：① DNA 序列内的可变性；②细胞、组织和器官中的基因表达（mRNA 谱）；③生物流体和器官中的蛋白质，以发现细胞和酶的变化；④血浆、组织和器官中的代谢物谱，以确定生理终点。下面将更详细地介绍这四种技术，以及一些处于研究阶段的新兴技术。

11.5.2 实用技术

11.5.2.1 基因组测序

全基因组测序（WGS）是能够在单一程序中确定生物体基因组完整 DNA 序列的方法，包括对线粒体和染色体 DNA 进行测序。在过去十年中，WGS 主要用于精准医学方法的临床测序，直到最近，WGS 才主要被用作研究工具，SNP 水平的基因测序也用于从关联研究中发现功能变异，并可提供用于预测疾病易感性和药物反应的信息。WGS 有时易与 DNA 分析相混淆，DNA 分析仅用于确定遗传物质来自特定生物体或群体的可能性。WGS 有时也易与基因组序列特定亚群的方法相混淆，例如全外显子组测序（仅占基因组的 1%）或 SNP 基因分型（约占基因组的 0.1%）。

目前，对一个生物体的基因组进行 100% 的测序是罕见的（大多数完整的基因组是微生物的），"全基因组"一词通常表示"＞95% 的测序"。流感嗜血杆菌（1995 年）和蠕浊秀丽隐杆线虫是第一个完成全基因组测序的细菌和动物。至关重要的是，两种重要的实验动物模型——果蝇（Drosophila）和小鼠（Mus）—分别在 2000 年和 2002 年完成了基因组测序。流感嗜血杆菌的基因组有 1 830 140 个碱基对，而真核生物和人类的基因组要大得多，这解释了为什么它们需要更长的时间才能得出结果。2004 年，人类基因组计划公布了人类基因组信息。人类基因组包含大约 30 亿个碱基对，这些碱基对位于人类所有细胞的细胞核内的 23 对染色体中，每对染色体包含数百到数千个基因（图 11.4）。

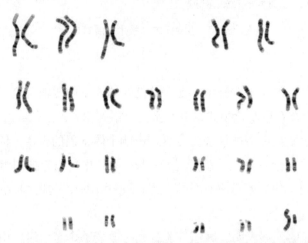

图 11.4　46 条染色体的图像，构成了人类男性的二倍体基因组。人类基因组包含大约 30 亿个碱基对，这些碱基对存在于我们所有细胞核内的 23 对染色体中，每对染色体包含数百到数千个基因。未显示线粒体染色体。

几乎任何含有 DNA 完整拷贝的生物样本都可以为 WGS 提供足够的遗传物质。生物样本包括唾液、精液、上皮细胞、骨髓和头发（含有毛囊）。DNA 扩增技术（如聚合酶链反应）的可用性意味着可以对非常小的 DNA 样本（如恐龙骨骼）进行测序。从混合细胞群中选择的单个细胞的基因组序列也可以使用单细胞基因组测序技术确定。这在肿瘤学中具有重要意义，因为肿瘤组织通常是有异质性的，肿瘤内的克隆细胞群处于不同的发育和遗传变化阶段。因此，有可能从肿瘤肿块的不同区域取出细胞来确定基因突变的不同阶段。

20 世纪 70 年代和 80 年代使用的 DNA 测序方法，如 Maxam–Gilbert 测序和 Sanger 测序，是需要大量人力、时间和精力的人工技术。20 世纪 90 年代人们开始转向更快速的自动化测序方法，最终使全基因组测序能够在合理的时间内进行。第一批细菌基因组，包括流感嗜血杆菌基因组，是通过较短 DNA 片段的"鸟枪测序"法进行测序的。第一个真核生物基因组也通过这种方法测序，但涉及来自 DNA 库的更大 DNA 克隆，如细菌人工染色体（BACs）和酵母人工染色体（YACs）。

首批自动化 DNA 测序仪之一是基于毛细管的 ABI PRISM 3100 基因分析仪，它允许更快速和广泛的数据输出。

几乎涉及整个人类基因组的测序于 2000 年首次完成，部分原因是得益于通过使用"鸟枪"测序技术。虽然小基因组（4000 ～ 7000 个碱基对）的全基因组"鸟枪"测序已经在 1979 年投入使用，但基于双末端测序（也称为"双管""鸟枪"测序）的更广泛应用随之而来。随着测序项目开始采用更长和更复杂的基因组，研究人员意识到可以通过从 DNA 片段的两端测序获得有用的信息。尽管跟踪配对数据比从两个不同片段的单端进行标准测序更麻烦，但这种方法允许重建原始靶片段的序列。

毛细管测序是成功阐明几乎完整的人类基因组的第一种方法。然而，很明显，这种方法对于商业目的来说过于复杂、冗长和昂贵。因此，自 2005 年以来，毛细管测序已逐渐被高通量（以前称为"下一代"）测序技术所取代，例如 Illumina 的染料测序、焦磷酸测序和 SMRT 测序。所有这些技术继续采用基本的鸟枪策略（通过基因组片段化进行并行化和模板生成）。其他技术仍在不断涌现，例如基于纳米孔的方法。尽管纳米孔测序技术仍在不断完善，但其便携性和读取长 DNA 序列的潜在能力在未来的全基因组测序应用中可能很重要。

虽然全基因组测序可以提供生物体 DNA 的基本核苷酸序列（图 11.5），但需要进一步分析来解释序列的生物学或临床意义。生物信息学领域仍在开发和完善用于分析测序数据的计算方法。由于测序会产生大量数据（例如，每个人类二倍体基因组中大约有 60 亿个碱基对），输出必须以电子方式存储，并且需要大量的计算能力和存储容量。一些上市公司和私营公司仍在竞相开发足够强大和可靠的全基因组测序平台，以商业化用于研究和临床用途（例如，Illumina 公司，GE Global Research 公司，Affymetrix 公司和 IBM 公司，尽管还有许多其他公司）。通常商业的测序成本目标是"1000 美元基因组"。截至 2015 年，获得全基因组序列的成本约为 1500 美元。最近，在 2019 年，一家公司（Veritas Inc 公司）声称能够以 600 美元的价格提供完整的基因组序列，到 2021 年，他们可以将成本降低到 100 ～ 200 美元。

11.5.2.2 基因表达

RT-PCR 是一种灵敏、可重复且成本较低的技术，可用作 DNA 芯片数据的替代或验证。RT-PCR 技术固有的指数扩增在检测极低拷贝数的 mRNA 转录本时提供了更高的灵敏度。该技术还有一个定量技术版本（qRT-PCR），其中信号以指数方式生成，同时进行监测。这是检测 mRNA 转录本的最敏感的方法，可用于研究对微射线具有挑战性的低表达基因。RT-PCR 的其他优点包括宽动态工作范围和使用较小样本量的可能性。一些最新的方法允许在微流体卡上进行 PCR 检测的多重检测或并行测量单个标记物，微流体卡有时称为低密度芯片。

PCR 的原理如图 11.6 所示。通过多次加热和冷却循环，可以将非常少量的双链 DNA 扩增为可用于多种不同测定技术的量。

实时荧光定量 PCR 的当前应用包括表达谱分析、多标记物诊断和 qPCR 自动化。最近，有多种增强功能可以克服当前实时荧光定量 PCR 的挑战。例如，已经开发出一种新型实时 taq 延伸测定，可以评估扩增阻滞突变系统（ARMS）。这种新方法提供了改变参数的能力，而单独使用 PCR 是做不到的。通过使用特定的引物，还可以节省时间和成本。另一项进展是已开发出了可显著减少约 15 分钟检测时间的实时荧光定量 PCR 平台。该方法基于将 DNA 样品置于显微镜盖玻片，然后用矿物油覆盖样品以形成虚拟反应室。PCR 反应在具有加热器和温度传感器的微机械硅芯片上进行。

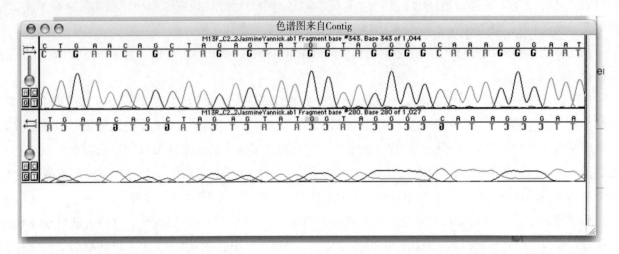

图 11.5　全基因组测序结果通常以电泳图进行分析。上图显示了四个 DNA 碱基对中每个碱基对的颜色编码。

聚合酶链反应（PCR）

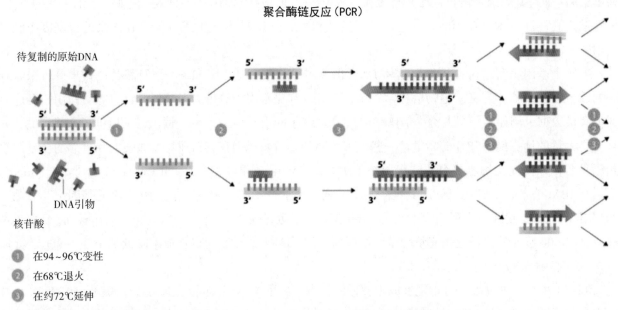

①　在94~96℃变性

②　在68℃退火

③　在约72℃延伸

图 11.6　聚合酶链反应（PCR）原理示意图，该反应用于扩增少量 DNA [源自维基百科，Enzoklop 的 "Polymerase chain reaction"。遵循知识共享归属许可协议 3.0（https://creativecommons.org/licenses/by-sa/3.0/legalcode）]。

用于遗传变异分析和基因定量的高分辨率熔解（HRM）测定的试剂也正处于改进开发中。例如，Accu-Melt HRM SuperMix ™试剂的开发是为了最大限度地提高序列变体的熔解差异。虽然目前专注于SNP 测定，但它也可用于鉴定低分辨率测定中的基因敲除。HRM 测定不需要凝胶，可用于表征细微的序列变化，而不是使用带有三个引物的 PCR。

尽管基因芯片被广泛用于监测基因水平的药物反应，但由于它们依赖于预先设计的寡核苷酸探针和基于杂交的检测，因此具有局限性。已经开发出一种将基因表达的 CAP 分析（CAGE）与第三代单分子测序相结合的新技术，以克服基于芯片技术的局限性。CAGE 是由 Riken 及其同事开发的一种方法，它绘制了转录的起始位点和相关启动子，并量化了转录组。该技术可以更精确地分析细胞对药物的反应，因为它可以监测和量化个体基因启动子的活性。

11.5.2.3 功能基因组学

功能基因组学研究是通过监测健康组织和具有不同疾病和病理的细胞中信使 RNA（mRNA）拷贝数来评估基因表达模式（转录表达谱）。各种药物作用的效果也可以用这种方法来测量。最新的 DNA 芯片和相关的生物信息学软件允许在单个实验中监测数千个基因的表达。该技术是基于核酸杂交方法，即将不同的 DNA 序列固定在固体表面（芯片）上，然后与提取和荧光标记的 mRNA 探针杂交。杂交探针的检测使用荧光扫描仪完成，该扫描仪可跟踪芯片表面上发生单个杂交的位置。目前使用的 DNA 芯片主要有两种类型。第一种是基于定制的 cDNA，其中 cDNA 探针由特定目标序列或文库克隆的片段制成，然后被定位到玻片或聚酯纤维膜上。第二种是基于寡核苷酸的 DNA 阵列，基于寡核苷酸探针（长度为 20～80 个碱基），通常直接在芯片上合成（例如 Affymetrix Genechip™）或共价结合到微珠上（例如 Illumina Sentrix™ Array）。这些芯片目前是许多不同研究中采用的标准技术，包括：①新药物靶点的鉴定和验证；②疾病过程机制的研究；③病理条件的研究；④了解毒性的分子基础；⑤探索药物的作用机制。基因组学的另一个潜在应用是药物靶标鉴定。在肿瘤学中，可以将恶性组织（如乳腺癌、多发性骨髓瘤、结直肠癌）与健康对照组织进行比较，以确定对诊断、预后和治疗选择可能有重要作用的基因。例如，乳腺癌穿刺活检的基因表达谱正被用于评估患者对治疗的反应。2007 年，FDA 批准了一种名为 MammaPrint™的基于基因的乳腺癌检测，用于确定治疗后 5～10 年早期乳腺癌复发的可能性。MammaPrint™是一种基于 DNA 芯片的诊断试剂盒，可测量乳腺癌肿瘤细胞中 70 个基因的转录水平。这些特征的评分用于确定复发的风险和是否需要辅助治疗。这项检测的目的是帮助临床医生在非转移性早期乳腺癌初始治疗后决定是否进行化疗。与此类似，基因组谱分析已被用于预测手术前单独使用他莫昔芬或他莫昔芬联合化疗的患者完全缓解的可能性。另一种称为 Oncotype DX™的基因组分析方法是基于 21 个乳腺癌基因的 RT-PCR 数据。该试验是利用在各种化疗药物和剂量方案试验中收集的石蜡块组织的回顾性数据开发的。有证据表明，生成的基因表达谱可以预测化疗反应。

11.5.2.4 蛋白质组学

蛋白质组学是对细胞整体蛋白质谱的分析。为了发挥更大的作用，其涉及复杂的方法，需要根据时间和与环境的相互作用来测量蛋白质表达。目前存在多种工具来鉴定蛋白质及其功能，包括凝胶电泳和 LC 方法，以及不同的质谱技术。最近，蛋白质芯片和相关的磁珠技术已经开发出来进行高通量测序研究。

二维聚丙烯酰胺凝胶电泳（2D-Page）是最早发挥作用的蛋白质组学方法之一。该技术通过等电点（第一维）和质量（第二维）分离蛋白质。用可见或荧光染料（如胶体考马斯蓝或 SYPRO Ruby™）染色进行定量。然后使用称为"斑点切割器"的仪器将凝胶上感兴趣的斑点切掉，并用胰蛋白酶消化每个斑点上的蛋白质以获得肽片段（称为"指纹"），这些片段可以使用质谱（MS）技术进行识别。这一方法包括基质辅助激光解吸电离飞行时间（MALDI-TOF）、表面增强激光解吸电离飞行时间（SELDI-TOF）和串联质谱（MS-MD）方法。MALDI-TOF 的优点是它可以确定每个肽片段的确切质量。利用这些值，结合完整蛋白的已知分子量及其先前由 2D-PAGE 确定的等电点，可以与肽数据库匹配以识别目标蛋白。MS-MD 方法包括进一步将肽片段按序列分割成其组成氨基酸。重组降解序列完成蛋白质的鉴定。

使用这些技术的分离和鉴定靶标蛋白受到蛋白质大小、pH 值和丰度的限制。此外，整体技术方法是劳动密集型的，耗时且难以自动化，并且可重复性差（例如，酶消化的可变性，离子干扰，缺乏标准，凝胶之间的变化等），这增加了技术应用的复杂性。一种被称为荧光 2D 差异凝胶电泳（荧光 2D DIGE）的方法可以克服一些问题，其通过使用独特的荧光染料（例如，Cy2，Cy3，Cy5）来标记不同样品的蛋白质，这些样品可以在同一凝胶上移动并同时定量。因此，与传统的 2D PAGE 方法相比，通量可以增加一倍或三倍，凝胶之间的差异会缩小。

第二组被称为"鸟枪蛋白质组学"的技术是基于液相色谱结合串联质谱（LC–MS–MS），如电喷雾电离液相色谱串联质谱（ESI–LC–MS）。胰蛋白酶消化产生的肽通过液相色谱分离，然后通过串联质谱在线裂解成氨基酸模式。成功应用该方法的先决条件是在所研究的生物基质中降低蛋白质含量的复杂性（"清理"过程）。这可以通过预先耦合不同的色谱分离成分或通过化学反应选择性地富集特定肽段来实现。

LC–MS–MS 方法的主要难点包括直接定量的可重复性，缺乏标准，肽段与数据库的可靠匹配，因复杂性降低而引入偏差，以及靶问肽段亚群所需的苛刻化学要求。LC–MS–MS 中直接定量缺乏可重复性的问题可以通过 ICAT（同位素编码亲和标记）来克服，这种方法相当于 2D–PAGE DIGE 技术。在这种情况下，不是使用不同的荧光染料，而是使用同位素标签与蛋白质内的特定氨基酸结合。

MALDI–MSI（基质辅助激光解吸电离质谱成像）和 LCM–MS（激光捕获显微解剖质谱）是两种新的基于质谱的技术，正在开发其在蛋白质组学领域的应用。这些技术仍处于实验阶段，目的是使用质谱方法对细胞和组织中的蛋白质和肽进行成像。无凝胶同位素标记方法，如 SILAC（细胞培养氨基酸稳定同位素标记），iTRAQ（相对和绝对定量等压标签）和 I–TMTs（等压串联质量标签）目前能够在单次分析中定量多达数千种蛋白质，具有高重复性。

最近，研究人员将蛋白质芯片技术用于提高蛋白质组学的通量。最初仅基于抗体附着在阵列表面的免疫测定原理，最新方法采用了大范围的捕获和检测技术，并用于包括蛋白质表达谱、分子相互作用作图、生物标志物和药物发现、疾病诊断和疫苗开发在内的应用（图 11.7）。

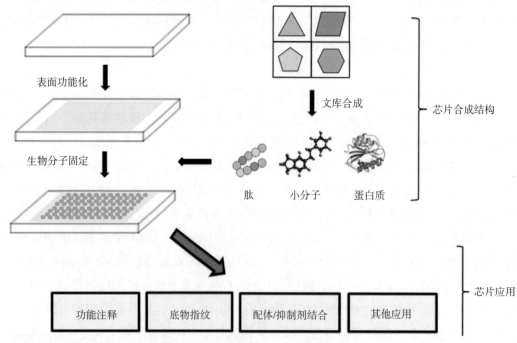

图 11.7　关键蛋白质芯片技术及其在蛋白质组学中的应用［图片源自 Hongyan Sun，Grace Y.J. Chen，Shao Q. Yao（2013），"Recent Advances in Microarray Technologies for Proteomics"，Chemistry & Biology，20，5，pp685–699），（https://doi.org/10.1016/j.chem biol. 2013.04.009）. Copyright © 2013 Elsevier Ltd］。

蛋白芯片目前是基于重组蛋白和与蛋白质、抗体、肽和小分子特异性相互作用的其他试剂。这些重组蛋白或试剂固定在芯片表面，可以与被分析样品中的相应的分子结合。蛋白质芯片也可用于分析蛋白质功能，包括酶活性，如蛋白酶和激酶功能。在这种情况下，它们被称为"功能性蛋白质芯片"。经常出现的缺乏特异性（例如，血清蛋白的非特异性结合和交叉反应性）和敏感性（例如，阻断或抑制作用），限制了测序通量以及靶向方法的偏差是使用蛋白质芯片时遇到的主要挑战。

基于基础蛋白芯片技术的其他方法已经被开发出来。例如，RPMA 反向蛋白质芯片最近在蛋白质组学分析中很受欢迎。RPMA 是一种技术平台，用于在一个微阵列中同时定量分析多达数千个细胞蛋白质样品。它在微阵列表面使用化学发光、荧光或比色标记的抗体，并通过使用基于相同裂解物标记的不同抗体的多个阵列来实现多重检测。它在药物发现方面的潜力也得到了认可，目前正被纳入临床癌症药物试验。

由于将蛋白质和抗体等大分子黏附到芯片表面存在困难，已开发出来一种被称为核酸可编程蛋白芯片（NAPPA）的新技术。NAPPA 是基于蛋白质及其抗表位抗体使用固定在蛋白质捕获表面的 DNA 模板的原位转录和翻译。这最大限度地减少了对蛋白质的直接操作，减少了纯化和稳定性的问题。最近，NAPPA 已与质谱结合使用，用于鉴定潜在磷酸化的肽序列，以及作为检测蛋白质－蛋白质相互作用的高通量方法。

最后，另一个发展是在溶液中使用蛋白质相互作用，以克服与芯片生产相关的技术挑战。已经开发了诸如 Bio-Plex ™（Bio-Rad Inc.）和 LiquiChip ™（Qiagen Instruments Inc.）系统等所谓的悬浮平台，这些系统使用了 Luminex 的基于磁珠的 xMAP 技术。悬浮磁珠分析具有很高的灵活性，因为蛋白质和配体可以偶联到不同的磁珠群体，从而能够研究不同种类的蛋白质－配体相互作用。

例如，Luminex ™珠能够在单个微孔板中同时定量多达 100 种不同的生物分子。类似地，Bio-Plex ™分析采用可检测的磁珠，用荧光方法捕获溶液中的分析物。

总之，使用蛋白质组学技术的主要难点在于科学的复杂性，检测设备，相对较低的通量，蛋白质结构解析的难度，不同技术之间的可重复性差和低灵敏度。其他关键的挑战是蛋白质丰度的范围和蛋白质组的复杂性，每个蛋白质有多种变异（每个蛋白质可能有超过 1000 种变异）。

蛋白质组学最有前途的临床应用对体液进行评估（例如，肾脏功能障碍患者的尿液）。在一项基于 49 名健康对照和 4 例肾脏疾病患者（糖尿病肾病、骨髓瘤肾病、近端小管酸中毒和肾病综合征）尿液的研究中，发现肾脏疾病患者中有 6 种蛋白质（Tamm-Horsfall 蛋白、转铁蛋白、锌 $-\alpha_2$ 糖蛋白、α_1 微球蛋白、结合珠蛋白和免疫球蛋白轻链）存在系统性增加。这个例子展示了使用蛋白质组学方法来识别器官功能障碍而不使用侵入性活检的潜力。

为了提高同时分析几种蛋白质的通量，需要使用"多重"检测技术，这带来了额外的问题。对于多重检测，所有生物标记物都需要相同的分析条件（例如，孵育时间、试剂和稀释度）。此外，如果对单个分析物的质量检查失败，则需要重新测量整个多重检测板。然而，蛋白质分析的多重检测已在商业上取得成功，可以提供各种分析物的多重检测板的公司数量还在不断增加。最近多重检测方法的一个关键优势是所需的样本量减少（例如，100 个分析物 150μL）。

11.5.2.5　毒理基因组学

基因组学方面的进展也对毒理学研究产生了影响，促生了"毒物基因组学"这一新兴领域，即研究药物和其他制剂对细胞、组织、器官和体液的不利生物效应与基因组活性之间的关系。它涉及多学科整合和数据的相关性，包括体外细胞分析，组织学，病理学，遗传学和临床信息（例如，临床生物化学生活中的数据）。这不仅提供了对毒性分子更全面的理解，而且至关重要的是提供了预测的可能性。当细胞暴露于有毒物质时，基因表达可直接或间接发生改变，特定基因表达的改变可导致病理结果。由于这些基因表达变化可能是敏感的和早期的，毒理学机制研究（例如时间过程和剂量反应研究）提供了发现基因模式（或"指纹"）的机会，这些模式可用于监测对损伤的病理前代偿反应。进而，这些关键基因可作为"生物标志物"，用于监测药物安全性。

毒理基因组学研究高度依赖于一系列基因组技术，其中许多技术在过去十年中已在稳定性、可负担性和测序通量方面取得了重大进展。然而，为了使数据集足够全面和统计意义足以用于有意义的风险－效益评估数据分析的准确性仍然是关键挑战之一。因此，除了生物信息学之外，生物统计学方法现在正在发挥越来越大的作用。生物统计学是应用数学方法从复杂的生物数据集中提取重要的生物标志物变化，并可以支持生物或临床数据挖掘与相关、分类、回归、模型构建和假设检验。使用经过验证的生物标志物评估风险与收益，以确保达到先前研究中建立的阈值。目前，大多数这类研究仍然使用经典的标志物进行决策（例如血清肌酐水平用于肾脏损害），但新的潜在生物标志物可以并行验证，其测量值也与终点相关。有时，相同的生物标志物可以用于评估安全性和有效性，然后使用表达水平在有效性和毒性窗口中对效果进行排序。

因此，使用的计算软件对于处理由芯片产生的大量数据至关重要。有几种不同的软件包可用于此目的，它们对数据分析的每个步骤采用不同的算法。此外，大多数算法允许操作员调整各种参数，尽管这可能导致研究者、实验室和公司之间的结果不同。为了增加分析的统计和生物学效能，通常在一项研究中包括尽可能多的样本，这通常意味着要在所谓的"荟萃分析"中结合不同的研究和数据集。然而，这会因为器官或体液取样、芯片类型和技术平台、硬件设置、基因覆盖和探针注释、mRNA 提取和标记方法的不同引入显著差异性。

11.5.2.6 代谢组学

在过去的十年中，代谢组学已经从研究阶段发展成为一种广泛应用于临床的技术。它是对血液和其他体液（主要是尿液）中代谢物的定性和定量测量，其用途包括疾病诊断以及治疗药物的毒理学和疗效研究。

用于代谢组学的分析平台是基于核磁共振和质谱（MS），通常结合各种形式的色谱分离。这些技术的发展使代谢组学成为药物开发的有用工具。在实践中，主要使用的两种技术是核磁共振和 LC–MS。特别是，由于超高效液相色谱结合质谱（UPLC–MS）优越的分辨率和速度，已成为一种特别有用的方法。虽然核磁共振和 LC–MS 方法各有优缺点，但它们可以有效互补。核磁共振主要用于鉴定和定量小极性分子，LC–MS 在分析较大的非极性分子方面具有优势。此外，核磁共振需要很少的样品制备，允许在 < 5 分钟内快速分析每个样品，并直接定量。而 LC–MS 更敏感，可以覆盖更广泛的代谢物，并且可以使用公共数据库进行峰值匹配。还有一种被称为"统计异质光谱"（SHY）的技术，它涉及从核磁共振和 LC–MS 获得的数据的统计组合，可识别更多的相关分子，而不是用每种方法单独识别。

有许多应用代谢组学来评估临床前和临床治疗安全性的例子（例如监测肝毒性或肾毒性）。特别是在分析尿液中的代谢物以监测磷脂病和过氧化物酶体增殖物是非常重要的，因为目前尚没有其他受影响的外周生物标志物可以很容易地获得。在这两种情况下，代谢分析揭示了小分子尿液生物标志物用于诊断目的和监测治疗药物的潜在副作用的作用。最近开展的一种被称为"药物代谢组学"的技术，可以在给药前根据尿谱预测药物或外源物的代谢方式（代谢物的类型和动力学），完善了安全性评估。

代谢组学目前被用于临床疾病的诊断，如冠心病、苯丙酮尿症、枫糖尿病、脱氢酶缺乏症和其他一些疾病。它已成为医学中用于研究糖尿病、心血管疾病和代谢疾病的血液脂蛋白定量分析（例如，多达

14 种胆固醇亚类）的"金标准"，在研究新的癌症治疗方法中也变得越来越重要。

11.5.3 新兴技术

目前正在开发用于个性化医疗的几种新技术。这些将在下面讨论，包括肽组学、Histomics、循环肿瘤细胞（CTC）和核酸、表观遗传学和生物信息学。

11.5.3.1 肽组学

肽组学是一种克服与蛋白质鉴定和结构解析相关障碍的技术。通常使用质谱法来鉴定和定量更小、更稳定的肽片段，而不是全长蛋白质。借助于生物信息学和统计学，可以得出关于亲本蛋白质鉴定的结论。此外，肽本身可以用作生物标志物，以监测药物的疗效和安全性，并识别疾病。

11.5.3.2 Histomics

Histomics 是从蛋白质鉴定到检测开发的捷径，由此产生针对患病或治疗中患者体液的抗体。然后将衍生抗体标记并应用于器官以对感兴趣的组织进行染色。然后将最佳候选抗体用作开发检测。例如，肾乳头状抗原 1（RPA–1）在尿液中被鉴定为乳头状坏死的肾脏标志物。它现在被用作一种基于尿液的诊断测试方法来评估这种疾病的存在。

11.5.3.3 循环肿瘤细胞（CTC）

癌症转移（图 11.8）是癌细胞从最初的原发肿瘤中脱离，并通过血液和淋巴系统扩散到远处器官和组织中形成继发肿瘤的过程。进入血液循环系统的细胞被称为循环肿瘤细胞（CTC），或者循环癌细胞（CCC）。1869 年，奥地利病理学家托马斯·阿什沃斯首次发现了它们在血液中的存在。

如果获得分离和研究，CTC 可以成为早期诊断、评估肿瘤侵袭性、选择患者进行特定治疗和监测治疗进展的有用工具。基于物理和抗体依赖的方法，已经开发了各种检测 CTC 的技术，因为它们在血液中相对罕见，在检测之前需要富集（浓缩）步骤。CTC 的异质性，以及目前开发的大多数技术的灵敏度低，使得 CTC 检测方法转化为临床应用仍是一个重大挑战。然而，随着技术的进一步发展和对 CTC 相关科学的进一步了解，这些技术有可能广泛用于早期诊断、确定治疗效果和预后标志物。最近的发展使 CTC 分离和遗传分析成为可能，从而得以确定肿瘤起源类型。

通常使用放射成像技术进行癌症诊断，如磁共振成像（MRI）或正电子发射断层扫描（PET）。这些技术使临床医生能够确定正在增殖的肿瘤细胞群。尽管存在这些成像技术，但大多数癌症患者是在晚期才诊断出来的，这意味着预后很差，且患者往往在治疗后 24 个月内复发。而 CTC 通常会在肿瘤发展的早期阶段被释放到血液循环中，因此有可能提早发现癌症。例如，最近的一项研究显示，近 5% 的乳腺癌患者在最初的肿瘤诊断时至少已发生一种转移。另一项研究报告，在发现原发肿瘤和癌症相关症状之前，就可以在患者中检测到 CTC。这说明，将 CTC 的存在作为肿瘤存在的"早期预警"信号是可能的，从而有望提高患者的生存率。此外，越来越多的证据表明，在患者中检测到的 CTC 数量与其总体生存期之间存在很强的相关性。最近的一项研究分析了 CTC 在预测结直肠癌患者预后方面的价值，结果显示 CTC 数量升高的患者的生存率较低，而每 7.5ml 血液中 CTC 少于 3 个的患者的总生存率是其两倍。然而，尽管开发了检测血液中 CTC 的新技术，但由于血液中 CTC 的发生率相对较低（每 100 万个正常血细胞中约有一个肿瘤细胞），这种方法仍然具有挑战性。因此，尽管血液中 CTC 的检测已经取得了重大进展，但要将 CTC 与正常血细胞完全区分开来，还需要分析技术的进一步发展，这需要将浓缩（提高灵敏度）和改进检测技术相结合。

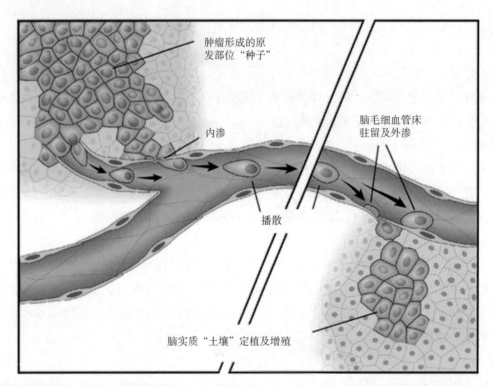

图 11.8　转移过程示意图。首先，癌细胞开始"上皮－间质转化"（EMT），减少与邻近细胞的黏附，并通过分泌基质金属蛋白酶（MMP）溶解基底膜。然后肿瘤细胞进入血流（作为CTC），这是由可激活血管生成的血管内皮生长因子（VEGF）的释放促进的。在血液中，肿瘤细胞与血小板相互作用，以免被免疫系统攻击。然后通过诱导内皮细胞缩回发生癌细胞外渗。继而它们经历"间充质－上皮转化"（MET）并继续在转移部位增殖［图片源自 Gazanfar Rahmathulla, Steven A. Toms, Robert J. Weil, "The Molecular Biology of Brain Metastasis", Journal of Oncology, vol. 2012, Article ID 723541，16pages，2012. https://doi .org /10 .1155 /2012 /723541. 遵循知识共享归属许可协议 3.0（https:/ /creative commons .org /licenses /by/ 3.0/）］。

　　CTC 检测的主要困难是"上皮－间充质转化"（epithelial－mesenchymal Transition，EMT）过程为肿瘤细胞提供了一种间充质细胞表型，该表型下调了上皮标记物如 EpCAM 和细胞角蛋白。这意味着基于识别这些标记的技术在检测接受过 EMT 的 CTC 时并不那么有效。因此，迫切需要优化检测方法，以准确区分 CTC 与其他不依赖于上皮表型的细胞类型，并识别和检测 EMT 过程中不下调的标记。

　　CTC 检测的另一个挑战是，CTC 可能在分离过程中破裂，这可能导致对结果的误解，并缺乏适合分子表征的功能性 CTC。从简单的血液检测中表征 CTC 的能力应该可识别额外的标记物，从而有可能增加该过程的临床效用（建议使用最合适的靶向抗癌药物）。CTC 异质性也是一个重要的问题，因为来自相同组织来源的 CTC 之间可能存在广泛的形态学差异。未来 CTC 的完整分子特征可以提供有关突变和不同基因表达模式的有用信息，这可能使临床医生选择最合适的治疗方法，并对某些治疗方法产生耐药性的可能性作出预警。

　　关于正在开发的分离和识别 CTC 的各种技术的详细讨论超出了本章的范围；然而，目前可用的方法通常被认为是昂贵和费力的。此外，通常需要一个基于物理和（或）免疫亲和技术的富集步骤，将 CTC 从血液中存在的许多其他细胞类型中分离出来。用于富集的物理性质包括大小、密度（图11.9）、电荷和可变形性，而免疫亲和技术涉及使用针对肿瘤特异性抗原的抗体，如上皮细胞黏附分子－1（EpCAM）。

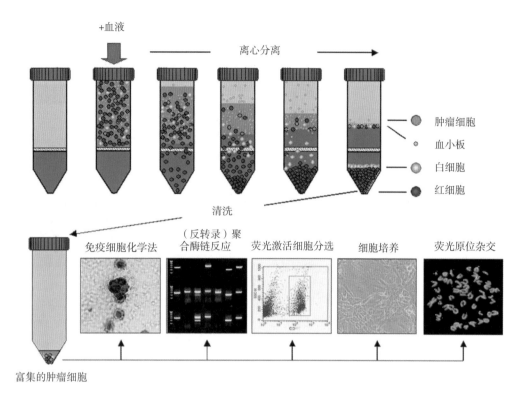

图 11.9　使用密度梯度离心（例如，OncoQuick™）富集 CTC 的示意图。在离心前，所有细胞类型都存在于同一层面，但离心后，细胞根据其密度分开。肿瘤细胞（CTCs）和血小板密度低（＜1.077g/ml），因此停留在顶层，而白细胞和红细胞密度较高（＞1.077g/ml），因此迁移到底层。一旦离心步骤完成，多孔屏障可防止细胞在层之间迁移造成的交叉污染。© copyright：Greiner Bio-One GmbH。

　　在富集步骤之后，已有的检测技术包括直接方法（免疫细胞化学、免疫荧光和流式细胞术）和涉及反转录聚合酶链反应（RT-PCR）的间接方法。目前的免疫亲和技术是由强生公司（New Brunswick，NJ）开发的 CellSearch™系统，这是 FDA 批准的第一个用于转移性乳腺癌、前列腺癌和结直肠癌患者富集和检测 CTC 的技术。

　　总的来说，人们普遍认为，将各种技术小型化为"微型设备"将极大地促进它们更容易用于临床实践。此外，如果要在快速早期诊断、治疗分期和监测中广泛使用这些技术，则需要缩短处理时间和提高灵敏度。尽管 CellSearch™等技术只需要 7.5ml 的血液样本就能有效地分离和检测 CTC，但 CTC 检测微芯片的开发已经取得了进展，这应该更容易在临床环境中使用。未来的愿景是生产基于芯片的小型化低成本设备，该设备经验证可用于非常小的血容量（例如指血样本）。这种设备可以用于医生手术中的即时检测，也可以作为消费品由患者自行检测。

　　这不仅有利于个人的早期诊断，如果发现癌症存在，患者可获得更大的成功治疗机会，延长生存时间，而且还可以通过减少晚期癌症治疗的负担，为医疗保健系统节省大量资金。图 11.10 显示了一个基于芯片设备的例子，该设备可以在不涉及抗体的情况下物理捕获 CTC。

　　基于微流体的 CTC 簇芯片（图 11.10）是麻省总医院和哈佛医学院的研究人员正在开发的一项新技术，该技术能够在不使用肿瘤特异性抗原的情况下从全血样本中捕获 CTC 簇。它包含三角形微柱，能够在分岔点捕获 CTC 簇。捕获后，溶液以相反的方向通过芯片以释放 CTC 簇。

　　如果这些不同的 CTC 检测技术能够得到进一步发展，变得更高效、更具成本效益，它们就有可能彻底改变癌症的早期诊断。这不仅可以通过早期诊断挽救生命和节省资金，而且还可以延长患者的寿命，逐步取代目前为检测癌症而进行的侵入性的、痛苦的组织活检，从而使患者受益。

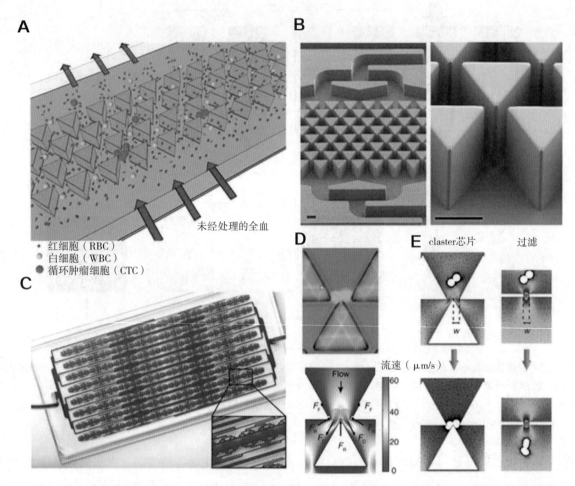

图 11.10　CTC cluster 芯片原理图。A 全血通过芯片的示意图；CTC 簇保留在三角柱的尖端之间，而其他单细胞则通过 12μm × 100μm 的分叉；B. 左图为芯片上三角柱的扫描电子显微镜（SEM）显微图，右图为团簇陷阱的放大图；C. 芯片处理血液样本的图像，该图像平均分布在 4096 个微孔上。该图为芯片上存在的捕获区域的图像；D. 上图显示了一个被捕获的 2 个细胞 CTC 簇，下图显示了作用在 CTC 簇上的不同的力来保持它的位置；E. 芯片和滤波器的捕获区域的 CTC 簇的动力学［图片源自 Sarioglu, A., Aceto, N., Kojic, N. et al. (2015) A microfluidic device for label–free, physical capture of circulating tumor cell clusters. Nat Methods 12, 685–691, https://doi .org /10 .1038 /nmeth .3404. 版权所有 © 2015, Springer Nature］。

11.5.3.4　循环肿瘤核酸

循环肿瘤 DNA（ctDNA）作为癌症的生物标志物是另一个重要的概念，人们认为这种类型的自由循环 DNA 一定是起源于体内某处的原发肿瘤。ctDNA 通常包含特定肿瘤类型的体细胞突变，准确的测序可以提供有关该疾病的分子状态和阶段的有用信息。这些突变包括表观遗传变化，如 DNA 超甲基化和点突变，均可量化。由于这些 DNA 改变是疾病特异性的，因此可以使用 ctDNA 作为诊断和评估癌症患者预后的生物标志物。同样，外泌体在癌症诊断和治疗监测中都已成为一种很有前景的生物标志物。与 CTC 相比，它们在体液中含量丰富，其携带的分子信息使它们成为可提供原发肿瘤信息的潜在有用工具。检测循环核酸最突出的用途之一是识别表观遗传变化，这将在下面的部分中更详细地介绍。

11.5.3.5　表观遗传学

表观遗传学是研究基因表达的可遗传变化，不涉及对潜在 DNA 序列的修改。这个词来源于希腊语中的 epigenesis，意思是"额外的生长"。表观遗传学的概念最初是由 C.H. Waddington 于 1942 年提出的，作为"研究基因及其产物之间因果相互作用的生物学分支，其产物使表型得以表现"，但随着时间的推移，其在一系列生物学进程中均发挥作用。

近年来的大量研究表明，除了遗传改变外，表观遗传异常与癌症的发生和发展有关。第一个与表观遗传学相关的研究是在 1983 年进行的，当时的研究表明，与正常细胞中的同等基因相比，结直肠癌细胞中的基因显著低甲基化。这一发现激发了研究人员进一步研究表观遗传学在各种人类疾病中的作用，包括不同类型的癌症、中枢神经系统疾病和免疫系统疾病。然而，这样的研究可能具有挑战性，因为与基因突变不同，表观遗传变化可能是可逆的，基因及其相关的染色质可能在使用某些治疗药物后恢复到原始状态。

表观遗传变化是健康细胞中正常的自然现象。例如，大多数甲基化模式在正常细胞分化期间建立，并在细胞分裂期间稳定维持。这可能导致细胞具有不同的作用，尽管它们含有相同的基因组成。然而，其他变化可以通过包括环境压力和疾病在内的多种因素引起。有四种公认的表观遗传修饰：DNA 甲基化，共价组蛋白修饰，核小体定位和非编码 RNA。这些修饰相互独立作用，通过改变由核小体重复单元组成的染色质结构来调节基因组（图 11.11）。

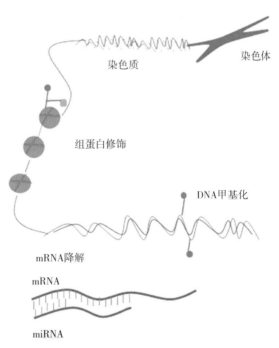

图 11.11　染色体结构示意图，以及四种主要公认的表观遗传机制，包括 DNA 甲基化，组蛋白修饰，核小体重定位和微 RNA 产生［图源自 Zhang L.，Lu Q.，Chang C.（2020），Epigenetics in Health and Disease. In: Chang C., Lu Q.（eds）Epigenetics in Allergy and Autoimmunity. Advances in Experimental Medicine and Biology，vol 1253. Springer，Singapore. https://doi.org /10.1007/978-981 -15-3449-2_1. 版权所有 © 2020，Springer Nature Singapore Pte Ltd］。

每个核小体由 146 ～ 147 个碱基对的 DNA 围绕四个核心组蛋白（H3、H4、II2A 和 II2B）构成（图 11.12）。这些修饰的模式在不同的细胞类型中是不同的，这决定了它们最终的细胞身份。

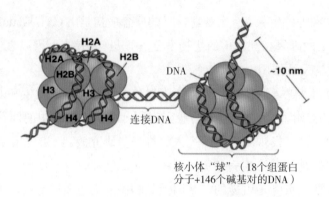

核小体"球"（18个组蛋白
分子+146个碱基对的DNA）

图 11.12　组蛋白亚基排列的核小体示意图。

DNA 甲基化是最著名和最广泛研究的表观遗传机制。这是一个将甲基添加到 DNA 碱基上从而改变包括转录在内的生物学功能。DNA 甲基化是维持健康细胞和正常组织发育的重要过程。特别是它提供了一个稳定的基因沉默机制，在调节基因表达和染色质结构调控中发挥重要作用。只有两个 DNA 核苷酸，腺嘌呤（A）和胞嘧啶（C）可以被甲基化。此外，目前的分析方法在哺乳动物中只检测到甲基化的胞嘧啶，而在细菌和植物 DNA 中存在甲基化的腺嘌呤和胞嘧啶碱基（图 11.13）。在人类，DNA 甲基化主要发生在 CpG 二核苷酸的胞嘧啶残基中，CpG 二核苷酸集中在 CpG 岛上，其中 CpG 二核苷酸簇约占序列的一半。

CpG 岛位于基因的 5' 端，约占人类基因启动子的 60%。尽管基因组中的大多数 CpG 位点在正常细胞中甲基化，但大多数 CpG 岛在分化和发育过程中仍未甲基化，这可能是因为在分化和发育过程的细胞中基因表达更多，而成熟健康细胞中基因表达相对较少。DNA 甲基化导致基因表达的减少或消融被认为是由于空间效应阻止了包括转录因子在内的调节蛋白向 DNA 的募集。基因组的甲基化模式是由甲基转移酶导致和维持的，甲基转移酶将甲基转移到 DNA 碱基或蛋白质（如组蛋白）上。甲基化碱基也被证明为甲基结合结构域蛋白提供了首选的结合位点，甲基结合结构域蛋白通过与组蛋白去乙酰化酶（HDAC）的相互作用抑制基因表达。除了致癌，DNA 甲基化也被证明与多种关键的生物过程有关，包括基因组印记、X 染色体失活、重复元件抑制和衰老。

组蛋白修饰包括组蛋白的一些化学和物理变化，组蛋白包含一个球形 C 端结构域和一个非结构化 N 端，负责将 DNA 包装到核小体中。蛋白质的 N 端尾部可以发生不同的翻译后共价修饰，包括甲基化、乙酰化、泛素化、类泛素化和特定氨基酸残基的磷酸化（图 11.14）。这些修饰要么通过改变染色质的可及性，要么通过招募或阻碍非组蛋白效应蛋白，这些非组蛋白效应蛋白可解码由修饰模式编码的信息，从而导致基因的激活或抑制。

赖氨酸残基末端氨基中带正电荷的质子化氮原子的乙酰化（图 11.15）或甲基化可以通过中和正电荷来激活转录，从而从组蛋白中释放 DNA。修饰模式受组蛋白乙酰转移酶（HAT）和组蛋白甲基转移酶（HMT）等酶的调控，这些修饰可以激活或抑制转录。此外，组蛋白修饰可以影响 DNA 甲基化模式，最终可能导致基因表达和染色质结构的改变。

另一种机制涉及核小体位置的物理变化。这些非共价机制在染色质结构和基因调控中发挥重要作用。核小体不仅有助于在细胞核内包装 DNA，而且使转录因子能够进入 DNA 序列的调控区域，促进基因表达。在基因的 5' 和 3' 端存在无核小体区（NFR），被认为负责转录因子的组装和拆卸（图 11.16）。在基因启动子位置有一个 NFR 区域，当受到刺激时，可使基因快速激活。相反，如果转录起始位点内的

NFR 被阻断，则可能导致基因抑制。

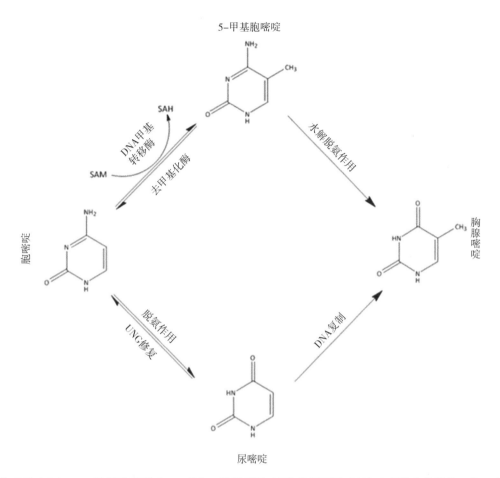

图 11.13　胞嘧啶（C），5- 甲基胞嘧啶（5-mC），胸腺嘧啶（T）和尿嘧啶（U）之间的生化转化。注：为清晰起见，氢原子未显示在芳香环上［图源自 Wikipedia，"DNA methylation（corrected）" by Stimpakk，遵循知识共享归属国际许可协议 4.0（https://creativecomons .org /licenses /by-sa/ 4. 0 /deed .en）］。

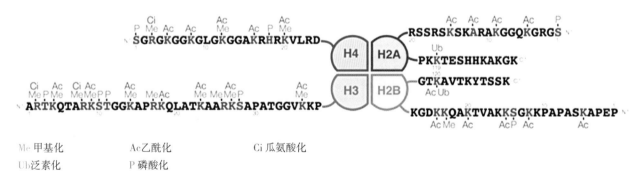

Me 甲基化　　　　Ac乙酰化　　　　Ci 瓜氨酸化
Ub泛素化　　　　P 磷酸化

图 11.14　组蛋白修饰包括乙酰化、甲基化、泛素化和磷酸化［图源自 Wikipedia，"Histone modifications" by Mariuswalter，遵循知识共享归属国际许可协议 4.0（https://creative commons .org /licenses /by-sa / 4.0 /deed .en）］。

　　此外，核小体的占用和基因表达活性受到组蛋白变异如 H3.3 和 H2A.Z 的影响。组蛋白变异是组蛋白的非等位变异，它们只有一个或几个氨基酸差异，与常规组蛋白相比，表达水平非常低。与主要组蛋白亚型不同，这些变体的合成和结合到染色质中发生在整个细胞周期中，而不仅仅是在 S 期。然而，它们经历翻译后修饰，这决定了它们的核定位和功能。

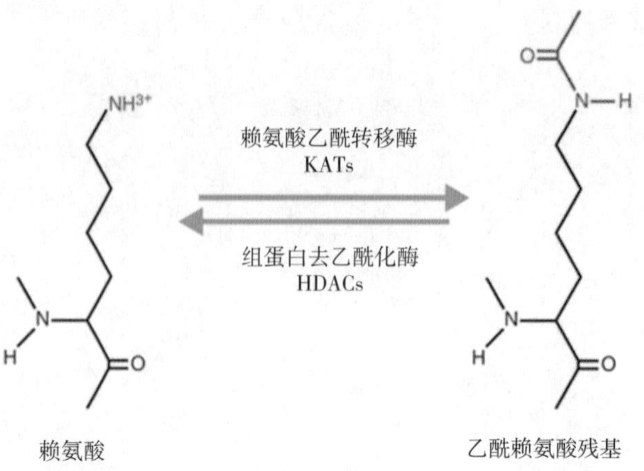

赖氨酸

乙酰赖氨酸残基

赖氨酸乙酰转移酶
KATs

组蛋白去乙酰化酶
HDACs

图 11.15   赖氨酸乙酰转移酶（KAT）和组蛋白去乙酰化酶（HDAC）在组蛋白内对赖氨酸和乙酰赖氨酸残基的酶促转化。（图片获得 Cayman Chemical Company© 授权）。

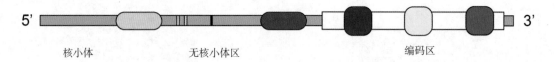

5'   核小体   无核小体区   编码区   3'

图 11.16   基因内无核小体区（NFR）位置的示意图。NFR 在基因启动子位点的存在与刺激后基因的快速激活有关，而 NFR 在转录起始位点的阻断与基因抑制有关（图片由 Peiqin Jin 绘制提供）。

另一种表观遗传机制基于非编码 RNA（ncRNA），这是一种不被翻译成蛋白质的 RNA 分子，用于调控细胞内的表观遗传控制。表观遗传相关的 ncRNA 包括 microRNAs（miRNAs）、短干扰 RNA（siRNA）和 piwi 相互作用 RNA（piRNA）。一般来说，ncRNA 可在转录和转录后水平调控基因表达。参与表观遗传过程的主要 ncRNA 之一是 miRNA，它主要调节细胞周期，包括增殖，分化和凋亡。多项研究表明，miRNA 是维持全局基因表达模式的关键，并且可以通过表观遗传机制进行调控（图 11.17）。ncRNA 还可以通过靶向负责 DNA 甲基化或组蛋白修饰的酶的表达间接调节细胞内的表观遗传机制。

现在我们知道，随着肿瘤细胞的进化，它们会改变其表观基因组（有时被称为"表观突变"），以提高诸如生存、转移潜力、血管生成和对抗癌药物的耐药性等特征。这些修饰包括 DNA 甲基化模式、组蛋白修饰和染色质修饰酶表达的改变。这些表观遗传变化通常导致基因表达失调，进而发生疾病进展。此外，通过基因沉默、基因突变或缺失，有时这些表观遗传变化可导致特定肿瘤抑制基因失活，或激活癌基因以促进肿瘤发生。

对表观遗传过程在癌症发生和发展中的全部作用的了解尚处于早期阶段，目前正在进行多项研究。然而，与正常组织相比，肿瘤组织中出现的第一个表观遗传变化是较低水平的 DNA 甲基化。这是由于重复 DNA 序列的低甲基化以及编码区和内含子的去甲基化。这种重复序列的畸变，如重复元件、反转录转座子和 CPG 缺陷启动子，导致基因组稳定性差。最近的一项研究表明，随着细胞增殖和向侵袭性癌细胞发展，低甲基化程度增加（图 11.18）。染色体不稳定性、转座因子的再激活和印迹的丢失等三种被提出来解释 DNA 低甲基化影响肿瘤细胞转化的机制。

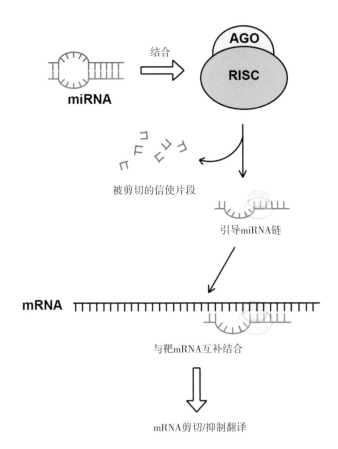

图 11.17　miRNA 相关基因沉默示意图。miRNA 直接结合到靶 mRNA 的 3′-UTR 上，或调节转录后修饰，调控翻译抑制机制，或破坏靶 mRNA 的稳定，从而降低基因表达（图片由 Peiqin Jin 绘制提供）。

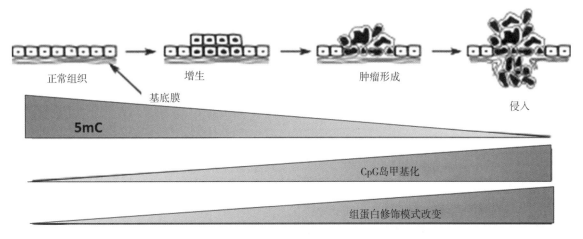

图 11.8　肿瘤进展过程中的表观遗传学变化（如皮肤癌）。随着癌症细胞的进化，总 DNA 甲基化含量逐渐降低，而 CpG 岛和组蛋白修饰增加（H-ras：Harvey-ras 基因；5mC：5- 甲基胞嘧啶）［图源自维基百科"Epigenetic alterations in tumor progression" by Philippe Hupé，遵循知识共享归属许可协议 3.0（https://creativecommons .org/licenses/by-/3. 0/）］。

　　组蛋白修饰发生在肿瘤细胞中不同类型的组蛋白、其变体和其内部的单个残基上。包括对化学官能团的修饰，如甲基化程度的变化。一般来说，组蛋白的乙酰化表示转录激活，而组蛋白甲基化的作用特异性较低，且依赖于组蛋白尾部的氨基酸类型和位置。普遍接受的通过赖氨酸残基乙酰化增强基因转录的机制是，非乙酰化赖氨酸残基具有以正电荷（质子化）氨基作为末端的侧链，其通过静电荷保持染色质凝聚。一旦发生乙酰化，正电荷丢失，染色质打开（去凝聚），从而使 DNA 暴露于转录促进蛋白，包括转录因子。组蛋白修饰酶的表达在肿瘤细胞和健康细胞中是不同的。这些对组蛋白的修饰可以通过质谱技术准确和特异性地检测到。例如，在乳腺癌细胞中可检测到组蛋白去甲基化酶 PLU1 的过表达，在血液系统肿瘤、结肠癌和子宫内膜癌细胞中可检测到组蛋白去乙酰化酶 HDAC1 的表达变化。

肿瘤抑制基因启动子区域 CpG 岛的高甲基化也是多种类型癌症起始的主要事件。例如，已知乳腺癌易感基因 1（BRCA1）和 von Hippel–Lindau（VHL）病都与这种现象有关。CpG 岛启动子序列的高甲基化也被证明会影响参与细胞周期、DNA 修复、致癌物质代谢、细胞间相互作用、细胞凋亡和血管生成的基因。由于 CpG 岛超甲基化的特征可能是癌症类型特异的，因此将这些信息用于诊断或分期目的引起了研究人员的兴趣。

miRNA 的表达模式受到严格调控，其对细胞增殖、凋亡和分化有重要影响。miRNA 表达水平的变化可能促进肿瘤的发生。根据靶向基因的不同，miRNA 可以作为肿瘤抑制因子或癌基因激活因子。在多种类型的癌症中，肿瘤抑制 miRNA 被抑制，而致癌 miRNA 被上调。这些变化可通过染色体异常或转录因子结合改变而发生。然而，最近的研究表明，miRNA 去调控导致的变化可以通过染色质修饰药物治疗逆转。因此，miRNA 目前是新型表观遗传治疗的一个有希望的靶点。

对用于检测癌细胞表观遗传变化的分析技术的详细讨论超出了本章的范围；然而，目前可用的商用试剂盒是首先进行 ccfDNA 提取，然后进行 DNA 甲基化和（或）组蛋白修饰分析。ccfDNA 的分离通常是通过裂解肿瘤细胞并在磁珠上捕获其 DNA 来实现的。经过一个清洗步骤后，DNA 被洗脱形成小珠。已开发许多以凝胶和质谱为基础的强大方法并应用于在人类基因组层面的分析和比较 DNA 甲基化模式。也正在开发商业试剂盒，用于癌症的诊断和预后、健康个体癌症风险的预测以及对某些抗癌疗法的治疗反应监测。

例如，表观基因组学公司已经开发了两个试剂盒。其主要产品 Epi proColon ™是一种基于血液的筛查试验，用于早期发现结直肠癌。该测试可检测 SEPT9 基因（SEPT9）中异常甲基化的 DNA，该基因编码 Septin9 蛋白，该蛋白是 GTP 结合蛋白家族的一员。一些研究发现，Septin9 基因的胞嘧啶残基在结直肠癌细胞中发生特异性甲基化。因此，这种肿瘤特异性甲基化模式可用于血液中 ccfDNA 的检测。Epi proColon ™的测试据显示能够在 1ml 血液中检测出 14pg 甲基化的 SEPT9 DNA，其于 2016 年在美国获得了上市许可。

该公司提供的第二种试剂盒 Epi proluntm 是一种专有 DNA 甲基化生物标志物 SHOX2 和 PTGER4 组合的确证性测试，有助于肺癌的诊断。目前在欧洲作为 CE 标记的 IVD 上市，据称其通过评估常规支气管镜检查中疑似肺癌患者支气管液中存在的 mSHOX2 生物标志物，可提供额外的分子水平信息，以实现准确诊断。最近的一系列临床研究表明，肺癌患者中存在 SHOX2 基因的染色体 3q 的基因组增加（例如 SHOX2 基因 DNA 甲基化生成 mSHOX2），这些研究支持 mSHOX2 可作为支气管液中肺癌的高度特异性生物标志物。

多家公司已经在研究利用表观遗传学预测结直肠癌的风险。例如，Exact Sciences Corporation 公司开发了针对粪便样本中 DNA 片段的 Cologuard ™检测。该检测可检测结直肠细胞中甲基化的 DNA 标记（异常甲基化的 BMP3 和 NDRG4 基因启动子区域，突变的 KRAS 和 β-actin）。它还提供了一种定量免疫化学方法来检测粪便样本中的人类血红蛋白。其原理是，结肠中如果存在肿瘤或癌前组织，就会将癌细胞和一些血液排出肠腔。另一家公司 Orion Genomics Inc . 开发了基于 IGF2 基因印记缺失的 Orion 结直肠癌风险测试。该测试仍为初始形式，尚未商业化，其旨在识别患结直肠癌风险增加的个体。基因印记是指基因的一个拷贝（一个等位基因）正常表达，而另一个等位基因通过亲本起源的表观遗传标记被沉默的过程。当印记缺失时，两个等位基因都被表达。IGF2 是一种促进生长的基因，在人类中通常是印记状态（甲基化）。该公司发现，外周血白细胞中 IGF2 基因印记的缺失可能表明患结直肠癌的风险增加。另一种方法是将从患者血液样本中提取的 ccfDNA 与患有特定类型癌症的个体血液样本的数据库进行比较。ccfDNA 在比较之前先被扩增和测序。Chronix Biomedical Inc. 一直在研究这种方法，并建议可以使用补充血液测试来检测与前列腺癌和乳腺癌相关的风险因素。

最后，一些公司开发了基于表观遗传学的癌症治疗预测和监测试剂盒。例如，Chronix 生物医学公司开发了 Delta Dot 治疗结果评估测试，用于确定患者是否对特定治疗有反应。该测试利用下一代测序（NGS）来检测肿瘤细胞中 ccfDNA 的持续释放。它使用基因组拷贝数不稳定性（CNI）评分，一个由特定遗传区域的拷贝数计算出来的值，作为基因组不稳定性的度量标准。这个 CNI 评分可以在一例患者的连续样本之间变化，因此可以与既往样本或基于健康个体的数据库中的值进行比较。化疗缺乏疗效通常也可在治疗期结束时通过其他诊断技术（如成像）观察到。这种检测方法声称能够提供患者"癌症负荷"的实时测量，这可能有助于临床医生在疾病的早期阶段调整治疗方法（例如，使用不同的药物或药物组合），从而节省时间并使患者受益。另一个例子是比利时 OncoDNA 公司开发的 OncoTRACE™测试。这是一种非侵入性液体活检试验，旨在反映Ⅲ期和Ⅳ期转移性肿瘤患者的治疗反应。该公司建议，该测试可以作为一种额外的工具，用于治疗方案的中期（以及大约 3 个月的时间点）较为理想，以监测肿瘤的进展和治疗的有效性。该测试首先从血液样本中提取 ccfDNA，然后以 NGS 方法识别涵盖的 28 个基因的特定变异。该公司建议，在样本中识别的变异与疾病耐药性有关，如果出现特定变异，建议临床医生考虑新的治疗方案。

过去 10 年，人们越来越意识到表观遗传失调与癌症和其他疾病息息相关。未来，表观遗传变化的测量可能成为一种理想的诊断工具，也可能为新疗法提供靶点。临床医生预测，表观遗传学测试将被纳入大多数癌症治疗策略中，用于早期检测、预后和治疗反应预测。然而，人们也认识到，目前的表观遗传学临床试验主要基于个体基因或小组基因，鉴于每位患者体内和患者个体之间肿瘤细胞中遗传和表观遗传学改变的异质性，这些基因或小组基因可能没有足够的统计代表性，无法提供准确的结果。然而，促进引入表观基因组学技术的一个因素是基因组测序成本的下降。此外，人类表观基因组计划（HEP）是一项多国科学计划，其目的是识别、编目和解释所有主要组织中所有人类基因的全基因组 DNA 甲基化模式。它是由政府基金和私人投资通过一个遗传研究组织的财团资助的，包括威康信托桑格研究所（英国）、表观基因组学股份公司（德国／美国）和国家遗传变异研究中心（法国）。最终，该计划将获得一个全面的表观基因组图谱，这将对预测某些疾病（包括癌症）的风险有价值，并可以为个人建议降低风险的生活方式改变。

11.5.3.6 微流体和多元技术

由于微流控芯片和多重技术的发展，各种"组学"领域的革命迫在眉睫。通过这些发展，可以减少通常有限的体液样品体积。这可节省检测的成本和时间，因为使用的试剂数量可以显著减少，并且可以同时分析几种生物标志物，从而提高通量。微流体的另一个优点是，它可以通过在芯片上集成多个单控分析来帮助克服传统多重检测中需要相同条件的问题。目前正在开发用于 RT-PCR 分析的非常有前途的微流体技术以及多种形式的免疫分析。微流体的进一步发展在于纳米技术，而纳米技术仍然需要从学术研究转化为实际应用（例如，纳米颗粒、纳米阵列、纳米管、量子点、分子印迹等）。这些技术有望在未来的诊断中得到很好的应用。

11.5.3.7　生物信息学概念和工具

生物信息学的一个关键要素是整合和关联来自不同科学领域的数据。生物信息学工具的架构必须支持以可理解的方式同时分析大量数据。通过整合所有可用信息(化学结构、遗传谱、基因表达、蛋白质表达、内源性和药物代谢物、组织病理学、临床数据和患者信息）以探索不同的机制。通过将这些数据与来自文献和数据库的公开数据整合到专有路径中，将使科学家能够回答不同医学和科学领域的复杂问题。

11.6　精准医学在肿瘤学中的应用

11.6.1　简介

以上讨论的技术应该可在未来以多种形式的个性化医疗进入临床实践，尽管人们对可能的时间表有不同的看法。药物基因组学测试的设计、开发和销售是复杂的，需要包括医学、生物分析科学和临床实验室在内的多种学科之间的协调努力。需要具有适当知识和经过培训的新一代卫生保健专家来解释药物基因组学数据，用于帮助指导药物选择、剂量和预测可能的副作用。

精准医疗技术应用最重要的增长领域之一是疾病发生风险的筛查。目前，各种类型的癌症最初是通过血液、尿液和粪便检查、身体检查、核磁共振成像和 CT 扫描的组合而检测出来的，在适当的情况下需要进行活组织检查。然而，随着技术的发展，在疾病的早期阶段，可以在血液、尿液或唾液等体液中检测到与肿瘤或肿瘤细胞本身相关的特异性 DNA 序列。这最终将使健康的个体能够在非常早期的阶段进行频繁的、相对无创的检查，以检查癌前或肿瘤细胞的存在，如果人们希望获得这些信息的话。这样做的潜在好处是，如果早期诊断出癌症，就更容易治疗，这对卫生保健系统也有经济上的好处。下面将讨论目前使用和处于研究阶段的一些案例。在遗传水平上，对特定类型癌症的易感性可能是遗传的(例如，携带乳腺癌和卵巢癌中的 BRCA1 和 BRCA2 基因），可用于此目的的筛查将在下面的 11.6.3 节中讨论。

另一个快速发展的领域涉及将精准医疗技术应用于癌症患者的筛查，从而选择最佳治疗方案。这一新技术与现代药物发现方法密切相关，在现代药物发现方法中，目前已开发出针对特定生物标志物的新型治疗药物。例如，曲妥珠单抗（Herceptin ™）和伊马替尼（Glivec ™）经常被引用为通过这种方法发现的第一批精准肿瘤治疗药物，它们仍然是通过生化测试（HER2 过表达，或突变 BCR–ABL DNA 序列或蛋白质的存在）以选择患者进行治疗的好例子。其他示例将在下面的 11.6.4 节中介绍。

精准医疗技术的另一个应用是开发测试，可以评估患者被诊断为癌症后的预后、分期和疾病复发风险。目前这种类型的大多数测试都是基于肿瘤的遗传特征，评估关键基因的表达水平和某些突变的存在。迄今为止，大多数研究工作都集中在开发乳腺癌（例如，MammaPrint ™）、前列腺癌（例如，Prolaris ™）和结肠癌（例如，Therascreen ™）的检测上，尽管这些技术也正在应用于其他类型的癌症。这些检测对患者的主要好处是，临床医生可以评估肿瘤进展或复发的风险水平，进而提供适当的治疗。例如，如果肿瘤的风险相对较低，那么患者可能会免于积极的化疗方案。这些测试将在下面的 11.6.5 节中介绍。

精准医疗技术的进一步应用是试图预测化疗药物对个别患者的不耐受的毒性作用，以便减少剂量或避免使用这些药物。例如，伊立替康（Campto ™或 Camptosar ™）被代谢成活性剂 SN–38，这是一种有效的拓扑异构酶 I 抑制剂，其细胞毒性比伊立替康本身高约 200 ～ 2000 倍。SN–38 通过 UGT1A1 酶（尿苷二磷酸葡萄糖醛酸转移酶 1A1）的糖醛酸化而失活，大约 10% 的高加索人携带 UGT1A1 基因的变异，因此在他们的肝脏中只表达较低水平的 UGT1A1 酶，如果采用伊立替康治疗将产生严重副作用。因此，如果确定患者携带变异 UGT1A1 基因，则应使用较低剂量的伊立替康，或使用其他处方药物。生物标志物指导治疗的使用将在第 11.6.6 节中讨论。

精准医学技术现在经常用于肿瘤领域的药物研发。主要的方法是识别与肿瘤细胞而非健康细胞特异性相关的基因和或蛋白质，以开发针对该生物标志物的药物。这使得携带生物标记物的患者被选择进行治疗，药物发挥作用的机会更大，毒性水平更低，因为正常组织中的健康细胞不会表达此类生物标记物。主要的例子包括伊马替尼（Gleevec ™）、曲妥珠单抗（Herceptin ™）、维罗非尼（Zelboraf ™）和克唑替尼（Zalkori ™），分别靶向 BCR–ABL、HER2、BRAF V600E 和 EML4–ALK。这些案例以及其他示例将在第 11.6.7 节中讨论。因此，生物标志物的检测在与新型靶向肿瘤药物相关的临床试验中也变得很重要，这将在第 11.6.8 节中讨论。

在另一项研究中，研究人员对化学敏感性测试的兴趣重新燃起，在这种测试中，从癌症患者的活组织中提取的肿瘤细胞在体外培养，并暴露于一组经批准的抗癌药物中，以确定那些具有最佳细胞毒性的药物，然后选择用于治疗。这种方法类似于世界各地医院对病人体液和组织样本常规进行的抗生素敏感性测试。第 11.6.9 节将讨论这种个性化方法的优点和缺点。

目前很多研究都致力于开发新的给药技术，这样就可以根据参数（不仅包括体重，还包括代谢谱等其他因素）给癌症患者更准确的肿瘤药物剂量，潜在地减少针对个别患者的化疗药物的给药剂量，从而减少副作用的发生和强度。这些方法将在第 11.6.10 节中讨论。

11.6.2 疾病发生风险筛查

开发能够尽早发现癌症的筛查方法对社会具有重要价值，因为早期治疗可以改善整体结果，包括所有癌症类型的生存。然而，至关重要的是，在筛查普通人群时，测试结果本身是准确的，并且不会产生不可接受的可能会导致健康个体的焦虑的假阳性结果，或者可能会延迟治疗的假阴性结果。

在英国，宫颈癌、乳腺癌和肠癌的筛查是通过 NHS 进行的常规检查。对于宫颈癌，筛查（主要基于脱落细胞的显微镜检查，在某些情况下用于检测 HPV 病毒的存在）从 25 岁到 49 岁每 3 年进行一次，从 50 岁到 64 岁每 5 年进行一次。对于 65 岁以上的女性，它只提供给最近检测结果异常的女性。对于乳腺癌，每 3 年向 50 ～ 70 岁的妇女提供 X 线筛查（例如乳房钼靶检查），当肿瘤太小而无法触诊检测时，可以识别肿瘤。英国国家医疗服务体系正在试验性将这一项目作为扩展到一些 47 ～ 73 岁的女性。乳腺癌筛查的主要风险是，它有时会发现可能不会引起任何症状的小肿瘤，也可能不会危及生命，这可能导致不必要的额外高度侵入性的检查和治疗。英国国家医疗服务体系也提供肠癌筛查。在英国的一些地区，年满 55 岁的健康人会被提供一次性柔性乙状结肠镜检查或"柔性"肠道检查。从 60 ～ 74 岁开始，每两年进行一次粪便样本中潜血检测的家庭测试（通过邮政递送提供）。75 岁以上的人也可以使用这种筛查，但必须事先提出申请。

对于前列腺癌，血液中前列腺特异性抗原（PSA）蛋白的水平通常在"Well Man"健康检查中测量，以检查是否存在前列腺癌。然而，这个测试不能作为一般人群的筛查，因为它是一个不可靠的预测指标。例如，前列腺的一些非癌性疾病，如良性前列腺增生（影响许多老年男性的前列腺肿大）也会导致 PSA 升高。

虽然这些测试将在下面进行简要讨论，但目前对癌症筛查方法发展的研究是基于个性化医学方法的，该方法用于检测生物标志物，如循环癌细胞，或循环 DNA 或肿瘤细胞特异性表达的蛋白质。下面几节将介绍这一领域正在进行的一些工作。

总的来说，一般的看法是，要使筛查成功，检测必须能够可靠地确定所筛查的癌症（具有良好的灵敏度和选择性），并且必须快速和简单。换句话说，检测必须给个人带来更多的好处而不是伤害，避免假阳性或假阴性导致的焦虑或治疗不足。

11.6.2.1 前列腺特异性抗原（PSA）

前列腺癌在男性中很常见，是一种有可能致命的、痛苦的疾病。男性前列腺癌死亡率，仅次于肺癌。它也是一种异质性极强的疾病。例如，大多数前列腺癌生长缓慢，如果在患者的一生中未被诊断和治疗，也就不会发展到有临床意义的阶段。然而，一部分癌症可能是致命的，通过筛查可以确定其中的一些患者，为治疗和潜在治愈提供机会。

前列腺特异性抗原（PSA）是一种生物标志物，也称为γ-半胱氨酸蛋白或激肽释放酶-3（KLK3），是一种由 KLK3 基因编码的糖蛋白酶。它由前列腺上皮细胞分泌，存在于精液中，可使精液液化，使精子更自由地游动。PSA 也可以溶解宫颈黏液，从而促进精子进入子宫。众所周知，PSA 在前列腺癌中表达上调，一些研究人员提出以 PSA 筛查作为一种检测高风险、潜在致命性前列腺癌的手段，他们认为低风险疾病可能不需要治疗，而积极监测（"观察等待"）更为合适。因此，对于临床医生来说，仅根据目前可用的筛查测试来确定癌症将如何发展是具有挑战性的。

前列腺癌的发展非常缓慢，有些人虽然发现了前列腺癌，但一生中并未出现任何问题。前列腺健康男性的血清中 PSA 含量很少，但不仅在前列腺癌患者中，在其他前列腺疾病如良性前列腺增生（BHP）患者中，PSA 含量也经常升高。PSA 水平升高可以通过血液检查或尿液检查来检测，如图 11.19 所示。

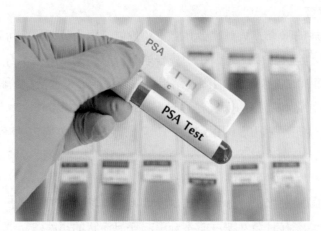

图 11.19　一种用于早期检测前列腺癌的尿液 PSA 水平的快速自用检测方法。

美国临床肿瘤学会（ASCO）建议，对于预期寿命小于 10 年的患者不建议进行筛查，而对于预期寿命大于 10 年的患者，应根据潜在的风险和益处做出决定。目前，不鼓励对 70 多岁及以上的男性进行 PSA 检测，因为大多数在这个年龄段被 PSA 检测出患有前列腺癌的人会在癌症产生问题之前死于其他原因。然而，在 70 多岁甚至 80 多岁的男性中，高达 25% 的人死于前列腺癌，如果他们癌症的级别较高（侵袭性）。一些研究人员反对对年龄太小的男性进行 PSA 检测，因为很多人接受筛查后才能发现一例癌症，而且还有很多人的癌症并没有进展却接受了过度治疗。这种观点指出了这样一个事实，即低风险前列腺癌不需要立即治疗，可以通过随访观察，然后再做进一步处理。此外，后续检查可能包括痛苦的活组织检查，这可能导致大量出血和感染。

考虑到所有这些因素，前列腺癌筛查的临床实践指南存在争议，因为筛查的好处可能不会超过后续诊断测试和癌症治疗的风险。荟萃分析表明，对于 60 多岁的男性来说，PSA 值＜ 1μg/L 在很大程度上可排除了其一生中患前列腺癌的风险。

使用 PSA 生物标志物的另一种替代策略是在对 PSA 升高的患者进行前列腺活检前进行多参数磁共振成像（mpMRI）。无创 mpMRI 扫描可以检测出明显的前列腺癌，准确率高达 97%，并且可以将活检针靶向到感兴趣的区域。这种策略可以最大限度地减少不必要的前列腺活检，同时最大限度地提高活检率。尽管担心 MRI 扫描的成本，但与 PSA/TRUS 活检为基础的护理标准的长期成本负担相比，该成像方式现在已被发现具有成本效益的。经直肠超声（TRUS）具有快速、微创和比 MRI 更好的评价浅表肿瘤的优势。虽然 MRI 在局部晚期和导致尿道狭窄的前列腺癌显像方面优于 TRUS，但 TRUS 和 MRI 都能够对直肠周围淋巴结进行分期。TRUS 的视野较小，但 3D TRUS 可以提高对前列腺癌肛肠侵袭的诊断。

11.6.2.2　结直肠癌（CRC）

目前，国际上还没有统一的结直肠癌筛查流程，也没有基于 DNA、RNA 或蛋白质的生物标志物的筛查方案。相反，大多数筛查方案都是基于两步方法，包括对粪便中的隐血（肿瘤排出的）进行初步的无创检查，然后对检测呈阳性的个体进行有创的肠道可视化检查（结肠镜检查或乙状结肠镜检查）。在一些国家，结肠镜检查和（或）乙状结肠镜检查被用作主要的筛查工具。英国肠癌筛查计划（BCSP）为年龄在 60 ～ 74 岁之间的个体提供两年一次的隐血筛查测试，测试阳性的个体进行结肠镜检查。四项大型随机对照试验的证据充分表明，潜血筛查可以降低结直肠癌的死亡率。

用于大规模筛查的粪便隐血试验（FOBT）是基于无症状结直肠肿瘤可能出血并排入肠道的原理。FOBT 的两种主要类型是愈创木脂法 FOBT（gFOBt）和粪便免疫化学试验（FIT），用于检测是否存在血红蛋白。gFOBt 检测血红蛋白血红素成分的伪过氧化物酶活性，而 FIT 通过免疫化学反应检测珠蛋白的存在。研究阶段的其他筛选试验是对粪便样本、肿瘤组织或血液中的 DNA、RNA 或蛋白质进行检测。这些检测通常针对核酸序列或蛋白质中的单个或多个癌症相关突变。

gFOBt 和 FIT 都需要粪便采样，这可能存在依从性的障碍。与 FIT 相比，gFOBt 有几个优点，包括成本更低，样品稳定性好，以及使用卡片式的样品收集系统，可以通过邮政交付和个人收集。局限性包括对粪便处理的厌恶导致依从性差，上消化道出血的潜在干扰，以及对腺瘤和早期 CRC 的敏感性和特异性较低。此外，gFOBt 方法容易受到红肉（红肉中血红蛋白含量升高）、维生素 C 等抗氧化剂（假阴性）和蔬菜过氧化物酶（假阳性）饮食的干扰。

目前已有在粪便样本中检测血液以外的生物标志物的其他测试。与 FIT 不同，这些测试检测到的生物标志物将更一致地存在于粪便中，并且对肿瘤更具特异性。然而，检测粪便中脱落细胞的生物标志物仍然需要粪便处理，同样依从性很低。此外，生物标志物的质量可能会因粪便污染而降低，这可能会降低测试的敏感性。另一个问题是，对于核酸生物标记物而言，人类 DNA 仅占粪便 DNA 的 0.01% 左右，其余部分来自饮食或肠道菌群。然而，正在开发新的纯化方法，可以从比 gFOBt 或 FIT 所需的更大的粪便样本中提取生物标志物，这将提高测试的灵敏度和选择性。另一种方法是直接从直肠黏膜获取脱落细胞，由于手术的侵入性和成本，不太可能适用于大规模筛查计划。

许多检测血液中生物标志物的新型和新兴测试正处于研究阶段，与潜血测试相比，这些测试可能具有显著的优势。主要优点是，生物标志物的质量不会因肠道微生物群或其他粪便污染物而降低，而且大多数人通常愿意提供血液样本，特别是如果它被纳入一般的健康评估方案。目前还没有单一的生物标志物被证明具有 CRC 和晚期腺瘤检测所需的敏感性，这主要是由于 CRC 的肿瘤异质性。

使用生物标记物组可以在保持特异性的同时提高灵敏度，从而解决这一问题。在检测面板中使用的血液 / 血清蛋白生物标志物包括 DK–BLY、CEA、Ca 19–9、S–p53 和 6scd26。用于组织检测的蛋白生物标志物包括 VSX2、BEND4、NPTX1、miR34b、GLP1R 和 HOMER2。然而，生物标记物面板的使用增加了检测的复杂性和成本，降低了用于大规模筛查项目的可能性。迄今为止，由于缺乏大规模的基于人群的验证研究，以及关于此类检测最合适的频率的不确定性，限制了它们的临床应用。

目前在鉴定用于结直肠癌检测的 DNA 和 RNA 标记方面也取得了进展。尽管几种 miRNA 标记物（如 miR601、miR760 和 miR29a）对识别息肉具有很高的灵敏度，并且使用这些标记物的组合可以提高特异性，但这种方法在检测腺瘤时存在局限性。此外，组织生物标志物可以与柔性乙状结肠镜和结肠镜筛查相结合，可能可识别出 CRC 风险增加的正常结肠患者，从而减少重复筛查的需要。研究人员也在研究 DNA 超甲基化，由于它在血液中的含量非常低，这使得它对早期癌症和腺瘤的检测不那么有吸引力。

美国的研究人员报道了 FIT 与一组粪便 DNA 标记在 CRC 中的比较，结果显示，对于 CRC 和晚期癌前病变（包括无蒂锯齿状腺瘤），CRC 标记组的单次应用敏感性高于 FIT，尽管特异性较低。面板测试需要一个完整的粪便样本，这带来了实际操作困难和额外的费用。未来十年的研究很可能会继续尝试确定一种敏感的单一生物标志物或一组生物标志物，这些生物标志物能够以负担得起的成本简化和自动化筛选。

11.6.2.3　胰腺癌

开发胰腺癌早期血液生物标志物检测目前尚无明确的进展。胰腺癌通常只有在症状出现时才被诊断出来，此时肿瘤和（或）其转移已经发展到致命的阶段。超过一半的胰腺癌病例是在晚期被诊断出来的，1 年和 5 年的生存率分别只有 15% 和 2%。因此，早期发现至关重要，因为胰腺癌唯一公认的治疗方法是手术切除所有肿瘤组织，且目前只有 9% 的胰腺癌病例为局部病变。

各种技术已经被用于胰腺癌的早期检测，包括循环肿瘤细胞（CTC）或从肿瘤细胞、肿瘤衍生蛋白或细胞外囊泡（EV）中脱落的 DNA（ctDNA）的血液检测。由于其丰度低（CTC 和 ctDNA）和（或）稳定性和特异性差（蛋白质生物标志物差），特别是在早期癌症患者中评估时，大多数指标难以检测到。然而，大多数细胞（包括肿瘤细胞）都能分泌大量的 EV，且肿瘤细胞通常比正常细胞分泌更多的 EV，因为存在于许多真核体液中，包括血液和尿液，这使得 EV 成为非常有用的癌症生物标志物。

外泌体直径在 30～100nm 之间，比低密度脂蛋白（LDL）大，但比红细胞小得多。当多泡体与质膜融合时，它们要么从细胞中释放出来，要么直接从质膜中释放出来。越来越多的证据表明外泌体具有特殊的功能，并在细胞间信号传导、凝血和废物处理等过程中发挥关键作用。因此，人们对外泌体的临床应用越来越感兴趣。例如，它们可能被用作健康和疾病的生物标志物，用于预后和治疗。

EV 似乎在某些癌症（包括胰腺癌）的发生和进展中发挥着至关重要的作用，在这些癌症中，EV 可迁移到其他组织并改变其周围环境以创造有利于肿瘤生长和侵袭的环境。据报道，它们还通过排出抗肿瘤药物或通过转运影响肿瘤细胞生长的 miRNA 或蛋白质来调节肿瘤对化疗药物的耐药。重要的是，调节这些作用的 EV 因子要么被 EV 膜包围，要么嵌入 EV 膜中，从而减少了它们暴露于血清水解酶，减弱了可溶性肿瘤衍生蛋白和核酸的检测效能。

已经开发出一种基于表面标记的新的简单策略，通过将 EV 从其他循环囊泡、细胞和特定癌症类型的无细胞核酸的背景中分离出来以检测 EV。就胰腺癌而言，是检测 epha2 阳性外泌体，该外泌体甚至有可能在胰腺癌的早期阶段检测到。目前大多数 EV 检测方法需要耗时的 EV 分离和纯化步骤，这在临床是不可行的，之后是对分离的 EV 进行感兴趣的肿瘤特异性因子分析。为了简化这一过程，研究人员开发了一种方法，通过该方法可直接从未处理的血清和血浆样本中捕获 EV 的靶膜蛋白，将特定的癌症源性 EV 与整个 EV 群体区分开来。这一分析平台利用了两种不同纳米颗粒之间的相互作用来检测肿瘤相关的 EV。在小鼠胰腺癌模型中，我们发现 EphA2-EVs 的血药浓度在肿瘤发生后随时间而呈线性升高，并与肿瘤体积相关。人体实验表明，epha2阳性外泌体的检测可以区分胰腺癌患者、健康对照者和胰腺炎患者。胰腺炎是一种不太严重的疾病，将其与胰腺癌进行鉴别诊断也至关重要。这项技术可能最终用于基于特异性EV特征的一系列疾病的快速和敏感检测。

该试验利用针对常见EV膜蛋白（CD81）的抗体固定血清EV，然后将其与分别识别CD9（EV）和CD63（胰腺癌）特异性膜蛋白的金纳米棒（AuR；红色）和纳米球（AuS；绿色）结合（图11.20）。EphA2在胰腺癌细胞外泌体中高度富集，而在正常胰腺细胞外泌体中基本不存在。因此，该检测在区分肿瘤细胞和正常对照细胞方面的灵敏度为91%，对胰腺炎的灵敏度为86%。只有癌症衍生的EV可同时结合AuR和AuS，由此产生的AuR-EV-AuS复合物改变了光谱和散射光的强度，从而将它们与正常EV形成的AuR-EV复合物区分开来。该检测仅需将少量血液样本（约1 μL）涂布于有特定囊泡膜蛋白（如CD81）抗体的传感器芯片，然后使用暗场显微镜系统进行样品分析。研究人员正在开发一种完全自动化的系统，可以降低成本并提高检测的通量。

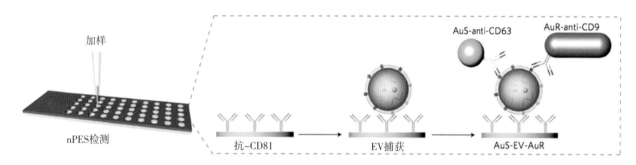

图11.20　荧光法检测胰腺肿瘤细胞中EPhA2外泌体的示意图。该方法利用CD81抗体（一种常见的EV膜蛋白）固定血清EV，然后将其与分别识别CD9（EV）和CD63（胰腺癌）特异性膜蛋白的金纳米棒（AuR；红色）和纳米球（AuS；绿色）结合［图源自Liang，K.，Liu，F.，Fan，J. et al. Nanoplasmonic quantification of tumor-derived extracellular vesicles in plasma microsamples for diagnosis and treatment monitoring. Nat Biomed Eng 1，0021（2017）. https://doi .org /10 .1038 /s41551 –016 –0021. Copyright © 2017，Springer Nature］。

值得注意的是，通过将EphA2探针替换为感兴趣疾病的EV膜蛋白特异性探针，该检测方法可以定制检测其他癌症类型和慢性疾病的生物标志物。例如，初步研究表明，该检测方法可用于检测血液中的肺癌EV和尿液中的细菌性EV。

另一种正在研究的方法是使用嗜铬粒蛋白A（CgA）作为胰腺癌的生物标志物。这是一种46kDa的糖蛋白，是颗粒蛋白家族的成员，存在于所有类型的神经元和正常的神经内分泌细胞中，并在NET肿瘤细胞中表达。最近，血清/血浆CgA水平升高出现在多种非内分泌实体瘤，如肝癌和胰腺癌中。循环CgA水平已被证实是NET的有用诊断标志物，具有高特异性和敏感性。因此，检测CgA水平不仅可用于诊断，而且可用于这些肿瘤类型的预后评估。

11.6.2.4　卵巢癌

生物标志物CA-125（肿瘤抗原125），也称为Mucin 16或MUC16，是一种由人类MUC16基因编码的膜相关蛋白。它是糖蛋白黏蛋白家族的一员，已被发现可作为肿瘤生物标志物，因为它可能在某些患有特定类型癌症或其他良性疾病的患者血液中升高。这个名字来源于一种名为OC125的抗体，它被用来检测卵巢癌细胞系。CA-125的独特之处在于它的体积较大，比相关的MUC1和MUC4蛋白长两倍多，含有大约22 000个氨基酸。它是最大的膜相关黏蛋白之一，由三个不同的结构域（N端，串联重复序列和C端结构域）组成。串联重复序列和N端结构域都是完全胞外的，并且高度O-糖基化。

CA-125 被认为通过抑制自然杀伤细胞来帮助肿瘤的生长，从而保护癌细胞免受免疫反应的影响。CA-125 也被认为参与细胞间的相互作用，使转移成为可能。有证据表明 CA-125 可选择性地与间皮素结合，这是一种通常由腹膜（腹腔内壁）间皮细胞表达的糖蛋白。CA-125 与间皮素相互作用被认为是肿瘤细胞侵袭腹膜的第一步。CA-125 的过度表达也与耐药相关，因为它可以保护肿瘤细胞免受顺铂等细胞毒性药物的影响。CA-125 也是眼（包括角膜和结膜）、呼吸道和女性生殖道上皮的组成部分。在这种情况下，它的高度糖基化创造了一个亲水环境，形成一个润滑屏障，在上皮细胞的顶膜防御外来颗粒和感染因子。

CA-125 是卵巢癌检测和疾病管理中最常用的生物标志物。大约 90% 的晚期卵巢癌女性血清 CA-125 水平升高，使其成为症状发作后检测卵巢癌的有用工具。虽然其正常值范围为 0 ～ 35U/ml，但绝经后女性的水平升高通常表明需要进一步筛查。术前值＞ 65 U/ml 和化疗后持续升高均提示预后不良。在绝经前女性中，该测试不太可靠，因为多种非癌性原因也可能导致该值升高，此值＞ 35U/ml 并不一定值得关注。

CA-125 作为生物标志物的主要问题是其缺乏敏感性（特别是在检测卵巢癌的早期阶段），以及缺乏特异性，特别是在绝经前女性。这些局限导致 CA-125 检测卵巢癌的结果常常是假阳性，这意味着患者可能要接受不必要的进一步筛查（有时包括侵入性操作，包括手术），这会导致患者的焦虑。相反，许多患有早期卵巢癌的女性在 CA-125 检测中会得到假阴性结果，而无法得到进一步的治疗。在敏感性方面，79% 的卵巢癌呈 CA-125 阳性，而其余的则完全不表达这种抗原。此外，只有约 50% 的早期卵巢癌患者 CA-125 水平升高，这意味着 CA-125 在症状出现之前对卵巢癌的敏感性特别差，使用 CA-125 检测卵巢癌（特别是在疾病的早期阶段）经常会导致假阴性。得到假阴性检测结果的患者不太可能寻求进一步的治疗。

在选择性方面，CA-125 对卵巢癌的特异性有限，因为在无卵巢癌的个体中也可以发现 CA-125 水平升高。另外，CA-125 也可能在其他癌症患者中升高，包括子宫内膜癌、输卵管癌、肺癌、乳腺癌和胃肠道癌。在多种相对良性的情况下，如子宫内膜异位症、卵巢疾病、月经、妊娠、腹部炎症（癌性和良性）、肝硬化和糖尿病，它也可能升高。因此，CA-125 检测对卵巢癌不具有特异性，往往会导致假阳性。CA-125 的特异性在绝经前女性中特别低，因为在这一人群中可存在多种引起 CA-125 水平波动的良性疾病（如月经、妊娠和盆腔炎）。

由于其不确定性，大多数医学协会（包括美国妇产科医师协会）不建议对具有卵巢癌或其他类型癌症平均风险的女性进行常规 CA-125 筛查，因为模糊的检测结果更有可能导致进一步的侵入性医疗操作。2011 年，英国国家健康与临床卓越研究所（NICE）建议，有卵巢癌症状的女性应该进行 CA-125 血液检测。该指南旨在帮助在早期阶段诊断这种疾病，而此时治疗更有可能成功。CA-125 水平较高（35 IU/ml 或更高）的女性随后接受超声扫查，以确定是否需要进一步检查。最近的一项进展是卵巢癌风险算法（ROCA）测试，它是标准的 CA-125 生物标志物测试的有益补充，并可根据患者独特的 CA-125 水平进行个性化筛查。包括在治疗前定期监测 CA-125 的基线水平，在 3 年内重新检测 CA-125 水平是否升高或降低（阈值＝35U/ml）。定期检测可以让患者有自己的基线值，这可以让医生在比较个体 CA-125 水平与人群的临界值时发现可能被遗漏的微小但重要的变化。这种方法有可能用于卵巢癌的早期诊断。ROCA 测试尚未由英国的 NHS 提供，但如果 2021 年中期进行一项扩展的随访研究的结果是阳性的，可能意味着 ROCA 测试将在英国作为 50 岁以上绝经后女性的国家卵巢癌筛查项目推出。

监测 CA-125 血液水平也用于检查卵巢癌患者对治疗的反应，并预测治疗后的预后。例如，已经证明无病生存的持续时间与 CA-125 的下降率相关，而治疗期间持续高水平的 CA-125 与低生存率相关。此外，缓解期患者 CA-125 水平的升高是疾病复发的良好预测指标，CA-125 水平的升高通常出现在临床复发证据出现前 3 ～ 6 个月。

11.6.2.5　脑癌

超过 95% 的被诊断患有脑或脊髓肿瘤的患者没有已知的危险因素，即使是亲密家庭成员确诊脑癌通常也不代表风险增加。然而，有一些罕见的遗传性疾病患脑癌或脊柱癌以及身体其他部位的癌症的风险更高。这些疾病包括 Von Hippel Lindau（VHL）综合征，1 型和 2 型神经纤维瘤病（NF 1 和 2），Gorlin 综合征和结节性硬化症。对于某些遗传综合征（如神经纤维瘤病或结节性硬化症）的患者，他们患脑癌的风险较高，医生通常建议应从年轻时开始经常进行身体检查和其他检查。唯一的其他相关风险因素是电离辐射暴露，包括既往头颈癌放疗时产生的辐射，以及核武器或核电站事故的暴露。然而，从接触射线到癌症发展有一个很长的潜伏期，可能是十年或更长时间。

脑和脊髓肿瘤患者的预后取决于肿瘤类型和位置，以及患者的年龄，而不是发现肿瘤的时间。然而，与任何类型的癌症一样，早期发现和治疗是有帮助的。目前还没有推荐的检测方法来筛查脑或脊髓肿瘤。大多数这种类型的肿瘤是在个体因出现症状而咨询医生时发现和诊断出来的。

与其他类型的肿瘤一样，通过血液检测来识别循环肿瘤细胞（CTC），或从肿瘤中脱落的 DNA 或蛋白质，是未来最有希望的方法。然而，迄今为止，还没有一种方法得到验证或商业化。检测 CTC 的血液检查不仅对筛查有用，而且对监测疾病进展、评估预后和指导治疗决策也很有用。在其他癌症类型中，CTC 筛查技术已取得了重大进展，通常是依赖于检测肿瘤细胞表面过表达的上皮细胞黏附分子等生物标志物。不幸的是，来自侵袭性疾病（如多形性胶质母细胞瘤）的脑肿瘤细胞往往缺乏这些生物标志物，因此需要其他方法检测血液中的脑肿瘤 CTC，这延迟了研究进展。正在研究的一种方法是检测端粒酶活性，它在几乎所有肿瘤细胞中水平都升高，但在正常细胞中却没有。一项此类研究使用腺病毒检测系统已经可以成功地检测脑肿瘤患者的 CTC，尽管将脑肿瘤 CTC 与源自其他类型癌症的 CTC 区分开来仍然是一个问题。有研究人员建议，这种方法可能有助于解释接受放射治疗的患者的治疗反应，尽管基于这种方法的检测尚未商业化。

研究人员还发现了一些与神经胶质瘤相关的遗传生物标志物（SNP），包括 EGFR、ETFA、TP53、TERT、TERC、CDKN2B-AS1、RTEL1、CCDC26、PHLDB1 和 POLR3B。其中一些已显示出与该疾病的强烈关联，而另一些则没有达到统计意义。从目前可获得的研究数据来看，从恶性胶质瘤中脱落的 CTC、核酸和蛋白质，尚不清楚哪种生物标志物在未来开发强大的筛选试验方面最有希望。

最后，值得注意的是，认知测试已经被尝试作为一种潜在的脑癌筛查方法。例如，蒙特利尔认知评估（MoCA）被用于评估低 / 高级别胶质瘤和脑膜瘤患者。然而，MoCA 在检测认知障碍方面的敏感性非常差，因此，总的来说，认知功能评估缺乏检测脑癌的敏感性。

11.6.2.6　乳腺癌

目前，乳腺癌通常是通过个人体检或医疗保健专业人员通过乳房钼靶检查（一种基于 X 射线的成像方法）发现的。在一些国家，定期为超过一定年龄的女性提供乳房钼靶检查。例如，在英国，年龄在 50 ～ 70 岁之间的女性目前每 3 年接受一次乳房钼靶检查，由于此项检查的成本 - 收益较高，NHS 正在将该项目作为试验扩展到一些 47 ～ 73 岁的女性。这种筛查的主要风险是，它有时会识别出可能不会引起任何症状或永远不会危及生命的肿瘤。在这种情况下，个体可能会接受进一步的侵入性操作和治疗，这可能是不必要的。

与其他类型的癌症一样，研究人员和临床医生希望能够通过一种简单的血液测试，在尽可能早的阶段检测出乳腺癌的首次发病，这种测试能够检测出肿瘤脱落的特异性细胞、DNA 或蛋白质。在这方面已经取得了重大进展，但是，在撰写本文时，尽管已经开发了多种生物标志物的测试，但它们缺乏可靠筛查所需的灵敏度和特异性。在目前的临床应用中，一些检测用于筛查既往诊断的癌症的复发（在这种情况下，生物标志物通常以较高的浓度存在）或帮助预测疾病的预后。例如，蛋白生物标志物 CA-15-3 仅在约 10% 的早期局限性乳腺癌患者中升高，而在约 80% 的转移性乳腺癌患者中升高。因此，CA-15-3 的血液检查通常在治疗后的一定间隔时间进行，以帮助监测乳腺癌的复发。CA-15-3 在卵巢癌中也会升高，这可能会使血液检查结果的解释复杂化。CA-27.29 是另一种可用于提示乳腺癌存在的生物标志物，而 CA125 可以提示乳腺癌复发以及卵巢癌的初始存在及复发。此外，CEA（癌胚抗原）是提示肺癌、结肠癌和肝癌存在的生物标志物，可用于确定乳腺癌是否已经转移到身体的其他部位。循环肿瘤细胞（CTC）也可以从乳腺肿瘤脱落，可以用于监测肿瘤的生长情况。CellSearch ™检测 CTC 已被 FDA 批准用于监测被诊断为转移性乳腺癌女性的循环肿瘤细胞。

在 2015 年发表的一项研究中，研究人员报告了针对血清的蛋白质 AGR2 和 AGR3 的检测，以及它们在乳腺癌的早期检测和作为预后生物标志物方面有潜在用途。这两种蛋白质都是通过 ELISA 技术检测到的，与年龄匹配的健康女性血清样本相比，其在乳腺癌患者血液中的浓度明显升高。AGR3 是蛋白二硫异构酶（PDI）相关蛋白家族的成员，在乳腺疾病中，与三阴性乳腺癌相比，该蛋白家族在管腔中表达上调。它也被证明与 1 级和 2 级乳腺肿瘤具有潜在的预后相关性。然而，尽管研究发现 AGR3 的诊断性能测试具有高特异性，但对乳腺癌组织的敏感性非常低。因此，尽管有希望，但仍需要进一步的验证步骤，并使用独立收集的血清来加强 AGR2/ AGR3 生物标志物测试的稳健性。

针对多种基因的多种其他测试被用于监测乳腺癌的预后和疾病进展，并在本章的其他章节介绍。这些检测包括 Oncotype DX ™、Mammostat ™、MammaPrint ™、EndoPredict ™和 Prosignia ™。其他与乳腺癌相关的检测，如 Hercept ™试验、FISH（荧光原位杂交）分析和 ICH（免疫组织化学）测试，是针对肿瘤活检样本进行的，以确定患者是否适合曲妥珠单抗（Herceptin ™）或曲妥珠单抗 emtansine（Kadcyla ™）等治疗。

研究人员正在开发其他被称为"广义分子谱分析"的检测方法，以确定从 CTC 或活检材料中获得的肿瘤细胞 DNA 中的基因组改变（突变基因）或改变的表观遗传模式。有些基因突变是遗传性的，如生殖细胞 BRCA1 或 BRCA2 基因突变，而其他基因组改变（体细胞突变）是由于自然衰老过程或暴露于化学物质或环境中的其他因素（如辐射）而在生命过程中发生的。这些测试可以识别四种类型的体细胞基因组改变：碱基替换、插入和缺失、拷贝数改变和重排。全面的分子分析测试的例子包括 FoundationOne ™、intelligenoncology Therapeutic Panel ™和 molecular Intelligence ™测试。此外，许多大型学术机构都有自己内部的全面的分子分析测试。根据癌症的类型，这些分析测试是利用肿瘤组织、血液或骨髓样本进行的。目前，全面的分子谱测试最常用于评估晚期癌症的基因组，以使其与特定的靶向治疗相匹配。例如，检测 HER2 的表达提示可使用曲妥珠单抗（Herceptin ™）或恩美曲妥珠单抗（Kadcyla ™）进行治疗。这些全面的分子分析测试不同于 Oncotype DX ™、MammaPrint ™、Mammostrat ™、Breast Cancer Index ™和 Prosigna ™等测试，侧重于特定类型的癌症，如乳腺癌。另外，全面的分子分析专注于疾病早期阶段的一组精确的基因，而不是整个基因组。总之，全面的分子谱分析还不是大多数类型癌症的标准治疗方法，需要进一步发展各种技术。

11.6.2.7 口腔癌（OC）

口腔癌（OC）是一种口腔恶性肿瘤，是全球第六大常见癌症。口腔癌的发病率似乎正在上升，日本的发病率高于美国和其他西方国家。口腔检查仍然是检测OC最常见的方法，因为它通常发生在很容易被患者本人或牙医等卫生保健专业人员发现的部位（例如，许多病例是在常规牙科检查中发现的）。然而，早期OC病变经常被忽略，因为它们常与简单的口腔溃疡（口腔炎）混淆，后者是无害的，在普通人群中很常见。这可能会导致诊断延迟很长一段时间，此时OC可能处于晚期，更难治疗。

组织活检是目前确诊OC唯一可靠的方法。牙科医生可以使用手持设备发射可变波长的光，从而产生口腔黏膜的反射和（或）自身荧光，更容易发现OC病变。然而，缺乏高质量的临床数据来支持使用这些设备可提高诊断准确性或辅助决策过程。因此，在唾液样本中鉴定出分子生物标志物，用于筛查和诊断，以及在治疗期间或治疗后监测疾病进展，具有重要的意义。

通过血液过滤形成的唾液是临床上重要的体液，可反映全身的生理状况。它含有遗传物质，如DNA和RNA（mRNA和miRNA）、蛋白质和其他可能用作生物标志物的小分子代谢化合物。与血液中的生物标志物相比，唾液生物标志物具有明显的优势，包括采样的非侵入性，有利于频繁筛查。然而，早期的研究表明，传统的肿瘤生物标志物，如在血液或唾液中测量的癌症鳞状细胞癌（SCC）抗原和Cyfra 21-1，在临床应用中不够准确，特别是在疾病的早期阶段。例如，一项研究中显示，根据SCC水平（SCC抗原 > 2.0ng/ml），只有10.9%的早期疾病（Ⅰ期和Ⅱ期）和46%的晚期疾病（Ⅲ期和Ⅳ期）被检测为阳性。

唾液代谢组学是一种新兴的技术，可用于筛查或诊断OC以及白斑和干燥综合征。这种方法是可行的，因为小分子代谢物可以通过各种细胞转移到唾液中，包括口腔和唾液腺中的癌细胞。最近的一项研究从口腔癌患者中获得配对的肿瘤组织和对照组织，并从患者和健康对照者收集了完整的唾液样本。采用毛细管电泳飞行时间质谱法对亲水性代谢物进行了全面的代谢组学分析。共有85种代谢物在肿瘤样本与匹配对照组、口腔癌唾液样本与对照组之间存在显著差异（$P < 0.05$），45种代谢物在肿瘤样本与匹配对照组之间存在显著差异（$P < 0.05$）。其中17种代谢物在唾液和组织的比较中显示出一致的差异，但只有两种生物标志物的组合被证明可以区分口腔癌和对照组。这种方法结合了唾液和肿瘤组织代谢组学，有助于消除口腔癌和对照组之间偶然不同的伪分子。这些联合代谢物研究可以为将来临床可行的无创口腔癌筛查方法奠定基础。

研究表明，唾液生物标志物也可用于其他肿瘤类型的早期检测，如胰腺癌、乳腺癌、肺癌和卵巢癌。在此背景下研究的生物标志物包括肺癌的EGFR、BRAF和GREB1，胰腺癌的唾液miRNA，乳腺癌患者的CA15-3。口腔中CO_2和NH_3的检测也被用作胃癌的潜在生物标志物，因为这些气体是由幽门螺杆菌微生物分泌的，而幽门螺杆菌在胃肠道中的定植与胃癌相关。其他的研究集中在唾液中发现的外泌体，用于检测和诊断癌症。

11.6.2.8 膀胱癌

仅在英国，每年约有10000人被诊断为膀胱癌，约5000人死于该疾病。如果患者存在膀胱上皮肿瘤，将会有细胞、核酸、蛋白质和其他物质转移到尿液中，因此开发一种通过尿液检测方法来检测这些生物标志物已经引起了研究人员的极大兴趣。由于尿液样本可以很容易地无创收集，这种方法可以用于人群的大规模筛查，以发现早期膀胱癌。这将在早期诊断和治疗方面具有显著的优势，因为目前膀胱癌通常在患者自己注意到尿中有血（血尿）或膀胱相关疼痛之前就已经处于很晚期了。然而目前因为没有可用的筛查测试显示可以降低平均风险人群死于膀胱癌的风险，尚无主要的专业组织建议对膀胱癌进行常规筛查。一些医生确实建议对患病风险很高的人进行膀胱筛查，比如既往患过膀胱癌或有家族病史的患者，存在某些膀胱先天缺陷的患者，以及在工作中接触某些化学物质的人。

筛查膀胱癌的一种简单方法是检查尿液中的血细胞（血尿），这可以通过尿液分析来完成，这是一种简单的测试，通常作为一般健康检查的一部分进行。尿中带血通常是由良性（非癌性）情况引起的，如感染，但也可能是膀胱癌的第一个征兆。尿液分析可以帮助早期发现一些膀胱癌，但作为常规筛查试验，它尚未被证明是有用的。一项相关的检查，尿细胞学，是利用显微镜在尿液样本中寻找膀胱癌细胞。细胞学检查可用于确认肿瘤的存在，但研究表明，作为筛查工具，它不够可靠。膀胱镜检查（通过尿道将相机引入膀胱）也可用于确认膀胱中肿瘤的存在，但显然不能用作大规模筛查工具。

因此，该领域的研究主要集中在识别尿液中的生物标志物，以可靠地检测早期膀胱癌，并且已经开发了多种商业试剂盒。例如，UroVysion™是一种寻找脱落到尿液中的细胞的染色体变化的测试，而Immunocyt™可检测抗原的存在，如癌胚抗原（CEA）和与膀胱癌细胞相关的黏蛋白。正在开发的其他测试包括BTA测试，旨在检测与膀胱癌细胞相关的膀胱肿瘤相关抗原（BTA，也称为CFHrp），以及NMP22 BladderChek™，用于检测一种称为NMP22的蛋白质，这种蛋白质在膀胱癌患者中含量较高。另一个例子是由丹麦癌症协会研究中心开发的针对尿液的DNA测试，它使用一种过滤装置将肿瘤细胞与体积较小的非肿瘤细胞分离开来，然后使用PCR的方法在捕获的肿瘤细胞中寻找TERT和FGFR3基因的突变，这些突变被认为是患膀胱癌风险较高的预后因素。尽管研究人员发现FGFR3突变可以在患者确诊前15年检测到，但该检测仅具有77%的特异性，不足以用于一般人群筛查。然而，它仍然可以用于监测高危人群，如血尿患者。

尽管在这一领域取得了令人印象深刻的进展，上面介绍的一些生物标志物测试已经达到了能够早期识别某些膀胱癌的阶段，但它们也可能会漏诊一些假阴性患者。另一方面，有些假阳性的结果可能只是健康个体存在的异常，引起不必要的担忧和痛苦。因此，目前，所有这些检测主要用于高风险个体，而不是一般人群筛查。在这些或其他较新的测试被证明是有用的筛查工具之前，还需要进一步的研究。

11.6.2.9　宫颈癌

在英国，每年大约有3000例宫颈癌被诊断出来。所有年龄段的性活跃女性都有可能患宫颈癌，最常见于25～29岁的女性，在25岁以下的女性中非常罕见。宫颈癌与性传播的人类乳头瘤病毒（HPV）感染相关，因此研究人员开发了HPV疫苗。作为NHS儿童疫苗接种计划的一部分，第一剂疫苗向12～13岁（在性活跃之前）的所有女孩（从2019年起，所有男孩）提供，并在6～12个月后提供第二剂。疫苗接种使宫颈癌（以及男性相关癌症）的发病率显著降低。在抗HPV疫苗出现之前，25岁以下女性很少患宫颈癌的原因似乎是她们无需接种疫苗就能对HPV病毒产生强大的免疫反应。

英国通过国家医疗服务体系向女性提供子宫颈筛查测试（以前称为"涂片检查"），目的是减少患宫颈癌和死于宫颈癌的人数。据估计，英国每年至少有2000例宫颈癌通过筛查得以预防。大约100名接受筛查的女性中有6名会出现异常结果，但从结果中直接诊断癌症的情况非常罕见（即，不到1/2000的检测结果为浸润性癌症）。25～49岁和50～64岁年龄段的妇女分别每3年和5年进行一次该测试，它也提供给65岁以上在近期有异常检查结果的女性。自20世纪80年代英国引入子宫颈筛查以来，宫颈癌病例每年减少约7%。类似的筛查项目也在许多卫生保健系统发达的国家使用。该检查也有一些公认的缺点，包括：①在检查过程中可能会感到不适和尴尬；②异常的遗漏或进行不必要的错误治疗；③由于异常可能会自然痊愈，因此治疗可能不必要；④如果将来怀孕，一些用于利除异常细胞的治疗方法可能会增加早产（怀孕37周之前）的风险。

宫颈细胞的变化几乎总是由人类乳头瘤病毒（HPV）引起的，HPV 有 100 多种不同的亚型，其中一些亚型是高风险的（例如 HPV-16 和 HPV-18），与宫颈癌相关；有些风险较低，与生殖器疣等其他病症相关。筛检的工作原理是用软毛刷从宫颈上刷取出少量细胞。在英国，样本首先要进行 HPV 检测（HPV 初级筛查），以检查是否存在高危 HPV。如果存在高危 HPV，那么实验室就会在样本中寻找细胞的变化。如果发现了异常变化，就会进行阴道镜检查，临床医生可以直接观察子宫颈以发现癌症发展的迹象。如果子宫颈显示正常，那么这个人将在一年后再次进行子宫颈检查。如果没有发现高危 HPV，那么样本将不会再进行细胞检查，并且根据他们的年龄，在 3 ～ 5 年后再次进行宫颈检查。

11.6.3　易感生物标志物测定（癌症风险预测性基因检测）

大多数癌症没有遗传倾向，但有时会受到生活方式（如肥胖）或环境（如石棉作为间皮瘤的致病因素）的影响。然而，某些类型的癌症，如乳腺癌、结肠直肠癌、卵巢癌和前列腺癌，可能会受到某些家族遗传基因的强烈影响。

通常，每个人都拥有预防癌症的基因（肿瘤抑制基因），可纠正健康细胞分裂过程中自然发生的 DNA 损伤。有遗传基因的变异（有缺陷的版本）会显著增加患癌症的风险，因为改变的基因不能有效地修复受损细胞的 DNA，受损细胞的 DNA 会累积并导致肿瘤。这些基因变异也被称为易感性生物标志物。现在有了筛查这些基因变异的技术，检查它们的存在变得越来越普遍，这样就可以采取从改变生活方式到手术的各种预防措施。一个广为人知的避免癌症发生的例子是女演员安吉丽娜·朱莉（Angelina Jolie），她在 BRCA1/BRCA2 突变基因检测呈阳性后，接受了预防性乳房和卵巢切除术。

BRCA1 和 BRCA2 基因与女性患乳腺癌和卵巢癌、男性患乳腺癌和前列腺癌的风险增加有关。BRCA1 提供细胞产生肿瘤抑制蛋白所需的指令，以预防不可控的细胞生长和分裂，从而阻止肿瘤的发生、生长和播散。携带有缺陷的 BRCA1 基因的女性一生中患乳腺癌的风险为 60% ～ 90%，患卵巢癌的风险为 40% ～ 60%（每 100 名女性中，60 ～ 90 人会患乳腺癌，40 ～ 60 人会患卵巢癌）。当然还存在人口学差异。尽管在大多数人群中，每 400 人中就有 1 人携带有缺陷的 BRCA 基因，但德系犹太人后裔的风险要高得多，每 40 人中就有 1 人携带有缺陷的基因。最近的研究已经确定了 100 多种与乳腺癌、前列腺癌和卵巢癌的风险增加有关的新的基因变异。单独来看，这些新的基因变异可能只会略微增加患癌症的风险，但它们的组合可能意味着总体风险很高。

在英国，如果个人担心癌症可能会在其家族中遗传，他们可以通过全科医生进行 NHS 基因测试。只有通过诊断性血液测试在亲属中发现缺陷基因的情况下，患者才有资格进行 NHS 检测。如果没有受累的亲属，BRCA1 和 BRCA2 的检测可以用于那些携带遗传缺陷的概率至少为 10% 的人。这部分人通常有很强的早发性乳腺癌家族史，尤其是卵巢癌家族史。

并不是每个符合条件的人都想要做这项测试，而且人们普遍认为，这是一个个人决定，只有在遗传咨询后才能做出决定，以确定个人将如何处理所获得的信息。获得阳性结果的好处是可以采取措施降低患癌症的风险，如改变生活方式（减肥、定期锻炼）、定期筛查（乳房钼靶检查和核磁共振扫描）或预防性治疗（手术）。不幸的是，目前还没有可靠的卵巢癌或前列腺癌筛查测试，这可能会导致基因测试阳性个体进一步的焦虑。当然，对一些人来说，也许阳性结果可能会减少对未知的焦虑。一个潜在的缺点是，有时基因检测的结果可能是不确定的，而且确定的基因变异信息很少。此外，阳性结果可能会导致强烈和永久的焦虑（也就是说，有些人宁愿不知道他们的风险，也宁愿只有在他们患上癌症时才被告知）。一些公司现在通过互联网提供 BRCA1/BRCA2 测试，而不需要通过医生，也没有全面的咨询支持，这可能对弱势群体有害。许多国家的政府试图通过互联网控制无监督的诊断性基因检测的可用性，但事实证明这很困难，因为有些消费者希望管理自己的健康。

重要的是，需要对个人进行咨询，以确认他们理解即使基因测试结果为阳性，也只是意味着患癌症的风险增加，而并不意味着癌症的发生迫在眉睫，因为基因只部分影响未来的健康风险，其他因素，如病史，生活方式和环境也在起作用。此外，只有一个有缺陷的 BRCA 基因的存在意味着只有 50% 的机会将其遗传给孩子，并且每个兄弟姐妹有 50% 的机会携带它。目前，大多数保险公司并不要求披露预测性基因测试的结果，尽管这在未来可能会改变。

对于那些检测结果呈阳性的人，有几种降低风险的选择。例如，改变生活方式，包括改善饮食、增加锻炼、减肥、减少酒精摄入量和减轻压力，已被证明可以降低风险。其他降低乳腺癌风险的措施包括避免使用口服避孕药（如果超过 35 岁）或联合激素替代疗法（如果超过 50 岁）。也建议有乳腺癌家族史的女性应该母乳喂养以降低风险，并且在某些情况下应该考虑使用癌症化学预防剂，如他莫昔芬、雷洛昔芬和阿那曲唑。预防性接受乳房切除术的女性患乳腺癌的风险总体上降低了 90% 左右，尽管这是一项大手术，也有其风险，因为手术后身体和心理健康的恢复都需要考虑。然而，2018 年报道的一项针对 2733 例 40 岁以下浸润性乳腺癌女性的研究显示，在 5 年时间点上，12% 的携带 BRCA1 和 BRCA2 突变女性的生存率（83.8%）与未携带突变的女性（85%）相似，这表明 40 岁以下的年轻患者可能不需要立即进行手术。

手术也可以用来降低患卵巢癌的风险，在绝经前切除卵巢的女性患卵巢癌和乳腺癌的风险可显著降低 50%。然而，这会引发提前绝经并导致无法生育（除非进行卵子或胚胎储存）。携带突变 BRCA 基因的女性患卵巢癌的概率直到大约 40 岁时才开始显著上升，所以年龄小于 40 岁的女性可择期手术。

BRCA1 的另一个用途是，它可以用于预测患者对化疗的反应。例如，BRCA1 在刺激细胞修复受损 DNA 中起着重要作用。因此，BRCA 基因的突变可能导致患者对 DNA 损伤的化疗药物过敏。特别是 BRCA1 突变可使肿瘤细胞对 PARP 抑制的敏感性显著提高，增加细胞凋亡率。这已被用作选择 PARP 抑制剂如奥拉帕利（Lynparza™）治疗的患者的生物标志物。相反，BRCA1 突变可以影响抗微管蛋白治疗的结果，如紫杉醇类药物（如紫杉醇）和长春花生物碱（如长春碱），导致对这些药物产生耐药性。

11.6.4 筛选生物标志物，选择最佳治疗方案

研究人员正在开发方法来预测针对每位癌症患者的最佳治疗方法。例如，人们普遍认为，很难确定哪些女性需要最积极的传统乳腺癌治疗方法，同样也很难决定哪些已进行淋巴结清扫的患者仍应进行后续治疗。由于这种不确定性，接受化疗的患者比需要化疗的患者多得多，而一些可能从后续治疗中受益的患者没有接受化疗。因此人们希望可以开发出基因组和蛋白质组学测试来帮助这一决策过程。另一种方法是化疗敏感性试验，根据体外培养的个体患者活检肿瘤细胞对暴露于广泛的单一药物和药物组合的敏感性来选择最合适的化疗药物（或药物组合）（见第 11.6.9 节）。

11.6.4.1 简介

生物标志物是生物体中存在疾病状态的可测量指标，定义为细胞或组织中可以测量和评估的物理、细胞、生化或分子改变，以提示正常的生物或致病过程，或对治疗干预的药理学反应。

生物标志物包括负责胚胎干细胞自我更新的胚胎 OCT-4，以及癌症生物标志物，如癌胚抗原（CEA），可用于监测结直肠癌治疗，确定手术切除后的复发情况，并通过体液生物标志物的测定来定位癌症扩散。CEA 水平也可能在其他类型的肿瘤中升高，如乳腺癌、胃癌、肺癌、胰腺癌和甲状腺髓样癌，以及一些

非癌性疾病。前列腺特异性抗原（PSA）是另一种癌症生物标志物，用于辅助诊断前列腺癌，并监测治疗和肿瘤进展。表 11.4 提供了一些众所周知的癌症生物标志物，以及与之相关的抗癌药物和可用的生物标志物测试。

表 11.4　一些众所周知的癌症生物标志及其相关抗癌药物，以及可用的生物标志物测试

基因 / 蛋白质	癌症类型	相关抗癌药物	可用的生物标志物测试
BCR–ABL1	慢性粒细胞性白血病（CML）	Imatinib（Gleevec ™）伊马替尼	Ph+CML 检测（Novartis Oncology）
Her2/neu	乳腺癌	曲妥珠单抗（Herceptin ™）	HercepTest ™（Agilent）
VEGFR，EGFR2	内皮癌	培唑帕尼（Votrient ™）	NexCourse ™ Complete（Neogenomix）
EGFR（ErbB–1，2，3，4）	肺癌	厄洛替尼（Tarceva ™）	QIAseq ™ 靶标 DNA 检测（Qiagen）（可同时检测 96 个基因）
ALK1，ROS1	转移性非鳞状非小细胞肺癌	克唑替尼（Xalkori ™）	ROS1 Oncomine Dx 靶标试验（Thermo-Fisher）；Vysis Alk Break Apart Fish Probe ™ Kit（Abbott Molecular）
BRAF	恶性黑色素瘤	维莫非尼（Zelboraf ™）	Cobas ™ 4800 BRAF V600 突变检测
MLH1，MSH2，MSH6	结肠癌	雷帕霉素（Sirolimus ™）	IHC（免疫组化）和 MSI（微卫星不稳定性）检测

药物开发通常分为三个主要阶段：药物发现、临床前和临床开发。在现代药物发现和开发中，生物标志物在所有三个阶段都发挥着至关重要的作用，而且作用越来越大，尽管生物标志物和相关技术在每个阶段的使用方式各不相同（图 11.21）。

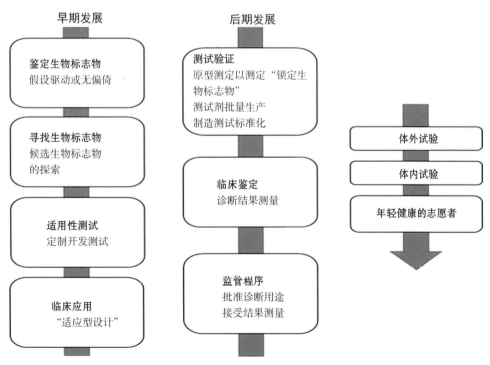

图 11.21　生物标志物在诊断和药物发现中的应用。

在药物发现和早期临床前阶段，生物标志物被用于识别和验证新的靶点，这涉及到体外试验和动物模型的开发，其中生物标志物可以评估其与特定癌症类型的关系及其作为药物靶点的价值。这些实验将确定早期先导剂（无论是小分子还是抗体等大分子）是否击中正确的靶标，是否能够成功地调节疾病途径，从而帮助选择最佳先导化合物进行下一步研究。

在后期临床前开发阶段，可在动物模型中提供这些类型的生物标志物的安全性（风险－收益比）和有效性的信息。这些所谓的"安全生物标志物"有助于确定特定药物的毒性及其可能的机制和最大耐受剂量（MTD）。此外，根据这些生物标志物与 PK/PD 数据的相关性可改进给药方案，并可能为配方优化提供有用的信息。在开发周期的这一阶段，使用和研究的生物标志物可能会被最终确定为用于临床的生物标志物。

在临床药物发现的最后阶段，生物标志物通过使用所谓的"适应性设计"，有助于提高临床试验的统计能力，即使招募的患者人数较少，也不会影响结果。特别是，从早期阶段确定的生物标记物可用于选择肿瘤表达生物标记物的患者进行试验，因此最有可能对治疗做出反应。在整个试验过程中，生物标志物也被用于帮助监测疗效和检测不良事件。越来越多的监管机构，如 FDA、MHRA 和 EMA，希望在批准新的抗癌药物之前看到生物标志物的数据，并且也可能在上市后继续研究生物标志物，以便制药公司可以继续监测生物标志物的表达与疾病进展之间的关系。

到目前为止，只有有限数量的生物标志物对处方或预后有重要意义，表 11.1 提供了一些众所周知的生物标志物的例子，用于检查患者是否适合接受特定的抗癌药物。业界和学术界普遍认为，生物标志物在诊断和药物发现中的应用在未来几年将不可避免地增加，并将纳入营销策略。在这些方面，有一个经常被讨论的悖论，对于制药公司来说，与之前的一刀切的药物发现和营销方法相比，越来越强调通过生物标志物选择患者，可能会因针对的患者群体更小而减少药物的全球销售。然而，相反的论点是，尽管销售额可能会降低，且研究和开发成本较高，但是针对性更强的药物可以为患者提供更大的益处，因此虽然这些疗法的单位成本较高，但药品收入的可持续性更强，并且收入有可能增加。另一个因素是，预期的严重副作用会减少，进而会减少制药公司的诉讼辩护费用。

11.6.4.2　HER2（乳腺癌）

将诊断试验与治疗药物的使用相关联的第一个例子是 Her2/neu 诊断试验（HercepTest ™），用于选择可从 HercepTest ™治疗中获益的乳腺癌患者。该药物是一种单克隆抗体，通过阻断细胞表面的 Her2 受体起作用，用于转移性乳腺癌，其中已知 Her2 有助于肿瘤的侵袭性生长并扩散到身体其他部位。大约 25% 的乳腺癌患者存在 Her2 过表达。

1998 年，FDA 批准 Herceptin ™与紫杉醇联合用于 Her2+ve 转移性乳腺癌的一线治疗。然而，伴随药物获批，FDA 要求开发一种诊断测试，以根据 Her2 状态选择应该从治疗中受益的患者。由此产生的检测试剂盒 HercepTest ™由 Dako 公司（美国和丹麦）开发，该公司于 1998 年申请上市前批准（PPA），并于 2001 年获得器械和辐射健康中心（CDRH）的批准。

在健康的乳腺细胞中，HER2 受体的主要功能是促进生长和存活。如果检测结果显示 HER2 蛋白过表达，则将患者归类为"HER2+ve"，并计划使用曲妥珠单抗治疗，这可能导致后续使用其他 HER2 靶向药物，如 ADC ado– 恩美曲妥珠单抗（Kadcyla ™）。因 HER2–ve 患者被认为不会从曲妥珠单抗治疗中获益，因此他们采用其他替代治疗方法。曲妥珠单抗治疗已被证明可对 HER2+ve 患者产生了显著的临床益处，研究表明曲妥珠单抗联合化疗可将 10 年无病生存率从 75.2% 提高到 84%，总生存率从 63% 提高到 74%。

有两种不同的检测方法可用于检查 HER2 过表达。第一种是 HercepTest ™，这是一种免疫组织化学（IHC）测试，通过它来测量乳腺肿瘤细胞中 HER2 蛋白的含量。最初，这种类型的免疫化学试验被用作相对主观的定性方法来检测 Her2 蛋白的存在。然而，HercepTest ™的开发改善了这种情况，包括定量检测以及评分系统，以对表达 Her2 的肿瘤细胞的百分比和这些细胞的染色强度进行评分。染色程度与 HER-2 受体在细胞表面的表达量成正比，评分为 0 ～ 3 分，"0"分为阴性，"+3"分为阳性。

第二种测试称为荧光原位杂交（FISH）测定，从活检样本中提取的 DNA 用于评估肿瘤细胞中存在的 HER2 基因拷贝数。该测试将荧光信号报告分子附着在基于 HER2 序列的 DNA 探针上（图 11.22）。DNA 荧光探针可以与从活检材料获得相关的 DNA 序列互补配对，结合后发生荧光信号，可以使用荧光显微镜观察和定量。检测结果为阳性（基因扩增）或阴性（没有新的基因扩增）。

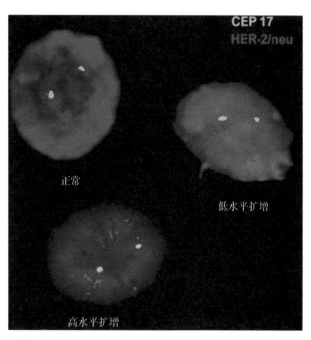

图 11.22 肿瘤标本中 HER2/neu 基因扩增水平差异的 FISH 图像，从正常扩增到高水平扩增[图源自 Gullo，G.，Bettio，D.，Torri，V . et al. Level of HER2/neu gene amplification as a predictive factor of response to trastuzumab-based therapy in patients with HER2-positive metastatic breast cancer. Invest New Drugs 27，179（2009）. https://doi.org/10.1007/s 10637-008-9155- y. Copyright © 2008，Springer Nature.]。

全世界 80% 以上的 HER2 检测基于应为 IHC 方法，其余采用 FISH。当患者在"-0、1+、2+ 或 3+"的量表中得分至少为"+2"时，根据免疫组化实验（IHC）结果其被诊断为 Her2+ve。2003 年，HercepTest ™成为选择 Herceptin ™的先决条件，现在这被认为是肿瘤精准医学概念成为现实的里程碑。

11.6.4.3 PD-L1（IO 反应性肿瘤）

已经开发出称为 PD-L1 IHC 22C3 Pharm Dx ™的体外诊断试剂盒（安捷伦科技公司）。该试剂盒采用单克隆小鼠抗 PD-L1 抗体检测非小细胞肺癌组织中的 PD-L1 蛋白。试剂盒提供了一个"比例"分数，通过观察显示膜染色的肿瘤细胞百分比来评估 PD-L1 蛋白的表达。试剂盒的验证测试表明，当存在任何程度的染色时，标本均被认为是阳性的。

一项研究评估了该检测在支持患者使用帕博利珠单抗（Keytruda ™）方面的价值。这种人单克隆抗体靶向淋巴细胞的程序性细胞死亡 1（PD-1）受体，并于 2017 年被 FDA 批准用于治疗转移性黑色素瘤，以及任何具有某些遗传异常（例如错配修复缺陷或微卫星不稳定性）的不可切除或转移性实体瘤。这是 FDA 首次批准基于肿瘤基因而非组织类型或肿瘤部位的抗癌药物。

在研究中，我们注意到 T 细胞上的 PD-1 受体与 PD-L1/L2 配体的结合抑制了免疫控制，从而使肿瘤细胞可逃避天然免疫系统。该研究还通过 PD-L1 染色发现，基于 0～3 的染色强度，这种生物标志物的表达范围为 0%～100%。针对 127 例患者的观察结果显示，18% 的患者中 PD-L1 染色呈阳性，这表明他们是接受泛癌症靶向药物帕博利珠单抗的良好候选者。

11.6.4.4 BRAF 突变（黑色素瘤）

黑色素瘤是一种皮肤癌症，是英国第五大常见癌症。它可能是由于皮肤过度暴露于紫外线辐射下引发的，随着时间的推移，紫外线辐射会导致黑色素细胞（一种皮肤细胞）内的 DNA 受损。恶性黑色素瘤是最具侵袭性的皮肤癌，它可以扩散到身体的其他部位。它的检测依赖于皮肤表面痣外观的变化。

第一种用于治疗黑色素瘤的精准药物是维莫非尼（Zelboraf™），它针对一些（但不是全部）黑色素瘤中发现的 BRAFV600 突变。已经开发了多种诊断试剂盒来识别携带 BRAFV600 突变的患者，下面介绍其中的两种。

11.6.4.4.1 Cobas 4800 BRAFV600 突变试剂盒

开发的第一个黑色素瘤诊断试剂盒是 Cobas™ 4800 BRAFV600 突变检测试剂盒。它于 2011 年被 FDA 批准作为维莫非尼（Zelboraf™）的伴随诊断，维莫非尼是一种用于治疗转移性黑色素瘤的 BRAF 抑制剂。该检测试剂盒依赖于基于 PCR 技术的扩增阻滞突变系统（ARMS）。这种方法可以检测到单碱基对突变，因此可以成功地识别体细胞突变。这种分析方法的主要优点之一是使用简单快捷，不需要昂贵的专业设备。例如，它可以在 24 小时内完成，比其他类似测试所需的时间短得多。

在临床前研究中，该试剂盒在识别突变方面的成功率为 97%。除了可以鉴定出 BRAF 基因中关键的 V600E 突变外，它还能够检测到包括 V600D 和 V700K67 在内的其他突变。一项研究表明，尽管 Cobas™ V600 检测对于检测单核苷酸 V600 突变是有用的，但它可能会错过其他重要的突变。研究的结论是，结合 Sanger 测序（能够检测 V600 主要突变之外的其他突变）和 Cobas™ 方法可以显著提高准确、可靠地检测到的 V600 突变的数量。

11.6.4.4.2 THxID BRAF™

另一种黑色素瘤基因组诊断测试，THxID BRAF™ 检测试剂盒，是由 Biomereaux Inc 开发的，并于 2013 年获得 FDA 批准。该体外诊断测试旨在定性检测 BRAFV600E 和 BRAFV600K 突变，以帮助确定患者是否应该接受达拉非尼（Tafinlar™）或曲美替尼（Mekinist™）治疗。

11.6.4.5 EML4-ALK 突变（肺癌）

大约 4% 的非小细胞肺癌患者存在染色体重排，在 EML4（棘皮动物微管相关蛋白样 4）和 ALK 之间产生融合基因，从而产生激酶组成型激活，有助于癌症发生并驱动恶性表型。融合蛋白的激酶活性可被克唑替尼（Xalkori™）抑制。携带这种融合基因的患者通常是年轻的非吸烟者，他们的 EGFR 或 K-Ras 基因都没有发生突变。在美国，携带 ALK 融合基因的 NSCLC 新病例每年约为 9000 例，全球为每年 45 000 例。神经母细胞瘤是一种罕见的周围神经系统癌症，几乎只发生在非常年幼的儿童中，ALK 突变也被认为是导致大约 15% 的神经母细胞瘤病例出现恶性表型的重要因素。

由辉瑞公司开发的克唑替尼（Xalkori™）是一种抗癌药物，可作为间变性淋巴瘤激酶（ALK）和 c-Ros 癌基因 1（ROS1）抑制剂。该药已被美国 FDA 批准用于治疗非小细胞肺癌（NSCLC），目前正在进行成人和儿童的间变性大细胞淋巴瘤、神经母细胞瘤和其他晚期实体瘤的安全性和有效性临床试验。

它可竞争性地与目标激酶的 ATP 结合袋结合。2011 年，FDA 批准克唑替尼（Xalkori ™）用于治疗携带异常间变性淋巴瘤激酶（ALK）基因的某些晚期（局部晚期或转移性）非小细胞肺癌。药物的批准需要 EML4–ALK 融合基因的配套分子检测。

2016 年，FDA 批准克唑替尼治疗 ROS1 阳性非小细胞肺癌。在 82 例携带 ALK 融合基因的患者中，90% 接受治疗的患者肿瘤缩小或稳定，至少 30% 的患者肿瘤消退。该试验中的大多数患者为腺癌，从未吸烟或曾经吸烟。在接受克唑替尼之前，他们平均接受了三种其他药物的治疗，只有 10% 的患者预计对标准治疗有反应。一项名为 PROFILE 1007 的 Ⅲ 期试验比较了克唑替尼与标准二线化疗（培美曲塞或多西他赛）治疗 ALK 阳性 NSCLC 的疗效。此外，一项名为 PROFILE 1005 的 Ⅱ 期临床试验研究了符合类似标准且既往接受过一种以上化疗的患者。

HTG EdgeSeq ALKPlus 是一种用于检测非小细胞肺癌患者 ALK 状态的新一代体外测序方法。它与 HTG EdgeSeq 分析一起使用，用于预测可能从克唑替尼（Xalkori ™）、塞瑞替尼（Zykadia ™）、阿来替尼（Alecensa ™）和布格替尼（Alunbrig ™）治疗中获益的患者。Oncomine Dx Target ™检测是一项针对 23 个基因的检测，可用于识别对克唑替尼的潜在最佳应答者，也可用于监测其他基因变异的存在或缺失。理想情况下，可通过 ALK 和 ROS 的测定，选择接受克唑替尼治疗的患者。

11.6.4.6　EGFR 突变（肺癌）

另一个药物基因组分析的例子是对结直肠癌中表皮生长因子受体（EGFR）表达的评估。参加吉非替尼（Iressa ™）临床试验的患者使用 Dako IHC 检测是否存在 EGFR 的表达。同样的生物标志物在选择使用西妥昔单抗（Erbitux ™）治疗头颈癌、胰腺癌，使用厄洛替尼（Tarceva ™）治疗非小细胞肺癌和使用吉非替尼治疗非小细胞肺癌时也很重要。

特别是，有研究表明，肺细胞中的 EGFR 突变可以使无法纠正的 DNA 损伤，进而导致气道的上 皮细胞不受控制地生长。这与吸入损害 DNA 的致癌物质（烟草烟雾中的致癌物质）会增加癌症发病率的观察结果是一致的。

肺癌有两种类型，其中小细胞肺癌（SCLC）和非小细胞肺癌（NSCLC）分别占肺癌的 12% 和 87%。重要的是在诊断时确定疾病的正确，以便进行有针对性的治疗和改善预后。为了辅助评估肺癌的预后并提供最好的治疗，已经开发了几种诊断试剂盒。Cobas ™ EGFR（V2）突变检测和 Therascreen ™ EGFR 检测是最初的两种检测方法，如下所述。然而，现在已有多种其他的方法可用，如 QX200 AutoDG 液滴数字 PCR Dx ™系统（目前在英国的一些 NHS 医院使用）和 AmoyDx EGFR29 ™突变检测试剂盒。

11.6.4.6.1　Cobas ™ EGFR V2 突变检测

Cobas ™ EGFR（V2）突变检测（由罗氏分子诊断公司开发）是 FDA 批准的用于检测非小细胞肺癌患者 EGFR 突变的检测方法。它用于确定哪些患者可受益于酪氨酸激酶抑制剂厄洛替尼（Tarceva ™）或奥希替尼（Tagrisso ™）的治疗。该测试与本节中介绍的多种其他测试不同，因为它使用患者的血浆样本而不是活检材料，并且检测脱落肿瘤细胞少量循环肿瘤 DNA。因此，它被称为"体液活检"，是微创的，对患者和临床团队都有益。

据估计，在 Cobas ™检测使用之前，大约 25% 的 EGFR 突变患者没有被识别出来，因此不能从抗 EGFR 治疗中获益，因为活检材料无法用于分子检测。然而，Cobas ™测试中使用的基于等离子体的方法，可以使更多的患者可接受特定突变的测试。它能够识别 42 个突变，主要存在于 EGFR 基因的 18、19、20 和 21 外显子，包括 T790M 耐药突变，这些突变存在于 15% ～ 20% 的 EGFR 阳性患者中。分析研究证实了该检测方法的稳定性，EGFR 突变的检出率为 40.9%，与 Therascreen 检测方法的检出率相似，因此总体一致性为 98.0%。

11.6.4.6.2   Therascreen ™ EGFR Assay

Therascreen ™ EGFR 检测由 Qiagen Ltd（UK）开发，已获得 FDA 批准。与 Cobas ™试验一样，其主要用途是检测 EGFR 基因的突变，以确定可从靶向酪氨酸激酶抑制剂治疗中获益的 NSCLC 患者。该检测主要以 PCR 为基础，采用 ARMS 技术，在 PCR 过程中扩增特定的等位基因。据报道，该检测方法高度敏感，一项研究表明其灵敏度和选择性都接近 100%。

另一项研究侧重于该检测如何选择适合用阿法替尼（Giotrif ™）和吉非替尼（Iressa ™）治疗的NSCLC 患者。研究表明，与接受标准化疗的患者相比，通过测试确定的 EGFR 阳性患者使用这两种药物中的任何一种，均可获得更高的无进展生存率。

其他研究集中在 Cobas ™和 Therascreen ™检测方法之间的直接比较，也是将两者与传统的基因突变分析方法（如 Sanger 测序）进行比较，尽管后者被认为时间漫长（需要长达 15 个小时），费力且缺乏灵敏度。相比之下，Cobas ™和 Therascreen ™检测方法可以在不到 8 小时的时间内产生结果，并且具有良好的灵敏度。这两种检测方法也能更好地避免外来 DNA 的污染。与 Sanger 测序相比，所有这些优点使它们更适合用于检测 EGFR 突变。所有研究的一致性率相似，与 Sanger 测序相比，Therascreen ™和Cobas ™之间的一致性分别为 89% 和 88%，这充分表明，与 Sanger 测序相比，这两种检测方法在识别突变方面的结果相似。

这些结果以及两种检测试剂盒具有相似的一致性率的事实，有助于其商业化。然而，现在的一个问题是它们的成本过高，而 NHS 财政资源有限，因此用这些检测取代传统的 Sanger 测序目前尚具有挑战性。

11.6.4.7   雄激素受体突变（前列腺癌）

阿比特龙（Zytiga ™）是一种用于转移性前列腺癌（晚期前列腺癌）且对其他激素治疗无效的男性的激素疗法。它可以提高一些患者的存活率，也可以帮助控制症状。

治疗前雄激素受体基因异常的前列腺癌患者的总体生存期和无进展生存期明显较差。然而，获取转移性肿瘤样本以了解导致对治疗产生耐药性的分子事件可能具有挑战性。来自伦敦癌症研究所的研究人员使用了一种血液检测方法来检测从肿瘤脱落的循环肿瘤 DNA（ctDNA），从而识别出与阿比特龙耐药性相关的基因突变。

研究结果发现，在 97 例患者中，治疗前雄激素受体基因异常的患者的无进展期和总生存率明显较差。ctDNA 浓度高于中位数的男性预后也较差。这些研究的结论是，体液活检可用于选择患者进行化疗或放疗等替代治疗。

11.6.4.8   血液系统肿瘤

识别血液系统肿瘤生物标志物的原则与格列卫（Glivec ™）的药物研发相同，Glivec ™是基于独特的 bcr-abl 激酶蛋白是否存在，该蛋白是通过 22 和 9 号染色体（Ph1，"费城染色体"）之间的易位形成的，仅在慢性髓系白血病（CML）细胞中发现，而在健康细胞中没有发现。这种易位与可以用 Glivec ™有效治疗的 CML 患者高度相关，导致表达 bcr- abl 的造血细胞增殖受到抑制。自上市以来，Glivec ™还被发现可以与另一种激酶 c-kit 结合，这种激酶在胃肠道间质瘤（GIST）中过度表达。因此，Glivec ™可用于治疗 GIST 患者，尽管活检后的肿瘤细胞首先要检测 c-kit 的表达。通过多种不同的技术（许多基于PCR）检测 Ph1 是 CML 患者诊断的一部分，可以立即确定可从伊马替尼和相关药物中获益的患者。下面介绍了 BCR-ABL 的配套诊断试剂盒，以及血液系统肿瘤中其他三种重要生物标志物（突变 FLT3、

TP53 和 IDH2）的检测试剂盒。

11.6.4.8.1　Quantidex BCR–ABL 检测

目前，有几个配套的诊断试剂盒可用于识别特定的生物标志物，如 BCR-ABL 用于诊断特定类型的白血病，并可以确定最佳的药物治疗。一种定量 BCR-ABL 试剂盒是 Quantidex BCR-ABL 分子测定试剂盒，由 Asuragen 公司开发。这是 FDA 批准的第一个用于 CML 检测、监测和管理的试剂盒。

11.6.4.8.2　Leukostrat CDxFLT3 Mutation Assay ™

另一个伴随诊断试剂盒是 Leukostrat CDxFLT3 突变测定试剂盒，该试剂盒已获得 FDA 和 EMA 批准，用于检测 FLT3 突变的存在，FLT3 突变是急性髓系白血病（AML）中最常见的突变之一。该试剂盒作为一种体外 PCR 的诊断试剂盒销售，用于检测从急性白血病患者外周血或骨髓获得的单核细胞中提取的基因组 DNA 中 FLT3 基因的内部串联重复（ITD）和酪氨酸激酶结构域（TKD）突变（D835 和 I836）。该检测的主要目的是评估急性髓系白血病患者是否适合使用米哚妥林（Rydapt ™）治疗。

11.6.4.8.3　Vysis CLL TP53 FISH Probe Kit ™

第三个白血病配套诊断试剂盒是 Vysis CLL FISH TP53 探针试剂盒，它使用荧光原位杂交分析血液样本，检测位于染色体 17p 上的位点特异性标识符（LSI）TP53（称为 17p 缺失）。已经观察到，17p 区域的缺失导致肿瘤抑制蛋白的异常，这与患者预后较差有关。该试验的主要目的是确定适合使用维奈克拉（Venclexta ™）治疗的患者。该药物是一种类似 BH3 的药物，作为 Bcl-2（抗凋亡 b 细胞淋巴瘤 -2）蛋白抑制剂，可导致 CLL 细胞的程序性细胞死亡。

11.6.4.8.4　IDH2 Mutation CDx ™试剂盒

另一个配套的诊断检测试剂盒，IDH2 突变 CDx ™试剂盒，由雅培公司开发。该检测试剂盒的目的是鉴定可能受益于恩西地平（Idhifa ™）治疗的患者，恩西地平（Idhifa ™）是 IDH2 酶 R140Q，R172S 和 R172K 变体的抑制剂。IDH2 酶可导致血清 2-HG 水平降低，骨髓分化率增加，细胞计数减少。该试剂盒基于实时 PCR 方法，可检测血液或骨髓样本中肿瘤细胞中的 IDH2 基因突变。一项基于选择该试剂盒治疗患者的研究表明，在使用恩西地平（Idhifa ™）治疗 6 个月后，19% 的患者在 8 个月内完全缓解。

11.6.5　预后、分期和疾病复发风险

现在有多种商业化的实验室测试声称可以帮助每位患者进行肿瘤的预后和分期。例如，MammaPrint ™是由 Agendia Inc. 开发的用于乳腺癌预后的药物，并于 2007 年获得 FDA 的批准，因为有证据表明它可以预测女性乳腺癌是否有可能在 5 ～ 10 年内复发。这是第一个提供个体 DNA 表达谱的商业芯片诊断，该测试根据 70 个基因的表达谱，计算低风险或高风险的复发评分。据称，这项测试可以预测患者存活 10 年的可能性。2002 年发表在《新英格兰医学杂志》（*New England Journal of Medicine*）上的一项研究报告称，其准确率为 96.7%。其他公司也生产了类似的测试，2004 年，基因组健康公司发布了医生处方的基于 Oncotype DX ™检测基因表达的乳腺癌预后测试，该测试使用 RT-PCR 技术跟踪 21 个基因的表达水平。MammaPrint ™和 Oncotype DX ™都是复杂的检测方法，因价格昂贵，无法广泛使用。这些公司通过引证检测的复杂性和准确性来证明检测的成本的定价是合理的，他们认为，与不必要治疗或不治疗复发风险高的患者的经济和个人成本相比，这一支出是必要的。基于这些原始的多基因分析测试，现在有多项其他基于基因组学的商业分析声称能够预测癌症复发的风险，包括 Oncotype ™、Prosign ™、IHC4 ™、Mammatyper ™和 NexCourse ™，下面将对它们进行更详细的介绍。

值得注意的是，有关癌症复发风险的信息对患者来说是潜在的威胁，因此医生必须谨慎处理。大多

数临床医生认为，这种类型的预测测试不应该免费向公众提供，而应该通过专业临床医生提供，因为他们可以提供关于结果解释的适当咨询。

11.6.5.1　乳腺癌

乳腺癌是女性最常见的癌症，也是导致女性癌症死亡的第二大原因。据估计，目前每 8 名女性中就有 1 人会在一生中被诊断出患有乳腺癌。乳腺癌被认为是一种异质性疾病，主要有四种分子亚型：① Basal–Live（孕激素 –ve，雌激素 –ve，HER2–ve）；② Luminal A（ER2+ve 和低级别）；③ Luminal B（ER+ve 和高级别）；④ HER2+ve。这些亚型中的每一种都有不同的"分子表达谱"，这使得基于生物标志物的检测试剂盒得以发展。目前，乳腺癌是开发和商业化检测试剂盒最多的肿瘤疾病。本节将介绍一些最有代表性的可用于乳腺癌的诊断和预后的检测试剂盒。其中有多种为预测性，这意味着它们集中在预测化疗是否可以让特定患者达到理想的疗效。

11.6.5.1.1　MammaPrint ™

MammaPrint ™（MMP）是由 Agendia Inc. 开发的一种商用预后试剂盒，并于 2007 年获得 FDA 批准（图 11.23A）。这是第一个提供个体 DNA 表达谱的商业芯片诊断，据称可以根据 70 个基因形成的基因表达谱来预测患者存活 10 年的可能性。该测试现在可以使用基于 Illumina MiSeq 平台的下一代测序作为 LDT（一种体外诊断实验室开发的测试，仅在开发该测试的实验室内建立和使用）。

2002 年发表在《新英格兰医学杂志》上的一项研究报告称，该测试的准确率为 96.7%，2016 年发表在该杂志上的另一项研究（一项随机、前瞻性Ⅲ期临床试验，称为 MINDACT）证实，该测试可以识别出大约 46% 的临床风险较高、可能不需要化疗的乳腺癌女性。MammaPrint ™可用于评估所有年龄段女性雌激素受体阳性或淋巴结阴性癌症的预后，其检测针对 70 个基因，这些基因最初是来自转移性肿瘤中表达的 231 个基因（图 11.23B）。基因检测最初与在线工具 Adjuvant! 一起使用，提供与化疗治疗有关的临床风险信息，尽管现在有许多类似的在线工具可用。

使用 MammaPrint ™测试的主要好处是，它提供了一个复发率评分，可以进行低或高风险分类（图 11.23C）。与大多数可用的类似测试（例如，OncoType DX ™）不同，其没有中间类别，这意味着最佳治疗方案是确定的。

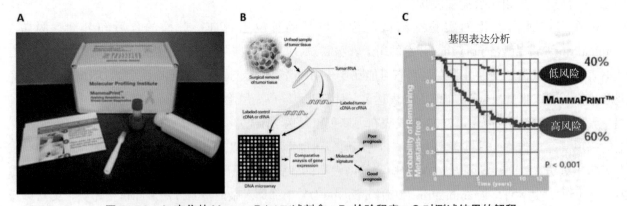

图 11.23　A. 市售的 MammaPrint ™试剂盒；B. 检验程序；C 对测试结果的解释。

各种关于 MammaPrint ™的临床研究已经证实了其在癌症预后中的应用。例如，一项早期研究纳入了 6693 例患有早期乳腺癌的女性，以确定她们的临床风险。根据研究结果，患者被分为高临床风险组或低临床风险组，从而决定他们是否应该接受化疗。被归类为低临床风险的患者未接受任何形式的化疗，而在 5 年的生存期中没有发生肿瘤转移性。这些结果表明，大约 46% 接受化疗的女性可能并不需要化疗。

在一组日本女性中进行了进一步的研究，研究重点在于确定哪些患者发生转移性疾病的风险较低。这是基于既往的研究结果表明，与英国女性相比，日本女性的预后要好得多，这表明她们可能接受了不必要的治疗。使用 MammaPrint ™的这项研究表明，一些患者属于低风险类别，很可能接受了不必要的治疗。值得注意的是，在不使用 MammaPrint ™的情况下，只有 7 例患者被归类为"低风险"，而使用该测试表明，有 20 例患者属于这一类。另一项在德国患者队列中使用 MammaPrint ™的研究表明，使用该测试将改变超过 40% 的患者接受的治疗类型和水平。在英国，MammaPrint ™目前尚未被 NICE 推荐用于 NHS。

11.6.5.1.2 Oncotype DX ™

OncoType DX ™是一种市售检测试剂盒，已被证明具有重要的预后价值。它由基因组健康公司开发，可以预测 10 年后的疾病复发，并有助于预测雌激素受体阳性乳腺癌患者化疗的获益。

该测试基于肿瘤活检样本中的 21 个基因来评估每位癌症患者的独特遗传特征。使用基因组分析技术，它提供了一个介于 0 ～ 100 之间的复发评分（RS），以预测患者癌症复发的可能性，以及化疗是否可能带来好处。低 RS 的患者预计从化疗中获益很少，而高 RS 的患者可能获益更大，中间类别也包括在内。临床医生可根据这些信息和其他因素一起用来决定患者是否应该在手术后接受化疗。

一项研究表明，OncoType DX ™的结果可以导致多达 44% 的患者改变治疗方案，另一项研究表明，该测试导致 54% 最初接受化疗的患者改变了治疗方案，其中 13% 的患者增加了化疗加激素治疗。其他研究表明，对于癌症已经扩散到淋巴结的患者，69% 的患者在接受该测试后可以避免不必要的化疗。

基于良好的成本效益比，以及它可以使一些患者免于不必要的化疗，2017 年，Oncotype DX ™是英国国家卫生保健与卓越研究所（National Institute of Health Care and Excellence，NICE）建议英国国家医疗服务体系（NHS）采用的首个乳腺癌预后检测试剂盒。NICE 目前推荐将其用于早期乳腺癌患者，包括那些癌症已经开始扩散到附近淋巴结的患者。

11.6.5.1.3 Prosigna ™

Prosigna ™检测由 Nanostring Technologies Inc . 开发的，于 2012 年获得 CE 标志（一种欧洲批准），并于 2013 年获得 FDA 批准。它作为一种体外诊断试剂盒上市，该试剂盒基于从 58 个基因表达中获得 PAM50 基因特征。它的原理将基因表达数据与临床变量相结合，生成风险类别（低、中或高）和数值评分（0 ～ 100），以量化患者疾病复发的可能性。该测试是为淋巴结阴性或激素受体阳性肿瘤的绝经后女性设计的，其主要用途是预测在初步诊断后是否应接受 5 年或 10 年的激素治疗。该研究表明服用他莫昔芬 10 年而不是 5 年可以降低癌症复发的风险，从而提高总体生存期。

采用 Prosigna ™试剂盒进行的几项研究都表明了它在预测乳腺癌预后方面具有重大潜力。发表在 *Annals of Oncology* 上的一项研究着重于使用通过该测试获得的 ROR（复发风险）评分作为激素受体阳性绝经后接受内分泌治疗的女性无复发生存的指标。这项研究纳入了 1478 例女性，是涉及这类基因测试的最大研究之一。结果表明，ROR 评分增加了大量的预后信息，包括对所有患者的内在亚型分配。总的来说，它能够识别转移风险可以忽略不计的患者，从而有助于减少对放疗或化疗患者的系统性过度治疗。

除了提供这种额外的预后信息外，PAM50 检测现在被认为是优于 MammaPrint ™和 OncoType DX ™检测，因为它可评估更多基因的表达，并且可以在具有基本设备和人员配备的病理实验室中进行。在英国，Prosigna ™已被 NICE 推荐用于 NHS 中患有早期乳腺癌的女性，包括那些癌症已经开始扩散到附近淋巴结的女性。

11.6.5.1.4　MammaTyper ™

由 BioNTech Diagnostics 有限公司开发的 MammaTyper ™检测试剂盒于 2016 年获得了中国 FDA 的批准。它是为浸润性乳腺癌的患者设计的，可定量检测四种主要乳腺癌生物标志物：ERBB2、ESR1、PGR 和 MKI67 的 mRNA 的表达。用于术前粗针活检或手术切除的浸润性乳腺癌组织活检样本的诊断测试。该测试是基于 RT-qPCR（逆转录定量实时聚合酶链反应）。

MammaTyper ™检测在获得活检样本后 24 小时内进行，可以为每位患者提供有关肿瘤转移风险的预后信息。在英国，MammaTyper ™得到了 NICE 的积极评价，但目前不建议在 NHS 中使用。

11.6.5.1.5　NexCourse Breast ™

NexCourse breast ™测试由 Genoptix 公司开发，现在可通过 NeoGenomics 公司获得，它是检测范围更广的分析测试 NexCourse Complete ™的一部分，该测试可评估各种人类癌症中可能反复突变的 236 个关键基因，检测范围更广，可用于多种实体瘤和血液系统肿瘤。据称，它可以预测多种肿瘤的预后，其结果提供了对特定癌症病理生物学的深入了解，有助于风险评估和确定潜在的治疗方案。

该测试需要从骨髓抽吸物、外周血或福尔马林固定石蜡包埋组织中分离的基因组 DNA，并使用下一代测序（NGS）技术确定基因目标区域的 DNA 序列。在英国，NICE 不建议在 NHS 中使用 NexCourse breast ™检查。

11.6.5.1.6　MiraDX ™

MiraDx ™测试旨在为女性提供与卵巢癌和乳腺癌相关的风险分析，包括对铂剂的敏感性和耐药性。然而，它现在专注于检测转移性结肠癌、头颈癌、非小细胞肺癌或卵巢原发肿瘤癌患者中的 KRAS 变异和 BRCA1/BRCA2 突变状态。据称，其结果有助于确定后续治疗，并为家庭成员提供了风险信息。该测试的一个版本名为 PreOvar ™，旨在为卵巢癌患者提供信息。该版本在 2011 年引起了争议，当时对其结果推荐的解释受到了临床医生的质疑。在英国，NICE 不建议在 NHS 中使用 MiraDx ™测试。

11.6.5.1.7　EndoPredict ™（Myriad Genetics）

EndoPredict ™检测由 Myriad Genetics 公司上市，是一种用于新诊断的早期雌激素受体阳性（ER+ve）/HER2 阴性（HER2-ve）乳腺癌患者的基因组检测（图 11.24）。研究表明，它有助于根据癌症在诊断后10 年内在远离原发乳腺癌的身体部位复发的风险（"远处转移"）做出治疗决定。EndoPredict ™测试提供了乳腺癌发生远处转移复发的低风险或高风险的评分，这可以帮助患者和临床医生决定手术后是否需要化疗或其他治疗来降低风险。如果患者最近被诊断为 I 期或 II 期 ER+ve/HER2-ve 乳腺癌，无淋巴结累及（淋巴结阴性疾病），或在 1 ～ 3 个淋巴结中有转移，则适于进行该测试。

EndoPredict ™测试通过评估 8 个靶基因、3 个正常化基因和 1 个控制基因的 RNA 表达，形成一个 12 个基因的分子评分，然后结合肿瘤的临床特征（如肿瘤大小和淋巴结状态）来预测 10 年远处复发率。该检测是基于原始活检或手术中切除的保存组织，据称这些基因的联合活性与癌症在诊断后 10 年内复发到远离乳房部位的可能性有关。计算出的 EPclin 风险评分（EPclin Risk Score）在 1.1 ～ 6.2 之间，评分中还考虑了肿瘤的大小和是否有淋巴结受累。EPclin 风险评分高于 3.33（高于 9% 的复发风险）被认为是癌症复发风险高，而低于 3.33（低于 9% 的复发风险）的评分被认为是复发风险低。每个 EPclin 风险评分都显示在曲线上，以明确个人复发的风险，并且可以根据年龄、癌细胞表达的激素受体数量和肿瘤分级等其他因素对评分进行调整。在英国，EndoPredict ™已被 NICE 推荐用于 NHS 中患有早期乳腺癌的女性，包括那些癌症已经开始扩散到附近淋巴结的女性。

11.6.5.2 前列腺癌

11.6.5.2.1 Prolaris ™

Prolaris ™测试是由 Myriad Genetics 开发的，用于帮助预测前列腺癌的预后。该测试得到了美国食品和药品监督管理局（FDA）的批准，通过一个分数可识别出具有放弃放射治疗等积极治疗而转向更保守治疗可能性的患者。此外，它还可用于预测前列腺癌患者的死亡风险。

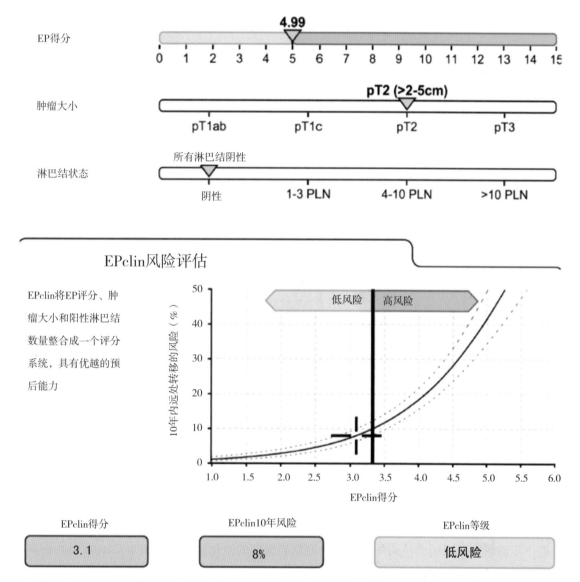

图 11.24 EPclin 风险评分的计算图，数值在 1.1 ～ 6.2 之间。分值高于或低于 3.33 分别代表高风险或低风险。图中的 3.1 分代表低风险［图源自 Kim YY，Oh SJ，Chun YS，Lee WK，Park HK（2018）Gene expression assay and Watson for Oncology for optimization of treatment in ER-positive，HER2-negative breast cancer. PLoS ONE 13（7）：e0200100. https://doi.org/10.1371 /journal. pone .0200100. 遵循知识共享署名 4.0 国际许可（https://creativecommons .org /licenses /hy/ 4.0/）］。

该试剂盒是基于 126 个基因的筛选，检测 31 个细胞周期基因和 15 个控制基因的水平。以此生成 Prolaris 评分（细胞周期进展评分），数值介于 0 到 10 之间，用于帮助识别需要积极治疗的患者。研究表明，前列腺癌可以是侵袭性的，也可以是惰性的，这个测试的目的是区分这两种类型的癌症，以便制定相应的治疗计划，最大限度地减少侵袭性治疗。例如，一项基于该测试的研究表明，32% 的患者的治疗策略可能改变。

虽然活检样本最初是在医院病理学实验室使用 Prolaris 标本收集试剂盒制备的，但它们被送到 Myriad 实验室进行进一步处理和分析。在英国，NICE 评估了 Prolaris™检测试剂盒对 NHS 的成本效益。然而，与潜在的临床获益相比，它被认为过于昂贵。由于涉及额外的工作量，将活检样本运送到外部专家实验室也是一个问题。然而，对 Prolaris™的评估仍在 NHS 中进行；例如，2019 年底，利兹个性化医疗与健康中心（LCPMH）启动了一项临床试验。

11.6.5.2.2　OncoType DX for Prostate Cancer™

OncoType DX for Prostate Cancer™试剂盒由 Agendia Inc. 开发和销售，旨在帮助预测前列腺癌的预后，并识别可能需要更积极治疗（如化疗、放疗或手术）的患者，而不是那些可能从主动监测中获益更多的患者（图 11.25A）。该试剂盒使用活检样本来评估 17 个基因标记的状态，以将肿瘤类型分类为极低、低或中等风险。测试结果可生成一个前列腺基因组评分（GPS），用于临床决策（图 11.25B）。

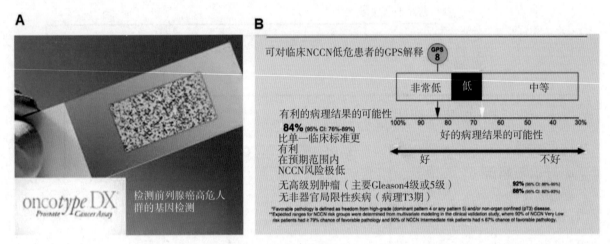

图 11.25　A. OncoType DX for Prostate Cancer™试剂盒；B. 图表显示了由测试产生的基因组前列腺评分（GPS）如何用于临床决策。

该试剂盒的验证是基于对 158 例患者的研究，其中使用 GPS 评分诊断的患者与通过 NCCN（国家综合癌症网络）指南诊断的患者之间的生物学风险差异为 39%。这导致研究中 18% 的患者的治疗方法从立即手术改为主动监测。总的来说，其结果是进行主动监测的患者增加了 24%，而未再进行更积极的化疗、放疗或手术。

一项进一步的研究着眼于该检测如何用于预测前列腺癌的生化复发（BCR）。BCR 是指前列腺特异性抗原水平在手术或放疗等治疗后逐渐升高。该研究表明，该测试可用于预测早期和晚期 BCR，这一点很重要，因为早期 BCR 与前列腺癌全身性复发率较高有关。总体而言，该研究评估了 402 例患者，并正确识别了 62 例经历了 BCR 的男性，其中 5 例出现转移性肿瘤。

11.6.5.2.3　Decipher™

另一种用于预测前列腺癌预后的检测试剂盒是由 Genome DX Inc. 开发的 Decipher™检测试剂盒。该试剂盒的主要目的是估计根治性前列腺切除术后前列腺肿瘤发生转移的可能性。因此，它主要用于预测前列腺癌患者的肿瘤侵袭性，并帮助临床决定进一步的治疗。

该测试是基于从 150 万个人类外显子探针筛选中选择的 22 个显著性基因。在其中一项验证性研究中，15 例高风险患者使用了该测试，结果使临床医生小组能够将 9 例（60%）高风险患者重新分类为低风险患者，从而导致治疗方案的改变。

在另一项研究中，测试结果使 27% 的患者从放射治疗改为密切观察。有研究也证实了 Decipher ™ 测试可以用于预测已经接受根治性前列腺切除术或放疗作为一线治疗的患者的预后。在这项研究中，23% 的患者被确定为高风险，其中 21% 的患者在 5 年后发生转移，9.4% 的患者在 5 年后死亡。这表明，该测试可以确定哪些患者应该接受最积极的治疗，而不仅仅是积极的监测。2018 年底发表的一项研究结果显示，对 266 例根据国家综合癌症网络（NCCN）标准分类为极低、低或有利 – 中等风险前列腺癌的男性进行了一项多中心回顾性队列的诊断活检，结果表明，Decipher ™评分在预测患者不存在不良病理特征方面具有较高的可靠性，对预测为低风险的那些患者可以进行主动监测，而不是进一步治疗。

11.6.5.3 结直肠癌

结直肠癌是男性和女性死亡的第二大原因。它累及结肠和直肠，通常开始时是在肠壁上发现的良性病变（息肉）。然而，一种被称为腺瘤的息肉可能会变为癌前病变，如果不及时发现，可能会形成肿瘤，并转移到身体的其他部位。目前，有三种主要的检测试剂盒被用于协助结直肠癌的诊断、预后和治疗，下面将对它们进行介绍。其中两种（Therascreen ™和 Cobas ™测试）可检测已知与结直肠癌相关的KRAS 癌基因突变。第三种（ColoPrint ™）可检测 18 个基因的表达，其主要用途是预测结肠癌患者的疾病复发。也有一些其他类似的测试，比如 Almac 的 ColDx ™可用于 Ⅱ / Ⅲ 期结肠癌。该检测基于多重634 探针标记，能够识别高复发风险和（或）高癌症相关死亡风险的患者。

11.6.5.3.1 Therascreen KRAS ™ Test

基于帕尼单抗（Vectibix ™）和西妥昔单抗（Erbitux ™）的 Ⅲ 期临床试验数据，Therascreen KRAS ™测试是第一个经 FDA 批准的 KRAS 突变检测试剂盒。最初的 Therascreen KRAS ™测试的主要目的是鉴定 KRAS 癌基因密码子 12 和 13 的 7 个体细胞突变。临床医生可使用这些结果来决定最佳的治疗策略。例如，该结果可用于确定患者是否适合抗表皮生长因子受体（EGFR）治疗，如帕尼单抗或西妥昔单抗，这些治疗仅适用于具有正常无突变（野生型）RAS 基因的肠癌。

因此，如果患者携带突变，则他们不适合使用这类药物进行治疗。然而，这种 KRAS 突变试剂盒的一个缺点是它的灵敏度低，约为 20% ～ 50%，这可能会影响测试的可靠性。在英国，Therascreen KRAS ™测试并没有在 NHS 中广泛使用，但已经用于一些区域临床试验中。

Therascreen EGFR RGQ PCR Kit Version 2 ™现在可以使用实时 PCR 检测外显子 19 的缺失，L858R，L861Q，G719X，S768I，外显子 20 的插入，以及 EGFR 基因中的耐药突变 T790M。

11.6.5.3.2 Cobas ™ KRAS Mutation Kit

第二种 KRAS 突变试剂盒是由罗氏诊断公司开发的 Cobas ™ KRAS 突变试剂盒，于 2015 年获得FDA 批准。其与 Cobas ™ 4800 System Real–Time PCR 仪配合使用，可检测福尔马林固定石蜡包埋的人结直肠肿瘤组织 DNA 中 KRAS 基因密码子 12、13 和 61 的体细胞突变。

Cobas ™测试与 Therascreen ™测试一样，可作为一种预后工具，帮助临床医生决定患者的最佳治疗方案。特别是，若无 KRAS 基因突变，该测试可协助确定患者是否适合使用抗 EGFR 抗体帕尼单抗（Vectibix ™）或西妥昔单抗（Erbitux ™）进行治疗。Therascreen ™和 Cobas ™测试的主要区别在于，Cobas ™是一种自动化测试，速度更快，检测结果更一致。

11.6.5.3.3 ColoPrint ™

ColoPrint ™方法是由 Agendia 公司开发的，用于评估结直肠癌的预后。该检测于 2012 年推出，已获得 FDA 批准，可检测 18 个基因的表达，其主要用途是预测早期结直肠癌患者的潜在疾病复发。该分析最初研究 40 000 个基因的表达，但随后选择了最优的 18 个基因，以创建最佳的基因表达分型。

在一项Ⅲ期结直肠肿瘤患者的临床研究中，其生存率在 43% ～ 83%，这一阶段的通常治疗方法是手术和辅助化疗。206 例患者进行的 ColoPrint ™测试结果显示，其中 66% 为低风险，5 年复发生存率为 87.6%，其余为高风险，无复发生存率为 67.2%。该研究还表明，被确定为Ⅱ期的患者与Ⅰ期患者的 5 年生存率相似。研究人员据此得出结论，Ⅱ期癌症患者可以避免化疗，对他们的总体存活率几乎没有影响。

一项使用 ColoPrint ™测试的研究进一步将一个较大队列的患者分为低风险组和高风险组，其中 73% 为低风险组，5 年远处转移生存率为 95%，其余为高风险组，总生存率为 80%。结果表明，ColoPrint ™可用于预测Ⅱ期结肠癌患者的整体远端转移率。

总体而言，ColoPrint ™试剂盒的主要用途是识别那些有较高远处转移风险并因此需要额外治疗的患者（已被归类为结直肠癌Ⅲ期的患者），并可改善Ⅱ期患者的治疗选择。然而，与 OncotypeDX ™不同，ColoPrint ™需要新鲜的组织进行检测，这限制了它的实际使用。在英国，ColoPrint ™在 NHS 的一些地区是可以使用的。

11.6.5.3.4　术中试验

在包括结肠癌和乳腺癌在内的多种癌症类型的手术中，部分肿瘤和局部淋巴结组织通常被送到组织病理学实验室，由病理学家进行研究，以确定癌症的级别及其从原发部位播散的程度。这种方法的一个明显的缺点是，病理实验室的结果可能要过很多天才能得到，如果淋巴结受到影响，病人可能不得不被召回进行进一步的手术。

另一种方法是在病人仍处于麻醉状态时，在手术室附近对淋巴结样本进行快速分子检测。如果在淋巴结中检测到肿瘤细胞，则可以立即进行进一步的手术。这种方法有几个优点，包括对淋巴结阳性患者的治疗开始速度快（更早开始化疗或放疗），只需要进行一次麻醉，住院时间缩短，节省了费用，以及减少了患者等待检查结果的焦虑。

多家公司都参与了这类测试的开发。其中最著名的是 Sysmex，它首先开始研发工作（最初用于乳腺癌），现在生产用于检测前哨淋巴结转移的 RD-100i OSNA 系统（OSNA 是一步核酸扩增的缩写）。该系统由 RD-100i 自动实时核酸分析仪和 Lynoamp HTS 试剂盒组成。2013 年，该系统被英国 NICE 推荐为早期浸润性乳腺癌患者在乳房手术期间检测前哨淋巴结转移的一种选择。NICE 还建议建立一个国家登记处来收集临床使用的 RD-100i OSNA 系统的数据，以便生成的信息可以与其他乳腺癌登记处的数据相结合。

在标准的术后组织病理学中，对部分淋巴结进行分析时，存在整个淋巴结中转移灶不均匀分布而被遗漏的风险。OSNA 的一个优点是它可以分析整个或部分淋巴结，目的是消除或减少组织分配偏差的风险。此外，OSNA 的结果可以在相对较短的时间内获得，因此可以在术中分析前哨淋巴结（位于肿瘤附近的淋巴结）。另一个优点是，传统的组织病理学的准确性可能取决于所检查的淋巴结切片的数量和大小。然而，使用 RD-100i OSNA 系统可以分析整个淋巴结，从而减少了任何肿瘤细胞（如微转移）被遗漏的可能性。

该测试通过特异性检测细胞角蛋白 19（CK19）的表达水平而起作用，细胞角蛋白 19 是一种与乳腺癌相关的上皮标志物，通常不存在于健康的淋巴结组织中。至关重要的是，细胞角蛋白 19 的水平与存在的转移细胞的数量相关。该测试过程包括前哨淋巴结组织均质化，然后使用 RT-LAMP（逆转录环介导的等温扩增）分析 CK19mRNA。该系统无需从组织中提取 mRNA 及分析前的纯化，这是手术室环境中应用的一个显著优势，也是既往在手术中进行这种术中分子测试失败的原因。

RD-100i 可用于分析重 50 ～ 600mg 的淋巴结，这些淋巴结必须在 60 分钟内从新鲜组织中取出，最多可同时分析 8 个样本。加入 CK19 扩增所需的试剂、引物、核苷酸、酶和缓冲液后可自动进行检测和分析。获得结果所需的时间（不包括收集淋巴结）取决于要分析的样本数量，8 个样本通常需要 30 ～ 45 分钟。根据 CK19mRNA 的拷贝数结果被分配为 3 类：（++）表示较大的转移性肿瘤负荷，（+）表示较小的转移性肿瘤负荷，（-）无转移瘤。另一个重要的方面是 CK19mRNA 的表达水平与转移灶的大小相关。因此，该测试可为被检查的组织提供定量和定性数据，从而提供有关转移程度的重要信息。

NICE 还推荐了一种类似的术中测试，称为"Metasin 测试"，该测试是由 NHS 开发的，使用 qRT-PCR（定量逆转录聚合酶链反应）同时检测两种可预测转移的标志物，CK19 和乳腺球蛋白。乳腺球蛋白主要由乳腺上皮细胞表达，高水平表达与乳腺癌有关。参考基因（卟胆色素原脱氨酶；PBGD）用于确认测试中使用的 mRNA 的有效性，试剂盒还包括其他两个对照（阳性和阴性）。该测试在市售仪器上运行（例如，最初是 Cepheid Smartcycler ™，但现在是后来的 GeneXpert Omni ™系统），从组织中提取和纯化 mRNA 并产生结果大约需要 32 分钟。2016 年，发表了一份关于 Metasin 试验用于乳腺癌患者前哨淋巴结（SLN）术中评估的多中心验证报告。其采用 Metasin 试验对 1836 例接受 SLN 评估的患者的 3296 个淋巴结的 RNA 进行分析，并同时通过组织学检查对组织切片进行分析。94.1% 的病例（92% 的敏感性和 97% 的特异性）的 Metasin 结果与组织学结果一致，超过一半的不一致病例（4.4%）归因于组织分配偏倚（TAB）。基于这些结果，研究人员得出结论，该测试具有足够的敏感性和特异性，可于术中使用，并可替代术后组织病理学检查。然而，与 RD-100i OSNA 系统相比，其需要提取 RNA 使测试更加复杂。

最近，RD-100i OSNA 系统也被用于结直肠癌和胃癌患者的手术中。目前正在进行试验，以确定该测试是否有可能取代传统的结直肠癌组织病理学检查。

11.6.6 用于预测化疗药物毒性的生物标志物

11.6.6.1 简介

药物不良反应是由服用一种治疗药物或药物组合引起的不需要的，有时甚至是有害的副反应。作为个性化医疗方法的一部分，生物标志物可用于预测每位患者可能的毒性，示例如下。

11.6.6.2 UGT1A1（伊立替康）

UGT1A1 测试用于识别可能对抗癌药物伊立替康（Campto ™，Camptosar ™）出现严重毒性反应的患者。伊立替康是一种拓扑异构酶抑制剂，通常用于多种癌症，包括结直肠癌、肺癌和胰腺癌。UGT1A1 检测也用于识别对由 UGT1A1 代谢的其他药物（如阿扎那韦、帕唑帕尼、尼罗替尼和贝利诺他）产生不良反应风险增加的个体。

伊立替康在体内被羧基酯酶等酶水解为 7- 乙基 -10- 羟基喜树碱（SN -38），这是一种活性代谢物（图 11.26）也是一种有效的拓扑异构酶Ⅰ抑制剂，其细胞毒性比伊立替康本身高约 200 ～ 2000 倍。SN 38 通过尿苷二磷酸葡萄糖醛酸转移酶 1A1（UGT1A1）的葡萄糖醛酸化作用失活。SN-38 对拓扑异构酶Ⅰ的抑制最终导致 DNA 复制和转录的抑制。

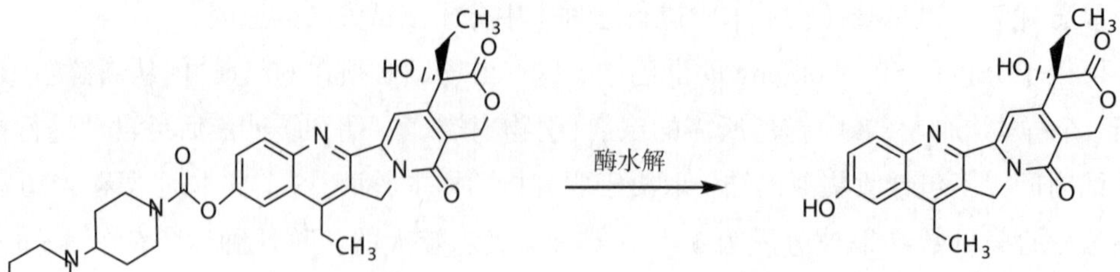

伊立替康（Campto™，Camptosar™）　　　　SN–38（伊立替康代谢物）

图 11.26　**伊立替康及其代谢物的结构式。**

一些携带UGT1A1酶变体（TA7或*28变体）的患者（约10%的高加索人）在肝脏中表达较低水平的酶，并且经常出现伊立替康治疗的严重副作用。在化疗期间，当根据患者的体重（或皮肤面积）给予标准剂量的药物时，这些患者无法有效清除产生的 SN–38。因此，它们的药理作用比标准剂量下预期的要大，导致严重中性粒细胞减少症（这可能是致命的）和腹泻的发生率更高，这种现象被称为吉尔伯特综合征。一些研究表明，UGT1A1*28 多态性在某些种族群体中普遍存在。例如，在普通人群中，有 69.9% 的白种人携带此变异，而中国人中只有 6.6%。

2004 年，一项临床研究证实，在开始使用伊立替康化疗之前，对“*28 变体”进行基因检测，可以预测潜在的严重毒性。因此，2005 年 FDA 修改了伊立替康的标签，增加了药物基因组学建议。FDA 建议，携带 UGT1A1 基因（“*28 变体”）纯合多态性（两个基因拷贝）并接受伊立替康治疗的患者应考虑减少药物剂量。因此，伊立替康是最早根据患者基因型给药的广泛使用的化疗药物之一。在英国，目前尚未有给开处方者的药物基因组学建议。

世界各地的多家公司都提供UGT1A1检测试剂盒，多家医院和研究机构也都提供UGT1A1检测服务。首批上市的检测试剂盒之一来自美国公司 Genzyme，该公司开发了一种检测 UGT1A1 基因变异与风险相关的检测方法。一项与该试剂盒相关的前瞻性临床研究表明，与不携带变异的患者相比，携带任一变异的患者在治疗后白细胞计数下降的风险增加 9 倍以上。因此，Camptosar ™在美国的标签更新为根据患者 UGT1A1 状态处方给药剂量。

2017 年，FDA 发表声明，证实 UGT1A1*28 等位基因纯合子（UGT1A1 7/7 基因型）的个体在开始伊立替康治疗后出现中性粒细胞减少的风险增加。这是基于一项对 66 例接受伊立替康单药治疗（350mg /m^2，每 3 周一次）的患者的研究，该研究显示携带纯合 UGT1A1*28 等位基因的患者中 4 级中性粒细胞减少的发生率为 50%。然而，在该等位基因杂合（UGT1A1 6/7 基因型）型患者中，发病率仅为 12.5%，在携带纯合野生型等位基因（UGT1A1 6/6 基因型）的患者中未观察到 4 级中性粒细胞减少症。基于这些结果，FDA 建议，对于已知携带纯合 UGT1A1*28 等位基因的患者，当伊立替康作为单一药物使用时，应考虑将起始剂量减少至少一个级别。然而，FDA 警告说，该患者群体的确切减少剂量尚不清楚，随后的剂量调整应根据每位患者对治疗的耐受性来考虑。有趣的是，其他国家采取了不同的方法。例如，荷兰药物遗传学工作组（DPWG）建议，对于 UGT1A1 代谢不良者，患者应开始使用标准剂量的 70%。

11.6.6.3　二氢嘧啶脱氢酶（DPD）（卡培他滨和 5–FU）

卡培他滨（Xeloda ™）和 5– 氟尿嘧啶是氟嘧啶抗代谢物（图 11.27），用于治疗包括食管癌、胃癌和结直肠癌在内的胃肠道肿瘤和乳腺癌。对于乳腺癌，它们通常与多西他赛联合使用。这类药物的常见副作用包括腹泻、呕吐、腹痛、疲劳和皮疹。其他不太常见但更严重的副作用包括骨髓抑制、神经毒性、心脏毒性、凝血障碍、过敏反应和手足综合征。接受卡培他滨和 5FU 治疗的患者中有 10%～30% 的患者有严重副作用，不到 1% 的患者死于治疗副反应。

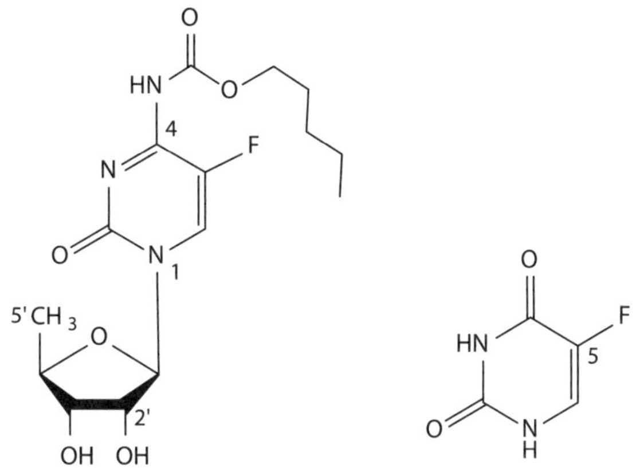

卡培他滨(Xeloda™)　　　　　　5-氟尿嘧啶(5-FU)

图 11.27　**卡培他滨（Xeloda™）和 5- 氟尿嘧啶的化学结构式。**

　　给药后，卡培他滨转化为 5- 氟尿嘧啶（5-FU），5- 氟尿嘧啶被肝脏产生的二氢嘧啶脱氢酶（DPD）代谢，该酶参与胸腺嘧啶和尿嘧啶的代谢（图 11.28）。然而，DPD 基因的遗传变异（例如，经典变异包括 DPYD、c.1236G＞A/HapB3、c.1679T＞G、c.1905+1G＞A 和 c.2846A＞T）可导致酶活性降低或缺失，这些遗传变异的杂合或纯合个体分别可能部分或完全缺乏 DPD。这种缺陷存在于约 3% 的癌症患者中，为染色体隐性遗传。由于 5- 氟尿嘧啶的积聚，当使用氟尿嘧啶治疗时，这些患者发生严重甚至致命药物毒性的风险显著增加（例如，骨髓抑制、神经毒性和手足综合征）。有时，在这些个体中，即使是第一次剂量也会引起严重的反应，导致致命的后果。因此，卡培他滨在这类患者中应谨慎使用，可能需要减少剂量。

　　在此基础上，可使用基于基因组学的方法来预测哪些患者可能会产生严重的副作用。几种市售的实验室检测有可能预测哪些患者可能对卡培他滨或 5- 氟尿嘧啶（5-FU）产生严重不良反应。一些实验室筛选方法提供了识别三种 SNP 的能力：*13（风险增加），c.2846A＞T（风险增加）和 DPYD*2A（风险大大增加）。

　　虽然在使用氟嘧啶药物化疗前，检测 DPD 活性降低并不总是常规要求，但最佳临床实践表明，至少在开始使用卡培他滨或 5-FU 后出现严重副作用的患者应进行检测，如果患者缺乏 PPD 或酶水平低，则应停止化疗。在英国，一些 NHS 医院已经开始对计划使用卡培他滨或 5- 氟尿嘧啶治疗的患者进行测试，NHS 仍在评估现有的研究，以决定是否应该进行常规测试。一些诊所和私人医疗保险公司可提供 DPD 测试。

11.6.6.4　嘌呤抗代谢产物的硫嘌呤 S- 甲基转移酶（TPMT）

　　已经开发出基于硫嘌呤 S - 甲基转移酶（TPMT）活性的药理学试验，以避免嘌呤抗代谢物如硫嘌呤（Imuran™），6- 巯基嘌呤（Puri-Nethol™；6-MP）和 6- 硫鸟嘌呤（Lanvis™）（图 11.29）的多种潜在的严重副作用，包括有时致命的骨髓抑制。这些药物主要由 TPMT 代谢，相应基因的一些常见多态性是其活性水平的主要决定因素。野生型等位基因被命名为 TPMT*1，三个突变等位基因（TPMT*2、TPMT*3A 和 TPMT*3C）约占中低酶活性病例的 95%。因为突变蛋白的蛋白质水解率增加，这三个等位基因与较低的酶活性有关。

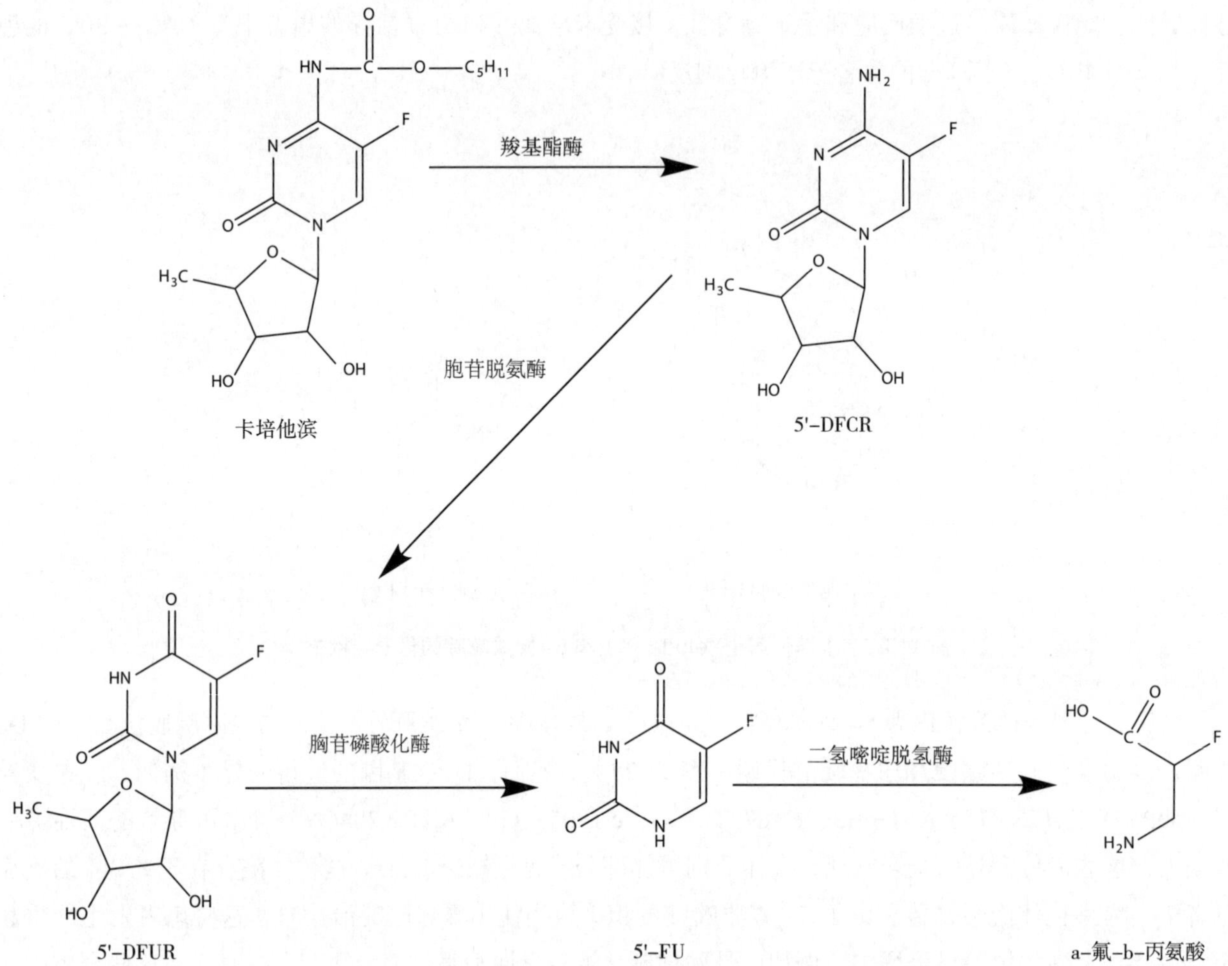

图 11.28 **二氢嘧啶脱氢酶（DPD）在氟尿嘧啶代谢中的作用。**

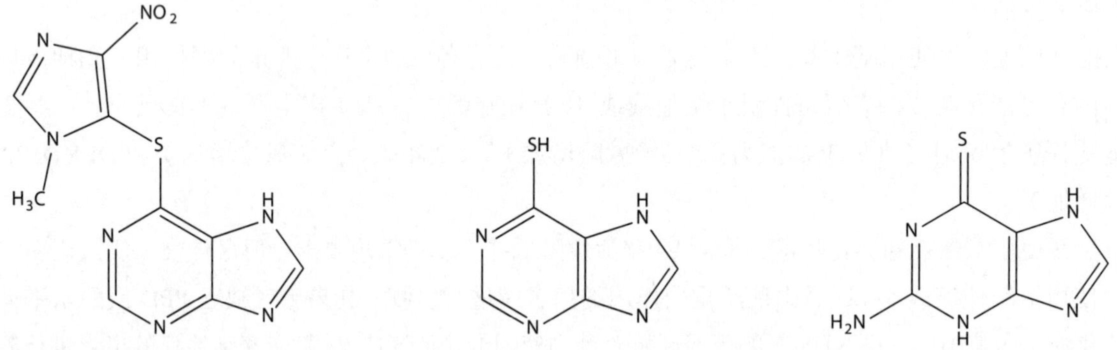

硫唑嘌呤（Imuran™） 6-巯基嘌呤（Puri-Nethol™, 6-MP） 6-硫鸟嘌呤（Lanvis™）

图 11.29 **嘌呤抗代谢物硫唑嘌呤（Imuran ™）、6- 巯基嘌呤（Puri-Nethol ™；6-MP）和 6- 硫鸟嘌呤（Lanvis ™）的化学结构式。**

硫嘌呤 S- 甲基转移酶（TPMT）（图 11.30）是由 TPMT 基因编码的一种酶，该基因座的假基因位于染色体 18q 上。它的工作原理是通过甲基供体 S - 腺苷 - l- 蛋氨酸使硫嘌呤基化合物甲基化，在此过程中 S - 腺苷 - L- 蛋氨酸转化为 S - 腺苷 - L- 同型半胱氨酸。TPMT 基因的突变导致母体抗代谢物甲基化和失活减少，可能导致骨髓毒性增强，表现为骨髓抑制、白细胞减少、贫血、出血和感染。TPMT

突变可能存在显著差异，包括种族差异。有趣的是，TPMT 的遗传变异也与顺铂诱导的儿童耳毒性有关，TPMT 现在被 FDA 列为顺铂不良药物反应的药物基因组生物标志物。

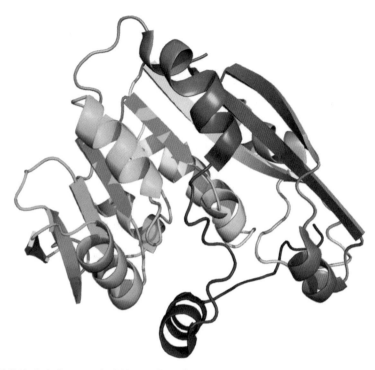

图 11.30　硫嘌呤 S–甲基转移酶（TPMT）酶的分子模型［源自 Wikipedia，"Protein TPMT PDB 2bzg" by Emw，遵循知识共享归属许可协议 3.0（https://creativecommons.org /licenses /by–sa /3.0 /legalcode）］。

　　影响 TPMP 活性的遗传多态性与个体对嘌呤抗代谢物的敏感性和毒性变化密切相关，大约每 300 人中就有 1 人缺乏这种酶。除非将药物剂量降低到标准剂量的 10% 左右。低活性或中等酶活性的个体有发生不良反应的风险，低酶活性（约 10%）或特别是无酶活性（约 0.3%）的患者由于未代谢药物的积累，发生药物性骨髓毒性的风险较高。一项研究表明，约 5% 的硫嘌呤治疗因毒性反应而失败，这一不耐受组可以通过常规测量 TPMT 活性来预测。

　　在一些国家，鼓励在开始硫嘌呤抗代谢物治疗之前检测 TPMT 活性。TPMT 的常规治疗前基因检测已在美国开展多年，有证据表明，在一些卫生保健机构中，这是一种极具成本效益的措施。英国的指南建议开始使用硫嘌呤类药物的患者在治疗前，或者如果临床医生怀疑治疗后存在的副作用可能是由于酶缺乏造成的，均需要检查 TPMT 状态。

　　世界上许多实验室都提供 TPMT 筛查服务。通常，TPMT 酶活性最初是在从血液样本中获得的红细胞中测量的。因此，这项测试的禁忌是患者近期接受输血。当在患者的红细胞检测到 TPMT 活性降低或无 TPMT 活性时，可以进行 DNA 检测来确认所涉及的 SNP。

11.6.6.5 　AmpliChip ™ CYP450 检测

　　多种用于直接治疗癌症的药物（如他莫昔芬）或间接治疗癌症的药物（如昂丹司琼、愈酚待因、右美沙芬、曲马多）都是由 CYP2D6 酶代谢的，而这种酶在人体中的活性可影响所需药物的剂量。罗氏开发了一种名为 AmpliChip ™的设备（图 11.31），该设备基于 Affymetrix 公司的芯片技术（GeneChip ™）。AmpliChip ™于 2004 年在美国和欧盟被批准用于体外诊断，但由于被其他公司的测试所取代，该设备已不再可用。然而，作为 FDA 批准的第一个药物遗传学测试，它具有重要意义，因此下文将对其进行介绍。

　　AmpliChip ™测试包括从患者身上采集血液样本（首选）或口腔拭子，并提取 DNA。然后采用 PCR 扩增相关基因并片段化，标记 PCR 产物。随后在 AmpliChip ™ DNA 芯片上进行杂交和染色，扫描芯片后进行数据分析。2005年，DNA Vision 被罗氏诊断公司选为 AmpliChip™ CYP450 检测的官方服务提供商，其他公司随后也参与其中。

　　该测试可以评估 CYP2D6 和相关 CYP2C19 的活性（包括缺失和重复），这两种基因在大约 25% 的处方药的代谢中起着重要作用（表 11.5）。AmpliChip ™可准确测定患者的基因型和预测表型，其中 CYP2D6 有四种表型：代谢不良（PM），中等代谢（IM），广泛（正常）代谢（EM）和超快速代谢（UM）。CYP2C19 只有两种表型：PM 和 EM。这一信息有助于选择相应药物的起始和维持剂量。

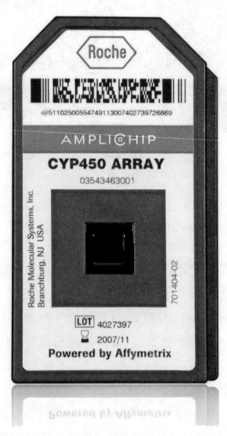

图 11.31　Amplichip ™ CYP450 检测是首个在美国和欧盟被批准用于临床评估 CYP2D6 和 CYP2C19 的药物遗传芯片检测。

　　该试验旨在帮助临床医生对这些酶代谢的药物进行个体化药物选择和给药，主要目的是在治疗前确定代谢不良者，以避免药物不良反应。然而，试验也发现了超快速和中度代谢型，这些患者可在治疗前调整剂量，以最大限度地提高药物疗效。已知约 10% 的高加索人代谢不良，35% 为中等代谢，48% 为广泛代谢，7% 为超快速代谢。因此，确定 10% 的代谢不良者和 7% 的快速代谢者对于避免导致潜在的毒性或缺乏治疗益处的后果的过量和剂量不足尤其重要。使用 AmpliChip ™的药物列表见表 11.5。由于多种 CYP2D6 底物是中枢神经系统药物（例如，抗精神病药，抗抑郁药），AmpliChip ™ CYP450 在精神病中获得了比肿瘤领域更多的用户。

表 11.5　经 AmpliChip 设备评估的由 CYP2D6 和 CYP2C19 代谢的药物（摘自原 DNAVision 网站）。

基因	突变	底物示例
CYP2D	*2，*3，*4，*5，*6，*7，*8，*9，*10，*11，*14，*14，*15，*17，*19，*20，*25，*26，*29，*30，*31，*35，*36，*40，*41，1XN，2XN，4XN，10XN，17XN，35XN，41XN	**β 受体阻断剂** 卡维地洛 美托洛尔 普罗帕酮 噻吗洛尔 **抗抑郁药** 阿米替林 氯米帕明 地昔帕明 丙咪嗪 帕罗西汀 文拉法辛 **抗精神病药物** 氟哌啶醇 利培酮 硫利达嗪 **其他** 可待因 右美沙芬 氟卡尼 美西律 昂丹司琼 他莫昔芬 曲马多
CYP2C19	*2，*3	**质子泵抑制剂** 奥美拉唑 兰索拉唑 泮托拉唑 **抗癫痫药** 地西泮 苯巴比妥 苯妥英钠 **其他** 阿米替林 氯丙咪嗪 环磷酰胺 孕酮

　　该测试的一个不足是，它确定的基因型（基因序列）不一定反映表型（实际的生物学效应）。此外，一些罕见的基因型没有被检测到。最后，并非所有美国的保险公司或其他国家的卫生系统（例如，英国的 NHS）都支持使用这种测试，因为他们认为这种测试的收益成本比不高。由于这些原因，AmpliChip ™被其他公司的产品所取代。例如，PharmGenomics Inc 提供的 GenoChip ™ CYP+ 测试，可检测细胞色素 P450 2D6、2B6、2C9、2C19、3A4、3A5、1A2、1A1 和 VKORC1 基因的多态性和突变，

DNA Vision 提供针对 CYP2D6、CYP2C8、CYP2C9 和 CYP2C19 的测试。

FIGURE 11.31 Amplichip ™ CYP450 检测是首个在美国和欧盟被批准用于临床检测 CYP2D6 和 CYP2C19 的药物遗传芯片。

11.6.7 生物标志物在药物发现中的应用

药物发现和开发传统上分为多个阶段，如发现、临床前和临床开发、监管、营销和上市后，尽管确切的术语因公司而异。在现代药物发现和开发中，生物标志物在早期阶段发挥着关键且越来越多的作用（见第 2 章），尽管生物标志物在每个阶段的使用方式各不相同（图 11.32）。

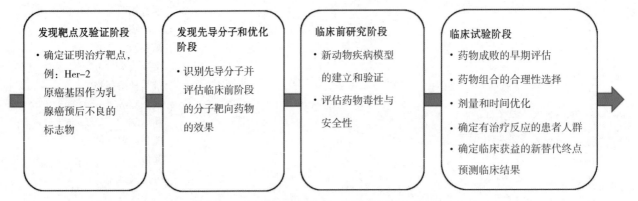

图 11.32　生物标志物在早期和晚期药物开发中的应用。

在发现阶段，生物标志物被用来识别和验证新的药物靶点。这涉及到利用体外试验和动物模型评估生物标志物与特定癌症类型的关系及其作为药物靶点的价值。这些实验可确定早期先导剂（无论是小分子还是抗体等大分子）是否作用于正确的靶标，并具有成功地调节疾病途径的潜能。这有助于选择最佳的先导化合物进行开发。

在临床前开发阶段，其他生物标志物可在动物模型中提供安全性（风险 – 收益比）和有效性的信息。这些所谓的"安全生物标志物"有助于确定特定药物的毒性，以及其作用机制和最大耐受剂量（MTD）的准确数据。此外，这些生物标志物与 PK/PD 数据的相关性可用于改进给药方案，并可能为配方优化提供有用的信息。重要的是，在开发周期的这个阶段使用和研究的生物标志物可能会确定那些最终将用于临床的生物标志物。此外，在此阶段开发的用于识别生物标记物存在和水平的测定技术（例如，DNA 测序、免疫组织化学、质谱等）可能会为伴随诊断试剂盒的开发提供信息，试剂盒将用于临床试验，并在获得监管部门批准后用于识别适合使用该药物治疗的患者。

在临床药物开发过程的最后阶段，通过使用所谓的"适应性设计"，生物标志物有助于提高临床试验的统计能力，即使招募的患者数量较少（见 11.6.7 节）。

早期阶段确定的生物标志物可用于选择其肿瘤表达生物标志物的试验患者，因此最有可能产生治疗反应。生物标志物也在整个试验中使用，以帮助监测疗效和发现不良事件。越来越多的监管机构，如 FDA，MHRA 和 EMA 在批准新的抗癌疗法之前要求提供生物标志物数据，并且在上市后继续开展生物标志物研究，以便制药公司可以继续监测生物标志物和疾病进展。已经出现了几种新的抗癌疗法，包括基于小分子、抗体或细胞的疗法，表 11.6 概述了迄今为止一些最重要的例子。

表 11.6　基于特定生物标志物发现和开发的癌症治疗实例

生物标志物	药物类型	基于生物标志物发现的药物
BCR–ABL	小分子	伊马替尼（Gleevec ™）
BRAF V600E	小分子	维莫非尼（Zelboraf ™）
EML4–ALK	小分子	克唑替尼（Zalkori ™）
HER2	抗体	曲妥珠单抗（Herceptin ™）
EGFR	抗体	西妥昔单抗（Erbitux ™）
VEGF	抗体	贝伐珠单抗（Avastin ™）
CD30	抗体药物偶联物	维布妥昔单抗（Adcetris ™）
CD22	抗体药物偶联物	奥加伊妥珠单抗（Besponsa ™）
CD33	抗体药物偶联物	吉妥珠单抗奥唑米星（Mylotarg ™）

对于针对特定生物标志物开发的一些新疗法，监管部门只有在处方前对患者进行相关生物标志物检测的前提下才会批准。例如，对于曲妥珠单抗（Herceptin ™），必须对患者乳腺肿瘤的活检样本进行实验室测试（例如 Hercept ™测试），以确定肿瘤细胞表达 HER2 抗原（HER2 阳性），才能处方曲妥珠单抗。到目前为止，只有有限数量的生物标志物是处方或判断预后的强制性要求（或推荐的要求）；然而，在不久的将来，用于这一目的的生物标志物一定会不断增长，并将纳入营销策略。

有一个悖论是，与以前一刀切的"重磅炸弹"式药物营销策略相比，越来越强调通过生物标志物选择患者可能会减少制药公司的全球销售额，因为药物针对的患者群体更少。然而，相反的意见是，尽管销量可能会降低，但由于研发成本较高，此类疗法的单位成本较高是合理的，最重要的是，患者可能会获得更大的收益。另一个财务因素是，严重副作用的预期减少应该会降低针对制药公司和医疗保健组织（如 NHS）的诉讼成本。

11.6.8　生物标志物在临床试验中的应用

生物标记物的使用彻底改变了设计临床试验的策略。过去，第一阶段的研究涉及大量随机选择的特定类型癌症患者，而现在，患者是根据一种或多种生物标志物仔细选择的，因此有更大的治疗反应机会。这对参与试验的患者和研究人员都有潜在的好处。生物标志物在Ⅰ期和Ⅱ期临床试验中的各种作用总结于图 11.33。

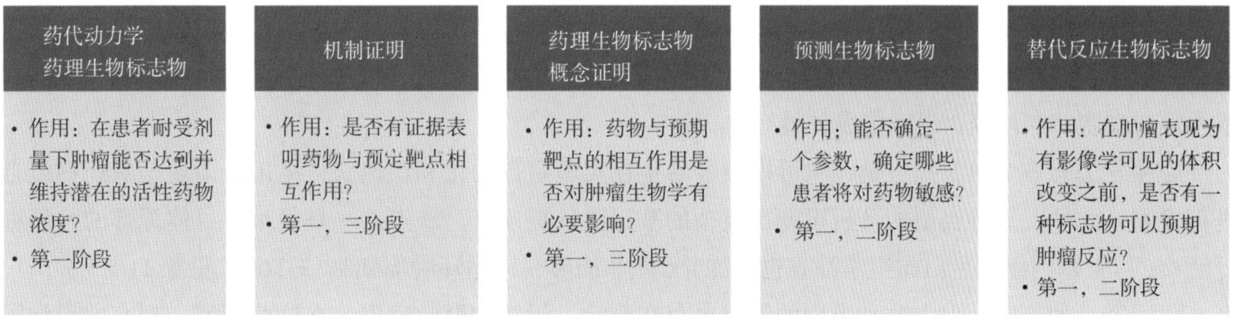

药代动力学 药理生物标志物	机制证明	药理生物标志物 概念证明	预测生物标志物	替代反应生物标志物
• 作用：在患者耐受剂量下肿瘤能否达到并维持潜在的活性药物浓度？ • 第一阶段	• 作用：是否有证据表明药物与预定靶点相互作用？ • 第一，三阶段	• 作用：药物与预期靶点的相互作用是否对肿瘤生物学有必要影响？ • 第一，三阶段	• 作用：能否确定一个参数，确定哪些患者将对药物敏感？ • 第一，二阶段	• 作用：在肿瘤表现为有影像学可见的体积改变之前，是否有一种标志物可以预期肿瘤反应？ • 第一，二阶段

图 11.33　生物标志物在临床试验中的潜在作用。

生物标志物的另一个重要作用可以在新型临床试验设计中进行"适应性试验设计"。传统的临床试验首先测试安全性（第一阶段），然后测试有效性（第二阶段），但这种形式未能利用药物基因组学的持续进步，通过重新设计临床试验程序，研究人员可以发现新药是否在第一批患者中起作用。

适应性试验设计并不选择大量的无法预测是否会对新疗法产生反应的患者（传统的对"所有患者"开放的 I 期临床试验）中开展，而是根据已知的生物标志物选择较小的患者群体，以便有更大的个体对治疗产生反应的机会。此外，根据生物标志物的指标，可以重新评估患者和给药方案的选择，并可能在试验期间重新调整，以回答诸如哪个亚群患者反应最佳，以及哪种剂量的药物最适合该亚群患者等问题。

另一点是，适应性试验以最少的入组患者数量获得最大化的统计功效。从商业角度来看，适应性临床试验很有吸引力，因为它们可以在相对少数具有特定基因型的患者中识别出具有显著疗效的药物，这些药物可能无法在整个人群中获得有效的治疗效果。因此，新疗法的商业化途径很容易实现，而在传统类型的临床试验中，它们可能会在商业化之前失败。

因此，精准医学方法的快速引入正在推进抗癌药物临床试验的设计和实施方式的变化。即使在 I 试验早期，现在也有可能设计试验来确定可有治疗反应的患者人群，而不是简单地确定毒副作用和最大耐受剂量（MTDs）。美国和欧洲一些著名的癌症组织现在呼吁按照这些原则重新设计所有传统的临床试验。2005 年，美国食品和药物管理局率先发布了精准医疗方法的指导方针。

这样的设计可能会避免吉非替尼（Iressa™）在大量肺癌患者中的初始失败，因为当研究人员在一小部分患者中发现 EGFR 基因突变导致阳性反应时，试验已处于晚期阶段。也有人建议，在未来，研究人员应该在一种新疗法进入临床之前，先了解它的生物学背景和它的目标，这样，原则上，应该有可能预测突变是如何改变疗效的。

为了促进这种药物基因组学方法，所有制药公司都希望在开发新疗法的同时，开发相关生物标志物的伴随诊断分析。然而，这种策略的商业模式和监管途径尚不完全清楚。目前，FDA 的指导方针鼓励（但不要求）公司提交基因变异对治疗反应影响的数据。一个来自非癌症领域的例子进一步说明了相关的问题。2004 年，FDA 发布了服用降胆固醇药物瑞舒伐他汀钙（Crestor™）的亚洲人的剂量建议，因为研究表明该人群对药物的代谢与一般人群不同。尽管这种差异越来越明显，但 FDA 并不要求对肿瘤领域的种族亚群进行具体研究，除非有理由怀疑存在显著的临床差异。

11.6.9　化学敏感性测试

另一种个性化治疗的方法是化学敏感性测试，它不需要复杂的基因组或蛋白质组学方法，但也存在争议。这种方法与抗生素治疗类似，即将患者的样本（如血液、尿液、痰液、咽拭子或伤口拭子）在实验室的生长培养基中培养，以确定存在哪些微生物，然后将各种抗生素（或一组抗生素）添加到培养物中，以观察哪种抗生素最有效。对于癌症患者，化学敏感性测试包括从患者身上取活检（白血病患者包括血液或骨髓），并在实验室中培养细胞，通常为原代培养的形式。然后，将几种不同的抗癌药物（或药物组合）与细胞一起培养，以确定哪种最有效。

这种方法的一个主要优点是，它可以很容易地在实验室自动化和快速获得结果，即使是对药物组合进行检测。此外，这种类型的分析可能比复杂的基因筛选更便宜。缺点之一是很难对身体深部的肿瘤进行活检，尽管基因组和蛋白质组学筛查也是如此，除非能够获得循环肿瘤细胞（CTC）（见第 11.5.5.3 节）。在一些国家，如英国，引入这种类型的筛查也存在政治、组织和财政障碍，在这些国家，现有的最佳国家实施方案是用特定药物或药物组合治疗特定肿瘤类型的患者。

虽然化疗敏感性筛查的方法似乎直观上合乎逻辑，可能是有用的，但由于一些原因，它在临床医生中仍然存在争议。一个主要问题是，与可能存在于血流中或集中在器官细胞外液中的细菌不同，肿瘤是现有器官的一部分，具有自己的血液供应，所以抗生素和抗癌药物到达目标的方式可能会有显著的药代动力学差异。另一个担忧是，从临床试验几乎没有获得证据表明该方法是成功的，随着基因组和蛋白质组学技术的出现，现在有一种趋势是筛选基因突变或上调的生物标志物，这些生物标志物可以将肿瘤细胞类型与特定治疗（例如，BCR-ABL 与伊马替尼，或 HER2 与曲妥珠单抗）联系起来。

尽管如此，市面上还是有多种化学敏感性测试。例如，CLYZ 实验室有限公司（www.clyzlabs.co.uk）从活检或手术中获得的实体肿瘤中提取新鲜组织或血液样本，并将其暴露于包括 IO 药物在内的一系列化疗药物中，这一过程需要 7 ～ 10 天。敏感性是通过确定单个抗癌药物（或组合）的有效性水平来确定的，其结果也提供了有关耐药性的信息。这种方法的支持者指出，这种方法可以通过排除不起作用的药物来节省资金，也可以节省患者不接受无效药物治疗的时间。

还有些实验室现在可以提供一种基于基因组学和蛋白质组学方法的化学敏感性测试。这种方法不是寻找特定的基因突变，而是寻找大范围的突变，然后利用这些信息推荐特定的抗癌药物或组合。例如，来自肿瘤学公司的 Oncofocus DNA 癌症测试（图 11.34）首先对患者肿瘤细胞的 DNA 和 RNA 进行测序，然后将检测到的突变直接与全球所有主要监管机构批准的最合适和可用的抗癌疗法数据库进行匹配。该测试是通过美国 NCI–MATCH（治疗选择分子分析）临床试验项目开发的。该项目由 NIH/NCI/FDA 协调，以美国 2400 个 NCI 临床试验中心为基础，并在 Frederick 国家实验室、马萨诸塞州总医院、MD Anderson 和耶鲁大学的参考中心进行标准化检测。制造商声称，对其的验证涉及从 2400 家 NCI 附属医院收集的超过 900000 个活检样本的肿瘤活检分析，由 14000 名研究人员协调，包括 120 个Ⅲ期和 215 个早期临床试验的数据。

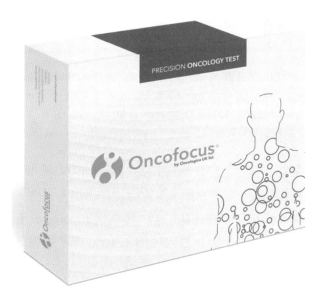

图 11.34　The Oncofocus™ 检测。

Oncofocus™测试适用于大多数癌症类型，该公司声称，他们的数据库中有大量的靶向治疗方法，包括免疫疗法，该测试可以为 85% 的患者确定额外的治疗方案。他们还声称，通过该试验提出的药物治疗方法，治疗效果更好，患者的副作用更少。在一些国家，Oncofocus™检测可由患者直接申请，使用用于初步诊断的常规病理活检组织（在进行活检的医院保存）。

11.6.10　个性化给药新技术

精准医疗的另一个方面是尝试根据诸如体重和患者代谢所使用药物的能力（例如，他们的 CYP 酶谱）等参数来调整给患者的药物剂量。目前，只有静脉给药可以根据体重或体表面积准确给药，但很少有考虑代谢谱的例子。根据患者的 UGT1A1 状态来预测伊立替康最合适的剂量可能是这种策略的最佳例子，但世界上很少有医疗保健系统采用这种方法。

固体剂型药物更难以根据患者的体重和代谢状况进行调整，因为它们是以标准剂量制造和供应的。将某些类型的片剂切成两半甚至四分之一是可能的，但这不是好的给药方式，因为药物的分割经常不均匀。自 20 世纪 80 年代以来，研究人员一直在寻求解决这一问题的一种方法，即使用先进的印刷技术来制造含有精确剂量药物的药片，以满足每位患者的需求。最早的方法之一是使用喷墨技术，将药物溶液送入打印头，打印头在可食用纸（如宣纸）上沉积不同量的药物。这项技术很难将更大量的药物沉积到一种剂型中，从未商业化，当 3D 打印技术问世时，它就被取代了。3D 打印技术面临的挑战是选择一种合适的药物配方可以在高温下挤压药物形成片剂。但也有一些潜在的优势，例如使用药物组合打印复杂多层结构的能力，可能允许用单一剂型治疗多种疾病，从而提高患者的依从性（图 11.35）。

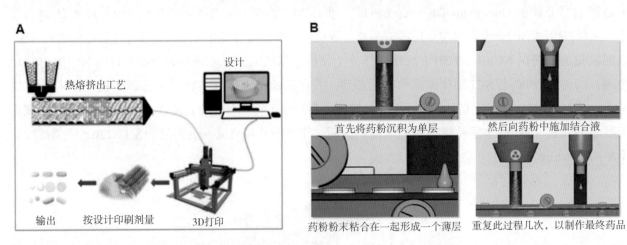

图 11.35　A．片剂 3D 打印工艺示意图（图源自 Jiaxiang Zhang J.，et al. Coupling 3D printing with hotmelt extrusion to produce controlled–release tablets，International Journal of Pharmaceutics，Volume 519，Issues 1–2，2017，186–197，https://doi.org /10.1016/j.ijpharm.2016.12.049. Copyright © 2016 Elsevier B. V）；B. 由 Aprecia 制药公司开发的 ZipDose ™技术（图片经 Aprecia 制药公司许可使用）。

美国 Aprecia 制药公司是第一家生产 3D 打印产品并获得 FDA 批准的公司。开发了一项被称为 ZipDose ™的技术可以打印多层粉末来生产一种水溶性药物，当加入液体（例如，一小口水）时，这种药物会立即溶解。水基液体可将多层粉末结合在一起，将高达 1000mg 的活性成分添加到一个高度多孔的剂型中，该剂型一接触水就会迅速分解。该技术还使 Aprecia 可严格控制片剂的含量，根据患者的体重和代谢参数改变活性成分的浓度。

ZipDose ™技术最初用于吞咽困难的患者。例如，该公司开发了一种 3D 打印的左乙拉西坦片剂（Spritam ™），用于治疗癫痫，并于 2016 年获得了 FDA 的批准。严重癫痫患者（例如，部分发作、肌阵挛和原发性全身性强直阵挛发作）通常无法吞咽片剂，因此 ZipDose ™技术只需少量水即可使片剂在口腔中分解，这对患者和护理人员都有很大好处。

11.7 结论及肿瘤精准医学的未来

目前，随着精准医学方法的发展，肿瘤学领域已进入一个非常激动人心的时刻。与代谢性和中枢神经系统疾病等其他治疗领域相比，肿瘤学领域的发展引领了精准医学领域，在很多其他领域也取得了重大进展，特别是在癌症的早期诊断和使用患者的个性化信息来选择最佳治疗药物以及监测治疗方面取得了关键进展。通过这种个性化方法发现的多种新型治疗药物和治疗方法代表了制药行业的新范式。虽然这些新疗法比传统的肿瘤疗法更昂贵（部分原因是它们针对的患者群体较小，销量较低），但它们可以提供明显更好的临床结果，副作用更少。大部分的进步都是得益于过去二三十年来基因组科学的进步。例如，对整个人类基因组进行测序的成本正在降低以至在不久的将来，应该有可能对所有新生儿进行测序，以确定癌症易感生物标志物的存在，从而可以在其生命周期中采取预防措施。这种遗传信息也将有助于确定个体代谢特定治疗药物的能力。

总的来说，个性化肿瘤学方法的成功是显而易见的，在未来的几十年里还会有很多值得我们期待的进展。

第12章 肿瘤化学预防药物

12.1 引言

肿瘤化学预防是指使用天然化合物或合成分子，以降低患癌症的风险。其中天然化合物可能是人类日常饮食的一部分。化学预防药物可能对患癌症风险较高的人特别有用，比如那些有遗传性癌症综合征或癌症家族史的人。对于已经患有癌症的人来说，它也可以降低治疗后癌症复发的风险或患新癌症的风险。在这方面，对癌症的化学预防是一种类似于使用他汀类药物或抗高血压药物预防性降低易感人群患心脏病和（或）卒中的风险的方法。现在已经很明确女性预防性使用他莫昔芬和相关的选择性内质网调节剂（SERM）可以降低患乳腺癌的风险，这已在第8章（"内分泌疗法"）中讨论，并将在第12.5节中再次简要介绍。人们一直对鉴定出毒性较小的 SERM 有兴趣，使具有中至高度乳腺癌风险的健康女性可以长期安全服用。另一个著名的例子是，越来越多的证据表明，阿司匹林和其他非甾体抗炎药（NSAID）对肠癌和乳腺癌患者具有保护作用。鉴于癌症影响着世界范围内如此多的人，人们对寻找可能有助于降低癌症发展风险的新型化学预防药物有很大的兴趣。这类药物不仅可以挽救和延长生命，而且还可以降低世界各地卫生保健系统的成本。

一些专家认为，包括不良饮食在内的某些生活方式可能会引发多达三分之二的癌症，并使肿瘤生长加速。现在已经知道，一些饮食中可能含有能够降低癌症风险的有益化合物。例如，一些研究结果表明，低脂肪多果蔬的饮食可能有助于降低患各种癌症的风险。这些发现得到了观察结果的支持，即美国和大部分欧洲国家的肠癌和结肠癌的发病率明显高于亚洲国家，如印度和中国。这两个国家的饮食中有丰富的蔬菜、水果和纤维，但脂肪含量较低（图12.1）。基于此，很多癌症研究慈善机构等组织提出健康的饮食应该每天至少吃五份水果和（或）蔬菜。这个建议很有趣，与世界上一些地区人口的正常饮食一致。例如以长寿著称的南欧，他们的食谱富含沙拉蔬菜、橄榄油和红酒（称为"地中海饮食"）。

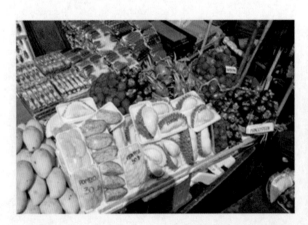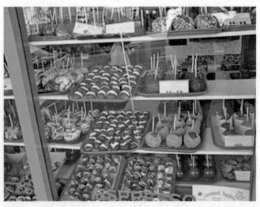

图 12.1　左图：曼谷（泰国）一个常见的市场摊位上的新鲜水果；右图：西雅图（美国华盛顿州）的一个商店橱窗陈列的巧克力。亚洲人的饮食富含水果、蔬菜和纤维，但脂肪含量较低，这可能解释了与北美和欧洲大部分地区相比，亚洲人的肠癌和结肠癌发病率较低。

基于这些观察，药物研发人员已开展了对特定食品的研究，以纯化可能降低癌症风险的新化合物，可作为一种预防措施被健康个体常规服用。水果和蔬菜中可能作为化学预防药物的化合物通常被称为植物化学物质，自然界中可能存在数千种这类化合物，尽管目前被分离出来并经过适当科学研究的相对较少。在化学预防领域研究最多的食物包括十字花科蔬菜、膳食纤维、调味料如大蒜、姜黄、姜和辣椒、葡萄和红酒、绿茶、蜂胶、橄榄和橄榄油、豆制品和西红柿。一些治疗药物也被认为可以降低癌症风险，目前正处于研究中。例如，越来越多的回顾性临床研究表明，阿司匹林和一些非甾体抗炎药（NSAID）可能通过抑制 COX-2 来降低患乳腺癌和肠癌的风险。

除了上面提到的抗雌激素和 COX-2 抑制机制外，还提出了其他机制来解释化学预防药物的潜在作用，这些机制将在第 12.2 节中概述。例如，一些药物（有时被称为"抗引发剂"）可能会增强摄入的致癌物的 I 期和 II 期代谢，从而减少了人体的暴露。或者，它们可能会抑制致癌物代谢激活的过程。抗引发剂也可能通过增加人类细胞中保护基因的表达来发挥作用，包括产生去活性的酶，如谷胱甘肽（GSH）转移酶和 NAD（P）H：醌氧化还原酶 1（NQO1）。相比之下，其他药物（有时被称为"抗启动子"）可能直接作用于多种分子靶点，如激素受体、丝裂原活化蛋白激酶、蛋白激酶 C、第二信使、转录因子如 NF-κB 和 AP-1、细胞周期进程通路、肿瘤抑制基因、鸟氨酸脱羧酶和 COX 脂氧合酶等。肿瘤化学预防药物通过中和胃肠道中的致癌物或阻止其吸收在理论上也是可能的，尽管尚未确定。另一种可能是，一些化学预防剂可能会增强 DNA 的修复能力，修复由致癌物与基因组相互作用引起的 DNA 损伤。最后，现在我们知道，一些化合物可以在细胞内产生表观遗传变化，这也可能会起到癌症预防效应。

尽管肿瘤化学预防药物作为一种概念非常有吸引力，但在识别和评估潜在的化学预防剂方面存在许多实际问题，特别体现在那些源自饮食中的植物物质，而基于已知作用机制纯化的合成化合物则相对简单。化学预防的科学验证中一个问题是，临床试验需要进行多年，例如老年癌症可能与生命早期摄入致癌物相关。其次，由于健忘或缺乏真实性（尤其是超重的人），要准确记录个人长期摄入的饮食摄入量极其困难。第三个问题是，很难设计化学预防剂的体外实验室筛选方法。例如，虽然有可能筛选出能增强代谢的化合物，但并不能保证更快的代谢可以预防癌症发生，而且一些致癌物实际上是被代谢激活的。第 12.3 节介绍了与化学预防药物的鉴定和评估相关的主要挑战。

由于这些困难，化学预防多年来一直是一个资金不足的边缘研究领域，直到最近才开始吸引资助者和成熟的科学研究者的注意。希望不断增长的势头及可靠的科学和统计原则的应用（例如合理的临床试验）将在未来的几十年里使化学预防药物的研究成为主流。尽管如此，通过迄今为止的研究，已经确定了一些不同结构的天然化合物（或天然化合物家族），其中最重要的天然化合物将在第 12.4 节进行介绍，12.5 节将介绍一些合成剂。

12.2　化学预防的潜在机制

癌症是一种高度复杂的疾病，具有多种机制和信号通路，这些因素共同导致肿瘤的发生、发展、进展和转移。尽管有超过 200 种与各种器官和组织相关的不同类型的癌症，但所有类型的癌细胞都具有一些被称为"癌症标志"的共同特征（见第 1 章）。这些特征包括高增殖潜力、血管生成能力和转移。这些特征已被用于设计选择性地靶向癌细胞的抗癌疗法。因此，一些化学预防药物可能会作用于类似的过程和途径，以抑制癌症的发生和发展。其中最有可能的情况将在第 12.2.1–12.2.11 节中进行介绍。

然而，重要的是要认识到在了解特定化学预防剂或其类似物如何抑制健康细胞向肿瘤细胞的转变或抑制小肿瘤的生长和发展的细节方面仍面临巨大挑战。为了说明这一挑战，查看黄酮醇的相关文献具有指导意义。黄酮醇是一组含有 3- 羟基 -2- 苯基色酮 -4- 酮核心的肿瘤化学预防化合物，其主要成员包括槲皮素、山柰酚、紫花牡荆素和高良姜素（图 12.2）。虽然所有黄酮醇都含有 3- 羟基黄酮骨架，但家族成员之间因酚羟基的位置而不同。这种类型的黄酮醇存在于各种蔬菜中，如洋葱、西红柿和西兰花，也存在于一些水果中。在西方饮食中平均每天摄入 20 ～ 50mg。

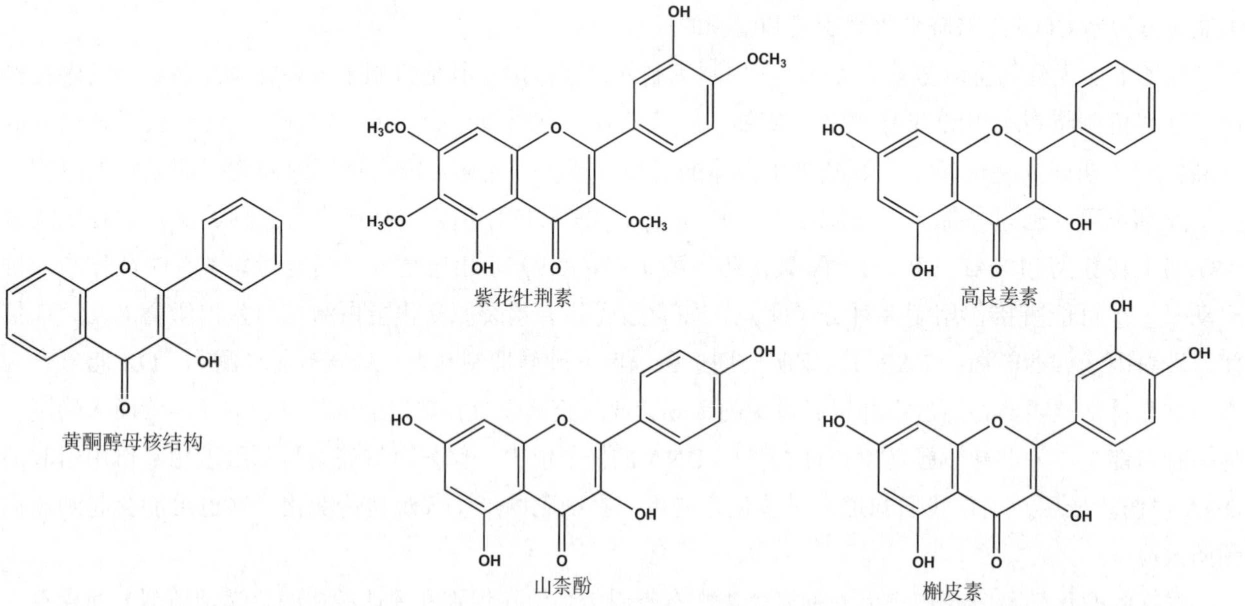

图 12.2　黄酮醇母核结构，以及家族成员槲皮素、山柰酚、紫花牡荆素和高良姜素的化学结构式。

　　研究表明，它们的化学预防活性可能是由于几种不同的机制。最近的一篇文献综述（截至 2020 年中）涉及到槲皮素、山柰酚、紫花牡荆素和高良姜素等黄酮醇的体外和体内研究，强调了大量信号通路的上调和下调作用，如表 12.1 所示。这些结果表明，其对炎症、细胞凋亡、细胞周期、细胞增殖、侵袭和转移、血管生成、表观遗传学、致癌物的代谢和雌激素调节等过程存在一定影响。显然，要阐明这类化学预防剂最重要的作用机制还需要大量的研究工作，而且其中完全有可能涉及多种不同的关键机制。这是很重要的，因为如果想让基于天然产物（如黄酮醇）的化学预防剂最终得到监管机构如 FDA 和 EMA 用于健康个体的长期给药授权，它最好是通过有限数量的可以准确测量的生物效应机制发挥作用。

表 12.1　黄酮醇类槲皮素、山柰酚、紫花牡荆素和高良姜素影响的细胞过程和信号通路

机制	信号通路下调	信号通路上调
减少炎症过程	TLR-4，NF-κB，IL-1β/-6，COX-2，TNF-α，Nrf2，IκBα/β，IFN-γ	IL-8，PARP，MCP-1，生存素
诱导细胞凋亡	Bcl-2，Bcl-xL，c-MYC，PI3K/Akt，PLK-1，IRS-1，生存素，XIAP	AMPK/mTOR，p38MAPK，p53，caspase-3/-7/-8/-9，DR5，TGF-βR Ⅰ/Ⅱ，JNK，ERK1/2，SIRT-2，p21，FasL/1，FADD，BID，Bax，Bad，PARP，ATM，细胞色素
诱导细胞周期阻滞	Cyclins A/B1/D1/D3/E，cdc2/25A/4，CDK1/2/4/6，Chk2，Rb	p21，p27，p53，Chk2，AMPK

续表

机制	信号通路下调	信号通路上调
抑制细胞增殖	p-S6，4EBPI，STAT3，GSK-3β，Wnt/β-catenin，Akt-CSN6-MYC	p38MAPK，ERK1/2，cathepsin B/D，MEK1/2，ELK1，PTEN，caspase-3，TRAILR
抑制侵袭和转移	β-catenin，vimentin，TGF-β，N-cadherin，E-cadherin，SNAIL，Slug，Rho，Rac，Twist，MMP-2/-9，STAT3，Smad6/7	JAK1，ATM，Smad1/2/3/4，Beclin1
抑制血管生成	VEGF，VEGFR2，MEK1/2	-
表观遗传修饰	-	组蛋白 H3 磷酸化
致癌物的代谢	GSTP1-1，MRP	P-gp
雌激素调节	ERα	-

12.2.1　对代谢酶和其他酶的影响

对于一些来自饮食或环境的外源性物质，Ⅰ相代谢通常涉及添加官能团，如羟基以增加极性和水溶性，以促进通过肾脏或肠道（通过肝脏）的清除，这种代谢往往可以激活不良的药理活性。例如，一些被称为前体致癌物的化合物本身并不具有致癌性，但可以通过Ⅰ相代谢或相关代谢过程转化为致癌分子。其他酶如单加氧酶、细胞色素 P450、黄素腺嘌呤二核苷酸（FAD）或黄素腺嘌呤单核苷酸（FMN）也可以进行可能激活的生物转化，从而激活前体致癌物。因此，一些化学预防剂可能通过抑制这一激活过程而起作用。

另一方面，Ⅱ相酶转化，也称为偶联反应，可促进小的极性分子（如糖）附着到外源性物质或Ⅰ相代谢中间体上，以产生生物活性更低和（或）水溶性更强的分子，这些分子更容易被清除。多种酶参与这一过程，包括谷胱甘肽 -S- 转移酶（GST）、硫基转移酶、UDP- 葡萄糖醛酸转移酶（UGT）、N- 乙酰转移酶（NAT）和甲基转移酶（MT）。有些化学预防剂可以通过增强前体致癌物或致癌物的Ⅱ相代谢，从而促进其从体内排出。

此外，对于亲电致癌物，酶的活性，如 GST，谷胱甘肽过氧化物酶（GPO）和谷胱甘肽还原酶（GR）可以将致癌物的亲电中心与含硫醇的部分结合，从而降低致癌物与生物亲核分子如 DNA 的共价相互作用，进而降低其致癌性。一些化学预防剂可能通过促进这一过程而起作用。

12.2.2　对细胞转运的影响

在外源性物质的官能化（如Ⅰ相代谢）或偶联（如Ⅱ相代谢）之后，细胞转运蛋白家族（有时被称为Ⅲ相转运蛋白）可促进它们的跨膜运动（以及它们的代谢物），从而将它们从细胞中清除，通过血液进入肾脏。有两个主要的细胞转运蛋白家族，第一个是溶质载体（SLC）家族，其成员在细胞的基底外侧高度表达，并促进包括外源性药物在内的物质的流入。主要的例子是有机阴离子转运体（OAT）和有机阳离子转运体（OCT）。第二个与化学预防更相关的细胞转运家族是 ATP 结合盒（ABC），其成员在细胞顶端或基底外侧表达，并促进外源性物质、药物和毒素排出细胞。后者的重要例子包括 P- 糖蛋白（P-gp）和多药耐药蛋白 1（MDR1），两者都以 ATP 水解作为能量来源，单向输入或输出一系列底物。一些具有化学预防作用的药物可能通过增强细胞转运体例如 P-gp 和 MDR1 的输出活性而起作用，从而降低细胞中潜在致癌化合物的水平（如黄曲霉毒素，一种 DNA 相互作用的致癌物）。也有人认为一些化学预防药物可能通过抑制细胞转运基因 mRNA 的表达而起作用。

12.2.3　缓解炎症过程

炎症机制是机体抵御外部有害刺激的第一道防线，保护机体免受初始损伤和随后的影响。如果炎症过程不受自然生理过程的控制，就会导致炎症性疾病。几种炎症信号的级联反应，如由 NF-κB、Nrf2 和 COX-2 调节的炎症信号级联反应，与癌症发生和发展的各个阶段有关，并在调节细胞增殖、转移和血管生成中起作用。

NF-κB 是一种重要的转录因子，它严格控制 DNA 转录、细胞存活和对感染的免疫反应，并控制多种参与炎症过程的基因。NF-κB 表达上调在慢性炎症中很常见，可促进癌症的发生。一些化学预防药物被认为是通过下调 NF-κB 的表达，从而导致细胞免受炎症引起的 DNA 损伤。另外如 Nrf2，一种双特异性磷酸酶，在炎症过程中对几种 MAP 激酶亚型的失活起关键作用。一些化学预防药物被认为是通过抑制 NF-κB 或 Nrf2 起作用的。

通过花生四烯酸合成前列环素、前列腺素和凝血素，COX 酶在介导炎症中起核心作用。组成型表达的 COX-1 在多种组织类型广泛表达，而诱导型 COX-2 在正常生理条件下的水平很低，但可以在促有丝分裂物质和促炎介质作用下水平迅速升高。已报道 COX-2 在多种癌症中普遍表达，这可以解释为什么长期使用 COX 抑制剂如阿司匹林和非甾体抗炎药（NSAID）具有良好的化学预防作用，可显著降低患某些癌症类型的风险。

12.2.4　诱导凋亡

细胞凋亡，也被称为程序性细胞死亡，是细胞应对生理或病理变化，消除衰老细胞，或那些有广泛基因突变的细胞的机制，因为如果不清除，可能会有转化为癌细胞的风险。凋亡途径主要有两种，第一种是由 Bcl 蛋白家族调控的内在／线粒体途径。最初各种刺激触发线粒体膜通透性上升，释放凋亡因子，导致线粒体膜破坏和线粒体功能障碍。这导致凋亡蛋白酶的激活，包括 caspase-3 和 caspase-9，以及死亡受体（DR4 和 DR5）在细胞表面的表达。Caspase 酶还通过多种激活和失活机制在细胞蛋白周转中发挥重要的调节作用，其中 9 种不同的 Caspase 参与凋亡途径。外源性凋亡途径是通过 TNF 超家族的配体与细胞表面的死亡受体结合而激活的。一旦结合，配体经历三聚化，募集接头蛋白到它们的细胞质死亡结构域，如 FasL/FasR、TNFα/TNFR1 和 TRAIL/TRAILR1 或 TRAILR2。

当细胞转变为癌症表型时，由于基因突变（包括肿瘤抑制基因）或原癌基因和癌基因的异常表达，凋亡途径通常出现异常。一些学者认为化学预防剂通过逆转或抑制这些途径而起作用。

12.2.5　诱导细胞周期阻滞

真核细胞周期可分为两个主要事件，S 期的 DNA 复制和 M 期的有丝分裂，其间有 G1 和 G2 间期事件（图 12.3）。这些事件是高度保守的，并相互关联，以确保细胞周期的连续进行。例如，Cdk1 蛋白与细胞周期蛋白 B 的结合允许从 G2 期过渡到 M 期。

Cdk 蛋白调节和控制 G1/S 和 G2/M 的变化，并被认为负责细胞周期进程的各个方面，但也需要周期蛋白的正反馈伴侣蛋白来发挥其活性。研究表明，与健康细胞相比，所有肿瘤细胞控制细胞周期的机制都发生了改变。许多化学预防药物被认为是通过抑制生长和增殖来对抗这些改变，并在必要时最终诱导细胞凋亡。

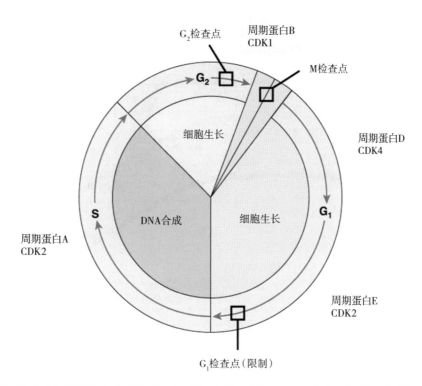

图 12.3　**细胞周期重要检查点和调节蛋白的示意图**。G_1 期：生长，S 期：DNA 合成，G_2 期：生长和有丝分裂的准备，M 期：有丝分裂［图来自维基百科，"Cell Cycle With Cyclins and Checkpoints"，由 OpenStax 提供，在知识共享署名 4.0 国际许可下共享（https://creativecommons.org/licenses/by-sa/4.0/deed.en）］。

12.2.6　抑制细胞增殖

细胞增殖是通过细胞分裂增加细胞数量的过程，与细胞周期有关（见 12.2.5 节）。这会导致细胞簇增加，是生物体发育的重要过程。虽然大多数细胞的增殖受到限制，但在某些特定细胞中，在整个生命周期持续存在细胞增殖（如胃肠道内壁细胞），并受到细胞分裂（细胞周期）和细胞凋亡之间平衡的高度调节。在增殖异常的情况下，癌细胞可以形成肿块，并将继续不受限制地生长和进展。一些化学预防药物被认为是通过上调或下调增殖途径的关键蛋白质和通路发挥作用。如 Ras-Raf-MEK-ERK 系统，这是一个关键的信号通路，在多种癌症中经常存在过度激活，导致细胞增殖不受控制。

12.2.7　抑制细胞侵袭和转移

转移是一个复杂的过程，涉及肿瘤细胞从原发灶向远处播散，并形成第二和第三肿瘤灶的过程（图 12.4）。上皮 – 间质转化（Epithelial-Mesenchymal Transition，EMT）是肿瘤转移初始阶段的重要过程，在正常胚胎发育、组织再生和伤口愈合过程中也会发生。然而，肿瘤细胞的 EMT 过程并不完全，往往存在多种的过渡状态和表达混合上皮和间充质基因。这些杂交细胞可以聚集在一起移动，并且比正常细胞更具攻击性，基因表达的转变通常由复杂的信号通路触发，例如由转录因子 SNAI1/2，ZEB1/2 和 Twist 控制的信号通路。然而，这些转录因子在 EMT 中的作用是复杂的，它们的功能不是组织特异性的。

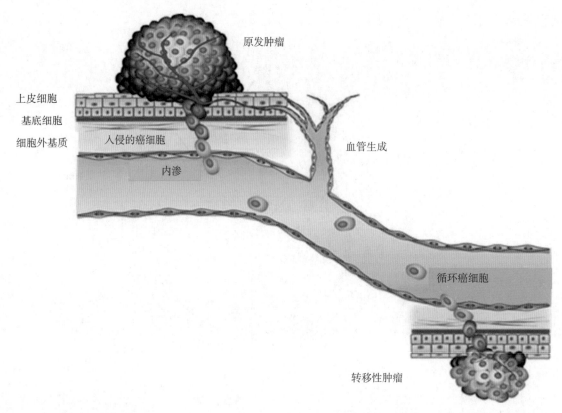

图 12.4　**转移过程示意图**（图片来自 Su，S.C, Hsieh，M.J, Yang，W.E, Chung，W.H, Reiter, RJ, Yang, S.F. Cancer metastasis：Mechanisms of inhibition by melatonin. J Pineal Res. 2017；62：e12370. https://doi.org/10.1111/jpi.12370. Copyright © 2016 John Wiley & Sons A/S. Published by John Wiley & Sons Ltd）。

有趣的是，SNAIL 信号通路可以触发乳腺癌转移，但与胰腺癌模型无关。此外，EMT 可以通过间充质 – 上皮转化（MET）逆转，这被认为有助于循环肿瘤细胞在到达理想的目标转移部位时植入以形成继发性肿瘤。作为这个过程的一部分，细胞外基质（ECM）必须被降解，这是由一个蛋白质水解酶家族，基质金属蛋白酶（MMP）来完成的。这些酶是肿瘤侵袭的关键，允许肿瘤细胞降解 ECM，穿透基底膜，并移动到其他部位。MMP 还能调节细胞黏附，使肿瘤细胞更容易迁移。细胞黏附分子（CAM）在肿瘤的发展和转移中也起着重要的作用，包括四组：钙黏蛋白、选择蛋白、整合蛋白和免疫球蛋白超家族。在一些上皮性癌症中观察到钙黏蛋白表达的降低或缺失，这与浸润和转移增加有关。CAM 蛋白的激活，包括激酶和趋化因子，可以诱导下游信号通路，最终，促进肿瘤的生长和进展。一些化学预防剂被认为是通过抑制关键调控因子抑制肿瘤侵袭和转移。

12.2.8　抑制血管生成

血管生成是新血管形成和发育的基本过程，对新生细胞的生长和发育至关重要，如在伤口愈合过程中产生的新细胞。然而，它在肿瘤的生长、发展和转移中也起着重要的作用，因为它促进了氧气和营养物质向生长中肿瘤的运输，并通过形成一个支持性的血管网络来清除废物。血管生成受 VEGF、TGF-α、TGF-β、TNF-α、IL-8、血管生成素等生长因子的调控。肿瘤血管生成的主要调节因子之一是促血管生成因子 VEGF，一种有效的内皮细胞特异性丝裂原，可刺激动脉、静脉和淋巴引流管的内皮细胞生长（图 12.5）。

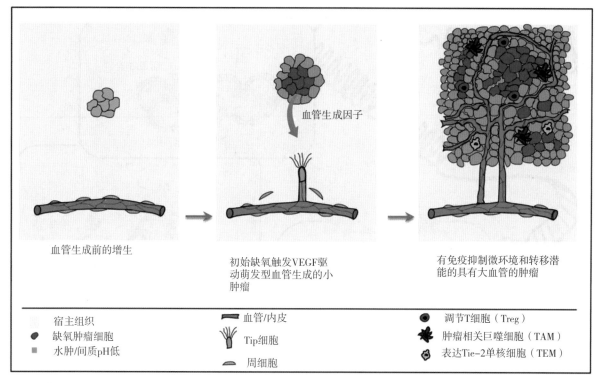

图 12.5 **肿瘤生长发育中血管生成过程示意图**（图片来自 Jászai, J.; Schmidt, M.H. Trends and Challenges in Tumor Anti-Angiogenic Theraples. Cells 2019, 8, 1102）。

VEGF 通过与内皮细胞的 VEGF 受体（VEGR2）结合，刺激其迁移和新血管的形成。当 VEGF 水平升高时，血管生成增加，从而显著促进肿瘤的生长和侵袭性。因此，抑制 VEGF 等信号通路可以减少新生毛细血管，限制肿瘤的生长，这已经成为众多成功的抗血管生成抗癌疗法的基础，如贝伐珠单抗（Avastin™）（见第 7 章）。一些化学预防药物也被认为通过这种机制起作用，并可能通过阻断适当的血液供应来防止原发性或继发性肿瘤的形成。

12.2.9 表观修饰

现在人们普遍认为，除了生物体的基因组序列外，还存在对单个基因的第二级调控（表观遗传调控），这种调控也可以传递给下一代。值得注意的是，已经发现这些表观遗传"开关"的修饰可以贯穿生物体的一生，并且这些修饰也会传递给下一代。表观遗传修饰有不同的形式，但最著名的两种是通过 DNA 甲基转移酶（DNMT）使 DNA 甲基化，从而抑制基因表达和通过组蛋白乙酰化酶使组蛋白乙酰化，进而使染色质松散和暴露单独基因来触发基因转录。这些过程都是可逆的，DNA 去甲基化和组蛋白乙酰化分别刺激和抑制基因表达（图 12.6）。另一种机制涉及微 RNA（miRNAs）的产生，它可以通过 RNAi 机制调控单个基因的表达。这些表观遗传变化在第 5 章中有更详细的介绍。

已证明癌细胞可以诱导表观遗传修饰而表现多种特征，如加速增殖和转移潜力，以及血管生成。已批准的一些抗癌药物（如 5- 氮杂胞苷，Mylosar™）通过表观遗传机制起作用，这些在第 5 章中进行更详细的介绍。据认为，一些化学预防药物可能通过表观遗传机制发挥作用，例如，通过抑制各种 DNA 甲基化酶和去甲基化酶以及组蛋白乙酰化酶和脱羧酶。

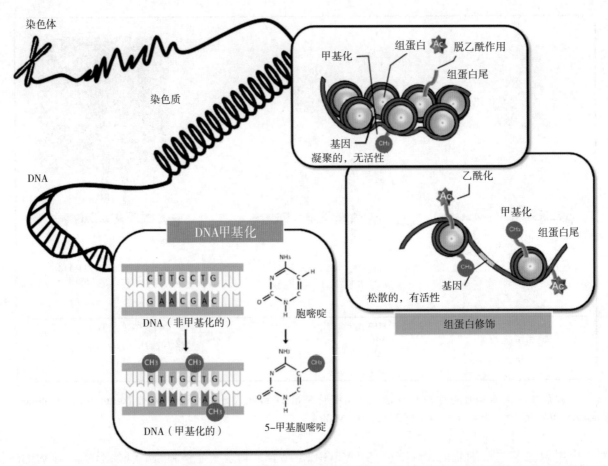

图 12.6   针对 DNA 甲基化、组蛋白修饰和 miRNA 介导的表观遗传修饰（DNMT = DNA 甲基转移酶；HAT= 组蛋白乙酰转移酶；HDAC = 组蛋白去乙酰化酶）[改编自 Afrin 等人，2020。图片来自 Lv H. et al.（2020），The Importance of Genetic and Epigenetic Research in the Brassica Vegetables in the Face of Climate Change. In: Kole C.（eds）Genomic Designing of Climate-Smart Vegetable Crops. Springer，Cham. https://doi.org/10.1007/978 -3-319-97415-6_3. Copyright© 2020，Springer Nature Switzerland AG]。

12.2.10   对葡萄糖代谢的影响

与健康细胞相比，大多数肿瘤细胞的葡萄糖代谢发生了改变。例如，肿瘤细胞通常激活或增强葡萄糖代谢相关通路以利用营养物质产生细胞合成代谢的代谢前体，从而维持较高的增殖率。肿瘤细胞中最常见和首次发现的代谢变化是葡萄糖代谢的改变，这种现象被称为"Warburg 效应"。

在健康细胞中，葡萄糖通过葡萄糖转运蛋白 1（GLUT1）等葡萄糖转运蛋白被吸收，在细胞质中转化为丙酮酸，产生少量的 ATP，这个过程被称为糖酵解。丙酮酸被转运至线粒体基质，被丙酮酸脱氢酶氧化成乙酰辅酶 A（acetyl CoA）。然后乙酰辅酶 A 进入三羧酸（TCA）循环，导致氧化磷酸化和 ATP 生成。然而，肿瘤细胞可以显著提高葡萄糖摄取和糖酵解的速率，并将丙酮酸大部分转化为乳酸（一个称为无氧酵解的过程），然后分泌到细胞外基质中。这提供了细胞增殖所需的中间体，如核糖 -5- 磷酸和还原态的烟酰胺腺嘌呤二核苷酸磷酸（NADPH），从而支持肿瘤的生长。促进这一过程的一种方式是葡萄糖转运蛋白如 GLUT1 的过度表达和己糖激酶磷酸化的上调。

此外，线粒体解偶联在癌细胞中上调，因此葡萄糖以外的底物可以被用作碳源，包括脂肪酸、天冬氨酸和谷氨酰胺，这些通常会进入 TCA 循环，这使得癌细胞可以同时使用多种主要的代谢途径来维持增殖。

一些化学预防药物被认为是通过不同的机制来影响肿瘤细胞的代谢，但主要是通过抑制 GLUT-1 活性。

12.2.11 调节雌激素和雄激素

循环雌激素水平升高已被证明会增加患乳腺癌和子宫内膜癌的风险，大约 70% 的乳腺癌为雌激素受体（ER）阳性，可以用抗雌激素疗法治疗。雌激素已被证明在雌激素受体阳性侵袭性乳腺癌发生前的上皮细胞早期发育和增殖中起着至关重要的作用。雌激素可以通过几种不同的分子机制增加乳腺癌和子宫内膜癌的风险，包括降低细胞凋亡水平。雌激素受体 α（ER-α）在多种癌细胞中升高并诱导细胞增殖，而雌激素受体 β（ER-β）则通过抑制增殖而显示出保护作用，这一事实使情况进一步复杂化。

雄激素通过与雄激素受体结合进而激活多种下游级联信号反应，在男性前列腺细胞的正常生长和功能中起着至关重要的作用。然而，如果雄激素受体或其下游靶点被上调，这可能导致前列腺癌和其他癌症。

大量研究表明，一些天然产品的化学预防作用可以通过调节雌激素和（或）雄激素信号传导及其他相关途径来预防男性和女性的生殖系统癌症。特别是，模仿雌激素分子结构和（或）作用的化学预防药物被称为植物雌激素，这些已被证明具有显著的抗癌作用。其可抑制下游生长因子，如 HER，EGF 和 VEGF，并通过诱导 Bax 促进凋亡。这些影响最终导致癌细胞的增殖减少。

12.3 评价化学预防剂面临的挑战

虽然化学预防是一个非常有吸引力的概念，但在识别和评估潜在的化学预防剂方面存在一些实际问题，特别是那些源自植物，而不是那些在实验室合成并提纯的化合物。

由于这些困难，化学预防多年来一直是一个资金不足的外围研究领域，直到最近才开始引起知名科学研究者的注意。人们希望，随着统计科学（包括正确开展临床试验）的发展和应用，将有助于在未来几十年使化学预防药物的研究和开发变成主流方向。下面将简要介绍这些研究中最重要的挑战。

12.3.1 植物素在植物中的分布

每年阳光和温度的变化会影响植物中生物活性成分，包括化学预防剂的存在或缺失及其水平。其他可能影响生物活性成分收获的因素包括气候、土壤类型、灌溉、农场管理方式、收获时的成熟度和使用的植物的部分。例如，来自温暖地区的葡萄中 β- 胡萝卜素的浓度更高，有机胡萝卜中的 β- 胡萝卜素含量也高于非有机常规耕作方式种植的胡萝卜。然而，对这些信息的解释很复杂，因为在 2018 年进行的多项研究显示，这些 β- 胡萝卜素水平的增加并没有转化为不同类型的胡萝卜摄入后生物利用度的增加（血浆水平的增加）。

已证明采后处理也会影响生物活性成分的含量，如储存类型和时间，以及处理过程，这些都可以增加或减少个别微量营养素的含量。例如，高温会降低 β- 胡萝卜素的浓度，因此正在开发新的食品保存方法，如高压加工（HPP），它使用高等静压（300 ～ 600 MPa）来保持类胡萝卜素和其他植物营养素的最高总体含量，而不是高温和低温加压，冷冻或高压巴氏灭菌与冷冻。

最后，消费者的食品制备方法可以显著影响水果和蔬菜的营养成分，包括某些化合物的生物活性，以及化学预防剂。例如，通过烘焙和爆炒制备的洋葱，槲皮素的浓度会持续增加 7% ～ 25%，而煮沸则会减少 18%。然而，烹饪过程中的任何热处理都会降解姜黄素。

总之，各种各样的因素可以影响大多数植物的植物素含量，但在收获前、收获后和加工过程中，可以采取一系列措施，以最大限度地提高化学预防化合物的含量。

12.3.2　体内/体外研究的局限性

化学预防剂研究面临的一个主要挑战是难以研制出合适的体外实验室筛选方法。例如，虽然有可能使用基于酶或全细胞的检测来筛选增强特定类型代谢或细胞信号通路的化合物，但不能保证在体内该途径的上调或下调可抑制癌变。更复杂的是，一些前致癌物可能在动物模型和人类中存在不同的代谢激活途径。此外，即使是良好的体外试验也无法模拟肿瘤微环境的复杂性，因此无法准确确定特定化合物如何在人类受试者中发挥其抗癌作用。从植物中提取的化合物的混合物也存在协同作用的潜在问题，混合物中的一种化合物可增强（有时降低）另一种化合物的活性，所有这些都增加了识别和分离具有明确化学预防活性的单一化合物的困难。

另一个问题是，许多植物化学物质具有多种不同的药理活性（例如抗癌，抗诱变，抗氧化和抗炎），因此仅筛选一种特定的生物活性可能会错过具有替代活性的重要分子。由于这些多重生物活性，一些化合物可能产生多重毒性。例如，虽然一些多酚可能被认为是有益的化学预防剂，但它们也可能具有多重毒性。因此，对于许多化合物，在最初的筛选阶段，可能很难将其有益的化学预防作用与临床使用中可能出现的多重毒性（副作用）分开。

此外，虽然在文献中有大量的体外数据证明了化学预防药物主要是植物化合物，也有一些合成剂也有化学预防作用，但是体内研究很少，因为这些研究不一定能预测在人体内的化学预防作用。其原因有多种，包括物种之间肝脏代谢的差异。此外，对小鼠或大鼠等物种的体内研究不能提供足够有用的关于安全性和耐受性的信息，无法预测用于人体临床试验的现实和安全的剂量水平。另一方面，动物模型研究往往是相对短期的（小鼠的寿命通常为 1.3 ～ 3 年，具体取决于种属），而化学预防剂对人类的益处可能在更长的对应时间才会变得明显。

最后，人类评估特定化学预防药物的结果是有限的，但有多项临床试验正在进行中。例如，最近关于姜黄素和白藜芦醇的临床试验已经备受瞩目。然而，在这一领域工作的大多数研究人员都同意需要进一步的研究，以更充分地了解体外和体内动物研究数据与人类临床试验之间的相关性，这将在 12.3.7 节中进行讨论。

12.3.3　生物利用度

对于化学预防剂的潜在临床评价，特别是那些来自植物的化学预防剂，通常存在实现和保持有效治疗效果水平的问题（它们的生物利用度）。尽管临床前结果令人鼓舞，但许多天然存在的化学预防剂稳定性差，水溶性差，导致生物利用度差，限制了它们的临床应用。例如，膳食植物化学物质在血液中的含量较低或无法检测到，这一问题往往不能通过简单地增加给药剂量或给药频率来解决。

许多化学预防剂生物利用度低的原因有几个，这些因素包括由于高疏水性导致的水溶性低，胃肠道吸收差，与其他植物化学物质的相互作用，以及迅速和（或）完全代谢转化为缀合物或代谢物而导致药理学活性降低。例如，姜黄素和百里醌水溶性差（＜ 1.0mg/ml），导致靶器官或组织中的浓度非常低，很可能低于有效的化学预防剂量。

为了克服这些限制，研究人员设计并合成了具有更好生物物理性质的新型类似物，其中一些与母体化合物相比具有优越的化学预防活性。还研究了提高生物利用度的联合疗法，因为一些植物化学物质（例如槲皮素、染料木素和胡椒碱）与其他治疗药物或植物化学物质联合使用时，可以在动物模型中的癌症治疗和化学预防中显示累加或协同作用。

新的给药系统也被用来改善一些化学预防药物的药代动力学特征和生物利用度。例如，脂质制剂如脂质体、微团、微球、微乳剂和纳米乳剂已被研究用于提高难溶性植物化学物质的生物利用度。

12.3.4 副作用

虽然一些证据表明从水果、蔬菜、全谷物，或膳食补充剂摄入的生物活性植物素可以提供一些有益的效果，包括化学预防，研究表明也会导致遗传毒性在内的毒性，有时会致癌。例如，辣椒素的诱变和遗传毒性作用已被报道，但当它与其他化学预防活性较低的生物活性化合物联合使用时，这些作用似乎会减少。此外，人们还担心长期使用化学预防剂后会出现意想不到的剂量限制性毒性，补充高剂量是克服许多此类化合物低生物利用度和低靶器官穿透性的主要方法。最终，以植物化学物质为基础的化学预防剂，在用作食品补充剂或用于药物发现和开发时需要在剂量水平、暴露时间和给药系统方面进行全面的毒理学和安全性评估。

合成化学预防药物通常有更广泛和公认的与短期和长期给药相关的不良反应。例如，世界上很大一部分人每天服用 75mg 阿司匹林，因为它具有抗血小板活性，可以降低血栓发生的风险，并且它对胃食管癌和结直肠癌具有化学预防作用（见 12.5 节）。然而，长期服用高剂量阿司匹林会产生一些不良反应，包括胃肠道出血和颅内出血。现在人们认识到，为了获得长期服用阿司匹林的益处，必须以每天 75mg或同等剂量服用至少 6 年（最好是 10 年）。因此，尽管低剂量阿司匹林和相关合成药物与化学预防获益相关，如降低胃食管癌和结肠直肠癌发病率，定期服用它们并非没有风险，尤其是对健康人群来说，但在英国，国家临床证据研究所（NICE）建议，长期使用阿司匹林预防原发性癌症的获益风险比应由全科医生对每位患者进行评估，而不推荐在整个健康人群中使用。

12.3.5 化学预防剂混合物的协同效应

近年来，为了确定植物化学物质的潜在抗癌和（或）化学预防活性，对全部食物的评估方法得到了很多重视。人们已经发现，纯化的植物化学物质可能无法发挥与食物基质中存在的其他生物活性化合物联合使用同样的益处。这可能部分由于在提取和纯化过程中重要的协同化合物被去除，这表明许多植物化学物质的化学预防活性部分依赖于整体，而不是分离和纯化的化合物，这一发现强调以食物系统为基础的方法的重要性。这一点得到越来越多的证据支持，以膳食补充剂的形式摄入的植物化学物质不能提供从富含水果、蔬菜和全谷物的饮食中自然获得的健康益处。

虽然相对高剂量的单一生物活性制剂在临床前动物模型中显示出强大的抗癌和化学预防作用，但现在从大量流行病学研究中可以清楚地看出，不同膳食成分之间的协同相互作用可能是食品带来益处的原因。虽然其原因尚不清楚，但与单一化合物相比，天然食物中存在的不同化合物可能同时针对多种不同的生化途径共同发挥抗癌作用，而可能会突破肿瘤细胞的防御。也有一些证据表明，化合物的组合可以提高生物利用度，从而协同提高一些化学预防药物的治疗效果。

12.3.6 回顾性人类研究的局限性

尽管植物化学物质和相关合成药物的化学预防和治疗活性的临床前数据丰富，但正在进行的临床研究很少。最具挑战性的问题之一是化学预防药物的临床试验需要进行多年或数十年。例如，老年癌症可能与早年摄入致癌物有关，这必须反映在临床试验的结构中，因此回顾性研究更常见。然而，因为缺乏基因组测序数据，如果有一个重要的基因与几种癌症类型的发生和进展有关，这在回顾性研究中很难考虑到。遗传因素、生活方式的影响、回忆偏倚以及在回顾期与饮食和食品补充剂消费有关的差异等问题，使得回顾性研究在试图确定任何特定化学预防性植物化学物质的使用与癌症发生和发展之间的统计显著性时非常困难。

　　此外，在流行病学和观察性相关性研究中，关于膳食摄入量评估的调查问卷和面对面访谈的准确性一直存在担忧。由于受试者的遗忘和体重超标人群的信息缺乏真实性，对较长时间之前情况回忆的真实性令人堪忧。对于大多数饮食相对正常的人来说，回忆在相对较长一段时间内摄入的植物化学物质的组合也可能是一个问题。

　　所有这些挑战使得从回顾性研究中获得准确可靠的数据变得极其困难，对过去食用的以食品或补充剂为基础的化学预防剂难以得出有效的结论。

12.3.7　化学预防药物的临床评价

　　在临床环境中对化学预防药物进行评估，以确定它们是否可以有效减少癌症发病率和死亡率是极具挑战性的。尽管在体外和体内研究中显示出一些治疗潜力，但由于一些问题，许多植物化学物质并不能进入临床试验，包括测量药代动力学参数时出现的生物利用度差的问题。因为除了假定的化学预防剂外，还可能含有未知的有毒化合物，受试者长期大量食用某些植物产品也有潜在风险。

　　植物产品中存在多种化合物的事实也可导致与协同作用相关的问题（见12.3.5节）。在某些情况下，化合物的化学预防作用可能被植物产品中的其他化合物增强，使得试验结果难以解释。一个解决方案是分离和纯化（或者可能是合成）特定化合物，使其能够作为单一药剂施用。这种方法的一个优点是，纯化的化合物可以在临床前实验之前在动物模型上评估其急性和慢性毒性。然而，矛盾的是，如果该化合物与其他化合物产生协同作用，则可能在临床试验中错过对其化学预防活性具有重要意义的成分。另一个问题是，化学预防剂可能产生于植物产品中的一种非活性物质的代谢激活，这使试验结果更加难以解释，特别是代谢某些种类化合物的能力在个体和种族之间会有很大差异。

　　还值得注意的是，与试图发现积极反应（例如肿瘤缩小）的普通临床试验不同，化学预防剂相关的试验试图寻找的是缺乏效果（例如癌症病例减少的数量）。这种方案需要对大量的受试者进行很长一段时间的试验以获得统计显著性。这种性质的临床试验在组织上具有挑战性，因其需要进行数十年，而且非常昂贵，由于这个原因经常被制药公司放弃，尤其是植物性产品专利期限相对较短（大约20年），这阻碍了制药公司从漫长的临床试验中获益。

　　考虑到进行化学预防药物临床试验的困难，另一种方法是对已知经常食用特定食物或植物的人群的癌症风险进行回顾性研究，以发现可能含有化学预防剂的产品（见12.3.6节）。然而，这种方法也是有问题的，由于数据是以问卷的形式收集，而且个人通常很难回忆起他们什么时候吃过特定的植物产品，以及他们在特定时期吃了多少；此外，特定个体的饮食可能非常多样化，饮食中的其他成分可能与正在研究的化学预防剂相互作用（协同作用或抑制作用）；最后，在与饮食相关的回顾性研究中，有些人可能故意提供虚假信息，以避免看起来吃了太多某些食品。

12.4　自然界中的肿瘤化学预防药物

　　虽然研究表明，多达三分之二的癌症可能是由不良饮食等生活方式因素引发和加速的，但人们也知道，一些饮食可能含有能够降低癌症风险的有益成分。例如，多项研究表明，低脂肪但富含水果和蔬菜的饮食可能有助于降低患几种不同类型癌症的风险。与中国和印度等亚洲国家相比，美国和欧洲大部分地区的肠癌发病率明显更高。亚洲国家的饮食中水果、蔬菜、纤维含量显著丰富，脂肪含量也更低。

　　水果和蔬菜中可能具有化学预防作用的某些化合物被称为植物化学物质，很多种类存在于自然界中。在昆虫产品（如蜂蜜）、真菌（如蘑菇）和细菌（如放线菌）中也发现了潜在的化学预防剂。目前正在对多种食品进行研究，试图分离和纯化潜在的新型化学预防剂，以由健康人定期服用作为预防措施。最常被研究的植物（及其不同部位和产品）包括十字花科蔬菜、大豆、葡萄和红酒、橄榄和橄榄油、西红柿、绿茶、膳食纤维和食物调味料，如姜黄、大蒜、姜和辣椒。蜂胶和各种蘑菇也被研究过。然而，尽管多年来进行了大量的研究，但只有相对较少的植物化学物质被分离出来，并得到有意义的科学研究。虽然对所有已知的癌症化学预防药物的详细讨论超出了本章的范围，但下面将介绍一些最著名的化学预防药物家族的例子。合成化学预防剂的介绍见第 12.5 节。

12.4.1 黄酮类化合物和相关化合物

黄酮类化合物是一种杂环多酚次生代谢物（或"植物化学物质"），存在于几乎所有维管植物中，广泛分布于植物的各个部位，包括其种子、树皮、花、水果和坚果。因此，这些化合物也存在于多种不同的植物性食品中。蓝莓、蔓越莓、香蕉、橙子、苹果和许多坚果都富含类黄酮。多种蔬菜中也含有大量类黄酮，包括西兰花、洋葱、菠菜、茄子、西红柿和各种豆类。它们也大量出现在商业产品中，如啤酒、红酒、黑巧克力和各种茶中。迄今为止，已经报道了超过 8000 种不同的黄酮类物质，尽管其中只有一半的结构被完全鉴定。

"类黄酮"这个名字来源于拉丁语"flavus"，意思是黄色，它们是影响花着色的重要植物色素，在花瓣中产生黄色或红色/蓝色以吸引授粉者。在高等植物中，黄酮类化合物还参与共生固氮和紫外线过滤，并作为生理调节因子、细胞周期抑制剂和化学信使。

黄酮类化合物具有多样而复杂的结构，但通常由一个包含两个苯环（A 和 C）和一个杂环（B）的 15 个碳原子的核心骨架组成。被称为"黄酮"的母环体系如图 12.7 所示。已记录了多种不同的类黄酮结构并将其分类为亚组。例如，黄酮醇是含有羟基的类黄酮类分子。它们存在于各种各样的水果和蔬菜中，在西方人群中估计每天摄入 20 ～ 50mg。植物中的黄酮醇苷元是一种有效的抗氧化剂，可以保护植物免受活性氧（ROS）的影响。然而，还有多种其他的结构亚群，如黄酮、二氢黄酮、黄酮醇、花青素和儿茶素。还有一个相关的类异黄酮家族，其中苯基 C 环附着在中心 B 环的 3 位，而不是 2 位。

现已证明，黄酮类化合物对人类有很多的健康益处，包括癌症的化学预防。值得注意的是，一些研究表明，黄酮醇是蔓越莓汁中可能抑制细菌黏附的成分之一，因此对轻度尿路感染（UTI）有有益的影响，尽管其他研究表明这种影响是很低的。

由于大量的类黄酮被认为具有化学预防特性，下面仅介绍了一些例子（如槲皮素、芹菜素、橘红素、柚皮素、水飞蓟素和表没食子儿茶素 –3– 没食子酸酯），其结构如图 12.8 所示。槲皮素是一种典型的类黄酮，并作为一种食品补充剂在全球广泛销售，下面将对它进行详细讨论。这些分子都有共同的基本黄酮核心（图 12.7），但通过含有羟基（如槲皮素和芹菜素）或甲氧基（如橘红素）、糖取代基（如柚皮素）或较大的酚类取代基（如水飞蓟素和表没食子儿茶素 –3– 没食子酸酯）来区分。如水飞蓟宾，有一个饱和的 B 环。其他在这里未讨论的著名黄酮类化合物包括山奈酚、紫花牡荆素、高良姜素、木犀草素、非瑟酮、千层纸素 A、汉黄芩素、小麦黄素和花青素。

12.4.1.1 槲皮素

槲皮素（图 12.8）广泛分布于植物界，主要以苷元和糖苷的形式存在于外界和叶片中。糖苷形式的槲皮素有一个或多个糖基通过糖苷键与酚基结合。它的名字与拉丁语"quercetum"（意思是橡树林）和橡树所属的栎属有关。槲皮素的纯化形式是一种黄色的结晶粉末（图 12.9A），它实际上不溶于水，但会溶解在碱性水溶液中。它以具有健康益处而闻名，包括作为一种化学预防剂，在全世界的健康食品商店里都有销售（图 12.9B）。

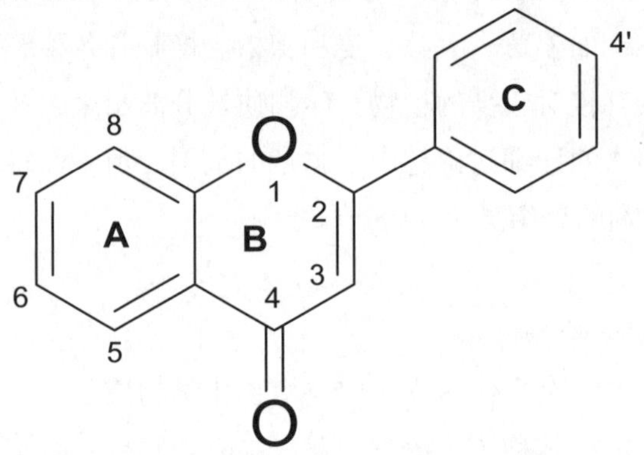

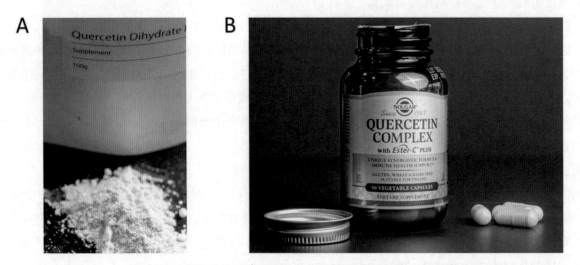

图 12.7   类黄酮骨架（黄酮）的通用结构式。

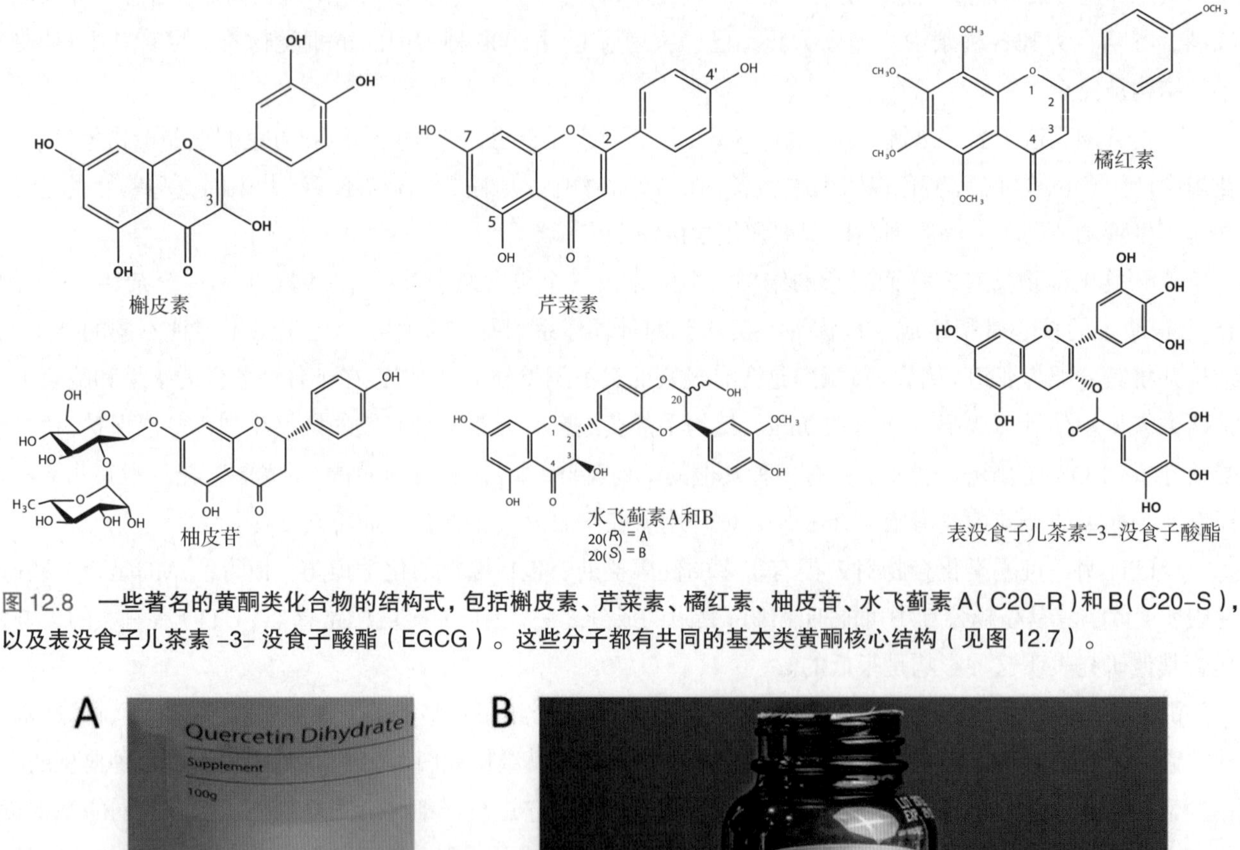

槲皮素   芹菜素   橘红素

柚皮苷   水飞蓟素 A 和 B
20(R) = A
20(S) = B

表没食子儿茶素–3–没食子酸酯

图 12.8   一些著名的黄酮类化合物的结构式，包括槲皮素、芹菜素、橘红素、柚皮苷、水飞蓟素 A（C20–R）和 B（C20–S），以及表没食子儿茶素 –3– 没食子酸酯（EGCG）。这些分子都有共同的基本类黄酮核心结构（见图 12.7）。

A

B

图 12.9   A. 纯槲皮素，呈粉末状，呈亮黄色；B. 在健康食品店里的一种槲皮素补充剂。

槲皮素是多种蔬菜、水果、树叶和谷物中最丰富的膳食黄酮类化合物之一，也是许多补充剂、饮料和其他食品的成分。据报道，大多数人每天会从典型的西方饮食中摄入高达 50mg 的槲皮素。槲皮素最丰富的来源包括萝卜叶、刺山柑、拉维纪草、酸叶草、角豆纤维、莳萝、香菜、豆瓣菜、羽衣甘蓝、匈牙利辣椒、茴香叶、花椰菜、豆瓣菜、西红柿、甘薯和红黄洋葱。根据一些报道，生刺山柑是最丰富的来源之一，每 100g 可食用部分含有 234mg。黄洋葱也是一个丰富的来源，可食用的果肉每个球茎含有 280～490mg/kg 的槲皮素糖苷。在番茄中，槲皮素主要以槲皮素 –3–o– 芸香苷的形式存在，在表皮中累积，由于樱桃番茄的高皮体积比，因此樱桃番茄是一个特别丰富的来源。有趣的是，据报道，有机种植的番茄含有更多的槲皮素。槲皮素也存在于一些人们经常食用的水果中，如苹果（尤其是红苹果）、蓝莓、覆盆子、蔓越莓和黑李子中，也存在于红茶、绿茶、红酒和蜂蜜中。

已证明槲皮素在人体内的口服生物利用度较低且高度可变的（0%～50%），并且在静脉注射后迅速清除，半衰期为 1～2 小时。据报道，在饮食摄入后，它经历了可以忽略不计的 I 期代谢，但也经历了快速和完全的 II 期结合反应，产生的主要水溶性代谢物是槲皮素 –3'– 硫酸盐，3'– 甲基槲皮素 –3– 葡萄糖醛酸，以及槲皮素 –3– 葡萄糖醛酸，并迅速排泄。

体外实验的结果表明，槲皮素可以抑制其他分子的氧化，因此它通常被归类为一种抗氧化剂。这具有一定的理论基础，因为它具有多酚类结构，可以通过清除参与氧化链式反应的自由基来阻断氧化。其他体外实验结果表明，它通过激活 ERα 和 ERβ 雌激素受体而具有雌激素活性，其结合 EC_{50} 值分别为 1015nM 和 113nM。根据这些数据，它似乎是 ERβ 选择性的（9 倍），但作用大约比内源性激素 17β– 雌二醇低 2～3 个数量级。也有报道称，在人类乳腺肿瘤细胞系中，槲皮素可以作为 GPER（G 蛋白偶联雌激素受体）的激动剂，并可以激活或抑制一系列其他蛋白的活性。例如，它也被报道是一种非特异性蛋白激酶抑制剂。然而，考虑到槲皮素在口服吸收后的代谢如此之快，这些体外观察结果都不太可能与人体的体内效应有关。

在非专业媒体上有许多人声称槲皮素可以预防几种癌症，槲皮素补充剂销售量很大，声称可以预防或治疗各种癌症和其他疾病。但目前几乎没有科学或临床证据支持这些说法，尽管在初步的人体研究中，每天口服槲皮素，连续 3 个月没有引起任何不良反应。槲皮素在各种疾病中的影响仍在研究中；然而，美国食品和药物管理局发布了警告声明，强调它不是一种明确的营养物质，没有作为人类治疗药物进行监管，也不能指定人类消费的产品含量水平。FDA 认为槲皮素的广告和产品未经批准，并定期向那些在产品标签和网站上称槲皮素可用于治疗包括癌症在内的疾病的制造商发出警告信。

另一个担忧是，有证据表明，摄入大量的槲皮素可能会导致与某些药物的相互作用。例如，有一些证据表明槲皮素可与细菌 DNA 旋转酶结合，并可能与针对该酶的氟喹诺酮类抗生素相互作用。槲皮素也被报道可以抑制代谢酶 CYP2C8，并可能会干扰多种药物的药代动力学，包括抗癌药物紫杉醇和多西紫杉醇。这是一个潜在的问题，因为一些癌症患者使用紫杉醇或多西紫杉醇的同时可能会服用含有槲皮素的补充剂，认为它可能对他们的疾病有益。然而，由于这些抗癌药物主要由 CYP2C8 代谢，同时服用槲皮素可能导致它们的生物利用度可能会不可预测地增加，这可能会导致有害的副作用。

12.4.1.2 芹菜素

芹菜素（图 12.8）在许多水果和蔬菜中存在，但芹菜、块根芹、欧芹和甘菊茶是最常见的来源。在洋甘菊植物的花中尤其丰富，占总黄酮类化合物的近 70%。

有大量的文献记录了芹菜素的生物活性。例如，在实验室中，它已被证明可以阻断由 12– 十四烷酸酯 – 佛波醇 –13– 乙酸酯（TPA）对小鼠皮肤的肿瘤促进作用，TPA 能够触发蛋白激酶 C（PKC）的产生并诱导核原癌基因的表达。芹菜素通过与三磷酸腺苷（ATP）竞争来抑制 PKC，并降低 TPA 刺激的细胞蛋白磷酸化水平。它还能抑制 TPA 诱导的 c-jun 和 c-fos 的表达。

有趣的是，细胞系研究表明，芹菜素可以引起 v-H-ras 转化的 NIH3T3 细胞在软琼脂中生长的形态变化，触发其向原始形态的逆转。抑制 PKC 和核原癌基因的表达被认为是导致这种效应的原因。在最近的另一项研究中，将 HER2/neu 过表达的乳腺癌细胞暴露于芹菜素可以通过降低 HER2/neu 蛋白的表达，抑制 HER2/HER3-PI3K/Akt 信号通路，这被认为会导致细胞色素 C 的释放，快速诱导 caspase-3 激活和 DFF-45 的蛋白裂解，从而促进细胞凋亡。其他研究表明，芹菜素可以下调细胞周期蛋白 D1、D3 和 Cdk4，并提高 p27 蛋白水平。SAR 研究表明，这种特殊的类黄酮结构的芳香族 A 环上的 5，7- 二羟基对抑制 HER2/neu 蛋白的表达具有重要作用。

芹菜素也被证明可以诱导白血病细胞的自噬（一种将细胞质成分传递到溶酶体的细胞内降解机制）。虽然这一观察结果可能支持了潜在的化学预防作用，但有趣的是，自噬也诱导了对抗癌药物长春新碱的耐药性。最后，值得注意的是芹菜素是 CYP2C9 的一种有效的抑制剂，CYP2C9 是一种酶，负责多种治疗药物的代谢，包括多种抗癌药物。

12.4.1.3 橘红素

橘红素（图 12.8）是一种多甲氧基类黄酮，发现于柑橘和其他柑橘类水果的果皮中，据报道具有癌症化学预防活性。在柑橘类植物中，橘红素被认为在加强细胞壁和刺激对致病病原体的防御机制方面发挥了作用。

在实验室研究中，橘红素显示出一些作为化学预防和抗癌剂的潜力。例如，在体外研究中，它似乎抵消了细胞转化过程中发生的一些生化变化。研究表明，它可以诱导人早幼粒细胞白血病 HL-60 细胞（半抑制浓度 =0.062 ～ 0.173μmol/L）的凋亡，在相似浓度下对健康人外周血单核细胞（PBMC）的影响可以忽略不计，从而表明对肿瘤细胞具有一定程度的选择性毒性。在另一项使用两种人乳腺癌细胞系和一种结肠癌细胞系的研究中，橘红素可以抑制所有三种细胞系在 G_1 期的细胞周期进程，但没有诱导细胞凋亡。有趣的是，一旦橘红素从肿瘤细胞中移除，它们的细胞周期进程就会恢复正常。

其他研究表明，橘红素可以对抗肿瘤细胞对缝隙连接细胞间信号的抑制，也有证据表明它具有抗诱变和抗侵袭性的特性。虽然上述所有观察结果似乎都支持了橘红素潜在的化学预防作用，但需要注意的是，它可以降低抗癌药物他莫昔芬的有效性，其他研究表明，它可以抑制自然杀伤细胞的活性。

最后，一些动物研究表明，橘红素可能有降低胆固醇的潜力，一项对大鼠的研究已经证明了一些潜在的保护作用。

12.4.1.4 柚皮苷

柚皮苷（图 12.8）是一种黄酮 -7-O- 糖苷，含有黄酮柚皮素和新橙皮糖二糖。柚皮素和相关的黄酮橙皮素（橙皮苷的苷元）存在于柑橘类水果中，特别是葡萄柚，柚皮素是产生苦味的原因。因此，在商业葡萄柚汁生产中，柚皮苷酶被用来减少由柚皮苷引起的苦味。柚皮苷作为一种潜在的抗癌或癌症化学预防剂的主要依据是基于它可以抑制肿瘤细胞释放血管内皮生长因子（VEGF）的报道，这是一个与血管生成相关的过程。

在人体试验中，柚皮苷已被证明可以抑制多种药物代谢的细胞色素 P450 酶，包括 CYP1A2 和 CYP3A4，这可能导致与其他药物的不良反应。此外，摄入柚皮苷及相关黄酮类化合物会影响肠道对其他一些药物的吸收，导致血浆水平升高或降低。因此，为了避免干扰药物的吸收和代谢，柑橘类水果（尤其是葡萄柚）及其果汁往往是患者服用某些处方药的禁忌。柚皮苷在被人体摄入后代谢为柚皮素。

据报道，柚皮苷在大鼠中具有多种其他药理作用，包括减少糖尿病诱导的神经病变，以及可能通过减轻线粒体功能障碍，因而对氧化损伤和认知功能障碍（如与阿尔茨海默病相关的症状）具有保护作用。

12.4.1.5　水飞蓟素

水飞蓟宾（图 12.8）是水飞蓟素的主要活性成分。水飞蓟素是乳蓟种子的提取物，是一种复杂的混合物，包括水飞蓟宾、异水飞蓟宾、水飞蓟素、硅藻素、黄酮黄素和许多其他相关分子。由于分子中存在两个手性中心，水飞蓟宾是两个非对映体，水飞蓟宾 A 和水飞蓟宾 B 的混合物，以近似等摩尔比存在。

体外和动物研究都表明，水飞蓟宾具有肝保护作用。此外，在人类肿瘤细胞系的研究中，它已被证明对结肠癌、前列腺腺癌、宫颈癌、小细胞肺癌和非小细胞肺癌以及雌激素依赖和非依赖的乳腺细胞系具有抗肿瘤活性。研究还表明，水飞蓟素可能抑制 STAT3 信号通路。重要的是，水飞蓟宾在动物研究中已被证明对胚胎没有任何毒性。

一项 I 期临床试验中发现每天摄入 13g 水飞蓟宾对晚期前列腺癌患者的耐受性良好。无症状性肝毒性（丙氨酸转氨酶升高和高胆红素血症）是最常见的不良事件。2012 年的一项研究表明，水飞蓟素对最常见的肝细胞肺癌具有化学保护作用。这提示水飞蓟素成分可能具有清除活性氧、稳定膜、抑制纤维生成、诱导凋亡、促进肝细胞再生的作用。

在其他治疗领域，实验室研究表明，服用水飞蓟宾的小鼠似乎可以免受毒伞蕈菌的 α- 鹅膏素毒素的影响。在此基础上，开发了一种二氢盐的可注射配方（（Legalon SIL ™），用于治疗包括 α- 鹅膏素在内的肝毒性物质导致的严重中毒。在一些国家，它也以胶囊的形式出售，据称可以减少放疗和化疗造成的细胞损伤。也有一些证据表明，水飞蓟宾可用于酒精性和 Child-Pugh A 级肝硬化。最近的一项研究表明，水飞蓟素可能有助于控制血糖水平，从而可能有益于 II 型糖尿病患者。

12.4.1.6　表没食子儿茶素 -3- 没食子酸酯（EGCG）

表没食子儿茶素 -3- 没食子酸酯（EGCG）（图 12.8）是类黄酮类的一种，又名儿茶素，以黄酮核心为基础，但含有大量的羟基（多酚），并具有抗氧化活性。EGCG 的主要来源是绿茶，平均含量为 7.38g/100g，而白茶和红茶的含量较少（分别为 4.25g/100g 和 936mg/100g）。也存在于可可（108mg/100g）、梅子汁（25mg/100ml）、果实（如苹果和梨）、桃子中，在洋葱、李子、榛子和醋中的含量很少。

据报道，EGCG 通过调节多种信号通路在结直肠癌细胞系模型中发挥抗肿瘤作用。其他研究表明，它可能通过多种不同的机制具有癌症化学预防活性，包括促进细胞凋亡，调节致癌物的代谢，减少增殖、血管生成和转移。

12.4.2　查尔酮

查尔酮（图 12.10）是一种芳香酮和烯酮，是多种多酚类植物天然产物的中心核心，统称为查尔酮或查尔酮类化合物。查尔酮与黄酮类化合物有关，其中心核心的结构与黄酮核心相似（图 12.7），但 B 环断开。因此，有一种假设，即查尔酮可与类黄酮类化合物相同的药理受体相互作用，前提是它们可以形成类似的三维结构。查尔酮广泛分布于水果、蔬菜和茶中。其中一个最著名的例子是黄腐酚（图 12.10），将在下面详细介绍。

研究表明，查尔酮的化学预防作用是由于多种不同的机制，包括抗炎作用，促进细胞凋亡和细胞周期阻滞，调节致癌物的代谢，以及减少增殖和转移。查尔酮可引起表观遗传学的改变也有报道。

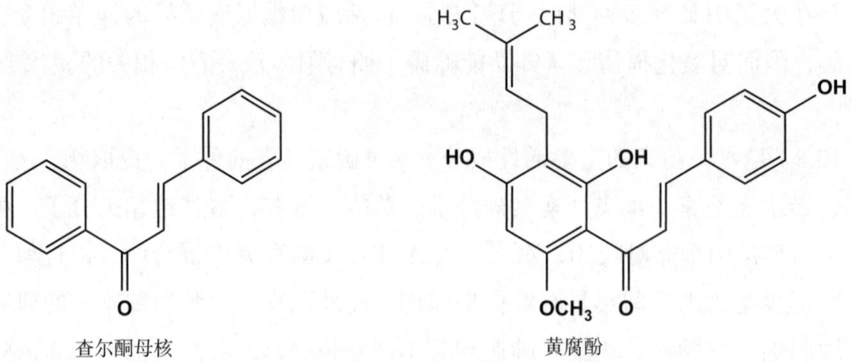

图 12.10　查尔酮母核和黄腐酚的化学结构式。

12.4.2.1　黄腐酚

　　黄腐酚是查尔酮最著名的例子之一，存在于啤酒花的雌性花序中。因此，这种化合物也存在于啤酒中，它有助于增加苦味和口感。它是最丰富的异戊烯化查尔酮之一，占啤酒花干重的 0.1% ~ 1%，在啤酒中的浓度为 0.96mg/L。据报道，黄腐酚具有多种化学保护机制，包括诱导细胞凋亡。

12.4.3　氧杂蒽酮

　　氧杂蒽酮（图 12.11）是一种有机化合物，具有独特的对称三环芳香结构，形成多种天然植物多酚的核心，统称为氧杂蒽酮或氧杂蒽酮类化合物。在这个化合物家族中，A 环和 C 环上不同位置的甲氧基、羟基和异戊二烯取代基提供了结构的多样性。氧杂蒽酮与黄酮类化合物具有生物合成关系，迄今已鉴定出超过 200 种。氧杂蒽酮类化合物具有多种不同的生物活性，但最主要的是抗氧化活性。

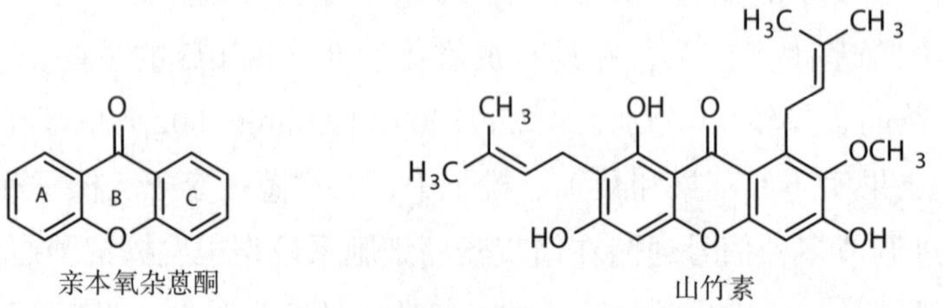

图 12.11　亲本氧杂蒽酮环体系的结构式，以及含量最丰富的具有潜在癌症化学预防特性的氧杂蒽酮，山竹素。

　　氧杂蒽酮在泽茶科、藤黄科和苔草科植物中含量丰富，在一些鸢尾属植物中也有。在山竹果（山竹）的果皮以及山竹果树的树皮和木材中也发现了一些氧杂蒽酮。芒果苷是芒果中著名的一种氧杂蒽酮。从藤黄树（藤黄）的干乳胶中分离出几种具有潜在化学预防特性的细胞毒性氧杂蒽酮，其中包括 gambogin 和莫瑞林，以及许多类似物。然而，从山竹树（山竹）中分离出来的山竹素（图 12.11）经常被作为一种可能的癌症化学预防剂，下面作为一个例子进行介绍。

12.4.3.1　山竹素

　　山竹（Garcinia mangostana L.）是一种原产于东南亚的热带树种，果实的果皮含有三环异戊二烯氧杂蒽酮。部分成熟的山竹果的果皮和其他部分含有山竹素（图 12.11），以及相关的藤黄苷、8- 脱氧藤黄苷和去甲倒捻子素。山竹素可分离为黄色结晶固体，具有显著的抗氧化性能。

　　对山竹素和其他多种来自山竹树的氧杂蒽酮进行的体外生物学特性研究表明，其具有抗氧化、抗炎、抗菌、抗增殖、促凋亡和抗癌活性。已经在几种肿瘤细胞系中对山竹素进行了评估，证明其具有多种药理效应。例如，在小鼠乳腺腺癌细胞系 BJMC3879 中，它可以抑制细胞生长，增强细胞凋亡，激活 caspase-3，导致线粒体释放细胞色素 C，并诱导细胞周期阻滞。它还被证明可以抑制恶性胶质母细胞瘤、前列腺癌、结直肠腺癌和癌细胞系的增殖。

由于这些潜在的健康益处，山竹素已经被媒体列为"超级水果"。各种山竹素补充剂，包括胶囊形式的纯山竹素，在世界范围内都可以买到。然而，与许多其他食品补充剂一样，FDA 多年来一直警告生产商，让其不要发表没有确凿证据的健康声明。同样值得注意的是，在动物研究中，山竹素被发现是一种中枢神经系统抑制剂，可导致镇静、运动活动减少和上睑下垂。

12.4.4　植物雌激素

植物雌激素是一组多酚类化合物，存在于大多数植物中。它们的化学结构类似于雌二醇，雌二醇是大多数哺乳动物体内发现的一种内源性雌激素。植物雌激素主要有三个家族，异黄酮（与类黄酮类分子有关）、香豆素和木脂素（图 12.12 和 12.13）。一项研究表明，9 种最常见的植物雌激素在坚果和油籽（如亚麻籽）、豆腐、谷物和面包、大豆产品（如大豆）、蔬菜（如豆类和卷心菜）、豆类（茎、花、根和种子）、肉制品和其他含有大豆、各种水果和啤酒花的加工食品以及谷物（以及含有酒精和非酒精饮料）中含量最高。但是，含量可能会受到处理方式的影响。

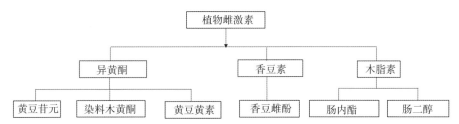

图 12.12　**植物雌激素的分类**［图来自 Emire（2009）。Potential Health Benefits and Problems Associated with Phytochemicals in Food Legumes. East African Journal of Sciences. 3. 116–133］。

美国的研究表明，木脂素、异黄酮和香豆雌酚分别占总植物雌激素摄入量的 65%、29% 和 5%。对于个别类型的植物雌激素，据报道，总植物雌激素摄入量，蔬菜和水果分别在食物中约占 31% 和 29%。对于异黄酮，最重要的来源为乳制品（33%）和水果（21%）；对于木脂素，是蔬菜（40%）和水果（29%）；对于香豆素，是乳制品（18%）和水果（55%）。据报道，在美国，与非西班牙裔白人或黑人女性相比，西班牙裔女性的植物雌激素消费量最高。在英国的饮食中，木脂素存在于大多数富含纤维的食物中，并构成了植物雌激素的重要来源。

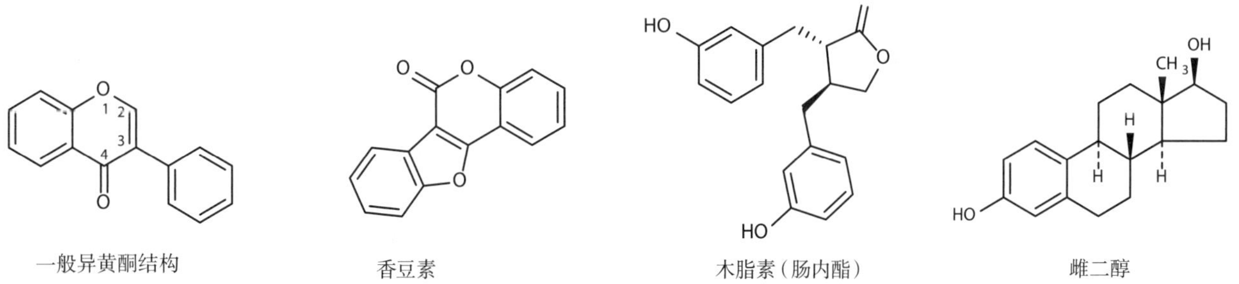

一般异黄酮结构　　　　　香豆素　　　　　木脂素（肠内酯）　　　　雌二醇

图 12.13　**异黄酮（3- 苯基铬 -4- 酮）、香豆素和木脂素（肠内酯）的结构式。同时列出自然产生的雌激素雌二醇的结构是为了进行比较。**

　　1999 年，美国食品和药品监督管理局（FDA）批准了一项大豆蛋白的健康声明，声明每天 25g 大豆蛋白作为低饱和脂肪和胆固醇饮食的一部分，可以降低患心脏病的风险。该声明特别建议消费者在日常饮食中加入四份至少 6.25g 大豆蛋白，即每天至少加入 25g 大豆蛋白。FDA 的这一声明是基于对研究数据的深入分析，研究表明，大豆蛋白作为低胆固醇和低脂饮食的一部分，可以降低血液总胆固醇和低密度脂蛋白（"坏脂蛋白"）胆固醇水平，而不会对高密度脂蛋白（"好脂蛋白"）胆固醇水平产生不利影响。已证实血液总胆固醇水平和低密度脂蛋白高是冠心病的危险因素。

　　在商业上，异黄酮受到了极大的关注，而大豆是其来源。值得注意的是，植物雌激素不能被认为是营养物质，因为饮食中缺乏植物雌激素不会导致任何类型的临床缺乏综合征，或者它们似乎并未参与细胞中任何类型的必要生理功能。

　　其化学结构（芳香环的间距和羟化模式）、分子量（约 270Da）和三维构象类似于哺乳动物激素雌激素和雌二醇，因此可以结合到雌激素受体（ER），尽管许多人认为与 β（ER-β）比 α（ER-α）受体有更高的亲和力。总的来说，它们具有雌激素活性，但其水平比雌二醇本身要低得多（雌二醇比其高 500～1000 倍）。因此，植物雌激素也被称为"膳食雌激素"。

　　有人认为，植物雌激素在植物抵御真菌和微生物感染的防御机制中发挥了作用。同样，也有人认为它们可能是畜牧业食草动物的一种激素节育形式，通过控制雌性的生育能力来防止种群过剩。还有人声称，当它们由豆科植物的根产生时，作为分子信号，可吸引对植物有益的特定固氮土壤细菌。

　　食用植物雌激素带来的潜在健康益处与对几种疾病的预防有关，包括癌症（特别是乳腺癌和前列腺癌）、心脏病、骨质疏松症、更年期、认知功能障碍和糖尿病。流行病学研究中有一些证据表明，植物雌激素对乳腺癌有保护作用。有人认为，这方面的潜在机制可能涉及它们与雌激素受体的结合，然后有效地阻断其功能，而它们本身只发挥微弱的雌激素作用。植物雌激素也可能影响参与雌激素合成或代谢的酶。因此，通过这些机制在雌激素反应性组织中抑制雌激素活性，如乳腺组织，可能会降低患癌症的风险。其他雌激素对不同细胞目标的独立作用也可能参与其中。例如，有报道称它对几种酶有影响，包括性激素结合球蛋白（SHBH）和过氧化物酶体增殖物激活受体（PPAR）。在肿瘤学领域，一些研究表明，植物雌激素可以诱导 caspase 介导的细胞凋亡、抑制 VEGF（血管内皮生长因子）、TGF-α（转化生长因子）和 NF-κB 等转录因子的激活。其他研究也报道了植物雌激素抑制血管生成的作用。

　　这些化学预防作用的有力证据通常来自日本，日本人每年消耗大量的植物雌激素，也是世界上乳腺癌发病率最低的国家之一。同样，亚洲男性的前列腺癌发病率也非常低。有趣的是，当这些人口迁移到北美或欧洲时，他们患这些癌症的风险会增加到与当地一般人口相似的水平，这表明饮食等环境因素可能是重要的。支持这一观点的现实证据是日本的植物雌激素的饮食消费量是英国的 30 倍。例如，在 1994 年，日本居民的总异黄酮摄入量估计为 150～200mg/d，尽管最近的研究表明，其总异黄酮摄入量可能为（32～50mg/d）。另一项研究表明，亚洲人每天大约摄入 10～50g 大豆，而美国人每天只摄入 1～3g 大豆。尽管如此，即使是较低的估计也足以支持以上观点，因为实验已经证实，摄入 50mg/d 可以达到血浆中异黄酮 50～800ng/ml，这个水平已经被认为可以有效降低乳腺癌风险。

　　由于植物雌激素较弱的雌激素活性，它也被提倡作为女性雌激素替代疗法的替代品，以预防或减少更年期症状。这一概念得到了以下观察结果的支持，即在人们大量食用大豆的国家，更年期对女性来说似乎不是什么问题。据报道，与美国和英国相比，日本女性绝经后盗汗和潮热的次数要少得多。然而，似乎没有证据表明植物雌激素对绝经期女性的血管舒缩症状（如潮热）有任何好处。

　　关于植物雌激素在降低前列腺癌风险方面的可能影响，我们知之甚少。然而，一些研究表明，食用大豆食品可以降低 26% 的男性前列腺癌风险，而食用豆腐和豆奶可以降低 30% 的风险。特别是，染料木黄酮和黄豆苷元已被确定为潜在的降低前列腺癌风险的活性植物雌激素。

2014 年报道的一项研究结果表明，来自植物雌激素消费较高的国家的女性患肝细胞癌的风险低于那些消费较少的国家。肝细胞癌是肝脏最常见的原发性恶性肿瘤，也是世界范围内导致癌症死亡的第三大主要原因。最后，一项荟萃分析研究表明，异黄酮的高摄入量与女性患卵巢癌的风险降低有关。

总之，尽管迄今为止现有的证据不足以证明改变特定饮食的必要性，但饮食中摄入的植物雌激素可能在降低多种不同类型癌症的风险方面发挥了主要的化学预防作用。特别是，有充分的证据表明通过保持蔬菜、豆类、水果和谷物的高摄入可以预防乳腺癌和前列腺癌，这促使英国和美国的主要癌症研究机构和政府建议每天摄入五份水果或蔬菜来预防癌症。

因此，这是一个活跃的研究领域，未来研究的重点是确定起到化学预防作用的特定食物类型和成分。特别是，可能有不止一种植物雌激素（或其他相关分子）在起化学预防作用，因此这些协同作用可能需要一段时间才能被阐明。下面将详细介绍，植物雌激素家族，异黄酮，香豆素和木脂素。一项研究表明，摄入异种雌激素饮食可以显著影响标准的乳腺癌治疗。

12.4.4.1　异黄酮

最重要的异黄酮是染料木黄酮和黄豆苷元，它们在大豆中大量存在，也存在于红三叶草中。由于大豆在传统的亚洲饮食中很受欢迎，异黄酮的摄入量可能高达每天 50mg/kg 体重，而在典型的"西方"饮食中只有 1 ～ 3mg/d。一些异黄酮具有特定的生物活性，下面对其中著名的染料木黄酮、黄豆苷元和吡喃异黄酮进行更详细的介绍。

12.4.4.1.1　染料木黄酮

染料木黄酮（图 12.14）于 1899 年首次从大豆中分离出来。

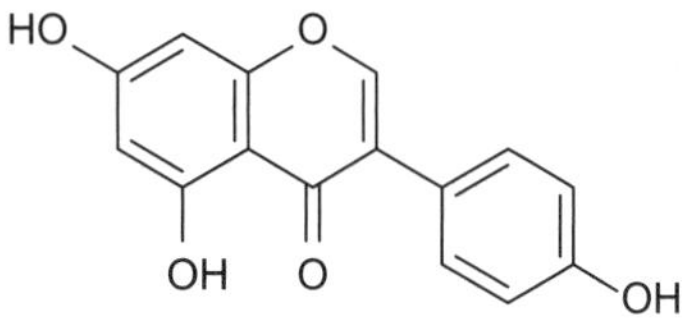

图 12.14　**染料木黄酮的结构式。**

已证明在健康的人类细胞和肿瘤细胞中染料木黄酮介导了多种药理作用，尽管目前尚不清楚其中哪些最终有助于癌症的化学预防作用。例如，据报道，染料木黄酮可以激活过氧化物酶体增殖物激活受体（PPAR）和雌激素受体 β（对雌激素受体 α 的亲和力较低），并抑制一些酶，包括几种类型的酪氨酸激酶、拓扑异构酶和 AAAD（芳香族 L- 氨基酸脱羧酶）。它也被证明可以激活 Nrf2 的抗氧化反应并刺激自噬。

就可能的癌症化学预防特性而言，染料木黄酮已被证明是一种血管生成抑制剂，并且它能够抑制控制细胞分裂和细胞存活的关键蛋白，如一些关键激酶。体外研究表明，中等剂量的染料木黄酮对前列腺癌、子宫颈癌、脑癌、乳腺癌和结肠癌细胞有抑制作用。有人认为，这种活性可能是由于染料木黄酮能够抑制在增殖级联信号中很重要的酪氨酸激酶，或是抑制 DNA 拓扑异构酶Ⅱ。此外，在一些激素敏感的肿瘤细胞类型中，染料木黄酮可能与 17β- 雌二醇（雌激素）竞争雌激素受体。

然而，将染料木黄酮归为化学预防剂仍需谨慎，一些研究表明，它可能通过激动雌激素受体 β 促进雌激素依赖性乳腺癌细胞的增殖，它也被证明会减少他莫昔芬和来曲唑的活性。此外，体内实验表明，染料木黄酮可能抑制对癌细胞的免疫反应，从而允许其存活。

12.4.4.1.2 黄豆苷元

黄豆苷元（图 12.15），也被称为 4′, 7- 二羟基异黄酮，与其他异黄酮，如染料木黄酮，共同存在于大豆和豆制品（如结构性植物蛋白和豆腐），以及其他植物和草药，如野葛根和葛根中。据报道，在大豆中的总异黄酮中，黄豆苷元占 37%，其余为染料木黄酮（57%）和黄豆黄素（6%）。据报道，大豆胚芽中含有 41.7% 的黄豆苷元。含有黄豆苷元的补充剂在世界各地都有售，尽管不允许制造商在包括美国、英国和欧洲在内的许多地区声称其有健康益处。

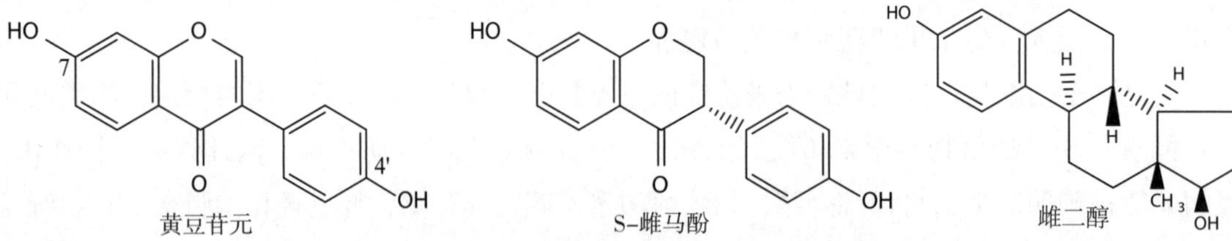

图 12.15 黄豆苷元及其代谢物 S- 雌马酚、雌二醇的结构式比较。

一些研究已经证实，黄豆苷元被肠道细菌代谢为 S- 雌马酚（图 12.15），尽管缺乏临床证据，但人们声称这对健康有一些益处。然而，有趣的是，S- 雌马酚的化学结构和物理化学性质与雌二醇类似（图 12.15 在一个适当的方向比较了两者结构），两个分子的基本骨架在三维空间的重叠构象可以解释为什么 S- 雌马酚可以结合雌激素受体（ER）。据报道，与 ER-α 相比，它对 ER-β 的相对结合亲和力要高 13 倍，并且同时具有雌激素和抗雌激素作用。有趣的是，据报道，黄豆苷元转换 S- 雌马酚的过程在人类肠道取决于特定的细菌，西方国家只有 25% ～ 30% 的成年人可以进行这种转换，而日本、韩国和中国人中具有更高的比例（50% ～ 60%），这可能是由于肠道菌群的差异。

然而，对黄豆苷元的生化和细胞研究产生了令人困惑的，有时甚至是矛盾的结果。例如，细胞水平和动物模型的研究表明，较低浓度的黄豆苷元可以刺激乳腺肿瘤的生长，抑制他莫昔芬的抗肿瘤作用，而较高浓度的则可以产生相反的作用。在其他实验中（例如，T47D：A18/PKC-α），肿瘤生长被黄豆苷元部分抑制，但被染料木黄酮刺激。然而，在这些实验中，他莫昔芬与黄豆苷元或染料木黄酮共同使用会产生更大体积的肿瘤。

其他研究表明，黄豆苷元可能激活过氧化物酶体增殖受体激活受体（PPAR）的所有三种异构体（α，β，γ），这是作为转录因子调节高等生物细胞分化，发展，新陈代谢和肿瘤发生基因表达的一群核受体蛋白。其他研究表明，黄豆苷元可能作为一种抗氧化剂，而其他研究表明它会引起细胞内的氧化应激。基于动物模型研究和人类流行病学和临床研究的报告表明，黄豆苷元的健康益处可能包括对更年期、骨骼健康、乳腺癌和前列腺癌的益处，这可能是由于它的抗雌激素作用。

12.4.4.1.3 吡喃异黄酮

吡喃异黄酮（图 12.16）的结构比染料木黄酮或黄豆苷元稍复杂一些，C7- 氧取代基形成了一个融合的 2H- 吡喃环的一部分。由于这个原因，它被称为吡喃异黄酮，一个公认的异黄酮结构亚群。吡喃异黄酮是从豆科植物的种子中首次分离出来的，因此得名。崖豆藤属（如厚果鸡血藤）和药用植物球花肉豆蔻的成员也被认为富含吡喃异黄酮。

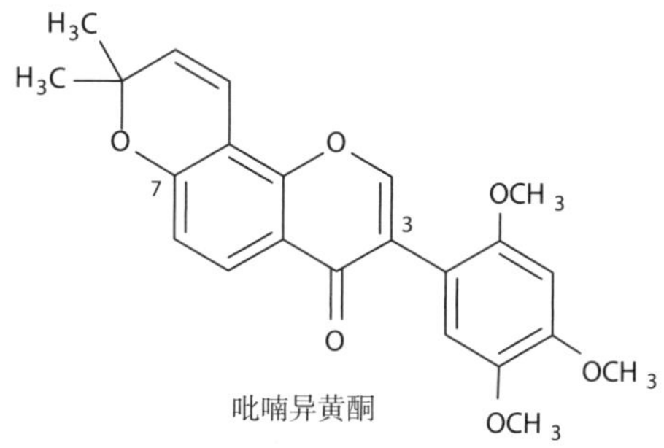

图 12.16　吡喃异黄酮结构式。

据报道，吡喃异黄酮具有抗肿瘤、抗氧化和抗疟原虫活性。其潜在的抗癌和化学预防潜力部分是基于实验室实验中可导致小鼠肺癌 LL/2 细胞凋亡的报道。这些体外研究表明，它可以以时间和浓度依赖的方式抑制 LL/2 细胞的增殖，导致细胞凋亡，这被认为是由于线粒体细胞色素 C 释放增强以及各种 caspases 的激活。然而，在 LL/2 细胞中，吡喃异黄酮也被证明可以在 LL/2 细胞中上调 Bcl-2 相关蛋白 Bax，并下调 Bcl-2。基于其他实验，吡喃异黄酮已被证明对肿瘤细胞和健康细胞有不同的细胞毒性，可以降低肿瘤细胞中磷酸化的 Akt 和磷酸化的 p42/44 丝裂原活化蛋白激酶（p42/44 MAPK）的水平。

12.4.4.2　香豆素类

香豆素类是植物通过氧化产生的一组天然产物，存在于多个物种中。该群体中最著名的成员之一是香豆素（如下所述），它被认为与一些健康益处有关。其他具有相关结构的成员包括蟛蜞菊内酯和 plicadin。含有高水平香豆素类的食物包括花腰豆、利马豆和豌豆，三叶草芽和苜蓿也富含这些化合物。

12.4.4.2.1　香豆雌酚

香豆雌酚（图 12.17）的结构是基于天然植物雌激素化合物家族的核心。它存在于菠菜、球芽甘蓝、大豆和各种豆类中。在三叶草、鹰嘴豆和苜蓿芽中浓度最高，但也存在于利马豆、花腰豆和豌豆中。红三叶草被认为是香豆雌酚的含量最高的植物，约为 1.3g/100g。根据动物毒性研究，经计算人类的每日最大可耐受摄入量为 22μg/kg。与许多植物雌激素一样，由于香豆雌酚具有相对较低的分子量（268.22）和良好的理化性质，可以很容易地通过细胞膜，之后与各种酶和受体相互作用。

1957 年，Bickoff 和其同事首次在苜蓿和三叶草中发现了香豆雌酚，他们也注意到了它的雌激素特性，并认为由于其具有与雌激素相似的三维结构，它也有同样的生物活性。香豆雌酚对 ER-β 受体的结合亲和力与 17β- 雌二醇大致相同，但亲和力远低于 17α- 雌二醇，且香豆雌酚在两种受体上的雌激素效力远低于 17β- 雌二醇。除了与雌二醇整体结构相似外，香豆雌酚还可以将两个羟基定位到雌二醇的相应位置，从而使其可抑制芳香化酶的活性和参与类固醇激素生物合成的羟类固醇脱氢酶的活性。因此，香豆雌酚有可能影响内分泌系统中雌激素控制的任何器官或系统。例如，已证明它会影响大鼠的神经和生殖系统，从而对交配产生不利影响，并可减少大鼠的骨质流失。然而，对仓鼠的研究表明，它具有基因毒性，会导致单链 DNA 断裂。

已考虑将香豆雌酚用于乳腺癌患者的化疗，并作为激素替代疗法（HRT）的可能替代药物。然而，与其他植物雌激素一样，来自癌症动物模型的结果一直是模糊和矛盾的。特别是，有人担心香豆雌酚可以通过与 ERα 受体的相互作用来刺激雌激素敏感性乳腺肿瘤的生长。在另一项研究中，乔治敦大学医学中心得出结论，由于其促凋亡特性（体外实验），植物雌激素如香豆雌酚可能在治疗乳腺癌方面具有一定潜力，但只会在绝经后雌激素水平低的患者中相对安全。另外，研究人员建议，它应该与抗雌激素疗法联合使用。总的来说，大多数研究人员一致认为，在推荐香豆雌酚作为乳腺癌治疗的一部分之前，还需要在动物和人类中进行进一步的临床研究。

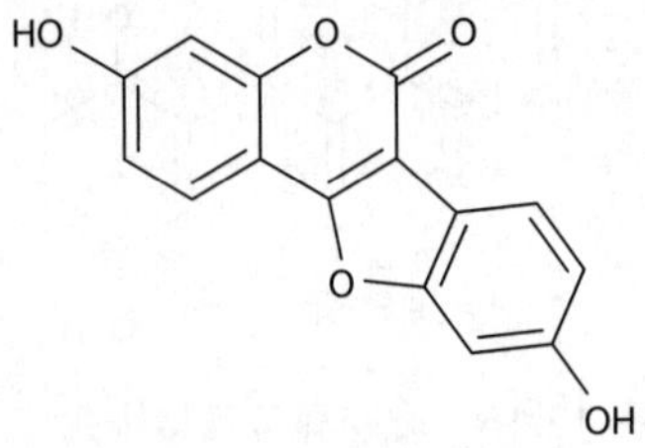

图 12.17　香豆雌酚的结构式。

最后，广泛使用的香豆雌酚食品补充剂已被用作激素替代疗法的替代品，尽管临床研究没有显示其对盗汗和潮热等症状有任何改善。此外，还没有证据表明香豆雌酚和其他植物雌激素在大脑中具有抗雌激素作用，因此它们可能不会产生与传统雌激素替代疗法相同的心理健康获益。

12.4.4.3　木脂素

与异黄酮和香豆素一样，木脂素是第三类植物雌激素（图 12.18）。它们是一组植物衍生的多酚类化合物，通过取代肉桂醇（单木素酚）二聚化而生物合成，形成二苯基丁烷骨架。这种反应由氧化酶催化，通常由二元蛋白（指导酶合成的立体化合物的蛋白质）控制。木脂素包括鬼臼毒素、五加前胡素和松脂醇。在可食用的植物中，木脂素通常与纤维成分结合，因此富含纤维的食物如油籽（如亚麻、芝麻和大豆）、十字花科蔬菜（如卷心菜和花椰菜）、水果（如杏子）、谷物（如黑麦、燕麦、大麦和小麦）和浆果（如草莓）是木脂素的良好来源。亚麻籽和芝麻籽中的木脂素含量高于大多数其他食物，亚麻籽中含有高达 0.3g/100g。

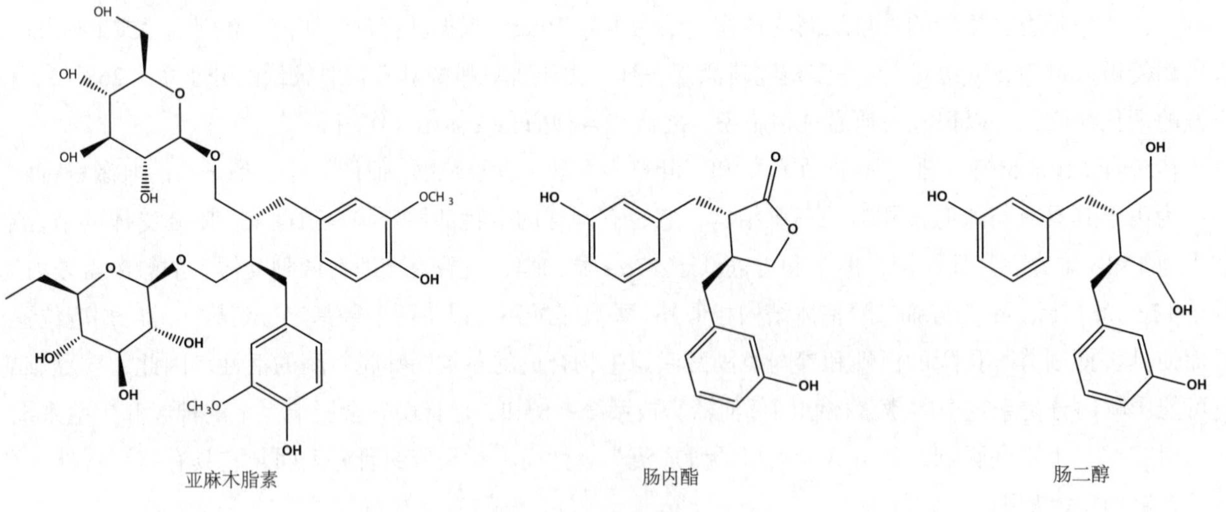

亚麻木脂素　　　　　　肠内酯　　　　　　肠二醇

图 12.18　亚麻木脂素、肠内酯和肠二醇的化学结构。

在人类饮食中，肠道细菌可以将一些植物木脂素（如丁香树脂酚、芝麻素、松脂酚、落叶松树脂醇、亚麻木脂素、罗汉松树脂酚和羟基罗汉松树脂酚）代谢为哺乳动物木脂素，如肠二醇和肠内酯。罗汉松树脂酚和亚麻木脂素是第一个在食品中发现的植物木脂素，后者（作为二葡萄糖苷）是亚麻籽中发现的主要木脂素前体。

人们认为木脂素在某些植物抵御生物和非生物因素影响中发挥着抗氧化作用。根据文献报道，它们在人类疾病的实验室模型中具有抗氧化、抗炎和抗癌活性。例如，一些流行病学研究已经证明了木脂素摄入与乳腺癌风险降低之间存在相关性。

研究表明，木脂素的癌症化学预防活性可能是通过多种不同的机制，包括抗炎作用、促进细胞凋亡和细胞周期阻滞、减少增殖和转移，以及调节葡萄糖代谢和雌激素水平。

最著名的木脂素有亚麻木脂素、肠内酯和肠二醇，下面更详细地介绍。

12.4.4.3.1 亚麻木脂素

亚麻木脂素（图 12.18）是一种抗氧化植物雌激素，是亚麻籽、芝麻籽、向日葵籽和南瓜子中的主要木脂素前体。它是最早在植物性食品中发现的木脂素之一，也可以代谢为哺乳动物木脂素。据报道，亚麻木脂素有多种有益的健康影响，包括抗癌和化学预防作用。

12.4.4.3.2 肠内酯

肠内酯（图 12.18）是一种哺乳动物木脂素，由肠道细菌作用于植物木脂素前体形成。多种膳食植物木酚素，如亚麻木脂素、罗汉松树脂酚、落叶松树脂醇、松脂酚和芝麻素，可被肠道微生物代谢为肠内酯。肠内酯前体的最丰富的膳食来源是亚麻籽、芝麻籽和谷物。由于肠内酯是由特定种类的肠道微生物群产生的，但不同个体产生肠内酯的能力是不同的。此外，抗生素治疗还可以显著降低肠道内微生物产生肠内酯的能力，而这种情况可能需要好几个月的时间才可恢复。

据报道，肠内酯可能对人类有几种健康益处，包括癌症的预防。例如，一些流行病学研究表明，与健康对照组相比，乳腺癌患者体内的肠内酯浓度较低。然而，尽管有报道声称肠内酯具有抗癌的作用，但缺乏明确的科学验证，而且可能涉及多种其他因素。也有人认为，肠内酯和其他木脂素可能具有心血管保护特性，但也缺乏明确的证据。

12.4.4.3.3 肠二醇

肠二醇（图 12.18）是另一种由肠道细菌利用亚麻木脂素生物合成的木脂素。它具有与亚麻木脂素和肠内酯相似的化学预防活性，但与其他木脂素相比，相关的研究明显较少。

12.4.4.4 膳食异种雌激素对乳腺癌治疗的影响

发表在《细胞化学生物学》杂志上的一项研究表明，联合服用哌柏西利（Ibrance™）和来曲唑（Femara™）（分别见第 6 章和第 8 章）的患者，应避免使用富含异种雌激素的食物（类似雌激素的化合物）。哌柏西利由辉瑞公司开发，用于治疗 ER 阳性/HER2 阴性乳腺癌，是细胞周期蛋白依赖性激酶 CDK4 和 CDK6 的选择性抑制剂。来曲唑是一种芳香化酶抑制剂，用于治疗术后激素反应性乳腺癌。研究表明，两种常见的异种雌激素，染料木黄酮（图 12.14）和玉米烯酮（图 12.19）似乎能有效地逆转哌柏西利/来曲唑对体外生长的肿瘤细胞中的作用。

玉米烯酮是由小麦、大麦、玉米和其他谷物上生长的真菌产生的（图 12.20）。它与猪和其他牲畜的性发育异常和出生缺陷有关，并被怀疑在 1970 年代导致波多黎各女孩乳房过早发育的爆发。包括大豆在内的许多植物中有含有染料木黄酮，富含植物雌激素的食品补充剂中染料木黄酮含量也很高（见第 12.4.4.1.1 节）。

一段时间以来，人们一直担心，食物和水中的异种雌激素可能会促进雌激素驱动的癌症的生长，也可能会降低来曲唑等抗雌激素药物的有效性。美国斯克里普斯研究所（TSRI）的研究人员研究了哌柏西利/来曲唑对体外生长的乳腺癌细胞的影响，并使用先进的代谢组学技术研究了暴露于玉米烯酮和染料木黄酮后代谢物种群的变化。通过分析接受和未接受药物治疗的细胞代谢组，研究人员获得了关于被药物干扰的生物途径的有用信息。有趣的是，该研究显示，哌柏西利和来曲唑单独对 ER 阳性乳腺癌细胞系的代谢物都没有强烈的影响，而联合使用两种药物的显著影响与临床试验中观察到的患者获益一致。然而，即使在非常低的剂量下，类似于典型的饮食暴露，染料木黄酮和玉米烯酮都影响了许多关键代谢物，本质上逆转了抗癌药物组合的代谢组学影响。此外，在任何一种异种雌激素的影响下，乳腺肿瘤细胞恢复增殖的速度与未接受药物治疗时相当。重要的是，研究表明，即使是一个较低的、背景水平的异种雌激素暴露，也足以影响治疗的效果。

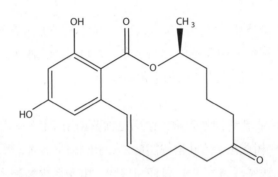

图 12.19   玉米烯酮结构式。

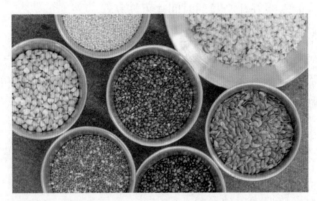

图 12.20   各种可能含有染料木黄酮和玉米烯酮的谷物，可能会影响哌柏西利（Ibrance ™）和来曲唑（Femara ™）联合治疗乳腺癌患者的疗效。

作者得出结论，乳腺癌患者服用哌柏西利/来曲唑组合时应考虑限制接触含有异种雌激素的食物，并指出染料木黄酮和玉米烯酮只是两种常见的人类饮食中的异种雌激素，很可能还有其他异种雌激素对治疗也有类似的影响。总的来说，这项研究表明，人们对植物性食品中的生物活性化合物与药物治疗的相互作用知之甚少，而且未来需要在这一领域进行更多的研究。

12.4.5   生物碱

生物碱是植物产生的最重要的化合物家族之一，包括很多知名的治疗药物，如吗啡、秋水仙碱、长春碱、长春新碱、奎宁、可待因、阿托品和可卡因，这些药物主要用于对抗疗法。生物碱也是由细菌、真菌和一些动物产生的，具有高度多样化的结构，因此根据化学结构来定义明确的类别很复杂。生物碱多年来一直是药物发现的丰富灵感来源（例如，吗啡中重要的抗腹泻药物洛哌丁胺）。通常除了碳和氧外，它们还含有氮（往往在环系统中），而且通常富含立体化学结构，这可以解释为什么作为一类化学制剂，它们可与生物受体发生多种相互作用并引发药理反应。多年来，生物碱在植物中的功能一直是争论的焦点，但这个问题还没有明确的答案。可能的功能包括用于代谢目的的氮储存，以及作为化学攻击或防御"武器"，尽管后者更有可能。

一些生物碱，如长春新碱和长春碱，具有抗癌活性，并已商业化（见第4章）。然而，据报道，一些生物碱通过抗炎作用、促进细胞凋亡、细胞周期阻滞和致癌物代谢、减少增殖、抗血管生成和抗转移等机制可以发挥癌症化学预防作用。表观遗传学的改变以及对葡萄糖代谢的调节也有报道。小檗碱、辣椒碱、苦参碱、胡椒碱、血根碱和防己碱是六种被报道的具有癌症化学预防特性的生物碱，如下所述。

12.4.5.1　小檗碱

小檗碱（又称黄连素或天然黄18）属于异喹啉生物碱的原小檗碱类（图12.21）。它是一种以喹啉核为基础的季铵盐，并添加了三个额外的环。分离纯化的小檗碱呈明亮的黄色，过去除了用于医药目的外，还被用作木材、皮革和羊毛的染料（天然黄色）。它在紫外光下呈明亮的荧光，因此也被用于细胞染色。作为一种补充剂，它可以在很多保健品商店购买到。

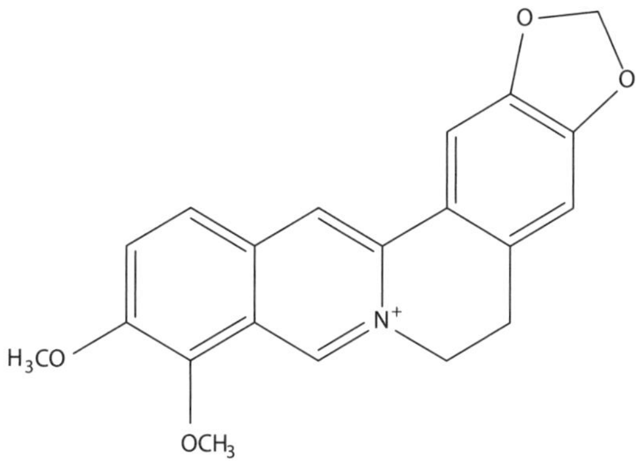

图 12.21　生物碱小檗碱的结构式。

小檗碱存在于小檗科植物的茎、根、根茎和树皮中，如小檗（Berberis aquifolium，也被称为俄勒冈葡萄）、伏牛花（Berberis vulgaris）和树姜黄（（Berberis aristata），也因此得名。然而，目前发现在其他属的植物中也存在小檗碱，如加利福尼亚罂粟（Eschscholzia californica）、多刺罂粟（Argemone mexicana）、黄根（Xanthorhiza simplicissima）、中国黄连（Coptis chinensis）、北美黄连（Hydrastis Canadensis）和黄柏（Phellodendron amurense，也被称为黑龙江软木树）。

小檗碱入药有着悠久的历史，最近的研究表明，它能够调节细胞中众多的药理靶点，这可能解释了为什么它与一系列治疗用途有关。有一些证据表明，大约在公元前3000年，神农在中国将它用作一种广谱抗菌药物，它的第一次记录使用是在一本古代中医书籍中，名为《神农百草经》。自那以后，它被用作中药和膳食补充剂，用于包括细菌和病毒（如金黄色葡萄球菌、耐甲氧西林金黄色葡萄球菌、HIV病毒）、真菌和酵母（如白色念珠菌）和寄生虫（如利什曼病）感染。它还被用作治疗沙眼颗粒状结膜炎。沙眼是一种由沙眼衣原体引起的传染性疾病，可导致眼睑内表面变粗糙，最终失明。在最近的体外和体内模型研究中已证明，它具有抗炎和保护心血管（例如，抗心律失常）的作用，以及改变低密度脂蛋白（LDLR）和胰岛素受体（InsR）活性的能力。例如，在一些实验中，已经证明它可以和二甲双胍一样有效地降低升高的血糖水平。其他实验表明，它具有抗抑郁的特性，并对神经退行性疾病提供了一定的保护。

　　小檗碱作为一种癌症化学预防剂的潜力是由于它可抑制多种类型肿瘤细胞的生长，包括黑色素瘤、乳腺癌、胰腺癌、前列腺癌、口腔癌、胃癌、肝癌、胶质母细胞瘤、神经母细胞瘤和白血病细胞。在这些实验中，小檗碱的 IC_{50} 约为 10～100μmol/L，这取决于细胞类型和治疗时间。其发挥生长抑制的作用似乎是由于诱导细胞周期阻滞在 G_1 或 G_2/M 期，并引起细胞凋亡。在某些肿瘤细胞类型中，它还会产生内质网应激和自噬。动物研究也表明，它可以抑制化学诱导的癌变、染色体断裂、促进肿瘤的生长和侵袭，以及血管生成。它也被证明是肿瘤细胞的放射增敏剂，但对正常细胞无这一作用。

　　小檗碱发挥的这些作用是如何被介导的还不完全清楚；然而，从体外和体内的实验来看，小檗碱可以抑制和调节广泛的药理靶点，包括细胞因子（如 IL-6 和 IL-12）、肿瘤坏死因子（TNF）、Bcl-2 蛋白家族成员（如 Bcl-2、Bax 和 Bcl-xL）、细胞周期蛋白依赖性激酶（CDK）蛋白家族、丝裂原活化蛋白酶激酶家族（MAP 激酶）、Mcl-1、HIF-1、环氧合酶（COX）-2、iNOS、MDR、细胞间黏附分子 -1、ELAM-1、MCP-1、CINC-1、细胞周期蛋白 D1、激活蛋白（AP- 1）、PPAR、参与细胞周期阻滞和凋亡的 caspase 蛋白酶和拓扑异构酶Ⅱ。这一系列药理靶点与细胞凋亡、癌变和炎症控制相关，所有这些都已知是由核转录因子 -B（NF-κB）调控的。因此，NFκB 通路被认为在小檗碱的作用机制中发挥了重要作用。实验证据表明，小黄檗碱可以抑制各种致癌物和炎症剂诱导的 NFκB 激活，还可以抑制某些肿瘤细胞中发生的组成性 NF-κB 表达和激活。已知小檗碱很可能是通过插入模式与 DNA 结合，因此它可能直接影响 NF-κB 转录因子与 DNA 的相互作用。有趣的是，小檗碱也被证明可以增强某些肿瘤细胞对化疗药物伊立替康的化学敏感性。

12.4.5.2　辣椒碱

　　辣椒碱（图 12.22）是一种高香草酸衍生物，是辣椒的活性成分，具有特有的辛辣味道。辣椒碱和相关化合物被认为是辣椒属物种产生的次生代谢物，以防止被动物食用或被真菌攻击。以哺乳动物为例，这些代谢物作为一种化学刺激物，在接触黏膜时会产生烧灼感。这种效果可用于烹饪目的，通常将辣椒粉或红辣椒粉（一种由干辣椒制成的香料）添加到食品中，以提供辛辣的风味。

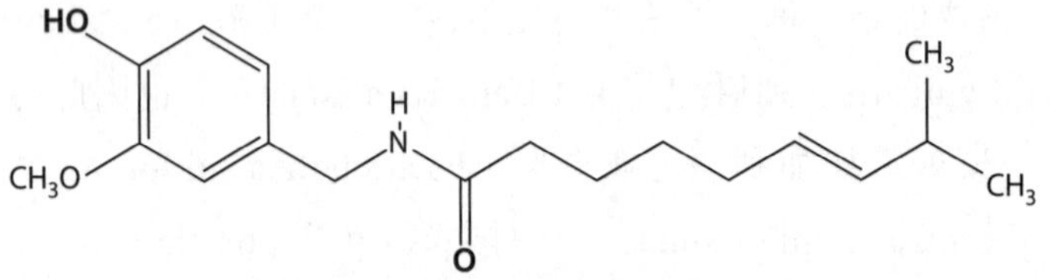

图 12.22　生物碱辣椒碱的结构式。

　　据报道，辣椒碱可提供一系列有益的健康作用，包括抗癌和化学预防特性，尽管其机制尚不清楚，也缺乏令人信服的临床证据。

12.4.5.3　苦参碱

　　苦参碱（图 12.23）是一种四环喹诺里西啶，是苦参植物中的主要生物碱。它的结构是基于四个饱和的六元环和两个环结氮原子，使其具有多样的立体化学结构。据报道，苦参碱具有体外和体内的抗肿瘤活性，是中草药苦参的组成成分和主要生物活性成分，浓度为 1g/10kg。

　　体外研究表明，苦参碱可以通过 G_1 细胞周期阻滞、凋亡和自噬来抑制多种类型肿瘤细胞（如肝癌 HepG2 和胃癌 SGC-7901）。在 BALB/c 小鼠的体内实验中，已证明它可以抑制 BxPC-3、H22、4T1 和 MNNG/HOS 细胞生成的肿瘤。尽管其可以调节多种参与细胞凋亡或细胞增殖的蛋白，如 Bcl-2、Bax、

E2F-1、Fas 和 Fas-L，但确切的作用机制尚不清楚。它还被证明可以通过部分调节 NF-κB 信号通路，以及抑制 MMP-2 和 MMP-9 的表达来抑制癌细胞的侵袭。

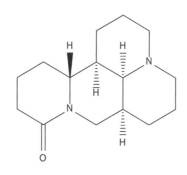

图 12.23 生物碱苦参碱的结构式。

据报道，苦参碱还具有广泛的药理特性，如抗炎、抗哮喘、心脏保护、抗心律失常、抗病毒、抗菌、抗肥胖、利尿、利胆、护肝和护肾作用。也有证据表明，它可以作为阿片受体激动剂，具有 kappa 受体（与焦虑和精神幻觉有关）和 μ 受体（与欣快感有关）的激动活性。

12.4.5.4　胡椒碱

胡椒碱（图 12.24A）是一种哌啶生物碱，存在于黑胡椒以及相关的长胡椒（图 12.24B）的根和果实中。Hans Christian Ørsted 于 1819 年从黑胡椒中提取出这种生物碱，被认为是最重要的膳食生物碱之一。其结晶为淡黄色的单斜针形，很容易用二氯甲烷从黑辣椒中提取，最高可占干燥植物材料重量的 10%。黑胡椒和长胡椒刺激性的辛辣味来源于胡椒碱，已被用于几种传统药物。特别是，对过度煮熟的红肉中的致癌物质苯并（a）芘和 7，12- 二甲基苯并（a）蒽具有潜在的化学预防作用。

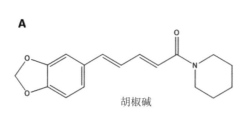

胡椒碱

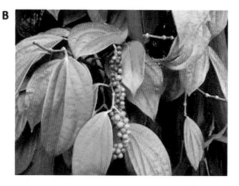

图 12.24　A. 生物碱胡椒碱的结构式；B. 黑胡椒［图片来自维基百科"Black Pepper（Piper nigrum）fruits" by K Hari Krishnan, 在知识共享署名 3.0 国际许可下共享（https://creativecommons.org/licenses/by-sa/3.0/deed.en）］。

在 4T1 细胞的体外实验中，已证明胡椒碱可以诱导细胞凋亡，并增加 G_2/M 期细胞的百分比。它还被证明可以诱导 K562 细胞分化为巨噬细胞或单核细胞，并对乳腺干细胞的自我更新有抑制作用，而对分化的细胞没有任何毒性。

体内实验中，每天给予 50mg/kg 或 100mg/kg 胡椒碱，连续 7 天，可以抑制肉瘤细胞 180 小鼠实体肿瘤的生长。200μmol/kg 胡椒碱也被证明对 B16F-10 黑色素瘤细胞诱导的小鼠肺转移有抑制作用，并可抑制佛波醇 -12- 肉豆蔻酸 -13- 醋酸酯（PMA）诱导的肿瘤细胞侵袭。

虽然确切的作用机制尚未确定，但有报道称胡椒碱是 NF-κB、cAMP 反应元件结合蛋白（CREB）、

c-Fos 和激活转录因子 2（ATF-2）的有效抑制剂。据报道，它还具有抗氧化、抗血管生成、抗炎、抗关节炎、止泻、抗惊厥、抗诱变、降血脂和抗抑郁活性，以及促进胆汁分泌的能力。

最后，已证明胡椒碱可以抑制人 CYP3A4 和 P- 糖蛋白，这两种蛋白对外源性物质和生理中间体的代谢都很重要。有趣的是，在人类体内，胡椒碱通过抑制葡萄糖醛酸化，可能提高白藜芦醇和姜黄素的生物利用度（后者的 20 倍），表明胡椒碱、姜黄素和白藜芦醇饮食摄入可能具有协同的化学预防功效。

12.4.5.5　血根碱

血根碱（图 12.25）是一种从加拿大辣椒属、墨西哥罂粟属、大辣椒属和其他植物中分离出来的苯并菲二苯甲蒽啶季铵盐生物碱。它也存在于延胡索属植物（罂粟科）的叶、茎和根中，但在荚果中没有发现。它的一个中心环中含有一个带正电荷的季氮群，是研究最广泛的苯并菲啶生物碱之一。

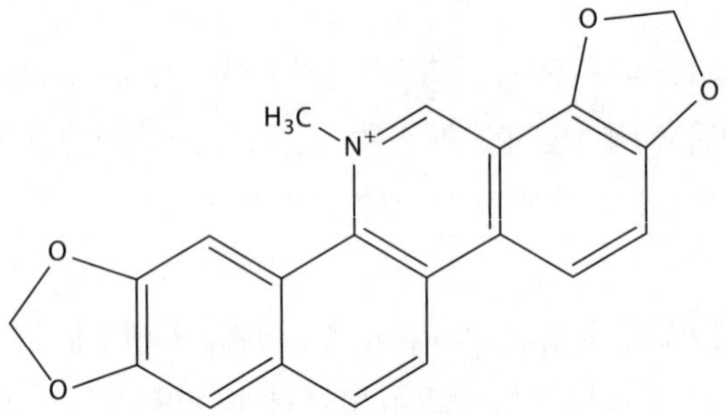

图 12.25　血根碱结构式。

血根碱通过作用于跨膜蛋白 Na^+/K^+-ATP 酶，对动物细胞和人类细胞具有较高的细胞毒性。涂布于皮肤上时，它会杀死细胞，让出血的伤口产生焦痂。因此，血根碱有时被称为焦痂剂。流行性水肿是由人和动物摄入含有血根碱的植物引起的。

血根碱被证明具有抗肿瘤活性，在浓度低于 10μmol/L 时对肿瘤细胞系有体外细胞毒性。初步的体外和体内研究表明，血根碱可引起人癌细胞的凋亡。例如，已证明它可以在癌细胞细胞周期的不同阶段诱导细胞周期阻滞，并促进细胞凋亡。它也被证明能使乳腺癌细胞对 TNF 相关的细胞凋亡敏感。低剂量的血根碱已被证明可引起人表皮样癌细胞凋亡，而类似剂量对健康的人类皮肤细胞影响不大。在体内研究中，血根碱已被证明在 5mg/kg 的剂量下可促进小鼠的抗血管生成作用，从而导致抗侵袭作用。基于此，有人认为血根碱与其他治疗药物联合使用可能对前列腺癌的治疗有用。

血根碱与谷胱甘肽（GSH）的直接相互作用可能是其发挥作用的一种作用机制，导致细胞 GSH 的耗尽，从而诱导 ROS 的产生。血根碱也是丝裂原活化蛋白激酶磷酸酶 1（MKP-1）的选择性抑制剂，MKP-1 在多种肿瘤细胞中过表达，这可能有助于血根碱发挥作用。它也是由 TNF、佛波酯、白细胞介素 -1 和冈田酸诱导的 NF-κB 激活的有效抑制因子。此外，研究表明它可以抑制 STAT-3（信号转导和转录激活因子 3）的信号传导，下调 MMP-2、MMP-9、CDKs 和细胞周期蛋白，上调 p21、p27 和 p53 磷酸化；调节 Bcl-2 家族成员（如 Bax、Bak、Bid、Bcl-2 和 Bcl-xL），激活 caspase，上调死亡受体 5（DR-5）。

12.4.5.6　防己碱

防己碱（图 12.26）是一种双苄基异喹啉生物碱，存在于粉防己（Radix）及其他中国和日本草药中，在传统医学中用于治疗各种疾病，包括肝癌、矽肺病、炎症性肺部疾病、自身免疫性疾病、心血管疾病和高血压已有多年历史。在体外实验中，已证明它可以在低微摩尔范围内诱导白血病、膀胱癌、结肠癌、肝癌、肺癌和 ECV304 人脐静脉内皮细胞中细胞周期阻滞和促进的细胞凋亡。在体内实验中，它也被证明可以抑制胶质瘤细胞中 VEGF 的表达，并抑制血管生成。此外，据报道，防己碱具有抗炎、抗过敏、免疫增强、血管舒张、钙通道阻断、抗心律失常和清除自由基的功能，并可抑制肥大细胞的脱颗粒。还有文献表明，它通过增强肝细胞的糖原合成来增加葡萄糖的利用率，从而导致血糖降低。

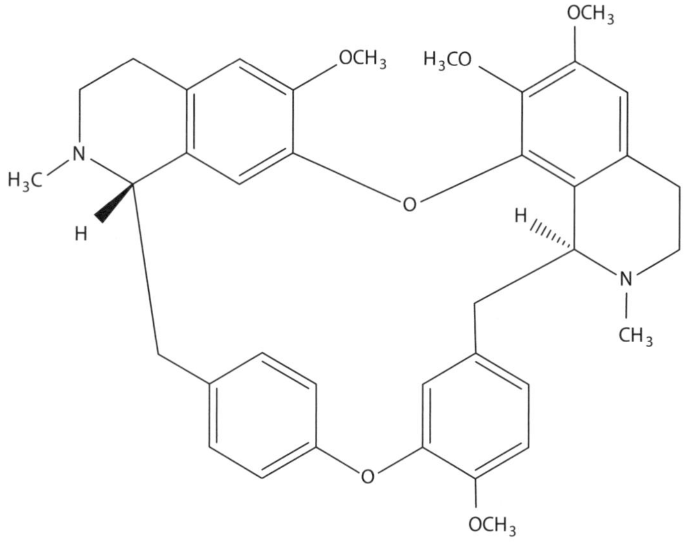

图 12.26 生物碱防己碱的结构式。

作用机制研究表明，防己碱可以上调 p53、p21、p27、Fas 等多种蛋白，并下调 Akt 磷酸化、CDKs 和部分细胞周期蛋白。据报道，它还可以调节 Bcl-2 家族成员（如 Bax、Bcl-xL 和 Bid），并激活 caspases。防己碱通过影响细胞周期和促进放射诱导的细胞周期阻滞来增强各种类型肿瘤细胞的放射敏感性。

有人认为，防己碱与其他抗癌药物如 5- 氟尿嘧啶或顺铂的联合治疗很有前途，因为已证明它通过抑制磷酸肌醇依赖性激酶 1 来增强这些药物的作用。也有报道称，它具有化学预防作用，最近的研究表明，这可能是由于其可抑制增殖和诱导细胞凋亡等机制。

12.4.6　硫代葡萄糖苷

硫代葡萄糖苷是从几种刺激性植物中分离出来的天然次生代谢物，包括芥末、辣根、刺山柑花蕾和几乎所有的十字花目植物。它的刺激性味道来源于硫代葡萄糖苷被切割或咀嚼时产生的油，这被认为是植物抵御害虫的一种防御机制。此种化合物家族中具有化学预防作用的主要例子是吲哚 -3- 甲醇（图 12.27）。

据报道，硫代葡萄糖苷的癌症化学预防活性可能基于多种不同的机制，包括抗炎，促进细胞凋亡，细胞周期阻滞和致癌物的代谢，减少增殖、血管生成和转移，以及对雌激素水平的调节。下面将更详细地介绍吲哚 -3- 甲醇。异硫氰酸酯萝卜硫素也由硫代葡萄糖苷前体（萝卜苷）产生，它是一种有机硫化合物，将在第 12.4.9 节中介绍。

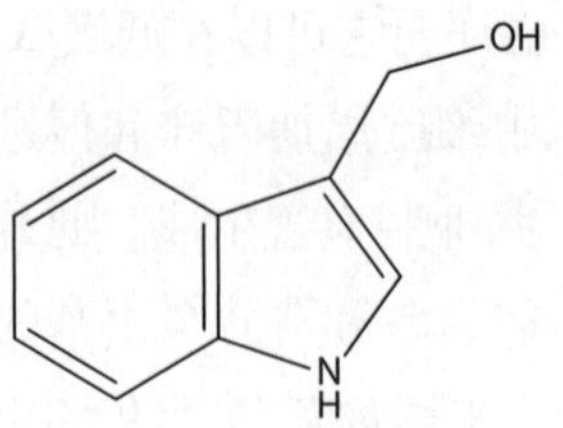

图 12.27　吲哚 -3- 甲醇的结构式。

12.4.6.1　吲哚 -3- 甲醇

吲哚 -3- 甲醇（图 12.27）在十字花科蔬菜中含量相对较高，如球芽甘蓝、西兰花、花椰菜、卷心菜和羽衣甘蓝。它是由芸苔葡糖硫苷分解产生的，芸苔葡糖硫苷在这些十字花科蔬菜中的浓度也较高。据报道，吲哚 -3- 甲醇具有抗癌、抗氧化、抗动脉粥样硬化和癌症化学预防的作用。

体外研究表明，吲哚 -3- 甲醇可导致人黑色素瘤细胞的增殖阻滞和凋亡，这可能与小眼畸形相关转录因子（MITF-M）的下调有关。在另一项黑色素瘤细胞系的研究中发现，它可以下调 PTEN 从而导致细胞凋亡。它还可以调节激素依赖性乳腺癌中的雌激素代谢，表明其具有潜在的癌症化学预防活性。

12.4.7　萜类

萜类化合物（也称为萜烯）是一种基于异戊二烯的天然产物，约占所有已知天然产物的 60%。它们来源于异戊二烯单元，大多数是多环结构，其中一些具有含氧官能团。根据其所含异戊二烯单元的数量，可分为单萜类、二萜类、三萜类或四萜类。

在动物中，萜类负责类固醇类和固醇的生物合成。植物萜类化合物因其具有芳香的特性而被广泛用作草药，是桉树、柠檬、肉桂、丁香和生姜气味和味道的来源，以及可产生向日葵和西红柿的颜色。据称，有数百种萜类化合物具有药用特性，已有超过 10 万种萜类化合物被筛选用于治疗。由于其高度的化学功能化和代谢特异性，许多萜类天然产量非常小，并在特殊的组织中累积，这为它们的研究带来了很多困难。一般来说，萜类化合物在植物和人类中都具有抗炎活性，其中有一些被报道具有抗肿瘤或癌症化学预防特性。下面介绍每种萜类。

12.4.7.1　单萜类

单萜类（也称为单萜烯）包括不同的 C10 亚类，由两个异戊二烯单元组成。这些化合物通常具有高挥发性，因此经常被用作植物性精油的成分。单萜类以抗菌活性而闻名，这归因于它们破坏细胞膜的能力。某些单萜类化合物也被报道具有癌症化学预防活性，其中包括柠檬烯和百里醌（图 12.28），下面将更详细地介绍。

研究表明，它们的化学预防活性可能是通过多种不同的机制，包括抗炎作用，促进细胞凋亡和细胞周期阻滞，以及减少增殖、血管生成和转移。

12.4.7.1.1　柠檬烯

柠檬烯（图 12.28）是一种无色的脂肪族烃类液体，分类为环状单萜。它是食品工业中的一种调味料，是柑橘类水果果皮中油脂的主要成分，构成部分橙子及柠檬的香味和味道。据报道，柠檬烯与百里醌具有相似的化学预防特性，但其研究较少，因此所涉及的确切机制尚不清楚。

12.4.7.1.2　百里醌

百里醌（图 12.28）是黑种草的黑色种子挥发油的生物活性成分，浓度为 $18 \sim 25\mu g/ml$。百里醌的药理作用包括抗肿瘤、抗炎、抗组胺、抗氧化、保肝和组蛋白调节作用，在传统的中东和东南亚国家得到广泛应用。

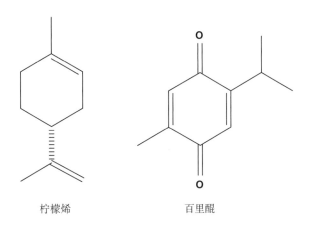

柠檬烯　　　　　　　　百里醌

图 12.28　单萜类柠檬烯和百里醌的结构式。

14.4.7.2　二萜类

二萜类（也称为二萜烯）是一种高度多样化的 C20 亚类萜类，由四个异戊二烯单元组成。二萜类是由动物、植物和真菌生物合成的，是构成生物必需化合物的基础，包括视网膜醛、视黄醇和植物醇，以及构成具有化学预防活性的化合物，如咖啡醇和咖啡白脂（图 12.29），如下所述。

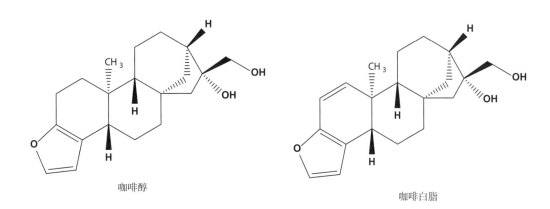

咖啡醇　　　　　　　　　　　咖啡白脂

图 12.29　二萜咖啡醇和咖啡白脂的结构式。

对二萜类的化学预防活性的研究表明，其通过一些潜在机制发挥作用，包括抗炎作用和调节致癌物的代谢。然而，所涉及的确切机制目前尚不清楚。

12.4.7.2.1　咖啡醇

咖啡醇是一种在咖啡豆中发现的二萜，被认为是咖啡具有一些药理特性的原因。阿拉比卡咖啡豆平均含有 0.4% ～ 0.7% 的咖啡醇，未经过滤的咖啡饮料如法国压滤壶做的咖啡和土耳其或希腊咖啡的浓度最高，而过滤咖啡饮料如滴煮咖啡，咖啡醇的含量可以忽略不计。咖啡饮用量与某些癌症风险之间的反向（保护性）关系已被广泛研究和记录，但这种影响的意义及其背后的可能机制仍不确定。

12.4.7.2.2　咖啡白脂

咖啡白脂是另一种二萜，也存在于咖啡豆中。它在结构上与咖啡醇有关，也被报道具有抗炎和抗癌作用，这与流行病学研究一致，研究表明，饮用未经过滤的咖啡与降低几种癌症的风险之间存在关联。

然而，关于咖啡白脂的具体作用机制和分子靶点尚不清楚。

12.4.7.3 三萜类

三萜类是一组由 30 个碳（6 个异戊二烯单元）组成的次生植物代谢物，在植物界中广泛分布。众所周知的三萜包括齐墩果酸（图 12.30）、熊果酸、桦木酸和甘草次酸，所有这些都被报道具有多种药理作用，包括 NF-κB 激活，线粒体功能障碍，促进细胞凋亡，抑制增殖和血管生成。

研究表明，三萜类的化学预防活性可能是通过多种机制，包括抗炎作用、促进细胞凋亡和细胞周期阻滞，以及调节致癌物的代谢、增殖、血管生成和转移。下面将详细介绍齐墩果酸。

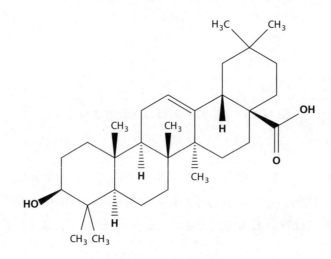

图 12.30   三萜齐墩果酸的结构式。

12.4.7.3.1 齐墩果酸

齐墩果酸是一种天然的五环三萜，广泛分布于植物中，作为游离酸或三萜皂苷的苷元。齐墩果酸由多种草药和植物产生，如金盏花、木樨榄和白果槲寄生，也存在于橄榄油中。与其他三萜类似，齐墩果酸已被报道具有多种化学预防作用，尽管其机制尚不清楚。

12.4.7.4 四萜类

四萜烯是一组由八个异戊二烯单元组成的萜烯类，通常通过添加含氧官能团进行化学修饰。类胡萝卜素色素可能是研究最深入的四萜烯亚群，因为它们在植物中具有与光捕获有关的重要生物学功能。四萜类的例子包括 β- 胡萝卜素、β- 隐黄质、叶黄素、番茄红素和藏花酸。

对四萜类的化学预防作用的研究揭示了多种潜在机制，包括抗炎作用，促进细胞凋亡和细胞周期阻滞，调节致癌物的代谢，减少增殖、血管生成和转移，以及调节雌激素水平。四萜类化合物，如 β- 胡萝卜素和番茄红素，因为它们在"地中海饮食"中的作用，将在第 12.4.12 节中详细讨论。

12.4.8 姜黄素

姜黄素（图 12.31）具有二芳基庚烯二酮结构，是姜科（Zingiberaceae）中的姜黄根粉（Curcuma longa）的主要物质（图 12.32）。它是目前研究最全面、定义最明确的植物化学物质之一。截至 2015 年 6 月，已有 116 项正在进行的临床试验（在美国国立卫生研究院注册）评估其可能的治疗活性。这些研究包括癌症、认知和精神疾病以及胃肠道疾病等领域。

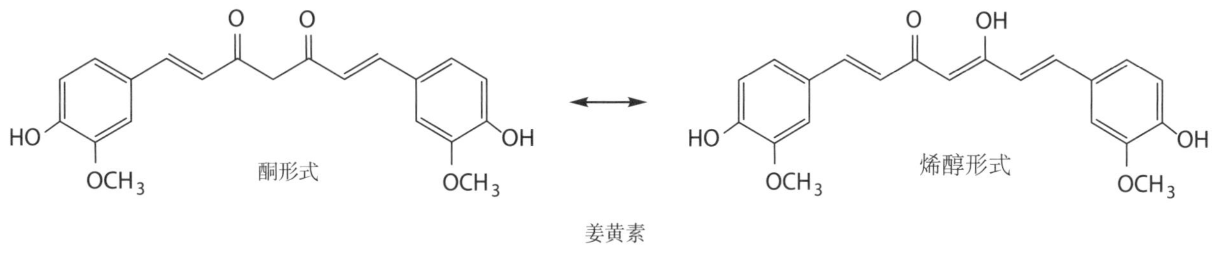

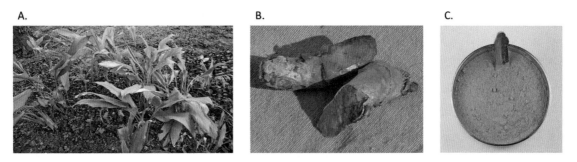

图 12.31　姜黄素的结构式，及酮和烯醇的互变异构。

图 12.32　A. 姜黄（图片来自维基百科）。B. 姜黄的根茎（图片来自维基百科）。C. 提取的姜黄素是一种黄色粉末（图片来自维基百科）。

　　姜黄素是在 1815 年被发现的，当时沃格尔和佩尔蒂埃报告从姜黄根茎中提取了一种"黄色物质"，他们将其命名为姜黄素，尽管它的化学结构直到 1910 年才被阐明。后来在姜黄中发现了两个与姜黄素类似的物质，分别失去一个（脱甲氧基姜黄素）或两个（双脱甲氧基姜黄素）甲氧基。所有这些姜黄素化合物都是天然酚，它们内部共轭的庚烯链为它们提供了明亮的黄色。由于其吸引人的颜色，姜黄素被用作一种食品色素添加剂，称为 E100。它也被称为黄色染料 – 天然黄 3。

　　姜黄素的两个酚类芳香环由一个含有两个 α，β– 不饱和羰基的庚烯链连接，能够形成稳定的烯醇，很容易脱质子生成烯醇盐。因此，该分子可以几种互变异构体的形式存在，包括一种 1，3– 二酮形式和两种等效的烯醇形式（图 12.31）。烯醇形式在有机溶剂和固相中能量更稳定，而 1，3– 二酮形式以包括水在内的水溶剂形式为主。值得注意的是，α，β– 不饱和羰基是很好的迈克尔（Michael）受体，可以进行亲核加成，这可能有助于解释该分子的作用机制。

　　自 20 世纪 90 年代初以来，就有人认为姜黄素可以减缓肿瘤的生长并抑制血管生成。2003 年，研究人员发现姜黄素可以不可逆地抑制氨基肽酶 N（APN），这是一种促进肿瘤侵袭性和血管生成的酶。APN 是一种膜结合的、锌依赖的金属蛋白酶，它可以分解细胞表面的蛋白质，从而帮助肿瘤细胞侵入邻近细胞的空间。通过表面等离子体共振实验和体外酶分析，确定了姜黄素对 APN 的抑制是直接和不可逆的。虽然确切的结合模式尚未确定，但已经推测这两个 α，β– 不饱和羰基部分可能共价连接到 APN 活性位点上的亲核氨基酸。在其他作用机制研究中，已证明姜黄素可以抑制表观遗传相关的醇（如组蛋白去乙酰化酶 HDAC1、HDAC3 和 HDAC8）、花生四烯酸 5– 脂氧合酶和环氧合酶，以及转录共激活蛋白（如 p300 组蛋白乙酰转移酶）。

　　人们对姜黄素的抗肿瘤特性进行了大量的体内外研究，并提出了各种可能的作用机制。例如，使用上皮乳腺细胞系 MCF–10A、MCF–7、BT–474、SK–BR–3–hr 和 MDA–MB–231 进行的实验发现，姜黄素可以抑制细胞增殖并在 G_1/S 期诱导阻滞，这是由于对鸟氨酸脱羧酶（ODC）的抑制。细胞周期蛋白 D_1 是细胞进入细胞周期 G_1 期所必需的，姜黄素通过降低核因子 –κB（NF–κB）的活性而下调。姜黄素也被观察到在 S 期的人血管内皮细胞（HUVEC）细胞中积累，阻止细胞增殖。在乳腺癌细胞系中，包括 MCF-7、MDA-MB-231、MCF-10A、BT-474 和 SK-BR-3-hr（来自 SK-BR-3 的赫赛汀耐药菌株），已证明姜黄素可以下调和抑制 PI3K/Akt、MAPK 和 NF-κB 信号通路，导致细胞周期停滞在 G_1/M 期。

在体内研究中，已证明姜黄素可以预防皮肤癌、口腔癌、肠癌和结肠癌，并在多种动物肿瘤模型中抑制血管生成和转移。最重要的是，据报道，它可以通过抑制特定的细胞色素 P450 同工酶来抑制致癌物的生物活化，并诱导 II 期致癌物解毒酶的表达和活性，所有这些都为其作为化学预防剂提供了支持。

由于姜黄素在包括咖喱在内的几种烹饪菜肴中作为食品添加剂使用，人体临床试验几乎没有带来什么伦理或安全问题。然而，在 I 期临床试验中，姜黄素已被证明具有较差的生物利用度，表现为在体液中的溶解度差，导致血浆和组织中浓度低，快速代谢以及快速和完全的排泄。限制姜黄素生物利用度的最重要因素似乎是其在水中的溶解性差（在碱性溶液中溶解度更高）和胃肠道的吸收差。在迄今为止的临床研究中，在三个月的时间里，每天摄入 12g 被发现是安全的，但也有一些患者报告有轻度恶心或腹泻。最近，姜黄素被发现可通过螯合铁和抑制肝霉素蛋白来改变铁的代谢，这可能导致易感患者的缺铁。

为了避免姜黄素较差的生物利用度和组织分布，一些研究人员生产了基于磷脂、微团、脂质体和纳米颗粒的新配方，这些都被用于改善疏水药物的分布。更具水溶性从而提高生物利用度的姜黄素的结构类似物也已经被设计、合成和评估，尽管目前还没有发现值得关注的类似物。许多临床试验都集中在姜黄素在降低结肠癌风险方面的潜在作用上。例如，在一项对 44 例存在结肠病变可能进展为癌症的男性的研究中，每天 4g 姜黄素，持续 30 天可以使病变数量减少 40%。

然而，根据 2017 年对 120 多项研究的综述，姜黄素尚未在临床试验中获得任何有意义的结果。此外，据估计，美国政府已经通过国家补充和综合健康中心支持了超过 1.5 亿美元的姜黄素研究，但目前还没有发现新的医疗治疗方法。因此，FDA 已经将姜黄素指定为"虚假癌症疗法"。

12.4.9 有机硫化合物

一些外源化合物含有硫原子，这可能有助于解释其潜在的癌症化学保护机制。这种化合物常见于十字花科蔬菜中，包括卷心菜、花椰菜和豆瓣菜，而那些从大蒜素 – 蒜氨酸酶系统中提取的化合物（如大蒜素）存在于葱类作物中，如大蒜、洋葱和韭菜。在较高浓度时（例如原油产品），有机硫化合物通常与强烈或恶臭的气味有关；然而，一些微量的有机硫化合物有助于产生葡萄酒、奶酪、咖啡、巧克力和热带水果的微妙香气和味道。几项流行病学研究显示，萝卜硫素、大蒜素和麦角硫因等有机硫化合物的摄入与各种类型癌症的发生频率呈反比关系。其他研究表明，这类化合物有多种潜在的作用机制，包括抗炎作用、促进细胞凋亡、细胞周期阻滞、调节致癌物的代谢、减少增殖和调节雌激素水平。下面将更详细地介绍萝卜硫素、大蒜素和麦角硫因。

12.4.9.1 萝卜硫素

萝卜硫素（图 12.33）是一种存在于十字花科蔬菜中的有机硫异硫氰酸酯化合物。花椰菜芽中含有的萝卜硫素的浓度最高，也存在于中国花椰菜、芜菁、抱子甘蓝、菜花、甘蓝、白菜、芥菜、豆瓣菜、芝麻菜、萝卜、羽衣甘蓝、球茎甘蓝和一些水果中。萝卜硫素是由硫代葡萄糖苷前体萝卜硫素硫代葡萄糖苷（SGS）形成的，后者也称为萝卜硫苷。它是物理损伤（如咀嚼）后导致葡萄糖硫苷酶的释放，进而将萝卜硫苷转化为萝卜硫素。

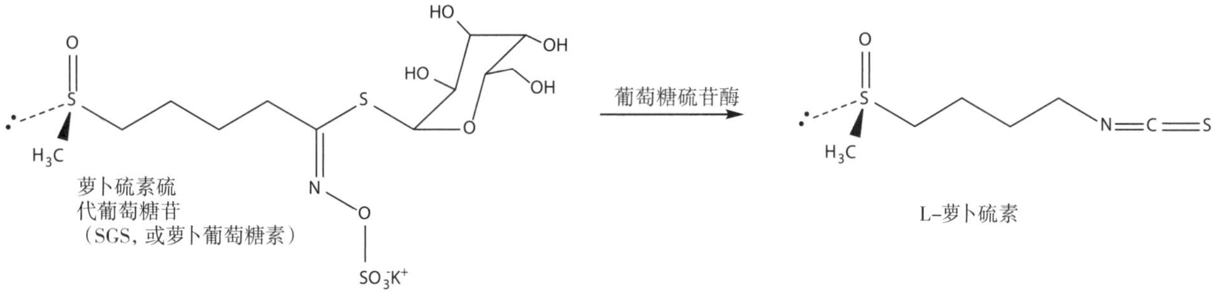

图12.33 萝卜硫素硫代葡萄糖苷（SGS，或萝卜葡萄糖素）的结构式及其经过葡萄糖硫苷酶的作用转化为 L–萝卜硫素。

文献中提示萝卜硫素可以降低患癌症和神经退行性疾病的风险。然而，证据相对薄弱，文献中存在相互矛盾的报道。饮食中的萝卜硫素被认为是大量食用蔬菜和水果的人群似乎降低了患几种不同癌症的风险的部分原因。已经提出了三种作用机制：Ⅱ期解毒酶活性的增强、表观遗传效应和对癌症干细胞（CSC）的直接作用。

1992年，美国约翰霍普金斯大学的研究人员分离并鉴定了萝卜硫素，研究表明它是一种有效和选择性的Ⅱ期解毒酶的诱导剂。此外，它的前体形式，萝卜硫素硫代葡萄糖苷（SGS），可作为一种间接抗氧化剂。与维生素C和维生素E以及β–胡萝卜素等直接抗氧化剂不同，SGS并不能直接中和自由基。相反，它似乎能诱导Ⅱ期解毒酶的活性，该解毒酶通过触发广谱抗氧化活性作为一种防御机制，从而导致自由基在导致细胞损伤（特别是可能导致癌症的基因组突变）之前被中和。更重要的是，与直接抗氧化剂摧毁自己从而中和自由基相比，间接抗氧化剂如萝卜硫素及其前体作用更持久，是一个持续抗氧化的过程，可能会持续几天后排出体外。

最近的文献报道表明，萝卜硫素可能通过细胞中的表观遗传机制来减少癌变。例如，一项对人类宫颈癌细胞（HeLa）的研究表明，萝卜硫素以暴露依赖的方式降低了DNA甲基转移酶（DNMT）和组蛋白去乙酰化酶（HDAC）酶的表达和酶活性。此外，分子建模研究表明，萝卜硫素可能直接与DNMT3B和HDAC1酶相互作用。众所周知，肿瘤抑制基因启动子区域DNA的局部高甲基化可以阻止这些基因的激活，促进癌变。一项研究表明，在萝卜硫素处理的细胞中，这些肿瘤抑制基因通过逆转甲基化而发生了时间依赖性的重新激活，这提示了一种可能的表观遗传作用机制和潜在的化学预防作用。

其他研究人员也报道了萝卜硫素对癌症干细胞（CSC）的影响，CSC被认为是启动和维持肿瘤的原因，也可能导致耐药性和肿瘤复发。其中一些研究表明，萝卜硫素可能通过调节 Wnt/β–连环蛋白、NF-κB、上皮–间充质转化和SHH途径来靶向多种肿瘤类型中的CSC。这些结果促使研究人员进行了萝卜硫素与各种化疗药物的联合实验，并在细胞系和动物模型中显示出良好的结果。

其他体内实验表明，如果在使用强致癌物诱导之前给予萝卜硫素，可以阻断大鼠乳腺肿瘤的形成。例如，在一些实验中，发生肿瘤的大鼠数量可以降低60%，而在其他研究中，肿瘤的数量、大小和生长速度显著降低。也有研究表明，萝卜硫素可抑制大鼠结肠癌前病变的形成，并可诱导体外生长的人结肠癌细胞死亡。这些结果表明，除了刺激解毒酶外，诱导细胞凋亡可能是萝卜硫素潜在化学预防特性的重要组成部分。

大量研究证实，不同品种的花椰菜产生的萝卜硫素在数量上存在显著差异。新鲜花椰菜和冷冻花椰菜之间也存在着差异，而且已经证实，SGS的浓度会随着植物年龄的增长而降低。最大的酶诱导活性存在于幼龄植物中，比如3天大的花椰菜芽，它含有的SGS浓度是成熟花椰菜的50倍。因此，毫不奇怪，大多数市面上的西兰花的SGS浓度变化很大。然而，一些商业种植者可以生产质量均一，高SGS含量的西兰花幼芽。这种植物是在精心控制和标准化的条件下生长的，以保持持续的高浓度 SGS。与成熟的、煮熟的西兰花相比，一种名为 Brocco Sprouts™ 的专利品种声称含有大约 20 倍以上的 SGS 浓度，现在还有多种其他品牌产品可供选择。

萝卜素，一种结构相关的分子，存在于萝卜种子、西兰花和红卷心菜中，并已被证明具有抗病毒、抗真菌和抗菌活性。值得注意的是，萝卜在传统中药中被用来治疗各种类型的感染。

12.4.9.2　大蒜素

大蒜素（图 12.34）是一种有机硫化合物，主要存在于大蒜中，它由大蒜细胞产生，当大蒜被压碎、切碎或煮熟时，蒜氨酸酶将蒜氨酸转化为大蒜素，产生与新鲜大蒜相关的众所周知的气味。然而，大蒜素是不稳定的，可以转化为其他含硫化合物，如二烯丙基二硫醚化物。有人认为这一过程是大蒜植物防御害虫攻击的机制。

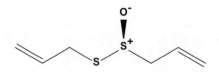

图 12.34　大蒜素的结构式。

大蒜素的生物活性与其抗氧化活性和与含硫醇蛋白的反应有关。它具有治疗耐药细菌、病毒和真菌感染的潜力。一项小规模的临床试验显示，每天使用大蒜提取物产品规格 20 ∶ 1，可以预防普通感冒，尽管 2014 年发表的一篇综述发现，没有足够的证据来证实其任何类型的临床活性。此外，目前几乎没有证据表明大蒜素及其相关化合物的癌症化学保护特性。

12.4.9.3　麦角硫因

麦角硫因（图 12.35）是一种不寻常的天然氨基酸，具有显著的抗氧化活性。在结构上，除了 5 元咪唑环 C2 位添加硫醇外，它与氨基酸组氨酸（甜菜碱或两性离子形式）相同。它于 1909 年在麦角霉菌（Claviceps purpurea）的菌核中被发现，由此得名，后来在精液、血液和各种哺乳动物组织中也发现存在麦角硫因。它的结构在 1911 年才被确定，直到 1951 年才被合成。据称它是一种“抗氧化维生素”，具有癌症化学预防和心血管保护特性，在世界范围内作为膳食补充剂。

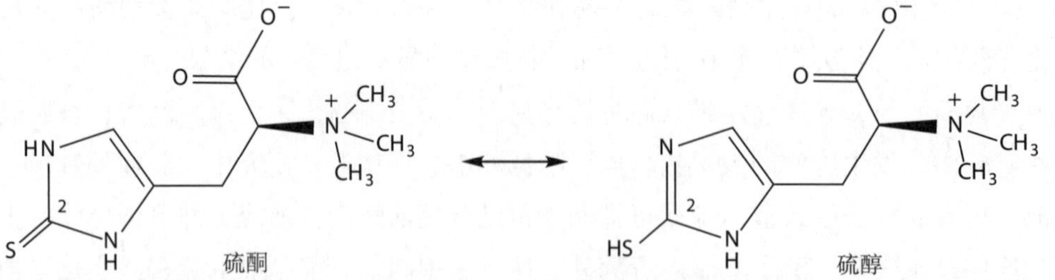

图 12.35　麦角硫因的两种典型形式，即硫酮和硫醇的结构式。硫酮形式是溶液中最稳定的形式，这意味着麦角硫因的 C2– 硫原子比谷胱甘肽等其他细胞硫醇的亲核性低。

现在已知麦角硫因存在于细菌、植物和动物中，有时处于非常高的毫摩尔水平。虽然许多物种含有麦角硫因，但只有少数物种可以通过生物合成，而其他物种从它们的饮食（或植物的环境）中吸收。麦角硫因最丰富的来源之一是在欧洲和美国常见的口蘑，尽管它也大量存在于燕麦芽、小麦胚芽、黑豆和肝豆、肝脏（特别是鸡肝）和肾脏中。例如，一份 85g 的口蘑含有大约 5mg 的麦角硫因，而白色蘑菇中麦角硫因大约是鸡肝（以前被认为是最好的来源）的 4 倍，小麦胚芽的 12 倍，也被认为是麦角硫因的良好来源。一些外来的蘑菇，如平菇、灰树花菇和香菇，其麦角硫因的含量也是小麦胚芽的 40 倍左右。在人体中，麦角硫因在红细胞、精液和晶状体中的浓度最大，也存在于皮肤中。一些微生物，如放线菌和蓝藻也可以合成它。

虽然麦角硫因不是由人类细胞生物合成的，但它是经肠道从饮食中吸收，并在一些组织中含量相对较高。一些组织摄取麦角硫因的过程是由一种被称为 ETT 的特定转运体进行的。

麦角硫因可以互变异构体硫酮和硫醇的形式存在（图 12.35），但 C2– 硫原子在硫酮的溶液中最稳定，而不是巯基的形式。这使得麦角硫因对马来酰亚胺等亲电烷基化剂的反应性比谷胱甘肽等硫醇要低得多，也可以防止它在空气中氧化。然而，在酸性溶液中，它会在几天内缓慢氧化成二聚二硫化物，这是一种非常强的氧化剂，能够快速氧化其他细胞硫醇，如谷胱甘肽。

已报道了麦角硫因的一些化学预防作用，但若要证明所涉及的具体机制仍具有挑战性，相关研究主要集中在抗氧化作用，以帮助身体消除与癌症和心脏病相关的自由基。为了支持这一观点，进行了一些体外实验，结果表明，麦角硫因可以清除羟基自由基（包括次氯酸），抑制金属离子产生氧化剂，并可能有助于金属酶的调节和金属离子的运输。然而，由于这些特性是在无细胞系统中进行评估的，它们与体内活性的相关性尚不确定。然而，细胞研究已经表明，麦角硫因的消耗会导致氧化应激的增加和细胞死亡。也有证据表明，它可以保护水溶性蛋白免受氧化损伤，而线粒体中高浓度的麦角硫因表明它可以保护这个细胞器免受正常的氧化代谢累积的活性氧的损伤。另有证据表明，它可以保护细胞免受紫外线辐射和活性氮引起的损伤。总之，所有这些证据都表明，麦角硫因可能发挥了一种生理细胞保护剂的作用。

文献数据表明，携带 SLC22A4 麦角硫因转运蛋白突变的个体更容易发生自身免疫性疾病，如克罗恩病和类风湿关节炎，这些突变转运蛋白比野生型蛋白质可更有效地运输麦角硫因。有趣的是，也有证据表明，类风湿关节炎与红细胞中较高的麦角硫因水平有关。

因此，麦角硫因的各种药理活性可能归因于其抗氧化特性，其整体作用机制可能类似于其他抗氧化剂，如抗坏血酸（见第 12.4.11 节）。

12.4.10　酚酸

酚酸是一种含有酚环和羧酸官能团的天然化合物，通常基于 C1-C6 骨架。它们存在于一系列植物中，但在干果、浆果和草本植物中浓度特别高。研究其化学预防作用的最著名的例子是没食子酸、鞣花酸、咖啡酸、迷迭香酸和绿原酸（图 12.36），下面将更详细地介绍这些酚酸。

研究表明，它们的化学预防活性可能是由于多种不同的机制，包括抗炎作用、促进细胞凋亡、细胞周期阻滞、调节致癌物的代谢，以及减少增殖、血管生成和转移。

12.4.10.1　没食子酸

没食子酸（图 12.36）是一种天然的植物酚酸，是五倍子的主要活性成分。红色的水果，如草莓、覆盆子和蓝莓以及红茶、红酒和坚果，都是没食子酸的主要食物来源。它在各种体外和体内模型中具有抗肿瘤侵袭和转移活性。

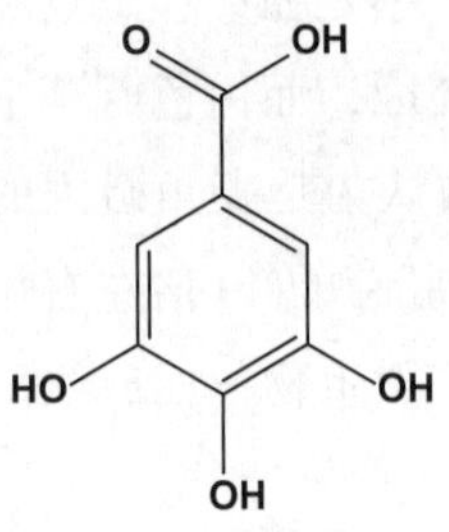
没食子酸

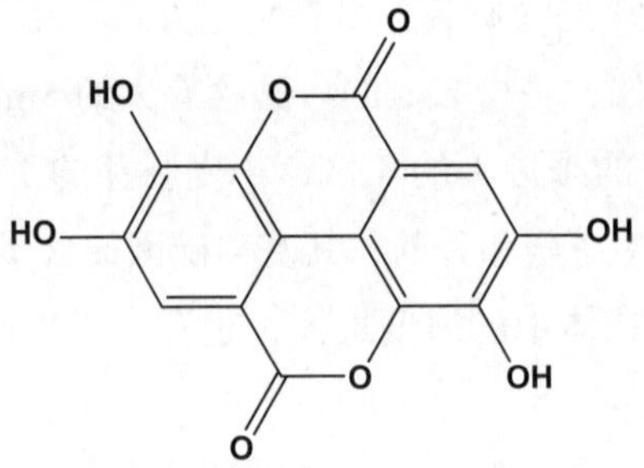
鞣花酸

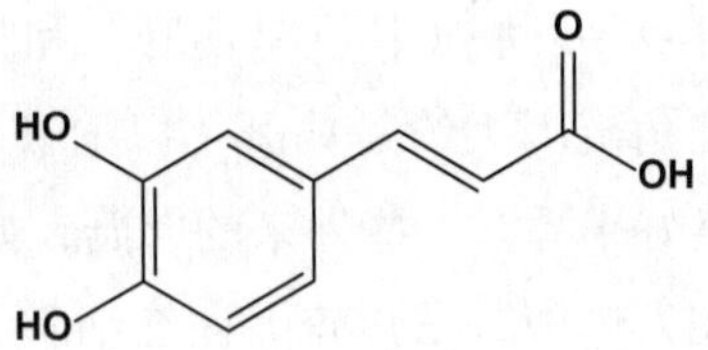
咖啡酸

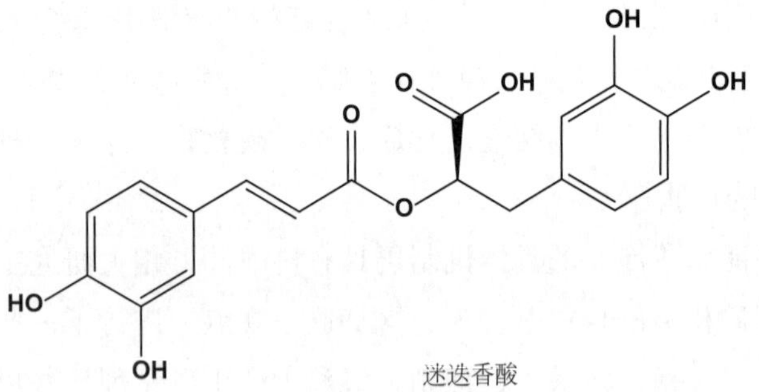
迷迭香酸

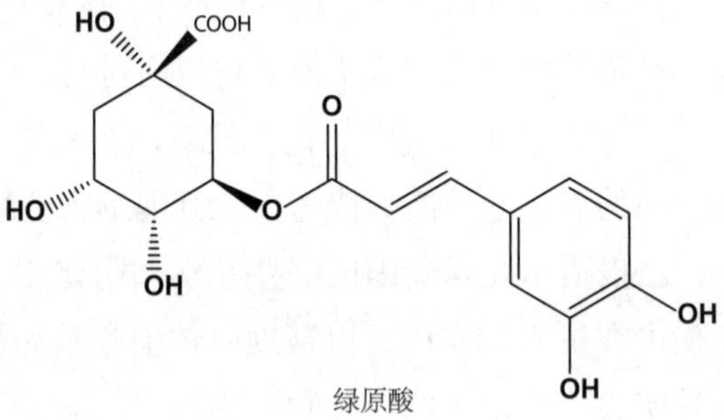
绿原酸

图 12.36　酚酸没食子酸、鞣花酸、咖啡酸、迷迭香酸、绿原酸的结构式。

12.4.10.2　鞣花酸

鞣花酸（图 12.36）是一种酚类抗氧化剂，在植物组织中含量相对较低。据报道，它存在于浆果中，如覆盆子（5.8mg/kg）、草莓（18mg/kg）和黑莓（88mg/kg）。据报道，鞣花酸具有化学预防特性，其机制包括抗氧化、抗增殖和促凋亡作用，有证据表明它可以调节多种信号通路。

12.4.10.3　咖啡酸

咖啡酸天然存在于几种农产品中，咖啡是主要的饮食来源（0.03mg/100ml），而草药、苹果、红酒、绿茶、杏子和李子则含量适中。基于体外和体内癌症模型的数据，咖啡酸被认为是一种化学预防剂。已证明它可以调节几种信号通路。

12.4.10.4　迷迭香酸

迷迭香酸是咖啡酸的一种酯，主要存在于芳香草药中，包括罗勒、牛至、薄荷、迷迭香、鼠尾草、留兰薄荷和百里香。已证明它通过线粒体和死亡受体介导的途径激活细胞凋亡来发挥抗肿瘤作用。

12.4.10.5　绿原酸

绿原酸也是咖啡酸的一种酯，存在于咖啡、毛竹和多种其他植物中。它具有抗病毒、抗菌和抗真菌活性，最近又报道了它与其他酚酸类似的更多的化学预防特性。

12.4.11　抗氧化剂

抗氧化剂通常被大众媒体描述为癌症化学预防剂，因为它们可以清除自由基，防止其损害基因组和线粒体 DNA 等细胞成分。例如，维生素 C，也被称为抗坏血酸（图 12.37），多年来一直被推荐作为一种化学预防剂，尽管几十年来大量研究表明，它没有任何益处。类似的，由于麦角硫因（图 12.35）存在有机硫结构，在上面的第 12.4.9 节中已讨论，是另一种强大的抗氧化剂，也声称具有癌症化学预防特性，但没有确凿的证据。下面将更详细地介绍抗坏血酸。

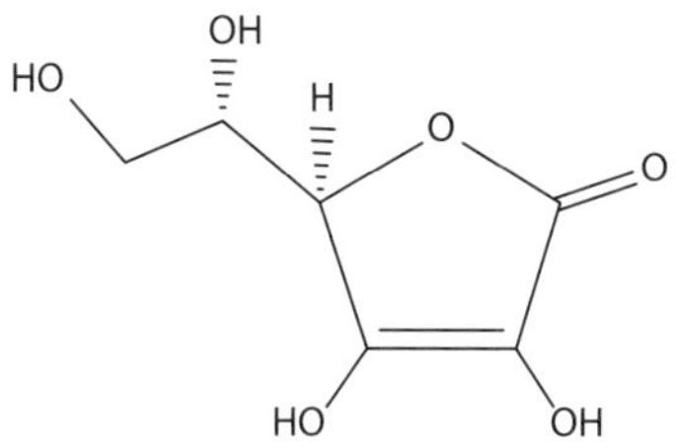

图 12.37 抗坏血酸（维生素 C）的结构式。

12.4.11.1 抗坏血酸

抗坏血酸（图 12.37）是一种天然产生的化合物，具有很强的抗氧化特性，因为它能够清除活性氧，如羟基自由基。它是一种白色固体，在水中可很好地溶解，产生微酸性溶液。它最初被称为 L-己糖醛酸，是人体必需的一种营养物质，在正常的生理浓度下具有重要的氧化还原功能。当它至关重要的"维生素"活性被发现时，最初被称为"维生素 C"，但后来改名为抗坏血酸（ascorbic acid）英文名称中的"a"，意思是"不"，scorbutus 原意为"蝎子"，这里是指"坏血病"，一种由缺乏维生素 C 引起的疾病。抗坏血酸来自葡萄糖的生物合成，尽管许多动物能够产生它，但人类必须通过饮食获得这种化合物。其他缺乏生物合成抗坏血酸能力的脊椎动物包括一些鸟类和灵长类动物、蝙蝠、豚鼠和硬骨鱼，所有这些物种都需要它作为一种膳食中的微量营养素。

在 20 世纪 50 年代，美国医生弗雷德·R. 克伦纳是第一个推广抗坏血酸用于许多疾病治疗的人，建议口服或注射几十克的高剂量。从 1967 年开始，诺贝尔奖得主莱纳斯·鲍林推荐高剂量的抗坏血酸作为预防癌症和普通感冒的措施。然而，到目前为止，尚无有说服力的医学证据支持这些说法，2004 年发表在《柳叶刀》上的一项权威分析得出结论，没有证据表明维生素（包括维生素 C）可以帮助预防常见的胃肠道（GI）癌症的发生。这项研究是基于超过 17 万名胃肠道癌症的高危人群，并包括了 20 年的临床研究的数据。然而，尽管有这样的结果，一些专家仍然认为抗氧化剂在某些个体的化学预防中发挥了作用，而且研究一直持续到今天。

有趣的是，在实验文献中有一些可信的报告表明，抗坏血酸可以减少几种肿瘤细胞系的体外细胞增殖，包括结肠癌、前列腺癌、肝细胞癌、胰腺癌、间皮瘤和神经母细胞瘤。然而，抗坏血酸联合其他化疗药物在动物模型中的研究提供了不同的结果，在一些实验中疗效有所改善，副作用减少，但在其他实验中结果则相反。人体临床试验表明，静脉注射抗坏血酸耐受性良好，至少两项癌症患者摄入高剂量抗坏血酸的研究结果表明患者生活质量得到改善，癌症相关副作用减少。然而，迄今为止还没有证据支持抗坏血酸，可以作为一种化学预防剂，因为维生素 C 可以阻止自由基对 DNA 和其他细胞成分的损伤，只是一种假说。

12.4.12 地中海饮食

多年来，人们一直在猜测所谓的"地中海饮食"对健康有一些好处，包括降低患心脏病和癌症的风险。这种饮食在地中海国家很常见，其特点是大量食用橄榄油、豆类、未精炼的谷物、鱼、水果和蔬菜、乳制品和葡萄酒（尤其是红酒），而肉类产品的消费量较低。有趣的是，一项对 26 000 名希腊人进行的研究表明，仅在饮食中摄入橄榄油就可以降低 9% 的癌症风险。除了橄榄油外，番茄、红辣椒和红酒的成分都被认为是癌症的化学预防剂，并对健康有其他积极的益处。橄榄油的两种成分，油酸和橄榄油刺激醛，和番茄以及红辣椒中的类胡萝卜素、番茄红素和 β- 隐黄质，以及红酒中发现的白藜芦醇等一起被确定为可能的癌症化学预防剂。下面将更详细地介绍这些物质。

12.4.12.1　油酸

油酸（oleic acid），为一种单不饱和的 Ω-9 脂肪酸，被称为（9Z）-9- 十八烯酸，存在于各种动物和植物油脂中，其脂质编号为"18：1 顺式 -9"（图 12.38）。它是橄榄油中主要的单不饱和脂肪酸成分，"oleic"一词是指与橄榄油有关。油酸是无色和无味的，尽管商品中可能是浅黄色的。它是人类饮食中常见的一种单不饱和脂肪。

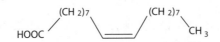

图 12.38　（9Z）-9- 十八烯酸（油酸）的结构式。

脂肪酸如油酸（或其盐）通常不会以游离酸的形式存在于植物或动物中，而是以酯如甘油三酯的形式存在，这是许多天然油脂的油性成分。这些酯的游离脂肪酸形式是通过水解过程衍生出来的，称为皂化。初榨橄榄油中油酸的游离酸形式通常不到 2%（其余为甘油三酯），而较高浓度的游离酸形式会使油变苦，不能食用。75% 的山核桃油、85% 的葵花籽油、61% 的菜籽油、67% 的花生油、60% 的澳洲坚果油、20% 的葡萄籽油、沙棘油和芝麻油，以及 14% 的罂粟籽油为油酸的甘油三酯形式。油酸还存在于许多动物脂肪中，例如，占鸡脂肪和火鸡脂肪的 56%，占猪油的 47%。

在人类的脂肪组织中，油酸是最丰富的脂肪酸，仅次于棕榈酸（这被认为是橄榄油发挥降压作用的原因）。单不饱和脂肪的摄入也被认为与低密度脂蛋白（LDL）胆固醇水平的降低，以及可能的高密度脂蛋白（HDL）胆固醇水平的升高有关。

油酸的摄入与降低患乳腺癌的风险相关，2005 年《肿瘤学年鉴》的一篇文章第一个提出摄入橄榄油可以降低患乳腺癌的风险。这一结论是基于一项研究发现油酸可抑制癌细胞体外生长，阻止癌基因 HER2/neu 表达而得出的，这是预防和管理某些类型的乳腺肿瘤的重大发现。约 20% 的乳腺癌中存在 HER2/neu 的过表达，并与不良的临床结果和化疗耐药性相关。利用表达高水平 HER2/neu 的人类乳腺癌模型，证明油酸可抑制癌基因的过表达，这表明膳食中补充这种脂肪酸可以在预防或管理某些类型的乳腺癌中发挥作用。为了支持这一观点，进一步的体外研究表明，油酸可以使 HER2/neu 过表达的癌细胞对临床治疗浓度的曲妥珠单抗（Herceptin™）的影响更敏感。基于此，油酸也可能与其他针对 HER2/neu 的疗法有协同作用，并且有学者建议饮食中摄取油酸有助于延迟或预防这种类型乳腺癌患者对曲妥珠单抗的耐药性。

12.4.12.2　橄榄油刺激醛

橄榄油刺激醛（oleocanthal）（图 12.39）是去乙酰氧基低聚木糖木质苷苷元的二醛形式，是一种天然的酚类化合物（称为苯乙醇），存在于新压榨的特级初榨橄榄油中。它被认为是食用特级初榨橄榄油时喉咙后部产生刺痛或灼烧感的原因，橄榄油刺激醛因此得名（"oleo"表示橄榄，"canth"表示刺痛，"al"表示醛）。另一个有趣的观察结果是，橄榄油刺激醛是 TRPA1 离子通道的激活剂，TRPA1 离子通道也可被布洛芬激活，这可能是食用特级初榨橄榄油时的灼烧感的原因。这些结果通过合成纯化这两种橄榄油刺激醛异构体得到了证实，排除了轻微污染物的影响。此外，有报道称，橄榄油刺激醛在治疗炎症性退行性关节疾病方面具有潜力。

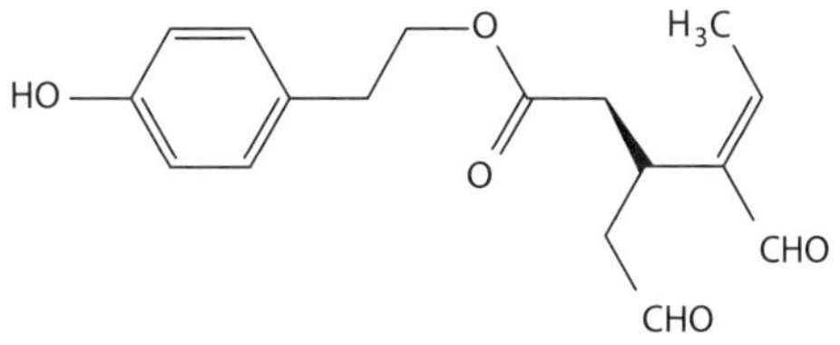

图 12.39 **橄榄油刺激醛结构式。**

橄榄油刺激醛在体外实验中被发现具有抗炎和抗氧化特性。与经典的非甾体抗炎药物如布洛芬类似，它也是一种环氧合酶（COX）的非选择性抑制剂。例如，据估计，每天 50g（超过三勺半汤匙）的典型特级初榨橄榄油，其体外抗炎作用与布洛芬成人剂量的 1/10 相似。

为了探究橄榄油刺激醛作为一种癌症化学预防剂的潜力，进行了体外实验，已证明它可以有效地杀死多种人类癌细胞，而对健康细胞相对无毒。例如，已证明在低微摩尔浓度下它以剂量依赖的方式抑制几种乳腺癌细胞系的生长。细胞发生凋亡通常需要 16 ～ 24 小时，而在某些细胞系中，橄榄油刺激醛可在 30 ～ 60 分钟内诱导细胞凋亡。其他实验表明，橄榄油刺激醛可以进入某些类型的癌细胞的溶酶体，释放出杀死它们的酶。为了证实橄榄油刺激醛对肿瘤细胞的选择性毒性，试验中将健康细胞暴露于橄榄油刺激醛似乎只会导致生命周期的暂时停止，但在 24 小时后恢复正常。

其他实验表明，橄榄油刺激醛可以抑制 mTOR（哺乳动物雷帕霉素靶蛋白）的酶活性，IC_{50} 为 708nm。橄榄油刺激醛可以显著下调转移性乳腺癌细胞系 MDA-MB-231 中 mTOR 的磷酸化水平，表明 mTOR 抑制可能是橄榄油刺激醛抗癌和神经保护特性的一个因素。

最后，与布洛芬一样，已证明橄榄油刺激醛可以抑制 COX-1 和 COX-2 酶，这些酶催化从花生四烯酸开始的生化炎症反应，并被认为与肿瘤的发展有关。研究发现，橄榄油刺激醛的对映体可导致对 COX-1 和 COX-2 的剂量依赖性抑制，（－）异构体的活性略高于（＋）异构体，但在体外未观察到对脂氧合酶的影响。这一观察结果表明，由于橄榄油刺激醛的 COX 抑制特性，可以通过长期摄入橄榄油来获得对某些疾病的保护。计算表明，如果每天摄入 50g 含有 200 μg/ml 橄榄油刺激醛的特级初榨橄榄油，吸收 60% ～ 90%，那么这相当于高达 9mg/d 的摄入量。虽然这一剂量相对较低，相当于成人疼痛时推荐的布洛芬剂量的 10% 左右，但在其他研究中已经证实，常规低剂量的阿司匹林（75mg/d）可以提供心血管和癌症化学预防的健康益处。在阿尔茨海默病小鼠模型中，布洛芬还与降低某些癌症的风险（见 12.5 节）、抑制血小板聚集和减少色素依赖的淀粉样 β42 肽分泌有关。

因此，富含橄榄油的地中海饮食被认为对健康有一些好处，其中一些似乎与非甾体抗炎药具有相同的益处。在橄榄油的一种成分中，COX 抑制活性的发现为这一联系的机制提供了一个可能的解释，尽管尚未获得直接证据。橄榄油刺激醛还被观察到可以诱导其他药理作用，如通过上调 P-糖蛋白和 LRP1 来减少参与阿尔茨海默病的 β-淀粉样蛋白的积累。它也被证明可以抑制脂多糖诱导 J774 巨噬细胞的 TNF-α，IL-1β 和 GM-CSF 产生，而不影响细胞活力；抑制 ATDC5 软骨细胞中 IL-6，MIP-1α 和 mRNA 的表达，以及蛋白质合成。还有很多其他机制可能导致橄榄油刺激醛的药理活性。

12.4.12.3　类胡萝卜素（四萜类）

类胡萝卜素是一种有机色素，存在于植物的成色素细胞和叶绿体中，以及其他一些光合生物，如真菌和细菌中。它们的一般结构包括一个多烯烃链，有时在一端或两端有一个环，可能包括氧原子，也可能不包括氧原子（图 12.40）。在生物合成上，类胡萝卜素是四萜类，由 8 个异戊二烯分子组成，及 4

个萜烯包含的 40 个碳原子，每个萜烯单元包含 10 个碳原子（相关的单萜、二萜和三萜见第 12.4.7 节）。共轭双键使电子可以在它们之间自由移动。随着共轭双键数量的增加，电子在内部有更多的空间，因此需要更少的能量来改变状态，从而导致分子吸收的光能量范围减少到 400 ～ 550nm 之间（紫色到绿光）。随着更多频率的光从可见光谱的短端被吸收，化合物获得了越来越深的红色、橙色或黄色。它们是高达 30% 的树种的秋叶颜色的主要色素，其他化合物，如花青素提供其他颜色，特别是红色和紫色。此外，类胡萝卜素赋予胡萝卜、香蕉、杏、奶油、水仙花、玉米以及蛋黄和某些金黄色葡萄球菌产生金色色素这一特有颜色的能力。在光合生物中，类胡萝卜素是由脂肪和其他基本的代谢成分产生的。动物和人类自身无法产生类胡萝卜素，需要从饮食中摄入。然而，一些蜘蛛螨和蚜虫已经从真菌中获得了生物合成基因。人类在摄入类胡萝卜素后储存在脂肪组织中。

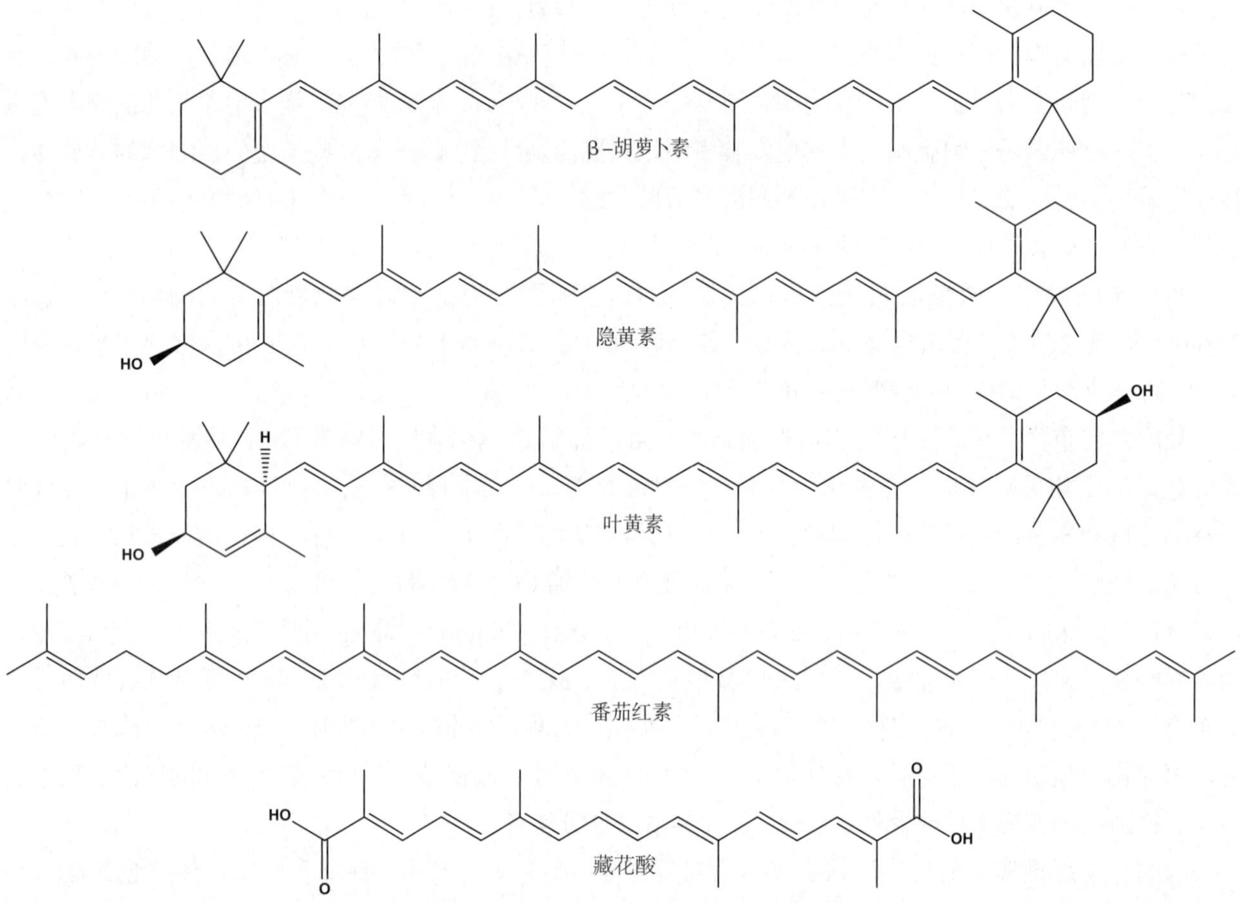

图 12.40　四萜类物质 β- 胡萝卜素、隐黄素、叶黄素、番茄红素和藏花酸的化学结构式。

有超过 600 种已知的类胡萝卜素结构，它们分为两大类，含有氧的叶黄素（如隐黄素、黄体素、藏花酸、氧叶黄素和玉米黄质）和不含氧的胡萝卜素（如 α- 胡萝卜素、β- 胡萝卜素和番茄红素），这两类本质上是不饱和碳氢化合物。最著名的类胡萝卜素是胡萝卜素（图 12.40），是胡萝卜和杏子明亮橙色的来源。在所有食物中，每 100g 干胡萝卜的胡萝卜素含量最高。另一种众所周知的类胡萝卜素是番茄红素（图 12.40），在越南木鳖果中浓度最高，但在番茄和番茄产品中含量也很丰富，番茄是西方世界驻民主要的胡萝卜素来源。

类胡萝卜素在光合生物中起着两个关键作用；它们吸收光能用于光合作用，并保护叶绿素免受太多光照射损伤。在动物和人类中，它们有许多生理功能，但不能被生物合成，必须从饮食中摄入。含有未取代的 β- 紫罗兰酮环（如 β- 胡萝卜素、α- 胡萝卜素、γ- 胡萝卜素和 β- 隐黄质）的类胡萝卜素具有维生素 A 活性，如在动物和人类中，它们被转化为视黄醇，这对视觉是必不可少的。它们也具有抗氧化活性。在眼睛中，其他类胡萝卜素，如玉米黄质、虾青素和叶黄素（图 12.40）被认为会吸收潜在的蓝色和近紫外线，从而保护视网膜黄斑，这是视网膜获得最清晰视觉的区域。

有传闻和科学证据表明，食用富含类胡萝卜素的水果和蔬菜（如所谓的"地中海饮食"）的个人和人群更健康，患包括癌症在内的一些慢性疾病的死亡率更低。然而，与许多假定的癌症化学预防药物一样，文献中的报告结果往往令人困惑和矛盾，同时许多流行病学研究并未显示，排除维生素 A 原和胡萝卜素后，类胡萝卜素单独摄入或联合前两者有任何有益的影响。相反，一些研究声称，β- 胡萝卜素摄入量高和血浆 β- 胡萝卜素或 β- 隐黄质水平高的个体分别降低了患肾癌和肺癌的风险。有趣的是，一个涉及 232 606 人，包含近 70 个研究的荟萃分析研究得出结论，额外的食物 β- 胡萝卜素补充剂不太可能是有益的，这可能是有害的，尽管这可能是由于研究中包含吸烟者，而 β- 胡萝卜素在强烈的氧化应激下可能导致分解，同时吸烟也会促进恶性肺癌细胞增殖。

值得注意的是，由于与类胡萝卜素的生物利用度相关的其他几个因素，对这类研究的解释是有问题的。例如，类胡萝卜素由于其具有很长的不饱和烃链，通常具有高度的亲脂性，因此脂质饮食被认为是增加类胡萝卜素生物利用度的一个重要因素。2005 年的一项研究发现，在饮食中添加鳄梨或油作为脂质来源，可以显著提高人体对 α- 胡萝卜素、β- 胡萝卜素、番茄红素和叶黄素的吸收。

β- 胡萝卜素、番茄红素、隐黄质、叶黄素和藏花酸是人类从多种水果和蔬菜种摄取的类胡萝卜素。下面是一些更详细的介绍，根据一些研究，它们可能具有化学预防特性，尽管缺乏明确的科学证据。

12.4.12.3.1　β- 胡萝卜素

β- 胡萝卜素（图 12.40）是胡萝卜素家族中一种颜色鲜艳的红橙色色素，在植物、水果和真菌中含量丰富，特别是在橙色和黄色的水果和蔬菜中，如杏子、香蕉、胡萝卜、南瓜和甘薯。从结构上讲，β- 胡萝卜素是由 8 个异戊二烯单位经生物化学合成的，因此含有 40 个碳，是植物中最常见的四萜。虽然 β- 胡萝卜素是各种水果和蔬菜的橙色色素，但在叶状绿色蔬菜，如菠菜和羽衣甘蓝中，也存在胡萝卜素，只是它被叶绿素所掩盖了。在西方世界的典型饮食中，β- 胡萝卜素的平均每日摄入量估计为 2 ～ 7mg/d。据报道，它具有一系列的化学预防作用，并已被广泛研究和证明能在癌症模型中诱导细胞凋亡和抑制转移。

12.4.12.3.2　番茄红素

四萜类番茄红素（图 12.40）是一种鲜红色的不饱和开链胡萝卜素（或类胡萝卜素色素），也被称为"全反式番茄红素"。它的名字来源于番茄品种的拉丁语名称，*Solanum lycopersicum*。与所有类胡萝卜素一样，番茄红素是一种只含碳和氢的多不饱和烃，是由 8 个异戊二烯单元构成的对称四萜烯。它存在于颜色从红色到黄色的水果（如西瓜、木瓜和葡萄柚）和蔬菜（如红青椒、芦笋和红卷心菜）中，但不存在于樱桃或草莓中。

由于番茄红素的化学结构式中会有 n 个共轭双键和 2 个非共轭双键的非环状平角多不饱和脂肪烃，它高度非极性，几乎不溶于水，但会溶于有机溶剂和油中，这解释了为什么含有番茄红素的食品会粘在塑料包装上。此外，由于 11 个共轭双键的限制，番茄红素分子又长又直。每一个共轭双键减少了电子过渡到更高的能量态所需的能量，从而允许分子吸收波长更长的可见光。由于它包含 11 个共轭双键，番茄红素吸收了除了最长波长之外的所有可见光，使其出现深红色。这些共轭双键也提供了分子的抗氧化活性。虽然自然界中植物和光合细菌只产生全反式番茄红素，但该分子的 72 个几何异构体在空间上是可能的。当暴露于热或光时，其分子可以异构化成任意数量的顺式异构体，与全反式异构体的线性形式相比，这些异构体具有弯曲的形状。理论研究表明，不同异构体的稳定性不同，其中全反式和 5- 顺式异构体具有最大的预测稳定性。

虽然番茄红素在 1910 年首次以不纯的形式分离出来，但直到大约 1930 年其结构才被阐明。然而，由于其分子的复杂性，特别是在双键的数量及其相对构型方面，它直到 1950 年才被合成。在光合生物，包括植物、藻类、真菌和光合细菌中，番茄红素是合成类胡萝卜素包括 β 胡萝卜素和叶黄素的一个关键的中间产物。β 胡萝卜素和叶黄素在产生红色、黄色，或橙色光合色素蛋白质复合物，保护过度光损伤中发挥重要作用。由于其鲜艳的颜色，番茄红素被用作食用着色剂，称为 E160d。

番茄红素不是人类必需的营养物质，但通常存在于饮食中，特别是在由番茄制成的食物中。虽然番茄红素根据其化学结构被归类为类胡萝卜素，但它没有维生素 A 活性。被摄入后，小肠中的番茄红素溶解在胆汁酸和膳食脂肪形成的脂质微团中，通过被动转运机制渗透入肠黏膜细胞。有趣的是，压碎和烹饪番茄（如在罐装过程中）或添加到富含油的菜肴（如比萨或意大利面酱）中，可以增加其从消化道进入血液循环的吸收。由于番茄红素是脂溶性的，这种食物中的油被认为有助于其吸收。

一些人体研究试图证明番茄红素对心血管疾病和包括前列腺癌在内的一些癌症中对健康有益处。虽然早期的研究很有希望，但迄今为止还没有提供结论性的结果。例如，哈佛大学公共卫生学院和医学院的一项超过 47 000 人，持续 6 年的研究发现，在对 46 种蔬菜和水果的评估中，只有含有最高数量的番茄红素的番茄相关食物显示可测量到的效果。研究结果表明，前列腺癌风险降低与番茄食物的摄入量之间存在相关性，许多人仍然认为番茄红素可能减缓与前列腺肥大相关的疾病进展。然而，美国食品药物监督管理局拒绝了制造商在产品标签上反映癌症化学预防效果的请求，结论是没有可信的证据支持番茄红素摄入（作为食品成分，食品的组成部分，或膳食补充剂）和预防多种类型癌症之间的关系。同样，2011 年，Cochrane 综述发现没有足够的证据证明番茄红素对前列腺症状，PSA 水平，或前列腺癌的影响。虽然一些研究仍在进行中，但如果存在益处，很可能是由于番茄红素的抗氧化活性可以中和自由基，从而限制它们对细胞，特别是基因组造成的损害。

12.4.12.3.3　β- 隐黄质

β- 隐黄质（图 12.40）是一种天然的类胡萝卜素，在许多植物性食物如酸浆属（如地樱桃）、橙皮苹果、橙子、油桃、橘子、桃子胡萝卜、红辣椒、南瓜、冬南瓜、豌豆及许多其他水果和蔬菜中存在。尽管潜在的机制尚不清楚，其具有抗癌作用的报告屡见不鲜。它也存在于黄油和蛋黄中，从而增加了膳食摄入量。纯隐黄质具有金属光泽，高度亲脂性，易溶于氯仿和苯。在世界上一些地方，它已经被用作一种食用染料（INS 编号 161c）。在结构上，它与 β- 胡萝卜素密切相关，不同的只是添加了一个 3R- 羟基。它含有 β- 紫罗兰酮环，因此具有维生素 A 原活性。

在人类，β- 隐黄质被转化为维生素 A（视黄醇），因此被认为是一种维生素 A 原化合物。与其他类胡萝卜素一样，它也是一种抗氧化剂，可能有助于防止自由基对 DNA 和其他细胞成分的损伤，以及激活对 DNA 氧化损伤的修复。一些体内研究表明，β- 隐黄质在动物致癌模型中具有化学预防特性。例如，一项研究表明，在小鼠饮食中使用 β- 隐黄质（从柠檬橙中提取）可以减少致癌物 N- 丁基 -N-（4- 羟丁基）亚硝胺引起的膀胱癌癌前病变的发生率和多形性。也有一些证据表明，它可以抑制细胞周期蛋白 D1 的活性。

与本章中介绍的多种其他潜在的化学预防药物一样，关于 β- 隐黄质对人类的潜在健康益处的报告结果也是令人困惑和矛盾的。例如，一些流行病学研究指出，在中国男性队列中，高血清 β- 隐黄质水平与肺癌风险降低之间存在关联，这表明 β- 隐黄质可能是一种化学预防剂。其他流行病学研究声称，较低的血清隐黄质水平与膀胱癌、子宫颈癌、食管癌和肺部肿瘤的癌症进展风险增加有关。然而，在诊断为Ⅳ级恶性胶质瘤的患者中，摄入中等至高剂量的隐黄质与较差的生存率相关。

12.4.12.3.4　叶黄素

叶黄素（图 12.40）是一天然的类胡萝卜素，仅在植物中以脂肪酸酯的形式合成，有一到两个脂肪酸连接在它的两个羟基上。叶黄素在橙黄色的水果和蔬菜（如猕猴桃、鳄梨和胡萝卜）和绿叶蔬菜（如菠菜和羽衣甘蓝）中含量很高，它的功能是调节光能。它也存在于动物的脂肪和卵黄中，尽管动物和人类只能通过摄入植物来获得叶黄素。有许多关于叶黄素促进健康和抗癌特性的报道，尽管这些报道的意义和所涉及的潜在机制仍不清楚。

12.4.12.3.5　藏花酸

藏花酸（图 12.40）是一种天然的类胡萝卜素二羧酸，存在于藏红花和栀子的果实中。藏花酸的化学结构构成了藏花素的核心，藏花酸是藏红花颜色的来源，据称其具有多种的健康益处，包括化学预防活性，尽管其机制尚不清楚。

12.4.12.4　白藜芦醇

白藜芦醇，也被称为反式 -3，5，4′- 三羟基二苯乙烯（图 12.41），是植物抗毒素家族的一员，在植物受到环境压力时合成，如不利的天气条件或昆虫、动物或病原体的攻击。它已经在 70 多种植物中被发现，包括花生、桑葚、红葡萄、白藜和羊茅草。白藜芦醇也是日本虎杖（Polygonum cuspidatum）根的粉末中的重要活性成分，虎杖是一种被称为 "kojo-kon" 的亚洲民间药物。

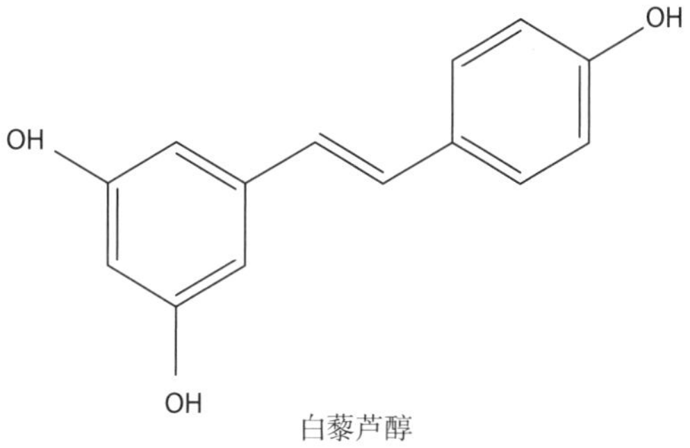

图 12.41　白藜芦醇（反式 -3、5、4′- 三羟基二苯醇）的结构式。

红葡萄是白藜芦醇最著名的来源之一。虽然在葡萄果肉中没有发现，但 1g 新鲜的葡萄皮中含有大约 50 ~ 100μg 的白藜芦醇。由此可见，红酒也是白藜芦醇的一个很好的来源，其含量约为 1.5 ~ 3.0mg/L，这取决于葡萄酒的类型。研究人员认为，白藜芦醇可能是红酒降低血液中胆固醇和脂肪水平的部分原因。此外，有人认为，这可能有助于解释 "法国悖论"，即观察发现，那些食用地中海型饮食（包括橄榄油和红酒）的人，尽管摄入较高水平的饱和脂肪（如法国奶酪），但患心脏病的风险似乎并不高。

有证据表明，白藜芦醇可以延缓癌症的发生、形成和进展的所有阶段。特别是，实验表明，它可以提高Ⅱ期药物代谢酶（醌还原酶）的水平，它也被报道具有抗诱变和抗氧化的特性。醌还原酶活性的增加可能特别重要，因为已知这种酶可以去除致癌物的毒性，从而减少基因组的暴露。所有这些生理效应表明，白藜芦醇可能有助于阻止肿瘤形成的起始阶段。

关于白藜芦醇对不同类型癌细胞和信号通路的作用，已经进行了一些体外研究。然而，由于白藜芦醇的生物利用度差，口服白藜芦醇的体内研究尚存在问题，因此，尽管细胞培养实验的结果是令人鼓舞的，但来自啮齿类动物和人的体内研究数据并不能完全一致。例如，2014 年的一份报告得出结论，在动物模型中，由于给药途径、剂量、肿瘤模型和物种的不同，白藜芦醇对乳腺癌、结肠直肠癌、肝癌、胰腺癌和前列腺癌的体内作用结果从阳性、中性到阴性都有。甚至是动物的性别、品系、年龄，以及剂量和给药时间都会导致结果的差异。然而，其他研究提供了更多令人鼓舞的数据。例如，另一项研究表明，由致癌物引起的小鼠乳腺癌前病变的发展可以通过全身给予白藜芦醇来抑制，且给药剂量不会引起全身毒性作用。另一项研究也表明，白藜芦醇可以通过 Nrf2 依赖性上调肺上皮细胞 γ- 谷氨酰半胱氨酸连接酶，提高细胞内谷胱甘肽水平，从而保护肺细胞免受香烟烟雾提取物诱导的氧化应激。综上所述，迄今为止的证据表明，白藜芦醇可能具有抗肿瘤发生的活性，也可能抑制癌症进展的其他阶段。例如，它可抑制氢过氧化物酶和 COX 酶，提示其具有抗增殖作用。

除了证实白藜芦醇的癌症化学预防特性外，它的其他药理作用也有报道。例如，它被证实具有抗血小板聚集和抗炎活性（可能是由于抑制 COX），并可导致培养中的人早幼粒细胞白血病细胞的分化。据报道，它对神经元细胞的功能障碍和死亡有有益的影响，从而可能对亨廷顿症和阿尔茨海默症患者有益。此外，它作为一种选择性雌激素受体调节剂（SERM）和芳香化酶抑制剂，可能通过这一机制发挥化学预防作用。

因为白藜芦醇已从食品和饮料产品中被广泛摄取，且没有系统毒性，未来的研究集中在建立合适的剂量水平和时间表，以观察常规摄入纯化的白藜芦醇在减少各种类型癌症风险方面的作用。目前正在进行一些临床研究且 NCI 也参与到使用从秘鲁本土树木的根中获得的白藜芦醇的研究中。白藜芦醇在冠心病中的潜在益处以及降低癌症风险的潜在影响特别值得关注。

12.5　合成化学预防剂

两个最著名的合成化学预防小分子家族是非甾体抗炎药（NSAID），包括阿司匹林和抗雌激素药物，如他莫昔芬和雷洛昔芬。越来越多的证据表明，阿司匹林和其他相关的非甾体抗炎药可以降低具有平均发病风险的个体患胃肠道癌（特别是结肠直肠癌）的风险。根据迄今为止的临床证据，一些专家建议，这些药物应出现在某些癌症高危患者的常规处方中。然而，NSAID 型化合物由于其抑制环氧化酶（COX），具有胃肠道出血的副作用（ADR），大大限制了其作为化学预防剂的广泛使用。

对于乳腺癌，国际临床试验表明，他莫昔芬和相关化合物（选择性雌激素调节剂，或 SERM）通过阻断雌激素对肿瘤生长的影响，可以降低最常见的雌激素受体阳性（ER+ve）乳腺癌患者大约 1/3 的疾病进展风险。临床证据也证明它可以降低乳腺癌治疗后复发的风险，延长了早期乳腺癌女性患者的寿命。然而，目前，只有有乳腺癌家族史的女性（如姐妹或患有乳腺癌的母亲）被常规考虑进行预防性治疗，因为这类药物具有副作用，包括凝血和子宫癌的风险增加。在英国，他莫昔芬目前还没有被批准用于健康女性的预防性治疗，尽管它已经在其他一些国家批准使用。在英国，一些专家认为，尽管其存在副作用，也应该让健康女性更容易获得，同样应该采取他汀类药物预防方法来降低她们的胆固醇，从而减少心脏病的风险。相关药物雷洛昔芬也被证明可以降低绝经后女性患乳腺癌的风险。由于他莫昔芬作为一种治疗乳腺癌的化学预防剂的临床价值已被证实，研究人员目前正在寻找更有效但不良反应较低的新型治疗药物。

下面将更详细地介绍 NSAID 和抗雌激素药物。一些最近的研究结果表明，二甲双胍和辛伐他汀也具有化学预防特性。更多关于雌激素抑制剂如他莫昔芬的信息可以在第 8 章中找到。

12.5.1 阿司匹林

有证据表明，环氧合酶 COX-1 和 COX-2 及其相关的生物合成途径可能在癌变和癌症进展中同时发挥作用。这些酶催化由花生四烯酸合成前列腺素的第一步。COX-1 在大多数组织中呈组成性表达，似乎负责控制正常生理功能的前列腺素的合成。相比之下，COX-2 在大多数正常组织中没有检测到，它是由各种有丝分裂和炎症刺激诱导的，这导致炎症和肿瘤组织中前列腺素的合成增强。

一些证据表明，COX-2 是癌症预防和治疗的一个潜在靶点。例如，它通常在癌前组织和恶性组织中都过表达。支持 COX-2 与癌变之间因果关系的最具体的数据来自基因研究，在这些研究中，经产雌性转基因小鼠在其乳腺中过表达人类 COX-2 可以发展为乳腺增生、异常增生和转移性肿瘤。此外，在其皮肤中过表达 COX-2 的转基因小鼠可以发展为表皮增生和发育不良。与这些发现相一致的是，COX-2 基因敲除小鼠的皮肤乳头状瘤和肠道肿瘤的发生率降低。

除了 COX-2 在致癌过程中起作用的遗传学证据外，许多药理学研究已经表明，COX-2 可能是肿瘤治疗中一个可行的靶点。COX-2 的选择性抑制剂可减少实验性肿瘤的形成、生长和转移，并减少家族性腺瘤性息肉病（FAP）患者的肠道肿瘤的数量。然而，选择性 COX-2 抑制剂的抗肿瘤作用可能反映了除 COX-2 抑制外的其他作用机制，因为抑制剂对人类前列腺癌中 COX-2 表达影响的研究提供了相互矛盾的结果，在 COX-2 低表达或不表达的肿瘤中都观察到了肿瘤抑制。研究人员认为，这可能是由于不依赖于 COX-2 的效应也会起作用。

有证据表明，阿司匹林（图 12.42）是一种 COX-1 和 COX-2 抑制剂，具有化学预防活性。许多研究已经对服用低剂量（75mg）阿司匹林的患者进行了研究，以确定经过多年治疗后，他们的肠癌发病率是否低于普通人群。然而，现在人们认识到，解释这些研究的结果是有问题的，因为阿司匹林除了抑制 COX 外，还有其他一些药理作用。例如，阿司匹林可以通过作为质子载体从内膜空间扩散，回到线粒体基质，在那里再次电离释放质子。小鼠模型也证明阿司匹林可以诱导 NO 自由基的形成。

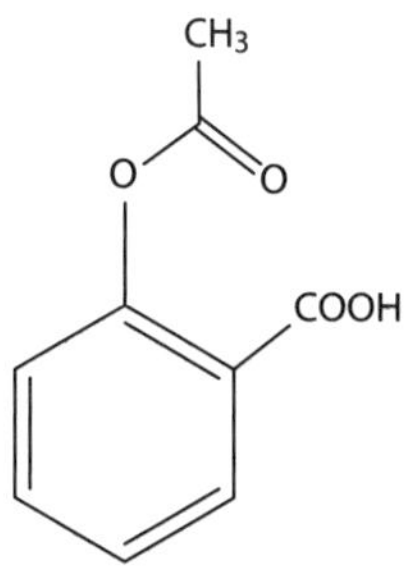

图 12.42 阿司匹林（乙酰水杨酸）的结构式。

然而，也许最重要的替代作用机制是水杨酸及其衍生物调节 NF-κB 信号通路。NF-κB 信号通路在炎症反应中发挥核心作用，越来越多的研究认为其与肿瘤的形成和生长密切相关。例如，转录因子 NF-κB 和相关的调节蛋白，如 I-κB 激酶亚基和 I-κB 家族成员 Bcl-3 与多种血液系统和实体恶性肿瘤密切相关。目前人们普遍认为，NF-κB 可以影响细胞增殖、凋亡、血管生成、侵袭和转移的调控。多项实验室实验表明，单独或与其他癌症疗法联合抑制 NF-κB 信号可引起肿瘤细胞生长抑制或死亡。

阿司匹林作为一种化学预防药物没有被广泛使用的原因之一是它会引起一些副作用，包括胃出血、胃溃疡和耳鸣，尤其是在更高剂量时。它还会增加出血性卒中的风险，阿司匹林使用者的相对风险较每年 0.03% 的基线率增加了 32% ~ 36%。为了降低胃出血和消化性溃疡的风险，已经开发了与质子泵抑制剂联合使用的方案（例如 AspECT 试验）。

一项研究发现了阿司匹林的化学预防特性的潜在药物基因组因素，虽然经常使用非甾体抗炎药如阿司匹林与整体结直肠癌的风险降低相关，但约 9% 的受试者并未显示获益，这些人 15 号染色体内有一个不寻常的变化。2014 年发表的一项 NCI 研究表明，定期使用阿司匹林可以降低 15-PGDH 基因过表达的肿瘤患者的结直肠癌风险，但在 15-PGDH 低表达或不表达的肿瘤患者中没有降低。另一项研究表明，阿司匹林的使用可以阻止携带野生型 BRAF 基因的肿瘤的发展，该基因被认为是几种癌症的关键驱动因素，但对携带 BRAF 突变的肿瘤没有影响。其他研究表明，如果结直肠癌产生了大量的 COX-2 酶，那么在诊断为结直肠癌后使用阿司匹林会降低癌症死亡的风险。药物基因组学研究也开始关注阿司匹林对携带 PIK3CA 突变的结肠直肠肿瘤患者的影响。在这些服用阿司匹林的患者中，97% 的患者在 5 年后仍然存活，而没有服用阿司匹林的患者中这一比例为 74%。至关重要的是，这种关系似乎与患者诊断前是否使用阿司匹林无相关性。因此，PIK3CA 突变可能作为一种肿瘤生物标志物，能够预测新诊断结直肠癌患者对阿司匹林治疗的反应。

12.5.2 NSAID

非甾体抗炎药（NSAID），包括阿司匹林和布洛芬，传统上被用作主流的非处方镇痛药。越来越多的流行病学和实验证据表明，这些药物对冠心病以及结直肠癌和乳腺癌等恶性肿瘤的进展都有保护作用。阿司匹林已成为最有可能用于化学预防的 NSAID，因为其已知的心血管益处和一定的安全性及有效性数据。然而，传统的非甾体抗炎药和其他选择性 COX-2 抑制剂现在被用于结直肠癌高危患者，尽管这些药物不能提供心脏保护。

12.5.2.1　布洛芬

尽管阿司匹林被认为是水杨酸类的 NSAID 制剂，但还有大量的其他非水杨酸 NSAID 制剂，如丙酸衍生物［如布洛芬（图 12.43）、萘普生、非诺洛芬、酮洛芬和氟比洛芬］、醋酸衍生物（如吲哚美辛、托美丁、舒林酸、依托度酸、酮咯酸氨丁三醇、双氯芬酸和萘丁美酮）、烯醇酸（Oxicam）衍生物（如吡罗昔康、美洛昔康和替诺西康）、邻氨基苯甲酸衍生物（Fenamates）（如甲芬那酸、甲氯芬酸、氯芬那酸和托芬那酸）以及选择性 COX-2 抑制剂（Coxibs）（如塞来昔布）。与阿司匹林一样，这组药物可以提供解热、镇痛和更高剂量下的抗炎作用。该组药物的一些成员（如布洛芬和萘普生）在大多数国家都为非处方药，术语"非甾体"用于区别于甾体药物，甾体药物虽然也作为抗炎药物使用，但会产生显著的和对身体有影响的副作用。从临床角度来看，非甾体抗炎药是非麻醉性的，因此被用作轻度至中度疼痛的非成瘾性治疗替代品。值得注意的是，对乙酰氨基酚并不被认为是一种 NSAID，因为它主要在中枢神经系统阻断 COX-2，而不是在身体的其他部位，因此其抗炎活性可以忽略不计。

大多数非甾体抗炎药抑制 COX-1 和 COX-2 的活性，从而阻断花生四烯酸转变为前列腺素和血栓素。对于除阿司匹林（引起不可逆抑制）外的所有非甾体抗炎药来说，这种抑制在不同程度上是竞争性可逆的。COX-1 组成性表达，可调节多种正常的生理过程，包括生成前列腺素以防止胃黏膜被自身产生的酸破坏。如果使用非选择性 COX-1/COX-2 抑制剂（如阿司匹林、布洛芬或萘普生）使前列腺素水平降低时，就会导致胃溃疡或十二指肠溃疡和内出血。如果在炎症过程中同时表达 COX-2，这是非甾体抗炎药发生作用的机制，该机制由约翰·范恩阐明，他在 1982 年获得了诺贝尔奖。因此，通过非甾体抗炎药抑制 COX-2 可发挥抗炎、镇痛和解热作用，而同时也抑制 COX-1 的药物（特别是阿司匹林）有时会导致胃肠出血和溃疡。

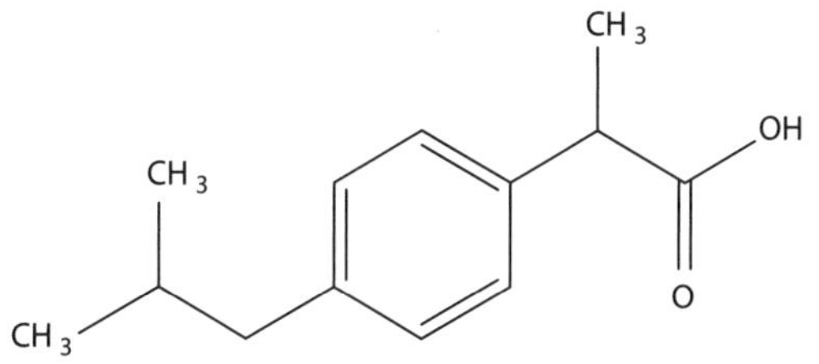

图 12.43 **布洛芬的结构式。**

越来越多的证据表明，某些肿瘤的形成和生长与炎症过程有关，因此 COX 抑制被认为是非甾体抗炎药具有抗癌和化学预防特性的原因。例如，2014 年发表的一份报告介绍了一项 1993—1998 年对美国 40 个临床中心的 12.9 万多名女性的研究，并进行了 9.7 年的随访。研究结果证实了非甾体抗炎药对女性结肠直肠癌的化学预防益处，也为一些罕见癌症的风险降低提供了初步证据。研究发现，每周至少服用两次阿司匹林或布洛芬的女性患乳腺癌的风险降低，而经常使用阿司匹林和非甾体抗炎药与结直肠癌的总体风险降低相关。有趣的是，该试验中发现了一个药物遗传学因素，大约 9% 受试者没有观察到保护效果，他们在 15 号染色体上携带有不常见的多态性。

丹麦研究人员在 2015 年报道的一项研究显示阿司匹林、布洛芬和其他非甾体抗炎药有助于预防皮肤癌。这项研究是基于丹麦约 20 万例患者的医疗记录，发现接受过两种以上非甾体抗炎药处方的人患恶性黑色素瘤的风险比没有接受过任何处方的人低 13%。此外，在接受三种或三种以上非甾体抗炎药处方的患者中，患另一种皮肤癌或鳞状细胞癌的风险也降低了 15%。在那些服用非甾体抗炎药 7 年以上或高剂量使用的人中，皮肤癌风险的降低尤其显著。有趣的是，非甾体抗炎药对基底细胞癌的影响较小。

目前，多项体内外研究正在进一步研究非甾体抗炎药的癌症化学保护作用。例如，2018 年有报道称，舒林酸是乳腺肿瘤细胞 MCF7 凋亡的有效诱导剂，具有剂量依赖性和时间依赖性。免疫印迹分析显示，Bcl2 蛋白表达下调，Bax 和裂解的 caspase3 蛋白表达上调。未来可能会有多项这种类型的研究，以充分探索大量非甾体抗炎药的癌症化学预防潜力。

12.5.3 雌激素抑制剂

雌激素拮抗剂如他莫昔芬和雷洛昔芬（图 12.44）已在第 8 章中详细讨论。这些药物与肿瘤细胞中的雌激素受体竞争性地相互作用，产生与 DNA 结合的核复合物，减少雌激素的效应，从而导致细胞阻滞在细胞周期的 G_0 和 G_1 阶段。不幸的是，它们作为化学预防剂的潜在用途因其对子宫内膜等其他组织的激动剂活性而受到限制。另一个问题是，它们在肝脏中被细胞色素 P450 酶 CYP2D6 和 CYP3A4 代谢为活性代谢物 4- 羟基他莫昔芬和 N- 去甲基 -4- 羟基他莫昔芬，这些活性代谢物对雌激素受体的亲和力是他莫昔芬的 30 ～ 100 倍。

由于他莫昔芬可以防止癌前细胞分裂，但不会导致细胞死亡，因此它被归类为选择性雌激素受体调节剂（SERM），可以抑制细胞，而不是杀死细胞。因此，它被用作激素受体阳性乳腺癌绝经前女性的内分泌治疗，也与芳香化酶抑制剂如阿那曲唑或依西美坦联合用于绝经后女性的治疗（图 12.44）。

选择性雌激素受体调节剂

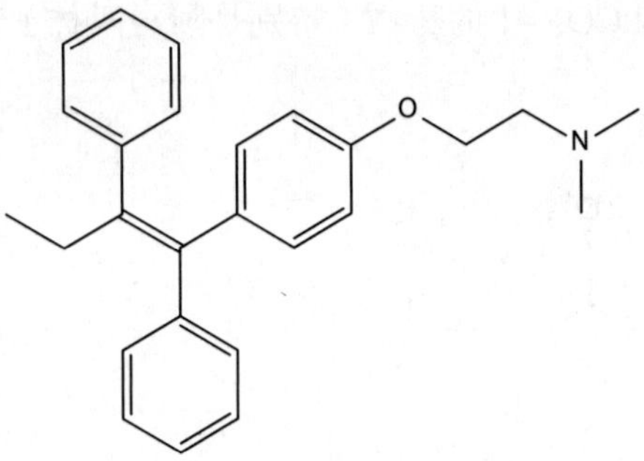

他莫昔芬 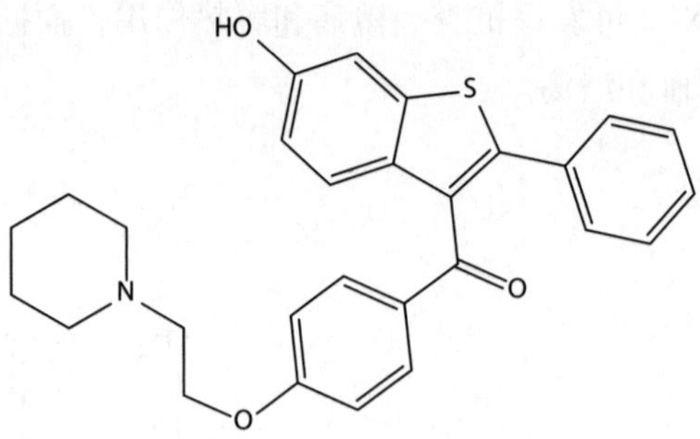   雷洛昔芬

芳香化酶抑制剂

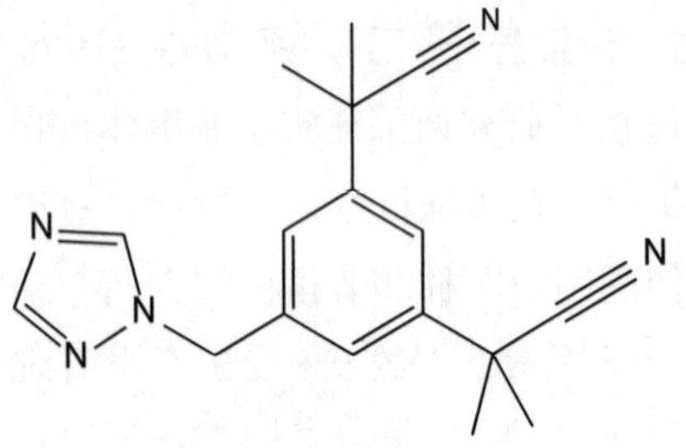

阿那曲唑 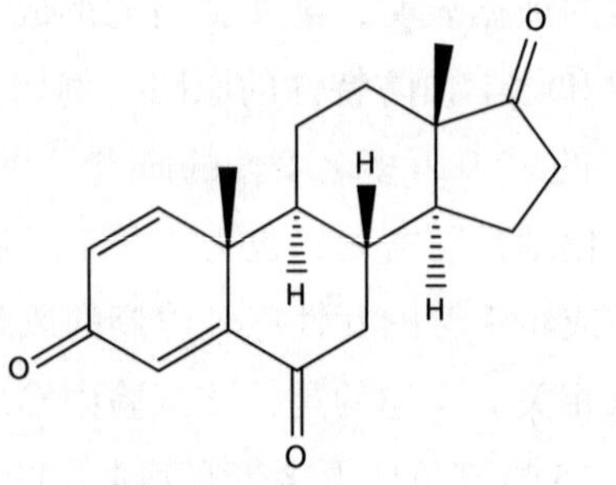   依西美坦

图 12.44   选择性雌激素受体（ER）调节剂他莫昔芬和雷洛昔芬，以及芳香化酶抑制剂阿那曲唑和依西美坦的结构式。

在美国，他莫昔芬已被 FDA 批准作为治疗女性乳腺癌的化学预防剂。2006 年，大型临床研究确定芳香化酶抑制剂雷洛昔芬（图 12.44）同样能有效地减少乳腺癌的发病率，尽管经过 4 年的随访，有证据表明服用雷洛昔芬的女性子宫癌和血栓的发病率更高。

鉴于他莫昔芬作为一种化学预防剂的成功，目前人们对识别具有较低毒性的新化学预防剂非常感兴趣，以降低所有类型癌症的风险。

12.5.4   代谢类药物

2 型糖尿病是包括结直肠癌在内的多种癌症的独立危险因素，这引起了研究人员对抗糖尿病药物如二甲双胍（图 12.45）作为潜在化学预防药物的研究的兴趣。

研究表明，二甲双胍可以通过多种机制发挥化学预防作用，包括促进细胞凋亡和细胞周期阻滞，减少增殖和转移，以及调节葡萄糖代谢。下面将对其进行更详细的介绍。

12.5.4.1   二甲双胍

二甲双胍（图 12.45）是双胍家族的一种代谢药物，用作胰岛素增敏药物，目前是用于控制 2 型糖尿病患者高血糖的一线口服治疗药物。有越来越多的证据证明其具有化学预防活性，通过多种机制，特别是全身代谢变化，包括降低血糖水平而发挥作用。体外研究表明，二甲双胍可诱导肿瘤细胞凋亡，抑制肿瘤细胞的增殖。

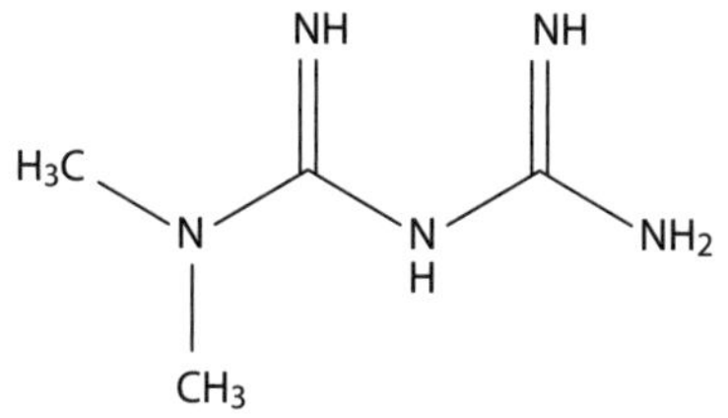

图 12.45　二甲双胍的结构式。

12.5.5　他汀类

他汀类药物是一类降脂药物，被称为 3- 羟基 -3- 甲基 - 戊二酰（HMG）- 辅酶 a 还原酶抑制剂，它通过降低胆固醇水平来降低心血管疾病高危个体的死亡率。最近有研究发现，一些 HMG-CoA 还原酶抑制剂，如辛伐他汀（图 12.55），可以减少体外生长的肿瘤细胞的增殖和转移。这种活性的机制目前尚不清楚，但辛伐他汀似乎能促进体外生长的癌细胞的凋亡（图 12.46）。

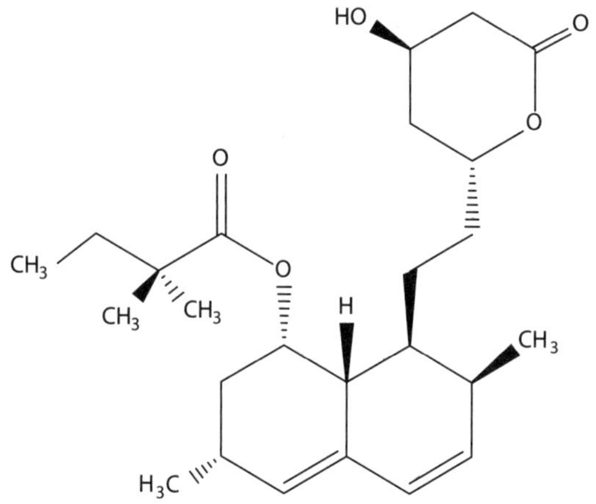

图 12.46　辛伐他汀的结构式。

在小鼠模型中也证实了他汀类药物联合非甾体抗炎药对抑制肿瘤生长有协同作用。关于他汀类药物作为癌症化学预防药物潜力的进一步研究结果很可能会在不久的将来出现。

12.6　结论

缓解癌症对全球患者和卫生保健系统造成的负担迫在眉睫。健康个体将植物性癌症化学预防剂作为日常饮食的部分作用结果是令人信服的，如他汀类药物可降低患心血管疾病的风险。有效的植物性癌化学预防药物可以被分离和纯化出严寒，并作为一种受控的每日剂量（如他汀类药物）服用，就可以避免因从饮食中摄取而导致的剂量变化。然而，尽管对姜黄素等植物性化合物进行了多年的研究，但目前还没有发现有效的癌症化学预防剂。另一个问题是，由于缺乏可靠的体外检测方法，在植物性食品中识别新的癌症化学预防剂仍然非常具有挑战性，而且也缺乏精心设计的临床试验策略来评估这类化合物对健康个体的化学预防效果。

索 引

D

E

T